S T U D I O / 25

Domenica Arcari Morini
Fausto Aufiero, Anna D'Eugenio

# IL POTERE FARMACOLOGICO DEGLI ALIMENTI

red!

**Domenica Arcari Morini,** naturopata, fin dal tempo degli studi universitari si è dedicata alla ricerca delle possibilità di utilizzare le associazioni degli alimenti come veri e propri farmaci per curare varie patologie. Nel 1993 ha fondato il Centro di Ricerche e Studi di Medicina Naturale Applicata 'Vis Sanatrix Naturae'. È fondatrice del metodo terapeutico Bioterapia Nutrizionale®. Nel 1995 è stata eletta a Mosca membro associato dell'EIAS (International Eurasian Academy of Science) e ha conseguito il diploma di Doctor of Philosophy in Human Behavior Naturopathy and Nutrition presso la Newport University (Utah, USA). Presso red! ha pubblicato anche *Alimentazione in menopausa* e *Bioterapia Nutrizionale*®, con F. Aufiero e A. D'Eugenio.

**Fausto Aufiero** e **Anna D'Eugenio**, medici allievi di Domenica Arcari Morini, collaborano ai corsi di formazione di Bioterapia Nutrizionale®. Fausto Aufiero si occupa anche di iridologia, omeopatia e agopuntura; Anna D'Eugenio di iridologia e fitoterapia.


www.rededizioni.it

Impaginazione: New Press, Como
Stampa: LEGO Spa, Lavis (TN)

Ultima ristampa 2019

red! è un marchio Il Castello Srl
Via Milano 73/75 - 20010 Cornaredo (MI)
Tel. 02 99762433 - Fax 02 99762445
www.ilcastelloeditore.it

# Introduzione

La Bioterapia Nutrizionale® è una metodica medica che nasce dalla scoperta della possibilità di impiego terapeutico degli alimenti.
Questa metodica, iniziata da circa quarant'anni a opera di una singola persona, Domenica Arcari Morini, prosegue oggi nella pratica e nella ricerca con la partecipazione di un gruppo di giovani medici che, dopo aver ampiamente sperimentato clinicamente la validità terapeutica della Bioterapia Nutrizionale®, si sono prefissi di portare a compimento nuove ricerche, al fine di convalidare e perfezionare ulteriormente tutte quelle strategie alimentari che possano essere messe in atto per curare le più svariate patologie.

Il primo impatto del medico neofita con questa metodica è la constatazione che gli alimenti sono spesso molto più importanti per le loro proprietà (non ancora del tutto identificate) di interagire con le funzioni e il metabolismo organico, piuttosto che per il loro intrinseco valore nutritivo, a proposito del quale tutti hanno sempre ampiamente disquisito. Infatti nella maggior parte degli studi scientifici che si sono occupati di fisiologia della nutrizione gli alimenti sono stati elettivamente presi in considerazione per i principi attivi che li caratterizzano, per il calcolo quantitativo delle calorie, qualche volta per il contenuto in oligoelementi.
Nell'era della medicina tecnologica e specializzata, le sporadiche ancorché oggettive osservazioni circa gli effetti fisiopatologici e le variazioni funzionali secondarie all'assunzione di determinati alimenti non hanno mai stimolato i ricercatori a ipotizzare la possibilità di un loro impiego terapeutico nella patologia umana.

Compito della Bioterapia Nutrizionale® è quello di studiare e testare il potere farmacologico degli alimenti, dimostrandone i risultati nella pratica clinica; solo chiarendone il razionale dell'impiego terapeutico nelle varie patologie, e proponendone schemi d'applicazione capaci di risposte inequivocabilmente costanti e ripetibili, sarà possibile, per questa metodica terapeutica, avere i requisiti necessari per ottenere l'attributo di 'scientifica'.

Ogni alimento non è importante solo per il suo contenuto nutrizionale e per i suoi 'principi attivi', ma anche per tutti i cofattori e per l'insieme armonico che la natura ha predisposto. Se a due soggetti ipertesi si somministrano prima pillole composte con estratti di aglio e poi aglio intero fresco, si vedrà che solo nel secondo caso l'effetto equilibrante sulla pressione arteriosa si manifesterà con la riduzione del tono arteriolare, ma anche con la regolazione fisiologica della pressione differenziale; lo stesso discorso vale per le preparazioni ottenute mediante la macerazione dell'aglio in olio, in quanto, anche in questo caso, la soluzione oleosa conterrà solo le sostanze volatili liposolubili dell'aglio.

Nella letteratura scientifica sono innumerevoli gli esempi di utilizzo del singolo principio attivo farmacologico contenuto negli alimenti, privilegiando una parte a discapito del tutto.
Per esempio, a partire dalle osservazioni empiriche riguardanti l'azione antinfiammatoria dell'ananas, la chimica farmacologica ha estratto da questo frutto il principio attivo 'bromelina' proponendolo sotto forma di farmaco brevettato.
Al contrario, in Bioterapia Nutrizionale® si impiega il frutto *in toto* associato con alimenti contenenti vitamina C; i risultati sono molto più intensi e immediati, in quanto si sfruttano anche (e non solo) le proprietà fluidificanti dell'ananas, le quali sono associate a co-

fattori che le rendono più biodisponibili, con aumento della velocità di circolo e riduzione dei tempi di guarigione.

In realtà, ogni prodotto che la natura mette a disposizione dell'uomo veicola sempre una molteplicità di sostanze dotate di un insieme di effetti fisiologici; purtroppo, la conoscenza quantitativa è quella più immediata e soprattutto superficiale, a discapito di oligoelementi ed elementi quantitativamente meno rappresentati, ma non per questo meno determinanti. Non meno importanti sono le informazioni di tipo energetico, direttamente dipendenti dal tipo di alimento, dalla sua integrità biologica e dal modo in cui viene proposto all'organismo.
L'effetto fisiologico 'informativo' di un alimento, per esempio, costituito da una radice commestibile è totalmente diverso da quello di una foglia, di un fiore o di un frutto. In tutto questo, importanza fondamentale assume il concetto di 'unità'. Quando, per esempio, si utilizza una zucchina, una melanzana o una mela, per l'organismo l'informazione dell'alimento *in toto* è più importante rispetto alla quantità calorica dell'alimento stesso o di una sua parte.

Per questa ragione, l'alimentazione si può considerare, a tutti gli effetti, la base e il sostegno di ogni terapia; in quanto tale, essa stessa può essere causa di malattia, se viene impiegata in modo improprio. L'organismo è biologicamente predisposto a riconoscere simile a sé la maggior parte dei cibi commestibili, motivo per il quale non dispone di meccanismi selettivi e difensivi, come avviene rispetto alla maggior parte dei farmaci di sintesi. Un alimento 'penetra' velocemente e completamente nel profondo dei metabolismi organici: riconoscendolo come 'amico', di fronte a esso l'organismo non ha difese. Ecco perché il soggetto che utilizzi alimenti allergizzanti, come possono essere la fragola o i frutti di mare, si trova a contatto immediato con le sostanze responsabili della manifestazione patologica; analogamente, il consumo di fave, nelle persone soggette a favismo, scatena una crisi immediata che può essere molto grave: questo avviene anche in alcune intolleranze alimentari o nelle intossicazioni da antiparassitari veicolati dai cibi trattati.

Per il destino nutrizionale e terapeutico di un alimento è decisivo anche il sistema di cottura che viene utilizzato. Prendiamo per esempio due fettine di carne di vitello, dello stesso peso, cotte in olio nella stessa padella. La prima la immergiamo prima nell'uovo e poi la passiamo nel pan grattato, l'altra la passiamo prima nel pan grattato e poi l'immergiamo nell'uovo; pur impiegando i medesimi ingredienti, abbiamo invertito l'ordine del loro utilizzo. Il risultato sarà quello di due prodotti profondamente diversi dal punto di vista organolettico e nutrizionale. La carne passata prima nell'uovo e poi nel pan grattato potrà essere utilizzata anche da una persona che soffre di coliche epatiche, in quanto non adsorbirà i lipidi resi saturi dalla temperatura elevata; quella passata prima nel pan grattato e poi nell'uovo avrà un sapore molto più gradevole, ma aggraverà la sintomatologia dei soggetti con patologie epatobiliari, per l'imbibizione lipidica e la denaturazione proteica che, in questo caso, coinvolgerà anche l'uovo.
Dunque, i sistemi di cottura e gli strumenti utilizzati sono, in Bioterapia Nutrizionale®, importanti quanto gli alimenti stessi. Cuocere i cibi nelle casseruole con bordi alti significa far sobbollire, il che determina una ritenzione di liquidi che imbibiscono l'alimento, riducendone notevolmente la digeribilità; al contrario, l'utilizzazione di una pentola o di una padella a bordi bassi e svasati permette di ottenere una cottura più rapida, con minore riduzione del potere nutrizionale, una disidratazione che agevola il lavoro dei succhi gastrici e una minore ossidazione dell'alimento.

Di fatto, l'equilibrio e la regolazione fisiologica dell'organismo umano si realizzano prioritariamente attraverso la struttura e l'informazione apportata dagli alimenti. Infatti, lo stato di salute e di nutrizione costituiscono il risultato dell'interazione tra i nutrienti e la loro possibile utilizzazione da parte dell'organismo; quest'ultimo trasforma i nutrienti in energia, che può essere espressa in calorie quantitativamente misurabili. Il semplice calcolo delle calorie, però, non tiene conto delle riparazioni, delle correzioni e degli eventuali danni che gli alimenti, scissi nei loro principi elementari, riescono a causare. Per esempio, 100 g di pasta al pomodoro si traducono invariabilmente in una precisa quota calorica; tuttavia le reazioni che possono produrre nell'organismo umano sono molto diverse, a seconda delle variabili individuali del soggetto in trattamento. Se a usufruirne è un individuo con ipofunzione tiroidea, 100 g di pasta al pomodoro rischiano di ridurre ulteriormente il livello di attività della ghiandola, con conseguente aumento ponderale; se il soggetto è tendenzialmente ipertiroideo, ne trarrà un vantaggio immediato, per l'azione di sedazione neurologica operata dai carboidrati e dal triptofano della pasta; infine, se si è in presenza di un ipertiroidismo marcato, l'aumento della increzione di insulina, secondaria all'assunzione degli idrati di carbonio, provocherà una ulteriore sollecitazione tiroidea, con conseguente poliuria e riduzione del peso corporeo. In tutti i casi l'associazione alimentare proposta è la stessa, le calorie sono identiche, ma gli effetti fisiologici sono notevolmente differenti.

Lo scopo di questo libro è quello di fornire conoscenze, non solo relative ai principi nutrizionali dei vari alimenti e delle loro associazioni, ma anche dei loro diversi destini metabolici, a seconda del contesto clinico nel quale vengono utilizzati.
L'organismo umano, fino al momento della morte, tende a mantenere la propria integrità e a salvaguardare le funzioni vitali. La maggior parte dei nutrienti proposti, quindi, servirà a preservare i comuni meccanismi di sopravvivenza, prima ancora di reintegrare le riserve organiche depauperate. Infatti, se una donna riduce pericolosamente l'apporto alimentare di grassi, soprattutto del colesterolo, il primo risultato sarà una irregolarità del ciclo mestruale; il colesterolo residuo verrà utilizzato prima di tutto per la produzione di anticorpi (cosa che servirà a preservare la vita), poi a formare ormoni (cosa che servirà a trasmettere la vita).
Senza eccezioni, con le appetenze e le avversioni alimentari, l'organismo manifesta esplicitamente i suoi bisogni. È sufficiente osservare i bambini e gli adolescenti, per rendersi conto di come le proteine preferibili vengano scelte spontaneamente secondo il fabbisogno temporaneo e la possibilità di metabolizzarle. I bambini (tranne quelli affetti da patologie allergiche) adorano latte e uova; il latte preferito non è quello adattato, né quello di soia, ma quello dei mammiferi. Nella prima infanzia esiste una ricerca spasmodica dell'uovo, che di tutte le proteine è quella nobile per eccellenza; nonostante i luoghi comuni e le informazioni pseudo-scientifiche, che lo considerano fonte presunta di aggravamento della funzione epatica, è l'alimento che meno di tutti affatica gli organi emuntori e più di ogni altro costituisce un segnale energetico di accrescimento e di riparazione.

Nella seconda infanzia, più che per il pesce, aumenta l'appetenza per la carne. Il bambino, però, gradisce particolarmente la carne bianca, soprattutto se essa viene proposta panata e fritta, o sotto forma di polpette; è rarissimo vedere un bambino di 7-8 anni mangiare la bistecca, l'arrosto o la carne di coniglio. La necessità della frittura nella seconda infanzia è legata al forte stimolo epatico prodotto da questa modalità di cottura; tale stimolo è necessario negli adolescenti per l'elaborazione e lo smaltimento dei cataboliti secondari ai complessi processi di accrescimento, e per facilitare il metabolismo epatico degli ormoni, in aumento in questa età della vita.
È solo alle soglie dell'adolescenza che il bambino (soprattutto il maschio) all'improvviso inizia a chiedere con insistenza il filetto o la bi-

stecca, prediligendo le carni rosse; gli androgeni in marcato aumento condizionano una richiesta di proteine della carne rossa per formare la massa muscolare. Con l'aumentare dell'età, permane l'appetenza spontanea nei riguardi delle proteine animali, con progressiva preferenza per quelle del pesce; queste ultime non sono gradite dai bambini, in quanto lo stimolo tiroideo indotto dal loro contenuto in iodio costituirebbe un eccesso non necessario per il loro già rapidissimo metabolismo. Nel bambino non è improbabile notare periodi di ricerca della carne cruda, in particolare quando i momenti di crescita provocano una relativa tendenza all'anemia; la carne, per il suo contenuto in ferro, niacina, tiamina, lipidi e glicogeno, rappresenta un alimento di alto valore nutrizionale. Con il passare degli anni, per il fisiologico rallentamento della tiroide e per la vita sempre più sedentaria, lo stimolo tiroideo diventa indispensabile per sostenere il tono generale dell'organismo, quindi assisteremo a una spontanea richiesta di pesce al posto della carne.

Nell'anziano, infine, si riduce l'appetenza per le proteine, a iniziare da quelle della carne rossa, quelle del pesce e, addirittura, quelle dell'uovo. L'organismo dell'anziano non sopporta l'aggravamento della funzione renale provocato dalle scorie azotate della carne rossa; subisce l'aumento dell'eccitabilità conseguente al consumo del pesce e non ha motivo di desiderare molto neanche l'uovo, alimento polarizzato verso un destino di accrescimento e di moltiplicazione che non appartiene più all'ultimo periodo della vita umana.
Come nella prima infanzia, la fonte proteica richiesta con insistenza dall'anziano sarà il latte, che, per l'azione sedativa degli zuccheri, del calcio e del triptofano, riduce l'irritabilità neurologica, non impegna particolarmente i metabolismi organici ed è diuretico senza comportare una perdita di elettroliti. Consumato con il pane, come pasto serale, apporta una quota di zuccheri, proteine e grassi sufficienti per le necessità nutrizionali della terza età.

Spesso, nella programmazione di una dieta alimentare, tra gli altri scopi terapeutici ci si pone quello del raggiungimento del peso forma del soggetto in trattamento. La definizione standard del soggetto obeso è quella di un individuo che introduce troppe calorie rispetto ai suoi reali bisogni e ai suoi consumi; per questa ragione si propongono diete di ogni tipo, basate su calcoli calorici, predeterminate per organismi che il più delle volte non sono in grado di accoglierle.
L'assetto metabolico, determinato dallo stato psichico e dalle condizioni del sistema ormonale, è diverso da individuo a individuo e, nello stesso soggetto, in periodi diversi della vita. Nessun organismo è mai perfettamente 'sano', per cui, se non si tiene conto della specificità individuale e delle oscillazioni funzionali, non si potrà mai istituire una dieta dimagrante mirata sulle necessità reali del soggetto in trattamento.
A riprova dell'importanza dell'equilibrio ormonale c'è la constatazione della forma fisica del paziente, la cui variazione, a parità di peso e di periodi della vita, dimostra il rapporto diretto che intercorre tra le localizzazioni anatomiche degli accumuli adiposi e gli adattamenti ormonali. Un accumulo adiposo, localizzato preferenzialmente all'addome e ai fianchi, è segno di una ridotta funzionalità tiroidea; quando, invece, esso è evidenziabile sulla faccia esterna della coscia, è indice di un accumulo di estrogeni, causato dalla loro ridotta metabolizzazione epatica; infine, il grasso marcatamente depositato nella regione superiore del corpo, in particolare sulla nuca e sulle spalle, evidenzia una condizione di iperandrogenismo. Pertanto, le soluzioni alimentari dovranno ricreare un equilibrio riguardante la funzione degli organi sollecitati in modo improprio dagli ormoni. Nell'iperestrogenismo bisognerà stimolare la funzione epatica, in modo da facilitare la glicuronoconiugazione degli ormoni, allo scopo di renderli idrosolubili per consentirne l'eliminazione renale; nell'iperandrogenismo deve essere posta massima attenzione alla funzione

del rene e dei surreni, in quanto l'impiego di alimenti non adatti aggraverebbe ulteriormente l'eccesso degli androgeni; nell'ipotiroidismo, infine, è necessario proporre una dieta ricca di alimenti ad alto tenore di iodio.

Il pasto è una costruzione complessa di alimenti che possono, in successione, potenziare o inibire organi e funzioni. Un esempio può essere la ricerca di un effetto diuretico, che non sia l'ennesimo, generico e antifisiologico consiglio di aumentare il consumo di acqua, il cui risultato certo è solo quello di un affaticamento della funzione renale di fronte a un carico idrico spropositato.
Si può avere un aumento della diuresi prescrivendo cibi diuretici: finocchi crudi, cicoria o ananas; in questo caso, lo stimolo alla minzione è quasi immediato, una o più volte nella prima ora dopo il pasto ma, dopo la seconda ora dal pasto, la soluzione proposta riduce il tono metabolico e quindi l'organismo 'non può più perdere liquidi'. Si può aumentare la diuresi stimolando la tiroide: carpaccio di pesce, insalata e mandarini; la diuresi aumenta nettamente nella prima ora, ma questa volta si mantiene sostenuta per almeno 3 ore, in virtù dello stimolo iodato costituito dal pesce. Infine, si può aumentare la diuresi stimolando il fegato: carciofi crudi, carne ai ferri e pesca; la diuresi parte non prima della seconda ora e raggiunge l'acme tra la seconda e la terza o tra la quarta e la quinta ora, quando entrano in gioco, rispettivamente, la funzione epatica, che disimbibisce ogni singola cellula, e la funzione renale, a cui giungono cataboliti molto ben elaborati. Una soluzione non è superiore all'altra: a dirigere la scelta c'è l'intelligenza del medico, l'organismo del paziente e il 'momento metabolico' in cui esso si trova.

Tuttavia, a complicare le cose ci sono le terapie farmacologiche, che costituiscono quasi sempre motivo di forte impegno da parte dell'organismo; quest'ultimo deve metabolizzare i cataboliti tossici dei farmaci, deviando la sua potenzialità vitale a discapito del mantenimento della salute. È questo il motivo per il quale molti individui si giovano di una dieta idrica o di un semidigiuno; queste pratiche, lungi dall'essere convenienti per l'organismo, sono sempre un segno di latenza patologica, soprattutto quando sembrano particolarmente 'efficaci', a dimostrazione di una tossicità organica che ha superato i livelli di guardia.

Questo libro, sicuramente perfettibile, si occupa degli alimenti e delle loro associazioni alla luce della fisiologia e della fisiopatologia umana. Dei singoli alimenti sono esposte le caratteristiche nutrizionali ed energetiche, l'azione che esplicano a carico dei principali organi e funzioni, le indicazioni e le controindicazioni nel loro impiego in soggetti affetti da stati patologici e, infine, il potenziamento o l'inibizione del loro effetto nutrizionale e terapeutico quando vengono associati con altri alimenti.

# LATTE E SUOI DERIVATI

# L'uso del latte e dei suoi derivati nelle varie epoche storiche

Alimento primordiale per eccellenza, il latte fu impiegato nell'alimentazione degli adulti solamente quando le popolazione primitive si dedicarono alla pastorizia. Probabilmente, l'osservazione casuale della fermentazione acida del latte conservato costituì l'inizio della scoperta e della produzione dei suoi derivati.
A causa dei problemi di conservazione, il latte è stato uno degli alimenti il cui impiego alimentare ha avuto un incremento notevole solo dopo gli studi di Pasteur, relativi alla sterilizzazione. All'inizio si cercò di ottenerla aggiungendo al latte la formalina, mentre alla fine del XIX secolo si introdusse la cosiddetta 'pastorizzazione', consistente in un riscaldamento per alcuni minuti, che permetteva di eliminare i germi nocivi e prolungava la durata del prodotto.

Stranamente il latte e i suoi derivati non furono molto in uso presso gli Egizi, che si dedicarono soprattutto all'agricoltura; al contrario, in Mesopotamia l'allevamento degli animali da latte e la lavorazione dei prodotti caseari erano abbastanza sviluppati, soprattutto per quanto riguardava il consumo del burro; quest'ultimo era pressoché sconosciuto al tempo dei Romani, i quali producevano il formaggio in modo alquanto artigianale. Essi, però, hanno il merito di aver diffuso la caseificazione con il caglio animale in sostituzione della primitiva coagulazione naturale per acidificazione spontanea.

Il termine italiano 'formaggio' deriva dal francese antico *formage*, trasformato nel moderno *fromage*; l'origine è da riportarsi al greco *formos* (recipiente di giunco), utilizzato ancora oggi nella preparazione dei cosiddetti formaggi 'canestrati'. I Romani derivarono dal termine *formos* la parola 'forma', che ancora oggi viene impiegata in Sardegna per indicare il formaggio.
I derivati del latte trovarono larga diffusione nel Medio Evo, soprattutto in Italia, Francia,

Svizzera e Olanda: tra i tipi di burro, il più pregiato era quello salato, prodotto in Bretagna e in Normandia. In Francia si produceva un formaggio insaporito con erbe aromatiche, utilizzando il latte di tre animali diversi. Risalgono a questo periodo la 'giuncata', un formaggio cagliato e sgocciolato in cestini di giunco, e il formaggio 'quaresimale', ottenuto da una mistura di latte di capra e uova di luccio. Il formaggio veniva impiegato molto anche in pasticceria: infatti, si utilizzava insaporito con zucchero e cannella in polvere.

La storia dei formaggi italiani è molto antica. La robiola, per esempio, è uno dei più antichi in assoluto; l'etimologia stessa fa risalire l'origine agli Orobici, antica popolazione antecedente agli Etruschi e dedita alla pastorizia, che abitava la Valsassina. Il bel paese, molto conosciuto non solo in Italia ma anche all'estero, ha un nome che deriva dall'omonimo libro che l'abate Antonio Stoppani scrisse nel 1873: la sua etichetta originale raffigurava l'abate stesso sullo sfondo dello stivale d'Italia. Il termine 'gorgonzola' deriva dall'omonima cittadina lombarda; le prime notizie storiche di questo formaggio risalgono all'arcivescovo di Milano Ansperto da Biassono (868-881), che ne fa menzione nel suo testamento. La leggenda, invece, narra che il gorgonzola sia nato per caso: un oste, che si faceva pagare in natura, aveva ammucchiato in cantina delle forme di crescenza che erano ammuffite; a suo giudizio non erano più commestibili, ma i suoi clienti le trovarono eccellenti dopo averle consumate.

Anche la mozzarella ha origini antichissime (se ne hanno notizie già dal XVI secolo): originariamente era prodotta solo con il latte di bufala, oggi anche con latte vaccino. Il formaggio asiago è originario dell'altopiano di Asiago e le sue origini si fanno risalire intorno all'inizio dell'XI secolo. Il parmigiano reggiano è uno dei migliori formaggi della produzione nazionale italiana; la più antica notizia circa la sua esistenza risale al 1350 in una novella del Boccaccio, precisamente nella terza e nell'ottava giornata del *Decamerone*: si racconta che Maso del Saggio, per burlarsi di un certo Calandrino, gli narrò che «nella contrada di Bengodi era di una montagna tutta di formaggio grattugiato, sopra la quale stavan genti che niuna altra cosa facevano che far maccheroni e ravioli per cuocerli in brodo di capponi». Un'altra notizia storica è fornita da Carlo VIII, nel XV secolo, quando si recò a Piacenza e ricevette in omaggio grosse forme di parmigiano. Per produrre questo formaggio viene impiegato il latte delle mungiture della sera e del mattino, riposato e parzialmente scremato; viene fabbricato esclusivamente con caglio naturale di vitello (senza alcuna sostanza chimica antifermentativa), nel periodo compreso fra aprile e novembre; la maturazione naturale deve protrarsi almeno fino al termine dell'estate successiva.

Per quanto riguarda l'impiego alimentare della ricotta e dello yogurt, le notizie disponibili in letteratura confermano che tali prodotti sono stati diffusi soprattutto nel XIX e XX secolo, in particolare successivamente alla commercializzazione dei frigoriferi domestici. Solamente nella tradizione delle popolazioni dedite alla pastorizia, la ricotta veniva conservata sottoponendola a un processo di salatura e di essiccamento.

# Il latte

Il latte costituisce l'alimento primordiale per eccellenza di tutti i mammiferi: il neonato aumenta il suo peso corporeo e la sua struttura nutrendosi esclusivamente di latte. Da quest'ultimo, specie se naturale, intero e fresco, l'organismo riceve anche una fondamentale informazione energetica.
Le qualità organolettiche e nutrizionali del latte variano a seconda delle specie animali di provenienza; in questa sede saranno considerate soprattutto le caratteristiche generali di base e i vantaggi, nonché le problematiche derivanti dal suo impiego bionutrizionale quotidiano.

Il latte commerciale destinato all'alimentazione umana, per circa il 90%, è costituito da latte di mucca; quelli di altri animali, quali asina, capra, pecora e bufala, pur contenendo gli stessi principi nutritivi, variano sensibilmente nella composizione e sono di più difficile reperibilità nel circuito della distribuzione commerciale; alcuni sono impiegati in Bioterapia Nutrizionale® per particolari scopi terapeutici, come si dirà nel corso di questo capitolo.
In generale, il latte è composto da sostanze provenienti dal sangue per filtrazione diretta e da componenti sintetizzati dalla ghiandola mammaria; dal punto di vista quantitativo, questi ultimi rappresentano la quota maggiore, a dimostrazione della straordinaria attività di sintesi della ghiandola mammaria: per ogni litro di latte secreto vengono filtrati circa 900 l di sangue.

## Composizione e caratteristiche nutrizionali

I componenti principali del latte si trovano in stati fisici diversi: i grassi sono presenti sotto forma di emulsione (fatto che ne spiega la digeribilità da parte dei neonati e dei bambini); la caseina come sospensione colloidale; i sali,

**Latte di mucca intero pastorizzato**

*Composizione per 100 g di parte edibile*

| | |
|---|---|
| Parte edibile | 100% |
| Acqua | 87.0 g |
| Carboidrati | **4.9** g |
| Amidi | 0 |
| Proteine | **3.3** g |
| Lipidi | **3.6** g |
| Ferro | 0.1 mg |
| Calcio | **119** mg |
| Sodio | 50 mg |
| Potassio | **150** mg |
| Fosforo | 93 mg |
| Tiamina | 0.04 mg |
| Riboflavina | **0.18** mg |
| Niacina | 0.10 mg |
| Vit. A ret. eq. | **37** mcg |
| Vitamina C | 1 mg |
| Colesterolo totale | 11 mg |
| Selenio | **1.6** mcg |
| Zinco | 0.38 mg |
| Magnesio | **12** mg |
| Rame | 0.02 mg |

*Fonte:* Tabelle di Composizione degli Alimenti, Istituto Nazionale della Nutrizione, 1998.

il lattosio e le sieroproteine in soluzione. Questa molteplicità di stati fisici del latte spiega la facilità con cui i suoi componenti possono essere separati per produrre i diversi derivati. Alimento completo, il latte contiene proteine, glucidi, lipidi, vitamine liposolubili (A, K, E e, soprattutto, D) e idrosolubili (gruppo B, riboflavina, acido pantotenico), nonché sali minerali (potassio, fosforo, sodio).

- *Proteine.* Nella quantità media di 3-5 g%, le proteine del latte sono fra le più assimilabili e digeribili. La caseina e le sieroproteine rappresentano la quasi totalità delle sostanze azotate: la prima è organizzata in micelle, le seconde sono in soluzione. Le sieroproteine del latte risultano abbastanza ricche di cistina, triptofano e lisina; esse, essendo nutrizionalmente più bilanciate delle caseine, vengono spesso aggiunte agli integratori alimentari per l'infanzia e nell'alimentazione degli atleti. Le sieroproteine rappresentano la componente del latte più importante sotto il profilo nutrizionale, in quanto contengono tutti gli aminoacidi essenziali, e in particolare una notevole quota di lisina; la presenza nel latte di questo aminoacido rende bilanciate e complete le associazioni alimentari con i cereali, poveri di lisina.

- *Glicidi.* Nella quantità di circa 5 g%, sono rappresentati essenzialmente dal lattosio, in quanto gli altri zuccheri sono per lo più legati nel formare le glicoproteine. Il lattosio, sintetizzato dalla ghiandola mammaria a partire da galattosio e glucosio, fornisce da solo il 30% circa del potere energetico del latte; inoltre, questo disaccaride facilita l'assorbimento del calcio a livello del tenue e, nel colon, induce lo sviluppo della microflora lattica che determina una fermentazione acida. La presenza del galattosio nel latte riveste notevole importanza se si tiene conto del fatto che questo zucchero è un componente dei galattolipidi, che si riscontrano in varia concentrazione in tutte le cellule dell'organismo, soprattutto in quelle del tessuto nervoso (in particolare nella mielina). Non per niente, la natura ha pro-

**Latte di pecora**

*Composizione per 100 g di parte edibile*

| | |
|---|---|
| Parte edibile | 100% |
| Acqua | 82.7 g |
| Carboidrati | **5.2** g |
| Amidi | 0 |
| Proteine | **5.3** g |
| Lipidi | **6.9** g |
| Ferro | 0.1 mg |
| Calcio | **180** mg |
| Sodio | 30 mg |
| Potassio | **182** mg |
| Fosforo | 96 mg |
| Tiamina | 0.06 mg |
| Riboflavina | **0.25** mg |
| Niacina | **0.50** mg |
| Vit. A ret. eq. | **53** mcg |
| Colesterolo totale | 11 mg |

*Fonte:* Tabelle di Composizione degli Alimenti, Istituto Nazionale della Nutrizione, 1998.

| Latte di capra | |
|---|---|
| *Composizione per 100 g di parte edibile* | |
| Parte edibile | 100% |
| Acqua | 86.3 g |
| Carboidrati | **4.7** g |
| Amidi | 0 |
| Proteine | 3.9 g |
| Lipidi | **4.3** g |
| Ferro | 0.1 mg |
| Calcio | **141** mg |
| Sodio | 40 mg |
| Potassio | **180** mg |
| Fosforo | 106 mg |
| Tiamina | 0.05 mg |
| Riboflavina | **0.11** mg |
| Niacina | **0.30** mg |
| Vit. A ret. eq. | **86** mcg |
| Vitamina C | 1 mg |
| Colesterolo totale | 10 mg |

*Fonte:* Tabelle di Composizione degli Alimenti, Istituto Nazionale della Nutrizione, 1998.

grammato lo sviluppo e la crescita dei nuovi esseri viventi unicamente con l'apporto di un tessuto nutrizionale come il latte. L'assorbimento intestinale del lattosio avviene per mezzo della beta-galattosidasi, la cui carenza, associata all'insufficiente colonizzazione intestinale da parte della microflora lattica, è alla base delle intolleranze nei confronti di questo alimento.

- *Lipidi.* Nella percentuale oscillante dai 3,6 g% del latte di mucca ai 7 g% di quello di pecora, i lipidi sono costituiti da trigliceridi (98%), fosfolipidi e colesterolo; essi sono organizzati in globuli sferici avvolti da una membrana lipoproteica e hanno una temperatura di fusione inferiore a quella corporea. Queste due caratteristiche ne facilitano molto la digeribilità.

- *Sali minerali.* Sono rappresentati da: calcio, fosforo, potassio, cloro, sodio e magnesio. Il latte, inoltre, ha un modestissimo contenuto di ferro (0,1 mg%). Il calcio e il fosforo sono distribuiti fra la fase solubile e quella colloidale (cioè associati alla caseina): il riscaldamento dell'alimento provoca un notevole passaggio di questi sali verso la fase colloidale, mentre l'acidificazione e il raffreddamento agiscono in maniera opposta. Il rapporto quantitativo fra questi due sali è molto simile a quello del tessuto scheletrico dei mammiferi, nei quali il fosforo contribuisce all'assorbimento passivo del calcio a livello intestinale. Tutte le sostanze inorganiche presenti nel latte, pur derivando naturalmente dal plasma, si riscontrano in una concentrazione diversa da quella ematica. Più precisamente, le ceneri del latte hanno una composizione molto simile a quella delle ceneri totali del piccolo mammifero alla cui nutrizione il latte è destinato. Questa osservazione evidenzia che l'epitelio mammario elabora una determinata miscela salina, particolarmente adatta al poppante della rispettiva specie.

## *Latte vaccino*

Il latte vaccino per l'alimentazione del neonato è, comunque e sempre, un latte improprio. Sebbene l'organismo, per sua difesa e per i suoi bisogni vitali, sia predisposto ad assumere tutto quello che può ricavare da questo alimento (il che vale anche per il latte artificiale), l'assunzione del latte vaccino pone, tuttavia, le basi per possibili reazioni allergiche, con formazione di anticorpi contro allergeni specifici del latte. Ciò non significa, però, che questo alimento debba provocare necessariamente delle complicazioni a lungo termine.

L'alimentazione, dal punto di vista fisiologico, è un processo che arriva al profondo del nostro essere. Molto spesso si pensa che mangiare significhi soltanto riempire il proprio stomaco e apportare dei nutrimenti. Non è esattamente così: con l'alimento si arriva a modificare la condizione organica dell'individuo, perfino quella psichica; per esempio, nella composizione del latte, uno degli elementi più importanti che riequilibrano il sistema nervoso è la serotonina, presente in notevole quantità. Inoltre, è presente anche il calcio, che nell'organismo interviene in numerosi processi, dall'azione riequilibrante sulla condizione nervosa, a quella anticonvulsivante nei bambini con la febbre. Serotonina e calcio, insieme con gli altri nutrienti, sono gli elementi che permettono al neonato uno sviluppo psicofisico completo.

Il latte commerciale perde in buona parte quei caratteri di alimento primordiale, in quanto viene manipolato in vari modi, allo scopo di renderlo igienicamente sicuro e commercialmente vantaggioso. Per esempio, viene ridotto il contenuto in grassi (ottenendo il latte scremato e parzialmente scremato), oppure si effettua una omogeneizzazione per ridurre le dimensioni dei granuli lipidici e renderli più aggredibili dagli enzimi digestivi. Un ulteriore processo è il trattamento termico: la pastorizzazione; quest'ultima, effettuata riscaldando il latte ad almeno 72 °C per 15 secondi, inattiva la maggior parte dei microrganismi (per esempio il *Mycobacterium tubercolosis bovis*), mentre gli altri vengono mantenuti inerti dalla conservazione a bassa temperatura.
Esistono marcate differenze fra il latte naturale e quello commerciale. In particolare, nell'uso quotidiano, il latte commerciale non dovrebbe mai essere bollito; al contrario, il latte naturale, cioè appena munto, può essere sottoposto a ebollizione. Questa differente modalità di impiego è dovuta al fatto che il latte commerciale è un alimento che ha già subìto una serie di passaggi e di variazioni di temperatura, in seguito ai quali le proteine sono state denaturate. Pertanto, la bollitura provoca una ennesima denaturazione delle sue proteine, con riduzione della digeribilità e aumento notevole del potere allergogeno.
Invece, per ottenere la necessaria sterilità del latte di mucca fresco appena munto, basta un solo riscaldamento con minima denaturazione, a meno che non si abbia assoluta certezza della sua provenienza e possa quindi essere consumato nel modo più naturale.

### *Latte di pecora e di capra*

Il latte di pecora è il più ricco in lipidi (6,9 g%), in proteine e sali minerali. Questa ricchezza nutrizionale può essere sfruttata terapeuticamente nei soggetti che necessitano di una intensa ristrutturazione organica dopo malattie invalidanti, attività lavorative intense o periodi di alimentazione carenziale. Tuttavia, la digeribilità di questo tipo di latte è più laboriosa e difficile rispetto a quello di mucca o di capra, per cui sarà controindicato nei soggetti con anamnesi positiva per allergie o in coloro che riferiscono di avere intolleranza al latte, associata a disturbi intestinali che vanno dalla dissenteria al meteorismo.

Notevolmente differente è il latte di capra. Questo animale si nutre prevalentemente dei germogli e della scorza delle piante, per cui le sostanze potenzialmente allergogene presenti nel suo latte sono notevolmente inferiori rispetto a quelle contenute nel latte di mucca e di pecora (che si nutrono in modo molto più diversificato). Questa caratteristica rende il latte di capra idoneo all'alimentazione dei pazienti allergici. In virtù dell'informazione vitale ed energetica contenuta nei germogli di cui si nutre (vale a dire una vita in crescita 'ordinata'), la capra è uno dei pochissimi animali che non si ammala di tumore; il suo latte viene sfruttato in Bioterapia Nutrizionale® nella prevenzione dei tumori e nell'alimentazione dei pazienti neoplastici in trattamento.

## Latte e funzioni organiche

### *Latte e allergie*

Le proteine del latte vaccino possono essere causa di allergia e determinare l'insorgenza di varie manifestazioni patologiche che hanno possibili localizzazioni all'intestino, alla cute o all'apparato respiratorio. L'allergia alle proteine del latte può verificarsi a qualsiasi età, tuttavia essa viene riscontrata con maggiore frequenza nell'infanzia: è stato osservato che

circa il 3-4% dei bambini (l'incidenza è in aumento negli ultimi anni) manifesta allergia alle proteine del latte vaccino. I fattori che predispongono a questa condizione patologica sono diversi: il deficit, nei primi anni di vita, dei meccanismi immunitari destinati all'esclusione e all'eliminazione degli antigeni; l'immaturità funzionale e strutturale della mucosa intestinale; le infezioni intestinali, molto frequenti nell'infanzia, che aumentano la permeabilità della mucosa; l'aumento del numero delle vaccinazioni obbligatorie e facoltative; la precoce e non corretta introduzione del latte vaccino nella dieta del lattante.
I sintomi dell'allergia alle proteine del latte possono manifestarsi sia isolatamente sia variamente associati. Con maggiore frequenza, nel lattante si osservano allergie gastrointestinali con diarrea mucosa, vomito e coliche addominali; a carico dell'apparato respiratorio si possono manifestare rinite, asma ed episodi broncopneumonici ricorrenti. La condizione patologica più frequente a livello cutaneo è rappresentata dall'eczema o dalle dermatiti topiche, che di solito compaiono pochi giorni dopo l'assunzione del latte vaccino.

La ragione principale per la quale il latte (e i suoi derivati) è sempre potenzialmente allergogeno non deriva da caratteristiche intrinseche o particolari di questa categoria di alimenti. Il *primum movens* è costituito da un errore frequente nel passaggio dal latte materno a quello vaccino al momento dello svezzamento. Infatti, l'intestino del neonato, biologicamente predisposto a riconoscere come 'proprio' solo il latte della madre, non è in grado di difendersi efficacemente da un alimento (proposto in modo improvviso e spesso massivo) simile nella struttura e composizione di base, ma eterologo e profondamente diverso dal punto di vista genetico e molecolare.

Come se non bastasse, il latte intero fresco disponibile sul mercato è in realtà un miscuglio di latti provenienti da mucche geneticamente differenti, da allevamenti diversi e, non di rado, da zone geografiche distanti anche migliaia di chilometri dal luogo di consumo. Se a tutto questo si aggiunge il fatto che nel latte possono essere presenti residui metabolici di integratori, ormoni, antibiotici e antimicotici, diventa comprensibile l'aumento preoccupante di patologie allergiche nella prima infanzia.

Nell'ambito di queste considerazioni, tuttavia, il pericolo più grave è costituito dalla frode commerciale, oggi purtroppo molto frequente. Infatti, esiste il rischio, non tanto remoto, di far bere ai bambini del latte addizionato con polvere di calcio oppure composto da latte fresco e latte in polvere. Danni incalcolabili si sono avuti anche con il cosiddetto latte 'umanizzato', proposto alle madri dall'industria farmaceutica attraverso avvincenti campagne pubblicitarie di marketing commerciale; attualmente, i pediatri stanno rivalutando l'allattamento al seno materno come fattore di buona salute e di prevenzione delle patologie infantili.

Nonostante questa situazione, esistono degli accorgimenti e delle tecniche in grado di ridurre al minimo le conseguenze negative derivanti da un non corretto passaggio dal latte materno a quello vaccino. La condizione ideale sarebbe quella di iniziare l'impiego del latte vaccino dopo un tempo sufficiente di allattamento materno (da 5 a 8 mesi in media), utilizzando il latte proveniente da un solo allevamento, possibilmente quello di una sola mucca. Poiché questo è possibile solo in pochissimi casi, l'unica soluzione concretamente praticabile è quella di preparare l'intestino del neonato al latte vaccino con la massima gradualità. Normalmente, alla poppata materna è sufficiente effettuare delle piccole aggiunte di latte vaccino fresco di buona qualità, diluito con acqua al 75% (25% di latte, 75% di acqua) per qualche giorno. Quindi si passa a una percentuale del 50% di acqua e 50% di latte, aumentando gradualmente la quantità giornaliera, per arrivare al 25% di acqua e 75% di latte dopo circa 2 settimane. Dopo altre 2

settimane, se il bambino non avrà manifestato segni di atopia, intolleranze e difficoltà digestive (evidenziate da fenomeni fermentativi con meteorismo e spasmi intestinali), si passerà definitivamente al latte intero.
In questo modo, si permetterà al sistema enzimatico ancora prematuro del neonato di predisporsi a digerire l'alimento nuovo, e anche la mucosa intestinale, sede di importanti strutture del sistema immunitario, avrà il tempo di 'imparare' e riconoscere le sostanze estranee, limitando al massimo il pericolo allergogeno.

## *Latte e tono nervoso*

Il latte è un vero e proprio tessuto, la cui composizione risulta completa ed equilibrata. I suoi grassi sono inglobati all'interno degli altri componenti e veicolano tutte le microsostanze in armonico equilibrio. Per questo motivo è l'alimento più adatto negli organismi in accrescimento, ma anche nell'età avanzata. Infatti, il latte è particolarmente apprezzato da quasi tutti gli anziani che spesso lo usano di sera come cena, sfruttando istintivamente il suo potere sedativo e induttore del sonno. Questa capacità è dovuta a una serie di vantaggi che il latte assicura ai principali organi:

- non provoca irritabilità epatica, in quanto le sue proteine sono associate a uno zucchero di facile gestione come il galattosio; inoltre, il fegato si giova degli zuccheri e dell'acqua contenuti nel latte per le sue operazioni biochimiche;
- non sollecita in modo improprio il rene, essendo un alimento ancestrale per eccellenza, con una quota proteica senza scorie azotate e dotato di una spiccata azione diuretica;
- non impegna il pancreas, in quanto i suoi glicidi sono mediati da una quota proteica e, soprattutto, da una componente in grassi che frena il metabolismo degli zuccheri;
- sostiene il sistema muscolare e l'apparato cardiovascolare che si giovano degli zuccheri e del fisiologico equilibrio tra calcio e potassio;
- svolge un effetto sedativo sul sistema nervoso attraverso il suo contenuto di serotonina.

Quest'ultima proprietà del latte è totalmente assente nel suo derivato più comune, il formaggio. Infatti, la serotonina viene modificata dal procedimento di caseificazione e diventa quasi una sostanza di tipo estrattivo, poiché la componente lipidica che la veicola si scinde e viene staccata.
Quindi, latte e formaggio contengono entrambi serotonina; tuttavia, nel primo questa sostanza viene utilizzata in modo complementare a quella endogena, essendo ancora biologicamente funzionante e 'viva', mentre, nel formaggio, la serotonina si comporta quasi come una sostanza farmacologica estranea, rispetto alla quale l'organismo pone in atto dei meccanismi di difesa. Pertanto, in Bioterapia Nutrizionale® è un errore molto grave quello di considerare simili il latte e il formaggio; si tratta, invece, di due alimenti totalmente diversi: con l'assunzione del latte si riesce a ottenere una sedazione del sistema nervoso, mentre in seguito al consumo di formaggio si determina una eccitazione, mediata dall'aumento degli ormoni surrenalici.

Nell'insonnia ostinata, dopo aver provato a usare tutti gli alimenti e le associazioni che hanno un'azione inducente o favorente il sonno, si procederà eliminando dalla dieta tutte le proteine animali e, per qualche giorno, anche quelle vegetali; verrà invece consentita l'assunzione del latte, che sarà consumato come colazione al mattino e come bevanda sia a pranzo sia a cena. In questo modo, se non controindicato per altri motivi, il latte fornirà un apporto proteico sufficiente, senza interferire negativamente sui principali organi, anzi ponendoli in una condizione di fisiologico funzionamento. Inoltre, il calcio del latte favorisce il rilassamento muscolare ed esplica una sedazione del sistema nervoso, riducendo quell'eccitabilità che ostacola il sonno.

## *Latte e funzione epatica e digestiva*

Esistono molte persone che rifiutano il latte o che, pur apprezzandone le qualità e il gusto, non riescono a utilizzarlo nell'alimentazione quotidiana, in quanto hanno difficoltà a digerirlo; questi soggetti riferiscono disturbi intestinali più o meno fastidiosi, fino al classico attacco di 'colite'. Normalmente il latte non dovrebbe causare problemi, per cui bisognerà individuare e risolvere la condizione patologica alla base di questa intolleranza.
Una delle prime difficoltà è costituita dal fatto che molti pazienti non hanno più sufficienti enzimi digestivi per il latte, che vanno quindi ricostituiti.
Una possibilità molto efficace ma scarsamente praticabile, se non in casi di estrema necessità nutrizionale (pazienti gastrectomizzati, nei quali è necessario riavviare la funzione digestiva), è quella di far assumere una minima quantità di colostro (1-2 cucchiaini da caffè), seguiti dall'assunzione di latte fresco diluito al 50% con acqua, poi al 75% e infine intero. Questo stesso procedimento, a eccezione del ricorso al colostro, che può comportare evidenti problemi di reperibilità, è efficace sia nelle allergie sia nelle difficoltà digestive per il latte.

Un altro metodo, che può essere usato anche nel neonato, è costituito dall'aggiunta di qualche goccia di succo di limone (che facilita l'assimilazione predigerendo il latte); ciò deve avvenire immediatamente prima dell'assunzione del latte, in quanto il succo di limone ha il potere di farlo cagliare se viene lasciato trascorrere del tempo.
Nei casi di gastrite con ipercloridria, l'assunzione del latte non riduce l'acidità totale, ma il paziente riferisce un arresto immediato della sintomatologia dolorosa. L'effetto terapeutico dipende dall'azione della caseina: 100 g di caseina riescono a fissare l'acido cloridrico di 900 cc di succo gastrico facendo cessare il dolore (Alessandrini). L'azione antiulcera del latte va ricercata nelle prostaglandine $E_2$ presenti nel grasso del latte, che sono efficaci protettrici delle mucose gastrointestinali.
Complessa è la gestione metabolica del latte da parte del fegato; quando esso è rallentato nelle funzioni o disturbato nelle sue capacità di coniugazione, il latte fresco pastorizzato può creare delle difficoltà, a causa dell'importante presenza di anticorpi attivi prodotti dal sistema immunitario delle mucche da latte contro i più diversi microrganismi patogeni (R. Yolken, facoltà di Medicina della Johns Hopkins University); questi anticorpi impegnano notevolmente la capacità di glicurono-coniugazione del fegato, aggravando o rendendo manifesta una insufficienza epatica latente.

## *Latte e diuresi*

Già da solo, il latte stimola la diuresi grazie al suo contenuto di calcio associato agli zuccheri e alla quota di acqua. Tale azione viene potenziata se si associano il potassio e il fruttosio di una banana. Il risultato sarà un aumento fisiologico della diuresi, rapido ma equilibrato nella eliminazione di elettroliti.
Questo aumento fisiologico della diuresi può non verificarsi in tutti gli individui con ipertensione diastolica e ritenzione idrica, nel qual caso bisogna pensare immediatamente a un impedimento provocato da una difficoltà pancreatica.

# Il latte in Bioterapia Nutrizionale®

Per il suo sano potere nutrizionale, il latte dovrebbe essere uno dei componenti fondamentali dell'alimentazione quotidiana degli esseri umani. Si è discussa in questo capitolo la problematica legata alla genuinità di questo alimento, segnalando le numerose modifiche del suo equilibrio nutrizionale, legate in parte a luoghi comuni o effimere mode alimentari (latte scremato, vitaminizzato, aromatizzato, arricchito di omega 3), in parte a esigenze commerciali di preparazione e distribuzione del prodotto (latte UHT, latte in polvere).

In Bioterapia Nutrizionale® si prescrive unicamente latte intero fresco, nella quantità media di 200 cc al giorno per un individuo adulto, da utilizzarsi preferibilmente il mattino, senza sottoporlo a bollitura per non ridurne la qualità.

Nei capitoli di questo libro saranno descritte tutte le preparazioni bionutrizionali a base di latte, in associazione con altri alimenti, precisandone le funzioni e le controindicazioni.

## *Latte e caffè*

La consuetudine di bere il mattino 1 tazza di latte e caffè risponde a una esigenza metabolica e nutrizionale. Infatti, il latte apporta tutti i nutrienti necessari per affrontare gli impegni della giornata, mentre il caffè, agendo sulla tiroide e sulle ghiandole surrenali, aumenta il tono adrenergico.
L'associazione risulta particolarmente equilibrata, in quanto il calcio e la serotonina del latte modulano una eventuale risposta organica eccessiva allo stimolo del caffè; quest'ultimo, a sua volta, contrasta l'azione sedativa del latte, molto utile di sera per favorire il sonno, ma certamente non richiesta il mattino o nel corso della giornata.

Una osservazione importante a proposito del latte e caffè riguarda la consuetudine di assumerlo dopo aver prodotto la formazione di schiuma durante la bollitura. Questa modalità viene sconsigliata in Bioterapia Nutrizionale®, in quanto causa una difficoltà digestiva immediata e un danno epatico nel tempo. Infatti, l'azione dell'elevata temperatura provoca una denaturazione completa delle proteine del latte e una saturazione dei lipidi.

A riprova che questa considerazione non è esagerata, si può studiare l'effetto indotto dall'assunzione giornaliera di 2-3 cappuccini con la schiuma. Dopo 3 settimane circa, si effettueranno analisi ematochimiche, includendo la determinazione dei livelli di transaminasi, bilirubina e colesterolo: in tutti i soggetti che, per il periodo considerato, avranno assunto i cappuccini con la schiuma, sarà possibile verificare un aumento dei valori di questi parametri, rispetto a quelli rilevati all'inizio dello studio.

# I formaggi

Dal punto di vista della Bioterapia Nutrizionale®, vale a dire dell'uso degli alimenti in soggetti malati, l'utilizzo dei formaggi può essere molto prezioso, ma potenzialmente anche molto pericoloso.
In ogni caso vanno usati sempre con prudenza, poiché spesso il rischio è superiore al vantaggio. Infatti, si vedrà come le indicazioni siano estremamente precise, in modo tale da sfruttarne esclusivamente i pregi.

In generale, si può affermare che i formaggi sono alimenti quasi completi e ricchi di nutrienti; nella cultura contadina di un tempo venivano consumati nei periodi di intenso lavoro fisico (che spesso coincidevano con la stagione estiva), durante i quali la sudorazione era profusa. Il contadino, mangiando spesso solo pane e formaggio, era in grado di lavorare intensamente fino a sera. Un'altra osservazione riguarda i processi di termoregolazione fisiologica, oggi stravolti dalla tecnologia. In un passato non molto lontano, quando il riscaldamento degli ambienti in inverno non era continuo e intenso come oggi, il potere energetico dei formaggi era molto prezioso per fronteggiare il freddo.

L'utilità di impiego in alcune patologie è legata alla presenza di una grande quantità di macro e micronutrienti.
Prima di tutto, i formaggi costituiscono una delle categorie di alimenti più proteici, con proteine ad alto valore biologico, pari quasi a quelle della carne; basti pensare al caciocavallo stagionato, che contiene ben 38 g% di proteine, al parmigiano reggiano (circa 37 g%), al pecorino (circa 30 g%). Ancora più importanti sono una serie di micronutrienti e precursori di neuromodulatori, con l'unica eccezione del ferro, presente solo in quantità minime.

Il calcio è contenuto in notevole quantità e in una forma altamente biodisponibile, mentre

la vitamina D si riscontra in una percentuale oscillante da 0,20 a 0,68 mcg%. Gli aminoacidi essenziali, infine, sono presenti in notevole quantità rispetto a qualsiasi altra categoria di alimenti.
A proposito di calcio e ferro, è interessante osservare come in natura questi due elementi siano sempre polarmente opposti. Infatti, le rocce calcaree sono generalmente povere di ferro, mentre i terreni ferrosi contengono calcio solo in minima quantità. Anche gli alimenti, come si vedrà nel corso di questo libro, non si sottraggono alla regola.
I formaggi, inoltre, contengono fosforo fino a 800 mg%, quindi una quota addirittura superiore a quella del pesce. La notevole quantità di proteine (denaturate rispetto alle lattoalbumine) disturbano la funzione renale meno di quelle della carne, a condizione che non sia presente una patologia vera e propria o si tratti di un paziente in dialisi, nel qual caso il vantaggio viene annullato dall'eccesso di fosforo.

Tra gli altri nutrienti presenti nei formaggi, ricordiamo: la tirosina, molecola precursore delle catecolamine (adrenalina, noradrenalina e altri neurotrasmettitori), che fanno innalzare lo stato di veglia e di attenzione, aumentando l'eccitabilità del sistema nervoso centrale; la calcitonina, anch'essa dotata di azione eccitatoria sul tono nervoso; la serotonina, neuromodulatore a effetto rilassante, presente in quantità significativa nel latte, ma inibita nei formaggi per azione del caglio. Infine, i derivati del latte costituiscono una miniera di sali minerali, presenti in quantità moderata nel mascarpone e nella ricotta, in quantità elevata nel parmigiano e nel pecorino.

Per i motivi finora esposti, si intuisce come il consumo di formaggi possa apportare giovamento a tutti gli individui sani in crescita, con l'accortezza di non eccedere nel loro uso di sera, perché possono disturbare il sonno. Sono utilissimi durante la gravidanza e l'allattamento, nonché nel periodo della dentizione decidua e permanente, in quanto velocizzano e migliorano la formazione dei denti. Sono di aiuto anche negli studenti per l'eccitazione neurologica e delle funzioni intellettive, per il notevole apporto di fosforo e, infine, per lo stimolo surrenalico (che mantiene alto il livello dell'adrenalina e dell'attenzione).

Facendo riferimento a un impiego occasionale, si può affermare che i formaggi possono essere consumati di sera in tutti quei casi in cui esista la necessità di sostenere la vigilanza come, per esempio, nei lavoratori notturni. Per le ragioni già esposte e per la presenza di tiramina, contenuta in quantità maggiore soprattutto in alcuni tipi commerciali, i formaggi saranno indicati a pranzo nelle persone che, avendo un fegato sano, un colesterolo nei limiti della norma e un metabolismo regolare, abbiano un ritmo di vita a forte dispendio energetico e mentale, o che non possano permettersi un calo del tono nervoso e della vigilanza.
Addirittura possono essere molto utili in alcuni pazienti neoplastici, per esempio quelli con tumori del pancreas complicati da perdite notevoli di elettroliti e liquidi per diarree irrefrenabili, o dopo chemioterapie particolarmente distruttive. Tuttavia, non va dimenticato che, in caso di eccessivo impiego di tale alimento, la quota di grassi saturi è potenzialmente cancerogena.

I formaggi, e in particolare alcuni tipi, come il parmigiano reggiano, in virtù del caglio naturale che ancora contengono come residuo, sono degli attivatori dei processi gastrici, sia all'inizio, sia alla fine del pasto. Questa proprietà faceva parte della tradizione popolare, tanto che in alcune zone era consuetudine concludere il pranzo con un pezzetto di formaggio, soppiantato poi dal moderno caffè.
La pericolosità di questo alimento è dovuta a diversi fattori, sempre condizionati dalla composizione biochimica dei formaggi e dalla modalità della loro preparazione. Basti pen-

sare alla quantità notevole di grassi, tutti saturi per la bollitura prolungata del latte, che spesso li rendono una delle cause più frequenti di ipercolesterolemie, di complicanze dismetaboliche e cardiache. Inoltre, la percentuale enorme di sali minerali, sicuramente insostituibile in tante situazioni cliniche (per esempio, dissenteria, astenia con ipotensione, disidratazione, difficoltà nella neurotrasmissione), costituisce, invece, un pericolo grave nei soggetti ipertesi e cardiopatici, in tutte le forme di ipereccitabilità neurologica (come l'epilessia) o semplicemente nelle distonie neurovegetative.

Il consumo di formaggi può rappresentare anche una delle cause più frequenti di cefalea, stitichezza, obesità patologica, insonnia, androgenizzazione nella donna, nonché un fattore aggravante o predisponente alla calcolosi renale o alla depressione nervosa.
Così come non risultano adatti a una dieta dimagrante, i formaggi non sono facilmente utilizzabili nel trattamento di soggetti sottopeso. Paradossalmente, in questi casi possono contribuire a una ulteriore diminuzione della massa strutturale del corpo per l'azione di stimolo sul surrene e sulla tiroide. Il risultato, soprattutto nei pazienti di sesso maschile, sarà un potenziamento dell'aggressività e dei processi catabolici, a scapito di quelli anabolici.
In conclusione, l'idea bionutrizionale del formaggio deve essere quella di una vera e propria 'bomba' energetica, utilissima quando necessaria, dannosa se usata in modo improprio.

# Dal latte al formaggio

Bisogna tenere ben presente il fatto che il formaggio è un alimento totalmente diverso dal latte, sia per caratteristiche nutrizionali, sia per azione sui vari organi e metabolismi. Esso è differente anche da altri derivati del latte, quali lo yogurt, la giuncata e la ricotta.
Il primo metodo usato per cagliare il latte è stato quello di aggiungere il lattice di fico. In tempi più moderni si è impiegato il caglio, ricavato dallo stomaco di agnelli che si erano nutriti solo di latte materno. Oggi, purtroppo, si fa spesso ricorso a sostanze chimiche, soprattutto nelle produzioni industriali. Una eccezione è costituita dai formaggi artigianali dei pastori e dal parmigiano reggiano, che continua a essere prodotto con caglio naturale, rispettando un rigoroso disciplinare, secondo un procedimento ereditato dalla tradizione.

Il caglio, in presenza di calore, provoca la separazione del siero dalla parte corpuscolata.
Il siero di latte, da cui si ricaverà la ricotta, è un liquido giallo-verdino, acidulo, ricco di potassio (129 mg%), calcio (65 mg%), lattosio (4,5 g%), vitamina $B_2$ e lattoalbumina. È utile nell'ipertensione, nelle patologie cardiache e nei disturbi circolatori. Inoltre, svolge un'azione diuretica, ha potere battericida ed è utile come attivatore dei processi digestivi, agendo in senso eupeptico grazie alla grande quantità di fermenti in esso contenuti.
Il suo utilizzo pratico è purtroppo limitato, poiché non è facile reperirlo in commercio.
Per quanto riguarda la parte corpuscolata, la prima è quella che viene utilizzata per la produzione del formaggio, addensandosi spontaneamente solo per l'innalzamento della temperatura intorno ai 60 °C. Se la metodica è la stessa, i formaggi variano a seconda del tipo di latte. Per esempio, dal latte di pecora si ottiene il pecorino, più salato di altri, non per l'aggiunta di cloruro di sodio in eccesso, ma perché il prodotto di partenza contiene una maggiore quantità di sali minerali.
Dal punto di vista bionutrizionale è importante anche il contenuto d'acqua del formaggio. Infatti, a parità di peso, un formaggio notoriamente grasso, come la 'crescenza', apporta quantitativamente meno lipidi rispetto, per esempio, al parmigiano; quest'ultimo, per il lungo processo di 'maturazione', perde buona parte del suo contenuto in acqua.

I formaggi fusi industrialmente, a causa delle elevate temperature e dell'uso di polifosfati, sono alimenti sterili. Ciò comporta di sicuro una maggiore affidabilità igienica ma, contemporaneamente, anche la mancanza di quelle proprietà 'probiotiche' (fermenti, enzimi, eccetera), tipiche del prodotto tradizionale, che è un alimento 'vivo', il cui beneficio è sempre superiore al rischio, a meno che non si abbia un ragionevole dubbio sulla modalità non corretta di preparazione.

## *Pecorino*

La sua caratteristica è la ricchezza in sali, calcio e fosforo. È un formaggio utilizzabile soprattutto in uno sportivo che debba svolgere uno sforzo fisico breve ma intenso.
Rispetto al parmigiano, altro formaggio ricco di sali, il pecorino provoca un'eccitazione del sistema nervoso più veloce e consistente. Per analogia, si può dire che il pecorino è come il caffè, in quanto provoca una 'frustata' rapida e violenta, adatta per uno sforzo di breve durata; viceversa, l'azione del parmigiano è come quella del tè, più lenta ma prolungata, adatta quindi all'atleta che debba correre la maratona. Rispetto agli altri tipi di formaggio, il pecorino non è ottimale nei soggetti anziani, poiché troppo ricco di sali, troppo eccitante il sistema nervoso e di difficile digestione per la sua abbondanza in grassi saturi. In questi casi, il suo impiego produrrebbe uno stato più o meno sintomatico di confusione mentale per imbibizione cerebrale, su un fondo di irritabilità.

**Pecorino**

*Composizione per 100 g di parte edibile*

| | |
|---|---|
| Parte edibile | 100% |
| Acqua | 34 g |
| Carboidrati | 0.2 g |
| Amidi | 0 |
| Proteine | **25.8** g |
| Lipidi | **32.0** g |
| Ferro | 0.6 mg |
| Calcio | **607** mg |
| Sodio | **1800** mg |
| Potassio | 90 mg |
| Fosforo | **590** mg |
| Tiamina | 0.03 mg |
| Riboflavina | 0.47 mg |
| Niacina | 0.20 mg |
| Vit. A ret. eq. | **280** mcg |
| Vitamina C | 0 |
| Colesterolo totale | **90** mg |
| Magnesio | **40** mg |
| Zinco | **3.38** mg |
| Selenio | **6.3** mcg |

*Fonte:* Tabelle di Composizione degli Alimenti, Istituto Nazionale della Nutrizione, 1998.

Ciò non avviene con il parmigiano reggiano. Infatti, al taglio di quest'ultimo si trova raramente e in forma minima la caratteristica goccia d'olio, che corrisponde all'eliminazione dei grassi puri per contrazione della struttura durante l'essiccamento. Goccia che, invece, è quasi la norma e il pregio del pecorino.
I pazienti affetti da patologie renali vanno incontro a peggioramento con l'uso di questo formaggio, mentre sopportano bene quantità moderate di parmigiano. Nella pratica clinica, il pecorino si potrà impiegare sulla pasta, secondo ricette dettate dalla tradizione, da solo come antipasto, oppure associato al pane, alle fave e alle olive. Quest'ultima modalità può essere utile, per esempio, prima di una escursione in montagna o di uno sforzo fisico intenso, in quanto: rende disponibile una quantità notevole di calcio per il lavoro muscolare; riduce gli effetti negativi di una sudorazione profusa; fornisce (tramite il pane) una minima percentuale di carboidrati che non aggrava la digestione, e tampona i danni dei lipidi saturi per la presenza della vitamina E e dei grassi vegetali delle olive, con un vantaggioso rallentamento dell'assorbimento dei carboidrati che ne prolunga l'effetto tonico.
Infine, un'associazione particolare è quella con la pera, anch'essa ricca di sali, utile nei casi di aumentato fabbisogno per forte demineralizzazione o nelle astenie invalidanti. L'accoppiamento è particolarmente indicato, in quanto al pecorino viene associata una struttura liquida e zuccherina che facilita i vari assorbimenti e regola l'utilizzazione dei grassi.

## *Mozzarella*

Contrariamente all'opinione corrente, che la ritiene un formaggio 'leggero', la mozzarella è estremamente ricca di grassi. Questo dipende dalla particolare modalità di preparazione, consistente in un rimescolamento prolungato, con un impastamento che porta alla formazione di una struttura filamentosa ed elastica. In questa struttura, il grasso viene imprigionato in modo irreversibile, a differenza di quanto si verifica nei formaggi non freschi, nei quali la stagionatura comporta una perdita più o meno consistente della quota lipidica, o perlomeno la sua evidente eliminazione sotto forma di gocce di grasso. L'impressione di leggerezza è dovuta alla maggiore percentuale di acqua contenuta nella mozzarella, ma normalmente la quantità che si consuma è di gran lunga superiore rispetto a un formaggio secco, per cui si assumono, senza accorgersene, quantità maggiori di lipidi saturi.
Una delle differenze principali rispetto ad altri formaggi è la sua minore quantità di sali, persi in soluzione durante la produzione e comunque diluiti nella sua acqua. Infatti, il suo sapore è orientato verso il dolce.
Anche la digeribilità è molto inferiore rispetto ai formaggi stagionati, sia perché le proteine sono più denaturate e destrutturate, sia perché la sua struttura è imbibita di acqua e quindi meno aggredibile dai succhi digestivi. La componente proteica, differente da quella del latte fresco (poiché cotta e denaturata), impegna il fegato nel periodo postprandiale, provocando in molte persone eruttazioni e pesantezza digestiva. La proteina denaturata, infatti, richiede sempre un notevole lavoro epatico per essere metabolizzata. Ciò non avviene con il formaggio fermentato, le cui proteine sono meno compromesse in quanto la preparazione prevede solo un innalzamento della temperatura, non una cottura vera e propria. Tuttavia, la mozzarella è estremamente utile in quei pazienti con aumentato fabbisogno di calcio e di grassi, ma che non necessitino di sali in eccesso. Questa situazione si può presentare in soggetti dializzati, ipertesi, cardiopatici, edematosi, eccetera.

**Mozzarella di mucca**

*Composizione per 100 g di parte edibile*

| | |
|---|---|
| Parte edibile | 100% |
| Acqua | 58.8 g |
| Carboidrati | 0.7 g |
| Amidi | 0 |
| Proteine | **18.7** g |
| Lipidi | **19.5** g |
| Ferro | 0.4 mg |
| Calcio | **500** mg |
| Sodio | **200** mg |
| Potassio | 145 mg |
| Fosforo | **350** mg |
| Tiamina | 0.03 mg |
| Riboflavina | 0.27 mg |
| Niacina | 0.40 mg |
| Vit. A ret. eq. | **219** mcg |
| Vitamina C | 0 |
| Colesterolo totale | **46** mg |
| Magnesio | 10 mg |
| Zinco | **2.60** mg |
| Selenio | 2.5 mcg |

*Fonte:* Tabelle di Composizione degli Alimenti, Istituto Nazionale della Nutrizione, 1998.

**Mozzarella di bufala**

*Composizione per 100 g di parte edibile*

| | |
|---|---|
| Parte edibile | 100% |
| Acqua | 55.5 g |
| Carboidrati | 0.4 g |
| Proteine | **16.7** g |
| Lipidi | **24.4** g |
| Calcio | **210** mg |
| Fosforo | **195** mg |
| Vitamina C | 0 |

*Fonte:* Tabelle di Composizione degli Alimenti, Istituto Nazionale della Nutrizione, 1998.

Il successo e la popolarità della mozzarella sono dovuti alla sua capacità di fondersi di nuovo, diventando il componente di base per tante preparazioni quali, per esempio, panini scaldati con mozzarella e funghi, mozzarella e prosciutto, mozzarella e pomodoro, mozzarella in carrozza (associata al pane fritto in padella),

per finire con l'internazionale pizza margherita. Esistono vari tipi di mozzarella. La più saporita è quella di bufala, anche se oggi è raro trovarla allo stato puro.
In base a quanto detto, fra gli alimenti da utilizzare in una dieta dimagrante, sicuramente la mozzarella occupa uno degli ultimi posti, mentre è controindicata in modo assoluto in tutte le forme di gastrite.

## *Provolone piccante e dolce*

Il provolone piccante ha molte caratteristiche in comune con il pecorino, mentre quello dolce è più paragonabile al parmigiano. Dal punto di vista nutrizionale sono abbastanza simili, con la differenza che a quello piccante viene aggiunto sale, il quale induce dei meccanismi di lipolisi, provocando la produzione di una quantità maggiore di acidi grassi a catena corta, responsabili del caratteristico gusto piccante. Solo per questo motivo si ottiene quel sapore particolare, che eccita alcune caratteristiche organolettiche, come se fosse stato usato il peperoncino.

Pur essendo a pasta meno granulosa e più elastica rispetto a pecorino e parmigiano, anche il provolone (dolce e piccante) è un formaggio molto secco, con una minore quantità di grassi e leggermente meno ricco in calcio rispetto al pecorino. A differenza di quest'ultimo, la cui grande quota di lipidi fornisce energia immediata per sforzi intensi, il provolone piccante è più adatto ai soggetti che necessitino di sali minerali, ma il cui fegato non accetta ben volentieri l'eccesso di grassi. Si può usare in piccola quantità come antipasto, o come un vero e proprio secondo piatto al posto della carne. Nelle astenie da patologia renale, si può far usare con successo pane e provolone in sostituzione di pane e bresaola. La proteina di quest'ultima, infatti, nonostante sia cruda e non denaturata (come tale meno compromettente per la funzionalità del nefrone rispetto a quella cotta), è pur sempre più complessa della proteina del formaggio.

**Provolone**

*Composizione per 100 g di parte edibile*

| | |
|---|---|
| Parte edibile | 100% |
| Acqua | 39.0 g |
| Proteine | **28.1** g |
| Lipidi | **28.2** g |
| Ferro | 0.5 mg |
| Calcio | **720** mg |
| Sodio | **860** mg |
| Potassio | **139** mg |
| Fosforo | **521** mg |
| Tiamina | 0.02 mg |
| Riboflavina | 0.22 mg |
| Niacina | 0.60 mg |
| Vit. A ret. eq. | **390** mcg |
| Vitamica C | 0 |
| Colesterolo totale | **73** mg |
| Magnesio | **40** mg |
| Zinco | **4.16** mg |
| Selenio | **13.1** mcg |

*Fonte:* Tabelle di Composizione degli Alimenti, Istituto Nazionale della Nutrizione, 1998.

Come già detto a proposito del pecorino, il provolone può essere usato assieme alle pere con le stesse indicazioni, anche se in questo caso prevale la reintegrazione salina a scapito del metabolismo lipidico.

## *Fior di latte*

Qualitativamente il fior di latte, a volte confuso con la mozzarella, ha un utilizzo organico molto più facile. La sua cottura è meno prolungata (con minore denaturazione proteica e saturazione dei grassi) proprio perché costituisce la prima quota di prodotto che si forma durante il lungo processo di lavorazione della mozzarella. Quindi è meno filamentoso ed elastico, ma anche più digeribile, in quanto il fegato viene impegnato meno. Il suo problema è la conservabilità. Ancor più della mozzarella, se non viene consumato entro 2-3 giorni diventa duro e gommoso. Buona regola è quella di conservarlo nel latticello della confezione commerciale (senza metterlo in frigorifero, dove indurisce molto più velocemente) e di consumarlo a temperatura ambiente.

| Fior di latte | |
|---|---|
| *Composizione per 100 g di parte edibile* | |
| Parte edibile | 100% |
| Acqua | 54.8 g |
| Proteine | **20.6** g |
| Lipidi | **20.3** g |
| Ferro | 0.4 mg |
| Calcio | **162** mg |
| Fosforo | **355** mg |
| Tiamina | 0.03 mg |
| Riboflavina | 0.27 mg |
| Niacina | 0.30 mg |
| Vit. A ret. eq. | **300** mcg |

*Fonte:* Tabelle di Composizione degli Alimenti, Istituto Nazionale della Nutrizione, 1998.

Pur essendo adatto alla fusione, è inopportuno sprecare la freschezza del prodotto facendolo cuocere nelle varie modalità descritte per la mozzarella. Infatti, si presta molto ad associazioni con il prosciutto crudo, i cui sali integrano quelli modesti del fior di latte, realizzando una doppia quota proteica e lipidica.

## *Parmigiano reggiano*

Quando in Bioterapia Nutrizionale® si parla di parmigiano, intendiamo sempre il parmigiano reggiano, prodotto con un preciso disciplinare e con latte certificato che costituisce una vera e propria riserva di sostanze nutritive. Si ottiene, secondo un procedimento codificato dalla tradizione, da ben 16 l di latte per kg di formaggio. Tutte le fasi di preparazione, essiccamento e conservazione avvengono secondo metodiche naturali, non forzate da integratori, additivi o altre sostanze estranee. Il risultato è un alimento ad alto contenuto proteico, con valore sostenuto di calcio e fosforo, quota lipidica leggermente inferiore rispetto a formaggi similari, vitamine ed elettroliti in quantità eccezionalmente varia ed equilibrata.
Per queste ragioni, il parmigiano reggiano è uno dei formaggi più utilizzati in Bioterapia Nutrizionale®.

Nelle gastriti, quando gli zuccheri possono facilmente dare fenomeni di fermentazione intestinale, la pasta o il riso, cotti al dente e conditi solo con parmigiano (senza altri veicoli grassi), diventano digeribili, non provocano dolore e non fermentano.
Nei soggetti reduci da dissenterie acquose importanti, quando si vuole reintegrare la quota proteica senza rischiare ulteriori scariche, si fanno bollire dei tortellini di buona qualità e si 'impastano' letteralmente nel parmigiano reggiano: da soli costituiscono un pasto reintegratore. In tutti i disturbi elettrolitici questo formaggio si presta più di tutti gli altri, in virtù del fatto che il rapporto percentuale dei suoi elettroliti è quello più simile ai liquidi interstiziali dell'organismo umano. Viene prodotto in modo naturale, in quanto l'unica trasformazione che si attua nel latte è quella indotta dal caglio; questo è rappresentato dal contenuto essiccato dello stomaco di agnelli ancora lattanti, che produce la coagulazione del latte, prima modificazione che esso subisce per essere trasformato e utilizzato in modo fisiologico. In gravidanza il parmigiano reggiano è molto indicato, sia da solo sia insieme con altri alimenti, per esempio con bresaola, rucola e limone.

Particolare è l'uso di funghi crudi e parmigiano reggiano, che induce un meccanismo diuretico molto efficace, o di carciofi crudi e parmigiano reggiano, o sedano rapa e parmigiano reggiano, o sedano e parmigiano reggiano. L'azione frenante sul transito intestinale può essere evitata con il sedano, che ha azione lassativa, stimola la tiroide, fornisce acqua di vegetazione e zuccheri, contribuisce a ridurre la tendenza fermentativa intestinale e costituisce un insieme afrodisiaco. Si potrà usare di sera per mantenere la vigilanza e, come l'associazione con i carciofi, permetterà l'uso del formaggio anche nei pazienti con moderata disfunzione epatica.
Se nella donna coesistono ipertensione ed evidente mascolinizzazione, dopo la menopausa sarà molto utile un uso moderato del parmigiano reggiano per prevenire l'osteoporosi,

| Parmigiano reggiano | |
|---|---|
| *Composizione per 100 g di parte edibile* | |
| Parte edibile | 100% |
| Acqua | 30.4 g |
| Carboidrati | tracce |
| Amidi | 0 |
| Proteine | **33.5** g |
| Lipidi | **28.1** g |
| Ferro | 0.7 mg |
| Calcio | **1159** mg |
| Sodio | **600** mg |
| Potassio | 102 mg |
| Fosforo | **678** mg |
| Tiamina | 0.03 mg |
| Riboflavina | 0.37 mg |
| Niacina | 0.05 mg |
| Vit. A ret. eq. | **373** mcg |
| Vitamina C | 0 |
| Colesterolo totale | **91** mg |
| Magnesio | **43** mg |
| Zinco | **4.0** mg |
| Rame | 0.83 mg |
| Selenio | **12.0** mcg |

*Fonte:* Tabelle di Composizione degli Alimenti, Istituto Nazionale della Nutrizione, 1998.

quantunque sia sempre preferibile l'impiego diretto del latte intero fresco. Quest'ultimo non interagisce in modo negativo con alcuni metabolismi ormonali e con l'attività renale e surrenalica, essendo addirittura diuretico per il contenuto in acqua, calcio e proteine.
Per i bambini che faticano a mantenere l'attenzione, il parmigiano reggiano è un alimento insostituibile, poiché fornisce la giusta quantità di calcio e fosforo, sufficiente energia e accelerazione della trasmissione neurologica, senza la violenza irritante che potrebbe avere il pecorino. Per questo motivo, i formaggi in generale sono controindicati nei bambini affetti da sindrome di Down, in quanto contribuiscono ad aumentare l'intensità e la frequenza delle crisi di agitazione e di aggressività.

## *Gorgonzola*

Non sempre gradito dai pazienti, ha la particolarità di essere un formaggio fermentato, con sviluppo di particolari miceti dal tipico colore verde fatti crescere con un procedimento specifico.

Per queste sue caratteristiche, il gorgonzola stimola efficacemente i processi digestivi. Più di tutti gli altri formaggi, sarà indicato nelle ipocloridrie gastriche, nelle dispepsie, soprattutto nelle alterazioni della flora microbica intestinale dopo trattamenti antibiotici. Essendo anche altamente nutriente, sarà indicato dopo diarree prolungate e invalidanti, che richiedano un controllo del transito regolato dal calcio, con ripristino degli altri sali minerali, di proteine, zuccheri, lipidi e, soprattutto, quando esista la necessità di ricreare il fisiologico microambiente intestinale. Pertanto, è preferibile mangiarlo sul pane tostato, dopo aver abbattuto con il calore quella quota in eccesso di lievito che favorisce i fenomeni fermentativi intestinali.

Come il parmigiano reggiano, anche il gorgonzola può essere associato al sedano, con aumento notevole della capacità metabolica.

| Gorgonzola | |
|---|---|
| *Composizione per 100 g di parte edibile* | |
| Parte edibile | 100% |
| Acqua | 50.8 g |
| Proteine | **19.1** g |
| Lipidi | **27.1** g |
| Ferro | 0.3 mg |
| Calcio | **401** mg |
| Sodio | **600** mg |
| Potassio | 111 mg |
| Fosforo | **326** mg |
| Tiamina | 0.01 mg |
| Riboflavina | 0.18 mg |
| Niacina | 0.90 mg |
| Vit. A ret. eq. | **287** mcg |
| Vitamina C | 0 |
| Colesterolo totale | **70** mg |
| Magnesio | **20** mg |
| Zinco | **2.81** mg |
| Selenio | **7.3** mcg |

*Fonte:* Tabelle di Composizione degli Alimenti, Istituto Nazionale della Nutrizione, 1998.

## Scamorza

La scamorza, formaggio molto particolare ottenuto con un procedimento abbastanza simile a quello per la produzione della mozzarella, non viene quasi mai utilizzata fresca. In commercio ne esistono vari tipi, alcuni dei quali sono affumicati per ottenere un particolare sapore. In determinate zone, la scamorza è conosciuta anche con il nome di provola dolce. Dal punto di vista nutrizionale è molto simile al provolone dolce ma, a differenza di quest'ultimo, può essere usata cotta alla piastra.

| Scamorza | |
|---|---|
| *Composizione per 100 g di parte edibile* | |
| Parte edibile | 100% |
| Acqua | 44.9 g |
| Proteine | **25.0** g |
| Lipidi | **25.6** g |
| Carboidrati | 1.0 g |
| Amidi | 0 |
| Ferro | 0.3 mg |
| Calcio | **512** mg |
| Fosforo | **299** mg |

*Fonte:* Tabelle di Composizione degli Alimenti, Istituto Nazionale della Nutrizione, 1998.

Una delle caratteristiche della scamorza, frequentemente sfruttata in Bioterapia Nutrizionale®, è la sua proprietà di rilasciare molto lentamente i principi nutritivi, il che permette di prolungare nel tempo l'azione terapeutica richiesta. Per esempio, in una metrorragia irrefrenabile, la scamorza ai ferri, nella quantità di 150-200 g, è l'unico formaggio che blocca la perdita ematica per più ore. L'osservazione è empirica, derivata dall'uso pratico, e la spiegazione potrebbe essere ricercata in un rapporto particolare fra quota lipidica e sali minerali, che condizionano un rilascio controllato del calcio nella sua funzione fisiologica all'interno dei complessi processi della coagulazione.

Per un individuo che dovesse affrontare un viaggio lungo o un impegno importante nelle prime ore del pomeriggio, potrà essere ideale consumare 1 scamorza alla piastra. La scelta dipenderà dalla costituzione e dalla efficienza funzionale dei vari organi e apparati. Per esempio, in caso di funzione renale non ottimale, la bistecca o il filetto provocherebbero sonnolenza prolungata e fastidiosa, cosa che non si verificherà con la scamorza ai ferri, essendo le sue proteine molto più convenienti e meno aggressive per il rene.
Nel caso, invece, di una condizione morbosa epatobiliare, o di un individuo affetto da colelitiasi o discinesia biliare, il formaggio provocherebbe una intensa pesantezza digestiva, e in presenza di calcoli una colica, con sequestro di sangue a livello addominale e, quindi, ridotta efficienza della circolazione cerebrale. In questo secondo caso sarà più utile la carne o il pesce. A proposito di quest'ultimo, sarà controindicato nei pazienti francamente ipertiroidei, a causa del suo alto contenuto di iodio.

Nel paragrafo successivo, 'Formaggi e funzioni organiche', vedremo che la modalità di cottura alla piastra o quella di fondere il formaggio permettono di distruggere alcune amine responsabili dell'aggressività e dell'irritabilità, tipicamente indotte da questi alimenti. Per tale motivo, e per sue caratteristiche specifiche, la scamorza non cruda, ma alla piastra o ai ferri, è indicata anche di sera, quando lo scopo terapeutico la renda necessaria. Così proposta, essa non ostacola significativamente il sonno e può essere impiegata con moderazione anche in condizioni di ipercolesterolemia, dato che la cottura provoca un abbattimento del contenuto lipidico.

## Groviera

Se lo scopo terapeutico è quello di un'attivazione intensa della tiroide e del metabolismo, si userà un'associazione alimentare che prevede l'impiego dell'uovo sodo e della groviera. Quest'ultima è uno dei formaggi più indicati

| Groviera | |
|---|---|
| *Composizione per 100 g di parte edibile* | |
| Parte edibile | 100% |
| Acqua | 32.1 g |
| Carboidrati | 1.5 g |
| Amidi | 0 |
| Proteine | **30.6** g |
| Lipidi | **29.0** g |
| Ferro | 0.5 mg |
| Calcio | **1123** mg |
| Sodio | **332** mg |
| Potassio | 80 mg |
| Fosforo | **685** mg |
| Tiamina | 0.01 mg |
| Riboflavina | 0.45 mg |
| Niacina | 0.10 mg |
| Vit. A ret. eq. | **400** mcg |
| Vitamina C | 0 |

*Fonte:* Tabelle di Composizione degli Alimenti, Istituto Nazionale della Nutrizione, 1998.

poiché, rispetto al parmigiano, al pecorino o ad altri, riesce a compensare meglio un eventuale eccesso di stimolo, agendo in senso frenante sulle paratiroidi. Il tutto a condizione che il paziente non abbia patologie organiche gravi, o presenti una condizione latente di ipertiroidismo.

Infatti, l'uovo sodo ha un'azione estremamente violenta in senso ipertiroideo, per cui si rischia di innescare dei meccanismi metabolici e ormonali di difficile controllo, senza la contemporanea assunzione del calcio immediatamente biodisponibile, contenuto nei formaggi.

La groviera è molto utile anche per frenare le gravi forme dissenteriche in tutte le patologie intestinali, soprattutto morbo di Crohn e rettocolite ulcerosa.

Il parmigiano reggiano, altro formaggio utile in questi casi, si presta di più nei casi caratterizzati da notevoli perdite di liquidi. Al contrario, la groviera, il provolone e la scamorza sono più indicati per integrare la perdita proteica e lipidica nel tempo.

## *Emmenthal*

Simile alla groviera è l'emmenthal. Si distingue per un gusto più delicato e dolce e sarà utilizzato con le stesse indicazioni. In particolare, sarà indicato quando si voglia apportare una minore quantità di sali minerali rispetto agli altri componenti nutrizionali.

| Emmenthal | |
|---|---|
| *Composizione per 100 g di parte edibile* | |
| Parte edibile | 100% |
| Acqua | 34.6 g |
| Carboidrati | **3.6** g |
| Amidi | 0 |
| Proteine | **28.5** g |
| Lipidi | **30.6** g |
| Ferro | 0.3 mg |
| Calcio | **1145** mg |
| Sodio | **450** mg |
| Potassio | 107 mg |
| Fosforo | **700** mg |
| Tiamina | 0.01 mg |
| Riboflavina | 0.45 mg |
| Niacina | 0.10 mg |
| Vit. A ret. eq. | **343** mcg |
| Vitamina C | 1 mg |

*Fonte:* Tabelle di Composizione degli Alimenti, Istituto Nazionale della Nutrizione, 1998.

## *Fontina*

Formaggio tipicamente piemontese, poi prodotto anche in altre regioni, dal punto di vista bionutrizionale corrisponde alla groviera, distinguendosi da quest'ultima per l'assenza dei caratteristici buchi. Non granuloso, notevolmente ricco di grassi, poco salato, viene prodotto mediante un procedimento piuttosto elaborato, differente dalla semplicità di produzione del parmigiano reggiano o del pecorino. Il risultato è un alimento più complesso, quindi meno digeribile e metabolicamente più impegnativo. La fontina si presta bene all'impiego come formaggio fuso, per esempio nella scaloppina alla 'provatura'.

| Fontina | |
|---|---|
| *Composizione per 100 g di parte edibile* | |
| Parte edibile | 100% |
| Acqua | 41.1 g |
| Carboidrati | 0.8 g |
| Amidi | 0 |
| Proteine | **24.5** g |
| Lipidi | **26.9** g |
| Ferro | 0.3 mg |
| Calcio | **870** mg |
| Fosforo | **561** mg |
| Tiamina | 0.01 mg |
| Riboflavina | 0.45 mg |
| Niacina | 0.20 mg |
| Vit. A ret. eq. | **420** mcg |

*Fonte:* Tabelle di Composizione degli Alimenti, Istituto Nazionale della Nutrizione, 1998.

Utile, per esempio, è il suo impiego nella polenta pasticciata, molto digeribile proprio grazie ai fermenti del formaggio, necessari soprattutto quando bisogna frenare una emorragia importante. Unico limite il fatto che oggi si trova in commercio quasi esclusivamente il mais transgenico, i cui effetti negativi sulla biologia umana si vedranno solo fra qualche decennio.

## *Stracchino*

È uno dei formaggi più apprezzati dai bambini, poiché è dolce, cremoso e sapido, quasi un non-formaggio, o un dolce. Risponde bene alla loro esigenza di zuccheri, alla loro necessità di calcio e di grassi, che frenano l'eccesso di eccitazione fisiologicamente presente in un organismo in accrescimento. Per gli stessi motivi, e per la sua digeribilità, è gradito anche dagli anziani.

Data la sua cremosità, si può spalmare sul pane oppure si può usare come quota proteica in sostituzione della carne, associandolo a una verdura cotta, per esempio la zucchina o i carciofi trifolati; con entrambi gli alimenti si apporta una doppia quota di zuccheri e, nel caso della zucchina, si esercita un'azione sedativa mediata da calcio e potassio.

| Stracchino | |
|---|---|
| *Composizione per 100 g di parte edibile* | |
| Parte edibile | 100% |
| Acqua | 53.5 g |
| Proteine | **18.5** g |
| Lipidi | **25.1** g |
| Carboidrati | tracce |
| Ferro | 0.3 mg |
| Calcio | **567** mg |
| Fosforo | **374** mg |

*Fonte:* Tabelle di Composizione degli Alimenti, Istituto Nazionale della Nutrizione, 1998.

Con gli asparagi lessi, ricchi di ossalati, lo stracchino è ottimale dopo fratture ossee, nelle ipocalcemie importanti, nei casi di osteoporosi, a condizione di valutare tutti i limiti e le controindicazioni generali riguardanti l'impiego dei formaggi. Quando, invece, si voglia sostenere il tono nervoso in un soggetto sano che abbia bisogno di svolgere un lavoro impegnativo per poco tempo, si assocerà lo stracchino ai broccoli.

Non è utile nell'accelerato transito intestinale, poiché l'eccesso lipidico sbilanciato rispetto al contenuto salino stimola troppo le lipasi pancreatiche e può provocare addirittura diarrea. Lo stracchino può peggiorare il quadro clinico anche nelle forme emorragiche: la sua ricchezza in zuccheri può provocare una iperglicemia che riduce la coagulabilità del sangue.

## *Mascarpone*

Il mascarpone non è un vero e proprio formaggio; infatti, è panna non centrifugata, ma pastorizzata e coagulata con acido citrico e tartarico, che assume l'aspetto di una massa burrosa e cremosa con un vago sapore di formaggio. Il mascarpone contiene discrete quantità di calcio, grassi (47 g%), proteine (7,6 g%) e pochi sali.

Può essere spalmato sul pane ed è molto utile nei pazienti che abbiano grossi problemi alimentari legati, per esempio, a difficoltà di

**Mascarpone**

*Composizione per 100 g di parte edibile*

| | |
|---|---|
| Parte edibile | 100% |
| Acqua | 44.4 g |
| Proteine | **7.6** g |
| Lipidi | **47.0** g |
| Ferro | 0.2 mg |
| Calcio | **68** mg |
| Sodio | **86** mg |
| Potassio | 53 mg |
| Fosforo | **97** mg |
| Tiamina | 0.01 mg |
| Riboflavina | 0.22 mg |
| Niacina | 0.10 mg |
| Vit. A ret. eq. | **430** mcg |
| Vitamina C | 0 |

*Fonte:* Tabelle di Composizione degli Alimenti, Istituto Nazionale della Nutrizione, 1998.

deglutizione o di transito, oppure in soggetti sottopeso dopo malattie invalidanti o dopo intense terapie farmacologiche come la chemioterapia.

È possibile preparare tutta una serie di mousse, come quella al prosciutto crudo, al salmone, al tonno o con i carciofi. A tale scopo è necessario un elettrodomestico piuttosto piccolo, chiamato omogenizzatore. Rispetto al frullatore, che riduce l'alimento in parti più o meno piccole, questo apparecchio ha una velocità di rotazione tanto alta da omogeneizzare gli alimenti in pochi secondi. In questo modo non si ha riscaldamento (con conseguente alterazione nutrizionale) ma, soprattutto, non si verifica l'inclusione di microscopiche bollicine d'aria, che possono rallentare i processi digestivi.
A seconda delle indicazioni, si procederà all'omogeneizzazione del prosciutto, del salmone, del tonno, del carciofo e poi si aggiungerà il mascarpone, facendo girare la macchina ancora per un secondo. Il risultato sarà quello di una crema altamente digeribile, dal facile transito esofageo, con un elevato potere nutrizionale. Questa crema si potrà assumere direttamente o spalmare sul pane tostato.

Dopo questa panoramica generale, che non ha nessuna pretesa di esaurire tutta la vasta tipologia dei formaggi, poiché non è questo lo scopo del libro, analizziamo punto per punto l'impatto nutrizionale e metabolico dei formaggi sull'economia dell'organismo umano.

# Formaggi e funzioni organiche

## *Formaggi e cefalea*

Tutti i formaggi sono potenzialmente a rischio nei soggetti sofferenti di cefalee o emicranie. La presenza di amine, sia pure contrastata dall'enzima mono-amino-ossidasi presente nell'organismo, può generare cefalee e gravi crisi ipertensive, a cominciare dalla tiramina, sostanza capace da sola di far aumentare la pressione.

La complessità strutturale dei formaggi, la ricchezza in proteine denaturate, la presenza notevole di grassi saturi, con conseguente impegno delle lipasi pancreatiche, li rende alimenti la cui digeribilità è sempre complessa e laboriosa.
Questa difficoltà può non essere avvertita da un soggetto sano, ma si manifesta facilmente in chi ha una funzionalità epatica alterata per cattive abitudini alimentari, per eccesso di terapie farmacologiche, per vaccinazioni molteplici o per una infezione virale asintomatica.
In questi casi, la rallentata o mancata metabolizzazione di alcuni componenti dei formaggi si ripercuote sul microcircolo cerebrale, provocando una sintomatologia dolorosa di vario tipo e con varia frequenza. Il tutto peggiorato dall'azione edemizzante dei formaggi, che tende ad aumentare la pressione endocranica.
Non a caso, come vedremo, sono molto utili nell'ipertiroidismo con pericolose perdite urinarie di liquidi, mentre sono sempre assolutamente controindicati nelle patologie con stasi tessutale.

Una forma specifica da ricordare in questa sede è la cefalea da tiramina. Questa amina è contenuta nei vari formaggi in differenti quantità: si passa da un minimo di circa 40 mcg per grammo nei formaggi dolci, a un massimo di 1800 mcg per grammo nei formaggi come il gorgonzola o il camembert.

Nel nostro organismo, come già detto, è presente un enzima (mono-amino-ossidasi) capace di contrastare l'azione negativa delle amine del formaggio. In alcuni soggetti con carenza congenita di questo enzima, il consumo dei formaggi più ricchi in tiramina innesca la crisi cefalalgica; quest'ultima peggiora in modo drammatico se viene assunto contemporaneamente il vino rosso, anch'esso contenente una percentuale significativa di tiramina. A parte i casi congeniti, esistono numerosi pazienti nei quali i fattori di aggravamento della funzionalità epatica contribuiscono a ridurre drasticamente la capacità di metabolizzare anche minime quantità di tiramina o di altre amine presenti nell'alimento.

## *Formaggi e stitichezza*

Se è vero che sono un aiuto prezioso nelle dissenterie, per lo stesso motivo questi alimenti sono una delle cause più frequenti e misconosciute di stitichezza cronica.
I formaggi provocano stipsi per due motivi principali. Prima di tutto perché hanno il potere di coagulare e addensare la massa fecale; in secondo luogo perché, impegnando molto la colecisti per la ricchezza in grassi saturi, rallentano la funzionalità epatica. Quindi, se in un individuo apparentemente sano si verifica sistematicamente stitichezza in seguito al consumo di formaggi, si ha la certezza che si è in presenza di una difficoltà epatobiliare latente. Addirittura si può fare diagnosi di calcolosi della colecisti, semplicemente verificando il dolore all'ipocondrio destro dopo aver mangiato questo tipo di alimenti; in alcuni casi si corre il rischio di scatenare una colica biliare vera e propria.

Molto più frequente è il problema dell'utilizzo dei formaggi in soggetti che abbiano semplicemente una tendenza alla stipsi. In questo caso, sarà molto utile valutare quelle associazioni alimentari in grado di evitare il suddetto rischio: per esempio, con la melanzana o con il già citato sedano, i quali, grazie al loro stimolo tiroideo e alla loro azione direttamente lassativa, permettono il buon funzionamento del transito; oppure con il carciofo crudo (lassativo per la cellulosa in esso contenuta e per l'aiuto fornito dalla cinarina alla funzionalità dell'epatocita); ancora, formaggio e cicoria o formaggio e broccoli. Se la tendenza alla stitichezza è più legata all'intestino che al fegato, può essere molto utile usare formaggio e funghi o formaggio e peperoni arrosto.

Meno facile risulta l'associazione con la frutta. Infatti, l'ananas apporterebbe un eccesso indesiderato di zuccheri, al pari della mela. Possibile, invece, l'uso delle fragole, che forniscono ulteriori zuccheri in quantità non eccessiva; la loro ricchezza in ferro permette un migliore utilizzo dei nutrienti, mentre lo stimolo tiroideo eccita anche il transito intestinale e migliora la diuresi, antagonizzando la tendenza edemigena del formaggio.

## *Formaggi e sistema cardiovascolare*

Nelle patologie del sistema cardiovascolare i formaggi sono generalmente controindicati. Le ragioni sono evidenti se si considera che essi fanno aumentare il colesterolo e la densità del sangue; trattengono liquidi; aumentano la coagulazione; eccitano la reattività nervosa (con una ripercussione immediata sul lavoro cardiaco); mettono in difficoltà il fegato e quindi il circolo portale; contengono sostanze che influiscono direttamente sul tono vascolare, quali la tirosina e la tiramina. Queste ultime, insieme con tutte le altre amine contenute nei formaggi, contribuiscono a renderli ipertensivi. Da questo punto di vista, si deve prestare particolare attenzione a quei pazienti in terapia con farmaci anti-MAO, nei quali l'assunzione contemporanea di formaggio può provocare, nel migliore dei casi, cefalea, talvolta severa ipertensione e, nelle persone seriamente predisposte, addirittura emorragie cerebrali e ictus. Non a caso, nel foglio illustrativo che accompagna questi farmaci, nel paragrafo delle precauzioni c'è la controindicazione assoluta al consumo contemporaneo del formaggio.

Poiché il calcio rallenta la conduzione elettrica del cuore, ed è contenuto in quantità eccezionale nei formaggi, esiste una sola situazione clinica che giustifica ampiamente il rischio dell'uso di questi ultimi in alcune patologie cardiache. Si tratta sostanzialmente di disturbi gravi della frequenza cardiaca non dovuti a danni del circuito bioelettrico interno del cuore, ma a violenta e potenzialmente pericolosa sollecitazione da parte di una tiroide iperfunzionante. In questi casi bisognerà scegliere il tipo di formaggio più adatto, ricordando sempre che il cuore, come tutti i muscoli, lavora consumando zuccheri, mentre non si giova dell'eccesso di sali. Ne consegue che saranno più adatti i formaggi dolci, ricchi in calcio e zuccheri ma poveri in sali, possibilmente con lipidi non troppo saturi e proteine non eccessivamente denaturate. Per esempio, il fior di latte più della mozzarella, la scamorza (meglio ai ferri per la riduzione lipidica) più del provolone dolce, ma anche lo stracchino, il mascarpone, la ricotta e, per finire, il latte se il rischio cardiaco è elevato.
È evidente che al formaggio va associata una verdura che non ostacoli il rene, meglio se ricca di ferro, come la cicoria, la belga ai ferri o il carciofo oppure una semplice insalata cruda. La fragola, anche se cardiotonica, in questo caso aumenterebbe ulteriormente la funzione tiroidea. In conclusione, i formaggi non giovano al cardiopatico, per cui il loro uso deve essere sempre mirato a uno scopo preciso, monitorando quotidianamente il paziente per quanto riguarda la pressione arteriosa, la funzione renale e il tono nervoso.

## *Formaggi, tiroide e paratiroidi*

La tirosina e la tiramina contenute nei formaggi agiscono direttamente sulla tiroide in senso eccitatorio; inoltre, le suddette sostanze, insieme con il contenuto salino, aumentano la produzione di ormoni corticosurrenalici e possono (anche attraverso questa via) aumentare la funzionalità tiroidea, soprattutto nel maschio o nella donna in post-menopausa, per la riduzione fisiologica degli ormoni femminili. Queste osservazioni fisiopatologiche possono sembrare in contraddizione con il dato clinico dell'utilità dei formaggi nelle forme di ipertiroidismo. In realtà, l'organismo funziona in modo dinamico e si mantiene in equilibrio in base a precise priorità biochimiche e funzionali, a seconda della situazione e del contesto fisiopatologico.

Per non creare confusione concettuale, diciamo che l'uso dei formaggi è insostituibile nei pazienti affetti da ipertiroidismo patologico primitivo (quando l'attività corticosurrenalica non interviene nel quadro patologico), con ormoni tiroidei attivi, $FT_3$ e $FT_4$, elevati, e con stimolo ipofisario sulla tiroide, mediato dal TSH, ai limiti bassi. Questi soggetti hanno una tachicardia con coinvolgimento importante del cuore, estremamente pericoloso in chi è già cardiopatico, una poliuria imponente con perdita di acqua e sali minerali, un catabolismo intenso con perdita di massa corporea.

Poiché spesso tiroide e paratiroidi lavorano in opposizione, nel senso che all'aumento funzionale dell'una corrisponde la riduzione delle altre, si intuisce che all'ipertiroidismo si può contrapporre una ipofunzione paratiroidea, con conseguenti disturbi del metabolismo del calcio e, quindi, aumento dei tremori, degli spasmi, della risposta ai riflessi neurologici. In tale situazione il formaggio è un vero e proprio farmaco. Infatti, se nel quadro clinico prevale la perdita di liquidi, sarà vantaggioso l'uso di formaggi secchi, ricchi di sali, in percentuale equilibrata rispetto al calcio. Questo avviene con il parmigiano reggiano, mentre il pecorino potrebbe non essere controllabile nei suoi effetti.

Se prevale la sintomatologia cardiaca, saranno più indicati i formaggi dolci o la ricotta, in quanto il cuore si giova degli zuccheri e del calcio, mentre viene disturbato da un eccesso di sali.

Infine, se prevale la sintomatologia spastica e neurologica da carenza di calcio, sarà il maggiore contenuto di questo ione a condizionare la scelta del tipo di formaggio da utilizzare, anche perché una ripresa funzionale delle paratiroidi tenderà a frenare l'iperfunzionalità tiroidea. Molto utili saranno i formaggi cotti, quali la scamorza ai ferri, la mozzarella, la fontina fusa, oppure le associazioni come, per esempio, supplì di riso con formaggio, fiori di zucca ripieni di mozzarella, pasta ai quattro formaggi, carne alla 'provatura'.
Infatti, la cottura del formaggio riduce molto l'eccitabilità neurologica, non richiesta in questo tipo di patologia, e diminuisce la quota di lipidi saturi, con minor lavoro per il fegato; quest'ultimo, a sua volta, potrà meglio intervenire nel metabolismo alterato degli ormoni, soprattutto se viene aiutato con l'associazione dell'amido del riso o dei carboidrati della pasta.

## *Formaggi e attività corticosurrenalica*

Se la tiroide si giova dell'impiego del formaggio, certamente non è così per il surrene che, invece, viene eccitato nella sua funzione.
Normalmente si ritiene che nei malati con iperattività corticosurrenalica debba essere vietata soprattutto la carne rossa cotta, per il contenuto eccessivo di urati e di sali, limitandone l'uso a piccole quantità, soprattutto sotto forma di carne cruda o poco cotta, come la bresaola, il carpaccio e gli straccetti (con l'eccezione del prosciutto per la sua ricchezza in sali). In base a una regola generale, quanto meno un alimento è elaborato, tanto più risulta gestibile da parte del metabolismo organico, con la possibilità di eliminare con maggiore facilità le sostanze in eccesso o non utili.

Tuttavia, anche i formaggi, soprattutto quelli stagionati, sono veri e propri concentrati salini. L'azione del caglio induce, fra le tante trasformazioni, anche la sintesi di tirosina, che ha la capacità di stimolare intensamente ormoni e neuromodulatori della corteccia surrenale. D'altra parte, i sali contenuti nei formaggi contribuiscono ad aumentare la produzione di mineralcorticoidi, con conseguente incremento dei valori pressori, ritenzione di liquidi e impegno notevole del sistema cardiorespiratorio.

Il meccanismo appena citato è molto più pericoloso nei soggetti di sesso maschile, i quali hanno una funzione surrenalica più attiva e sollecitata, con maggiore facilità alla secrezione di adrenalina, nonché un cortisolo plasmatico significativamente più alto rispetto al periodo fertile della donna. Tuttavia, quest'ultima, nel periodo post-menopausale, subisce una modificazione dell'attività surrenalica, che diventa più simile a quella maschile. Infatti, il diabete, l'ipertensione e le patologie cardiache nella donna aumentano nettamente dopo la menopausa, per cui è importante considerare con attenzione, in questo periodo della vita femminile, l'eventuale impiego dei formaggi e di tutti gli altri alimenti che eccitano le ghiandole surrenali. Nelle donne, anche in età fertile, affette da iperaldosteronismo, si osserva un aumento drammatico di peso dopo l'uso dei formaggi, a ulteriore conferma che questi ultimi sono una delle cause più frequenti di obesità.

## *Formaggi ed epilessia*

Il formaggio, come già detto ampiamente, ha effetti molto importanti sul sistema nervoso, nel senso che eccita e mantiene vigili.
Nell'epilessia, qualunque ne sia l'origine, il sistema nervoso ha una maggiore suscettibilità,

tanto che la crisi può essere scatenata da mancanza di sonno, eccessive sollecitazioni visive, febbre elevata, ma anche da importanti variazioni metaboliche, prime fra tutte le oscillazioni della calcemia.
Le variazioni dei livelli serici del calcio sono da temere particolarmente nelle epilessie infantili e giovanili. Una crisi comiziale può manifestarsi anche dopo sudorazioni profuse, modificazioni ormonali, diarree. Il formaggio diventa allora un alimento importante, da proporre però con cautela, a causa di una concomitante azione di eccitazione sulla conducibilità neurologica, dovuta all'eccesso in sali e a sostanze quali la tiramina e la taurina. Nella dieta del soggetto epilettico non va mai incluso un formaggio molto fermentato, soprattutto in quantità abbondante e di sera. Il pasto serale deve avere come scopo una induzione del sonno, quindi deve calmare la funzione tiroidea, produrre un effetto miorilassante e sedare il sistema nervoso centrale.

Pertanto, si possono utilizzare formaggi teneri e semidolci, tipo la groviera e il fior di latte, perfino il burro e la ricotta, i quali forniscono una quota di calcio che migliora la conduzione nervosa, senza irritare ulteriormente il sistema nervoso. Si possono proporre primi piatti quali pasta con burro e parmigiano; pasta condita solo con caciotta, senza altri veicoli grassi; pasta e ricotta o supplì di riso, soprattutto se associati a verdure ricche di potassio, come zucchine, fagiolini, agretti. Lo scopo è quello di ottenere un'azione miorilassante, fornendo contemporaneamente una quota di zuccheri e di calcio non associata a troppi sali.
In alternativa, il formaggio, in quantità ancora più esigua, può entrare nella composizione del secondo piatto: fiori di zucca fritti in pastella ripieni di mozzarella; zucchine al forno con mozzarella; parmigiana di cardi o carciofi, tutto questo solo nel pasto del mezzogiorno.
Di sera non bisogna mai somministrare il pecorino, oppure una caprese o una fonduta; in questi casi l'effetto stimolante potrebbe avere come risultato l'insonnia o peggio ancora diventare esso stesso fattore scatenante la crisi.

## *Formaggi e diabete*

Il formaggio non è un alimento ideale nel trattamento bionutrizionale del diabete, a causa della sua complessa composizione.
La quota proteica è relativamente più bassa rispetto a quella della carne. È noto, infatti, che le proteine sono molto utili non solo per rallentare l'assorbimento e la metabolizzazione degli zuccheri, ma anche per far consumare glucosio al fegato, impegnato nella gestione della trasformazione molecolare della struttura proteica. A questo scopo è sicuramente più utile la percentuale di grassi, cioè di sostanze con digeribilità ancora più lenta rispetto alle proteine. Tali grassi sono, però, praticamente tutti saturi e quindi presentano una doppia controindicazione: un'azione frenante sulla colecisti e sul fegato stesso; una tendenza a far aumentare il livello serico del colesterolo, che spesso è già alto nei diabetici.

Va comunque sottolineato che il vero problema del formaggio nell'alimentazione del diabetico è costituito dalla quota di zuccheri, presenti in quantità di gran lunga superiore rispetto, per esempio, alla carne e al pesce. Il calcolo della gestione di questi zuccheri nella composizione dei pasti, per il malato di diabete in trattamento bionutrizionale, sarebbe estremamente complesso, se si considera che è necessario comunque associare le verdure con il loro fruttosio, insieme con quantità controllate di carboidrati e pane. Pertanto, i formaggi più facilmente gestibili nel diabete sono quelli controindicati nell'ipertiroidismo, cioè quelli a maggiore contenuto proteico, lipidico e salino e meno ricchi di zuccheri (parmigiano, provolone, pecorino).

Infine, negativa è anche l'azione irritante ed eccitante dei formaggi sul sistema nervoso, poiché il diabetico ha sempre una spiccata variabilità del tono dell'umore.

## *Formaggi e osteoporosi*

La riduzione della concentrazione di calcio nelle ossa è una delle maggiori complicazioni del periodo post-menopausale.
Si è ampiamente discusso sulla necessità o meno di aumentare l'introduzione alimentare del calcio, ma i risultati hanno confermato l'inutilità di questo procedimento. Anzi, è stato rilevato spesso che l'osteoporosi si aggrava con l'aumento del consumo di prodotti caseari. Come per il ferro nelle forme di sideropenia, non è sufficiente ragionare in termini unilaterali e quantitativi. Non basta, infatti, fornire all'organismo maggiori quantità dell'elemento carenziale se, contemporaneamente, non si associano quei cofattori indispensabili al suo utilizzo biologico.

Se si tratta di una donna non ipertesa e non ipercolesterolemica, la modalità migliore per far assorbire il calcio consiste nell'associarlo a sostanze ad azione estrogenosimile, a vitamina D e vitamina C. Inoltre, il calcio risulta maggiormente assorbibile se legato ad aminoacidi, in quanto forma dei polimeri che, in presenza di vitamina C e D, vengono integrati più facilmente nell'organismo. Sostenuta deve essere anche la quota alimentare di ferro, in funzione di *carrier*, così come è indispensabile aiutare la funzionalità del rene, che, attraverso un processo di idrossilazione, trasforma la vitamina D nel metabolita biologicamente attivo diidrossi-colecalciferolo.

Se è vero che la donna è protetta dall'osteoporosi durante l'età fertile (probabilmente per l'azione anabolizzante degli estrogeni), bisognerà impiegare alimenti che contengono principi nutritivi estrogenosimili. Le farine, soprattutto se integrali, contengono molte di queste sostanze, ma il loro uso non è conveniente in quanto l'acido fitico, che deriva dal loro metabolismo, riduce l'assorbimento di calcio nell'intestino.

Altri alimenti importanti per questa funzione estrogenosimile sono la soia, la salvia, la borragine, la papaia. La soia è però un alimento transgenico, che come tale preferiamo non utilizzare, mentre la salvia è forse l'alimento più duttile e può essere usata cruda, fritta in pastella, sui saltimbocca, sui ravioli burro e salvia, sui tortellini burro e salvia (il burro contiene anche vitamina D), così come la foglia di borragine può essere utilizzata sia in pastella sia arrotolata intorno a mozzarella e alici, o mozzarella e prosciutto, a formare un involtino che passato in pastella sarà poi fritto. Infine, la papaia, quando se ne gradisca il sapore, può essere proposta come chiusura del pasto.

Il formaggio può essere dato in quantità moderate (70-100 g a pasto), senza l'obbligo della quotidianità. Deve essere ulteriormente razionato nella frequenza e nella quantità, se non completamente escluso, in caso di tendenza all'ipertensione arteriosa. Verrà consumato indicativamente 2-3 volte la settimana, avendo l'accorgimento di non usare mai formaggi troppo ricchi di sali minerali e di sodio, che aumenterebbero l'aldosterone e, quindi, la pressione arteriosa.

## *Formaggi, gravidanza e allattamento*

In gravidanza, soprattutto dal quinto mese in poi e se non esistono controindicazioni, i formaggi rappresentano un prezioso alimento, in quanto apportano quella quota di calcio necessaria per lo sviluppo del feto. Anche la madre, quando è ipotesa, debilitata e presenta un quadro proteico deficitario, può trarre giovamento dall'assunzione del formaggio.

Indispensabili durante l'allattamento, specie se prolungato molto nel tempo, essi riescono a reintegrare le notevoli perdite di calcio che si verificano nei depositi scheletrici in questa delicata fase della vita femminile; infatti, il calcio della struttura ossea serve a mantenere una concentrazione costante di questo minerale nel latte, anche in presenza di una calcemia pericolosamente bassa per la madre. Sembra che la natura lavori in base a delle priorità: la necessità di assicurare il regolare sviluppo del neonato diventa momentaneamente più importante rispetto al metabolismo del calcio nella madre. Un sintomo particolare che esprime, in maniera immediata e significativa, uno squilibrio della calcemia è il dolore al pollice destro, che molte donne avvertono durante e dopo l'allattamento. Dolore che gli ortopedici ritengono erroneamente 'da posizione' e che invece scompare con l'uso del formaggio o semplicemente facendo bere del latte alla madre al momento della poppata.

Le controindicazioni all'uso del formaggio in gravidanza non sono diverse da quelle già elencate nei vari paragrafi di questo capitolo. La frequente stitichezza, l'insonnia, le variazioni del tono dell'umore, spesso con depressione latente, una funzione pancreatica sollecitata al limite del rischio diabetico, una tendenza all'imbibizione tessutale, l'aumento di peso mediato dal cambiamento dell'assetto ormonale, il pericolo ipertensivo per gestosi gravidica, sono tutti fattori che il medico deve considerare prima di decidere l'impiego, a volte necessario, dei formaggi in questo periodo particolare della vita femminile.

## *Formaggi, depressione e aggressività*

L'aumento della temperatura degrada il contenuto in tiramina e taurina, sostanze che esaltano il potere, prima eccitante, poi depressogeno, dei formaggi. Per tale motivo, la cottura del formaggio abbatte notevolmente la ripercussione metabolica negativa a carico del sistema nervoso. A conferma di questa caratteristica 'bipolare' dei formaggi, valgono le osservazioni statistiche a proposito dell'aggressività e della frequenza di depressione con suicidi tipiche delle popolazioni dedite alla pastorizia che si alimentano prevalentemente dei formaggi di loro produzione.

Un dato interessante riguarda la minore incidenza di questo fenomeno nei pastori di aree geografiche lontane dal mare, rispetto a quelli delle zone costiere (sardi, siciliani e calabresi). La spiegazione risiede nel fatto che il continuo stimolo tiroideo, causato dallo iodio marino nebulizzato nell'atmosfera, si ripercuote negativamente sul sistema nervoso, già sollecitato dal consumo abituale di formaggio. Questa ipereccitazione continua, associata al più frequente uso dei formaggi e al clima caldo e soleggiato (quindi con maggiore disponibilità di calcio e vitamina D), è anche la causa principale della bassa statura media di queste popolazioni. In tali casi non solo avviene precocemente la precipitazione di sali di calcio nelle ossa ma, nelle bambine, la stimolazione ormonale mediata dalla iperfunzione tiroidea induce la comparsa del menarca già a 9-10 anni, con conseguente blocco della secrezione di GH (ormone della crescita) e arresto dello sviluppo staturale.

## *Formaggi e allergie*

Per quanto riguarda il problema sociale relativo all'aumento incontrollabile delle allergie, si rimanda al capitolo sul latte.
Da questo punto di vista, i formaggi sono implicati anche più del latte stesso, poiché costituiscono un concentrato di quest'ultimo. Infatti, nel processo di produzione dei formaggi viene eliminato il siero che, come si è detto nella parte introduttiva del libro, ha un potere antibatterico, antifebbrile ma, soprattutto, di stimolo sui processi digestivi e di regolazione dell'ambiente microbico intestinale. Nella fase di produzione viene estratta, in forma molto concentrata, tutta quella parte che svolge un effetto eccitatorio sul sistema nervoso, ivi compresa la capacità di aumentare la reattività biologica: la crisi asmatica, tipica negli allergici dopo l'assunzione del formaggio, esprime un parossismo funzionale delle ciglia vibratili della mucosa bronchiale, associato a uno spasmo della muscolatura li-

scia. Nelle patologie allergiche un fattore fondamentale, che ne condiziona la gravità e la durata, è la capacità funzionale del fegato di metabolizzare le sostanze allergogene, permettendone la disattivazione e l'eliminazione. Se si tiene presente il notevole impegno epatobiliare che comporta l'uso di un alimento complesso come il formaggio, si comprenderà facilmente il motivo per il quale, nel trattamento bionutrizionale delle allergie, quest'ultimo venga reintrodotto nell'alimentazione quotidiana del paziente con prudenza e molto tardivamente.

## *Formaggi e patologie respiratorie*

A parte l'asma bronchiale, di cui si è detto nel paragrafo precedente, i formaggi sono di difficile utilizzo, se non addirittura pericolosi, non solo quando in un paziente esista il rischio di edema polmonare o di aumento pressorio del piccolo circolo, ma anche nei casi in cui ci sia una condizione che comporti una riduzione degli scambi respiratori per le più varie patologie. Fra l'altro, il formaggio, essendo ricchissimo in grassi saturi, aumenta inevitabilmente la viscosità del sangue, con un documentabile incremento del fibrinogeno. Come risultato si avrà un peggioramento della circolazione capillare e, quindi, una riduzione della velocità di cessione dell'anidride carbonica e dell'assunzione di ossigeno.

Sulla funzionalità polmonare influiranno anche gli stessi effetti generali del formaggio quali, per esempio, l'aumento della pressione arteriosa, l'ipercolesterolemia e l'eccitazione neurologica.

## *Formaggi e diete dimagranti*

I motivi per cui i formaggi non sono alimenti adatti a una dieta dimagrante sono stati ampiamente discussi nella parte introduttiva del libro e nel corso dei paragrafi precedenti. Esistono, tuttavia, situazioni particolari, spesso legate al ciclo mestruale femminile, che richiedono l'impiego dei formaggi con modalità e associazioni che non compromettano la stimolazione metabolica. In primo luogo si useranno a mezzogiorno, in modo tale da evitare il loro effetto negativo di sera; poi si assoceranno a verdure cotte, possibilmente con doppia bollitura, in modo da ridurre al minimo il contenuto salino. In questo caso particolare le verdure crude non sono indicate poiché, nonostante i loro sali minerali siano in soluzione nell'acqua di vegetazione, sono pur sempre troppi, sommati a quelli del formaggio.
L'unica possibilità di utilizzo del crudo è la scelta di una singola verdura che sia altamente diuretica e povera di sodio. Per esempio, formaggio e finocchio, oppure formaggio e sedano, mai formaggio e pomodoro, a meno che non si associ la cipolla che impedisce i depositi minerali per la sua azione drenante e litiasica. In particolare, l'impiego del formaggio con il pomodoro e la cipolla è indicato in tutti quei pazienti sottoposti a drastiche diete ipocaloriche, che abbiano sviluppato nel corso del trattamento una ipocalcemia; in una carenza grave di sali minerali; in caso di riduzione pericolosa della coagulabilità ematica.

In generale, in una dieta dimagrante bisogna preferire l'impiego di formaggi secchi (parmigiano, provolone piccante, scamorza ai ferri), scegliendo quelli con contenuto significativo di tiramina e tirosina e basso contenuto di grassi saturi, in modo da avere una stimolazione del sistema nervoso e della tiroide sufficiente ad attivare un metabolismo bloccato. La contemporanea presenza sedativa del calcio funzionerà da modulatore, impedendo in questo tipo di pazienti ipotonici il rischio di una eccitazione nervosa troppo forte. Per la loro azione sui fattori della coagulazione del sangue, i formaggi non saranno mai usati nella fase premestruale, a meno che non si debba frenare un flusso troppo abbondante o una vera e propria metrorragia.

# I formaggi in Bioterapia Nutrizionale®

## *Carpaccio di scamorza o di provola*

Tagliare a fettine sottilissime 1 scamorza o 1 provola affumicata. Se ne forma uno strato e si condisce con olio, limone e rucola in quantità. In questa preparazione non bisogna aggiungere sale in quanto la scamorza e la provola affumicata contengono già una quota rilevante di sale. La rucola è ricchissima di ferro e stimola la produzione del fattore di Castle nello stomaco, consentendo una migliore digeribilità e un maggior assorbimento del calcio.

In questo modo, il calcio viene utilizzato al massimo, veicolato anche dal ferro.
Si tenga, peraltro, presente che è preferibile consumare il formaggio cotto in tutti i soggetti con ipercolesterolemia e quello crudo nei pazienti che presentino invece ipocolesterolemia. La spiegazione di ciò risiede nel fatto che la cottura determina una riduzione della quota dei grassi presenti nei formaggi sopra considerati.

## *Scaloppina alla 'provatura'*

Questa preparazione alimentare viene inserita nel capitolo dei formaggi, essendo molto rara l'associazione di questi ultimi alla carne. Cuocere una fettina di carne in padella con olio e sale; dopo aver spento il fuoco, adagiare sulla carne cotta una fettina di fontina aspettando la sua fusione, al calore della carne, per qualche minuto, coprendo la padella con il coperchio. Per una migliore digeribilità è preferibile usare la fontina, meno elaborata della mozzarella. La scamorza non è adatta, in quanto necessita di tempi di fusione più lunghi, con ulteriore denaturazione dei suoi componenti. Lo scopo è quello di usare la proteina della carne in un organismo debilitato da una dissenteria prolungata, senza correre il rischio di una nuova ondata di scariche.

In questo caso il formaggio contribuisce alla ristrutturazione, ma soprattutto frena la peristalsi intestinale. Per l'apporto proteico e di calcio, la scaloppina alla 'provatura' è indicata anche nei bambini in crescita, nella gravidanza o in allattamento, nonché negli stati ipertiroidei prolungati con destrutturazione della massa corporea e in tutti quei casi in cui si vuole dare un apporto proteico importante, insieme con calcio e sali minerali in quantità non eccessiva. In alcune fasi del trattamento dell'epilessia, quando si può ricorrere all'apporto di calcio del formaggio, è spesso utile la proteina animale superiore per riparare i danni muscolari conseguenti a crisi epilettiche tonico-cloniche frequenti e prolungate. Controindicazione assoluta è la presenza di stitichezza.

## *Pasta ai quattro formaggi*

Si prepara versando in una padella una piccola quantità di latte, nella quale si aggiungono 3 tipi di formaggio tagliati a pezzetti, la cui scelta varia in base alla funzione metabolica richiesta. La pasta scolata si versa nella padella per mantecarla sul fuoco per qualche minuto. Alla fine si aggiunge il parmigiano reggiano, che costituisce una costante.

La più potente di queste associazioni è quella che prevede l'uso di fontina, mozzarella e gorgonzola, da usare in casi più severi, quali una grave ipotensione; per un soggetto defedato, per esempio, affetto da tubercolosi polmonare e con delle sudorazioni massive; dopo un lavoro muscolare intenso, una diarrea invalidante o una metrorragia grave; una riduzione rapida ed eccessiva dei liquidi corporei conseguente a un improprio trattamento con farmaci diuretici.

Una diversa associazione può essere quella di groviera, fontina e mozzarella, nella quale è ridotta la percentuale salina a vantaggio del calcio, dei lipidi e delle proteine; oppure mozzarella, fontina, mascarpone e parmigiano (questi ultimi due aggiunti alla fine), nella quale viene esaltato il contenuto in calcio e zuccheri, per cui risulta indicata quando è contemporaneamente presente una caduta del tasso glicemico.

## *Mozzarella in carrozza*

La preparazione è molto semplice: porre 1 fetta di mozzarella tra 2 fette di pane bagnate nell'uovo, che poi si friggono. È indicata negli individui con una notevole carenza nutrizionale o che abbiano avuto un recente e intenso dispendio di energia; è sempre controindicata nei disturbi del fegato, così come nei calcoli della colecisti, ma è ben sopportata da pazienti con patologia renale. Può essere utile nello sportivo per l'apporto di energia, di proteine, di calcio e di grasso, cui si associa una stimolazione epatica moderata, ma sufficiente a far eliminare le tossine accumulate durante il lavoro muscolare.

Si dovrà associare sempre a una verdura cruda, per una migliore economia della gestione epatorenale.

## *Caprese*

Piatto tipico della tradizione popolare di Capri, consiste nell'associare fette di mozzarella cruda a fette di pomodoro condite con sale, olio e qualche foglia di basilico. La caprese era usata dai lavoratori per reintegrare i sali minerali persi con il sudore della fatica muscolare.

È molto gradevole d'estate per la sua freschezza, la sua digeribilità, aiutata dall'acido del pomodoro e dal basilico, ma sicuramente non è adatta per soggetti che facciano vita sedentaria, che abbiano calcoli alla colecisti o che non vogliano aumentare di peso, essendo questa associazione troppo ricca di sali minerali, che trattengono liquidi.

## *Omelette al formaggio*

Si prepara una frittata di solo uovo sbattuto, sulla quale si adagia 1 fetta di formaggio che fonde, quali la fontina, la mozzarella o il fior di latte; poi si avvolge la frittata su se stessa e si lascia ancora per qualche minuto al caldo. È utile nell'alimentazione dei pazienti con problemi renali o in tutti i soggetti che abbiano bisogno di un carico energetico e nutrizionale. Paradossalmente, per certi versi ha un'azione sedativa del sistema nervoso, tanto da poter essere usata anche di sera. Infatti, la cottura riduce gli effetti eccitanti del formaggio sul sistema nervoso, l'uovo associato non disturba la funzione emuntoriale notturna del rene, ma soprattutto la frittura stimola il lavoro del fegato, aiutandolo nella sua funzione detossicante, per cui il riposo notturno non viene disturbato dalle scorie tossiche circolanti. Controindicazione assoluta la calcolosi della colecisti.

Pertanto, l'omelette al formaggio sarà molto utile quando serva un uso intensivo del formaggio sia a pranzo sia a cena. In teoria, anche la mozzarella in carrozza potrebbe avere la stessa capacità di stimolo del lavoro epatico, se non fosse per il freno dato a questo stimolo dalla presenza del pane. Quest'ultimo, infatti, si imbibisce di grassi saturi, sia della mozzarella sia dell'olio fritto, per cui l'insieme diventa troppo faticoso e impegnativo per i processi digestivi.

## *Formaggio, miele e pinoli*

Una possibilità d'utilizzo del formaggio nel trattamento di pazienti che, per altre ragioni, si presentano in una condizione di eccitabilità del sistema nervoso è quella di associarlo a miele e pinoli. In pratica, si versa il miele su una fetta di formaggio (caciotta dolce, provola, fontina, eccetera), ricoprendola poi di pinoli. L'azione sedativa dei pinoli, insieme con il fruttosio e con altri nutrienti del miele, antagonizza l'irritabilità neurologica tipica del formaggio. L'insieme è bilanciato, digeribile, di ottimo sapore e altamente nutriente, indicato nel mieloma multiplo, nell'osteoporosi, nelle fratture, nei bambini in crescita, negli anziani.

## *Insalata di carciofo e parmigiano*

Si condisce con olio extravergine d'oliva, sale e qualche goccia di limone il carciofo crudo tagliato sottile, a cui si aggiungono scaglie di parmigiano reggiano. Controindicata solo nella calcolosi biliare, può essere usata nel caso in cui l'azione di stimolo sul rene necessiti di una contemporanea attivazione epatica. Il carciofo, infatti, contiene molti zuccheri e cinarina, che ha il potere di agevolare il lavoro dell'epatocita.

Insieme con 50 g di pane può costituire un ottimo pasto, magari completato da mezzo ananas, che aiuta ulteriormente il fegato grazie ai suoi zuccheri e alla sua acidità, ma soprattutto antagonizza l'aumento della viscosità del sangue indotta dal parmigiano per la sua ricchezza in bromelina.
Anche l'associazione con le fragole può essere accettabile, a condizione di non rischiare un eccesso di stimolazione tiroidea nel paziente in trattamento. Anch'esse sono diuretiche, ma la ricchezza in iodio e ferro può aumentare troppo il tono del sistema nervoso e l'attività funzionale della tiroide.
Sempre sconsigliabile, invece, l'associazione con il kiwi, il cui eccesso in vitamina C concorrerebbe, insieme con il calcio del parmigiano, ad aumentare troppo la coagulabilità e la viscosità del sangue, a meno che non si debba intervenire in una situazione emorragica.

## *Insalata di sedano e parmigiano*

Come quella a base di carciofo crudo e parmigiano, anche questa insalata bilancia l'azione frenante sul transito intestinale da parte del parmigiano reggiano, essendo il sedano uno degli alimenti lassativi per irritazione a opera della sedanina della parete intestinale. In questo caso prevarrà un effetto eccitante intenso e molto prolungato, soprattutto se erroneamente si aggiungesse 1 kiwi.
Non avendo il sedano gli stessi zuccheri del carciofo, per modularne l'azione irritativa sul sistema nervoso e sul fegato bisognerà associare 1 mela cotta, oppure mezzo melone giallo. Quest'ultimo è diuretico, fornisce abbondantemente acqua di vegetazione e zuccheri per il lavoro epatico, insieme con una minima quota di iodio che, sommato a quello del sedano, non produce eccessi pericolosi, ma soprattutto contiene adenosina, fluidificante del sangue che antagonizza l'azione opposta del parmigiano. L'uva e l'ananas non vanno mai associati a questa insalata, poiché si avrebbe un'azione gastrolesiva per il contemporaneo effetto irritante di questi 2 frutti e del sedano sulle mucose.

## *Associazioni con altre verdure*

Una valida associazione è quella del parmigiano reggiano con il cavolfiore crudo, condito con olio, sale, qualche goccia di limone o aceto e una modica quantità di pepe. Non si ha la cristallizzazione dei sali data dalla bollitura, che ostacolerebbe la diuresi, e non si verifica nemmeno il rischio di una stimolazione tiroidea troppo forte, in quanto il cavolfiore contiene bromuri ad azione sedativa.

Possiamo associare il parmigiano a 1 finocchio crudo, la cui funzione diuretica consente l'utilizzazione di 1 pera come frutto. I sali di quest'ultima vengono eliminati e la sua esigua percentuale di iodio si somma a quella del finocchio: l'insieme finisce per costituire un discreto stimolo metabolico.
Tra le verdure o gli ortaggi cotti, si può comporre un pasto con parmigiano reggiano e fagiolini. Essi, infatti, sono diuretici, aumentano il metabolismo e contengono una buona quantità di potassio che contribuisce, insieme con il calcio e con gli altri sali del parmigiano, ad attivare i potenziali di membrana. Unico limite potrà essere l'eccesso di fosforo nei pazienti con problemi renali.

# La ricotta

La ricotta è l'ultima parte che si riesce a estrarre dal siero, dopo aver effettuato una serie di manipolazioni sul latte di partenza. All'inizio viene tolta la crema di latte e il burro, poi si ottengono i formaggi, con modalità di volta in volta diverse, infine si ricava la ricotta. Si aggiunge, nella norma, un'altra piccolissima quantità di caglio (mentre nelle produzioni industriali si usa acido citrico o tartarico), si innalza la temperatura a 70-75 °C, finché non si verifica una flocculazione cremosa che andrà sgocciolata nei canestri per circa 24 ore.

La ricotta contiene, percentualmente, meno proteine (9,5 g%), ma queste ultime sono altamente biodisponibili in quanto la lattoglobulina del siero è superiore alla caseina dei formaggi; il suo contenuto in calcio (166 mg%) e in fosforo (153 mg%) la rende preziosa nei soggetti che abbiano bisogno di mineralizzazione senza aggravio dei processi digestivi, quali bambini, atleti, donne gravide o in allattamento, anziani e malati, soprattutto i pazienti affetti da ipercloridria o acidità gastrica. Unico limite della ricotta è il suo contenuto di vitamina A (128 mcg% in quella di mucca e 260 mcg% in quella di pecora), che potrebbe rivelarsi non idoneo nelle patologie epatiche, essendo il fegato l'organo che più di tutti gli altri funziona da deposito per questa vitamina. Esistono almeno 3 tipi di ricotta: quella più classica, di pecora; quella meno raffinata, di mucca; quella più cremosa, raffinata e delicata (ma più grassa e più rara da trovare), di bufala.

Tenendo presente che la stragrande maggioranza dei grassi viene estratta nelle fasi precedenti, nel siero rimangono una serie di componenti di natura proteica e una ridotta concentrazione di sali. Questi componenti sono in realtà il residuo della coagulazione delle proteine che erano rimaste disperse nel siero. Quindi, le caratteristiche principali di questo alimento sono: il basso contenuto di gras-

| Ricotta di pecora | |
|---|---|
| *Composizione per 100 g di parte edibile* | |
| Parte edibile | 100% |
| Acqua | 74.1 g |
| Carboidrati | **4.2** g |
| Amidi | 0 |
| Proteine | **9.5** g |
| Lipidi | **11.5** g |
| Ferro | 0.3 mg |
| Calcio | **166** mg |
| Sodio | 85 mg |
| Potassio | 98 mg |
| Fosforo | **153** mg |
| Tiamina | 0.03 mg |
| Vit. A ret. eq. | **260** mcg |
| Vitamina C | 0 |
| Colesterolo | 42 mg |
| Magnesio | 15 mg |
| Zinco | 0.20 mg |
| Rame | 0.05 mg |

*Fonte:* Tabelle di Composizione degli Alimenti, Istituto Nazionale della Nutrizione, 1998.

si e di sali; la relativamente scarsa componente proteica; una significativa presenza di calcio; la notevole percentuale di acqua, almeno per la ricotta fresca. In alcune regioni, infatti, si usa anche la ricotta essiccata, che diventa un alimento iperproteico e carico di sali in virtù dell'eliminazione dell'acqua.

Contrariamente a quasi tutti i formaggi, la ricotta ha una netta azione sedativa sul sistema nervoso. Anche gli zuccheri non sono eccessivi, tanto da renderla utile nell'alimentazione di mantenimento dopo un trattamento bionutrizionale del diabete.
La ricotta fresca potrà essere facilmente impiegata nei soggetti con problemi renali, anche in corso di glomerulonefriti, oppure nelle ipertensioni, nelle ipercolesterolemie e nelle iperlipidemie. Fra l'altro, si può gratificare il malato prescrivendogli anche un dolce fatto con la ricotta, non potendo fargli usare panna o creme varie.

Della ricotta si possono giovare anche i soggetti con arteriosclerosi, poiché la discreta quantità di calcio non è tale da aumentare la coagulabilità del sangue, ma basta come informazione per uno stimolo alla motilità della tunica vasale, con lo scopo di migliorarne il trofismo e conseguentemente limitare la possibile formazione di ulteriori placche. Nello stesso tempo, lo stimolo deve essere minimo, per non correre il rischio di un distacco embolico di quelle già formate.
Nei casi di irritabilità nervosa, di spasmi e crampi da carenza di calcio, in individui a rischio vascolare per aumento della coagulabilità del sangue, l'impiego diretto del calcio farmacologico potrebbe essere molto pericoloso. Allo stesso modo è improponibile il formaggio, che aumenta la viscosità ematica e irrita direttamente il sistema nervoso. In questi casi la soluzione ideale non è il latte, ma la ricotta associata alla pasta o al pane, i quali apportano zuccheri per reintegrare il glicogeno muscolare consumato. Infatti, il calcio residuo della ricotta non è 'frenato' dalla maggiore presenza dei grassi nel latte e non si verifica l'azione diuretica di quest'ultimo, non richiesta in tale situazione clinica.

In conclusione, se è necessaria una piccola percentuale di calcio rapidamente biodisponibile, la ricotta è uno degli alimenti migliori; se invece bisogna trattare una ipocalcemia cronica o una osteoporosi, allora serve il calcio dei formaggi, il cui rilascio è molto più lento e prolungato.

| Ricotta di bufala | |
|---|---|
| *Composizione per 100 g di parte edibile* | |
| Parte edibile | 100% |
| Acqua | 67.3 g |
| Carboidrati | **3.7** g |
| Amidi | 0 |
| Proteine | **10.5** g |
| Lipidi | **17.3** g |
| Calcio | **340** mg |
| Fosforo | **380** mg |

*Fonte:* Tabelle di Composizione degli Alimenti, Istituto Nazionale della Nutrizione, 1998.

# La ricotta in Bioterapia Nutrizionale®

La ricotta può essere impiegata assieme al pane come colazione del mattino, oppure assieme alla pasta nella quantità di 50 g circa. In entrambi i casi viene aumentata la sedazione neurologica.

Nei bambini ipereccitabili, nei quali l'uso di cioccolato può essere controindicato per l'azione adrenergica e stimolante della teobromina, basterà aggiungere al cioccolato una piccola quantità di ricotta a merenda per equilibrare il tono nervoso.

## *Frittata di ricotta*

Sbattere 2 uova e mescolarle bene con 150 g di ricotta, quindi versare il composto in una padella con olio bollente.
Nonostante l'azione potenzialmente eccitante della frittura e dell'uovo, questa preparazione tipica di alcune regioni italiane è invece notevolmente sedativa e non disturba minimamente il riposo notturno. Infatti, il calcio riduce la reattività nervosa e tiroidea, facendo in modo che lo stimolo agisca solo sul fegato, che è indotto a lavorare e detossicare, aiutato dagli zuccheri della ricotta. In presenza di un efficiente metabolismo epatico, il rene, non disturbato nella sua funzione dalle proteine dell'uovo e della ricotta, eliminerà i cataboliti. Quando questi due organi sono messi in condizione di lavorare efficacemente e in sintonia durante la notte, il sonno sarà profondo e ristoratore.

## *Associazioni con altri alimenti*

La ricotta, nella quantità di 200 g circa, può essere utilizzata come pasto completo, assieme al pane, 1 verdura cotta e la frutta.

Tra le verdure, non sono adatti le zucchine e i fagiolini, troppo ricchi di potassio che entrerebbe in antagonismo con il calcio, provocando un blocco importante della diuresi. È singolare come gli stessi elettroliti, proposti all'organismo con veicoli diversi, inducano risposte di segno opposto da parte degli organi. Per esempio, latte e banana hanno una forte azione diuretica, in quanto il potassio della banana è veicolato dagli zuccheri e il calcio del latte viene proposto insieme con una notevole percentuale di acqua.

Molto indicate sono le verdure cotte ricche di ferro, come il carciofo, le ortiche, la cicoria, gli agretti, l'indivia belga o il radicchio ai ferri e addirittura gli spinaci.

Non sono adatte le verdure crude, perché i loro sali, sciolti in abbondante e diuretica acqua di vegetazione, mal si adattano alla povertà proteica della ricotta, con il risultato di ridurre il già modesto potere strutturante di questo alimento e di frenare notevolmente il metabolismo generale del corpo.

Per quanto riguarda i frutti, la scelta deve privilegiare quelli che contengano ferro, per esempio fichi o albicocche. Sono molto adatte anche le fragole, poiché l'azione del loro iodio sulla tiroide viene frenata dal calcio, facendo prevalere solo l'azione bionutrizionale del ferro e della vitamina C.

# Lo yogurt

Lo yogurt non è né latte né formaggio, ma è sostanzialmente latte fermentato da una coltura batterica di vari tipi di lattobacilli.

Perché sia vero yogurt e sia vitale, la confezione deve portare stampigliata la scritta: «Contiene *Lactobacillus bulgaricus*, o *acidophilus*, o *Streptococcus thermophilus*». Uno yogurt di buona qualità contiene dai 500 agli 800 milioni di batteri lattici per millilitro.

Le proteine, come la caseina, vengono peptonizzate dai fermenti lattici e rese quindi più digeribili, mentre l'acidità favorisce lo sviluppo della flora batterica acidofila, capace di contrastare l'azione dei processi putrefattivi o l'eccessiva proliferazione di colibatteri. Cosicché, lo yogurt può, al tempo stesso, frenare una dissenteria o risolvere una stipsi. In ogni caso, la funzione è digestiva, rinfrescante e di stimolo per la peristalsi. Dal punto di vista quantitativo, il contenuto proteico e lipidico non cambia in modo sensibile durante la fermentazione.

Diminuisce invece il lattosio, parallelamente all'aumento dell'acido lattico, con un pH intorno a valori di 4-4,5. Le proteine vengono in buona parte denaturate e si producono sostanze come acetoino, acetone e acetile, che contribuiscono al sapore e all'aroma caratteristici dello yogurt.

A parte una quota proteica superiore a quella del latte di partenza, il potere nutrizionale dello yogurt è relativamente limitato. Esso può essere impiegato quando si vuole somministrare al paziente un alimento nutriente che non impegni fegato e rene. Il lattosio contenuto nello yogurt viene trasformato in acido lattico, che esplica un'azione importantissima sul riequilibrio della flora batterica intestinale, diminuendo i processi fermentativi e di putrefazione, con evidente azione detossicante.

| Yogurt intero | |
|---|---|
| *Composizione per 100 g di parte edibile* | |
| Parte edibile | 100% |
| Acqua | 87.0 g |
| Carboidrati | **4.3** g |
| Amidi | 0 |
| Proteine | **3.8** g |
| Lipidi | 3.7 g |
| Ferro | 0.1 mg |
| Calcio | **125** mg |
| Sodio | 48 mg |
| Potassio | 170 mg |
| Fosforo | 105 mg |
| Tiamina | 0.04 mg |
| Riboflavina | 0.19 mg |
| Niacina | 0.11 mg |
| Vit. A ret. eq. | **38** mcg |
| Vitamina C | 1 mg |
| Colesterolo | 11 mg |
| Magnesio | 12 mg |
| Zinco | 0.41 mg |
| Selenio | (2.0) mcg |

*Fonte:* Tabelle di Composizione degli Alimenti, Istituto Nazionale della Nutrizione, 1998.

Nei diabetici lo yogurt va usato con un minimo di attenzione, poiché i bacilli vivono nutrendosi della fermentazione degli zuccheri, quindi il pancreas è l'unico organo che può essere sollecitato in modo eccessivo da questo alimento.
Esistono in commercio numerosi prodotti che vengono pubblicizzati con il nome di yogurt. In realtà, in questa sede ci si riferisce solo allo yogurt intero; tutti gli altri sono delle varianti più o meno dannose per la salute, soprattutto se si considera il loro vasto impiego nell'alimentazione dei bambini. Poiché sono tutte addizionate di zucchero, diventano temibile causa di diabete infantile, oggi drammaticamente in aumento.

Una denominazione non precisa è 'yogurt alla frutta' che, in pratica, è yogurt con lattobacilli attenuati ai quali è aggiunta marmellata di frutta contenente stabilizzanti e conservanti. Infatti, si può fare l'esperienza pratica di mettere nello yogurt intero della frutta a pezzi o frullata: dopo circa 15 minuti si avrà un'ossidazione completa, con comparsa di un poco invitante colore nerastro.

La produzione casalinga di questo alimento è molto facile. Si parte da una confezione commerciale da 100 g di yogurt intero, che viene posto in un recipiente di ceramica o terracotta insieme con 750 cc di latte intero fresco, preventivamente riscaldato intorno ai 40 °C. Si copre il recipiente, si avvolge con un panno di lana e si lascia nel posto più caldo della cucina. Dopo circa 12 ore si ottiene oltre mezzo kg di yogurt, che può essere consumato, conservandone in frigorifero un bicchiere per poter ripetere di nuovo la stessa operazione.
Normalmente, dopo 3-4 ripetizioni della procedura, il gusto e la digeribilità diventano di gran lunga superiori rispetto al prodotto commerciale di partenza.

## Lo yogurt in Bioterapia Nutrizionale®

Nella dieta dimagrante, lo yogurt è utile negli intervalli fra i pasti, quando bisogna consumare un alimento che nutra, senza ostacolare o frenare il metabolismo.
Nella quantità di 250 g circa, si può anche usare assieme alla frutta come pasto completo per drenare e bilanciare gli effetti metabolici negativi di un precedente pranzo disordinato, oppure dopo terapia antibiotica, diarrea per ingestione di alimenti inquinati e in presenza di meteorismo intestinale.

# UOVA

# L'uovo, alimento per eccellenza

Nella storia dell'alimentazione umana, l'alimento primordiale per eccellenza è stato senza dubbio il latte poiché, solo gradualmente, l'uomo è diventato cacciatore e agricoltore. Dopo il latte, il secondo alimento è stato sicuramente l'uovo, vale a dire una cellula gigante programmata dalla natura e deputata al mantenimento e alla trasmissione della vita. Pertanto, dal punto di vista nutrizionale, ma in una forma diversa dal latte, anche l'uovo possiede tutto ciò che è necessario per lo sviluppo di un essere vivente.

Per analogia, le filosofie orientali e la mitologia greca sostenevano che dall'uovo, o meglio dalla rottura del grande uovo cosmico, avesse preso vita l'universo. Che l'uovo di gallina fornisca una grande vitalità e una notevole energia a chi lo mangia è la conclusione a cui giunsero immediatamente tutte le antiche civiltà. E da allora questo dato non è stato più messo in dubbio.

Proprio perché fonte di una grande energia, durante tutta l'antichità classica e anche nel Medio Evo, le uova sono state considerate un alimento pregiato ed esclusivo, tanto che sotto il regno di Carlo Magno venivano accettate dai feudatari come valida contropartita al pagamento del canone d'affitto delle terre. Nessuno, a quei tempi, dubitava del fatto che cibarsi di uova facesse un gran bene alla salute. Già per il medico Antimo, vissuto alla corte di Teodorico il Grande a Ravenna, fra il V e il VI secolo, mangiare a digiuno uova di gallina procurava un vigore fisico superiore a quello assicurato da qualsiasi altro alimento. Questo vigore riguardava anche l'attività sessuale e la capacità riproduttiva: «Le uova di gallina ristorano rapidamente, confortano, moltiplicano il seme maschile, rinvigoriscono l'amplesso», si leggeva nel libro di una famiglia patrizia veronese della fine del XIV secolo.
Che gli antichi avessero in gran parte ragione lo dimostrano gli studi e i risultati del-

l'impiego terapeutico dell'uovo in Bioterapia Nutrizionale®.

## Struttura dell'uovo

Come nei mammiferi, anche le uova degli uccelli sono in realtà cellule di derivazione ovarica. Esse iniziano a dividersi e a differenziarsi subito dopo la fecondazione. Quelle utilizzate nell'alimentazione umana, soprattutto uova di gallina (ma anche di piccione o di struzzo), sono di tipo cleidoico, cioè protette da un guscio calcareo. Nella struttura dell'uovo intero consideriamo: la cellula uovo, l'albume e il guscio calcareo.

- *Cellula uovo o tuorlo.* Di forma subsferica, è la parte essenziale da cui prende origine l'embrione. Si compone di 3 strati: membrana vitellina, disco germinativo, vitello.

**Uovo di gallina intero, crudo**

*Composizione per 100 g di parte edibile*

| | |
|---|---|
| Parte edibile | 87% |
| Acqua | 77.1 g |
| Proteine | **12.4** g |
| Carboidrati | tracce |
| Amidi | 0 |
| Lipidi | **8.7** g |
| Ferro | **1.5** mg |
| Calcio | **48** mg |
| Sodio | **137** mg |
| Potassio | 133 mg |
| Fosforo | **210** mg |
| Tiamina | 0.09 mg |
| Riboflavina | 0.30 mg |
| Niacina | 0.10 mg |
| Vit. A ret. eq. | **225** mcg |
| Ac. grassi saturi | 3.17 g |
| Ac. gr. monoinsat. | **2.58** g |
| Ac. gr. polinsat. | **1.26** g |
| Colesterolo | **371** mg |
| Magnesio | 13 mg |
| Zinco | **1.20** mg |
| Rame | 0.06 mg |
| Selenio | **5.8** mcg |

*Fonte:* Tabelle di Composizione degli Alimenti, Istituto Nazionale della Nutrizione, 1998.

La membrana vitellina è una struttura complessa avvolgente l'uovo, che deve essere distinta dalla omonima struttura fibrosa e granulare secreta dalle cellule follicolari. Essa si forma automaticamente alla superficie di ogni cellula per fenomeni fisico-chimici (riordinamento molecolare e tensione superficiale). Il disco germinativo è una piccola parte della cellula uovo che, per la minore densità, occupa il cosiddetto 'polo animale'. Nell'altra metà si trova il tuorlo nutritivo che forma il 'polo vegetativo'. Infine, il vitello costituisce il maggior componente quantitativo della cellula uovo, ed è composto da vitello bianco (struttura conica chiara, sotto il disco germinativo, che si approfonda verso il centro, ove termina con una porzione sferica detta 'latebra') e vitello giallo (struttura che si dispone attorno alla latebra). Nell'insieme, il tuorlo assume il colore giallo per la ricchezza di pigmenti derivati dall'alimentazione, come le xantofille.

- *Albume o bianco d'uovo.* Si presenta come una sostanza vischiosa e translucida, dalla struttura non omogenea. A partire dal tuorlo, risulta composta da più strati che contengono, in un mezzo acquoso, svariate proteine, di cui alcune battericide, immunologicamente diverse nelle differenti specie di uova. Il tuorlo e l'albume sono avvolti da una membrana (membrana testacea) composta da due lamine o foglietti di cheratina elastici e biancastri, accollati tra loro; non si uniscono all'estremità ottusa dell'uovo, per cui creano uno spazio chiamato 'camera d'aria'. Dopo la deposizione dell'uovo, tale camera provoca una riserva d'aria con evaporazione del liquido e scollamento dei foglietti.

- *Guscio calcareo.* L'uovo è racchiuso in un guscio calcareo, posto direttamente sulla membrana testacea, costituito da uno strato esterno e dai foglietti testacei all'interno. Tutto il guscio è impregnato di proteine che giun-

**Uovo di gallina, albume**

*Composizione per 100 g di parte edibile*

| | |
|---|---|
| Parte edibile | 100% |
| Acqua | 87.7 g |
| Carboidrati | tracce |
| Amidi | 0 |
| Proteine | **10.7** g |
| Lipidi | tracce |
| Ferro | 0.1 mg |
| Calcio | 7 mg |
| Sodio | **179** mg |
| Potassio | 135 mg |
| Fosforo | 15 mg |
| Tiamina | 0.02 mg |
| Riboflavina | 0.27 mg |
| Niacina | 0.10 mg |
| Vit. A ret. eq. | 0 mcg |
| Colesterina | 0 |
| Magnesio | 12 mg |
| Zinco | 0.26 mg |
| Rame | 0.04 mg |
| Selenio | 3.2 mcg |

*Fonte:* Tabelle di Composizione degli Alimenti, Istituto Nazionale della Nutrizione, 1998.

gono per diffusione dall'albume, riempiendo gli spazi compresi tra le maglie del reticolo minerale, il che permette il ricambio di ossigeno e l'espulsione dell'anidride carbonica attraverso i pori. L'esistenza di questi microscopici pori è dovuta alla non perfetta congiunzione dei cristalli di calcite formanti il guscio stesso. La disposizione dei cristalli minerali di carbonato di calcio è particolare: essendo rivolti con le punte verso l'esterno, l'applicazione di una pressione dal di fuori li comprime l'uno contro l'altro, rafforzando la struttura. Oltre a contenere gli elementi necessari alla crescita, il guscio ha la primaria funzione di proteggere l'embrione dal freddo. L'integrità del guscio è fondamentale per la sicurezza igienica del prodotto, che deve essere garantita dal costante controllo medico-veterinario degli animali in allevamento. I pericoli di contaminazione (per esempio salmonella) vengono quasi sempre dal contatto con residui fecali all'esterno del guscio, o da uova più vecchie di 10-12 giorni (in inverno) o 4-5 giorni (in estate), poiché la porosità del guscio e il ridursi del potere battericida del lisozima contenuto nell'albume possono favorire la penetrazione e il moltiplicarsi di batteri all'interno dell'uovo. Non esiste alcun pericolo se le uova sono fresche e vengono accuratamente lavate prima della sgusciatura. Un criterio per appurare la freschezza o meno dell'uovo è quello dell'immersione nell'acqua salata. L'uovo fresco non galleggia, in quanto la camera d'aria (presente tra le lamine biancastre di cheratina che avvolgono l'albume e il tuorlo) è troppo piccola. A mano a mano che l'ossigeno atmosferico penetra attraverso il guscio poroso, aumenta il volume di questa camera e dopo un certo numero di giorni si ha il galleggiamento. La grandezza della camera d'aria può essere determinata mediante un procedimento di trans-illuminazione, facendo passare attraverso l'uovo la luce di una candela o di una lampadina.

**Uovo di gallina, tuorlo**

*Composizione per 100 g di parte edibile*

| | |
|---|---|
| Parte edibile | 100% |
| Acqua | 53.5 g |
| Carboidrati | tracce |
| Amidi | 0 |
| Proteine | **15.8** g |
| Lipidi | **29.1** g |
| Ferro | **4.9** mg |
| Calcio | **116** mg |
| Sodio | 43 mg |
| Potassio | 90 mg |
| Fosforo | **586** mg |
| Tiamina | 0.27 mg |
| Riboflavina | 0.35 mg |
| Niacina | 0.10 mg |
| Vit. A ret. eq. | **640** mcg |
| Ac. grassi saturi | 9.82 g |
| Ac. gr. monoinsat. | **8.29** g |
| Ac. gr. polinsat. | **4.63** g |
| Colesterolo | **1337** mg |
| Magnesio | 14 mg |
| Zinco | **2.14** mg |
| Rame | 0.16 mg |
| Selenio | **9.6** mcg |

*Fonte:* Tabelle di Composizione degli Alimenti, Istituto Nazionale della Nutrizione, 1998.

## Proprietà nutrizionali

Dal punto di vista dietetico, l'uovo è uno dei pochissimi alimenti che si può associare a tutto: al formaggio, al pesce, alla carne, eccetera. La ragione di questa versatilità di impiego consiste nel fatto che l'uovo è una cellula, una struttura vivente provvista di un equilibrio perfetto dal punto di vista nutrizionale, i cui componenti non sono differenziati e specializzati come quelli della carne e del pesce. Va sottolineato, inoltre, che durante la produzione dei formaggi le proteine subiscono dei processi di trasformazione e denaturazione che fanno perdere al latte di partenza quel carattere di primordialità che lo accomuna all'uovo.

La differenza tra quest'ultimo tipo di alimenti e quelli i cui componenti sono differenziati e specializzati diventa importante quando esiste la necessità terapeutica di fornire un ingente quantitativo di proteine diverse. In tal caso, non è fisiologicamente corretto proporre due tipi di proteine differenziate superiori, che inevitabilmente metterebbero in difficoltà l'organismo, avendo tempi differenti di digestione e assimilazione.

Molto più gestibile è l'associazione di una proteina differenziata superiore con quella indifferenziata dell'uovo, per esempio: la cotoletta, il petto di pollo panato, l'uovo ripieno con tonno, eccetera.
Il contenuto dell'albume non si limita alla pura e semplice informazione proteica; esso, infatti, è simile alla componente albuminica del sangue e all'equilibrio colloido-osmotico del plasma, per cui assume l'importanza di quest'ultimo nell'economia generale dell'organismo. Questo è il motivo per cui l'uovo, opportunamente utilizzato, non crea mai difficoltà a nessun organo vitale, tanto che si può impiegare in presenza di patologie renali, di patologie epatiche, anche gravi (come la steatosi o la cirrosi), nonché nelle ipercolesterolemie e nelle ipertrigliceridemie.

A tal proposito, si è a lungo ritenuto che il consumo di uova facesse aumentare il tasso del colesterolo ematico a causa della colesterina, effettivamente presente nel tuorlo. In realtà, non si deve mai confondere la parte con il tutto e non bisogna mai dimenticare che in natura esistono, accanto alla sostanza principale (per la quale un alimento viene utilizzato), anche i cofattori e gli antagonisti della sostanza stessa. Ogni alimento, se consumato senza eccessiva manipolazione, è un perfetto equilibrio armonico, alterato solo quando l'uomo pretende di sostituirsi alla natura, forzandone le regole e le leggi. Infatti, se è vero che nell'uovo (precisamente nel tuorlo) è contenuta la colesterina, è altrettanto vero che nel colloide esterno esiste una sostanza antagonista denominata 'vidina'. Pertanto, l'organismo sceglierà quello di cui ha bisogno e non sarà messo in crisi dalla presenza massiccia di una determinata sostanza, magari concentrata da procedimenti chimici o industriali.

È importante, a tal proposito, sfatare la falsa convinzione secondo cui, in caso di documentata carenza di un nutriente, l'apporto di quest'ultimo basato solo sulla quantità sia sempre la soluzione terapeutica migliore.
Pertanto, bisogna utilizzare l'alimento nella sua interezza, sapendo che i principi guida che ricerchiamo per il paziente sono sempre parte integrante di un equilibrio naturale.

Ritornando all'uovo e alle polemiche che a volte suscita il suo impiego nell'alimentazione umana, si dimentica troppe volte che esso è una cellula gigante, nella quale l'albume corrisponde al citoplasma, vale a dire una componente fondamentale per la sopravvivenza, la respirazione e la produzione energetica. Come si può pensare che l'assunzione di un alimento di questo tipo possa essere problematico per l'organismo, specie se utilizzato senza alterarlo o privarlo della sua integrità?
Vedremo, infatti, che il potere nutrizionale si riduce, mentre il disturbo metabolico aumenta, a mano a mano che si passa dall'uso dell'uovo crudo integro a quello cotto o bollito.

# Uovo e funzioni organiche

## *Uovo e stimolo androgenico*

L'uovo si può considerare come l'espressione più concentrata dell'attività di accrescimento, diretta soprattutto verso la struttura muscolare. Questa funzione viene svolta in particolare dall'albume, tanto che nelle diete sconsiderate, proposte ai soggetti che frequentano le palestre per accrescere la massa muscolare, lo si fa usare in quantità pericolosa per la salute (fino a 20 uova al giorno senza il tuorlo). È interessante riflettere sul fatto che, in tutti gli alimenti integri, la parte esterna ha sempre una valenza più energetica, mentre quella interna veicola soprattutto il potere nutritivo in senso quantitativo.

Per esempio, la frutta concentra nella buccia molte proprietà 'informative', mentre la parte interna contiene la 'massa' nutrizionale. Per analogia, si può senz'altro affermare che l'esterno costituisce la parte 'maschile', mentre l'interno quella 'femminile'. Non a caso, in medicina cinese si distingueva lo yang-maschio dallo yin-femmina: il primo, esterno, 'protegge' la preziosità interna del secondo.

Nel suo insieme, l'uovo si può senz'altro considerare un alimento che indirizza il metabolismo organico e l'equilibrio ormonale in senso anabolizzante.
In endocrinologia questa funzione è svolta in forma primaria dal testosterone nel maschio (la cui azione è continuativa nel tempo) e dagli estrogeni nella prima metà del ciclo mestruale femminile (nella donna esiste una alternanza tra questa fase anabolica e strutturante e quella catabolica della seconda metà del ciclo). L'uovo si inserisce in questo contesto, ma la strada che segue il suo stimolo è prima di tutto surrenalica (albume) e secondariamente gonadica (tuorlo). Infatti, l'uso concentrato e selettivo solo del 'rosso' (che contiene proteine in eccesso, ferro, iodio e soprattutto colesterina come precursore del colesterolo, quindi materiale primario per la formazione degli ormoni steroidei), negli adolescenti maschi con ipogonadismo o criptorchidismo senza ostacoli meccanici, funziona egregiamente per far virare la produzione steroidea in senso androgenico.

Nella donna in menopausa o con evidenti segni di mascolinizzazione, l'uovo deve essere usato con moderazione. Lo stesso dicasi in gravidanza, anche se in questo caso lo stimolo vitale in direzione di una costruzione armonica è talmente importante per il corretto sviluppo dell'embrione e del feto da giustificarne ampiamente l'uso, a meno che non esistano delle specifiche controindicazioni. L'uovo, consumato in modo intensivo prima e durante il concepimento, può facilmente condizionare in senso maschile il sesso del nascituro.

## *Uovo, tiroide e sistema nervoso*

Mentre il latte è un vero e proprio 'tessuto' vitale, la cui funzione è soprattutto nutritiva per tutto l'organismo (da solo permette la crescita del neonato), l'uovo, strutturato in modo più armonico e complesso, non ha un impatto predominante su un determinato organo, ma si distingue per la sua importanza 'informativa'. Il fatto che venga considerato una specie di 'bomba energetica' dipende dal suo grande potere nutrizionale; in realtà il suo apporto non è di natura quantitativa, in quanto esso rappresenta in potenza tutti i tessuti e i componenti del sistema vivente, compreso quello nervoso.

Da solo, l'uovo non è sufficiente a garantire su tempi lunghi un accrescimento strutturale del corpo, ma necessita del supporto di altri alimenti. Lo stimolo metabolico dell'uovo non ha un'azione eccitante ma riequilibrante, quindi non provoca una 'frustata' in direzione di organi particolari, ma riequilibra gli stessi all'interno di una sollecitazione funzionale. Da questo punto di vista, pur non potendosi considerare un alimento sedativo, può essere usato anche di sera nei casi di insonnia, a condizione, come vedremo, di proporlo all'organismo in modo adeguato.

Del resto, una tiroide 'disturbata', come avviene in molti casi di perturbazioni del sistema nervoso, con oscillazioni funzionali continue, ha in realtà bisogno di un segnale moderatamente eccitatorio. In alcuni individui ciò avviene con alimenti non eccessivamente ricchi di iodio, in altri con l'uso della proteina animale, in altri ancora con la vitamina C. Meglio di tutti è l'uovo, possibilmente crudo o alterato il meno possibile dai processi di cottura, che copre tutti i fabbisogni, facendo in modo che la tiroide di quel particolare paziente recepisca il segnale a seconda delle sue specifiche esigenze.

## *Uovo e reattività allergica*

Anche quando la sua genuinità è indubitabile, l'uovo conserva sempre una certa azione allergizzante di base, legata alla sua capacità stimolante i metabolismi, per cui è sempre controindicato quando esiste una reattività eccessiva. Tuttavia, il problema principale, per il quale l'uovo diventa induttore di allergie, è soprattutto legato al suo grande potere informativo e nutritivo. Infatti, l'embrione di pollo è da sempre usato in laboratorio come terreno di coltura, in virtù della sua capacità vitalizzante. Poiché le allergie dipendono unicamente dalla riduzione di una 'soglia' presente in ogni organismo, l'uovo finisce per lavorare in questa direzione, rendendo sintomatologicamente manifesta una patologia che altrimenti potrebbe restare allo stato latente.

Da questo punto di vista, di gran lunga peggiore è il consumo delle uova di produzione industriale, in quanto l'allevamento delle galline, anche quando avviene secondo norma di legge, prevede comunque l'utilizzo di mangimi manipolati e addizionati nei modi più vari. Nell'uovo passano i cataboliti di queste sostanze addizionate, con la possibilità che funzionino come veri e propri allergeni.

Anche il modo di consumare l'uovo può influire sulla sua allergenicità. Infatti, mentre l'uovo crudo può essere proposto nella reintroduzione dei primi alimenti dopo un trattamento bionutrizionale per patologie allergiche, l'uovo cotto (soprattutto quello sodo) deve essere usato soltanto quando si è sicuri che la soglia allergizzante sia abbastanza alta.

## *Uovo e patologie oncologiche*

In patologie caratterizzate da una crescita tumultuosa e incontrollata di cellule, potrebbe sembrare controproducente un alimento come l'uovo, che veicola un grande stimolo vitale.
In realtà, la biologia e la fisiopatologia del cancro dimostrano, senza eccezioni, che la cellula tumorale è caratterizzata da una 'falsa vitalità'. La duplicazione e l'aumento numerico non sono orientati nella direzione di una struttura organica funzionante, inserita armonicamente in un contesto generale, ma sono tanto più 'disordinati', quanto più il tumore è maligno. Se non arrestata nella sua crescita, la cellula tumorale sembra avere come unica direzione solo la morte: della massa tumorale stessa (per fenomeni di necrosi o di degenerazione) o dell'organismo intero.

Anche l'uovo, come già detto, è una cellula, ma il suo messaggio è armonico e 'organizzato'. Esso è programmato dalla natura per il sostegno e la continuità della vita, in direzione opposta al finalismo suicida del cancro. Il suo stimolo vitale agirà in senso positivo sulle residue energie dell'organismo malato, aiutandolo a fronteggiare la terribile malattia da cui è affetto. Per sfruttare al massimo questa capacità 'informativa', nei malati oncologici è preferibile impiegare uova genuine, possibilmente fecondate, in modo da avere un messaggio preciso per lo sviluppo di cellule differenziate, ordinate e controllate nella loro velocità di crescita: il contrario di quanto avviene nel cancro.

Oltre a questa importantissima funzione energetica, l'uovo è molto utile nelle patologie oncologiche anche per il suo potere nutrizionale quantitativo. La sua ricchezza in micro- e macronutrienti si rivela indispensabile in pazienti il cui organismo è stressato dalla lotta contro la malattia e, spesso, dai gravi effetti collaterali delle attuali terapie del cancro.

Il contenuto proteico dell'albume è insostituibile nei casi di diminuzione dell'albumina plasmatica; il ferro contenuto nel tuorlo migliora i livelli dell'emoglobina e degli altri parametri del sangue ridotti dai farmaci chemioterapici; la colesterina sarà utile per riportare a valori normali il colesterolo ematico (quasi sempre ridotto nei malati di tumore), da cui dipendono la maggior parte degli ormoni, le sostanze implicate nella difesa immunitaria e tutti i processi riparativi della integrità cellulare compromessa.
Non ultime, vanno sottolineate le capacità dell'uovo di non mettere in difficoltà gli organi emuntoriali, soprattutto fegato e rene (in questi casi già provati dalla malattia, se non direttamente compromessi), e la sua facilità di assunzione. Infatti, in molti casi di neoplasie orofaringee, esofagee e gastriche, l'uovo crudo costituisce uno dei pochi alimenti ad alto potere nutritivo che il paziente riesce ad assumere per via naturale.

# L'uovo in Bioterapia Nutrizionale®

## *Uovo crudo o all'ostrica*

Come per quasi tutti gli altri alimenti, il modo migliore di utilizzare l'uovo è sempre quello di consumarlo crudo, succhiandolo dopo aver praticato 2 buchi ai poli opposti del guscio. Poiché non tutti riescono ad assumerlo in questo modo, si può anche rompere in un cucchiaio grande, aggiungere alcune gocce di limone e ingerirlo.

Nei soggetti sani, l'uovo consumato crudo non pone problemi di digeribilità, non appesantisce la funzione epatobiliare, è molto meno allergizzante ed esprime al massimo grado tutta la sua potenzialità. Sarà di grande aiuto durante l'accrescimento, dopo le convalescenze, in caso di riduzione della libido maschile, nei pazienti oncologici, perfino negli anziani.

Solo i gastropatici sopportano meglio l'uovo alla *coque*, rispetto a quello crudo. Quest'ultimo può provocare qualche fastidio, in quanto la parte albuminosa cruda irrita la parete gastrica già infiammata, creando una vera e propria pellicola impermeabile, quasi una 'foderatura' dello stomaco, impedendo lo svuotamento rapido del contenuto acido. In altre situazioni, si può sfruttare positivamente questa capacità, per ridurre l'assorbimento immediato di alcol ed evitare la rapida ripercussione sul sistema nervoso e sulla vigilanza, per esempio nei sommelier che devono degustare un numero elevato di vini diversi, oppure in chi non vuole essere annebbiato dagli alcolici, mantenendo attive l'attenzione e la vigilanza.

## *Uovo sbattuto*

Pur avendo le stesse indicazioni e caratteristiche dell'uovo crudo, quello sbattuto è però controindicato nei diabetici, in quanto lo zucchero aggiunto si somma a quello proprio dell'uovo.

Si prepara facendo montare a neve l'albume, poi lo si riunisce al tuorlo, preventivamente montato con lo zucchero. Nei soggetti che non gradiscono gli alimenti troppo dolci, è possibile aggiungere anche il caffè. Per montare l'albume bisogna utilizzare la comune frusta di cucina; infatti, se si usasse il frullatore, in seguito alla elevata velocità di rotazione si determinerebbe il deterioramento di molte proteine nobili, si produrrebbe un certo riscaldamento, con relativa denaturazione proteica e, soprattutto, verrebbero inglobate particelle di aria che renderebbero più difficile la digestione.

### *Uovo alla coque*

In questo caso si ha un addensamento e una coagulazione delle proteine dell'albume, le quali subiscono una minima denaturazione, di gran lunga inferiore rispetto a quella che si verifica nell'uovo sodo.

Priva degli zuccheri dell'uovo sbattuto, questa modalità di preparazione è simile per caratteristiche e indicazioni a quella dell'uovo crudo, se si prescinde da un certo impoverimento nutrizionale dovuto alla cottura. Come si è detto, l'uovo alla *coque* risulta più facilmente digeribile nei soggetti con disturbi gastrici.

Si prepara mettendo l'uovo in un pentolino con acqua fredda, dopo aver praticato un piccolo foro in corrispondenza dell'estremità ottusa, in modo tale da mettere a nudo la sottostante membrana testacea. Quando la temperatura dell'acqua raggiunge un determinato livello, si verifica il rigonfiamento delle strutture interne dell'uovo, con formazione di una bolla esterna in corrispondenza del foro praticato. A questo punto si estrae l'uovo dall'acqua, si toglie una parte consistente di guscio, si rompe la bolla e, dopo l'aggiunta facoltativa di sale, l'uovo alla *coque* è pronto per essere consumato.

### *Uovo al piatto*

L'uovo, privo di guscio, viene cotto, senza l'aggiunta di olio e sale, in un piatto asciutto strofinato con il burro perché non attacchi e posto su un pentolino contenente dell'acqua che bolle, incoperchiato con un altro piatto.
Appena l'albume da trasparente diventa bianco, si spegne il fuoco e si attende il tempo necessario affinché il tuorlo abbia la consistenza che si desidera.

Il vantaggio di questa modalità di preparazione è quello di non provocare una denaturazione spinta, per cui i componenti dell'uovo restano per la maggior parte integri, essendo la cottura lenta e interrotta prima che vengano raggiunte alte temperature. Si avrà, comunque, un addensamento sufficiente a rendere accettabile questo piatto anche a chi, come i bambini, abbia qualche difficoltà ad assumere l'uovo poco cotto. La digeribilità è ottimale, poiché non si ha l'associazione di grassi diversi, dal momento che non si usa nemmeno l'olio di oliva. Alla fine si aggiunge non il sale, ma un cucchiaino di parmigiano reggiano e, quando richiesto, una punta di peperoncino.

### *Uovo in camicia*

Si rompe l'uovo in un mestolo e si lo immerge nell'acqua in piena bollitura, nella quale si fa cadere qualche goccia di limone o aceto, allo scopo di far coagulare in modo uniforme l'albume. Dopo qualche secondo si verifica la formazione della classica 'camicia', costituita dalla flocculazione della parte più esterna dell'albume. A questo punto si toglie l'uovo dall'acqua con una schiumarola e lo si depone in un piatto per essere consumato, aggiungendo parmigiano reggiano. Normalmente il tuorlo resta semiliquido, conservando integre le sue proprietà nutrizionali, mentre l'albume subisce i danni dell'alta temperatura, diventando in qualche modo 'peggiore' rispetto a quello dell'uovo alla *coque* o al piatto.

Pur avendo una preparazione simile a quella dell'uovo sodo, l'uovo in camicia è enormemente meno compromesso dal punto di vista nutrizionale. Nel primo, infatti, la presenza del guscio calcareo compatto impedisce la perdita in soluzione dei componenti più esterni e quindi più danneggiati, come molte proteine solforate. Il risultato, come vedremo, sarà un alimento di 'difficile' gestione per i metabolismi organici.

### *Uovo strapazzato*

Più digeribile dell'uovo fritto, in quanto la cottura è più breve, si prepara rompendo l'uovo direttamente in padella quando l'olio extravergine d'oliva è già bollente. Appena l'uovo inizia a coagulare, si mescola l'albume con il tuorlo e, immediatamente, si spegne il fuoco.

Rispetto a tutte le modalità di preparazione precedenti, la frittura riduce bruscamente la facilità digestiva nei riguardi dell'uovo. Infatti, l'olio che avvolge l'alimento, in qualche modo, svolge anche il ruolo di barriera protettiva, per cui l'acido cloridrico e gli enzimi pancreatici hanno maggiore difficoltà nella loro funzione di destrutturazione biochimica.

### *Uovo fritto o al tegamino*

Anche in questo caso l'uovo si rompe in padella quando l'olio è già bollente, ma è necessario un tempo più lungo, rispetto all'uovo strapazzato, per ottenere l'addensamento del tuorlo. La denaturazione è maggiore, per cui diventa più laboriosa e prolungata la permanenza gastrica.

La scelta fra queste due forme di frittura dipenderà dal grado di stimolazione epatica richiesta:

- l'uovo strapazzato sarà utile nei casi in cui si vuole sollecitare gradualmente una funzione del fegato e della colecisti sottotono da lungo tempo;
- l'uovo fritto provocherà una forte 'spinta' al lavoro in un sistema epatobiliare in grado di sopportare una intensa sollecitazione.

Una possibile variante della modalità di preparazione è quella di rompere l'uovo nell'olio bollente e poi coprire la padella per un minuto circa, in modo tale da ridurre l'eccesso di evaporazione dell'acqua. In questo modo si ha il classico uovo all'occhio di bue. In alternativa, tolto il coperchio, si può raccogliere l'olio bollente con un cucchiaio, versandolo sul tuorlo centrale finché non si ottiene una velatura bianca uniforme. Rispetto alla disidratazione dell'uovo fritto, in entrambi questi casi si avrà un alimento più morbido e un tuorlo più cotto e 'carnoso'.

Un mito da sfatare in questa sede è il presunto danno epatico prodotto dall'uovo in genere e da quello fritto in particolare. Paradossalmente, molto più 'benevola' è l'opinione corrente, anche di medici nutrizionisti, rispetto all'uovo sodo. In realtà, a eccezione di questo ultimo, per i motivi che esporremo nel relativo paragrafo, l'uovo non danneggia il fegato che, invece, se ne giova abbondantemente elaborandone i nutrienti per se stesso e per tutto l'organismo. Il problema nasce dal fatto che l'uovo, in quanto ottimo terreno di coltura, se non è commercializzato secondo precise norme di legge, può veicolare virus o batteri, come la salmonella.

L'uovo fritto, in particolare, può creare difficoltà epatodigestive non certo per un danno diretto, ma perché il fegato del singolo individuo, come già detto, può non essere in condizione di rispondere alla intensa sollecitazione funzionale. Il risultato sarà il manifestarsi di pesantezza digestiva, vaga dolenzia all'ipocondrio destro per contrattilità colecistica e, spesso, eruttazioni. Il responsabile di tutto ciò non è l'uovo fritto, ma il medico che non ha valutato lo stato di efficienza del fegato e della cistifellea nel suo paziente.

È assolutamente obbligatorio che per la frittura sia impiegato olio extravergine d'oliva, il solo con bassissimo punto di fumo che sottolinea la trasformazione dei grassi da insaturi a saturi. Quando, invece, si frigge con olio di semi, ritenendolo più 'leggero', il risultato sarà un vero e proprio veleno per la cellula epatica. Come si vedrà nel relativo capitolo, l'olio di semi ha sempre un punto di fumo molto basso, per cui la trasformazione tossica dei suoi grassi è inevitabile ogni volta che si frigge. Il peggiore è senza dubbio l'olio di semi vari, nel quale si ha l'aggravante della presenza di grassi vegetali di origine e natura diverse, con differente temperatura di fusione. Quando poi si frigge più volte con lo stesso olio, come può avvenire in molte friggitrici, è evidente che la tossicità del cibo fritto non dipenderà certo da un alimento prezioso come l'uovo, che la natura mette a disposizione degli organismi viventi.

## *Frittata*

Nella sua forma pura e semplice, la frittata prevede l'uso del solo uovo sbattuto immerso nell'olio bollente. Esistono, però, infinite variazioni, le più semplici delle quali consistono nell'aggiunta di latte e/o parmigiano con prezzemolo, allo scopo di facilitare la digestione. Rispetto all'uovo fritto, in questo caso si ha contemporaneamente un duplice stimolo sulla funzionalità epatica e su quella gastrica. Ne consegue che la digeribilità della frittata dipenderà dalla normale o alterata funzionalità di questi due organi.

Rispetto alle altre forme di uovo fritto, in questo caso si verificano più marcata denaturazione proteica e maggiore saturazione dei grassi, in quanto la struttura dell'uovo è esposta per più tempo e in modo diffuso all'alta temperatura dell'olio.

Molto spesso, nella preparazione della frittata, si aggiungono verdure o ortaggi, come spinaci, asparagi, zucchine, patate, eccetera, con inevitabili variazioni delle caratteristiche nutrizionali, di cui si parlerà nei rispettivi capitoli.

## *Uovo sodo*

Dal punto di vista della qualità nutrizionale, l'uovo sodo rappresenta la peggiore modalità di preparazione di questo alimento, in quanto lo si sottopone per un tempo troppo lungo a una temperatura elevata, in un mezzo acquoso. Oltre i 120 °C è inevitabile la formazione di solfuri, la cui presenza viene evidenziata da un colorito verdastro, facilmente identificabile intorno al tuorlo dopo aver tolto il guscio.
Questi solfuri hanno un notevole grado di tossicità per il fegato e rendono difficilissima la digestione dell'uovo. Per limitare questo inconveniente, il fuoco deve essere tenuto al minimo durante la cottura, in modo che l'acqua non superi la temperatura di 100 °C.

L'impegno epatico ai limiti della tossicità, le proteine denaturate e imbibite di acqua, nonché lo zolfo e il contenuto di iodio e ferro, fanno di questa modalità di impiego dell'uovo una delle più intense stimolazioni della funzionalità tiroidea. Infatti, nel trattamento bionutrizionale degli ipotiroidismi, l'uovo sodo viene impiegato con grande vantaggio per il paziente. In ogni caso sarà proposto insieme con altri alimenti che possano modulare una eventuale risposta eccessiva o incontrollabile in senso ipertiroideo. Per esempio, si assocerà a formaggi come la groviera, il cui calcio (per azione sulle paratiroidi) funzionerà da freno sulla tiroide.

L'uovo sodo è controindicato nelle patologie epatiche e colecistiche, in alcune forme di gastralgia, nella stitichezza cronica (al contrario, assieme al formaggio, può essere utile per coagulare la massa intestinale nelle dissenterie). Sarà pericoloso in soggetti francamente ipertiroidei o che abbiano una tiroide tendente all'iperfunzione. L'uovo sodo produce aumento della reattività e dell'irritabilità neurologica, il che non lo rende adatto agli individui distonici. Per lo stesso motivo (e per il notevole impegno epatico), non si deve usare di sera, poiché sarebbe di ostacolo al riposo notturno.

In conclusione, l'uovo sodo è molto utile in alcune precise situazioni cliniche, ma è anche un alimento 'difficile' per il metabolismo organico, per cui va impiegato con attenzione, dopo una valutazione accurata delle condizioni generali del paziente.

## *Stracciatella*

La modalità di preparazione è la seguente: si sbatte 1 uovo intero, aggiungendo il succo di mezzo limone, 2 cucchiai di parmigiano reggiano e 1 cucchiaio di prezzemolo tritato, e si versa il tutto in un pentolino con acqua che bolle o nel brodo di carne per arricchirne il potere nutrizionale. La stracciatella può essere usata da sola, oppure per insaporire e arricchire di nutrienti altre associazioni come lo spezzatino o l'abbacchio.

Lo scopo è quello di rendere disponibile e facilmente digeribile un notevole quantitativo proteico, senza mettere in difficoltà i vari metabolismi organici. Infatti, l'uovo stimola il fegato, il ferro del prezzemolo facilita il trasporto dei metaboliti, il parmigiano funziona da stimolante gastrico e apporta proteine e calcio senza appesantire la funzione renale, già impegnata a eliminare i radicali acidi della carne.

## *Uovo e carne*

Negli organismi in accrescimento o negli anziani defedati (ma senza patologie o deficit della funzione renale), possono essere molto indicate la carne panata o altre preparazioni (come le polpette, i rollé di carne con uovo al centro, eccetera), che associano la proteina animale superiore con quella dell'uovo. In particolare, la carne panata ha un notevole grado di digeribilità, in quanto l'uovo esercita su di essa una predigestione a opera di enzimi proteolitici presenti nell'albume.

Il risultato sarà quello di una maggiore morbidezza (gradita dagli anziani quando hanno problemi di masticazione o di digestione) e di un sapore esaltato dal fritto. L'associazione bresaola e uovo sodo non è generalmente consigliabile sia per il notevole impegno epatico e tiroideo (uovo sodo), sia per la grande quantità di scorie azotate che arrivano al rene dopo la metabolizzazione della bresaola.

## *Uovo e pesce*

Per le caratteristiche nutrizionali di questi 2 alimenti, comporre dei pasti associando l'uovo al pesce è utile nei seguenti casi: se si vuole stimolare la tiroide senza aggravare la funzione renale, quando bisogna sostenere la vigilanza; per apportare una quota proteica significativa che non faccia aumentare la percentuale di radicali acidi nel sangue. Si potranno impiegare le tartine con cipolla (in funzione drenante), uovo sodo e uova di lombo.
Ottime associazioni sono il pesce con la maionese o la sogliola panata (quest'ultima particolarmente gradita dai bambini, la cui appetenza è rivolta sempre verso alimenti che sollecitano la funzione epatica).
Anche l'uovo sodo e il tonno hanno azione di stimolo sul metabolismo generale, a condizione di usare tonno di buona qualità.

## *Uovo e calcio*

Una soluzione per rendere biodisponibile la grande quantità di calcio contenuta nella parte calcarea del guscio è quella di immergere 1 uovo intero nel succo di limone. In pratica si utilizza un recipiente nel quale si versa succo di limone in una quantità sufficiente a sommergere completamente l'uovo, poi si lascia riposare per qualche giorno, finché il guscio non si scioglie completamente. Alla fine si toglie l'uovo, che resta integro all'interno della membrana testacea, e si consuma questo succo di limone ricco di calcio, nella quantità di 2-3 cucchiai al giorno.

# CEREALI

# L'uso dei cereali nelle varie epoche storiche

I cereali furono la grande scoperta del Neolitico, in quanto erano facilmente conservabili per il basso contenuto di acqua e costituivano una riserva alimentare durevole per l'uomo. Nei villaggi neolitici lacustri si sono trovati reperti fossili di cereali con spiga sviluppata e cariosside interna. I cereali, originari dell'Asia dove crescevano spontanei, giunsero nel bacino del Mediterraneo secondo il seguente ordine: inizialmente il miglio, poi l'avena, quindi l'orzo, poco adatto alla panificazione, e in ultimo il frumento, 're' dei cereali, nelle sue specie del gruppo tetraploide, cioè farro coltivato, grano duro e grano grosso.

Nell'antico Egitto, il grano era un cereale importantissimo; esso, infatti, liberato dalla pula, veniva immagazzinato in silos alti più di 5 m. Il grano costituiva la moneta degli Egizi e il suo raccolto, nonché le successive pratiche, avvenivano sotto la supervisione dello Scriba, che era il massimo controllore dei beni reali. Con il grano si pagavano i sacerdoti e i guerrieri a cui, secondo Erodoto, erano somministrati giornalmente 430 g di grano sotto forma di 5 mine di pane.

Tra i popoli dell'antichità, i Persiani furono quelli maggiormente dediti all'agricoltura; accanto a ogni casa, anche la più umile, c'era sempre un giardino in cui si coltivavano cereali, fiori, frutta e ortaggi per l'uso quotidiano e per i banchetti. I ricchi eccedevano nel consumo di carne e pesce, mentre la povera gente, come dice il profeta Ezechiele, utilizzava per la propria alimentazione frumento, orzo, farro, lenticchie, miglio e spelta. Tra i maggiori sostenitori di pasti a base di cereali, soprattutto del frumento, ci furono i filosofi. Pitagora, intorno al VI secolo a.C., considerava l'alimentazione migliore quella vegetariana a base di orzo, legumi, ortaggi e cereali. Platone, anch'egli molto sobrio, riteneva cittadini perfetti quelli che consumavano pasti frugali a base di orzo e

frumento servito su foglie e paglia. Tuttavia, è con Ippocrate che si può risalire al primo regime dietetico della storia dell'alimentazione. Secondo il pensiero ippocratico, infatti, la cosa più importante è non nuocere all'organismo; inoltre, è necessario purgare, eliminando dal corpo tutto ciò che è sporco e facilitando, in questo modo, l'opera risanatrice della natura. Per i Romani, l'alimento principe era il farro, specie di spelta o grano non ancora liberato dalla pula. Esso veniva arrostito, pestato e fatto bollire in acqua salata, a volte marina, fino ad addensarsi in una polenta o *pulmentum* a cui venivano aggiunti vari tipi di legumi, fagioli, lenticchie, ceci.
In seguito alle conquiste dei territori d'Oriente, a Roma giunse il grano nudo, nei tipi duro e semiduro, che avrà il sopravvento sulla vecchia spelta del piccolo farro. La fama di durezza dell'esercito romano riguardava anche l'alimentazione. Questa si basava quasi essenzialmente sui cereali, prima l'orzo e poi il grano, cotti sotto forma di *pulmentum*; al posto del pane, che creava problemi di ingombro, si preferiva assegnare a ogni soldato un quantitativo di grano (Catone dice 4 *modii*, equivalenti a circa 5500 g ciascuno) che veniva arrostito e macinato tra due pietre ed era la base del pasto che ogni milite romano provvedeva a preparare per se stesso.

Nell'XI secolo molti contadini e artigiani cominciarono a sottrarsi ai vincoli feudali e si trasferirono nelle città; qui, per ovviare alla possibile scarsezza delle derrate alimentari dovuta all'aumento della popolazione, quasi tutte le case avevano, sul retro, un giardino coltivato a orto da cui si ricavavano cereali, ortaggi, frutta e perfino erbe medicamentose.
Anche in questo periodo, i benestanti consumavano molta carne e pesce, mentre il pasto degli artigiani e dei religiosi era costituito da zuppe di legumi passati, arricchiti con lardo, orzo o grano mondato e poi amalgamate con mandorle e uovo.
Nel periodo medioevale, la disparità nel modo di nutrirsi si verificava anche nei conventi; infatti, nelle grosse abbazie, l'alimentazione era basata non soltanto sul consumo di cereali, ma anche di dolci di vario tipo, di carne, di pesce, di frutta e di vino; al contrario, la regola di San Bernardo imponeva ai monaci cistercensi di nutrirsi, due volte al giorno, esclusivamente di zuppe, erbe e acqua.
Con il passare dei secoli, si ridusse l'importanza di un'alimentazione basata soprattutto sul consumo di cereali. Nel Rinascimento cominciarono a comparire delle paste molto più elaborate, rappresentate da quelle fresche o essiccate, che si ottenevano dalla sfoglia casalinga. Le loro origini risalgono al XIV secolo, nelle varie cucine regionali, mentre in Francia il loro uso si diffuse solo sul finire del XVI secolo.

Vale la pena soffermarsi sulle descrizioni storiche dei maccheroni di pasta; la prima risale alla prima metà del XV secolo ed è fornita dal maestro Martino. Secondo questa descrizione, i maccheroni di pasta si preparavano ricavando delle stringhe, non più larghe di un dito piccolo, dalla sfoglia casalinga avvolta attorno a un bastone, che poi venivano cotte in brodo grasso ovvero in acqua.
Nella variante dei maccheroni siciliani, la sfoglia veniva avvolta intorno a un fil di ferro; inoltre, nella preparazione della pasta, per ogni 2 porzioni non doveva essere utilizzato più di 1 bianco d'uovo e il tempo di cottura considerato valido era di 2 ore.
Nel XVI secolo, Scappi completò l'elenco delle paste: tra le più famose le tagliatelle, antenate delle nostre fettuccine, e i tortelletti, chiamati dal popolo 'anolini'. Per ottenere delle tagliatelle di ottima qualità si consigliava di preparare la sfoglia casalinga con uova e fior di farina. La sfoglia doveva essere rivoltata leggermente attorno al bastone, che andava poi sfilato per tagliare la sfoglia in strisce un po' slargate usando un coltello largo e sottile. Gli anolini sono praticamente i precursori dei tortellini; quindi si tratta di pasta ripiena di carne di maiale, di vitello o di entrambi i tipi, insaporita con cannella, pepe, chiodi di garofano, noce moscata e uvetta.

# Il pane

## Storia dell'uso del pane

La scoperta neolitica della possibilità di coltivare i cereali rivoluzionò totalmente l'alimentazione, che divenne più diversificata e ricca di sostanze ad alto valore nutritivo.
L'uomo preistorico non arrivò a scoprire il pane, ma, grazie all'avvento della coltura dei cereali, raggiunse uno stadio di pre-panificazione.

Verso la fine del Neolitico, la donna cuoceva su pietre roventi una pappa di cereali misti: orzo, miglio, avena, frumento, tutti completi di scorza e di cariossidi, appena frantumati con rudimentali frantoi. Si ebbero così le prime focacce cotte sotto la cenere che, inizialmente, venivano mangiate calde e, successivamente, vennero conservate come riserva alimentare. Queste focacce erano compatte e pesanti, in quanto non era ancora conosciuto l'utilizzo del lievito.

### *Presso gli Egizi*

Dobbiamo attendere gli Egizi per un prodotto simile al pane. Nel periodo pre-dinastico, ma soprattutto nel Regno antico, troviamo la donna raffigurata in ginocchio intenta a macinare i cereali su un frantoio a sella, a mano a mano sempre più evoluto. Dalle farine non ancora stacciate si ottennero i primi pani di forma piatta, tipo gallette.
In seguito, gli Egizi notarono che la pasta fresca avanzata e lasciata casualmente a contatto con l'aria si inacidiva, aumentando di volume.
Ben presto, scoprirono l'utilità di conservare un pezzo di questa pasta che, inacidita e aggiunta all'impasto fresco, lo faceva lievitare più velocemente. Nasceva così il primo lievito.
La spiegazione biochimica di questo fenomeno avverrà solo nel XVII secolo d.C.: il processo di fermentazione è dovuto all'azione di batteri che scompongono gli zuccheri dei ce-

reali in alcol e anidride carbonica; le bollicine di quest'ultima, trattenute dalla viscosità della pasta, ne producono il rigonfiamento. Il lievito era considerato sacro e soprannaturale, per cui in ogni casa egiziana lo si custodiva come massimo simbolo di continuità della vita.

A partire dall'XI secolo a.C. si raggiunse il traguardo successivo: la stacciatura della farina, cioè la separazione della loppa e poi del tritello. Questa operazione veniva eseguita con stacci di canne o di papiro a maglie strette. Anche la costruzione del forno si modificherà con gli Egizi, divenendo una vera arte.

### *Presso gli Ebrei*

Gli Ebrei impastavano la farina con olio (a volte con un po' di miele), cuocendola su pietre roventi. Passando dallo stadio di vita nomade a quella stanziale, ottennero un pane molto più bianco di quello egizio, confezionato con farina di frumento per le classi abbienti e con farina di spelta per quelle più povere. Tra le varie qualità di pane vi era quello condito con sale, olio e latte, quello profumato al sesamo, alla canfora o ai semi di papavero, il pane alla frutta (pistacchio, noci, datteri) e il pane ai semi di loto bianco. Grande era anche la varietà delle forme: accanto al tradizionale pane tondo, si trovavano trecce, pani triangolari, ovali, modellati a forma di uccelli, di pesci, eccetera. Il pane azzimo (non lievitato) è ancora oggi consumato dagli Ebrei, per 7 giorni consecutivi, nel periodo pasquale, in ricordo dell'Esodo, secondo gli insegnamenti di Mosè.

### *Presso i Greci*

Presso i Greci, il pane arrivò piuttosto tardi dall'Oriente ed era considerato un lusso. A riprova di ciò, Solone emise una legge in base alla quale i cittadini eletti al pritaneo, ospiti a spese dello Stato, ricevevano il pane solo nei giorni festivi. Ciò nonostante, i Greci ne producevano circa 70 tipi diversi per modalità di fabbricazione, per qualità delle farine, per provenienza e per destinazione. I pani delle classi privilegiate erano l'*adopiros* e lo *spodite*, entrambi cotti sotto la cenere, mentre l'*epantrachide* era cotto sui carboni, e il *dipiros*, citato da Aristotele, era un pane speciale che, mentre era in forno, veniva cosparso a intervalli con acqua per dorarne la crosta e girato ogni tanto per migliorarne la cottura.

In base alla natura e alla qualità delle farine, si distinguevano pani ottenuti con farina crivellata, con farina mediana e quelli ottenuti con farina finissima; il pane d'orzo e spelta, il pane d'avena non setacciata, il pane fatto con farina di riso e i pani scuri di segala.
Per quanto riguarda la provenienza c'erano: il pane di Beozia, di Tessaglia, di Tegea, cotto sotto la brace, il pane fenicio, il pane della Cappadocia, lievitato con il latte, e il pane profumato dei contadini *amolgèe*. In base alla destinazione, vanno annoverati: il pane offerto a Demetra durante le feste della mietitura celebrate in maggio; l'*agoraios*, un pane bianco venduto nell'Agorà, il più rinomato di tutta la produzione attica; il pane della vendemmia, impastato con mosto e miglio o anche crusca, passato nella farina soltanto al momento della cottura; i piccoli pani di orzo abbrustoliti e messi a fermentare in piccoli vasi chiusi.

### *Presso i Romani*

Il pane fu introdotto a Roma durante la conquista della Grecia; con la scoperta della macina, prima manuale, poi a trazione animale e infine a movimento idraulico, venne a crearsi con la Repubblica la categoria dei mugnai, mentre i fornai panettieri solo in epoca imperiale, sotto Traiano, si unirono in corporazioni. Il più delle volte erano schiavi liberati che tramandavano il mestiere di padre in figlio.
Il pane, una volta entrato nelle abitudini alimentari dei Romani, sostituì definitivamente l'antico *pulmentum*. Molti erano i tipi di pane: sulla tavola dei ricchi c'era un pane bianco finissimo, il *siligineus*, ottenuto col fior di fa-

rina; per i gladiatori e per gli atleti era consigliato il *confusaneus*, preferito tra l'altro da Augusto, perché più ricco e nutriente; poi c'era il *panis plebeius*, sempre nero, che era il pane dei poveri, ai quali, soltanto nelle feste, veniva elargito quello bianco, il più delle volte per propaganda elettorale; altri pani, ottenuti con farine grossolane, erano il *cibarius* e il *sordidus*; infine, c'era una focaccia senza lievito.

A seconda dei principali sistemi di cottura si ottenevano: il *panis fornaceus*, che veniva cotto in un forno di mattoni; il *panis artopticius*, di estrazione casalinga, e il *panis clibanicius*, il cui sistema di cottura, di origine orientale e africana, consisteva nel mettere il pane su un recipiente rovesciato di ferro o di terracotta, con all'interno e tutto intorno braci ardenti.

## *Nel Medio Evo e nel Rinascimento*

Fu Carlo Magno a regolamentare il mestiere di panettiere, ordinando la registrazione, città per città, del nome degli artigiani abilitati. Costoro avevano l'obbligo di mantenere pulito, secondo determinate regole igieniche, l'ambiente di lavoro; in cambio, i panettieri, i loro familiari e i garzoni erano esentati dal servizio militare.

Anche i Comuni italiani, per evitare frodi e confusioni, imposero regole precise; per esempio, lo Statuto del podestà di Firenze (XIII e XIV secolo) stabiliva che tutte le persone impegnate a produrre il pane destinato alla vendita erano obbligate ad apporre un sigillo su cui fosse scolpito un giglio circondato dalle lettere componenti il nome e il prenome del fornaio. Inizialmente il pane era venduto a misura e vi erano la forma tipo del valore di un denaro, una forma doppia e un'altra più piccola detta opolo, dal nome di una moneta antica. C'era l'obbligo di escludere dal commercio le forme di pane difettose (mal cotte, troppo cotte, sformate), che venivano poi distribuite gratuitamente ai poveri. In seguito, il pane venne venduto a peso, e il prezzo veniva stabilito in relazione alla sua riuscita e alla qualità delle farine.

Oltre al pane di frumento, più o meno bianco, c'erano altri tipi di pane: quello d'orzo, anche detto della carestia, perché era, appunto, il pane più facilmente reperibile durante le carestie; il pane di avena, detto pane dei poveri, consumato dai frati Certosini per la mortificazione corporale; il pane di panico o di miglio, indicato come pane della Quaresima, che, per essere reso più gradevole al gusto, veniva cotto non nel forno ma sul fuoco, in una pentola in cui si versavano sei parti di acqua e quattro di farina: durante la cottura si aggiungeva un po' di latte o di formaggio fresco, e alla fine questo pane veniva tagliato a fette e fritto nell'olio; il pane di grano saraceno o pane della pestilenza, piuttosto scuro e duro, era poco apprezzato perché di difficile digestione; il pane di segale, che era l'unico tipo in uso nelle regioni del Nord (Polonia, Russia e Svezia). Nel corso dei secoli ci si organizza per far fronte ai periodi di carestia e, quindi, si costruiscono granai sufficienti ad assicurare scorte di frumento per almeno tre mesi.

Nel XVI secolo, i tipi di pane che potevano essere fabbricati erano 6: il pane bigio, o pane molto scuro; il pane bigio bianco, meno scuro; il pane bianco e piatto di Chapitre, dal suo inventore parigino, composto da una pasta così dura che inizialmente veniva lavorato con i piedi; il pane borghese, o pane casalingo; il pane scelto, o pane di lusso, perché leggermente salato (a quei tempi il sale era ancora troppo caro per essere utilizzato abitualmente); il pane morbido, o pane per banchetti, al latte e burro, reso particolarmente leggero dall'aggiunta di lievito.

## *Nel XIX secolo*

Alla fine del XVIII secolo, il frumento fu oggetto di particolari cure e selezioni, al fine di ottenere varietà più dure e ricche di glutine che rendessero la pasta più elastica, consistente e nutritiva. Tali varietà si ottennero più facilmente, grazie al tipo di terreno e di clima, in Russia, Canada e Africa del Nord. Questi tipi di grano portarono l'uomo a sfruttare le scoperte tecnologiche e, all'inizio del XIX secolo, in Ungheria, venne impiegato il nuovo sistema di macinatura meccanica a doppio cilindro, mentre il resto dell'Europa si adeguerà nel corso del secolo. Con questo metodo il prodotto, dopo una serie di operazioni successive, veniva liberato dalle impurità, lavato, asciugato, deumidificato e sottoposto a una prima stagionatura. Soltanto a questo punto si passava alla macinatura vera e propria, che permetteva di avere, in pochissimo tempo, la farina desiderata, più o meno bianca. Pertanto, si viene a creare l'immagine della farina 'come sostanza vivente', da far riposare 15-20 giorni prima di poter essere trasformata in pane.

Nella Francia del 1860 si codificarono le prime leggi sociali, che disciplinavano gli orari di lavoro degli addetti alla panificazione e la tenuta igienica dei locali. Alla vigilia del nostro secolo il pane, disponibile in numerose varietà di forme, veniva fabbricato con modifiche nei condimenti, ma con le stesse farine.

## *Dalla farina al pane*

Sebbene sia stato progressivamente automatizzato, il processo di panificazione è rimasto sostanzialmente lo stesso nel corso dei secoli, tanto che in Italia la Legge n. 580 definisce 'pane' il «prodotto ottenuto dalla cottura totale o parziale di una pasta convenientemente lievitata, preparata con sfarinati di grano, con o senza aggiunta di sale comune». Il pane così prodotto si chiama 'pane comune'; se, invece, si aggiungono altri componenti, viene detto 'pane speciale'. È possibile aggiungere alcuni ingredienti all'impasto, sia per migliorarne l'appetibilità sia per rallentarne il raffermimento (come nel pane all'olio).

L'elemento strutturante di base è la farina, dalla quale, in presenza di acqua e fornendo energia, si forma il glutine che intrappola l'amido. Durante la lievitazione, la struttura tridimensionale del glutine blocca e imprigiona i gas prodotti dalla fermentazione. L'impasto si gonfia e si irrigidisce durante la cottura, conservando la forma raggiunta per la denaturazione delle proteine. I lieviti (generalmente *Saccharomyces cerevisiae*) hanno il ruolo di convertire una parte dei carboidrati in anidride carbonica ed etanolo, mentre il sale, oltre a una funzione organolettica, è anche in grado di formare legami con le

**Pane tipo 00**

*Composizione per 100 g di parte edibile*

| | |
|---|---|
| Parte edibile | 100% |
| Acqua | 29.0 g |
| Carboidrati | **66.9** g |
| Amidi | **59.1** g |
| Proteine | **8.6** g |
| Lipidi | 0.4 g |
| Ferro | 0.8 mg |
| Calcio | 14 mg |
| Fosforo | 63 mg |
| Tiamina | 0.04 mg |
| Ac. glutammico | **3230** mg |
| Triptofano | 62 mg |
| Magnesio | 15 mg |
| Zinco | 0.37 mg |
| Rame | 0.19 mg |
| Selenio | **2.0** mcg |

*Fonte:* Tabelle di Composizione degli Alimenti, Istituto Nazionale della Nutrizione, 1998.

**Pane tipo integrale**

*Composizione per 100 g di parte edibile*

| | |
|---|---|
| Parte edibile | 100% |
| Acqua | **36.6** g |
| Amidi | **48.5** g |
| Proteine | **7.5** g |
| Lipidi | 1.3 g |
| Ferro | **2.5** mg |
| Calcio | 25 mg |
| Fosforo | **180** mg |
| Tiamina | 0.10 mg |
| Riboflavina | 0.12 mg |

*Fonte:* Tabelle di Composizione degli Alimenti, Istituto Nazionale della Nutrizione, 1998.

| Pane azzimo | |
|---|---|
| *Composizione per 100 g di parte edibile* | |
| Parte edibile | 100% |
| Acqua | 4.5 g |
| Carboidrati | **87.1** mg |
| Amidi | **77.5** g |
| Proteine | **10.7** g |
| Lipidi | 0.8 g |
| Fibra alimentare | **2.67** mg |

*Fonte:* Tabelle di Composizione degli Alimenti, Istituto Nazionale della Nutrizione, 1998.

proteine del glutine, rendendo la struttura ancora più resistente.

Tra gli ingredienti che è consentito aggiungere al pane, ci sono: zuccheri, grassi, estratto di malto e acido ascorbico. I cosiddetti *shortening* (grassi anidri) si usano per migliorare lo scorrimento fra le molecole, in modo da ottenere un volume maggiore e un più lento decadimento del prodotto. L'aggiunta di malto permette una più rapida disponibilità degli amidi, il che assicura una lievitazione più veloce; l'acido ascorbico viene aggiunto allo scopo di formare ponti sulfurei tra le proteine del glutine, migliorando ulteriormente la resistenza meccanica. Rispetto a quella ottenuta con lieviti selezionati, la lievitazione prodotta mediante l'impiego di lievito naturale (che è una parte dell'impasto del giorno precedente) conferisce al pane caratteristiche organolettiche migliori, più lunga conservazione nel tempo e, soprattutto, una migliore digeribilità in virtù della maggiore durata del processo, che determina una azione enzimatica più intensa e completa. La cottura (durante la quale, a causa dell'evaporazione dell'acqua dell'impasto, la temperatura all'interno del pane non supera mai i 100 °C) non garantisce l'eliminazione totale di spore batteriche e fungine che, pertanto, possono rimanere vitali.

| Pane formato rosetta | |
|---|---|
| *Composizione per 100 g di parte edibile* | |
| Parte edibile | 100% |
| Acqua | 30.7 g |
| Carboidrati | **57.6** g |
| Amidi | **45.5** g |
| Proteine | **9.0** g |
| Lipidi | 1.9 g |
| Ferro | 1.0 mg |
| Calcio | 20 mg |
| Sodio | **317** mg |
| Potassio | 103 mg |
| Tiamina | 0.04 mg |
| Riboflavina | 0.02 mg |
| Niacina | 1.01 mg |

*Fonte:* Tabelle di Composizione degli Alimenti, Istituto Nazionale della Nutrizione, 1998.

# Pane e funzioni organiche

Negli ultimi 40 anni circa, il consumo di pane è diminuito, mentre è aumentato quello di grissini, cracker e pane integrale.
Dal punto di vista bionutrizionale non è molto interessante la differenza tra il pane bianco e quello integrale, se non per il contenuto di fibra indigeribile che stimola la peristalsi intestinale. Molto più importante, invece, è la distinzione tra pane prodotto con sola farina, quindi con amido 'nativo', e pane addizionato di zuccheri solubili (presenti in tutti i prodotti industriali appena citati). Secondo l'opinione comune dei medici nutrizionisti, l'aumentato consumo di prodotti da forno addizionati con zuccheri gelatinizzati è una delle principali cause del notevole aumento del diabete specialmente giovanile, perché questo tipo di amido è molto più velocemente assimilabile, già a partire dall'azione enzimatica delle amilasi salivari.

Tuttavia, negli ultimi tempi sono state condotte delle interessanti ricerche sui cosiddetti 'amidi retrogradati', cioè su quella quota di carboidrati del pane che, con il progressivo invecchiamento del prodotto e in virtù di scambi di molecole di acqua con le proteine del glutine, non sono più idrolizzabili dai sistemi enzimatici umani e, quindi, non risultano assimilabili. Questo processo spontaneo è alla base del raffermimento del pane il quale, proprio a causa di questi scambi chimici fra glutine e carboidrati, perde nel tempo la sua 'dolcezza' e acquista quel caratteristico sapore di 'vecchio' e salato.

Un'interessante e semplice prova, per valutare il maggiore o minore contenuto di zuccheri del pane, consiste nel masticarne un pezzo, senza ingoiarlo. Dopo averlo ridotto a poltiglia, si aspira aria a bocca aperta: il contatto dell'aria con il pane masticato fa percepire il sapore dolce, con gradi di dolcezza diversi a seconda dei vari tipi di pane. Con un minimo di pratica, si riuscirà a stabilire immediatamente se c'è stata addizione di zuccheri e se la lievitazione è stata naturale oppure no.

## *Pane e regolazione glicemica*

In pratica, il pane non addizionato di zuccheri solubili diventa un alimento meno aggressivo per la funzione endocrina del pancreas, non perché i suoi carboidrati siano diminuiti, ma perché sono meno utilizzabili dall'organismo. Per i motivi esposti nella parte introduttiva, quanto più il pane è fresco, tanto più può disturbare l'equilibrio glicemico di un diabetico.

Da questo punto di vista, il peggiore è quello appena sfornato; infatti, nella tradizione popolare contadina non veniva mai consumato il pane caldo, a dimostrazione di come, pur non conoscendo i precisi meccanismi biochimici, l'esperienza secolare nell'uso di un alimento ha selezionato nel tempo la migliore modalità di utilizzo per la conservazione della salute. I bambini, al contrario, amano il pane appena sfornato proprio perché è più ricco di zuccheri. Esattamente opposto è il comportamento metabolico del pane tostato: la tostatura, se da un lato uccide ulteriormente i lieviti residui, riducendo la possibilità di provocare meteorismo intestinale, dall'altro scinde una quota aggiuntiva di amidi contenuti nel pane, rendendoli ancora più disponibili per gli enzimi digestivi.

Pertanto, anche il pane tostato è un alimento da sconsigliare a chi soffre di disturbi della glicemia.

## *Pane e funzionalità gastrica*

Il pane secco o la parte secca del pane, la crosta, sono utili nel trattamento della ipercloridria gastrica, perché funzionano da 'carta assorbente' sui succhi gastrici in eccesso, dando un netto miglioramento della sintomatologia nei pazienti che ne soffrono.

Inoltre, abbiamo appena visto come gli zuccheri del pane raffermo siano molto più inerti metabolicamente, quindi hanno minore possibilità di produrre nello stomaco cataboliti acidi che potrebbero peggiorare la sintomatologia del paziente. In questi casi si deve usare il pane secco ma non quello tostato che, pur avendo una funzione assorbente, indurrebbe una maggiore fermentazione acida per gli zuccheri più biodisponibili.

## *Pane e transito intestinale*

Normalmente il consumo di pane non influisce in maniera significativa sulla regolarità del transito intestinale. In alcuni individui, tuttavia, il cosiddetto 'pane casereccio' può dare dei problemi di stitichezza, anche se viene prodotto con farine a cui sia stata lasciata una certa quota di crusca. Questo apparente paradosso ha una sua spiegazione fisiologica. Il tipo di pane, di cui stiamo parlando, essendo prodotto con farina ad alta resistenza meccanica, ha bisogno di una maggiore quantità di lieviti, il che determina la presenza di vitamine del gruppo B in eccesso. In questo caso, un fegato non perfettamente funzionante può essere rallentato dal notevole impegno metabolico, con conseguente stipsi. Spesso è sufficiente non consumare questa qualità di pane per risolvere velocemente il disturbo.

Riguardo all'uso del pane integrale, non ci sono controindicazioni particolari, se non per il contenuto di crusca. Questa viene assunta con l'intento di favorire il transito intestinale e l'evacuazione. L'effetto, in diversi casi, è assicurato, ma il meccanismo che lo governa si dimostra patologico. La crusca, infatti, essendo altamente indigeribile per i sistemi enzimatici umani, provoca una notevole irritazione sulla mucosa del colon, stimolandola a eliminare il più velocemente possibile il materiale inutilizzabile, spesso attraverso vere e proprie scariche diarroiche.

La Bioterapia Nutrizionale® non condivide questa soluzione perché nel tempo può provocare disturbi alla funzione intestinale impropriamente sollecitata. Se si vuole che l'intestino riprenda a funzionare in modo fisiologico è necessario riequilibrare la funzione epatica, quasi sempre responsabile del rallentato transito intestinale.

## Il pane in Bioterapia Nutrizionale®

### *Pane, burro e marmellata*

Classica preparazione da prima colazione o merenda, pane, burro e marmellata garantiscono un ottimo apporto di lipidi insaturi (a condizione che il burro sia di ottima qualità), calcio, vitamina D, proteine e zuccheri, il cui effetto viene prolungato notevolmente dalla presenza dei grassi contenuti nel burro. Mentre nei soggetti con normale regolazione glicemica si può far usare il mattino il pane con sola marmellata, esistono situazioni cliniche nelle quali si verifica un rapido rialzo dei livelli ematici di glucosio, con altrettanto rapida caduta degli stessi, tanto da creare le condizioni per una ipoglicemia transitoria. È quello che succede quando, dopo aver mangiato un alimento molto zuccherino, si prova un senso di sazietà che non si prolunga fino al pasto successivo. La spiegazione fisiologica riguarda l'attività endocrina del pancreas che, in seguito alla sollecitazione glicemica (non mediata dal 'freno' dei grassi, come nel pane, burro e marmellata), può rispondere con un'iperattività che lo costringe a produrre molta insulina, seguita dalla inevitabile secrezione di glucagone per compensare l'ipoglicemia secondaria all'iperinsulinismo. Questo stress, oltre a provocare il cosiddetto 'buco allo stomaco' (che altro non è se non un segnale di carenza improvvisa di zuccheri), nel tempo può compromettere la funzionalità pancreatica e provocare l'insorgenza del diabete.

### *Strinidrina*

La strinidrina (termine che proviene dal Trentino Alto-Adige) è un'associazione altamente energetica. Si prepara con 1 fetta di pane tostato, ricoperta di zucchero, sulla quale si versa olio d'oliva a filo, e si aggiungono infine alcune gocce di vino rosso.
Lo scopo è quello di fornire, a un organismo in improvviso debito di energia, una spinta immediata a opera dello zucchero bianco e un sostegno più prolungato nel tempo per mezzo dei carboidrati del pane. Questi ultimi provocano anche un leggero impegno del fegato, mediato dalle vitamine del gruppo B. Il conseguente aumento della glicemia viene contenuto dalla presenza dell'olio d'oliva, mentre il vino rosso fornisce, oltre ad altri zuccheri, la possibilità di un assorbimento immediato di ferro, minerali e coenzimi, già attraverso le mucose orofaringea e gastrica.

Questa preparazione è ideale in tutte quelle situazioni di debolezza conseguenti a ipoglicemie per digiuno prolungato o improprio sforzo muscolare. In questi casi è assolutamente controindicato il classico e popolare bicchiere di acqua e zucchero poiché, al rapido aumento della glicemia, segue una sua caduta al di sotto del valore di partenza. Non è, ovviamente, una preparazione consigliata nei pazienti diabetici, per i quali il danno potrebbe rivelarsi molto superiore ai benefici.

## *Pane, burro e alici sotto sale*

Si tratta di una preparazione bionutrizionale da utilizzarsi in caso di nausea e vertigini non provocate da una condizione organica secondaria a cefalea o stato tossico del fegato. In questo caso ci si riferisce alle chinetosi (come il mal di mare), causate tipicamente da perturbazioni dei centri dell'equilibrio rispondenti a meccanismi di tipo elettrolitico. L'assunzione di sali minerali e calcio (contenuti nelle alici), mediati e veicolati al sistema nervoso da un grasso (il burro), ripristina immediatamente l'equilibrio perso. Del resto, il burro contiene fosfolipidi e la conduzione nervosa avviene a opera di sali minerali in una struttura fosfolipidica.

Il rimedio funziona in quanto il problema della chinetosi è generato solo da una scarsa rapidità di conduzione nervosa, per cui il centro dell'equilibrio non riesce ad adattarsi in tempo reale alle variazioni di posizione del corpo.

Questa preparazione è anche in grado di compensare, contemporaneamente, una riduzione dei valori pressori e una caduta della glicemia. La funzione di sostegno della volemia è garantita dalla presenza delle alici, che possiedono molti sali minerali, aumentati ulteriormente dalla salatura, tanto da farne un presidio bionutrizionale validissimo in ogni condizione di riduzione dei liquidi corporei. La glicemia viene invece sostenuta dalla combinazione pane-burro. Si utilizzano i carboidrati del pane e gli zuccheri contenuti nel burro che (per il rallentamento digestivo provocato da tutte le sostanze grasse) vengono ceduti lentamente al torrente circolatorio e frenati notevolmente nella loro metabolizzazione. Ciò consente di mantenere per un tempo prolungato livelli costanti di glucosio nel sangue, senza che si abbia una rapida ricaduta glicemica, come accade quando si assumono delle sostanze esclusivamente zuccherine.

## *Pane, burro e sale*

L'applicazione ideale di questa associazione è per tutte quelle situazioni in cui si voglia momentaneamente sostenere una caduta energetica, senza intervenire direttamente sui meccanismi glicemici.
Il pane fornirà l'idrato di carbonio a immediato utilizzo, il burro apporterà la quota lipidica associata a una percentuale glicidica biodisponibile e a lento rilascio (che, per altro, frenerà anche l'utilizzazione degli zuccheri del pane); infine, il sale provvederà a ripristinare il tono generale, aumentando moderatamente la pressione arteriosa e intervenendo nei meccanismi di membrana.

## *Pane, pomodoro, olio e sale*

Questa composizione bionutrizionale serve a riequilibrare gli elettroliti in un modo diverso da pane, burro e alici. In questo caso, il veicolo lipidico che media i sali del pomodoro e quelli del cloruro di sodio è costituito dall'olio extravergine d'oliva. Utilissimo durante i trattamenti chemioterapici, ha il potere di contrastare il senzo di nausea. Altra azione importante è quella di frenare una diuresi intensa in un soggetto in crisi ipertiroidea, o in chi ha avuto delle sudorazioni profuse. Infatti, la deplezione idrica contribuisce a peggiorare il quadro clinico, in quanto la tiroide ne verrebbe ulteriormente stimolata. In questi casi non è possibile impiegare pane, burro e alici, a causa dello stimolo tiroideo operato dallo iodio contenuto nelle alici.

Il pomodoro ha anche una capacità di sostegno dell'attività epatica, grazie alla sua acidità e alla sua moderata quota di zuccheri che, insieme con i carboidrati del pane, si rivelano utili nel sostenere e migliorare la funzione emuntoriale del fegato.

## *Pane, burro e bottarga*

È un'associazione bionutrizionale speciale, da utilizzare in particolari circostanze: nelle oligospermie; nei soggetti sottoposti a improvvisa ed elevata attività intellettuale; in chi deve mantenere una condizione di veglia prolungata oltre il previsto; nello studente che deve sostenere uno sforzo mentale per un esame.

Il pane rappresenterà la quota energetica che verrà potenziata dalla bottarga, vera miniera di preziosi oligoelementi, oltre che di proteine, iodio e sali minerali. A frenare la potenza energetica del tutto, provvederà il burro che, comunque, fornirà il mezzo fosfolipidico utile al tessuto nervoso del cervello.

### *Pane, burro e salmone*

È un presidio terapeutico simile al precedente, ma molto meno incisivo; le indicazioni sono le stesse, l'utilizzo è riservato a soggetti più giovani e meno bisognosi di sollecitazioni metaboliche così intense come quelle di pane, burro e bottarga.

### *Pane e prosciutto crudo*

È ideale come prima colazione nei pazienti diabetici, in quanto la quota di carboidrati del pane viene notevolmente rallentata dalle proteine e dai grassi della carne di maiale. Naturalmente, bisogna utilizzare soltanto prosciutto crudo e di buona qualità, escludendo quello cotto che è addizionato con lattosio e altri additivi.

Pane e prosciutto possono essere impiegati in tutti i pazienti che abbiano sintomi ipoglicemici negli intervalli fra i pasti, che siano tendenzialmente ipotesi (i sali del prosciutto trattengono liquidi) e che necessitino di un apporto proteico.

### *Pane e formaggio*

Il parmigiano, il pecorino, il provolone e la caciotta, oltre a rendere disponibili zuccheri, proteine e grassi, sono ottimi integratori di minerali. Associato al pane, il formaggio è indicato nei soggetti che devono sostenere sforzi fisici intensi (per esempio attività sportiva) o che debbano recuperare energie dopo aver svolto un lavoro prolungato, seguito da profusa sudorazione. Questa associazione è controindicata negli ipertesi, nei soggetti particolarmente irritabili o aggressivi, in chi ha malattie della vescica biliare e stitichezza.

### *Pan cotto*

Una preparazione in grado di stimolare specificamente la montata lattea è il pan cotto, che si prepara facendo soffriggere aglio e olio extravergine d'oliva in una pentola, aggiungendo poi l'acqua e la crosta del pane. Quest'ultima si lascia cuocere per qualche minuto, e si condisce poi con parmigiano reggiano. Il risultato si manifesta dopo un'ora circa, con turgore delle mammelle e latte disponibile per il neonato.

Il motivo per cui si usa soltanto la crosta è quello di evitare il fastidioso gonfiore addominale e la difficoltà digestiva. Infatti, il lievito e tutto il gruppo delle vitamine B sono presenti in quantità considerevole nella mollica che, fra l'altro, non ha quella quantità disponibile di zuccheri atti a stimolare la produzione di galattosio nella puerpera.

# La pizza

Anche se prodotta con un impasto simile a quello del pane, la pizza rappresenta un alimento dalle caratteristiche abbastanza peculiari. Essendo preparata poche ore prima della cottura, necessita di una maggiore quantità di lieviti. Il ridotto tempo di lievitazione determina una minore alveolatura della sua struttura rispetto a quella del pane, con una minore metabolizzazione degli zuccheri da parte dei microrganismi del lievito.

La cottura rappresenta la seconda peculiarità. Infatti, la pizza viene cotta in un forno che raggiunge una temperatura fra i 250 e i 300 °C, ma il tempo di cottura è talmente breve (di solito pochi minuti) che i processi di trasformazione operati dal calore agiscono solo in superficie. Questo significa che una quota maggiore di lieviti riesce a rimanere attiva all'interno della pizza, e tali lieviti continuano la fermentazione anche dopo l'ingestione dell'alimento. Inoltre, il contenuto d'acqua è maggiore rispetto al pane, il che rende la digestione più difficile a livello sia gastrico sia intestinale, per la parziale diluizione dei succhi digestivi e per imbibizione della struttura molecolare.
Infine, le proteine vengono meno denaturate dalla breve cottura, richiedendo una maggiore attività dei succhi gastrici per la loro scissione, anche se conservano di più il loro potere nutrizionale.

Originariamente, la classica pizza napoletana era condita solo con olio e pomodoro, successivamente sono stati aggiunti origano e aglio. La mozzarella è un arricchimento piuttosto recente del piatto che, però, complica notevolmente la gestione metabolica di questa storica associazione alimentare. Infatti, la mozzarella fornisce una quantità di zucchero notevole che si aggiunge a quello dell'impasto; inoltre, le particolari modalità della sua preparazione ne fanno un alimento che può

**Pizza con pomodoro**

*Composizione per 100 g di parte edibile*

| | |
|---|---|
| Parte edibile | 100% |
| Acqua | 41.0 g |
| Carboidrati | **41.4** g |
| Amidi | **35.0** g |
| Proteine | **7.1** g |
| Lipidi | **6.6** g |
| Ferro | **1.5** mg |
| Calcio | 22 mg |
| Sodio | **775** mg |
| Potassio | **209** mg |
| Fosforo | 40 mg |
| Tiamina | 0.06 mg |
| Riboflavina | 0.05 mg |
| Niacina | **2.10** mg |
| Magnesio | **17** mg |
| Zinco | **0.46** mg |

*Fonte:* Tabelle di Composizione degli Alimenti, Istituto Nazionale della Nutrizione, 1998.

causare ulteriore fermentazione intestinale, potenziando in negativo l'effetto già proprio dell'impasto. Anche l'importante quota di grassi animali, tutti saturi per la cottura, aggrava ulteriormente il lavoro del fegato e delle vie biliari, aumentando la fatica di questi organi, che già devono sostenere l'impatto del notevole quantitativo di vitamine del gruppo B sommate alla presenza del lievito. Infine, le proteine della mozzarella, associate ai molti carboidrati, non sono adatte a una dieta dimagrante. Quanto detto non deve ingenerare l'idea che la pizza sia da demonizzare o da evitare. Tuttavia, è necessario associarla ad alimenti compatibili e non, come spesso accade nelle pizzerie, con supplì, affettati, patatine, eccetera.

In Bioterapia Nutrizionale® si consiglia di assumere la pizza, con o senza mozzarella, insieme con un'insalata verde e 1 frutto (per esempio, la mela), in modo da fornire abbondante acqua di vegetazione che favorisca l'eliminazione dei cataboliti prodotti dall'impegno epatico e dei sali minerali da parte del rene. In genere non sono consigliabili altri tipi di pizza rispetto a quelli citati, in quanto le altre varianti rappresentano un'inutile complicazione di un piatto che, dal punto di vista metabolico, è già abbastanza ricco di capacità nutrizionale.

Riportiamo di seguito alcune possibili associazioni alimentari che, a seconda del contesto individuale del paziente, possono permettere l'uso della pizza, evitandone i fastidi.

## *Pizza e ananas*

È un'associazione utile in soggetti non diabetici, ma che hanno la tendenza all'imbibizione tessutale di liquidi, in questo caso peggiorata dall'eccesso di sali minerali e dalla notevole quota di lieviti attivi. Si sfrutta, infatti, il potente stimolo glicemico indotto sia dai carboidrati della pizza (ed eventualmente della mozzarella), sia dal carico di zuccheri dell'ananas che, per questo motivo, è un frutto diuretico. Come accade nei diabetici, l'iperglicemia transitoria che si viene a determinare consente al rene di eliminare efficacemente acqua e sali minerali, nonostante la presenza di una certa quota di glutine.

## *Pizza, finocchio e pompelmo*

È un'associazione adatta nei casi di affaticamento epatico. Se il fegato non lavora adeguatamente, i cataboliti non saranno resi idrosolubili e perciò il rene non li eliminerà; in

**Pizza con pomodoro e mozzarella**

*Composizione per 100 g di parte edibile*

| | |
|---|---|
| Parte edibile | 100% |
| Acqua | 39.3 g |
| Carboidrati | **52.9** g |
| Amidi | **36.4** g |
| Proteine | **5.6** g |
| Lipidi | **5.6** g |
| Ferro | tracce |
| Calcio | 12 mg |
| Fosforo | 48 mg |

*Fonte:* Tabelle di Composizione degli Alimenti, Istituto Nazionale della Nutrizione, 1998.

questi casi, infatti, lo stimolo iperglicemico non è efficace. Al contrario, l'aggiunta di acqua di vegetazione e di scorie, presenti nel finocchio, assieme allo stimolo acido del pompelmo, garantiscono attivazione ed energia all'epatocita, con una maggiore contrazione della colecisti.

L'arancia, in sostituzione del pompelmo, non è adatta, in quanto contiene molti sali minerali e una significativa quota di vitamina A che, come tutte le vitamine liposolubili, appesantisce e rallenta il lavoro epatico.

## *Pizza, sedano e pompelmo*

Associazione ideale nei soggetti con tendenza alla stitichezza (normalmente aggravata dalla pizza). Il sedano, infatti, è lassativo sia per il contenuto di fibra, sia per lo stimolo irritativo diretto sulla parete intestinale. Il suo iodio sollecita la tiroide a una maggiore produzione ormonale, con la conseguente accelerazione di tutti i metabolismi.
Infine, l'acqua di vegetazione del sedano, unita a quella del pompelmo di cui si è detto nel paragrafo precedente, agevola la funzione urinaria.

# La pasta

La pasta è uno dei componenti fondamentali e storici della dieta del bacino del Mediterraneo, modello alimentare recentemente rivalutato a livello internazionale, perché ritenuto uno dei più equilibrati per le sue proprietà bionutrizionali.

Non si può parlare della pasta se non ci si occupa della materia prima dalla quale deriva: il frumento. Quest'ultimo è un cereale, del quale si hanno notizie già dal V millennio a.C. in alcune zone dell'Egitto e della Cina, dove veniva coltivato e utilizzato con tecniche piuttosto grossolane. Da quelle specie arcaiche si sono selezionate delle varietà con un numero di cromosomi sempre maggiore, tanto che oggi il frumento è ritenuto giustamente il cereale più importante nell'alimentazione umana.
Le specie attualmente più diffuse sono il *Triticum durum,* o grano duro, destinato principalmente alla pastificazione, e il *Triticum aestivum,* o grano tenero, impiegato soprattutto per la panificazione e la produzione di altri prodotti da forno.
Dal punto di vista nutrizionale, si utilizza il frutto o chicco, che contiene il germe (con tutta la valenza informativo-energetica che questo comporta). Il termine scientifico preciso per questa parte commestibile è 'cariosside', composta da idrati di carbonio, in massima parte amidi.

La pianta, a partire dal glucosio, sintetizza due polimeri diversi: l'amilosio e l'amilopectina in forma di granuli intracellulari.
L'amilosio è un polimero composto da diverse unità di glucosio, mentre l'amilopectina, anch'essa formata da glucosio, è un polimero a struttura ramificata di dimensioni notevoli. In modeste quantità sono presenti anche fruttosio, saccarosio, maltosio e glucosio in forma semplice.
Si è detto che la cariosside, o chicco, contiene il germe, all'interno del quale è presente l'em-

| Frumento duro | |
|---|---|
| *Composizione per 100 g di parte edibile* | |
| Parte edibile | 100% |
| Acqua | 11.5 g |
| Carboidrati | **62.5** g |
| Amidi | **53.9** g |
| Proteine | **13.0** g |
| Lipidi | 2.9 g |
| Ferro | **3.6** mg |
| Calcio | 30 mg |
| Potassio | **494** mg |
| Fosforo | **330** mg |
| Tiamina | 0.43 mg |
| Riboflavina | 0.15 mg |
| Niacina | **5.70** mg |
| Vit. A ret. eq. | 2 mcg |
| Magnesio | **160** mg |
| Zinco | 0.42 mg |
| Rame | 0.40 mg |
| Selenio | **3.8** mcg |

*Fonte:* Tabelle di Composizione degli Alimenti, Istituto Nazionale della Nutrizione, 1998.

| Frumento tenero | |
|---|---|
| *Composizione per 100 g di parte edibile* | |
| Parte edibile | 100% |
| Acqua | 12 g |
| Carboidrati | **65.2** g |
| Amidi | **56.3** g |
| Proteine | **12.3** g |
| Lipidi | 2.6 g |
| Ferro | **3.3** mg |
| Calcio | 35 mg |
| Fosforo | **304** mg |
| Tiamina | 0.42 mg |
| Riboflavina | 0.14 mg |
| Niacina | **5.40** mg |

*Fonte:* Tabelle di Composizione degli Alimenti, Istituto Nazionale della Nutrizione, 1998.

brione, circondato dall'endosperma o mandorla farinacea. Il paragone con la cellula uovo è ancora più calzante; infatti, mentre l'endosperma ha la stessa funzione dell'albume, la cuticola esterna somiglia al guscio, il quale, dopo la macina, costituirà la crusca.

L'organizzazione dei grossi polimeri di amido è praticamente insolubile in acqua, a meno

| Farina di frumento 00 | |
|---|---|
| *Composizione per 100 g di parte edibile* | |
| Parte edibile | 100% |
| Acqua | 14.2 g |
| Carboidrati | **77.3** g |
| Amidi | **68.7** g |
| Proteine | **11.0** g |
| Lipidi | 0.7 g |
| Ferro | **0.7** mg |
| Calcio | 17 mg |
| Sodio | 3.0 mg |
| Potassio | **126** mg |
| Fosforo | **76** mg |
| Tiamina | 0.10 mg |
| Riboflavina | 0.03 mg |
| Niacina | **1.1** mg |
| Vit. A ret. eq. | 0 |
| Vitamina C | 0 |
| Magnesio | **120** mg |
| Zinco | 0.07 mg |
| Rame | 0.06 mg |
| Selenio | **2.3** mcg |

*Fonte:* Tabelle di Composizione degli Alimenti, Istituto Nazionale della Nutrizione, 1998.

che la temperatura non aumenti sufficientemente, come se la natura non consentisse alla pianta di nascere in condizioni ambientali non favorevoli, al pari dell'uovo che ha bisogno della cova per sviluppare l'embrione. Quando la temperatura aumenta, la complicata struttura degli amidi inizia a diventare più flessibile fino a rompersi, con solubilizzazione dei monomeri liberi.
Proprio questa caratteristica fa sì che l'amido sia normalmente utilizzato come addensante e stabilizzante in varie preparazioni alimentari. In ogni caso, senza questa importante modificazione della struttura, gli amidi sarebbero indigeribili, in quanto inattaccabili da parte delle alfa- e beta-amilasi pancreatiche.

Il frumento contiene anche una quota significativa di proteine vegetali (pari a circa il 10%), il cui aminoacido limitante è la lisina, contenuta invece nei legumi. Il contenuto proteico del frumento viene suddiviso in 2 gruppi principali, in relazione al grado di solubi-

| Farina di frumento integrale | |
|---|---|
| *Composizione per 100 g di parte edibile* | |
| Parte edibile | 100% |
| Acqua | 13.4 g |
| Carboidrati | **67.8** g |
| Amidi | **59.7** g |
| Proteine | **11.9** g |
| Lipidi | 1.9 g |
| Fibra alimentare | **9.6** g |
| Ferro | **3.0** mg |
| Calcio | 28 mg |
| Sodio | 3.0 mg |
| Potassio | **337** mg |
| Fosforo | **300** mg |
| Tiamina | 0.40 mg |
| Riboflavina | 0.16 mg |
| Niacina | **5.0** mg |
| Vit. A ret. eq. | 0 |
| Vitamina C | 0 |

*Fonte:* Tabelle di Composizione degli Alimenti, Istituto Nazionale della Nutrizione, 1998.

lità: proteine solubili sono le albumine e le globuline che, per questa loro caratteristica, svolgono un ruolo prevalentemente enzimatico e sono contenute nel germe; proteine insolubili sono le gliadine e le glutenine, che hanno una funzione strutturale e si trovano solo nella mandorla farinacea.

Dal punto di vista bioterapico, le proteine insolubili sono di rilevante interesse, poiché sono organizzate sotto forma di una matrice che imprigiona i granuli di amido. Anche se povere di lisina, sono molto ricche di acido glutammico e prolina, il che le rende capaci, a contatto con l'acqua, di strutturarsi e organizzarsi in un reticolo vero e proprio, il glutine, struttura dotata di notevole resistenza meccanica ed elastica.
Come tutte le proteine, anche quelle del glutine risentono delle alte temperature e, a circa 70 °C, iniziano a denaturarsi e a coagulare, perdendo buona parte delle loro caratteristiche. Ricordiamo, infine, la presenza nel frumento di quote minime di lipidi, fosfati, solfati di potassio, vitamine del gruppo B e tocoferoli.

# Funzioni e indicazioni nutrizionali

L'uso della pasta in Bioterapia Nutrizionale® è non solo appropriato, ma addirittura raccomandabile in un corretto regime alimentare. Questa è un'acquisizione importante, frutto di una osservazione clinica costante, in quanto la pasta non è solo una fonte disponibile di carboidrati, ma anche e soprattutto un alimento la cui utilizzazione ha importanti implicazioni nella fisiopatologia epatica, pancreatica e renale. Non ultima, l'azione di modulazione dello stato di eccitabilità del sistema nervoso centrale.
La prima, ancorché generica, indicazione è quella di assumere la pasta o anche il riso (cioè quello che viene comunemente definito primo piatto) preferibilmente di sera, a meno che particolari e precise situazioni cliniche non richiedano indicazioni diverse.

- La prima ragione consiste nel fatto che la pasta impegna le funzioni digestive, soprattutto epatiche, per un tempo relativamente breve rispetto a un pasto proteico. Normalmente i carboidrati vengono metabolizzati in circa 2 ore, dopo di che gli emuntori organici, in primo luogo fegato e rene, sono liberi di compiere tutte quelle complesse operazioni di pulizia, di detossicazione ed eliminazione, che ci permettono il mattino un buon risveglio. Al contrario, un pasto proteico o iperproteico obbliga l'organismo a un lavoro digestivo molto più lungo e complesso, con una produzione di scorie non eliminate, che il mattino si evidenzia con imbibizione dei tessuti, se non addirittura con un vago malessere. Ciò è causa di tanti casi di insonnia, risvegli notturni, bocca asciutta o amara con sete, sensazione mattutina di non aver riposato a sufficienza, anche se si è dormito molto: tutti segni di affaticamento del fegato e del rene, organi che non devono mai essere sovraffaticati nelle ore notturne.

- La seconda ragione è che al pasto di mezzogiorno vanno riservate le proteine, in parte per quanto appena detto, in parte perché esse, anche se in misura diversa, hanno la capacità di stimolare la funzione tiroidea e il metabolismo generale, contribuendo a mantenere lo stato di veglia e di vigilanza necessario fino a sera. Al contrario, i carboidrati, per le ragioni che esporremo fra poco, possono indurre sonnolenza e diminuzione di lucidità.
- La terza ragione per l'uso serale della pasta è dovuta alla presenza nei farinacei in generale del triptofano, un aminoacido che, tra le altre cose, è il precursore biochimico della serotonina, neurotrasmettitore coinvolto nei meccanismi di induzione del sonno.

## *Carboidrati e metabolismi organici*

Ad alcuni pazienti sembra a volte singolare la prescrizione dietetica dei carboidrati di sera, come avviene in Bioterapia Nutrizionale®, poiché abitualmente e per comodità si preferisce cenare in modo rapido, utilizzando spesso formaggi, affettati o una bistecca ai ferri. In realtà, la conoscenza della fisiologia organica conferma e sostiene in modo perentorio la necessità degli zuccheri complessi di sera. Senza voler scendere eccessivamente nei particolari, diciamo che i tessuti e gli organi che hanno una stretta relazione con l'apporto nutrizionale dei carboidrati sono il fegato, i muscoli, il sistema nervoso centrale e il sangue, soprattutto per quanto riguarda i globuli rossi.

Il fegato e i muscoli, pur consumando quantità non indifferenti di zuccheri per il loro diretto fabbisogno, ma soprattutto in funzione del lavoro che sono chiamati a compiere per il resto dell'organismo, hanno tuttavia delle riserve notevoli di glicogeno, cui possono rapidamente attingere di fronte a improvvise fluttuazioni della glicemia. Ciò non accade per globuli rossi e cervello, che sono invece completamente indifesi rispetto alle variazioni dei livelli ematici del glucosio.

Gli eritrociti, nell'ultima fase della loro differenziazione da proeritrocito a eritrocito maturo, perdono non soltanto il nucleo, ma anche i mitocondri, che vengono fagocitati dagli altri elementi figurati del sangue. Di conseguenza, il metabolismo ossidativo del ciclo di Krebs, nei globuli rossi è inesistente: per la sopravvivenza essi dipendono esclusivamente dalla via glicolitica. Quest'ultima è però energeticamente piuttosto inefficiente, producendo solo 2 molecole di ATP per ogni molecola di glucosio, contro le circa 12 prodotte dal ciclo di Krebs. Quindi, tutte le reazioni di scambio che i globuli rossi effettuano a livello tessutale, che per buona parte richiedono un dispendio di energia, dipendono strettamente da livelli glicemici adeguati e costanti.
Analogamente, il cervello, non disponendo di nessuna riserva energetica, è ancor di più glucosio-dipendente. La stessa capacità di diffusione di questa molecola attraverso la barriera ematoencefalica sembra essere legata alla presenza di alcuni aminoacidi (non è noto se in veste di *carrier* o come fattori favorenti), come lo stesso triptofano, di cui si è parlato prima. Ciò costituisce una ennesima dimostrazione di come la natura fornisce la materia prima e anche il modo di utilizzarla al meglio.

Il cervello è tanto sensibile agli sbalzi della glicemia che, in molti casi di ansia o crisi di panico apparentemente *sine causa*, è possibile individuare come meccanismo responsabile una cattiva gestione degli zuccheri. Dall'anamnesi accurata del paziente non è raro scoprire una ereditarietà diabetica o il fatto che le crisi avvengono in quelle fasce orarie durante le quali la fisiologica attività pancreatica può produrre condizioni di ipoglicemia transitoria, come nelle ore mattutine, a metà tra la colazione e il pranzo o verso le ore 17.00.

Un adeguato apporto cerebrale di zuccheri è subordinato anche a una corretta funzionalità epatica. Infatti, se il fegato non funziona correttamente, non potrà metabolizzare efficacemente le scorie tossiche. Se queste ultime non vengono trasformate in metaboliti idrosolubili (meccanismi di idrossilazione e glicuronoconiugazione), il rene non sarà in grado di filtrarle ed eliminarle. Molte di queste scorie sono liposolubili, quindi possono attraversare la barriera ematoencefalica e disturbare in modo più o meno grave il funzionamento del tessuto nervoso, fino ad arrivare all'accumulo vero e proprio con degenerazione neuronale, tipico di molte malattie neurologiche, come le demenze o il morbo di Alzheimer.

Quindi, un fegato messo in condizione di lavorare efficacemente costituisce una delle condizioni indispensabili anche per il buon funzionamento del cervello. Una riflessione su queste ultime osservazioni può darci la misura di come non sia indifferente per il nostro organismo l'uso di un alimento invece di un altro, o il momento della giornata in cui viene assunto, o la modalità di cottura, o l'associazione concomitante con altri alimenti.
Quanto esposto in questo libro deriva dalla applicazione pratica dei principi conosciuti della fisiologia umana, comprovati dalla osservazione clinica, da indagini strumentali e di laboratorio, senza dimenticarne il carattere di ripetibilità a parità di condizioni.

## *Modalità di cottura della pasta*

Il grado e la modalità di cottura della pasta non rappresentano soltanto un'esigenza legata al gusto (peraltro radicata in Italia, ma molto meno all'estero), ma influiscono in modo significativo sulla funzione e sulla digeribilità di questo alimento. La cottura in acqua ne provoca una progressiva imbibizione, che è tanto maggiore quanto più lungo è il tempo di bollitura. Quando questi tempi sono particolarmente prolungati, si ha un passaggio in soluzione di una quota consistente di principi nutritivi, i quali vengono inevitabilmente persi. In più, l'eccesso di imbibizione di acqua diluisce durante la masticazione gli enzimi glicolitici della saliva, con conseguente riduzione della loro efficacia. Questa azione di disturbo continua nello stomaco, dove i succhi gastrici incontrano maggiori difficoltà ad aggredire un alimento gonfio e imbibito, il che comporta allungamento dei tempi di digestione.

Ne consegue che la prolungata cottura è da sconsigliare decisamente nei pazienti con patologie gastriche ed epatodigestive, ma è poco conveniente anche nei soggetti sani, poiché è antifisiologico ostacolare la velocità dello svuotamento gastrico e ridurre la capacità di assimilazione. Nella pratica clinica quotidiana si consiglia al paziente di consumare la pasta cotta al dente, o anche ripassata in padella per aumentare il grado di disidratazione, a meno che non vi siano precise indicazioni che richiedano il contrario (come tutte le patologie digestive caratterizzate da accelerato transito).

## *Tipi di pasta*

La pasta più comune è quella di semola che, come si è detto, possiede un componente di cui tutti gli altri farinacei sono privi, il glutine. Quest'ultimo, per la sua natura proteica, possiede notevoli proprietà strutturanti, mentre il legame con la quota zuccherina ne frena l'assorbimento rapido, per cui costituisce un alimento ottimale nei diabetici, nei quali si devono evitare i picchi iperglicemici. Esistono però delle intolleranze specifiche e delle controindicazioni all'uso della pasta di semola. Le prime sono evidenti nei soggetti affetti da morbo celiaco, nei quali manca o è insufficiente il corredo enzimatico necessario per digerire il glutine. Controindicazioni sono le difficoltà della funzionalità renale, tanto che i nefrologi fanno usare una pasta deproteinizzata, secondo procedimenti non privi di effetti tossici e collaterali. In Bioterapia Nutrizionale®, invece di affidarsi a un alimento manipolato in modo improprio, si preferisce ricorrere a farinacei o cereali come l'orzo, il farro, il riso, la pasta all'uovo, i quali non disturbano la funzionalità renale, perché le loro proteine sono quantitativamente inferiori e, soprattutto, sono molto meno complesse rispetto al glutine.

Il processo di produzione e il formato della pasta hanno un significato importante in rapporto allo scopo alimentare e terapeutico richiesto.
Normalmente, l'industria prepara i vari formati di pasta attraverso la fase della trafilatura. Quest'operazione viene effettuata facendo passare l'impasto non ancora essiccato, quindi morbido, attraverso griglie di bronzo o di metallo rivestite di teflon, che daranno la forma al prodotto. Il passaggio però genera attriti, quindi aumento relativo della temperatura e così gli amidi tendono a scindersi e a formare zuccheri più semplici, con più rapido rilascio e assorbimento. Ne deriva che la pasta cosiddetta 'corta', o comunque più lavorata, ha una velocità di cessione degli zuccheri maggiore, quindi è più adatta nei casi in cui è richiesto un assorbimento rapido degli zuccheri a breve distanza dal pasto. Per ragioni opposte è meno indicata nel diabete, o quando si vuole una cessione più lenta e più duratura, il che avviene utilizzando spaghetti, linguine, bucatini, pasta fatta in casa e tutte le tipologie commerciali che, in fase di produzione, abbiano subìto uno stress meccanico e termico minore.

Ciò non deve ingenerare però la convinzione che sia generalmente preferibile usare la pasta cosiddetta lunga per non correre 'rischi': anzitutto perché, in condizioni di benessere, l'uso variato dell'una o dell'altra non provoca stati patologici; in secondo luogo perché in molti casi è invece preferibile utilizzare quella corta, per ottenere un rifornimento più rapido e mettere, per esempio, il fegato in condizioni di rispondere rapidamente a una richiesta metabolica maggiore da parte dell'organismo (per esempio, eliminazione di tossine da lavoro muscolare intenso, stati febbrili, intossicazioni alimentari e non, fase mestruale o ovulatoria del ciclo, eccetera).

Va detto, in conclusione di queste considerazioni generali, che l'utilizzo delle capacità nutrizionali della pasta non può prescindere dalla conoscenza delle singole preparazioni, delle associazioni con altri alimenti e delle condizioni fisiologiche o patologiche del soggetto in trattamento. Solo allora sarà possibile considerare gli alimenti come un insieme di sostanze capaci di agire biochimicamente a un livello profondo, tanto da poterli utilizzare come farmaci, con le indicazioni e le controindicazioni relative alle varie situazioni cliniche.

Per quanto riguarda la pasta di grano duro, essa ha un colore leggermente giallino; purtroppo, anche per questo alimento esiste la possibilità non tanto remota di frodi alimentari, in quanto molti pastai usano il grano tenero, più economico e più facile da lavorare, poi aggiungono all'impasto i coloranti che rendono il prodotto finale simile a quello ottenuto con grano duro, secondo un processo di vera e propria smaltatura della pasta.

Un criterio di distinzione è quello di osservare l'acqua di bollitura a fine cottura: la pasta di grano duro lascia l'acqua pulita e trasparente, quella di grano tenero manda in soluzione il glutine, con la conseguenza evidente che l'acqua diventa torbida. Riflettendo su quanto detto, si può facilmente comprendere che la pasta di grano duro è qualitativamente migliore perché trattiene una quota maggiore di glutine senza cederla in soluzione. Nello stesso tempo è più facilmente aggredibile da parte degli enzimi digestivi, in virtù del suo minore grado di imbibizione.

## La pasta in Bioterapia Nutrizionale®

È fondamentale la conoscenza di questa tappa preliminare, relativa alle modalità di cottura e alle associazioni di questo alimento. In questa sede saranno prese in considerazione le preparazioni nelle quali la pasta costituisce il componente fondamentale. Per quanto riguarda le principali associazioni con i legumi, le verdure o gli ortaggi, si rimanda alle rispettive sezioni.

## *Pasta al pomodoro*

Si prepara facendo soffriggere la cipolla nell'olio, si aggiunge il pomodoro portandolo a cottura e, a fine cottura, si arricchisce con il basilico. In relazione al trattamento del diabete, bisogna tener presente che la cipolla cotta sviluppa una quantità abbastanza consistente di zuccheri, al contrario di quella cruda, che invece ha un'attività ipoglicemizzante. Allora sarà bene valutare, caso per caso, con controlli ripetuti della glicemia, l'opportunità di utilizzare questo piatto nei diabetici. Volendolo usare, si può compensare la tendenza iperglicemizzante della cipolla cotta con delle opportune associazioni. Per cena, per esempio, si può prescrivere pasta al pomodoro (circa 60 g), 2 belghe ai ferri (che contenendo ferro tendono a ridurre la glicemia e a non disturbare il sonno), 1 finocchio crudo condito (che, essendo diuretico, facilita l'eliminazione dello zucchero attraverso le urine). Una possibile alternativa al finocchio è, in questo caso, il cavolfiore crudo (con aglio, prezzemolo, aceto, olio e sale), il quale stimola la tiroide grazie al suo contenuto in iodio, quindi tende ad abbassare la glicemia e non crea insonnia, perché possiede anche una certa quantità di bromuro che bilancia lo stimolo metabolico tiroideo.

Se nei diabetici va usata con attenzione, proprio per le caratteristiche di cui abbiamo finora parlato, la pasta al pomodoro è, al contrario, di grande beneficio nelle patologie del fegato. La presenza del pomodoro sostiene brillantemente la funzione della cellula epatica, mentre gli zuccheri della pasta e della cipolla cotta le forniscono l'energia necessaria per un corretto funzionamento. Pertanto, questo piatto si dimostra molto utile nel trattamento delle epatiti e nel supporto nutrizionale delle patologie neoplastiche del fegato, nelle quali un miglioramento della funzionalità permette all'epatocita di aumentare le difese di membrana, recuperando le ridotte capacità metaboliche necessarie per lo smaltimento delle tossine, sempre abbondanti in questo genere di patologie.

Un'altra indicazione importante, sempre legata al miglioramento della funzionalità epatica, è il trattamento della stipsi che, a esclusione di patologie organiche occlusive dell'intestino, dipendono sempre da una ipofunzionalità epatica. La pasta al pomodoro, inoltre, svolge una blanda funzione sedativa che si esplica attraverso 2 meccanismi: uno di tipo epatico per il miglior drenaggio delle scorie, molte delle quali hanno un'azione neurotossica con irritabilità, l'altro ad azione diretta sulla cellula nervosa, grazie alle proprietà sedative del basilico.

Per quanto riguarda le patologie renali, l'ipertensione e i disturbi cardiovascolari, sempre peggiorati da una cattiva gestione dei liquidi corporei, la cipolla presente nella pasta al pomodoro costituisce un componente ideale, in virtù della sua azione drenante. Tuttavia, è bene ricordare che in tutte le patologie renali è più conveniente l'uso della pasta all'uovo o del riso, in modo da eliminare il più possibile la presenza del glutine che, come già detto, crea notevoli difficoltà a un rene in non perfette condizioni.

## *Pasta al burro e parmigiano*

Dopo aver cotto la pasta, la si versa, senza scolarla del tutto altrimenti diventa troppo secca, in una terrina precedentemente scaldata nella quale sia stato fuso il burro, e si aggiunge il parmigiano reggiano. Si tratta di un piatto molto semplice, che però è dotato di utili potenzialità. È efficace quando si vuole reintegrare una buona quota di sali minerali in un organismo che abbia sostenuto dell'attività fisica, in un soggetto defedato o nel quale una diuresi abbondante o lungamente stimolata con farmaci diuretici possa aver in qualche modo alterato l'equilibrio elettrolitico. Il parmigiano è il principale artefice di questo apporto; infatti, oltre alla grande quantità di sali minerali, veicola anche proteine, grassi, zuccheri e una discreta quota di vitamine.

Una seconda possibile utilizzazione di questo piatto è nelle dissenterie o comunque nei casi in cui l'alvo sia frequentemente o saltuariamente scomposto. Di nuovo, il parmigiano reggiano è in grado di ridurre notevolmente questi disturbi, poiché contiene una proteina come la caseina, coagulasi che compatta efficacemente il materiale intestinale, facilitando anche il riassorbimento di liquidi ed elettroliti da parte del colon. Si ripropone poi il ruolo di integratore di minerali del parmigiano, molto utile in quei soggetti debilitati da dissenterie abbondanti o prolungate, nei quali è fondamentale, per la ripresa clinica, il ripristino di un *pool* elettrolitico più equilibrato. Va precisato, infine, che un maggior effetto astringente si ottiene utilizzando il riso invece della pasta.

Altra importante indicazione per l'uso della pasta al burro e parmigiano è rappresentata dai disturbi della coagulazione del sangue. In caso di mestruazioni abbondanti, o addirittura di metrorragie, la presenza del parmigiano, associato al burro, fornisce fattori di coagulazione, dei quali i più importanti sono il calcio e un insieme di coagulasi. Se a questa pasta aggiungiamo, inoltre, la zucca gialla cotta nell'olio extravergine d'oliva, l'azione antiemorragica sarà ancora più incisiva. Fra le controindicazioni, vanno segnalati il rallentato transito intestinale, la stipsi, il deficit di sali biliari e di lipasi pancreatiche e l'insonnia, che può peggiorare per l'eventuale azione eccitante del parmigiano.

### *Pasta allo zafferano*

Viene descritta assieme al piatto precedente, perché è simile la modalità di preparazione. Si tratta, anche in questo caso, di pasta condita con burro e parmigiano reggiano, a cui si aggiunge della crema di latte bollente (circa l'equivalente di 1 tazzina da caffè per ogni 70 g di pasta), nella quale si scioglie mezza bustina di zafferano.

In questa preparazione, alle caratteristiche della già descritta pasta al burro e parmigiano, si aggiunge lo stimolo dello zafferano, che è un polline e come tale va considerato una informazione energizzante.
In entrambi i casi, anche se attraverso meccanismi diversi, si tratta di preparazioni che forniscono all'organismo una dose significativa di energia.

### *Tagliolini al limone*

Si condiscono i tagliolini con burro e parmigiano reggiano, poi si aggiunge 1 tazzina da caffè di crema di latte bollente, nella quale si grattugia la parte gialla della buccia di un quarto di limone per ogni 50 g di pasta.

In questa preparazione, agli effetti di pasta, burro e parmigiano, sarà associata l'attivazione dei processi metabolici endocellulari a opera dell'acido citrico del limone, che potenzia le reazioni biochimiche del ciclo di Krebs.

### *Pasta con la ricotta*

La modalità di preparazione più semplice è quella di mescolare la ricotta fresca alla pasta lessata e scolata. La ricotta fornisce un quantitativo di calcio notevole, con un carico di grassi e di colesterolo assai ridotto; pertanto, è indicata nei pazienti con deficit di calcio (per esempio, le donne in menopausa con osteoporosi), ma che abbiano ipercolesterolemia o tendenza all'ipertensione, per cui non possono giovarsi dell'apporto nutrizionale dei formaggi. Inoltre, avendo la ricotta un contenuto di coagulasi ridottissimo, non produce lo stesso effetto astringente del formaggio sul transito intestinale (tale effetto, se necessario, si può potenziare con l'aggiunta di 1 cucchiaio di parmigiano reggiano); infine, è di più facile digestione, in quanto il contenuto in grassi è relativamente basso, i suoi zuccheri, assieme a quelli della pasta, forniscono energia a tutto l'organismo e le sue proteine non impegnano il rene.

Quando è richiesto un sostegno alla funzionalità epatica e non è controindicato un quantitativo maggiore di sali minerali, la ricotta fresca si può mescolare alla pasta già condita con il sugo di pomodoro, con eventuale aggiunta finale di parmigiano.

## *Pasta aglio, olio e peperoncino*

Per le specifiche caratteristiche della maggior parte degli ingredienti utilizzati, si rimanda ai rispettivi capitoli di questo libro. In questa sede si porrà l'accento, di volta in volta, sulla funzione che questi svolgono all'interno delle varie preparazioni. Una delle prime caratteristiche della pasta aglio, olio e peperoncino è la sua efficacia negli stati di raffreddamento e influenzali. Senza l'interferenza di altri ingredienti, si sfruttano le proprietà antibatteriche e antivirali dell'aglio e del peperoncino.

I carboidrati forniti dalla pasta hanno sempre una funzione energetica e di sostegno per il lavoro del fegato che, in queste situazioni, è sottoposto a un lavoro supplementare per l'eliminazione dei cataboliti tossici prodotti dallo stato infettivo.
Per potenziare le funzioni antibatteriche di questo piatto, a cena si potranno associare 2 indivie belghe ai ferri (condite con aglio, prezzemolo, peperoncino, olio e sale) e 1 mela cotta nel vino rosso con chiodi di garofano, cannella e buccia di limone, vale a dire un'ulteriore quota di zuccheri per il fegato, assieme a un'azione sedativa per il sistema nervoso, con lo scopo di facilitare il riposo notturno.
Un'alternativa alla mela è costituita da 2 mandarini che, pur contenendo vitamina C, facilitano il sonno per il loro contenuto in bromo e producono un leggero stimolo diuretico, facilitando l'eliminazione delle tossine che si accumulano in tutti gli stati influenzali.

Altra condizione in cui è indicato prescrivere la pasta aglio, olio e peperoncino è la presenza di dispepsie, gastriti e difficoltà del transito gastrico. In queste situazioni, il peperoncino non solo non è dannoso, ma si dimostra efficace nel combattere le colonie di *Helicobacter pylori* e nel migliorare l'afflusso di sangue e di fattori di riparazione tessutale a livello della parete gastrica, favorendo la cicatrizzazione di possibili piccole lesioni presenti sulla mucosa. Si possono aggiungere 1-2 cucchiai di pan grattato tostato (a secco, in un padellino a parte), che contribuisce all'assorbimento di eventuali succhi gastrici in eccesso.

Per le proprietà cicatrizzanti e di disinfezione del peperoncino, questa associazione alimentare trova indicazione nella rettocolite ulcerosa e nel morbo di Crohn, patologie nelle quali la leggera sollecitazione epatica indotta dal soffritto agevola i processi di guarigione della mucosa intestinale. È indicata inoltre durante i trattamenti chemioterapici, essendo capace di ridurre contemporaneamente la nausea.

## *Pasta all'arrabbiata*

È un antico piatto della tradizione romana, che presenta 2 componenti in più rispetto alla pasta aglio, olio e peperoncino: il pomodoro e il prezzemolo. Dopo aver fatto soffriggere l'aglio, si immerge il pomodoro a pezzetti nell'olio bollente senza mai coprire con il coperchio. In questo modo, si ha un'azione di disidratazione estrema del pomodoro, la cui struttura viene preservata insieme con tutti i principi nutrizionali, per la formazione di una pellicola lipidica che avvolge l'alimento. A fine cottura si aggiungono il peperoncino e il prezzemolo crudi, in modo da conservare al massimo il contenuto di vitamina C di entrambi.
Il pomodoro svolge in questo caso un ruolo di stimolo della funzione epatica. La perdita relativa di acidità, conseguente alla cottura, vie-

ne compensata dalla accresciuta biodisponibilità della quota zuccherina, che sarà di supporto al fegato. La presenza del prezzemolo ha il compito di fornire un quantitativo di ferro utile soprattutto come trasportatore di nutrienti. Infatti, l'emoglobina, una delle più importanti globine ematiche, necessita del ferro per essere fabbricata dall'organismo.

La pasta all'arrabbiata è particolarmente indicata quando bisogna sollecitare e decongestionare il circolo venoso portale come, per esempio, durante il trattamento bionutrizionale delle emorroidi. Queste ultime sono spesso causate da iperplasia o congestione del polo portale dell'epatocita, tale da provocare conseguenze a livello di alcuni plessi venosi come quello esofageo ed emorroidario.

Esistono, però, condizioni che apparentemente non hanno nulla di patologico, le analisi del sangue sono normali, il controllo ecografico epatobiliare non rileva anomalie, eppure clinicamente sono presenti numerosi e fastidiosi sintomi soggettivi. Ci riferiamo a tutti quei quadri caratterizzati da stipsi più o meno marcata, pesantezza e congestione digestiva con indolenzimento dell'ipocondrio destro, emicranie e una storia di crisi emorroidarie saltuarie. In questi casi, la pasta all'arrabbiata assolve alla funzione di drenaggio dell'epatocita, per lo stimolo acido del pomodoro e per i carboidrati della pasta. Per la sinergia degli altri componenti di questo piatto, si ha un rapido miglioramento della cellula, con progressiva diminuzione dei sintomi epatici, ma anche con un evidente miglioramento della eventuale sintomatologia locale.
In caso di emorroidi sanguinanti, il peperoncino funziona da cicatrizzante e mummificante sulle lesioni locali, assieme all'aglio che, per la sua azione antibatterica, evita il rischio di ascessi.

In conclusione, la funzione bionutrizionale della pasta all'arrabbiata è quella drenante a carico dell'epatocita, associata a un leggerissimo stimolo costituito dal soffritto. Anche le proprietà già descritte dell'aglio e del peperoncino contribuiscono a dare un beneficio significativo.

## *Bucatini all'amatriciana*

È un piatto che spesso non è preparato correttamente perché vengono associati grassi di diversa origine.
Si deve tagliare il guanciale a pezzettini sottili, compreso il grasso, lo si mette in una padella con pochissima acqua per far sciogliere i lipidi nei quali si fa cuocere 1 cipolla tagliata finemente; si aggiunge del vino, che fa sciogliere il grasso residuo e, quando il vino sarà evaporato, si aggiunge il pomodoro. In questo modo si può utilizzare questo piatto anche in un paziente con patologie epatiche, in quanto tutti i grassi vengono sciolti e, in parte, legati dal vino (infatti in laboratorio per fissare i grassi si usano la fiamma o l'alcol).

Non viene usato olio di oliva perché il grasso di maiale interagisce sempre negativamente con lipidi di diversa origine. Nel caso specifico, l'unione di 2 grassi così diversi (uno vegetale, l'altro animale) creerebbe difficoltà notevoli al fegato e al pancreas in fase digestiva.

È una preparazione indicata quando si vuole produrre una stimolazione epatica non così perentoria come quella indotta dalla frittura, ma sufficiente per obbligare il fegato a svolgere la sua funzione disintossicante. Quest'azione è ben supportata dai carboidrati della pasta e dall'acidità del pomodoro; la presenza della cipolla cotta, poi, assicura una quota di zuccheri in più, ma soprattutto un'azione di utile drenaggio a livello renale.

L'ultima annotazione è sul grasso del maiale, la cui presenza riduce notevolmente le possibilità di provocare picchi iperglicemici, dato che la carne suina ha, per sua stessa natura, un'azione stabilizzante sulla glicemia (prima che l'insulina fosse prodotta in laboratorio, infatti, la si estraeva dal pancreas del maiale).

## *Spaghetti con le vongole*

Di questo piatto si sfrutta l'elevato contenuto di iodio e calcio delle vongole, unitamente ad altre caratteristiche nutrizionali. Lo iodio determina uno stimolo tiroideo indicato negli ipotiroidismi, con equilibrio paratiroideo supportato dal calcio; quest'ultimo, presente nelle vongole in notevole percentuale, è particolarmente utile nelle donne in menopausa, nelle quali la progressiva riduzione degli estrogeni ovarici le espone all'osteoporosi e all'ipercolesterolemia. Il contenuto di calcio e di grassi omega 3 rende le vongole un alimento ideale in questo tipo di pazienti. Se consideriamo che in questa preparazione va aggiunto del prezzemolo fresco, avremo anche l'azione antiossidante della vitamina C, con una certa azione di fluidificazione ematica, anche questa propria del prezzemolo, certamente utile nella prevenzione degli accidenti vascolari.
Si prepara facendo aprire le vongole, preventivamente lasciate a spurgare in acqua e sale, in una padella con olio extravergine d'oliva e aglio schiacciato, e aggiungendo la pasta già lessata a mantecare, arricchendola a fine cottura con prezzemolo e peperoncino, che non debbono cuocere.
Al posto della pasta di semola è possibile usare le fettuccine all'uovo, più adatte per non affaticare i reni, insieme con quella piccola parte di proteina dell'uovo che esalta ancor di più l'azione di stimolo sulla tiroide.

È importante notare che un piatto del genere contiene anche un messaggio energetico di straordinaria rilevanza, trattandosi di unità viventi intere, portatrici di un completo corredo cromosomico ed enzimatico. In una parola, un grande messaggio armonico e ordinato di vita.

A differenza dei semi e dei germogli, che è preferibile non usare nei malati di tumore, non essendo raccomandabile introdurre alcuna informazione indifferenziata rivolta verso la crescita, in questo caso, come per l'uovo intero, si tratta di un messaggio vitale recepito dall'organismo nel suo tentativo di fronteggiare l'anarchia della cellula tumorale.

## *Pasta con la zucca*

Si prepara facendo soffriggere la cipolla con la zucca gialla, tagliata a dadini, nella quale verrà poi mantecata la pasta già lessata.
Il principio attivo è la vitamina K contenuta nella zucca, che è un coenzima essenziale nella cascata enzimatica del meccanismo della coagulazione. Essendo una vitamina liposolubile, deve essere estratta, attraverso la frittura, dalla zucca (struttura essenzialmente a base di acqua) da un grasso vegetale come l'olio extravergine d'oliva.

È una associazione adatta a tutte le condizioni di ipocoagulabilità ematica, comprese le metrorragie o le mestruazioni abbondanti, nonché nella preparazione a interventi chirurgici, in cui una migliore coagulabilità può far ridurre, durante l'anestesia, l'uso di ipotensivi allo scopo di mantenere il campo operatorio pulito.
La zucca gialla è, inoltre, ricca di retinoidi, anch'essi a struttura apolare, che possiedono riconosciute capacità antitumorali e sono utili nei problemi retinici.

## *Tagliatelle ai funghi*

Le tagliatelle con i funghi si preparano nel modo seguente: in una padella si mettono a cuocere i funghi tagliati a fettine con aglio schiacciato e olio. A fine cottura si versano le tagliatelle all'uovo, precedentemente lessate, nella stessa padella facendole saltare qualche minuto insieme con i funghi, infine si aggiungerà il prezzemolo tritato che non deve cuocere per non perdere le sue caratteristiche nutrizionali.

Questo piatto è usato per diversi scopi terapeutici, legati in massima parte alle proprietà dei funghi, i quali possiedono una comprovata attività antitumorale e, a livello energetico, rappresentano un alimento di notevole im-

portanza per il loro contenuto in riboflavina; essa è un componente fondamentale nelle molecole di FMN e FAD, coenzimi importanti nella catena di acquisizione e cessione di elettroni a livello mitocondriale, in parole povere nella produzione di ATP dal ciclo di Krebs.
I funghi sono utili anche in caso di stipsi perché la loro fibra, per molti aspetti assai simile al legno, è così indigeribile per i sistemi enzimatici umani da costituire uno stimolo assai deciso alla peristalsi e, quindi, piuttosto efficace ai fini di una migliore evacuazione.
Altra proprietà dei funghi è l'azione di fluidificazione ematica, che li rende utili sia nelle malattie da ipercoagulabilità sia nelle patologie ischemiche. Importante, però, è la precisione della diagnosi differenziale fra embolia ed emorragia cerebrale: nel secondo caso, infatti, i funghi possono produrre effetti drammaticamente opposti a quelli attesi.
Essi, inoltre, sono da proscrivere nel periodo mestruale, nelle ipopiastrinemie, nei deficit congeniti dei fattori della coagulazione, e così via.

## *Pasta con mortadella*

La mortadella, come tutti i cibi preconfezionati, non viene in genere utilizzata in Bioterapia Nutrizionale® se non in condizioni particolari e con scopi terapeutici ben precisi. È bene ricordare che si tratta di una carne cotta che, come tutti gli alimenti cotti, stimola le difese dell'organismo più di quelli crudi. La cottura, infatti, provoca delle trasformazioni nella struttura e nel 'patrimonio informativo' degli alimenti, tali da indurre l'organismo a riconoscerli meno come *self*. Ciò determina, in generale, una maggiore attivazione delle difese immunitarie ed enzimatiche. Inoltre, la presenza di alcuni additivi aumenta questo messaggio di 'estraneità' che, insieme con l'effetto irritante del pepe, contenuto nella mortadella, provoca uno stimolo significativo sull'attività digestiva.

La preparazione è la seguente: in una padella si unisce la mortadella, esclusivamente di puro suino, tagliata in striscette sottilissime, con il latte bollente, nel quale si verserà la pasta lessata e condita con burro e parmigiano. Dopo averla mantecata brevemente si aggiunge alla fine un pizzico di origano.
Questa spezia rende più difficile la digestione e, proprio per questa caratteristica, costringe lo stomaco e l'intestino a una secrezione maggiore, che a sua volta migliora la peristalsi, in particolare nei soggetti le cui funzioni gastrointestinali sono carenti. Ne consegue la controindicazione assoluta nelle persone affette da gastrite o, peggio, da ulcera gastrica o duodenale.

## *Pasta alla crudaiola*

Si prepara con tutti ingredienti crudi: per ogni 50 g di pasta cruda si triturano 5 pomodori Pachino, 1 cucchiaio di pinoli pestati, 1 cucchiaio di olio extravergine d'oliva, 1 cucchiaio di parmigiano reggiano, 6 mandorle pestate o 1 noce, 1 ciuffo di basilico fresco e prezzemolo tritati, mezzo spicchio d'aglio tritato, un'ombra di peperoncino e sale. È un piatto dai contenuti nutrizionali complessi, perché molti sono i messaggi metabolici che introduce. Del pomodoro e dell'aglio crudi, nonché del parmigiano, si è già parlato altrove in questo libro: qui ci occupiamo, invece, degli altri ingredienti meno usuali.

Il basilico fresco ha una importante azione sedativa sul sistema nervoso e si comporta da blando lenitivo della mucosa gastrointestinale; inoltre, possiede provate proprietà antitumorali, a differenza di quello secco.
In seguito all'essiccazione, infatti, si produce nella foglia una elevata concentrazione di estragolo, sostanza che ha mostrato di possedere proprietà cancerogene da non sottovalutare.
Anche i pinoli, dal canto loro, hanno un'azione sedativa dell'irritabilità nervosa. I meccanismi attraverso i quali basilico e pinoli agiscono sul sistema nervoso sono diversi: il basilico è un sedativo nervino, quindi agisce direttamente sulla iperreattività nervosa, mentre i pinoli agiscono attraverso il già descritto

meccanismo triptofano-serotonina grazie al quale, nel giro di 3-4 ore, si ha un'azione sedativa e antidepressiva.

Anche in questo piatto è presente il prezzemolo, del quale l'organismo utilizza il ferro come *carrier*, per favorire la distribuzione periferica dei nutrienti, insieme con una buona percentuale di vitamina C che, non venendo cotta, si conserva integralmente. La presenza della noce è utile, non tanto per il contenuto in grassi (in particolare acidi omega 3 ed esteri come il colesterolo, che rappresenta una base fondamentale per le difese immunitarie e la produzione di ormoni), ma soprattutto per la sua caratteristica di avere un'azione di tonificazione specifica sulla cellula muscolare cardiaca, migliorandone la contrattilità.
Un'alternativa alla noce sono 5-6 mandorle, anch'esse tritate, che si usano per il loro contenuto in litio, in modo da potenziare ulteriormente l'effetto sedativo di questa particolare preparazione.

## *Pasta alla carbonara*

È un piatto molto diffuso, caratterizzato da interessanti implicazioni terapeutiche. La preparazione è piuttosto semplice: si fa fondere il grasso della pancetta in poca acqua bollente, senza aggiunta di olio, e in quel grasso si fa soffriggere l'aglio. Si condisce la pasta bollente, aggiungendo 1 uovo fresco crudo (che deve appena rapprendersi con il calore della pasta) e del parmigiano reggiano. La ricetta originaria prevede anche l'aggiunta di pepe che, in Bioterapia Nutrizionale®, viene usato solo se si vuole dare al fegato e ai succhi gastrici uno stimolo piuttosto incisivo, come in caso di ipocloridria o lentezza digestiva, altrimenti non va aggiunto, oppure è sostituibile con il peperoncino.

La funzione di questa preparazione ha, in generale, lo scopo di stimolare l'attività epatica. Infatti, l'uso del soffritto fatto col grasso di maiale è utilizzato per agire sul fegato velocizzandone il metabolismo e anche per l'azione della piccola quota proteica, proveniente dalla pancetta, che l'olio d'oliva non potrebbe apportare. Le proteine animali hanno un ruolo, in buona parte, enzimatico, che è di notevole aiuto sia per il fegato sia per il pancreas; inoltre, insieme con il grasso, impegnano i sali biliari immessi dalla colecisti nel duodeno che, se inutilizzati, potrebbero avere un effetto irritante sulla mucosa intestinale. Il grasso di maiale aiuta a bilanciare, entro un *range* contenuto, le fluttuazioni della glicemia, rallentandone la velocità di salita. Infatti, un'iperglicemia troppo repentina attiverebbe immediatamente il pancreas che, producendo notevoli qualità d'insulina, provocherebbe un eccessivo utilizzo periferico di zuccheri, privandone il fegato nel momento meno indicato, quello della digestione.

Al ruolo enzimatico e di regolazione della secrezione e utilizzazione dei sali biliari concorre efficacemente anche il parmigiano che, in virtù degli enzimi digestivi che contiene (per la presenza del caglio di agnello), facilita piuttosto efficacemente la prima idrolisi delle proteine a livello gastrico, migliorando lo svuotamento dello stomaco. Inoltre, come tutti i formaggi, il parmigiano stimola la contrazione della colecisti durante la fase della digestione, tanto da poter provocare, in caso di presenza di calcoli, anche una colica biliare.
L'uovo, aggiunto crudo e perciò non alterato dai processi di cottura, racchiude in sé tutte le proprietà e le funzioni descritte nel relativo capitolo. La pasta apporta il suo indispensabile quantitativo di idrati di carbonio nonché le sue proteine, derivate in massima parte dal glutine.

Infine, il pepe produce un intenso stimolo sull'epatocita, ma di tipo irritante; quindi è bene utilizzarlo solo se il fegato è fondamentalmente sano. Non è consigliabile quando quest'organo è in difficoltà per una patologia o per un danno cellulare di una certa importanza.

## *Pasta alla marinara*

La pasta alla marinara si prepara con aglio, prezzemolo, pomodoro e olio; ne esiste una versione più elaborata, a cui vengono aggiunti frutti di mare, tonno oppure alici, che non trova particolare utilizzo in Bioterapia Nutrizionale®, essendo troppo complessa la sua composizione. Ci occupiamo, di conseguenza, solo della versione più semplice.

Si prepara facendo salire la temperatura dell'olio in padella e solo allora si mette l'aglio (che non deve soffriggere molto). Senza coprire la padella, si immerge nell'olio bollente il pomodoro a pezzetti, che deve disidratarsi ma non sobbollire, in modo da conservare la vitamina C, la vitamina K e la quota di minerali. Solo alla fine si aggiungeranno il sale, il prezzemolo tritato ed, eventualmente, il peperoncino.

È un piatto altamente energizzante, utile nelle iperglicemie e nel sostegno all'attività del fegato. Nelle iperglicemie può essere utilizzato perché unisce il potere ipoglicemizzante dell'aglio a quello, meno spiccato, ma comunque non trascurabile, del prezzemolo; il pomodoro, poi, sollecitando una maggiore attività epatica, fa sì che parte degli zuccheri circolanti vengano utilizzati immediatamente, eliminandoli così dal sangue.

È una preparazione efficace in un fegato la cui attività è metabolicamente lenta, e perciò non sufficiente alle richieste dell'organismo. La stimolazione epatica è ben sopportata anche in caso di patologia organica, poiché non è aggressiva come nel caso dei fritti; essa induce una migliore capacità di disintossicazione, un drenaggio dell'epatocita a opera del pomodoro e un sostegno energetico, grazie ai carboidrati della pasta. Una buona associazione con questo piatto è una verdura moderatamente ricca di potassio come gli agretti (conditi con olio e limone), più un frutto diuretico, come mezzo melone o 2 mandarini. L'ananas, pur essendo diuretico e fluidificante del sangue, non è indicato in questo caso perché, essendo eccessivamente ricco di zuccheri, rischierebbe di bloccare il meccanismo descritto, inducendo una risposta insulinica eccessiva da parte del pancreas.

La pasta alla marinara non è adatta alle persone con patologie renali, perché il pomodoro (con il suo cospicuo contenuto di sali) non è bilanciato dalla presenza della cipolla, essenziale in questi pazienti per garantire l'eliminazione degli eccessi minerali.
Infine, è una preparazione che permette l'impiego di idrati di carbonio senza far aumentare troppo il calore interno di un organismo. In termini più espliciti, se una persona riferisce di avvertire, come spesso succede, una sensazione di caldo o un senso di pienezza nei quadranti addominali superiori (la fascia compresa tra l'arcata costale e l'ombelico), è probabile che si sia creata una congestione, un ristagno (spesso su base emodinamica), riguardante il pancreas, il fegato, la milza e i vasi che di questi organi sono tributari. È una situazione nella quale il flusso sanguigno non riesce a defluire normalmente dal distretto indicato. La pasta alla marinara riesce a 'raffreddare', permettendo una peristalsi fisiologica dello stomaco e dell'intestino, con una maggiore attivazione del fegato e del pancreas. Ciò crea una sensazione di benessere immediato da parte del paziente, come se l'eccesso di energia intrappolata in quella zona riuscisse a ridistribuirsi uniformemente nel resto dell'addome.

Questo tipo di congestione si verifica spesso nei bambini; essi riferiscono, ai genitori o al medico, un fastidio nella parte alta dell'addome, assumendo un atteggiamento non di flessione, ma di iperestensione del tronco, nel tentativo di comprimere gli organi dell'addome superiore fra la parete anteriore e la colonna vertebrale, lasciando libero il deflusso verso il basso. In questi casi la pasta alla marinara si rivela particolarmente efficace.

## *Pasta e patate*

Si prepara facendo soffriggere insieme aglio, olio e patate, per non più di 9-10 minuti; quindi si allunga con acqua bollente e si unisce la pasta fino a completare la cottura. Si aggiunge anche il pomodoro, solo quando si vuole drenare un organismo che ha prodotto tossine, dopo aver effettuato un lavoro muscolare di una certa entità. Si agisce, in questo caso, attraverso un meccanismo di attivazione epatica a opera del pomodoro (che va aggiunto a pezzetti nella prima fase, mentre il tutto sta già cuocendo).
La cipolla non va mai usata in questo piatto perché lo stimolo iperglicemico sarebbe eccessivo.

La pasta, associata alle patate, aumenta le sue proprietà sedative. Questa azione è dovuta alla trasformazione del triptofano in serotonina, secondo un meccanismo di cui si è parlato all'inizio del capitolo, e alla presenza dei carboidrati che, facilitando la funzione epatica, agiscono indirettamente sul sistema nervoso con un effetto blandamente sedativo.

Le patate, dal canto loro, possiedono amidi che migliorano il sostegno epatico, ma soprattutto una importante quantità di potassio, che agisce sugli scambi di membrana della cellula muscolare, determinando una certa decontrazione con effetto miorilassante. Il meccanismo elettrolitico attraverso cui ciò si verifica è piuttosto complesso; in questa sede non ne parleremo in dettaglio, basterà ricordare che l'aumento relativo della concentrazione di ioni potassio nel sangue agisce competitivamente con l'attività delle pompe di membrana (le ATPasi Na-K), che sono alla base della depolarizzazione.

Il notevole contenuto di zuccheri di questa preparazione non la rende adatta al trattamento dei disturbi glicemici. Nelle iperglicemie e nel diabete è pericolosa perché agli zuccheri a lento rilascio dei carboidrati della pasta si sommano quelli a rapida utilizzazione provenienti dagli amidi delle patate. Per questa disponibilità di zuccheri, la pasta con le patate potrebbe sembrare indicata negli individui che hanno frequenti ipoglicemie. In realtà, anche in questo caso si ha una difficoltà pancreatica nella regolazione glicemica, con un tono muscolare ridotto che non necessita di azione miorilassante. Se contemporaneamente fosse presente un'iperpotassemia, si può correre il rischio di contrazioni tetaniche che possono interessare l'apparato muscolare e anche il cuore (aritmie).

Per fortuna, nella pratica clinica, si evidenzia spesso una ipopotassiemia nelle persone soggette a crisi ipoglicemiche, come se l'organismo tentasse, adottando una strategia di difesa, di ridurre al minimo i rischi appena descritti. Solo in questi casi pasta e patate può essere un piatto molto utile, perché ristabilisce un equilibrio fisiologico, in virtù del suo contenuto nutrizionale. Per un meccanismo molto simile a quello descritto a proposito della fibrocellula muscolare, il carico di potassio, agendo sull'attività delle pompe di membrana, può essere responsabile della riduzione dell'escrezione renale di sodio, con aumento del volume ematico e della pressione. Le proteine della pasta, poi, impegnano ulteriormente la capacità di filtrazione renale. Invece, nei pazienti con normale funzione renale, il glutine fornisce una quota proteica che stimola anche l'attività del nefrone, in quanto lo induce ad aumentare la filtrazione nel tentativo di ridurre la pressione colloido-osmotica a livello glomerulare. In definitiva, anche la proteina vegetale della pasta costituisce una sollecitazione abbastanza importante di cui un rene sano riesce a giovarsi, mentre un rene malato la gestisce con difficoltà. Specialmente nei soggetti ipotesi, il sostegno dell'attività renale è necessario per ridurre il rischio di un ulteriore abbassamento della pressione, che potrebbe verificarsi per una vasodilatazione a livello arteriolare conseguente al generale rilassamento muscolare dell'organismo.

Nei pazienti affetti da ipertiroidismo, pasta e patate può essere causa di disturbi solo per l'azione iperglicemizzante. Infatti, provocando un aumento glicemico piuttosto rilevante, può stimolare la tiroide attraverso un meccanismo di feedback. Questa ghiandola è sempre chiamata in causa quando si determinano iperglicemie relative di una certa entità, perché l'organismo, oltre a usare l'insulina pancreatica, cerca, con un meccanismo sinergico, di consumare una maggior quantità di zuccheri circolanti, attraverso un aumento della velocità del metabolismo basale.

Infine, la pasta con patate è un piatto molto utile nel trattamento dei disturbi del fegato, perché zuccheri e potassio sono di grande aiuto nel facilitare l'attività metabolica della cellula epatica. Per lo stesso motivo, può essere impiegata negli individui affetti da stitichezza cronica, nei quali la buona funzionalità dell'epatocita è una condizione indispensabile per la regolarizzazione del transito intestinale.

### *Tortellini*

I tortellini sono una preparazione di pasta all'uovo ripiena di carne e parmigiano. Normalmente viene utilizzata la carne di pollo, maiale o vitello, rosolata a pezzetti in una casseruola con olio e sale e poi tritata insieme con parmigiano e prosciutto.
Per la consistente percentuale proteica, costituita dal ripieno e dall'uovo della sfoglia, i tortellini sono di utile impiego nel diabete, proponendoli nella quantità di 150 g circa (per un individuo adulto di 70 kg), conditi con burro e parmigiano o con burro e salvia, oppure al pomodoro. Possono essere proposti anche in brodo di carne, a condizione che i danni renali, secondari alla malattia diabetica, non siano particolarmente gravi. Infatti, il disturbo arrecato alla funzionalità del rene è modesto, in quanto è minima la quota di proteina vegetale, il ripieno è fatto con carne bianca e le eventuali scorie azotate del brodo di carne saranno eliminate associando una verdura drenante (come 150 g di cicoria lessa con olio e limone, oppure 1 insalata di indivia belga e cipolla).

Considerando che, per un piatto abbondante, la quota di pasta è in realtà molto contenuta (20-40 g), questa preparazione è utile nelle diete dimagranti, purché associata opportunamente con altri alimenti, soprattutto nei casi di pazienti insaziabili. Per aumentare lo stimolo metabolico, ai 150 g di tortellini si potranno associare verdure che contengono iodio, come il cavolfiore o la verza (non i broccoli che sono troppo ricchi di sali minerali), e 2 kiwi, 3-5 mandarini o un quarto di ananas.

Più complessa è la gestione bionutrizionale di associazioni di pasta come i ravioli o gli agnolotti. Infatti, i ravioli sono costituiti dalla sfoglia di pasta e da un ripieno che varia a seconda delle forme commerciali e delle mode del momento. Per esempio, esistono ravioli con ricotta e spinaci, funghi e formaggio, con la zucca, eccetera; di conseguenza bisognerà, di volta in volta, valutare la funzione metabolica dei singoli componenti rispetto alle condizioni organiche del paziente in trattamento. Anche gli agnolotti, fatti con ripieno di carne come i tortellini, sono di solito arricchiti con formaggio, funghi, spinaci, zucca e altri alimenti.

Il limite di queste preparazioni a base di pasta è costituito dal fatto che la qualità biologica del prodotto è ridotta dalle necessità commerciali di garantire l'igiene e la conservabilità. Mentre la semplice pasta essiccata non richiede particolari attenzioni, i tortellini, i ravioli e gli agnolotti (per la presenza di alimenti associati che hanno diverso grado di deperibilità) vengono normalmente addizionati con stabilizzanti, aromi e antiossidanti, che possono essere tollerati da un soggetto sano, ma risultano dannosi in chi è a rischio di malattia. Per questa ragione, in Bioterapia Nutrizionale® queste preparazioni alimentari vengono impiegate solamente se è possibile avere dei prodotti freschi.

# Il riso

La coltura del riso (*Oryza sativa*) ha una storia millenaria nei Paesi asiatici; essa ha compiuto nei secoli un viaggio verso il Sud-Ovest del pianeta, dalla Cina, suo luogo di origine, in direzione dell'India e del Medio Oriente, quindi dell'Egitto e del Nord Africa, fino alla Spagna al seguito degli eserciti musulmani. La coltivazione del riso approda in Italia all'inizio del XV secolo, soprattutto nelle pianure del Nord, dove le condizioni climatiche, per umidità elevata e temperatura relativamente mite, risultano più favorevoli.

Le varietà principali di riso sono l'*Oryza sativa Indica*, coltivata soprattutto nell'Asia sudorientale, e l'*Oryza sativa Japonica*, coltivata in Occidente, con cariosside più tondeggiante rispetto alla precedente varietà. L'elevata concentrazione in silice delle parti esterne (lolla) rende queste ultime scarsamente idonee all'alimentazione umana, per cui vengono allontanate con i processi di raffinazione; il risultato è il riso sbramato o integrale che, a sua volta, viene sottoposto a un altro passaggio per eliminare la parte di germe residuo e lo strato aleuronico (pula): si ottiene così il riso raffinato. Un ultimo procedimento, basato sull'impiego di talco e glucosio, produce il riso brillato. Il valore nutrizionale di quest'ultimo è inferiore a quello del riso sbramato perché con la pula si perdono quote rilevanti di minerali, proteine e vitamine.

Nel riso brillato, a causa dei procedimenti descritti, si determinano carenze di alcuni aminoacidi, in particolare tiamina, treonina, lisina e triptofano, mentre in quello integrale si verifica un deficit solo di lisina; questa carenza può essere bilanciata dall'associazione con i piselli o con i fagioli, che invece ne sono ricchi. Nel riso parboiled, allo scopo di ridurre questo depauperamento, si tratta con vapore il riso sbramato, per poi eliminare la cuticola per essiccamento. Questo fa sì che, durante il trattamento, vi sia una diffusione verso l'interno del chicco di sali, proteine e vitamine, specialmente B ed E, ma non si sa come questi elementi, trattati con vapore dopo immersione in acqua per 48 ore, agiscano metabolicamente.

Infine, esistono dei tipi di riso sottoposti a cottura rapida in acqua bollente o aria calda, che producono fissurazioni nel chicco per una maggiore penetrazione dell'acqua durante l'ebollizione. Concludiamo citando alcuni prodotti ottenuti dalla lavorazione del riso: le farine, le creme e il semolino, ricavati attraverso la macinazione della cariosside a diverse granulazioni; il riso soffiato, che si ottiene essiccando rapidamente il riso cotto; il sakè, bevanda debolmente alcolica prodotta dal mosto di riso fermentato.

## Riso e funzioni organiche

Le differenze fra due alimenti apparentemente non troppo diversi, quali il riso e la pasta, non sono né poche, né di scarso rilievo. Tra queste, una riguarda il contenuto di proteine del riso che è diverso da quello della pasta per quantità e, soprattutto, per qualità. Le proteine del riso, infatti, sono prive di glutine; invece, la presenza di quest'ultimo nella pasta e nel pane (in più denaturato e alterato dalla cottura) determina un aumento della pressione osmotica glomerulare tale da peggiorare le possibilità di filtrazione del rene.

Pertanto, in presenza di patologie renali, è preferibile il riso, a meno che il danno renale non sia conseguente a complicanze croniche del diabete, nel qual caso la ricchezza del riso in zuccheri e amido ne limita fortemente la possibilità di impiego.
Gli amidi, infatti, sono dei carboidrati a rapido rilascio che, venendo immessi velocemente nel torrente circolatorio, determinano repentini rialzi della glicemia, sottoponendo a uno stress eccessivo il pancreas dei pazienti diabetici. In questi casi, quindi, è certamente da preferire la pasta che, proprio per il suo maggior contenuto in proteine, garantisce una metabolizzazione dei carboidrati più lenta e per questo più gestibile.

In base a tali considerazioni appare evidente come un alimento, se utilizzato in maniera opportuna, possa essere di notevole aiuto e, al contrario, se impiegato senza considerare il quadro clinico del paziente, possa diventare addirittura dannoso per la salute.

Negli ultimi anni si è manifestata la tendenza a impiegare il riso integrale, soprattutto da parte di persone coscienti dell'importanza di un corretto regime alimentare; tuttavia, quantunque sia generalmente preferibile usare l'alimento integro, l'apparato digerente degli esseri umani attuali ha perduto la capacità di aggredire alimenti dalla struttura compatta e dotata di un rivestimento esterno coriaceo. Per questa ragione, in Bioterapia Nutrizionale® si preferisce evitare la prescrizione di pasta, pane o riso integrale, anche perché nel tratta-

**Riso brillato, crudo**

*Composizione per 100 g di parte edibile*

| | |
|---|---|
| Parte edibile | 100% |
| Acqua | 12.0 g |
| Carboidrati | **80.4** g |
| Amidi | **72.9** g |
| Proteine | **6.7** g |
| Lipidi | 0.4 g |
| Ferro | 0.8 mg |
| Calcio | 24 mg |
| Sodio | 5 mg |
| Potassio | **92** mg |
| Fosforo | 94 mg |
| Tiamina | 0.11 mg |
| Riboflavina | 0.03 mg |
| Niacina | **1.30** mg |
| Vit. A ret. eq. | 0 |
| Vitamina C | 0 |
| Selenio | **10.0** mcg |
| Zinco | **1.30** mg |
| Magnesio | **20** mg |
| Rame | 0.18 mg |

*Fonte:* Tabelle di Composizione degli Alimenti, Istituto Nazionale della Nutrizione, 1998.

| Riso parboiled, crudo | |
|---|---|
| *Composizione per 100 g di parte edibile* | |
| Parte edibile | 100% |
| Acqua | 10.3 g |
| Carboidrati | **81.3** g |
| Amidi | **73.6** g |
| Proteine | **7.4** g |
| Lipidi | 0.3 g |
| Ferro | **2.9** mg |
| Calcio | 60 mg |
| Sodio | 9 mg |
| Potassio | **150** mg |
| Fosforo | 94 mg |
| Tiamina | 0.34 mg |
| Selenio | **14.0** mcg |
| Zinco | **2.0** mg |
| Rame | **0.34** mg |

*Fonte:* Tabelle di Composizione degli Alimenti, Istituto Nazionale della Nutrizione, 1998.

mento di soggetti malati non è adatto l'impiego di alimenti la cui digestione richieda processi lenti e laboriosi.
Il riso integrale, ammesso che sia coltivato senza impiego di anticrittogamici ed erbicidi (di cui restano inevitabilmente tracce nella cuticola esterna del chicco), è sconsigliabile nelle gastriti, nelle ipocloridrie e nell'atonia della parete dello stomaco; diventa assolutamente controindicato nelle malattie renali, sia per il maggiore contenuto in proteine, sia per la significativa percentuale di fosforo e potassio (*si veda* la tabella).
Il riso, infine, è astringente, quindi si dimostra utile nel trattamento delle dissenterie, specialmente se viene condito con burro e parmigiano che ne aumentano la capacità di coagulare il contenuto intestinale. Da quanto detto, è evidente che le principali controindicazioni all'impiego del riso sono rappresentate dal diabete e dalla stipsi.

| Riso integrale, crudo | |
|---|---|
| *Composizione per 100 g di parte edibile* | |
| Parte edibile | 100% |
| Acqua | 12.0 g |
| Carboidrati | **77.4** g |
| Amidi | **69.2** g |
| Proteine | **7.5** g |
| Lipidi | 1.9 g |
| Ferro | **1.6** mg |
| Calcio | 32 mg |
| Sodio | 9 mg |
| Potassio | **214** mg |
| Fosforo | **221** mg |
| Tiamina | **0.48** mg |
| Riboflavina | 0.05 mg |
| Niacina | **4.70** mg |
| Vit. A ret. eq. | 0 |
| Vitamina C | 0 |

*Fonte:* Tabelle di Composizione degli Alimenti, Istituto Nazionale della Nutrizione, 1998.

# Il riso in Bioterapia Nutrizionale®

Alcune preparazioni sono identiche a quelle della pasta: riso al burro e parmigiano, riso al pomodoro, riso all'arrabbiata, riso allo zafferano, eccetera; l'impiego terapeutico dovrà tenere conto delle diverse caratteristiche nutrizionali del riso e della pasta.

## *Riso al burro e parmigiano*

Dopo aver scolato il riso, quando è ancora bollente si condisce con burro e parmigiano reggiano, aggiungendo poi prezzemolo e salvia tritati. Con questa composizione nutrizionale si ottiene una riduzione della eccitabilità e irritabilità nervosa, in particolare quando è sostenuta da un elevato tono adrenergico di base.
L'azione miorilassante del potassio e sedativa degli amidi del riso viene prolungata dal burro che, rallentando l'assorbimento intestinale, fa assimilare gradualmente gli zuccheri, per cui contribuisce a mantenere a lungo un tasso ematico stabile di glucosio.
La salvia esplica tutto il suo potere sedativo e ormonale (di freno dell'attività surrenalica), mentre il prezzemolo serve per la sua azione fluidificante del sangue e per il ferro, che funzionerà da *carrier* degli altri nutrienti.

Il pasto può essere completato con 2 zucchine trifolate e 1 macedonia di frutta, arricchita con l'aggiunta di 6 mandorle (azione rilassante dovuta al potassio e al litio).

## *Riso e lattuga*

Il riso con la lattuga è una delle possibili associazioni sonnifere indicate per il pasto serale. Il riso è composto da idrati di carbonio meno sottoposti a lavorazioni particolari, per cui, rispetto alla pasta, produce minore tossicità organica, con riduzione del lavoro epatico. La lattuga, che si distingue fra le verdure come quella dotata di una fortissima azione soporifera e induttrice del sonno, benché cotta, conserva una quota di vitamina E, necessaria all'organismo nella sua funzione antiossidante; nel succo lattiginoso del suo tenero gambo, essa contiene sostanze simili all'oppio che riducono la vigilanza e l'eretismo neuropsichico.

Il riso con la lattuga si può preparare secondo 2 modalità.

- La prima consiste nel far soffriggere in olio extravergine d'oliva la lattuga tritata e l'aglio, poi si aggiunge acqua bollente e quando quest'ultima riprende a bollire si aggiunge il riso e si porta a cottura. L'effetto è sedativo e antidepressivo (anche per azione dell'aglio), e il fegato viene sostenuto nella sua attività detossicante dal leggero stimolo del fritto.
- La seconda modalità consiste nel portare a ebollizione l'acqua e cuocere insieme il riso e la lattuga; a cottura avvenuta si aggiunge burro e sale. Mancando il citato stimolo epatico del fritto, in questo caso l'effetto è maggiormente soporifero per i lipidi, il calcio e la vitamina E del burro.

## *Riso alle erbe*

Dopo aver cotto e scolato il riso, e averlo condito con burro e parmigiano reggiano, si aggiungono basilico, prezzemolo, rosmarino e salvia tritati. Si tratta di una associazione complessa che agisce terapeuticamente su piani diversi. In senso molto generico può essere definita sedativa; in realtà, rispetto ad altre soluzioni bionutrizionali, è molto meno soporifera e più riequilibrante.

All'azione miorilassante del rosmarino si aggiunge quella calmante del basilico e dell'amido del riso. Il tono nervoso non viene ridotto come nel riso e lattuga, ma leggermente sostenuto dal ferro e dalla vitamina C del prezzemolo, mentre la salvia opera un riequilibrio della irritabilità su base ormonale, soprattutto riducendo l'adrenergia. Infine, il burro, rallentando l'assorbimento gastrointestinale, mantiene il tono glicemico per un tempo più lungo, evitando l'iperglicemia; in più, come veicolo lipidico, esso facilita gli scambi di membrana, soprattutto del sistema nervoso.

A pranzo questo piatto sarà utile per ridurre uno stato di eccitazione senza influire significativamente sulla vigilanza, mentre a cena servirà per migliorare l'induzione e la qualità del sonno, magari associato alla valeriana, a insalata e a 1 mela cotta o 1 macedonia di frutta con 5-6 mandorle.

## *Riso al solo parmigiano*

È una preparazione che in Bioterapia Nutrizionale® ha indicazione e utilizzazione particolari. Si prepara semplicemente lessando 60-80 g di riso che viene poi condito con 2 cucchiai di parmigiano reggiano grattugiato.

Questo piatto viene usato per provocare una condizione di iperglicemia transitoria, allo scopo di stimolare la diuresi del paziente: per ottenere questo effetto fisiologico si sfrutta il meccanismo osmotico che, a livello renale, aumenta la filtrazione glomerulare nell'unità di tempo, analogamente a quanto accade nella poliuria diabetica.

L'associazione ideale del riso al parmigiano è con 200 g di macedonia di frutta: si utilizza il picco glicemico provocato dagli zuccheri a rapido rilascio del riso, potenziati da quelli della macedonia condita con zucchero e limone, in modo da provocare una maggiore condizione di iperosmolarità a livello glomerulare. Il parmigiano e la macedonia, inoltre, apportano un insieme di sali minerali (soprattutto $Na^+$, $Ca^{++}$, $K^+$), che sono ioni indispensabili al buon funzionamento delle ATPasi di membrana renali e in grado di riequilibrare il patrimonio elettrolitico.
Questa associazione può essere di grande aiuto nel trattamento dei pazienti ipertesi non diabetici, quando si vuole provocare una riduzione della volemia in tempi piuttosto rapidi (infatti si può ottenere un aumento della diuresi in circa 30 minuti dall'assunzione); tuttavia, non può essere usata molto frequentemente per il trattamento a lungo termine dell'ipertensione arteriosa, proprio perché sfrutta un meccanismo di emergenza al quale, a voler insistere, l'organismo potrebbe anche non rispondere più.

Come già accennato, è chiaro che questa associazione non può essere usata nei pazienti diabetici e neanche nei soggetti che presentano soltanto una non perfetta regolazione glicemica, in quanto lo stress a cui verrebbe sottoposta la parte endocrina del pancreas potrebbe slatentizzare un diabete non ancora conclamato o far aumentare pericolosamente il non ottimale livello di glicemia del diabetico.

## *Riso allo zafferano*

La preparazione consiste nel cuocere il riso, scolarlo e condirlo con burro e parmigiano; quindi si scioglie lo zafferano in 1 tazzina di crema di latte bollente, o di acqua calda di cottura del riso se in presenza di ipercolesterolemia, e lo si versa sul riso.
A differenza del riso con solo parmigiano, in questo caso lo scopo non è quello di provocare una iperglicemia (peraltro impedita dalla presenza del burro), ma di proporre un pasto nutriente che, in virtù delle proprietà dello zafferano, sostiene il tono generale dell'organismo senza provocare eccitazione nervosa.
Se si vuole mantenere una minima stimolazione epatica e facilitare il drenaggio renale, prima di mettere l'acqua per la cottura del riso, si fa rosolare il riso con la cipolla nel burro.

## *Riso, limone, tuorlo d'uovo e parmigiano*

Nelle dissenterie irrefrenabili, quando non è patologicamente implicato il pancreas, uno dei rimedi bionutrizionali consiste nel preparare un pasto a base di riso lessato e scolato; in questo riso ancora caldo si aggiungono un tuorlo d'uovo (che si addensa per il calore presente), un cucchiaio di parmigiano e qualche goccia di limone.
L'azione coagulante la massa intestinale si realizza per il calcio e i residui di caglio presenti nel parmigiano, per le proteine del tuorlo d'uovo (che agglutinano insieme con la struttura dell'amido del riso) e per la vitamina C e l'acido citrico del limone, che impedisce l'eventuale fermentazione, disinfetta il lume intestinale ed esplica un'azione astringente a carico delle mucose irritate.

## *Insalata di riso*

Cuocere il riso, poi raffreddarlo sotto l'acqua e aggiungere sottaceti, olive verdi, mozzarella, carciofi sott'olio, pomodoro, lattuga e basilico. Alle proprietà nutrizionali del riso, si aggiungono quelle dei vari componenti; l'acidità dei sottaceti e del pomodoro facilita la digestione gastrica e aumenta l'attività epatica. Quest'ultima viene aiutata dalla vitamina E delle olive e dalla cinarina dei carciofi. La lattuga e il basilico (entrambi ricchi di vitamina E) servono a frenare una eventuale azione irritante della mozzarella, necessaria per arricchire questo piatto del calcio e di tutti gli altri suoi numerosi nutrienti.
La prima indicazione dell'insalata di riso in Bioterapia Nutrizionale® è durante i tratta-

menti chemioterapici, nei quali riesce ad abbattere la nausea consentendo al paziente di alimentarsi in modo quasi completo.

L'insalata di riso si presta per essere preparata e consumata fredda, quando non è possibile disporre di una cucina. In particolare, è utile nelle scampagnate o nelle escursioni in montagna; in ogni caso quando l'organismo è impegnato in attività muscolari intense e si devono concentrare in una sola preparazione tutti i nutrienti necessari.

### *Riso e radicchio*

Far rosolare il riso con cipolla e burro. Quando il riso sarà diventato lievemente dorato, aggiungere 1 mestolo per volta di acqua bollente salata. Dopo un quarto d'ora di cottura aggiungere il radicchio tagliato grossolanamente e continuare a cuocere per altri 10 minuti. A cottura ultimata aggiungere 1 noce di burro e spolverare con poco parmigiano reggiano.
Questa preparazione è utile nelle gravidanze con anemia ferropriva, nelle anemie adolescenziali e nelle anemie oncologiche, quando non siano ancora compromesse le funzioni epatiche. La cipolla provvederà ad agevolare il drenaggio renale già stimolato dal radicchio che, facendo parte della famiglia delle cicorie, ha un'azione drenante ed è ricco di ferro (7,8 mg%); il riso, dal canto suo, supporterà il fegato in tutte le sue funzioni, compresa quella emopoietica; infine, il parmigiano garantirà l'equilibrio dell'insieme terapeutico con la sua ricchezza in proteine, sali, grassi e zuccheri immediatamente biodisponibili, ma frenati nell'utilizzazione dal mezzo lipidico rappresentato dal burro aggiunto all'ultimo minuto (per non rendere saturi i suoi grassi a opera della cottura).

### *Riso e fagioli*

Dopo averli messi a bagno per almeno 4 ore, si pongono i fagioli sul fuoco nella loro acqua, aggiungendo 1 cipolla intera, 1 carota e 1 costa di sedano. Ognuno di questi vegetali ha una sua funzione: la cipolla esplicherà un'azione diuretica e di disgregazione dei molteplici sali minerali contenuti nei fagioli; la carota, utile nelle insufficienze epatiche e ricca in zuccheri, agevolerà la digestione dell'associazione riso-fagioli; il sedano, con i suoi principi attivi (sedanina e mannitolo), faciliterà la peristalsi intestinale che sarebbe frenata dal riso. Si farà soffriggere aglio e olio e, appena l'aglio sarà rosolato, si verseranno in questo soffritto i fagioli già lessati insieme con la loro acqua. Appena il tutto avrà ripreso a bollire, si aggiungerà il riso, che cuocerà per almeno 20 minuti.

Questo presidio nutrizionale sarà di grande aiuto nelle terapie rimineralizzanti in caso di osteoporosi, nelle fratture ossee, nei bambini con difficoltà di crescita, nelle donne in gravidanza, o in allattamento, negli atleti dopo sforzi prolungati o prima di un impegno sportivo di lunga durata.
Il riso costituirà l'apporto in zuccheri a più immediata utilizzazione, seguito dagli amidi e dai carboidrati a più lento rilascio dei fagioli; per la ricchezza in sali minerali di questi ultimi, non sarà necessario aggiungere quelli del parmigiano grattugiato.

### *Riso e piselli*

La preparazione di riso e piselli, per risultare terapeutica, deve essere fondamentalmente semplice. Si mette a rosolare la cipolla tagliata finemente in olio extravergine d'oliva e, non appena diventa trasparente, si aggiungono i piselli lavati e grondanti acqua; a questo punto si copre la pentola con il coperchio (senza aggiungere il sale che renderebbe i piselli amarognoli e duri) e a fine cottura si salerà quanto basta. Si scola il riso lessato, lasciando da parte una tazza dell'acqua di cottura, e si aggiungono i piselli, rimettendo a cuocere i 2 componenti per qualche minuto: ove fosse necessario, si versa una parte dell'acqua conservata. A cottura terminata si aggiunge il sale e 1 noce di burro.

Questo presidio terapeutico è destinato a donne gravide e in allattamento, ai bambini anemici, alle persone anziane tendenzialmente anoressiche, ai pazienti con patologie degenerative del sistema nervoso e ai malati affetti da morbo di Parkinson.

Il riso rappresenta la quota glicidica indispensabile ai metabolismi epatopancreatico, cerebrale e renale; la cipolla drena l'eventuale eccedenza di sali minerali contenuti nei piselli; questi ultimi apporteranno potassio (193 mg%), calcio (45 mg%) e ferro (1,7 mg%) vantaggiosamente associati a una minima percentuale di sodio (1 mg%), che coadiuva l'azione diuretica della cipolla e dello stesso riso. I piselli, inoltre, contengono percentuali significative di L-dopa, che aumenta i livelli di dopamina nel cervello. L'aggiunta del burro fornirà l'apporto lipidico indispensabile in ogni associazione nutrizionale equilibrata.

## *Riso e fave*

Il procedimento è lo stesso di riso e piselli; la destinazione dell'alimento è più specifica. Essendo le fave assolutamente prive di grassi e avendo un particolare equilibrio in sali (potassio 200 mg%, fosforo 93 mg%, calcio 23 mg%, sodio 18 mg%, ferro 1,7 mg%), rappresentano un alimento prezioso per le ipercolesterolemie, le patologie cardiovascolari, l'albuminuria e le calcolosi renali, svolgendo inoltre un'ottima azione diuretica.
La ricchezza in L-dopa le rende particolarmente indicate nel trattamento del morbo di Parkinson.

# Il farro

Il farro (*Triticum dicoccon*) è probabilmente uno dei primi cereali usati nell'area mediterranea. La Palestina sembra essere stato il luogo dove esso trovò la sua origine, ma è stato rinvenuto anche nelle antiche tombe egiziane. I Romani usavano il farro nella loro dieta giornaliera, macinandolo per ottenerne la farina e preparare un piatto chiamato *puls*. Durante gli antichi cerimoniali romani, il farro ebbe un ruolo importante: veniva offerto come pane, tanto che la parola *confarratio* venne creata con il significato di unione, nel senso che la futura sposa offriva un dolce o del pane di farro. Usato anche in riti religiosi, il farro veniva offerto a Ceres, dea dell'agricoltura, durante il periodo della semina (*feriae sementivae*).

Columella riferisce del farro come di un grano forte, di cui le migliori varietà erano il *clusinum* (dal colore lucente), il *veneculum* (rosso o bianco) e l'*halicastrum* (duro e pesante). Il farro è avvolto da una pellicola esterna molto dura; a questo proposito, i Romani originarono una festa chiamata *Fornacalia*, che diffuse la pratica di arrostirlo per mondarne la buccia esterna.

Il farro è un cereale difficile da coltivare, perché cade facilmente sul terreno durante la fase finale della crescita, rendendo complicata la raccolta. Inoltre, il rendimento del prodotto per ettaro non è molto proficuo.
Per questa ragione, esso perse la sua popolarità nel Medio Evo, quando furono introdotte le colture di altri cereali.
Oggi abbiamo diverse varietà di questo antico cereale: una con chicchi piccoli (*Triticum monococcum M.*); una seconda varietà comune, più diffusa (*Triticum dicoccum S.*); un'altra ancora, caratterizzata da chicchi grandi (*Spelta triticum L.*).

Il farro ha un'azione lenitiva sulla mucosa dello stomaco e dell'intestino, inoltre provoca minori fenomeni di fermentazione intestinale in quanto, rispetto al frumento, è meno trattato industrialmente. Dal punto di vista nutrizionale, i carboidrati sono meno biodisponibili e a più lunga cessione, per cui il suo impiego è adatto nelle diete dimagranti e nel trattamento del diabete. La percentuale di proteine varia dal 14,2 al 20,2 %, ma con un minore contenuto di glutine, per cui il farro può essere usato più del frumento nelle patologie renali. Un vantaggio ulteriore, conseguente al suo consumo, si ha negli individui intolleranti al grano, i quali sembrano tollerare meglio i prodotti a base di farro; tuttavia, c'è necessità di ulteriori studi riguardo al suo impiego in malattie come il morbo celiaco. A differenza del frumento, viene utilizzato il chicco intero non decorticato, dopo averlo lasciato a mollo per un certo numero di ore. Esiste anche la farina di farro, con la quale viene prodotta la pasta, impiegata abitualmente in alcune regioni italiane.

Il farro si trova in commercio sotto forma di farina, di pasta o di chicchi interi. Sostituito nel tempo dalla pasta di frumento, negli ultimi anni è stato impiegato soprattutto nell'alimentazione macrobiotica, per cui oggi è facilmente reperibile nei negozi che vendono questo tipo di prodotti.

**Farro**

*Composizione per 100 g di parte edibile*

| | |
|---|---|
| Parte edibile | 100% |
| Acqua | 10.4 g |
| Carboidrati | **67.1** g |
| Amidi | **58.5** g |
| Proteine | **15.1** g |
| Lipidi | 2.5 g |
| Ferro | 0.7 mg |
| Calcio | 43 mg |
| Sodio | 18 mg |
| Potassio | **440** mg |
| Fosforo | **420** mg |
| Ac. glutammico | **4332** mg |
| Prolina | **1430** mg |
| Leucina | **1111** mg |
| Fenilalanina | **755** mg |
| Triptofano | **198** mg |

*Fonte:* Tabelle di Composizione degli Alimenti, Istituto Nazionale della Nutrizione, 1998.

## Il farro in Bioterapia Nutrizionale®

### *Minestrone di farro*

Adatto agli individui che svolgono intensa attività muscolare, si prepara facendo cuocere il farro in una minestra, preparata con le seguenti verdure: cipolla, sedano, zucchina, carota, fagiolini, patata. Lo scopo è quello di reintegrare tutti i sali minerali, fornendo contemporaneamente una notevole quota di potassio per rilassare i muscoli affaticati.

### *Minestra semplice di farro*

Se la preparazione precedente non è sicuramente adatta in una dieta dimagrante, si può impiegare una minestra con minore percentuale di sali minerali.
Si mettono a bollire insieme sedano, cipolla e farro e, alla fine, si aggiungono aglio e olio soffritto a parte, con un minimo di parmigiano reggiano direttamente sul piatto.

### *Pasta di farro*

Tutte le modalità di preparazione della pasta, descritte nel relativo capitolo, si possono realizzare impiegando la pasta di farro che si trova in commercio.
Come già detto, se ne gioveranno i diabetici, migliorati da alimenti che hanno minore biodisponibilità e più lento rilascio degli zuccheri, i soggetti con patologie renali, per la minore quota di glutine presente nel farro, e tutti i pazienti che hanno meteorismo e fermentazione intestinale dopo il consumo di pasta di frumento.

# L'avena

L'avena (*Avena sativa*) è una pianta erbacea annua, con stelo cilindrico e nodoso, foglie lineari lanceolate, parallelinervie, di colore verde chiaro. L'infiorescenza è piramidale e a pannocchia, con fiori raccolti in spighette pendenti. Il frutto è una cariosside munita di un solco ventrale.
Della famiglia delle graminacee, l'avena della specie *Sativa L.* è conosciuta dall'epoca neolitica e diffusamente coltivata per l'alimentazione umana e del bestiame.

La proprietà più nota e più studiata dell'avena è quella antidepressiva, attribuita alla gramina, un alcaloide presente nelle cariossidi germinate e anche nella pianta intera. Questa sostanza agirebbe come tonico del sistema nervoso centrale, insieme con alcuni derivati triterpenici, anch'essi presenti nella pianta: le avenacine.
Per la notevole quantità di ferro, carboidrati, fosforo e aminoacidi essenziali (tra i quali, in percentuale notevole, la fenilalanina, l'acido glutammico e il triptofano), l'avena è un cereale utile soprattutto nelle persone asteniche, defedate, ipotese, depresse. Infatti, la sua principale caratteristica è quella di sostenere il tono neuromuscolare, eccitando la trasmissione nervosa e la contrattilità della miofibrilla. Per questa ragione, si fa mangiare abbondantemente ai cavalli da corsa prima della competizione.

Nell'alimentazione umana, l'avena ha poche indicazioni, in quanto non sono frequenti le situazioni cliniche nelle quali la sua funzione potrebbe essere sfruttata terapeuticamente.

Per esempio, nella miastenia (quindi in una situazione di ipotono muscolare patologico) uno stimolo alla neurotrasmissione farebbe peggiorare la sintomatologia, mancando una struttura fisica sana in grado di rispondere alla sollecitazione funzionale.

**Farina d'avena**

*Composizione per 100 g di parte edibile*

| | |
|---|---|
| Parte edibile | 100% |
| Acqua | 9.0 g |
| Carboidrati | **72.3** g |
| Amidi | **59.2** g |
| Proteine | **12.6** g |
| Lipidi | **7.1** g |
| Ferro | **4.2** mg |
| Calcio | 80 mg |
| Fosforo | **342** mg |
| Tiamina | 0.52 mg |
| Riboflavina | 0.17 mg |
| Niacina | **2.40** mg |
| Ac. glutammico | **2633** mg |
| Prolina | 655 mg |
| Leucina | **920** mg |
| Fenilalanina | **630** mg |
| Triptofano | **185** mg |

*Fonte:* Tabelle di Composizione degli Alimenti, Istituto Nazionale della Nutrizione, 1998.

# L'avena in Bioterapia Nutrizionale®

## *Pappa d'avena*

In soggetti che devono affrontare una competizione sportiva intensa, ma di breve durata, si proporrà l'avena preparata sotto forma di minestra.

Dopo aver sciacquato abbondantemente i chicchi, si tengono a bagno nell'acqua per parecchie ore e si mettono succesivamente a bollire nella stessa acqua.

La pappa d'avena si consuma con aggiunta di olio extravergine d'oliva, ed eventualmente pecorino grattugiato oppure sale da cucina per insaporirla.

# L'orzo

A differenza dell'avena, l'orzo (*Hordeum vulgare*) è un cereale dotato di un effetto sedativo sul sistema nervoso centrale. Di facile digeribilità, con zuccheri a lento rilascio come quelli del farro, si può usare nelle patologie gastrointestinali e nei disturbi della regolazione glicemica. Per la sua azione lenitiva sulle mucose gastroenteriche, può essere impiegato nelle gastralgie, anche nei pazienti che riferiscono aumento dei sintomi dolorosi dopo l'assunzione dei carboidrati della pasta di grano. Grazie alla sua ridotta fermentazione, l'orzo facilita il fisiologico svuotamento gastrico, con deflusso del contenuto acido in eccesso.

L'orzo perlato è un cereale ricco in lisina (406 mg%), contiene fosforo, potassio, magnesio, calcio, proteine, ferro, sodio, zolfo, zinco, rame in tracce, fitormoni ad attività estrogenica «simile a quella degli ormoni sessuali femminili che provocano l'estro» (Bickoff).

È un alimento che facilita la concentrazione, l'attività psicofisica e la serenità emotiva (B. Schmidt, V. Renzembrink), inoltre funziona da tonico cardiaco, grazie all'ordeina, un alcaloide che possiede un'azione simile all'adrenalina.
L'orzo è anche emolliente, ricostituente, digestivo, tonico nervino e antinfiammatorio delle vie urinarie (nefriti, cistiti) e delle vie respiratorie (raffreddori, tubercolosi). L'ordeina, per la sua azione antisettica intestinale, lo rende utile nelle dissenterie, nel tifo e nelle enteriti. Essendo ricco di antienzimi inibitori delle proteasi, l'orzo è un alimento utilissimo per i malati di cancro e di AIDS.

Del tutto diverso è il destino metabolico dell'orzo tostato. Invalso nell'uso popolare come succedaneo del caffè in tempo di guerra, viene tutt'ora impiegato dagli individui che non sopportano l'azione eccitante della caffeina.

| Orzo perlato | |
|---|---|
| *Composizione per 100 g di parte edibile* | |
| Parte edibile | 100% |
| Acqua | 12.2 g |
| Carboidrati | **70.5** g |
| Amidi | **64.1** g |
| Proteine | **10.4** g |
| Lipidi | 1.4 g |
| Ferro | 0.7 mg |
| Calcio | 14 mg |
| Sodio | 3 mg |
| Potassio | **120** mg |
| Fosforo | **189** mg |
| Tiamina | 0.09 mg |
| Riboflavina | 0.08 mg |
| Niacina | **3.10** mg |
| Magnesio | **120** mg |

*Fonte:* Tabelle di Composizione degli Alimenti, Istituto Nazionale della Nutrizione, 1998.

Il caffè d'orzo, tuttavia, è controindicato nei gastropatici, in quanto la tostatura provoca la trasformazione chimica dei carboidrati trasformandoli in zuccheri bruciati altamente irritanti per le mucose gastrointestinali. Se a questo effetto negativo si aggiunge quello della maggiore quantità di acqua che si assume, si ha inevitabilmente un ristagno gastrico, con aumento della sintomatologia dolorosa.

In Bioterapia Nutrizionale® il caffè d'orzo tostato ha una indicazione solo in alcuni soggetti diabetici, nei quali non è consigliabile l'impiego del caffè vero e proprio. Ci si riferisce ai pazienti diabetici con compromissione renale, nei quali lo stimolo diuretico della caffeina provocherebbe un aumento non richiesto della diuresi, con affaticamento di un organo già leso.

| Farina d'orzo | |
|---|---|
| *Composizione per 100 g di parte edibile* | |
| Parte edibile | 100% |
| Acqua | 12.8 g |
| Carboidrati | **79.3** g |
| Amidi | **72.1** g |
| Proteine | **10.6** g |
| Lipidi | 1.9 g |
| Calcio | 39 mg |
| Fosforo | **393** mg |
| Sodio | 4 mg |
| Tiamina | 0.16 mg |
| Riboflavina | 0.08 mg |
| Niacina | **5.50** mg |

*Fonte:* Tabelle di Composizione degli Alimenti, Istituto Nazionale della Nutrizione, 1998.

## L'orzo in Bioterapia Nutrizionale®

### *Minestra d'orzo*

Adatta nei bambini ipereccitabili, negli anziani o nei soggetti con disturbi del sonno, si prepara facendo cuocere l'orzo (preventivamente tenuto a mollo) direttamente nel latte. Alla fine, si può rendere più gradevole per i bambini aggiungendo zucchero al posto del sale. La cottura non è particolarmente lunga, in quanto il latte svolge una predigestione dell'orzo, in virtù dei suoi enzimi proteolitici.

Come variazione nella modalità di preparazione, si può cuocere l'orzo nell'acqua, scolarlo e poi condirlo con salsa di pomodoro. In questo secondo caso, la funzione è quella di una facilitazione dei processi digestivi, insieme con una stimolazione e un drenaggio delle cellule epatiche. Rispetto al riso al pomodoro, l'orzo non provocherà un aumento rapido della glicemia e quindi permetterà al pancreas di gestire con maggiore facilità gli zuccheri.

### *Orzetto*

Si mette a bollire l'orzo soltanto con acqua. A parte si prepara un soffritto con guanciale, sedano, carota e cipolla, nel quale si versa l'orzo bollito con la sua acqua, lasciando cuocere il tutto ancora per qualche minuto.

La funzione di questa preparazione, usata soprattutto nelle regioni montane, è quella di aumentare l'energia e il calore metabolico interno del corpo.

È controindicata solamente negli ipertesi, nei cardiopatici e nei poliglobulici, in quanto tende a reintegrare i sali minerali e a trattenere i liquidi biologici, con un sostegno al tono della muscolatura liscia dei vasi sanguigni, che può provocare un rialzo pressorio.

Utilissima, invece, nei soggetti ipotesi, astenici, sottopeso e freddolosi in quanto, rispetto ad altre associazioni dotate della stessa funzione fisiologica, quest'ultima non provoca una contemporanea e indesiderata eccitazione del tono nervoso. I componenti dell'orzetto, infatti, liberano lentamente i loro principi nutritivi, per cui non si verifica una sollecitazione surrenalica con secrezione di adrenalina.

# Il mais

Come il frumento per i popoli del Vecchio Continente, il mais (*Zea mays*) è stato il cereale base nella dieta dei popoli americani, dagli Indiani del Nord America, ai Maya e agli Aztechi (lo divenne anche per i primi coloni provenienti dall'Europa).

La coltivazione del mais ha radici millenarie nel continente americano, dove è ancora ampiamente utilizzato nell'alimentazione quotidiana. Questo cereale è stato sempre considerato importante anche in cerimonie religiose e popolari, tanto che nelle antiche lingue degli Indiani d'America la parola *mais* significava 'ciò che mantiene in vita'.
In Europa la pianta giunse alla fine del XV secolo, diffondendosi dapprima nel bacino del Mediterraneo e successivamente fra le popolazioni nordeuropee.

La varietà predominante oggi è quella gialla, ma ne esistono altre con chicchi di colori differenti, in rapporto alla presenza di pigmenti diversi nello strato superficiale. Quest'ultimo, detto strato aleuronico, contiene carotenoidi e flavonoidi che, al variare di concentrazione, possono far cambiare colorazione ai vari tipi di mais. Per esempio, esiste una varietà la cui cuticola è rosso-bordeaux, molto scura per la presenza di antociani.

## Proprietà nutrizionali

Le popolazioni del Centro America usano preparare il mais trasformandolo in un prodotto chiamato *masa*, che viene poi adoperato per le *tortillas* e altri alimenti. Questo procedimento prevede il riscaldamento del mais a oltre 80 °C, in presenza di calce, il che consente la trasformazione del niacinogeno, presente nel chicco allo stato naturale, in niacina (vitamina PP), utilizzabile dall'organismo umano. Questa vitamina, insieme con il trip-

| Mais | |
|---|---|
| *Composizione per 100 g di parte edibile* | |
| Parte edibile | 100% |
| Acqua | 12.5 g |
| Carboidrati | **75.1** g |
| Amidi | **66** g |
| Proteine | **9.2** g |
| Lipidi | 3.8 g |
| Ferro | **2.4** mg |
| Calcio | 15 mg |
| Sodio | **35** mg |
| Potassio | **287** mg |
| Fosforo | **256** mg |
| Tiamina | **0.36** mg |
| Riboflavina | 0.20 mg |
| Niacina | **1.50** mg |
| Vit. A ret. eq. | **62** mcg |
| Vitamina C | 0 |
| Triptofano | **63** mg |
| Grassi polinsaturi | **1.67** mg |
| Magnesio | **120** mg |
| Zinco | **2.21** mg |
| Selenio | **15.5** mcg |

*Fonte:* Tabelle di Composizione degli Alimenti, Istituto Nazionale della Nutrizione, 1998.

tofano, è presente in quantità significativa sia nel chicco, sia nella farina, come evidenziato dalle tabelle dell'Istituto Nazionale della Nutrizione.

La niacina è un componente determinante nella formazione delle molecole di NAD (nicotinamide-adenin-dinucleotide) e NADP (nicotinamide-adenin-dinucleotide-fosfato); quindi, anche se non è una vitamina essenziale, potendo essere sintetizzata dall'organismo a partire dal triptofano, è strettamente connessa con l'efficienza dei metabolismi ossidativi. La sua carenza può portare all'insorgenza di una malattia come la pellagra, patologia diffusa fra le popolazioni la cui dieta in passato era in gran parte rappresentata da mais o miglio, non utilizzati secondo il procedimento descritto prima.

Questa e altre osservazioni epidemiologiche hanno indotto gli studiosi a ritenere la pellagra legata anche alla carenza di triptofano nella dieta, in accordo con la sintomatologia delle 3 'd' (demenza, diarrea, dermatite), che si manifesta con disturbi legati, in fin dei conti, al metabolismo degli zuccheri. Nel capitolo dedicato alla pasta, abbiamo visto come il triptofano sia coinvolto nei meccanismi di assorbimento degli zuccheri da parte del cervello e di altri tessuti, lavorando sinergicamente con l'insulina. Questo potrebbe essere il motivo per cui alcune patologie degenerative del sistema nervoso centrale, trattate in Bioterapia Nutrizionale®, migliorano sensibilmente impiegando alimenti ricchi di niacina e triptofano, contemporaneamente a uno stimolo dell'increzione di insulina. La niacina, inoltre, è una sostanza che possiede azione antiemorragica e attività fibrinolitica eparinosimile. Come spesso succede negli alimenti, si tratta di 2 funzioni completamente diverse associate armonicamente nella stessa sostanza.

Dal punto di vista nutrizionale, il mais contiene soprattutto carboidrati complessi, acidi grassi polinsaturi, quasi tutti gli aminoacidi essenziali e vitamina E. Il contenuto proteico è abbastanza ridotto (in media 9 g%, ri-

| Farina di mais | |
|---|---|
| *Composizione per 100 g di parte edibile* | |
| Parte edibile | 100% |
| Acqua | 12.5 g |
| Carboidrati | **80.8** g |
| Amidi | **72.1** g |
| Proteine | **8.7** g |
| Lipidi | 2.7 g |
| Ferro | 1.8 mg |
| Calcio | 6 mg |
| Sodio | 1 mg |
| Potassio | 130 mg |
| Fosforo | **99** mg |
| Tiamina | 0.35 mg |
| Riboflavina | 0.10 mg |
| Niacina | **1.90** mg |
| Vit. A ret. eq. | **67** mcg |
| Vitamina C | 0 |

*Fonte:* Tabelle di Composizione degli Alimenti, Istituto Nazionale della Nutrizione, 1998.

spetto ai 12-14 g% del frumento), disturbando meno la funzionalità renale. Per quanto riguarda la rilevante quota di carboidrati, va detto che essa non impegna la funzione endocrina del pancreas più di quanto non facciano altri cereali. Infatti, il mais può essere utilizzato negli iperglicemici o nei diabetici per fornire i necessari zuccheri, senza che questo comporti particolari squilibri della glicemia. L'osservazione clinica ed ematochimica ha mostrato una curva glicemica che non forma picchi particolarmente pronunciati e che, soprattutto, si mantiene abbastanza stabile nel tempo (anche per diverse ore). Non sollecitando il pancreas a una produzione insulinica intensa e in tempi ristretti, il mais potrebbe essere utilizzato nel trattamento bionutrizionale delle iperglicemie e del diabete.

La vitamina E, di cui il mais è ricco, fa parte del gruppo dei tocoferoli, che sono dei potenti antiossidanti. La loro carenza determina la necessità di un maggiore consumo di ossigeno da parte del muscolo striato e una più veloce degradazione dei preziosi grassi insaturi. La presenza di questi antiossidanti riduce nel sangue i radicali dell'ossigeno e di altre scorie nocive, aiutando il lavoro di metabolizzazione da parte del fegato; quest'ultimo, quindi, può inviare ai reni un sangue meno ricco di molecole tossiche, fatto che facilita notevolmente la filtrazione renale. Per questo motivo, e per il minore contenuto in glutine, il mais, più del frumento, si può utilizzare nei pazienti affetti da patologie renali. Unico limite è la grande quantità di fosforo nel chicco intero (256 mg%), peraltro notevolmente ridotto nella farina (99 mg%).

Non trascurabile è il contenuto in ferro e in potassio, mentre il calcio è presente in quantità modesta rispetto ad altri alimenti.

Tra i micronutrienti, interessante è la percentuale di magnesio, zinco e, soprattutto, selenio. Quest'ultimo, antiossidante con riconosciute proprietà antitumorali, è presente in quasi tutti i pesci, nel fegato e, in modo particolare, nel rene dei mammiferi. Gli alimenti di origine vegetale che contengono il selenio in quantità significativa sono pochi: fra questi i fagioli (16 mcg%), le lenticchie (10 mcg%) e il mais (15 mcg%).

In conclusione, il mais ha delle caratteristiche nutrizionali sfruttabili in molte situazioni cliniche, ma il medico si trova oggi di fronte a un grave problema che ne mette in discussione l'utilizzo: l'immissione sul mercato alimentare internazionale degli OGM (organismi geneticamente modificati), cioè gli alimenti cosiddetti transgenici. Il mais, infatti, è stato uno dei primi vegetali sottoposto a studi ed esperimenti di questo tipo da parte delle grosse aziende alimentari e prodotto con queste tecniche.
Quello che attualmente si trova in commercio è in gran parte, se non tutto, geneticamente modificato. Ciò impone al bionutrizionista di sconsigliarne l'uso alimentare e terapeutico, per i rischi, in gran parte ancora sconosciuti, che può provocare alla salute del genere umano. Qualora fosse possibile reperire delle varietà di sicura origine, è utile sfruttarne le qualità, proponendolo nei modi descritti nel paragrafo successivo.

## Il mais in Bioterapia Nutrizionale®

### *Polenta*

Il mais allo stato naturale possiede, come si vede dalla tabella, una quota di grassi piuttosto significativa, il che lo rende, se consumato intero, un alimento abbastanza equilibrato dal punto di vista della regolazione della glicemia, in quanto i grassi, insieme con le proteine, sono in grado di rallentare la velocità di cessione degli amidi al sangue.
Il discorso non è molto diverso anche per quanto riguarda la polenta, cioè farina di mais alla quale sono stati asportati i tegumenti e il

germe (che da solo contiene circa il 90% di tutti i grassi del chicco). Contrariamente a quanto si potrebbe pensare, ciò non determina un cambiamento clinicamente evidente dal punto di vista della regolazione glicemica, per cui la polenta, specie se condita con un sugo cotto assieme a carne di maiale, è certamente, come si è detto nel paragrafo precedente, un piatto utilizzabile nei pazienti diabetici.

Probabilmente, la presenza di vitamina A e flavonoidi fa sì che il fegato venga impegnato in un lavoro intenso, per cui consuma per se stesso una quota consistente di zuccheri sottraendoli al sangue e al metabolismo generale. Ecco perché il mais è un alimento che fa aumentare la glicemia in misura minore rispetto alla pasta, ma la mantiene relativamente elevata per un tempo più lungo. Quindi, si utilizzerà meglio in un soggetto con un'iperglicemia non sottoposta a trattamento farmacologico, che in un paziente diabetico in terapia con insulina. In questo caso, è preferibile la pasta, poiché il rilascio relativamente più rapido degli zuccheri contrasta la pericolosa tendenza ipoglicemizzante dell'insulina farmacologica.

## *Polenta pasticciata*

Questa preparazione alimentare, che associa le caratteristiche nutritive e bionutrizionali del mais alla capacità del formaggio di aumentare la viscosità e la coagulabilità del sangue, può essere molto utile quando bisogna frenare una emorragia importante. In questo caso, si prepara la polenta, si lascia rapprendere e poi si taglia a fette. In una teglia si alterneranno strati di polenta con fette sottili di un formaggio fondente; il piatto così preparato si metterà in forno per qualche minuto prima di mangiarlo.

Come tipo di formaggio sarà adatta la fontina, i cui fermenti, associati ai carboidrati della farina di mais, renderanno l'insieme particolarmente digeribile.

**Cornflakes**

*Composizione per 100 g di parte edibile*

| | |
|---|---|
| Parte edibile | 100% |
| Acqua | 5 g |
| Carboidrati | **87.4** g |
| Amidi | **70.0** g |
| Proteine | **6.6** g |
| Lipidi | 0.8 g |
| Fibra alimentare | 3.8 g |
| Ferro | 2.8 mg |
| Calcio | 74 mg |
| Sodio | **11** mg |
| Potassio | 99 mg |
| Fosforo | 58 mg |
| Vit. A ret. eq. | 28 mcg |
| Vitamina C | 0 |
| Magnesio | 14 mg |
| Zinco | 0.28 mg |
| Rame | 0.03 mg |
| Selenio | 2.0 mcg |

*Fonte:* Tabelle di Composizione degli Alimenti, Istituto Nazionale della Nutrizione, 1998.

## *Cornflakes*

Si tratta di un derivato del mais, trattato con additivi e altri integratori, soprattutto vitamine, zucchero o miele. Estremamente povero dal punto di vista nutrizionale (perde quasi tutti gli oligoelementi, i lipidi insaturi, il potassio e le vitamine del gruppo B), si arricchisce di una quantità notevole di sodio. Per questo motivo, e per l'esaltazione del suo contenuto in carboidrati, è paradossale che venga spesso consigliato in dieta dimagrante, come alimento leggero.
In Bioterapia Nutrizionale® i cornflakes non hanno particolari indicazioni, per il principio che l'alimento è utile solo se si avvicina all'integrità strutturale e funzionale che la natura gli ha assegnato.

## *Popcorn*

È una modalità di utilizzo del mais che mette in risalto la biodisponibilità del suo zinco (3,44 mg%). Infatti, assieme alle arachidi tostate (3,50 mg%) e ai semi di zucca, i popcorn hanno la maggiore concentrazione di zinco

fra tutti gli alimenti di origine vegetale. Tenendo presenti tutte le perplessità circa il rischio relativo agli alimenti transgenici, i popcorn possono essere usati negli organismi in accrescimento, soprattutto di sesso maschile. Lo zinco, infatti, è uno degli oligoelementi presenti nel liquido seminale, fondamentale per la maturazione, la motilità e l'efficienza funzionale degli spermatozoi; inoltre, la sua presenza come catalizzatore è indispensabile alle cellule endocrine del pancreas per la sintesi dell'insulina.
Probabilmente, la sua maggiore concentrazione nei popcorn dipende dal tipo di mais utilizzato o dalla disidratazione conseguente alla particolare modalità di preparazione.
In individui predisposti, che fanno uso quotidiano di popcorn, la ricchezza in zinco può provocare delle crisi cefalalgiche molto intense e di difficile trattamento, a meno che non si intenvenga proprio su questa causa scatenante.

## *Pannocchia lessa*

Dal punto di vista nutrizionale, la panocchia lessa ha una maggiore biodisponibilità della quota zuccherina, a causa della cottura in acqua che facilita l'assorbimento e l'utilizzazione dei carboidrati. L'attività epatica si giova di questa modalità di preparazione dell'alimento, anche per la riduzione della impegnativa percentuale di betacaroteni, persi in conseguenza dell'innalzamento della temperatura, che fa sciogliere la parte lipidica diluendola nell'acqua di bollitura.

Anche la perdita di sali minerali è significativa, a meno che non venga aggiunto cloruro di sodio supplementare, come avviene quando il mais lesso viene impiegato nelle insalate. In Bioterapia Nutrizionale® viene sempre sconsigliata quest'ultima associazione: in primo luogo perché viene annullato il potere diuretico dell'acqua di vegetazione delle insalate miste (sempre controproducente nei pazienti imbibiti e in dieta dimagrante), secondariamente perché il mais usato è di solito quello in scatola (con aggiunta di zuccheri, conservanti e additivi vari).

## *Pannocchia arrosto*

A differenza della pannocchia lessa, quella arrosto è più difficile da digerire e più impegnativa per il fegato. Senza dubbio ha un alto potere nutrizionale, anche per concentrazione dei nutrienti conseguente alla disidratazione. Gli zuccheri sono resi biodisponibili dal calore senza essere imbibiti di acqua, mentre la vitamina A e gli altri carotenoidi presenti non si perdono in diluizione.

Per rendere la pannocchia arrosto più digeribile si può aggiungere una piccola quantità di sale e del succo di limone, in modo da aumentare la capacità funzionale del fegato.

## *Crusca*

Nella cultura contadina di un tempo, la crusca di frumento o di mais veniva usata nell'alimentazione dei maiali, che hanno enzimi digestivi in grado di destrutturare la complessa molecola di cellulosa traendone principi nutrizionali importanti, primi fra tutti gli zuccheri semplici. Gli esseri umani non hanno questa possibilità, non essendo predisposti dalla natura a giovarsi di questo derivato dei cereali che, ricordiamolo, costituisce la parte più esterna, più dura e strutturalmente più coriacea del seme. Si tratta, quindi, di una vera e propria 'scorza', con la funzione di proteggere la parte interna dall'aggressione degli agenti atmosferici.

Sulla mucosa intestinale dell'uomo, la cellulosa della crusca svolge una funzione irritativa, con aumento della peristalsi, finalizzata fisiologicamente alla espulsione di una sostanza potenzialmente dannosa e pericolosa. Il risultato pratico è un aumento della frequenza delle scariche intestinali, che ha dato alla crusca fama di agente lassativo negli individui affetti da stitichezza cronica. In commercio esistono moltissimi prodotti a base di crusca, che in Bioterapia Nutrizionale® non vengono mai usati, in quanto lo scopo terapeutico vero deve essere sempre quello di attivare le funzioni del corpo, senza aggredirlo con sostanze violente.

Queste considerazioni si basano su osservazioni cliniche quotidiane in soggetti affetti da patologie intestinali gravi (spesso rettocolite ulcerosa), nella cui storia è frequente registrare un uso prolungato di crusca a scopo lassativo o dimagrante. A proposito di quest'ultimo sconsiderato impiego, il razionale consiste nel fatto che, essendo la crusca un materiale inerte, riduce inevitabilmente la superficie intestinale assorbente e impedisce l'entrata nell'organismo dei nutrienti in eccesso. Pur di ottenere un qualche risultato immediato, non si pensa al fatto che, in questo modo, viene ridotto drasticamente anche l'assorbimento di vitamine, oligoelementi e micronutrienti, fondamentali per la conservazione dello stato generale di salute. Con l'uso prolungato, si verificheranno inevitabilmente stati carenziali gravi, con insorgenza di patologie dal difficilissimo trattamento.

# PROTEINE

# L'uso delle proteine nelle varie epoche storiche

Data l'importanza che in Bioterapia Nutrizionale® viene attribuita alla componente proteica in alimentazione umana, è necessario ripercorrere brevemente la storia di questa categoria di alimenti.
Senza dubbio, l'introduzione della carne nelle abitudini nutrizionali dei vari popoli ha condizionato la loro cultura e modificato la loro civiltà. Oggi conosciamo il ruolo plastico e ristrutturante delle proteine nell'economia dell'organismo umano, ma la fisiologia dimostra anche la loro funzione di stimolo surrenalico e tiroideo: il primo è più marcato con l'impiego delle proteine della carne, il secondo con quelle del pesce. Per questo motivo, i vegetariani sostengono che l'impiego alimentare delle proteine animali aumenta l'energia, ma anche la carica di aggressività dell'individuo.

Di fatto, nel corso della storia, i popoli che avevano un'alimentazione prevalentemente carnea sono stati i più combattivi, ma hanno sviluppato anche delle grandi civiltà, dalle quali deriva il mondo occidentale. A parte queste considerazioni generali, che esulano dagli scopi di questo libro, la pratica clinica in Bioterapia Nutrizionale® dimostra quotidianamente l'importanza dell'apporto proteico in organismi sottoposti a ritmi di vita sempre più logoranti, o in pazienti che necessitino di una ristrutturazione tessutale degli organi dopo malattie organiche invalidanti.

Senza scendere eccessivamente nei particolari, ripercorreremo i vari periodi storici, segnalando le principali modalità di utilizzo delle proteine della carne e del pesce che, in larga parte, sono rimaste in uso nei secoli.

## *Nel periodo preistorico*

L'uomo del Paleolitico inferiore era dedito soprattutto alla raccolta del cibo, cosa che gli permise nel tempo di conoscere molte specie commestibili del mondo vegetale. A questa occupazione in un primo tempo si dedicarono entrambi i sessi; in seguito, l'uomo si specializzò nella caccia, assumendo una funzione più qualificata all'interno del gruppo, mentre la donna, con la collaborazione dei bambini, provvide alla raccolta dei vegetali. Nel periodo glaciale, l'uomo consumava carne di rinoceronti, orsi, renne, lupi e bisonti; nel periodo post-glaciale, oltre che della renna, l'uomo si cibava soprattutto di erbivori, dalla carne più gradevole per odore e sapore, quali: l'elefante, l'ippopotamo, l'uro, il bue selvatico, i cervidi e gli animali di piccola taglia. Gli uccelli sembra non fossero cacciati nel Paleolitico inferiore e medio.

La pesca è stata una delle attività predominanti dell'uomo mesolitico, il quale non solo raccoglieva molluschi e crostacei ma, con l'ausilio di fiocine, arpioni e ami, catturava anche pesci di dimensioni cospicue. Nel Neolitico, l'uomo cominciò ad addomesticare gli animali e scoprì l'agricoltura, quindi approdò a una forma di vita stanziale. La prima fase di questo periodo fu caratterizzata dal tentativo di superare le incertezze della caccia, divenuta più povera sia per il tipo sia per il numero dei capi, mirando alla creazione di riserve di carne attraverso l'allevamento di bovini, caprini, ovini e suini. L'addomesticamento della pecora, della capra, del maiale e della mucca fornì all'uomo non soltanto una agevole reperibilità della carne, ma anche il latte che, inacidito e liberato dal siero, diede vita ai primi grossolani formaggi. Con la scoperta del fuoco, l'uomo imparò progressivamente ad arrostire alla fiamma viva carni, pesci, verdure e radici; poi passò alla cottura dei cibi adagiandoli su piatti o infilzandoli su spiedi.

## *Dall'Egitto a Roma*

L'Egitto, dono del Nilo, come diceva Erodoto, viveva di un'alimentazione basata soprattutto sui cereali, sugli ortaggi e sulla frutta. La carne bovina era consumata dai ricchi e dalle grandi comunità, i soli in grado di acquistare e macellare una bestia intera; infatti, il clima torrido di questa regione non permetteva la conservazione della carne. Cominciò così un processo, che poi andrà avanti in tutti i popoli dell'antichità, di utilizzo delle spezie in grado di rallentare i processi di deterioramento della carne.

In Egitto e in tutto il Medio Oriente si allevavano vacche, vitelli, buoi, pecore, capre, montoni e maiali. Tuttavia, la carne di questi ultimi non era gradita agli Egizi; il maiale, infatti, veniva allevato esclusivamente per i sacrifici, ma era vietata anche la carne di capra e di alcuni uccelli, per esempio il gabbiano o il pellicano. Per la mensa, si allevavano nei cortili piccioni, quaglie, oche, galline, faraone e anatre, mentre i polli sarebbero giunti dalla Persia solo in epoca successiva. Gli uccelli rappresentavano un alimento molto ricercato per gli Egizi e quasi sempre nei banchetti importanti era presente almeno un'oca o un'anatra. Molta importanza veniva attribuita ai pesci, anche perché rappresentavano una grossa riserva, e nei fiumi si pescavano anguille, carpe e pesci siluro.

Pesci, uccelli e carni venivano essiccati e poi messi in salamoia (conservazione in acqua fortemente salata). La salamoia era in uso soprattutto presso i Palestinesi, che ne fecero una importante modalità di commercio. Il sale aveva un posto di grande rilievo e infatti era protetto da leggi severe che ne regolavano sia l'estrazione sia il commercio.

Gli Ebrei, quale popolo nomade, erano abituati ad animali come le pecore, i montoni e i cammelli, che potevano spostare secondo le loro abitudini di vita. Mosè, durante l'Esodo, incominciò a dare delle norme circa l'utilizzo alimentare degli animali.

Nell'alimentazione della *polis* e della Grecia classica, grande importanza avevano i prodotti ittici: Alchestrato consigliava i grossi mitili che abbondano a Eno, le ostriche egiziane di Abido, a sud del Cairo, i granchi, le seppie; ottimi erano considerati i polpi, le squille (granchiolini della Macedonia), il simodonte (il dentice), l'anguilla, soprattutto quella di Reggio, perché molto grassa.

Con il progressivo allontanamento dei Greci dai rigidi costumi di un tempo, aumentò il consumo di animali selvatici di piccola taglia, sia volatili sia terrestri, in particolare tordi, merli, passeri e pernici rosse. Teleclide narra che i tordi erano serviti copiosamente negli antipasti con focacce al latte; nei grandi pasti, erano molto apprezzati il cinghiale e la lepre, mentre non era conosciuto il coniglio selvatico e di allevamento.

A differenza dei popoli più antichi, in particolare gli Egizi e gli Ebrei, i Greci consideravano la carne di maiale un cibo pregiato e il cervello era reputato un boccone prelibato e ricercatissimo, nonostante il rigoroso divieto pitagorico di mangiarne.

Nell'antica Roma, scrive Plinio il Vecchio, l'alimentazione era basata su pappe di cereali miste a verdura e a *pulmentum*, con poche concessioni alla carne, per lo più di maiale o di selvaggina e solo nei giorni di festa.
Il bue era indispensabile per il lavoro nei campi e come tale fu protetto da leggi che ne vietavano l'uccisione a scopi alimentari; ma col tempo, soprattutto nel periodo imperiale, divenne una delle carni più ricercate.
La carne di vitello veniva consigliata a malati e convalescenti, e si mangiava molto volentieri quella di pecora, montone, asino e cinghiale; le carni del cervo e del capriolo erano presenti sulle tavole romane e Celso le considerava un alimento fortificante e in grado di preservare dalla febbre. Tuttavia, i grandi favori dei Romani andavano alla carne di maiale, molto più digeribile e nutriente di quella del bue. I gladiatori e gli atleti erano nutriti quasi esclusivamente con questa carne; il maiale veniva usato molto spesso intero, giovane, o addirittura da latte: oltre alla sua carne erano pregiati il prosciutto, il cuore, le interiora, i reni, i testicoli e il lardo.
La carne di coniglio, sconosciuta e importata a Roma dalla Spagna prima, e dalla Corsica poi, era la più ricercata per la sua delicatezza; la lepre, invece, veniva allevata nei dintorni dell'Urbe e la sua carne era cucinata arrosto o con intingoli piccanti o in olio e molte spezie. Anche la lumaca veniva considerata un cibo salutare ed era molto richiesta.
Il popolo, dato l'alto costo della carne, raramente poteva nutrirsi di questo alimento, per cui consumava grandi quantità di pesce di modeste dimensioni e qualità, il più delle volte salato e conservato.
Alla mensa del ricco, il pesce era sempre presente fresco, nelle varie qualità pregiate: dalla sogliola all'orata e alla morena, dall'anguilla al rombo. A Roma esistevano vari mercati per i pesci sia di acqua dolce sia di mare. I più richiesti tra le varietà di acqua dolce erano il pesce persico e le anguille, soprattutto quelle del lago di Garda, che, secondo Plinio il Vecchio, erano le migliori. Tuttavia, grande rinomanza avevano anche le aragoste, che dovevano essere cucinate vive, e le ostriche, definite da Plinio vanto delle mense opulente.

## *Nel Medio Evo e nel Rinascimento*

All'epoca di Carlo Magno ci si sedeva a tavola 2 volte al giorno: nella mattinata e verso la metà del pomeriggio. In tale occasione era presente la carne di ogni sorta di animale domestico, soprattutto il maiale. In grande considerazione era tenuta l'oca, soprattutto quella di origine fiamminga, più adatta all'ingrasso, che veniva ottenuta alimentando l'animale con grandi quantità di fichi maturi. Con il fegato si preparava uno speciale pasticcio: il pâté, per il quale erano famose le città di Metz e di Strasburgo.

Le popolazioni che abitavano vicino alle coste e ai corsi di acqua variavano la dieta facendo largo uso di pesce: quello di mare, le trote, i lucci, i salmoni, gli storioni di acqua dolce, le aragoste, i gamberi, le ostriche di Bordeaux e della Vandea. Con le invasioni barbariche tutto cambiò. I Barbari avevano abitudini molto diverse; Unni, Goti, Vandali, Longobardi, Ostrogoti erano alla ricerca di regioni più fertili e temperate per poterle depredare e trovare una sistemazione più facile. Nel 410 d.C. giunsero in Italia i Visigoti di Alarico, che saccheggiarono Roma e fecero razzia di vitelli, capretti e maiali, che vennero cotti su giganteschi spiedi. Nel 452 d.C. giunsero i ferocissimi Unni di Attila, che si cibavano quasi esclusivamente di carne cruda fatta frollare sotto la sella delle loro cavalcature; questo piatto, antesignano del filetto 'alla tartara', veniva servito su taglieri di legno con erbe e radici, accompagnate da una pozione ottenuta da orzo fermentato.

Di tutti questi popoli barbari, i Franchi furono gli unici ad avere una alimentazione meno carnivora. Carlo Magno, che era piuttosto morigerato nel comportamento, amava più di qualsiasi altro cibo l'arrosto. Nel Basso Medio Evo ricominciò una vita sociale più importante, per cui gli inviti a cena per parenti, amici e autorità erano frequenti e doverosi. Le portate seguivano un ben preciso cerimoniale, erano numerose e composte di varie pietanze elaborate: carni, pollame, selvaggina e pesce, alternati a uova, verdure e formaggi; le salse, molto profumate, avevano una mescolanza di sapori forti e dolciastri che ricordavano quelle bizantine.

Nella dieta medioevale, soprattutto quella invernale, nelle famiglie benestanti, ma anche tra i contadini, ebbero grande importanza i prodotti di salumeria e la carne di maiale. Il consumo di quest'ultima aumentò nettamente rispetto a quello della carne bovina, anche perché questa si prestava meno alla salatura e, quindi, aveva minori possibilità di essere conservata. I suini erano preferiti per la resa molto alta della loro carne e per la facilità con cui potevano essere allevati, sia allo stato semiselvatico nei boschi, dove venivano nutriti con ghiande, radici e tuberi (che rendevano le carni più magre e saporite), sia nei cortili, dove gli animali raggiungevano grosse dimensioni e le loro carni erano più morbide.

Tra le diverse invasioni subite dall'Europa, quella araba lasciò il segno più profondo. Il menù ideale del banchetto arabo era il seguente: arrosto di agnello allattato da 2 pecore diverse; punta di petto di vitello giovane e grasso, fatta marinare nell'aceto e cotta in un tegame di coccio, con midollo e tuorli di uova. Durante l'inverno erano preferite le carni di fagiano, pernice e piccione teneri, nonché quelle di pollo novello. Esistevano delle norme alimentari che però non venivano applicate molto rigidamente nei territori di conquista: erano assolutamente proibiti i crostacei, le carni di maiale e di altro tipo di animale, se ucciso a bastonate; al contrario, era consentito il consumo delle carni di bue, pecora, capra e cammello, dei pesci sia di mare sia di acqua dolce e, durante la stagione della caccia, della carne di lepre.

L'interesse dell'uomo verso se stesso caratterizzò la cultura umanistica in tutte le sue espressioni e favorì la divulgazione dei trattati di economia; uno di questi è il *Trattato della Vita Sobria*, pubblicato da Luigi Corsaro nel 1588. A partire dal XV secolo, i pasti non iniziavano più con le pietanze a base di carne ma si dava inizio a ogni pasto con cibi leggeri e delicati. Le portate di carne erano collocate sempre nel mezzo del pranzo e non superavano mai il numero di 3; erano utilizzati soprattutto il pollame, la selvaggina da penna e da pelo, gli animali da cortile. La grande novità di questo periodo fu la riduzione del consumo di carne e l'introduzione di altri piatti, non ultime soprattutto le paste fresche.

La carne e il pesce, da sempre apprezzati e temuti dall'uomo, in quanto portatori di benessere e di grandi problemi per l'economia dell'organismo, durante il Rinascimento vengono descritti nella famosa opera di Rabelais *Gargantua et Pantagruel*. Il XVII secolo è dominato, non solo politicamente ma anche commercialmente, dalla Francia di Luigi XIII e Luigi XIV, i quali diedero il massimo impulso all'espansione dell'agricoltura. Il rilancio delle verdure e dei legumi fece sì che il banchetto perdesse la caratteristica di essere legato alla sovrabbondanza delle carni e introdusse sulla tavola molte più preparazioni, permettendo, quindi, una scelta sofisticata dei componenti e dei sistemi di cottura.

L'eccesso di condimenti dell'epoca precedente venne ridimensionato dalla nuova tendenza che assegnava un ruolo minore alle spezie a vantaggio delle erbe odorose quali il prezzemolo, il timo e il dragoncello. Le carni pregiate dei volatili e del pollame si facevano cuocere per ore e ore, fino a che la polpa non si staccava dall'osso. Esisteva un altro piatto fondamentale in questo periodo che era il *potage à la jambe de bois*, che si otteneva facendo cuocere a lungo un pezzo di carne di bue finché non restava soltanto l'osso spolpato.

Le carni degli arrosti erano quasi sempre impanate in polveri odorifere e venivano disposte in alti piramidi, secondo l'uso medioevale. Verso la metà del XVIII secolo fanno la loro comparsa gli antesignani dei nostri dadi di carne, che erano detti 'gelatine di carne' e consistevano in tavolette scure ottenute con sugo di carne concentrato. L'autore anonimo che ne parla aggiunge che erano facili da trasportare e si potevano conservare per 1 anno e anche più. Verso la fine del XVIII secolo, con l'elezione in Francia della prima Assemblea Costituente Nazionale Europea, che teneva i propri lavori dalle 12.00 alle 18.00, nacque il *déjeuner*, verso le 11.00, a base di uova, carni fredde alla griglia, salsicce e prosciutto. Il pasto successivo si effettuava dopo le 18.00, al termine della giornata lavorativa.

## *Nell'epoca moderna*

Verso la fine del XIX secolo si affermarono le diete di tipo vegetariano e si cominciò a raccomandare diete disintossicanti di sola frutta. Sempre in questo periodo, aumentarono le richieste di diete dimagranti che, come succede ancora oggi, erano quasi tutte basate sul consumo di carne, pesce e verdura, escludendo zucchero e farinacei. Durante i secoli XIX e XX, le varie cucine italiane si distinsero per gli alimenti impiegati. Nel consumo della carne spiccava la cucina toscana, nella quale vennero preferite la costata, l'arista di maiale, le pappardelle al sugo di lepre, ma anche i pesci, in particolare le triglie. La cucina emiliana e romagnola fu caratterizzata dalla ricchezza di salumi e formaggi; molti salumi venivano utilizzati per i ripieni di ravioli, tortellini e cappelletti. La zona costiera della Romagna e delle Marche era ricca di piatti a base di pesce, mentre in Umbria, nel XIX secolo, il piatto tipico era la porchetta.

La cucina romana offriva piatti ricchi quali: le fettuccine, gli gnocchi, gli spaghetti alla amatriciana, l'abbacchio alla cacciatora, le costolette di abbacchio, i saltimbocca, la coda alla vaccinara e la *pajata*.
Nel XX secolo, in Europa, il consumo delle carni e dei pesci seguì l'andamento delle guerre. Alle drastiche riduzioni dei periodi bellici seguirono rialzi nella produzione e nel consumo. Negli ultimi quarant'anni c'è stata una crescita importante dei consumi di proteine animali di diversa fonte, con un apice tra il 1950 e il 1970; in seguito, tale aumento è stato più contenuto.

Con il miglioramento delle condizioni economiche globali, il reddito non è stato più un fattore determinante sull'andamento dei consumi e, quindi, si è assistito a un cambiamento delle scelte e dei gusti alimentari all'interno delle popolazioni.

# Le proteine della carne

## Funzioni biologiche

Tutti gli organismi viventi hanno bisogno di ricavare dall'ambiente in cui vivono l'energia necessaria per mantenersi in vita, crescere e riprodursi. Gli organismi autotrofi, come le piante e molti batteri, sono in grado di utilizzare direttamente l'energia luminosa solare e i composti inorganici per la sintesi dei composti organici che li costituiscono, mentre gli organismi eterotrofi, quindi gli animali e l'uomo, utilizzano i materiali organici prodotti da altri organismi.

Gli alimenti ingeriti, da un lato, assolvono alla funzione plastica, provvedendo cioè al rinnovo e alla costruzione di materiale organico, dall'altro espletano una funzione energetica. Tra le sostanze organiche, le più importanti sono le proteine, i lipidi, i glicidi e le vitamine, mentre tra quelle inorganiche vanno annoverati l'acqua e i sali minerali.

Le proteine hanno una funzione prevalentemente plastica, al contrario dei lipidi e dei glicidi la cui funzione è soprattutto energetica. Tra gli aminoacidi che costituiscono le proteine, alcuni non sono sintetizzati dagli organismi eterotrofi e per questo motivo sono detti essenziali. Quindi, in base alla loro importanza nutritiva, le proteine si distinguono in proteine complete, quando contengono tutti i tipi di aminoacidi, e proteine incomplete, se sono prive o scarseggiano di alcuni aminoacidi essenziali.
Una dieta equilibrata deve assicurare il consumo quotidiano di alimenti proteici completi; ciò nonostante, è sempre più di moda istituire diete vegetariane sui modelli delle popolazioni orientali. A tal proposito va sottolineato che, quantunque le proteine vegetali siano in grado di assicurare la sopravvivenza, esse non sono in grado di mantenere un tono fisico e mentale adeguato al tipo di vita delle popolazioni occidentali; i soggetti

che assumono una quantità troppo scarsa di proteine animali sono più esposti a ogni tipo di malattia e hanno un'attività psicofisica meno brillante.

Le proteine intervengono nella costruzione dell'organismo a molti livelli; alcune servono come elementi strutturali, sia a livello cellulare (proteine di membrana), sia dell'intero organismo (osso, collagene). Proteine sono anche: l'actina e la miosina dei muscoli; gli enzimi; la cheratina dei capelli e delle unghie; i principali trasportatori cellulari, molti ormoni e le immunoglobuline.

Molte proteine hanno funzione di riserva di aminoacidi: un esempio è la caseina del latte, che fornisce al neonato la prima fonte di aminoacidi, ma azioni analoghe sono svolte dalle proteine di riserva presenti nei semi delle piante. Le proteine vengono distinte in proteine semplici, se sono formate esclusivamente da aminoacidi, e proteine coniugate, se nella loro molecola è presente una componente non proteica: il gruppo prostetico. Quest'ultimo può avere diversa natura ed essere costituito da: lipidi (lipoproteine), carboidrati (glicoproteine), acidi nucleici (nucleoproteine), gruppi fosforici (fosfoproteine), gruppi pigmentati (cromoproteine).

Una delle fonti di particolari proteine è costituita da vegetali quali il granoturco, il riso, il frumento e il sorgo. Le proteine vegetali, dal punto di vista nutritivo, sono qualitativamente inferiori a quelle animali; infatti, il frumento è povero di lisina, il riso scarseggia di lisina e treonina, il mais di triptofano e lisina, e così via.

Nei vari indirizzi dietetici, il motivo di attrito è la valenza da dare, nella composizione della dieta, alla proteina animale, soprattutto alla carne. Questa, da alcuni, viene esaltata come alimento a massima valenza costruttiva, mentre da altri addirittura mortificata al ruolo di veicolo pericolosissimo di colesterolo e acidi grassi saturi, quindi fonte di arteriosclerosi e, successivamente, di danno cardiovascolare.

## *Sistema digerente e alimentazione proteica*

Interessante è la valutazione comparativa della differenza di struttura e funzionamento dell'apparato digerente nei vari esseri viventi, per poter definire, secondo la fisiologia, che tipo di alimentazione può essere più adeguata per le singole specie.
In qualunque modo il cibo venga procurato, è necessario operare su di esso una serie di trasformazioni che consentano di estrarne i glicidi, le proteine e i lipidi, per poi ottenere, dalla loro demolizione, dei composti estremamente semplici, solubili in acqua e di dimensioni tali da poter essere assorbiti. L'insieme di questi processi che preparano gli alimenti all'assorbimento prende il nome di digestione.

La morfologia e le dimensioni del tubo digerente negli organismi animali sono adattate al tipo di alimentazione. I protozoi, che si nutrono di particelle alimentari sospese nell'acqua, hanno una digestione di tipo intracellulare; la digestione extracellulare, per contro, è la regola negli animali macrofagi, per i quali è necessario sottoporre gli alimenti a diversi trattamenti di demolizione, affinché raggiungano dimensioni ottimali per l'assorbimento.
Il sistema più semplice di apparato digerente è presente nel polipo, la cui cavità del corpo, simile a un sacchetto, è sede dei processi digestivi. Nei vermi si riscontrano sistemi digerenti primitivi, foggiati a tubo, con una via di entrata e una di uscita. Il canale digerente dell'uomo è senza dubbio quello di un onnivoro. Nella bocca si svolge la digestione delle sostanze zuccherine grazie alla ptialina. Nello stomaco si svolge soprattutto la digestione delle sostanze proteiche, sia per la presenza dell'acido cloridrico, che attiva la pepsina (enzima che attacca le proteine e le destruttura in aminoacidi), sia per l'intervento di altri enzimi presenti nel succo gastrico.

Gli alimenti rimangono nello stomaco per ore, rimescolati in continuazione dalle onde peristaltiche, quindi passano nel duodeno. Qui i processi digestivi continuano grazie ai succhi prodotti dal pancreas, i quali contengono importanti enzimi proteolitici (tripsinogeno e chimotripsinogeno), assieme a lipasi, per la digestione dei grassi, e amilasi, per la demolizione dei glucidi. Il pancreas, inoltre, produce bicarbonati per rendere più alcalina la massa alimentare. Nel duodeno giunge anche la bile prodotta dal fegato e il prodotto delle cellule secernenti dell'intestino: il succo enterico. Quindi, il sistema digerente dell'uomo è un sistema per onnivori, in cui riveste una rilevante importanza la digestione della proteina animale.

Gli animali che, invece, hanno un tipo di alimentazione specializzata sono forniti di meccanismi digestivi che si differenziano da quelli degli animali onnivori. Per esempio, gli erbivori, che ricavano energia dalla digestione dei vegetali, hanno sviluppato sistemi digerenti adatti alle loro necessità; nei ruminanti, lo stomaco vero e proprio (abomaso) è collegato con tre stomaci supplementari (rumine, reticolo e omaso), che contribuiscono alla funzione di destrutturazione e assorbimento della cellulosa vegetale. In questo modo, l'animale può nutrirsi velocemente con grandi quantità di vegetali, immagazzinandoli e digerendoli tranquillamente nel tempo, masticandoli e rigurgitandoli. La funzione digestiva vera e propria è svolta da un grandissimo numero di batteri e protozoi, che vivono da simbionti all'interno del rumine e digeriscono la cellulosa. Il sistema digerente degli animali carnivori è il più semplice, visto che l'alimento di cui si nutrono ha una composizione facilmente digeribile.

## Concetto e determinazione di qualità della carne

È difficile definire con esattezza il significato della parola 'carne'; ne fanno parte tutti i muscoli scheletrici e ogni struttura molle che non può essere separata da questi durante le normali operazioni di sezionatura.
Il concetto di qualità di un prodotto alimentare è molto complesso, e assume diversi significati: per alcuni indica soltanto il grado di bontà, cioè il soddisfacimento del palato; per altri, invece, riguarda aspetti quali, per esempio, il prezzo di acquisto, la facilità di utilizzo, gli effetti sulla salute, l'attitudine alla conservazione.

Molti parametri che concorrono alla determinazione del concetto di qualità sono soggettivi, per cui risultano valutabili unicamente attraverso i sensi. Determinanti sono anche i costumi alimentari, le convinzioni religiose, le tradizioni, le esperienze precedenti e le informazioni della pseudocultura scientifica; pertanto, la qualità e l'appetibilità di un prodotto variano da persona a persona: per esempio, per quanto riguarda il maiale, la marezzatura della carne è una caratteristica molto importante, che viene valutata positivamente da un buongustaio, ma giudicata negativamente da una persona che teme l'aumento dei livelli ematici di colesterolo.

La qualità nutrizionale riguarda la composizione chimica e le proprietà dietetiche della carne, mentre le caratteristiche organolettiche sono quelle che la rendono appetibile. La qualità tecnologica, invece, riguarda quell'insieme di caratteristiche che rendono la carne idonea alla conservazione, alla preparazione, al confezionamento, alla distribuzione, alla cottura oppure alla trasformazione nei vari prodotti di salumeria.
Essendo il consumatore il giudice finale più importante, è necessario definire tutti i caratteri di qualità che fanno della carne la componente nutrizionale a maggiore funzione plastica e ristrutturante per l'organismo umano: la tenerezza, la succulenza, l'aroma, il colore e il grasso.

### *La tenerezza*

È uno dei principali attributi di buona qualità, insieme con il valore nutritivo. Non sono stati ancora chiariti totalmente i fattori specifici che determinano la tenerezza; questa, per esempio, è influenzata dalle dimensioni dell'animale macellato, dallo stato di tensione delle fibre nel muscolo e dalla relazione tra quantità di fibre e tessuto connettivo. Si pensa, inoltre, che i muscoli contengano tipi di collagene geneticamente differenti, che si diversificano nei legami biochimici crociati, per cui la loro proporzione relativa potrebbe determinare la tenerezza o la tenacità del tessuto muscolare. A seconda delle variazioni di queste componenti, la tenerezza può variare tra le diverse parti del muscolo e tra i diversi muscoli della stessa carne. La tenerezza, inoltre, è una qualità che rappresenta la somma delle proprietà della struttura proteica del muscolo scheletrico, quindi è associata a tutti i fattori che fanno variare le proteine muscolari, quali per esempio lo sviluppo dell'animale, la nutrizione, le operazioni *ante* e *post mortem*, il taglio e la cottura.

Il grasso, presente nella carne, dentro i muscoli, tra le fibre muscolari e tra le cellule, è anch'esso considerato un importante fattore di qualità. Circa il rapporto tra il grasso (marezzatura) e la tenerezza della carne esistono dei parametri conosciuti:

- il grasso aumenta il gusto, la tenerezza e l'aroma;
- non è il grasso totale del muscolo che influenza la tenerezza ma la sua distribuzione;
- se la marezzatura fosse associata a un alto livello di alimentazione dell'animale, sarebbe proprio questa la causa dell'aumento della tenerezza, in quanto influenzerebbe lo sviluppo delle fibre muscolari;
- la relazione tra marezzatura, tenerezza e succosità è sottile ma significativa: il grasso influenzerebbe il gusto e, tramite l'azione degli acidi grassi liberi, incrementerebbe la salivazione. Ogni differenza dovuta all'età può essere messa in relazione con le modificazioni istologiche che avvengono nella struttura e nella composizione del muscolo durante la maturazione dell'animale, soprattutto a carico del tessuto connettivo.

I legami crociati inter e intramolecolari delle proteine stromali del muscolo degli animali giovani sono minori e più labili che negli animali adulti; con il tempo, il numero e la stabilità dei legami aumentano, mentre la loro solubilità diminuisce. Ciò suggerisce che la minore tenerezza della carne degli animali vecchi sia dovuta più alla stabilità dei legami crociati che all'aumento del collagene; infatti, la quantità relativa di collagene nel muscolo sembra decrescere o rimanere costante dopo il raggiungimento della maturità.

La tenerezza è valutata da chi consuma la carne con il semplice atto della masticazione; si tratta di un criterio molto soggettivo, ma attualmente non si dispone di strumenti in grado di valutare in modo oggettivo questo parametro di qualità della carne.

### *La succulenza*

Al pari della tenerezza, la succulenza non può essere valutata in base a un singolo fattore e, per stabilirne il grado, il metodo principale è l'esame organolettico. La sensazione di succulenza della carne cotta è in stretta relazione con la quantità di grasso, per cui si giudica normalmente più succulenta la carne con una giusta quantità di grasso proveniente da un animale adulto e ben riposato.
I principali fattori che influenzano la succulenza sono il tipo e il grado di cottura.

### *L'aroma*

I numerosi fattori che possono modificare l'aroma della carne sono legati alle caratteristiche dell'animale stesso e ai trattamenti che la carne ha subìto fino alla cottura. I fattori legati all'animale sono l'età, il sesso, l'alimentazione e la microflora intestinale. L'aroma della carne è caratteristico della specie e diversi ricercatori hanno dimostrato che la specificità deriva dal grasso e dal tessuto muscolare.
Il regime alimentare degli animali è un fattore importante nella formazione dell'aroma del-

la carne e può essere responsabile della composizione dei lipidi e della formazione di composti volatili aromatici. Nel maiale, un'alimentazione ricca di acidi grassi insaturi provoca l'aumento dell'ossidabilità dei lipidi, il loro irrancidimento e la diminuzione del sapore della carne.
Odori anormali si sono osservati anche in seguito all'allevamento di animali su pascoli con erbe particolari, per esempio l'avena, oppure sono dovuti ai composti solforati associati alla quota lipidica. Un altro aspetto riguarda la microflora intestinale che potrebbe conferire alla carne degli odori particolari, mediante la produzione di alcuni metaboliti. La carne cruda ha un odore e un gusto poco pronunciati; le sostanze che conferiscono gli odori alla carne cotta sono: i composti azotati, gli alcheni, i composti solforati, i chetoni, gli acidi, gli esteri, i composti benzenici, i composti etero-ciclici. Tra questi, un ruolo certo lo svolgono i composti solforati, alcuni composti carbonilici, alcuni composti chetonici e, soprattutto, quelli eterociclici.

### *Il sapore*

La scissione dei nucleotidi (come l'ADP) in ipoxantina, ribosio e fosfato, la scissione del glicogeno residuo a glucosio, la scissione del grasso nei suoi costituenti (glicerolo e acidi grassi) e l'ossidazione dei grassi insaturi sono da annoverarsi tra i fattori che determinano il sapore della carne. Esiste uno stato ottimale dello sviluppo del sapore, che tende a perdersi o alterarsi se si prolunga la conservazione.

### *Il colore*

Quello della carne cruda è ciò che si nota per primo; esso è dovuto alla mioglobina del muscolo, pigmento determinato geneticamente, ma poi influenzato dall'età, dallo stato e dal tipo di nutrizione dell'animale, nonché dall'attività muscolare.

Il colore che si accetta normalmente, rosso ciliegia a tonalità variabile, si sviluppa dopo l'esposizione della carne all'ossigeno per un periodo sufficiente a provocare in superficie la formazione di ossimioglobina.
Idealmente, i tagli di carne destinati alla vendita dovrebbero avere queste caratteristiche: da cruda, la muscolatura deve essere soda, di un bel colore rosso brillante, con una quantità minima di tessuto connettivo; il grasso di copertura deve apparire sodo, uniforme nella struttura e nel colore ed esente da cattivo odore; il grasso intramuscolare deve essere evidente. Dopo la cottura, la carne deve essere tenera, avere un buon aroma e, dal punto di vista chimico-fisico, dovrebbe presentare un pH non inferiore a 5,6-5,7.

### *Il grasso*

La carne muscolare, anche molto magra, contiene sempre del grasso, che è un costituente fondamentale. Gli animali che vivono in libertà, come la selvaggina, hanno una minore quantità di grasso intercellulare, mentre gli animali cresciuti in cattività hanno una carne più marezzata. Un muscolo dall'aspetto magro può avere fino al 9% di grasso, anche se l'entità del lavoro che esso compie nell'animale vivo ha influenza decisiva: un muscolo scarsamente attivo è più idoneo di un muscolo di movimento alla deposizione intercellulare di grasso; per questo motivo, nel muscolo dorsale e nel muscolo del prosciutto si trova la tanto apprezzata marezzatura.

## Caratteristiche nutrizionali

Il potere nutrizionale della carne varia non solo a seconda del tipo di animale dal quale proviene, ma anche di altri fattori legati alla parte anatomica che viene consumata. Le unità muscolari sono biochimicamente e fisiologicamente differenziate dal tipo di movimento e dal lavoro che svolgono durante la vita dell'animale; tali caratteristiche sono, a loro volta, influenzate da fattori intrinseci (la specie, la razza, il sesso, l'età) e da fattori e-

sterni (il tipo di alimentazione, la stanchezza e i trattamenti che la carne subisce dopo la macellazione).
La componente più importante della carne muscolare è rappresentata dalle proteine. Queste non hanno una composizione unitaria, ma sono costituite da un complesso insieme di differenti sostanze proteiche con caratteri spesso molto diversi, pur essendo tutte formate da catene peptidiche.
La carne possiede un alto valore biologico, in quanto contiene tutti gli aminoacidi essenziali; da questo punto di vista, è superata solo dalle proteine dell'uovo e da quelle del latte. Nelle proteine muscolari si distinguono sostanze proteiche solubili e insolubili; a quelle solubili in acqua o in soluzione salina, ad alta o bassa concentrazione, appartengono le albumine, le globuline e le proteine muscolari di struttura che costituiscono la base funzionale del muscolo (actina e miosina). Inoltre, il muscolo contiene tropomiosina e, in determinate condizioni, l'actomiosina.
Nella carne muscolare sono presenti varie sostanze azotate che fanno parte delle proteine; fra queste vanno annoverati: diversi tipi di peptidi, aminoacidi, amine, nucleosidi, nucleotidi, derivati purinici, creatina, creatinina, urea e ammoniaca.

I muscoli possono essere classificati come 'rossi' o 'bianchi', in funzione della quantità di mioglobina in essi contenuta. Questo pigmento rosso, che immagazzina l'ossigeno, è contenuto in alta concentrazione nei muscoli che svolgono movimenti relativamente lenti, continui o ripetitivi, i quali ricavano l'energia dall'ossidazione del glicogeno in $H_2O$ e $CO_2$; al contrario, i muscoli bianchi sono adatti per scatti veloci e intermittenti, durante i quali ottengono molta energia convertendo il glicogeno in acido lattico, quindi secondo un meccanismo anaerobico. Le proteine del tessuto connettivo hanno un contenuto in aminoacidi essenziali minore delle proteine contrattili; la carne con un'elevata percentuale di collagene (o *elastina*) avrà un valore nutritivo intrinseco relativamente minore. C'è un rapporto indiretto tra la quantità di idrossiprolina e quella di triptofano della carne; inoltre, nel tessuto connettivo è presente un quantitativo minore di metionina. Un muscolo con molto tessuto connettivo fornisce una carne relativamente resistente alla digestione e all'assorbimento, il che può essere ulteriormente peggiorato da una cottura sbagliata.

Per questa ragione, in Bioterapia Nutrizionale® viene posta molta attenzione nella scelta del taglio di carne da utilizzare, in virtù della localizzazione anatomica del muscolo che viene impiegato come alimento e delle necessità del paziente in trattamento. Per esempio, la carne bovina ha un maggior contenuto di aminoacidi essenziali (leucina, lisina, valina), rispetto alla carne suina e di agnello.

Tuttavia, bisogna sempre ricordare che esistono non solo differenze significative tra i singoli muscoli, ma anche che la razza e l'età dell'animale influiscono in modo determinante sul potere nutrizionale; infatti, all'aumentare dell'età, aumenta relativamente il contenuto di arginina, metionina, isoleucina, fenilalanina e valina, mentre la concentrazione degli altri aminoacidi rimane costante o si riduce.

## *Carne bovina*

La carne bovina si divide in 2 grandi categorie: rossa e bianca. Per carne rossa si intende quella di animali adulti, vitellone, manzo, vacca e toro; per carne bianca, invece, si intende quella di vitello, la cui alimentazione è basata esclusivamente sul latte.
Il vitellone ha la carne più nutriente e fortificante, che si riconosce dal colore rosso vivo e dalla struttura consistente, soda ed elastica; in essa sono presenti piccole filettature di grasso che solcano la massa muscolare e lo spessore esterno del grasso, di colore bianco o giallo chiaro. Queste qualità variano a seconda della razza dell'animale e del regime alimentare durante il periodo dell'ingrassamento.

| Bovino adulto, filetto | |
|---|---|
| *Composizione per 100 g di parte edibile* | |
| Parte edibile | 100% |
| Acqua | 72.7 g |
| Carboidrati | 0 |
| Amidi | 0 |
| Proteine | **20.5** g |
| Lipidi | **5.0** g |
| Ferro | 1.9 mg |
| Calcio | 4 mg |
| Sodio | 41 mg |
| Potassio | **330** mg |
| Fosforo | **200** mg |
| Tiamina | **0.09** mg |
| Riboflavina | **0.19** mg |
| Niacina | **4.7** mg |
| Vit. A ret. eq. | tracce |
| Vitamina C | 0 |
| Selenio | **17** mcg |
| Zinco | **2.8** mg |
| Magnesio | **20** mg |
| Rame | 0.08 mg |

*Fonte:* Tabelle di Composizione degli Alimenti, Istituto Nazionale della Nutrizione, 1998.

La carne di vacca, rispetto a quella di vitellone, ha grana più fine e colore meno vivo; la qualità di questi 2 tipi di carne è paragonabile anche dal punto di vista nutrizionale. La carne del toro giovane è simile a quella della vacca, ma differente da quella del toro vecchio, che appare di qualità inferiore e colore bruno. Appena macellate, le carni rosse risultano dure alla cottura e sensibilmente acide; per aumentarne la tenerezza è necessario un periodo di riposo, detto frollatura o stagionatura, che generalmente si aggira sui 10-14 giorni. La frollatura va eseguita molto attentamente e la carne deve essere consumata al punto giusto del suo riposo, quando ha acquisito la pienezza delle sue qualità. Il grado di frollatura ha una importanza decisiva per la destinazione culinaria della carne: per esempio, per fare un arrosto ai ferri c'è bisogno di una carne molto ben frollata. Il processo della frollatura non ha nulla a che vedere con il fenomeno della putrefazione; la frollatura è un processo di maturazione biochimica interna alla carne, che può avvenire anche in ambiente sterile, mentre la putrefazione è un fenomeno di degenerazione dell'alimento provocato da agenti batterici.

Per carne si intende il muscolo, quindi una determinata formazione anatomica, dopo che questa ha subìto il suddetto fenomeno biochimico di maturazione, durante il quale si verificano trasformazioni che esaltano la sapidità e conferiscono la dovuta tenerezza al prodotto commestibile.

La quota proteica della carne bovina varia dal 20 al 22%, in funzione della diversa tipologia di bovino considerata. Infatti, la specie influenza notevolmente la composizione della carne, modificando il grasso intramuscolare (dal 2% al 7,9%) e la presenza di mioglobina (dallo 0,02% allo 0,91%); al contrario, sia la componente acquosa sia quella azotata non variano in modo significativo, rimanendo su valori del 77% e del 3,6%, rispettivamente. Notevole è la variazione del grasso intramuscolare che passa dallo 0,5% del vitello di pochi giorni di età al 3,7% dell'animale adulto di 3

| Bovino adulto, costata | |
|---|---|
| *Composizione per 100 g di parte edibile* | |
| Parte edibile | 100% |
| Acqua | 71.6 g |
| Carboidrati | 0 |
| Amidi | 0 |
| Proteine | **21.3** g |
| Lipidi | **6.1** g |
| Ferro | 1.3 mg |
| Calcio | 4 mg |
| Sodio | 41 mg |
| Potassio | **313** mg |
| Fosforo | **172** mg |
| Tiamina | **0.10** mg |
| Riboflavina | **0.12** mg |
| Niacina | **4.20** mg |
| Vit. A ret. eq. | tracce |
| Vitamina C | 0 |
| Zinco | **3.3** mg |
| Magnesio | **16** mg |
| Rame | 0.04 mg |

*Fonte:* Tabelle di Composizione degli Alimenti, Istituto Nazionale della Nutrizione, 1998.

**Bovino adulto, tagli anteriori**

*Composizione in aminoacidi (mg per 100 g di parte edibile)*

| | |
|---|---|
| Proteine | 20.5% |
| Arginina | **1307** |
| Lisina | **1817** |
| Istidina | 717 |
| Serina | 807 |
| Ac. aspartico | **1964** |
| Treonina | 842 |
| Glicina | **1245** |
| Ac. glutammico | **3410** |
| Prolina | 958 |
| Valina | 965 |
| Alanina | **1286** |
| Cistina | 231 |
| Leucina | **1686** |
| Metionina | 563 |
| Isoleucina | **881** |
| Tirosina | 670 |
| Fenilalanina | **805** |
| Triptofano | 186 |

*Fonte:* Tabelle di Composizione degli Alimenti, Istituto Nazionale della Nutrizione, 1998.

**Bovino adulto, tagli posteriori**

*Composizione in aminoacidi (mg per 100 g di parte edibile)*

| | |
|---|---|
| Proteine | 21.5% |
| Arginina | **1338** |
| Lisina | **1944** |
| Istidina | 833 |
| Serina | 857 |
| Ac. aspartico | **2101** |
| Treonina | 885 |
| Glicina | 1134 |
| Ac. glutammico | **3581** |
| Prolina | 913 |
| Valina | 1012 |
| Alanina | **1334** |
| Cistina | 226 |
| Leucina | **1809** |
| Metionina | 623 |
| Isoleucina | **932** |
| Tirosina | **730** |
| Fenilalanina | **866** |
| Triptofano | 234 |

*Fonte:* Tabelle di Composizione degli Alimenti, Istituto Nazionale della Nutrizione, 1998.

anni. Anche il contenuto di idrossiprolina, componente altamente correlato alla tenerezza della carne, varia moltissimo in rapporto al muscolo considerato; queste modificazioni, che dipendono dalla localizzazione e dalla funzione svolta dal muscolo, influenzano altri parametri qualitativi come la tenerezza, il colore e la capacità di ritenzione di liquidi. Il contenuto in colesterolo della carne bovina è mediamente simile a quello del pesce, del formaggio e delle carni di altre specie. Esso varia con percentuali differenti nei diversi tessuti, con valori più bassi nel muscolo sgrassato, valori medi nel grasso intramuscolare e medio-elevati nel grasso sottocutaneo e intercostale. Il contenuto in minerali dipende dal taglio considerato: il ferro è più presente nel filetto e nella fesa; lo zinco nella fesa; il rame nella noce; il sodio e il potassio non mostrano differenze significative tra i vari gruppi muscolari.

La carne bovina, da ritenersi di gran pregio, ha un elevato contenuto in nutrienti principali; con soli 100 g di questa carne è possibile coprire: il 48% del fabbisogno giornaliero di proteine; il 34% di niacina e il 73% di vitamina $B_{12}$; per quanto riguarda i minerali, il 23% del ferro e del fosforo. Un importante pregio della carne, in particolare quella di vitellone, di manzo e di bue, è il suo contenuto in ferro, in forma perfettamente assorbibile dall'organismo. Questo minerale è presente anche nei vegetali, ma quello contenuto nella carne è di più facile assimilazione, perché inserito nell'eme che viene utilizzato direttamente senza ulteriori elaborazioni nella formazione dell'emoglobina. Inoltre, il ferro della carne aiuta l'assorbimento intestinale dello stesso minerale contenuto in altri alimenti. Le frattaglie sono più ricche di ferro rispetto alle carni: il contenuto più alto si ha nel fegato e nella milza; tuttavia, nelle frattaglie è presente un'elevata percentuale di colesterolo e di grassi che ne fanno un cibo non adatto alla totalità degli individui. Le categorie di bovini le cui carni vengono utilizzate in cucina sono, come già detto, il bue, il manzo, il vitellone e il vitello.

## *Bue*

Questo termine indica il bovino adulto, e in Italia è quasi caduto in disuso, in quanto il consumo di carne di questo animale si è notevolmente ridotto. Viene utilizzata soprattutto per preparazioni che richiedano una cottura lenta e prolungata, per esempio lo stufato o il brasato. Ciò è dovuto al fatto che al bue grasso oggi si contrappongono manzi di peso non eccessivo, piuttosto giovani e magri. Cambiamenti nelle abitudini alimentari si sono verificati anche per quanto riguarda la scelta dei tagli; attualmente gli acquirenti si orientano quasi esclusivamente verso il cosiddetto quarto posteriore, che comprende la coscia, parte della costata e il filetto, mentre il quarto anteriore, dove le parti grasse e magre abbondano, è molto meno utilizzato.

I motivi di questa scelta alimentare degli italiani sarebbero dati soprattutto da una convenienza di tempo: la carne dei quarti posteriori (la *fettina*) viene preferita perché cuoce più in fretta e senza bisogno di preparazione; ne consegue che si tende a vendere come fettina quasi tutta la carne dei quarti posteriori. Pertanto, il consumatore utilizza sempre gli stessi tagli che, oltre a essere più costosi in virtù della maggiore richiesta, non sempre sono i più ricchi di principi nutritivi.

Una volta asportato il grasso visibile, la carne proveniente dai quarti anteriori di bovino ha lo stesso valore nutritivo di quello proveniente dai quarti posteriori. Molto spesso le carni dei quarti anteriori vengono commercializzate come tagli per brodo di carne, arrosti e carni in umido. Vorremmo sottolineare che il bollito, lo spezzatino e l'arrosto hanno lo stesso valore nutritivo della fettina, ma si utilizzano per una finalità diversa. Per esempio, la carne cotta più a lungo e con l'aggiunta di aromi (come l'*arrosto*), in alcune situazioni cliniche, può essere più vantaggiosa della carne meno cotta (come la *fettina*), che conserva una quota maggiore di ferro. Della carne di bue si richiedono, per lo più, solo le parti adatte a una cottura rapida come il filetto e le costate oppure le preparazioni con carne tritata (il *polpettone*, le *polpette* e gli *hamburger*).

Le carni di bue appartengono alle cosiddette 'carni rosse', ricche di sostanze estrattive molto sanguigne e perciò a maggiore contenuto in ferro; esse sono più facilmente digeribili delle bianche le quali, avendo una maggiore quota di gelatine rispetto alle albumine, comportano un'assimilazione più lenta ed elaborata:

**Bovino adulto, tagli anteriori**

| *Composizione lipidica per 100 g di parte edibile* | |
|---|---|
| Parte edibile | 100% |
| Grassi saturi | 2.20 g |
| Grassi monoinsat. | 2.27 g |
| Grassi polinsat. | 1.55 g |
| Colesterolo | 59-72 g |

**Bovino adulto, tagli posteriori**

| *Composizione lipidica per 100 g di parte edibile* | |
|---|---|
| Parte edibile | 100% |
| Grassi saturi | 1.14 g |
| Grassi monoinsat. | 1.12 g |
| Grassi polinsat. | 0.68 g |
| Colesterolo | 52-68 g |

**Bovino adulto, filetto crudo**

| *Composizione lipidica per 100 g di parte edibile* | |
|---|---|
| Parte edibile | 100% |
| Grassi saturi | 1.14 g |
| Grassi monoinsat. | 1.29 g |
| Grassi polinsat. | 0.11 g |

**Bovino adulto, filetto cotto**

| *Composizione lipidica per 100 g di parte edibile* | |
|---|---|
| Parte edibile | 100% |
| Grassi saturi | 4.82 g |
| Grassi monoinsat. | 5.47 g |
| Grassi polinsat. | 0.47 g |

*Fonte:* Tabelle di Composizione degli Alimenti, Istituto Nazionale della Nutrizione, 1998.

**Bovino adulto, lombata**

*Composizione per 100 g di parte edibile*

| | |
|---|---|
| Parte edibile | 100% |
| Acqua | 72.3 g |
| Carboidrati | 0 |
| Amidi | 0 |
| Proteine | **21.8** g |
| Lipidi | **5.2** g |
| Ferro | 1.4 mg |
| Calcio | 4 mg |
| Sodio | 44 mg |
| Potassio | **333** mg |
| Fosforo | **178** mg |
| Tiamina | **0.10** mg |
| Riboflavina | **0.15** mg |
| Niacina | **4.70** mg |
| Vit. A ret. eq. | tracce |
| Vitamina C | 0 |

*Fonte:* Tabelle di Composizione degli Alimenti, Istituto Nazionale della Nutrizione, 1998.

in ogni caso, la digeribilità della carne è condizionata dal taglio, dall'età dell'animale, dal grasso contenuto e dalla modalità di cottura.

La carne di bue trova indicazione elettiva durante la convalescenza, dopo malattie infettive croniche e nelle anemie sideropeniche; al contrario, deve essere impiegata con attenzione nelle iperuricemie, nelle ipercolesterolemie, nelle iperlipidemie, nonché nelle nefriti acute e croniche.

## *Manzo o vitellone*

Il manzo è il bovino di età intermedia tra quella del vitello e quella del bue; tuttavia, nelle varie regioni italiane con questo termine si identificano animali di età diversa. In Lombardia, manzo equivale a vitellone, in altre zone si continua a chiamare 'vitellone' anche la bestia di età avanzata. In genere, la carne di manzo è preferibile per i brasati, gli umidi, le fricassee e tutti i piatti che impongono una cottura lenta con aggiunta di aromi. Tra le preparazioni più tipiche va annoverato il manzo alla californiana, antica ricetta lombarda e non americana. I valori nutrizionali per 100 g di carne di manzo sono i seguenti: proteine 19,4 g; lipidi 0,4 g; glicidi 0,4 g; vitamina A 20 UI; vitamina B 0,07 mg; calcio 11 mg; fosforo 171 mg; ferro 2,4 mg.

È una carne rossa molto ricca di ferro; come quella del bue, è molto indicata nell'alimentazione degli adolescenti, nelle anemie sideropeniche e nelle convalescenze. Commercialmente si considera vitellone l'animale di peso superiore a quello limite del vitello, di età fino a 18-20 mesi, che abbia al massimo due denti incisivi da adulto per le razze da carne. Le carni hanno colorito rosa tendente al rosso, una consistenza pastosa, grana fine e tessitura compatta, il grasso muscolare presenta venatura e marezzatura.
Come per il vitello, è richiesto soprattutto il quarto posteriore, vale a dire il filetto, la lombata, la coscia; a seconda dei tagli, le carni vengono utilizzate per formare costolette, scalop-

**Vitello, solo carne**

*Composizione per 100 g di parte edibile*

| | |
|---|---|
| Parte edibile | 100% |
| Acqua | 79.6 g |
| Carboidrati | 0 |
| Amidi | 0 |
| Proteine | **20.7** g |
| Lipidi | 1.0 g |
| Ferro | **2.3** mg |
| Calcio | 14 mg |
| Sodio | **89** mg |
| Potassio | **360** mg |
| Fosforo | **214** mg |
| Tiamina | 0.15 mg |
| Riboflavina | **0.26** mg |
| Niacina | **6.3** mg |
| Vit. A ret. eq. | tracce |
| Vitamina C | 0 |
| Grassi saturi | 1.14 g |
| Grassi monoinsat. | 1.29 g |
| Grassi polinsat. | 0.11 g |
| Colesterolo | **71** g |
| Selenio | **6.0** mcg |
| Zinco | **2.8** mg |
| Magnesio | **35** mg |
| Rame | 0.06 mg |

*Fonte:* Tabelle di Composizione degli Alimenti, Istituto Nazionale della Nutrizione, 1998.

pine e la famosa bistecca alla fiorentina che viene preparata con il vitellone chianino, ossia della razza della Val di Chiana, che conferisce un particolare sapore a queste bistecche.

### *Vitello*

La nostra legislazione prescrive un particolare bollo per le carni di vitello; fanno parte di questa categoria gli animali mantenuti a dieta lattea, il cui peso non superi i 180 kg per le razze da latte e 230 kg per quelle da carne. Questa ha un colorito rosa chiaro, una consistenza cedevole, grana finissima e tessitura lassa. La marezzatura è presente solo in casi eccezionali.

## *Carne suina*

L'allevamento del maiale ha origini molto remote e sembra sia iniziato in Cina, da dove si diffuse in tutto il mondo. La carne suina occupa il primo posto nella produzione mondiale di carne di tutte le specie e, negli ultimi 15-20 anni, è aumentata del 50%. Molti aspetti differenziano la produzione di carne suina da quella bovina. Nel caso dei bovini, il loro allevamento, oltre che per la produzione della carne, può essere finalizzato anche ad altri scopi (per esempio, produzione di latte, lavoro nei campi); i suini, invece, sono allevati esclusivamente per la produzione di carne. La specie suina, più prolifica di quella bovina, ha un ciclo riproduttivo più breve e ciò incide sul minore costo della sua carne; tuttavia, i suini consumano essenzialmente cereali, entrando in competizione alimentare con l'uomo, mentre i bovini sfruttano i foraggi che la nostra specie non può utilizzare direttamente. È altrettanto vero, però, che soprattutto in Italia la produzione di carne bovina è ottenuta con l'impiego sempre crescente di concentrati, cosicché i vantaggi derivanti dalle abitudini alimentari dei ruminanti si attenuano.

L'Italia va controcorrente di fronte alle tendenze economiche della Comunità Europea; infatti, nel nostro Paese, la quasi totalità della produzione di suini è costituita da esemplari pesanti ed è destinata all'industria di trasformazione. In Italia, fino agli anni Settanta, il consumo di carne suina era limitatissimo; da questa data in poi, il consumo è aumentato così tanto che attualmente ha superato quello della carne bovina.

**Maiale, lombo**

*Composizione per 100 g di parte edibile*

| | |
|---|---|
| Parte edibile | 79% |
| Acqua | 70.7 g |
| Carboidrati | 0 |
| Amidi | 0 |
| Proteine | **20.7** g |
| Lipidi | **7.0** g |
| Ferro | **1.3** mg |
| Calcio | 7 mg |
| Sodio | **73** mg |
| Potassio | **220** mg |
| Fosforo | **150** mg |
| Tiamina | **0.25** mg |
| Riboflavina | **0.30** mg |
| Niacina | **4.0** mg |
| Vit. A ret. eq. | tracce |
| Vitamina C | 0 |

*Fonte:* Tabelle di Composizione degli Alimenti, Istituto Nazionale della Nutrizione, 1998.

Il settore suinicolo è molto cambiato negli ultimi anni, andando sempre più incontro alle esigenze alimentari dei consumatori, e il maiale, animale dalla struttura muscolare straordinariamente elastica, si è prestato all'allevamento industriale intensivo, che ha cambiato in parte le caratteristiche nutrizionali delle sue carni. In realtà, il maiale è l'animale che più si è adattato alle richieste dell'uomo, sia giuste sia errate. Le carni suine sono dotate di un buon contenuto proteico, in particolare di proteine di elevata qualità, con una ridotta quantità di connettivo (che contiene proteine di basso livello). In questa carne sono presenti aminoacidi essenziali e aminoacidi detti ad 'attività extranutrizionale', come per esempio l'arginina, che stimola la produzione di ormone somatotropo. La carne di suino è caratterizza-

| Maiale, bistecca cruda | |
|---|---|
| *Composizione per 100 g di parte edibile* | |
| Parte edibile | 74% |
| Acqua | 69.6 g |
| Carboidrati | 0 |
| Amidi | 0 |
| Proteine | **21.3** g |
| Lipidi | **8.0** g |
| Ferro | 0.8 mg |
| Calcio | 8 mg |
| Sodio | 56 mg |
| Potassio | **290** mg |
| Fosforo | **160** mg |
| Tiamina | **0.80** mg |
| Riboflavina | **0.70** mg |
| Niacina | **3.0** mg |
| Vit. A ret. eq. | tracce |
| Vitamina C | 0 mg |

*Fonte:* Tabelle di Composizione degli Alimenti, Istituto Nazionale della Nutrizione, 1998.

ta da una elevata concentrazione di minerali (soprattutto ferro e selenio), di vitamine idrosolubili ($B_1$, $B_2$, $B_6$, $B_{12}$) e di composti come la carnitina; inoltre, è ricca di nucleotidi, elementi che svolgono un ruolo essenziale nell'attività immunitaria. Nel muscolo del maiale sono contenuti molti acidi grassi insaturi e soprattutto grassi strutturali, cioè fosfolipidi e lecitine insature a elevata attività colesterolica. Attualmente, l'alimentazione dei suini avviene con mais integrale, soia integrale e rispettivi oli, nonché, talvolta, con dei derivati della lavorazione delle olive. Questo perché gli alimenti integrali sembrano avere una efficace azione ipocolesterolemizzante; inoltre, all'alimentazione di questo animale vengono aggiunte notevoli quantità di vitamina E, la cui azione antiossidante è ampiamente nota.

La carne di suino è stata considerata per molto tempo la carne grassa per eccellenza. Il grasso muscolare e quello intramuscolare sono parte integrante di questo tipo di carne, la cui qualità, tra l'altro, risente sensibilmente delle caratteristiche di questo costituente. Una delle principali proprietà del grasso è quella di fornire un elevato apporto energetico (doppio rispetto a quello dei glucidi); quello di maiale ha una ripartizione molto differenziata a seconda delle varie zone anatomiche: la carne propriamente detta, cioè quella parte dell'animale costituita esclusivamente dal tessuto muscolare e dal grasso intra- e intermuscolare, presenta un contenuto in grassi relativamente modesto.
Il grasso di suino ha rappresentato per secoli una delle riserve energetiche più importanti, sotto forma di lardo o di strutto. Quando i grassi di origine animale sono stati in qualche modo collegati all'incidenza di coronaropatie nei Paesi più avanzati (e quindi considerati tra le principali cause di mortalità dell'uomo), il consumo di questi costituenti è stato molto ridotto. Questo orientamento nel settore dell'alimentazione ha avuto inizio nel periodo successivo alla seconda guerra mondiale, quando studi epidemiologici collegarono l'insorgenza delle cardiopatie ischemiche all'ipercolesterolemia di origine alimentare. Si considerò che il consumo abituale di lipidi ricchi in acidi grassi polinsaturi poteva favorire la ri-

| Maiale, lombo | |
|---|---|
| *Composizione in aminoacidi (mg per 100 g di parte edibile)* | |
| Proteine | 20.7% |
| Arginina | **1285** |
| Lisina | **1737** |
| Istidina | 647 |
| Serina | 852 |
| Ac. aspartico | **2080** |
| Treonina | 919 |
| Glicina | **1086** |
| Ac. glutammico | **3157** |
| Prolina | 853 |
| Valina | 1243 |
| Alanina | **1289** |
| Cistina | 239 |
| Leucina | **1624** |
| Metionina | 541 |
| Isoleucina | **1080** |
| Tirosina | 657 |
| Fenilalanina | **809** |
| Triptofano | 183 |

*Fonte:* Tabelle di Composizione degli Alimenti, Istituto Nazionale della Nutrizione, 1998.

| Maiale, bistecca cruca | |
|---|---|
| *Composizione in aminoacidi (mg per 100 g di parte edibile)* | |
| Proteine | 21.3% |
| Arginina | **1335** |
| Lisina | **1877** |
| Istidina | 817 |
| Serina | 902 |
| Ac. aspartico | **2133** |
| Treonina | 941 |
| Glicina | **1022** |
| Ac. glutammico | **3257** |
| Prolina | 849 |
| Valina | 1218 |
| Alanina | **1252** |
| Cistina | 292 |
| Leucina | **1741** |
| Metionina | 591 |
| Isoleucina | **1139** |
| Tirosina | 685 |
| Fenilalanina | **834** |
| Triptofano | **217** |

*Fonte:* Tabelle di Composizione degli Alimenti, Istituto Nazionale della Nutrizione, 1998.

duzione dei livelli ematici di colesterolo in individui affetti da malattie coronariche e, al contrario, il consumo di notevoli quantità di acidi grassi saturi poteva determinare l'insorgenza della sindrome ischemica. In conseguenza di ciò, nacque l'abitudine di misurare i grassi alimentari in base al loro rapporto tra acidi grassi polinsaturi e saturi (rapporto p/s). I grassi vegetali cominciarono a essere considerati come benefattori dell'umanità, proprio perché ricchi di costituenti polinsaturi. Di conseguenza, si verificò un crollo del consumo di lardo e di strutto, mentre la genetica e l'alimentazione nella zootecnia divennero gli unici strumenti per ottenere animali sempre più magri.

Tuttavia, da quando ci si è resi conto che il rapporto tra assunzione alimentare di acidi grassi saturi e rischio ischemico non era così netto, che l'aumento dei livelli di colesterolo nel sangue non dipendeva unicamente dalla quantità di colesterolo assunto con la dieta e che esistevano importanti fattori predisponenti individuali, l'impiego in campo alimentare dei grassi animali ha recuperato credibilità. Molto diversa è la valutazione nei confronti dei salumi; salami, mortadelle e lo stesso prosciutto crudo non sarebbero tali se non ci fosse una buona quota di grasso; per esempio, il prosciutto crudo viene considerato apprezzabile purché il grasso non sia presente tra i corpi muscolari, ma sia limitato alla zona periferica sottocutanea e, quindi, risulti facilmente eliminabile.

Per quanto riguarda la composizione degli aminoacidi nei prodotti insaccati, è presente una elevata quota proteica: il 45% di aminoa-

| Maiale, coscio | |
|---|---|
| *Composizione lipidica per 100 g di parte edibile* | |
| Grassi saturi | 1.13 g |
| Grassi monoinsat. | 0.53 g |
| Grassi polinsat. | 1.26 g |
| Colesterolo | 64.0 g |

| Maiale, lombo | |
|---|---|
| *Composizione lipidica per 100 g di parte edibile* | |
| Grassi saturi | 2.23 g |
| Grassi monoinsat. | 2.32 g |
| Grassi polinsat. | 1.82 g |
| Colesterolo | 61.0 g |

| Maiale, spalla | |
|---|---|
| *Composizione lipidica per 100 g di parte edibile* | |
| Grassi saturi | 2.24 g |
| Grassi monoinsat. | 2.12 g |
| Grassi polinsat. | 1.38 g |
| Colesterolo | 67.0 g |

| Maiale, bistecca | |
|---|---|
| *Composizione lipidica per 100 g di parte edibile* | |
| Grassi saturi | 3.66 g |
| Grassi monoinsat. | 2.48 g |
| Grassi polinsat. | 1.47 g |

*Fonte:* Tabelle di Composizione degli Alimenti, Istituto Nazionale della Nutrizione, 1998.

| Prosciutto crudo, disossato | |
|---|---|
| *Composizione per 100 g di parte edibile* | |
| Parte edibile | 100% |
| Acqua | 53.0 g |
| Carboidrati | 0 |
| Amidi | 0 |
| Proteine | **26.9** g |
| Lipidi | **12.9** g |
| Ferro | **1.2** mg |
| Calcio | 15 mg |
| Sodio | **2238** mg |
| Potassio | **454** mg |
| Fosforo | **177** mg |
| Tiamina | **0.60** mg |
| Riboflavina | **0.20** mg |
| Niacina | **5.0** mg |
| Vit. A ret. eq. | tracce |
| Vitamina C | 0 |
| Colesterolo | **66** mg |
| Selenio | **5.6** mcg |
| Zinco | **2.5** mg |
| Magnesio | **26** mg |
| Rame | 0.16 mg |

*Fonte:* Tabelle di Composizione degli Alimenti, Istituto Nazionale della Nutrizione, 1998.

cidi sono essenziali e la quota di idrossiprolina e glicina è piuttosto alta; infatti, questi sono gli aminoacidi prevalenti nella struttura del collagene.

Per quanto riguarda la composizione lipidica, i prodotti insaccati, nonostante le differenze nella quantità lipidica totale, presentano una composizione in acidi grassi sostanzialmente simile, contrariamente ai pezzi isolati che risentono di più della variabilità dell'animale. Oggi si è concordi nel riconoscere che la produzione di suini sempre più magri porti alla riduzione della qualità nutrizionale del grasso.

Il quantitativo in colesterolo oscilla in un intervallo che va da 62 a 99 mg per 100 g di prodotto. Quanto alla quota di minerali, il contenuto in ferro e zinco è piuttosto elevato (1,5 e 3,7 mg per 100 g, rispettivamente), così come quello in cloruro di sodio degli insaccati crudi, che limita l'impiego di questi alimenti nei soggetti ipertesi.

## Carne ovina

Gli ovini più importanti a livello alimentare sono la capra, la pecora, l'agnello e l'abbacchio.

### *Abbacchio*

È l'agnello che ha raggiunto il peso di 6-11 kg e che viene consumato a 20-30 giorni dalla nascita, quindi non si è mai nutrito di erba. Le carni sono chiare e delicate, molto tenere, diverse da quelle sia di agnello sia di montone; molto richieste sono le frattaglie di abbacchio. La carne di quest'ultimo contiene una scarsa quantità di grasso e di tessuto connettivo; la composizione per 100 g è la seguente: 20,6 g di proteine; 2,24 g di lipidi; 0,15 mg di vitamina $B_1$, 10 mg di calcio; 191 mg di fosforo; 0,4 mg di ferro. Dal punto di vista nutrizionale, confrontata alla carne di manzo semigrassa, quella dell'abbacchio non ha particolari differenze nel rapporto proteico, mentre si avvicina alla carne del vitello magro per quanto riguarda il rapporto nutrizionale; pressoché identico è anche il contenuto in vitamine e minerali.

### *Agnello*

L'agnello, generalmente, è l'animale che ha raggiunto l'anno di vita; quantunque simile al montone, la sua carne è molto più tenera e quindi richiede tempi di cottura minori. La buona qualità dell'agnello si riconosce dalla larghezza dei lombi e da un grasso candido, che deve essere consistente e abbondante soprattutto intorno ai rognoni. Da qualche anno sui mercati italiani si trovano molti animali provenienti dalla Nuova Zelanda, messi in vendita dopo essere stati scongelati. L'agnello adulto si distingue dall'abbacchio soprattutto per il maggiore contenuto in lipidi.

### *Capretto*

Il capretto, simile all'abbacchio, viene anch'esso macellato all'età di 15-20 giorni; la sua carne, considerata particolarmente prelibata,

| Agnello, solo carne | |
|---|---|
| *Composizione per 100 g di parte edibile* | |
| Parte edibile | 100% |
| Acqua | 70.1 g |
| Carboidrati | 0 |
| Amidi | 0 |
| Proteine | **20.8** g |
| Lipidi | **8.8** g |
| Ferro | **1.6** mg |
| Calcio | 7 mg |
| Sodio | **88** mg |
| Potassio | **350** mg |
| Fosforo | **190** mg |
| Tiamina | 0.14 mg |
| Riboflavina | **0.28** mg |
| Niacina | **6.0** mg |
| Vit. A ret. eq. | tracce |
| Vitamina C | 0 |
| Colesterolo | **71** mg |
| Selenio | **18.0** mcg |
| Zinco | **3.13** mg |
| Magnesio | **20** mg |
| Rame | 0.30 mg |

*Fonte:* Tabelle di Composizione degli Alimenti, Istituto Nazionale della Nutrizione, 1998.

è una delle poche utilizzabili nell'alimentazione dei pazienti allergici e oncologici per una serie di proprietà legate al tipo di alimentazione di questa specie animale (come è stato detto nel capitolo dedicato al latte, a proposito del latte di capra).

| Capretto | |
|---|---|
| *Composizione per 100 g di parte edibile* | |
| Parte edibile | 75% |
| Acqua | 74.8 g |
| Carboidrati | 0 |
| Amidi | 0 |
| Proteine | **19.2** g |
| Lipidi | **5.0** g |
| Ferro | **1.0** mg |
| Calcio | 9 mg |
| Fosforo | **220** mg |
| Tiamina | **0.25** mg |
| Riboflavina | 0.10 mg |
| Niacina | **5.7** mg |
| Vit. A ret. eq. | 0 |
| Vitamina C | 0 |

*Fonte:* Tabelle di Composizione degli Alimenti, Istituto Nazionale della Nutrizione, 1998.

### *Capriolo*

Il capriolo è un ruminante della famiglia dei Cervidi, che vive nei boschi, sia in pianura sia in montagna; è vietata l'uccisione dell'esemplare femmina. La carne di selvaggina è caratterizzata da un elevato contenuto in purine, per cui il suo impiego è rischioso nei nefropatici e negli ipertiroidei, mentre trova indicazioni molto importanti negli stati di ipotiroidismo. La sua composizione è simile a quella del vitello magro, ma ha un sapore più aromatico, una maggiore durezza e un contenuto più fibroso.

## *Carne equina*

La vendita di questa varietà di carne è consentita soltanto in macellerie equine, che non possono detenerne di altri tipi; è vietato inscatolare la carne di cavallo, che però può essere impiegata per la produzione di salumi, purché ciò sia dichiarato sulla confezione con la lettera 'E'. La carne equina è molto utilizzata in alcune regioni italiane, mentre in altre risulta praticamente sconosciuta. Confrontata con la carne di bovino, quella di cavallo si differenzia per la maggiore quota relativa di grasso sottocutaneo e cavitario, mentre quello intermuscolare è sensibilmente inferiore. Per quanto riguarda la componente lipidica, attualmente la carne di cavallo, particolarmente quella di puledro, si presenta ricca di proteine e povera di grasso; predominano gli acidi palmitico, oleico e linoleico, ma anche l'acido linolenico è ben rappresentato. Si tratta, quindi, di una carne piuttosto ricca in acidi grassi insaturi, aspetto questo di notevole importanza nutrizionale; il suo tenore in colesterolo è sovrapponibile a quello della carne bovina e inferiore a quello riscontrato in tutte le altre carni, in particolare in quella di pollo.

La carne di cavallo risulta, consultando le tabelle nutrizionali, iposodica e molto ricca di ferro. Per quanto riguarda le vitamine del gruppo B, questa carne non eccelle rispetto al-

| Cavallo | |
|---|---|
| *Composizione per 100 g di parte edibile* | |
| Parte edibile | 100% |
| Acqua | 74.9 g |
| Proteine | **19.8** g |
| Lipidi | **6.8** g |
| Ferro | **3.9** mg |
| Calcio | 4 mg |
| Sodio | **74** mg |
| Potassio | **331** mg |
| Fosforo | **231** mg |
| Tiamina | 0.04 mg |
| Riboflavina | **0.18** mg |
| Niacina | **5.5** mg |
| Vit. A ret. eq. | 0 |
| Vitamina C | 0 |
| Grassi saturi | 2.1 g |
| Grassi monoinsat. | **2.89** g |
| Grassi polinsat. | 1.16 g |
| Colesterolo | **61** mg |
| Zinco | **3.72** mg |
| Magnesio | **29** mg |
| Rame | 0.20 mg |

*Fonte:* Tabelle di Composizione degli Alimenti, Istituto Nazionale della Nutrizione, 1998.

le altre; quindi, dal punto di vista nutrizionale, essa è caratterizzata da: ridotto tenore di grasso, modesto valore energetico, ricchezza in acidi grassi insaturi dei lipidi intramuscolari, ridotto contenuto in sodio ed elevata presenza di ferro. Per quanto riguarda l'utilizzo bionutrizionale, riservato prevalentemente al trattamento delle anemie sideropeniche in soggetti defedati, la carne di cavallo viene consumata soprattutto cruda o ai ferri.

## *Carne di volatili*

### *Pollo*

L'industria ha investito molti fondi e condotto numerose ricerche nel settore dell'allevamento di questo animale a scopo alimentare, in quanto esso ha un ciclo riproduttivo breve. Grazie alla genetica e a tecniche di allevamento sempre più sofisticate, sono stati selezionati polli con caratteristiche nutrizionali molto differenziate.

Uno dei principi che si è seguito maggiormente, sia per il pollo sia per il suino, è stato quello di variare l'alimentazione dell'animale, influendo sulle qualità organolettiche e sulla composizione della carne, fatta eccezione per il grasso. In Olanda sono in commercio, a un prezzo superiore alla norma, polli che, in virtù della particolare alimentazione lipidica, conterrebbero una quantità doppia di acido linoleico.

Si è visto che dosi elevate di vitamina E aumentano la conservabilità delle carni avicole, in quanto ne ritardano la rancidità ossidativa.

La carne di pollo rientra nelle cosiddette carni bianche, cioè caratterizzate da: basso contenuto in mioglobina muscolare, elevata percentuale di proteine, ridotto contenuto di colesterolo e modesta percentuale di grassi di notevole qualità, con un rapporto corretto acidi polinsaturi/acidi saturi. Il rapporto migliore è quello prossimo all'unità e le carni avicole si avvicinano, più di altre, a questo valore; infatti, per questo tipo di carni il rappor-

| Pollo crudo, con pelle | |
|---|---|
| *Composizione per 100 g di parte edibile* | |
| Parte edibile | 77% |
| Acqua | 69.5 g |
| Proteine | **19.0** g |
| Lipidi | **10.6** g |
| Ferro | 0.6 mg |
| Calcio | 5 mg |
| Sodio | 62 mg |
| Potassio | **300** mg |
| Fosforo | **160** mg |
| Tiamina | 0.08 mg |
| Riboflavina | 0.14 mg |
| Niacina | **5.0** mg |
| Vit. A ret. eq. | tracce |
| Vitamina C | 0 |
| Grassi saturi | 1.6 g |
| Grassi monoinsat. | 1.6 g |
| Grassi polinsat. | 1.5 g |
| Colesterolo | **93** mg |
| Selenio | **9.0** mcg |
| Zinco | 1.08 mg |
| Magnesio | **24** mg |
| Rame | 0.09 mg |

*Fonte:* Tabelle di Composizione degli Alimenti, Istituto Nazionale della Nutrizione, 1998.

**Pollo crudo, con pelle**

*Composizione in aminoacidi (mg per 100 g di parte edibile)*

| | |
|---|---|
| Proteine | 19.0% |
| Arginina | 1159 |
| Lisina | **1575** |
| Istidina | 490 |
| Serina | 697 |
| Ac. aspartico | **1847** |
| Treonina | 811 |
| Glicina | 973 |
| Ac. glutammico | **3105** |
| Prolina | 823 |
| Valina | 846 |
| Alanina | 868 |
| Cistina | 226 |
| Leucina | **1518** |
| Metionina | 502 |
| Isoleucina | **874** |
| Tirosina | 627 |
| Fenilalanina | 627 |
| Triptofano | **200** |

*Fonte:* Tabelle di Composizione degli Alimenti, Istituto Nazionale della Nutrizione, 1998.

**Petto di pollo, crudo**

*Composizione in aminoacidi (mg per 100 g di parte edibile)*

| | |
|---|---|
| Proteine | 23.3% |
| Arginina | **1626** |
| Lisina | **2246** |
| Istidina | **937** |
| Serina | 1011 |
| Ac. aspartico | **2265** |
| Treonina | 1160 |
| Glicina | 1025 |
| Ac. glutammico | **3313** |
| Prolina | 860 |
| Valina | **1384** |
| Alanina | **1417** |
| Cistina | 308 |
| Leucina | **1955** |
| Metionina | 666 |
| Isoleucina | **1153** |
| Tirosina | 802 |
| Fenilalanina | **974** |
| Triptofano | **273** |

*Fonte:* Tabelle di Composizione degli Alimenti, Istituto Nazionale della Nutrizione, 1998.

**Petto di pollo, crudo**

*Composizione per 100 g di parte edibile*

| | |
|---|---|
| Parte edibile | 98% |
| Acqua | 74.9 g |
| Proteine | **23.3** g |
| Lipidi | 0.8 g |
| Ferro | 0.4 mg |
| Calcio | 4 mg |
| Sodio | 33 mg |
| Potassio | **379** mg |
| Fosforo | **210** mg |
| Tiamina | 0.10 mg |
| Riboflavina | 0.20 mg |
| Niacina | **8.3** mg |
| Vit. A ret. eq. | tracce |
| Vitamina C | 0 |
| Grassi saturi | 0.2 g |
| Grassi monoinsat. | 0.1 g |
| Grassi polinsat. | 0.2 g |
| Colesterolo | **60** mg |
| Selenio | **10** mcg |
| Zinco | 0.67 mg |
| Magnesio | **32** mg |
| Rame | 0.05 mg |

*Fonte:* Tabelle di Composizione degli Alimenti, Istituto Nazionale della Nutrizione, 1998.

to è uguale a 0,8 contro lo 0,2 delle carni suine e lo 0,1 di quelle bovine.

Notevole è il tenore in acidi grassi utili e protettivi, quali lo stearico e l'oleico; elevato è anche il contenuto in acido linoleico, cui si associa una presenza significativa di acido arachidonico. Le proteine hanno un elevato valore biologico, sono molto ricche in lisina e il rapporto fra aminoacidi totali ed essenziali è del 46%, quindi molto favorevole. Le proteine sono più abbondanti nelle carni bianche del petto, mentre grasso e colesterolo si trovano soprattutto nelle carni rosse delle cosce. Le carni di pollo sono ricche di ferro, vitamine idrosolubili, fosforo e niacina.

## *Gallina*

È la femmina adulta del pollo e viene utilizzata in cucina dopo un periodo di deposizione delle uova. Gli allevamenti industriali hanno ridotto molto gli impieghi della gallina; infatti, negli allevamenti moderni non convie-

ne prolungare i tempi di crescita, sottraendo spazio ai nuovi nati. Il brodo di gallina, comunque, conserva delle proprietà che non sono sostituibili dal brodo di pollo.
La composizione per 100 g di carne di gallina è la seguente: 17,4 g di proteine; 24,8 g di lipidi; 500 UI di vitamina A; 0,06 mg di vitamina B; 10 mg di calcio; 1,4 mg di ferro. La gallina ha un contenuto in grasso molto elevato e un valore energetico notevole; le sue carni hanno un notevole potere nutritivo, soprattutto per la presenza di proteine ad alto valore biologico.

### *Gallo*

Il gallo adulto viene utilizzato dopo un'attività riproduttiva più o meno lunga; le sue carni, quindi, sono a fibra grossolana e compatta, resistenti alla cottura e difficilmente digeribili. La carne del gallo è più saporita di quella dei polli giovani ma, per le sue fibre più compatte, deve cuocere molto più a lungo. Caratteristico è l'utilizzo della cresta, ricca di ialuronidasi, soprattutto nei disturbi oculari riguardanti le patologie degenerative della cornea.

**Oca**

*Composizione per 100 g di parte edibile*

| | |
|---|---|
| Parte edibile | 70% |
| Acqua | 49.1 g |
| Proteine | **15.8** g |
| Lipidi | 34.4 g |
| Ferro | **1.8** mg |
| Calcio | 13 mg |
| Sodio | **120** mg |
| Potassio | **406** mg |
| Fosforo | **197** mg |
| Tiamina | 0.07 mg |
| Riboflavina | 0.20 mg |
| Niacina | **6.4** mg |
| Vit. A ret. eq. | **90** mcg |
| Vitamina C | 0 |
| Grassi saturi | **9.39** g |
| Grassi monoinsat. | **18.6** g |
| Grassi polinsat. | **4.12** g |

*Fonte:* Tabelle di Composizione degli Alimenti, Istituto Nazionale della Nutrizione, 1998.

### *Oca*

È un palmipede con carni grasse. L'oca è il più modesto degli animali in fatto di esigenze alimentari, in quanto vive e si riproduce in terreni abbandonati, mangiando di tutto. Un tempo, dai contadini di molte regioni italiane, specie nella Pianura Padana, veniva considerata una valida alternativa al maiale; infatti, con le carni e parte del grasso di oca si preparavano anche dei salumi; il grasso eccedente veniva fuso e conservato in barattoli di terracotta. Oggi il suo consumo è in diminuzione, ma la sua carne, pur essendo molto ricca in grassi, contiene minime quantità di colesterolo.

### *Tacchino*

Questo animale, originario dell'America settentrionale, fu addomesticato dagli Aztechi e importato in Europa nel XVI secolo. La carne di tacchino è di facile digeribilità e costi-

**Tacchino, fesa cruda**

*Composizione per 100 g di parte edibile*

| | |
|---|---|
| Parte edibile | 100% |
| Acqua | 73.9 g |
| Proteine | **24.0** g |
| Lipidi | 1.2 g |
| Ferro | 0.8 mg |
| Calcio | 6 mg |
| Sodio | 43 mg |
| Potassio | **320** mg |
| Fosforo | **200** mg |
| Tiamina | 0.10 mg |
| Riboflavina | 0.20 mg |
| Niacina | **6.7** mg |
| Vit. A ret. eq. | tracce |
| Vitamina C | 0 |
| Grassi saturi | 0.38 g |
| Grassi monoinsat. | 0.31 g |
| Grassi polinsat. | 0.34 g |
| Colesterolo | **63** mg |
| Selenio | **6** mcg |
| Zinco | **2.4** mg |
| Magnesio | **25** mg |
| Rame | 0.16 mg |

*Fonte:* Tabelle di Composizione degli Alimenti, Istituto Nazionale della Nutrizione, 1998.

tuisce una buona fonte di minerali, quali calcio, fosforo e, soprattutto, ferro.
Per la minore possibilità di essere sottoposto ad allevamento intensivo con integratori e anabolizzanti, il tacchino fornisce una carne caratterizzata da una minore allergenicità rispetto a quella del pollo; per questa ragione è possibile utilizzarla in Bioterapia Nutrizionale® nell'alimentazione dei soggetti allergici. Nel paragrafo dedicato alle preparazioni a base di carne, saranno descritte le varie modalità di utilizzo, in particolare a proposito del suo contenuto in tiamina, che favorisce i processi biochimici cerebrali, necessari per migliorare la capacità mnemonica.

## *Altre carni*

### *Coniglio*

Il coniglio discende da alcune specie selvatiche che si distinguono dalla lepre per la taglia più piccola e la struttura più agile. È considerato altamente remunerativo perché cresce velocemente, si riproduce più volte l'anno e aumenta il suo peso in tempi rapidi specie nei primi periodi di vita. Inoltre, dato che il coniglio utilizza gli sprechi dell'economia agricolo-contadina, probabilmente il suo allevamento aumenterà di interesse non solo per l'economia dei singoli Paesi, ma anche per il soddisfacimento delle necessità proteiche dell'uomo. Già dall'inizio di questo secolo, secondo un rapporto recente della FAO, la carne di coniglio copre un terzo del fabbisogno di proteine animali dell'umanità. Questa carne è ricca di protidi e povera in grassi, quindi può essere considerata una delle carni dal valore alimentare più elevato. Il valore nutrizionale di una proteina, cioè la capacità da parte di un organismo di utilizzarla, è condizionata dal suo valore biologico (quindi dalla composizione in aminoacidi) e dal suo coefficiente di utilizzazione digestiva. Il contenuto in aminoacidi della carne di coniglio è del tutto simile a quello delle carni bovine, suine, di agnello e di pollo, che pertanto hanno pari valore nutrizionale. Anche il contenuto di acidi grassi insaturi è su livelli analoghi a quelli delle altre carni e lo stesso può dirsi per il magnesio, il potassio, il sodio e lo zolfo.

**Coniglio intero**

*Composizione per 100 g di parte edibile*

| | |
|---|---|
| Parte edibile | 71% |
| Acqua | 74.9 g |
| Proteine | **19.9** g |
| Lipidi | **4.3** g |
| Ferro | **1.0** mg |
| Calcio | 22 mg |
| Sodio | 67 mg |
| Potassio | **360** mg |
| Fosforo | **220** mg |
| Tiamina | 0.03 mg |
| Riboflavina | **0.30** mg |
| Niacina | **6.3** mg |
| Vitamina C | 0 |
| Grassi saturi | 1.70 g |
| Grassi monoinsat. | 0.85 g |
| Grassi polinsat. | 0.32 g |
| Colesterolo | **52** mg |
| Selenio | **17** mcg |
| Zinco | **3.9** mg |
| Magnesio | **22** mg |
| Rame | 0.06 mg |

*Fonte:* Tabelle di Composizione degli Alimenti, Istituto Nazionale della Nutrizione, 1998.

La carne di coniglio, forse proprio perché molto simile a certi tipi di selvaggina, è stata a lungo considerata inadatta ai pazienti affetti da gotta, ritenendola molto ricca in purine. Queste ultime, invece, sono presenti in quantitativi analoghi a quelli riscontrabili in altri tipi di carni.

# Proteine della carne e funzioni organiche

## *Carne e funzione renale*

Molti componenti delle proteine della carne si traducono in un carico di lavoro per la funzione renale. Nell'istituire un qualsiasi trattamento dietoterapico, il medico deve tener conto del fatto che un eventuale eccesso alimentare proteico, per la presenza di scorie azotate acide e di sali minerali (sodio, potassio, fosforo, iodio, eccetera), causa una ritenzione di liquidi intra ed extracellulari, con inevitabile aumento della perfusione e della filtrazione da parte del rene.

Questo processo non è molto pericoloso in età giovanile e in presenza di una funzionalità renale adeguata, ma lo diventa a partire dalla terza decade di vita, quando inizia una tendenza alla riduzione del filtrato glomerulare, per il prevalere dei processi vitali catabolici, a discapito di quelli anabolici. Le proteine della carne devono essere proposte con attenzione in tutti i casi di compromissione della funzionalità renale, asportazione chirurgica di un rene, glomerulonefrite, pielonefrite, ipertensione arteriosa e diabete. Dopo un pasto troppo ricco di proteine, infatti, viene indotta l'attivazione funzionale anche dei glomeruli sottocorticali, che rappresentano la riserva nefronica; se questa necessità diventa frequente, si verifica un aumento della pressione transcapillare, che provoca gradualmente fenomeni di sclerosi e degenerazione della struttura renale. A differenza delle lesioni riguardanti altri organi, il danno renale persiste dopo la risoluzione della patologia che lo ha prodotto. L'automantenimento e l'evolutività sono legati all'interazione di sostanze ormonali e prodotti del metabolismo alimentare: è il caso del glucagone, che aumenta il flusso renale e il filtrato glomerulare; dell'angiotensina e della vasopressina, che regolano il riassorbimento di acqua e sodio; degli androgeni ovarici e surrenalici che sono ipertensivi.

Per valutare la qualità nutrizionale e l'impatto renale di una proteina della carne, si studia il suo valore biologico, che consiste nel valutare l'utilizzazione dell'azoto netto (NNU) di una data proteina. Il valore di NNU viene determinato controllando il bilancio azotato della proteina in questione, quindi la differenza tra apporto ed escrezione di azoto. La percentuale di NNU di una proteina alimentare dipende dal metabolismo dei suoi aminoacidi; questi passano liberi nel sangue e si sommano a quelli derivati dal catabolismo proteico endogeno. Il destino degli aminoacidi segue poi un percorso anabolico o catabolico.

Nella via anabolica servono come precursori della sintesi proteica, secondo un processo biochimico che fornisce poca energia; nella via catabolica, invece, l'aminoacido viene scisso, il gruppo $NH_2$ rimosso, l'azoto liberato e il gruppo carbossilico -COOH ossidato, con conseguente produzione di energia. Maggiore è il valore proteico di una proteina (quindi la sua funzione plastica e ristrutturante), minore è l'apporto energetico e, quindi, la produzione di cataboliti azotati. Pertanto, la funzionalità del rene si gioverà di proteine che dalla loro scissione danno luogo ad aminoacidi che seguono la via anabolica, piuttosto che quella catabolica.

Una delle principali funzioni del rene, infatti, è l'eliminazione dei prodotti del catabolismo proteico. Le proteine ad alto valore biologico sono costituite prevalentemente da aminoacidi essenziali, che l'organismo deve introdurre quotidianamente con l'alimentazione perché non è in grado di sintetizzare. Alcuni aminoacidi sono essenziali nei soggetti in accrescimento e non lo sono più in età adulta. Per questa ragione, quando la funzione renale risulta compromessa, è preferibile utilizzare proteine ad alto valore biologico, garantendo un apporto energetico adeguato (a partire dal metabolismo dei carboidrati), per impedire che le proteine introdotte vengano utilizzate come fonte di energia. Quindi, il contenuto di carboidrati, proteine e lipidi nella dieta deve essere adeguato non solo all'età e all'attività fisica, ma anche al grado di invecchiamento o di alterazione patologica della funzione renale.
L'impiego alimentare delle proteine e il bilancio renale delle stesse (quindi l'impegno renale più o meno importante) pongono inevita-

bilmente il problema del bilancio del sodio. Il rene deve eliminare una data quantità di sodio, indipendentemente dalla concentrazione plasmatica di questo ione e dal volume extracellulare; molto spesso, quando funzionalità è compromessa, il rene non è in grado di smaltire un eccesso di sodio eventualmente introdotto. Si ritiene che il fabbisogno giornaliero di sodio sia approssimativamente pari a 200 mg, corrispondenti a circa 508 mg di cloruro di sodio nei Paesi a clima temperato.

Si è visto che l'ipertensione si associa frequentemente a un elevato consumo di sale, ma una diretta conseguenza di causa-effetto nell'uomo non esiste. Da ciò il consiglio, non condiviso in Bioterapia Nutrizionale®, di ridurre l'apporto di sale a circa 5 mg al giorno come prevenzione dell'ipertensione arteriosa. È logico, quindi, porsi la seguente domanda: è l'eccesso di sale a causare l'ipertensione o è la tendenza ipertensiva che aumenta l'appetenza dell'individuo verso il sale? È nostra esperienza osservare come la riduzione indiscriminata del consumo di cloruro di sodio, senza tener conto dell'insieme di sali e minerali contenuti negli alimenti, scateni sindromi depressive latenti; interferisca (perché li altera) con i potenziali di membrana, facilitando crisi convulsive; aumenti fortemente l'astenia e riduca la concentrazione.

Al contrario, nella dieta destinata a pazienti con problemi renali, è necessario ridurre gli alimenti molto ricchi in cloruro di sodio, soprattutto quelli a notevole contenuto proteico; in particolare, è opportuno limitare il consumo di carni o pesci essiccati; ridurre il consumo delle verdure cotte a vantaggio di quelle crude, che hanno impronta più diuretica; aumentare l'apporto di alimenti a maggiore percentuale di potassio, proprio per riequilibrare la pompa sodio-potassio (il che placa la ricerca di sale da parte dell'organismo). Inoltre, il potassio aumenta la motilità intestinale, e il miglioramento dell'alvo comporterà una maggiore escrezione di sodio con le feci.

Nella gestione di una dieta per qualsiasi patologia è necessario porre attenzione alla capacità di eliminazione del rene. Per conservare una buona funzionalità renale non bisogna prescrivere diete diuretiche prolungate, ma occorre far arrivare al rene quel quantitativo di zuccheri, grassi e proteine che possa permettere alle sue cellule di riparare i danni senza aggravarne la funzione. Il rene si giova di cotture ai ferri, quindi a minore impegno digestivo; tuttavia, non deve risultare strano l'utilizzo di piatti elaborati quando si vuole stimolare la funzione epatica, in quanto ciò ha lo scopo di determinare una maggiore metabolizzazione degli alimenti e, quindi, far arrivare al rene metaboliti sufficientemente destrutturati e facilmente eliminabili.

## *Carne e sistema cardiocircolatorio*

Il cuore, in quanto struttura muscolare, si giova della proteina della carne che ne sostiene la funzione contrattile. L'innalzamento dei valori di azotemia, creatininemia e uricemia, cioè dei cataboliti proteici della carne, costituisce un grave fattore di affaticamento cardiaco; le carni rosse, quindi, richiedono una gestione alimentare più accorta nel soggetto cardiopatico, tenendo anche conto del colesterolo e degli acidi grassi saturi che aumentano il rischio aterogeno e quindi di patologia cardiovascolare. Le carni bianche sono più semplici da utilizzare, e la loro ridotta percentuale di purine è limitata alla carne proveniente da animali giovani. Quando raggiunge la maturità, infatti, il tessuto muscolare invecchia, tende alla destrutturazione e fornisce un'informazione distruttiva, improntata in senso catabolico. Le carni bianche nel paziente cardiopatico devono provenire da animali giovani, cioè con una informazione genetica di tipo costruttivo; il cuore, motore della vita, si giova di questa spinta energetica e recupera più in fretta il suo tono. La carne bovina (in particolare quella bianca di vitello) e quella suina sono, per struttura muscolare, molto più simili a quella dell'uomo rispetto ad altri tipi di carne, quindi risultano maggiormente indicate nei danni della struttura muscolare cardiaca; inoltre, la carne suina, grazie all'azione stabilizzante la glicemia, protegge il cuore dai rischi delle oscillazioni glicemiche, molto temibili in un organo non perfettamente sano.

Le carni della capra, del cinghiale, del capriolo e del cervo, quindi di animali che vivono in montagna (dove la quota di ossigeno è inferiore, ma la quota di energia del tessuto è molto elevata) e si cibano di bacche (massima informazione energetica) o tuberi (deposito dell'informazione proteica), veicolano nell'organismo umano una potente energia vitale. Non sono comunque pericolose nel soggetto cardiopatico perché non c'è equivalenza tra la forte spinta energetica e il catabolismo renale.
La carne ai ferri è preferibile in chi ha disturbi coronarici, in quanto la metabolizzazione avviene soprattutto a livello gastrico, con minore necessità di afflusso sanguigno nell'area splancnica e, quindi, minore rischio di riduzione della portata cardiaca e dell'irrorazione coronarica.

## *Carne e sistema respiratorio*

Le patologie polmonari sono quasi sempre associate a debolezza organica più o meno sintomatica. La proteina della carne è in questo caso un sussidio fondamentale per il recupero generale dell'organismo; tuttavia, non va dimenticato che il polmone teme gli alimenti allergogeni perché causano reazioni anticorpali difensive, inevitabilmente accompagnate da imbibizione tessutale. La funzione del polmone si aggrava sempre se gli scambi respiratori devono avvenire in condizione di edema tessutale.

Fra le carni a maggior rischio allergogeno, il pollo e il maiale devono essere utilizzati con prudenza nei soggetti allergici o affetti da asma bronchiale, in particolare se sono debilitati e astenici; essi manifestano frequentemente una grande appetenza per la pelle del pollo (ricchissima di collagene) e per il grasso di maiale, in grado di facilitare la formazione del *surfactant* polmonare. La carne rossa non è controindicata nella maggior parte delle patologie polmonari, a meno che non coesista un problema renale o elettrolitico.

Nel pneumotorace spontaneo, assume grande importanza l'impiego del prosciutto con il suo grasso, del battuto di lardo e del brodo di pollo. Queste preparazioni nutrizionali forniscono proteine ideali per la riparazione della lesione: il prosciutto, come carne cruda e salata, apporta proteine non denaturate (e quindi con bassa allergenicità e ridotto impegno renale); il battuto di lardo, con i grassi e la quota proteica, facilita la fluidificazione delle pleure, riducendo il dolore; il brodo di pollo costituisce il maggior veicolo di fibre e collagene per ricreare le fibrille connettivali lacerate.

## *Carne e funzione tiroidea*

La carne, particolarmente quella rossa, rappresenta un forte stimolo tiroideo; essa assicura un valido aiuto in caso di ipofunzione di questa ghiandola, ma diventa pericolosa in caso di ipertiroidismo. Tuttavia, nei pazienti affetti da iperfunzione tiroidea, a causa dell'intenso metabolismo, si verifica dimagramento con perdita di massa muscolare, per cui la carne rappresenta un nutriente fondamentale, pena l'ulteriore impoverimento organico. Bisognerà, quindi, trovare la soluzione bionutrizionale per proporre all'organismo notevoli quantità di proteine, senza contribuire all'aumento dell'eccitazione funzionale della tiroide. Le carni di scelta saranno quelle di maiale, abbacchio, agnello, pollo, tacchino e coniglio; molto meno convenienti sono le carni troppo energizzanti, come la selvaggina, il capretto o le carni rosse.

La carne di maiale stimola la funzione epatica e rende più stabile la funzione pancreatica; quindi, riduce le sollecitazioni ormonali che si traducono tutte in stimolazione tiroidea. L'esperienza medica quotidiana insegna che l'equilibrio glicemico è molto più oscillante nella donna in fase preovulatoria o premestruale, quando le modificazioni ormonali richiedono una funzionalità epatica e tiroidea eccellente. Non è infrequente, in questi casi, un senso di stretta alla gola che scompare assumendo 30 g di pane con 40 g di prosciutto crudo: il calo glicemico, responsabile dell'adattamento tiroideo (da ciò il senso di morsa alla gola), viene recuperato con gli idrati di carbonio mediati da proteine crude con ricchezza in lipidi. Al contrario, nella donna in menopausa si assiste a un calo fisiologico della funzione tiroidea e a un contemporaneo corticosurrenalismo relativo.

La carne rossa va quasi totalmente esclusa, in quanto facilitante l'ipertensione arteriosa; le carni bianche diventano allora un buon sostegno alla funzione tiroidea, anche se la proteina di scelta in questo caso è quella del pesce. In sintesi, la funzione tiroidea e quella epatica si avvantaggiano del consumo di carne, ma vanno evitati la carenza e l'eccesso: la prima provoca impoverimento del tessuto su cui operare nei vari processi costruttivi; l'eccesso, invece, causa aggravamento renale e quindi rischio ipertensivo.

## *Carne e attività gastrica*

Il metabolismo proteico inizia a livello gastrico dove l'acido cloridrico, secreto dalle cellule delle ghiandole del corpo e del fondo gastrico, crea un ambiente ottimale per il funzionamento degli enzimi proteolitici, avviando l'idrolisi delle grosse molecole proteiche che, in questo modo, vengono preparate all'azione della pepsina. Di fondamentale importanza per la secrezione di acido cloridrico da parte delle cellule parietali è la gastrina. La secrezione di quest'ultima è aumentata da proteine parzialmente digerite (peptoni) e da aminoacidi; tra questi i più attivi sono la fenilalanina e il triptofano. Le ghiandole gastriche secernono almeno 7 forme diverse di pepsinogeno, da cui derivano pepsine ad azione diversificata.

In un quadro di gastrite acuta, l'utilizzo della carne è poco indicato, in quanto alimento fortemente acidificante e quindi in grado di alterare il pH gastrico. È comunque preferibile utilizzarla ai ferri perché risulta più digeribile rispetto alla carne cotta in modo troppo elaborato, nei confronti della quale l'aggressione dei succhi gastrici risulta rallentata: il paziente avvertirà aumento del bruciore gastrico e senso di pesantezza. Nella gastrite cronica, la proteina animale sarà fornita in piccole quantità, preferibilmente sotto forma di carne bianca (meglio pollo, tacchino, coniglio, non quella di maiale perché troppo ricca di grasso), proposta ai ferri o cotta in modo da facilitare lo svuotamento gastrico e permettere una digestione rapida; nel capitolo dedicato alle preparazioni bionutrizionali a base di carne, saranno descritte tutte le modalità di cottura che agiscono in questo senso, di solito stimolando la funzionalità epatica.

## *Carne e funzionalità epatobiliare*

Il fegato è interessato in tutti i principali aspetti del metabolismo proteico, dalla sintesi alla degradazione catabolica, dalla interconversione di aminoacidi alla formazione di urea. Esso riceve sia le proteine esogene assunte con la dieta, sia quelle endogene provenienti dal metabolismo tessutale. La sintesi proteica a livello epatico è particolarmente intensa e rapida: alcune proteine sintetizzate vanno a costituire enzimi o strutture proteiche degli epatociti; altre, quali l'albumina, la alfa- e la beta-globulina, il fibrinogeno, la protrombina e la transferrina, passano nel circolo sanguigno. L'importanza del fegato nel catabolismo proteico è fondamentale per determinare il destino metabolico degli aminoacidi: funzione energetica, trasformazione in carboidrati o grassi, produzione di ammoniaca.

Il fegato in condizioni non ottimali risulta aggravato da una alimentazione iperproteica, soprattutto se l'abuso riguarda la carne rossa; inoltre, l'eccedenza in grassi impegna la colecisti e riduce i tempi digestivi. Anche la modalità di cottura influisce sulla funzionalità epatica; le carni cotte in modo troppo elaborato (grassi vegetali e grassi animali), le carni lesse, l'associazione con altri alimenti, lo stato emotivo del paziente, sono tutti fattori che possono rallentare il lavoro metabolico del fegato. Quest'ultimo è un organo che per funzionare in modo adeguato deve essere continuamente stimolato; quindi, le carni cotte in padella, al limone, in pizzaiola, risultano più adatte rispetto a quelle ai ferri, contrariamente a quanto si è detto a proposito delle patologie dello stomaco. La carne di maiale, che ha una quota di grassi intra- e intercellulari superiore alle altre carni, è sempre gradita dal soggetto con difficoltà epatica; al contrario, le carni molto magre risultano indigeste. La carne panata è un potente stimolo epatico; essa associa grassi di vario tipo, proponendoli protetti dai carboidrati della farina o del pan grattato. Infine, in caso di disfunzioni epatiche non sono indicate le carni troppo fresche, in quanto la maggiore biodisponibilità dell'emoglobina in esse contenuta comporta un lavoro metabolico più gravoso per un fegato malato.

## *Carne e funzione pancreatica*

Il pancreas, funzionando come un'entità unica esocrina ed endocrina, necessita di carni che attivino gli enzimi proteolitici, ma che non creino iperincrezione insulinica. Le carni rosse, acidificanti e impegnative a livello sia gastrico sia epatico, richiedono il necessario intervento dei succhi pancreatici, di cui si deve tener conto in caso di insufficienza digestiva. La carne di maiale assicura le migliori caratteristiche nutrizionali nei disturbi del pancreas: la presenza simultanea di buone quantità di lipidi e proteine fa liberare i dotti pancreatici del loro secreto per contemporaneo stimolo delle lipasi e dei vari tripsinogeni; essa, inoltre, attiva la secrezione biliare, producendo un globale aumento dell'attività digestiva post-gastrica. L'effetto stabilizzante sulla glicemia è nettissimo, proposta sia come carne cotta sia sotto forma di insaccati (prosciutto crudo e salsicce). Lo stesso vantaggio non si ottiene con l'impiego di salami, mortadelle e cotechini, in quanto l'eccesso di sodio, conservanti e polvere di latte, creano picchi glicemici indesiderabili.

La carne di cavallo è quella meno indicata in caso di disturbi della regolazione glicemica; essa infatti ha un sapore dolciastro, a dimostrazione di un maggior contenuto in glicogeno. I muscoli rossi, che svolgono movimenti lenti e ripetitivi, trasformano il glicogeno in acqua e anidride carbonica; i muscoli bianchi, che sono responsabili degli scatti veloci e intermittenti, ricavano la maggior parte della loro energia in condizioni anaerobiche, convertendo il glicogeno in acido lattico. Dopo la macellazione dell'animale, si creano condizioni anaerobiche, per cui il sistema glicolitico dei muscoli trasforma lentamente il glicogeno in acido lattico. Poiché le riserve di glicogeno nel cavallo sono notevoli, questa reazione chimica fa scendere velocemente il pH intorno a 5,3-5,5 (valori ai quali gli enzimi glicolitici vengono inattivati). Nei muscoli veloci, come il *longissimus dorsi* o il *semimembranosus*), enzimi quali la lattico-deidrogenasi, la glicogeno-sintetasi, la glicogeno-fosforilasi sono presenti in quantità maggiore rispetto ai muscoli lenti come il massetere o il trapezio. Pertanto, la carne di cavallo risulta organoletticamente dolciastra e, dal punto di vista bionutrizionale, è iperglicemizzante, antianemica, iposodica e a basso contenuto di grassi.

Le carni di selvaggina, in quanto magre e a basso contenuto di glicogeno, sarebbero in teoria ideali nel diabetico; tuttavia, l'eccesso in purine ne limita fortemente l'impiego, in particolare quando si manifestano segni e sintomi del danno renale provocato dal diabete. Le carni avicunicole, infine, sono valide alternative per facilitare la funzione del pancreas, preferibilmente sottoposte a cottura diversa da quella ai ferri.

## *Carne e fisiologia intestinale*

Nell'intestino, l'idrolisi dei derivati proteici è operata da diverse peptidasi che liberano aminoacidi; queste peptidasi si trovano all'interno degli enterociti o sulla loro superficie e sui microvilli. Durante il digiuno, l'80% delle proteine viene idrolizzato in peptidi e aminoacidi; proseguendo lungo l'intestino, si incontrano soprattutto proteine o polipeptidi resistenti all'idrolisi enzimatica; gli L-aminoacidi (cioè la forma normalmente presente nelle proteine della carne impiegate in alimentazione umana) sono più assorbibili dei D-aminoacidi.

È interessante segnalare come un eccesso di glucosio nel lume intestinale rallenti il passaggio in circolo degli aminoacidi, mentre sostanze come l'alcol invertano la velocità del loro assorbimento: viene rallentato quello degli aminoacidi più facilmente assimilabili (lisina e cistina), e accelerato il passaggio in circolo di quelli assorbiti più lentamente (acido aspartico e acido glutammico). Comunque vengano assorbiti, nel sangue portale (via preferenziale seguita dagli aminoacidi) si ritrovano esclusivamente aminoacidi liberi.

Nell'intestino crasso i residui alimentari, soprattutto quelli carnei, sono soggetti a processi fermentativi e putrefattivi: dalla lisina si forma la cadaverina; dalla tirosina la tiratina; dall'ornitina deriva la putrescina; dall'arginina l'agmantina; dall'istidina origina l'istamina; dal triptofano si formano l'indolo e lo scatolo. La cistina è la responsabile della formazione di etil- e metilmercaptano e di idrogeno solforato. Inoltre, i batteri intestinali partecipano alla produzione di ammoniaca durante la digestione proteica, la quale viene assorbita nel sistema portale e utilizzata dal fegato.
Molte difficoltà intestinali nella gestione nutrizionale della carne originano da problemi di funzionalità del fegato; per esempio, nei casi di stipsi dopo diete ad alto contenuto proteico, è buona norma non soltanto ridurre la quantità di carne, ma agevolare la funzionalità epatica. Per risolvere il meteorismo persistente (che si verifica sempre in queste situazioni cliniche), non è sufficiente ridurre gli alimenti ad alto contenuto in cellulosa o gli alimenti troppo zuccherini, ma bisogna facilitare l'escrezione di sali biliari nell'intestino.

Nelle patologie da accelerato transito (colite spastica, morbo di Crohn, colite ulcerosa), la proteina della carne va utilizzata associata a quella del formaggio, che ha un'azione coagulatoria sulla massa fecale. Non è buona norma proporre solamente alimenti carnei, in quanto gli inevitabili processi fermentativi e putrefattivi faciliterebbero lo svuotamento rapido; d'altro canto, non si può eliminare o ridurre drasticamente la componente proteica nella dieta di pazienti nei quali le scariche dissenteriche hanno provocato grave perdita degli elettroliti, spossatezza e astenia generale.

## *Carne e metabolismo muscolare*

Il muscolo è formato, per il 90-95% del peso secco, da proteine: per mantenere un buon tono muscolare l'apporto delle proteine della carne deve essere significativo in ogni regime alimentare; tale apporto deve essere aumentato nei periodi di accrescimento corporeo (infanzia, giovinezza, gravidanza). Diversa è la condizione dell'atleta che voglia ottenere una ipertrofia muscolare. La fibra muscolare, a seconda della sua condizione nutrizionale di base, della frequenza e della potenza del lavoro richiesto e a seconda del condizionamento ormonale, è in grado di modularsi quantitativamente al di sopra o al di sotto di un valore statistico. In questo tipo di dieta bisogna prima fornire un quantitativo di carboidrati capace di coprire il fabbisogno energetico dell'organismo, e solo successivamente scegliere il tipo, la qualità e la quantità delle proteine nell'alimentazione giornaliera.

L'assunzione di un pasto iperproteico in un atleta è seguita da un assorbimento di aminoacidi, prevalentemente a catena ramificata, dal letto splancnico. La valina, la leucina e l'isoleucina rappresentano il 60% degli aminoacidi che entrano nella circolazione sistemica, nonostante costituiscano soltanto il 20% di quelli contenuti nelle proteine ingerite. Contemporaneamente, il muscolo dell'atleta in attività utilizza questi aminoacidi ramificati, il cui metabolismo è regolato dall'insulina; ne consegue che, come nel diabetico, nell'atleta con alterata tolleranza agli zuccheri la massa muscolare non si svilupperà al massimo delle sue potenzialità.

Molto pericoloso è l'abuso di carni rosse, ricche di purine, in atleti che abbiano una tendenza all'ipertensione arteriosa; lo sforzo fisico, associato a una ridotta funzionalità renale, può provocare danni incalcolabili all'organismo. Da questo punto di vista, le carni bianche hanno minori effetti collaterali, in quanto sono meno ricche di mioglobina: attualmente il loro impiego viene limitato al solo petto di pollo, capace di stimolare l'accrescimento muscolare in virtù degli estrogeni in esso accumulati durante l'allevamento intensivo. Le carni bianche possono essere consumate tutte con minimo rischio, purché proposte nella quantità media di 200-250 g al giorno.

Poiché il muscolo non è una struttura anatomica avulsa dal resto dell'organismo, è necessario che la carne scelta venga associata ad alimenti che ne potenzino l'effetto senza aumentarne i rischi; per esempio, la carne rossa verrà associata a insalata o verdure diuretiche (mai con vegetali ad alto contenuto di ferro) e sarà, inoltre, proposta ai ferri e non cotta nell'olio, in modo da migliorare la digeribilità e ridurre il contenuto in grassi saturi di diversa origine e struttura biochimica. Le carni bianche saranno associate a verdure contenenti ferro o stimolanti la tiroide, in modo da fornire il veicolo trasportatore degli aminoacidi o lo strumento per accelerare i processi metabolici, quindi anche il *turnover* proteico nel muscolo.

## *Carne e sistema nervoso*

La proteina animale eccita il sistema nervoso, quindi se si vuole sedare una persona eccitata, aggressiva o troppo irritabile bisogna per prima cosa ridurre drasticamente il consumo di proteine della carne. Mentre il pesce eccita il sistema nervoso perché stimola la funzione tiroidea, la carne accresce l'aggressività, in quanto è un alimento che aumenta il tono adrenergico; infatti, le persone irascibili manifestano una appetenza esagerata per la carne, mentre coloro che temono la personale aggressività scelgono vie alternative, facendo largo uso di proteine vegetali. Queste ultime permettono un doppio rilascio dello zucchero contenuto nel vegetale, assicurando una tenuta energetica superiore, ma non determinano il 'guizzo energetico' caratteristico della proteina animale. Il sistema nervoso risulta poco eccitato dalle proteine vegetali, anche perché lo zucchero è il suo più importante sedativo.

Le proteine che stimolano maggiormente il sistema nervoso sono quelle della carne rossa e della carne essiccata, entrambe a basso contenuto di acqua e con una notevole percentuale di cloruro di sodio, che fa aumentare i livelli di aldosterone e sollecita l'attività surrenalica. Nella donna fertile un eccesso di carni affumicate o salate facilita l'irritabilità e la frequenza dei cicli anovulatori per aumento degli androgeni ovarici, con relativa diminuzione degli estroprogestinici.

Sono evidenti le oscillazioni del tono dell'umore della donna nei vari momenti del ciclo: allegra e positiva in fase estrogenica, melanconica, piagnucolosa e depressa prima del ciclo mestruale, quando il grande progetto della continuazione della vita non si è realizzato. Quindi il sistema nervoso risente della ciclicità ormonale, ma anche del metabolismo di quelle sostanze (in particolare le proteine della carne), che sono in grado di influenzare l'equilibrio ormonale.

Nell'insonnia mediana, con risvegli dall'una alle tre di notte, è quasi indispensabile nel pasto serale proporre della carne bianca panata per impegnare la funzione epatica e attivare meno il sistema nervoso; nei risvegli dalle tre alle cinque, sono più convenienti le carni di maiale associate al loro grasso, in quanto in questi casi è il disturbo della funzione pancreatica il maggior responsabile di questo tipo di insonnia. Nella difficoltà ad addormentarsi, è preferibile eliminare totalmente la carne nel pasto serale, poiché l'aumento dell'eccitabilità neurologica, in questa condizione, è secondario a iperfunzione tiroidea sostenuta dalla proteina animale.

Nei soggetti con difficoltà renale, dopo un pasto con proteine della carne si possono manifestare sintomi a carico del sistema nervoso, quali cefalea, torpore, riduzione del tono dell'umore; in questo caso si devono eliminare le proteine per qualche giorno, e proporre alimenti con azione drenante, in modo da ridurre i radicali acidi e le scorie azotate circolanti.

# La carne in Bioterapia Nutrizionale®

## *Modalità di cottura della carne*

La carne cruda è la più digeribile in assoluto; la cottura e la modalità con cui essa viene effettuata determinano effetti molto importanti nei riguardi della digeribilità. La cottura della carne ha lo scopo di: darle sapore, migliorarne l'aspetto, distruggere i microrganismi in essa contenuti e renderla più tenera, quindi meglio masticabile e maggiormente aggredibile dai succhi digestivi. Per quanto riguarda la modalità di cottura, si distinguono i metodi a calore secco (arrosti al forno, grigliati) e i metodi a calore umido (brasati, lessati, umidi). Soltanto i tagli più teneri, grazie alla loro minore quantità di tessuto connettivo e al discreto contenuto in grasso (che evita l'essiccamento e l'indurimento), possono essere cotti a calore secco.

Per facilitare la cottura e rendere più tenere le carni si usa spesso la battitura, che ha lo scopo di rompere e disintegrare il tessuto connettivo; il procedimento è applicabile alle carni più fibrose, ma produce la fuoriuscita del succo che, pertanto, va fatto assorbire dalla farina. La macinazione o tritatura delle carni ha lo stesso scopo, tuttavia questa procedura aumenta la perdita della succosità che sarebbe preferibile recuperare.

Secondo la maggior parte degli autori, la cottura ai ferri è più vantaggiosa della cottura al lesso per la perdita più contenuta dei principi nutritivi (particolarmente proteine e grassi), per la minore riduzione del potere nutrizionale, nonché per il miglior rendimento alimentare ed economico. Numerosi studi di autori stranieri sottolineano il rischio connesso alla cottura a fuoco diretto delle carni e dei pesci (grigliatura a gas o carbone); in base ai risultati di queste ricerche, le porzioni che carbonizzano liberano benzopirene (prodotto di cui si ammette una rilevante azione cancerogena) quando si superi la temperatura di 700 °C, il che può essere evitato effettuando la cottura dell'alimento su piastra, in modo da non superare i 500 °C. Da queste considerazioni è scaturita la falsa idea dell'azione cancerogena delle carni cotte sul carbone di legna che, invece, nella combustione non libera sostanze dannose alla salute.

### *Carpaccio*

Per mangiare la carne cruda bisogna disporre di tagli di carne molto fresca e con una minima percentuale di grasso: il filetto e la noce di vitellone sono quelli che si prestano meglio a questo tipo di preparazione. Il filetto, contra-

riamente agli altri tagli di carne di bovino adulto, può essere consumato anche pochi giorni dopo la macellazione senza che per questo sia meno tenero.
Nel caso in cui la carne cruda sia proposta a carpaccio, si preparano delle fettine sottilissime che vengono poi condite con olio, limone e prezzemolo oppure con salse più elaborate. Come già affermato, la carne cruda è la più digeribile in assoluto, non impegna troppo la funzione renale ed è la più ricca in ferro ed emoglobina. Il suo impiego è controindicato nell'ipertensione, nelle poliglobulie, nei fumatori (per l'iperfibrinogenemia relativa), nonché nei soggetti in cui si osserva un aumento della sideremia e della ferritina. L'indicazione bionutrizionale specifica del carpaccio è riservata ai soggetti con carenza organica di ferro e proteine, che abbiano difficoltà nella digestione della carne cotta. In particolare, del carpaccio si giovano i soggetti microcitemici, in quanto il contenuto della carne in folati non viene ridotto dalla cottura.

## *Bresaola*

Specialità originaria della Valtellina, consiste in carne di manzo (filetto, coscia) salata, previa marinatura in vino e aromi, essiccata e stagionata; oggi si utilizzano anche bresaole di cavallo. Un tempo, la bresaola prodotta artigianalmente era un alimento piuttosto secco, per cui veniva ammorbidita condendola con olio, limone, prezzemolo e pepe. I prodotti dell'industria, più morbidi, possono essere utilizzati così come sono, a meno che non si voglia facilitare il processo digestivo aggiungendo, appunto, del limone.

La bresaola ha un inconveniente: dopo il taglio, soprattutto quello a macchina, nel giro di poco tempo perde il tipico colore rosso vivo per diventare più scura, salata, aspra e piccante. La sua funzione viene potenziata dall'aggiunta di olio crudo, per cui essa rappresenta la scelta ideale nelle situazioni in cui necessita un notevole apporto proteico attraverso il consumo di un minimo quantitativo di carne. Nei soggetti impegnati in lavori muscolari prolungati o nell'atleta che non deve perdere troppi sali, la bresaola viene addizionata di scaglie di parmigiano ed, eventualmente, di rucola per aumentare la digeribilità.

Controindicazione assoluta al suo impiego sono le malattie renali, in quanto la bresaola è carne rossa e salata, quindi fortemente ipertensiva.

## *Roast-beef*

Letteralmente significa 'bue arrosto'. Attualmente, con questa denominazione si intende un metodo di cottura della carne magra di manzo in grossi pezzi, che risulta molto cotta all'esterno e al sangue all'interno. Le parti migliori sono quelle a fibre lunghe, magre, che si tagliano senza sbriciolarsi; quindi, sono molto adatti il controfiletto, la costata disossata e il cuore del filetto; con il vitello si ottengono arrosti ma non il roast-beef tradizionale. Questo tipo di preparazione va evitato nei soggetti con gastriti ipersecretive; inoltre, va usata solo quando si ha la certezza che il paziente non sia affetto da un danno renale documentabile, in quanto il roast-beef si prepara sempre con carne rossa. Poiché la parte interna della carne non viene alterata dal calore (come avviene nell'arrosto) e la digeribilità risulta migliore, questa preparazione si può utilizzare nelle affezioni dell'apparato digerente: ulcera duodenale, dispepsie, coliti. In virtù della maggiore biodisponibilità dell'emoglobina, il roast-beef è utile nelle anemie sideropeniche, durante la gravidanza, l'allattamento e la convalescenza.

## *Arrosto*

Si tratta indubbiamente della più antica forma di cottura della carne; per la sua buona riuscita è fondamentale proporzionare adeguatamente il calore alla natura e alla grandezza del pezzo di carne. Si procede esponendo la carne a un calore fortissimo, in modo da formare velocemente uno strato superficiale rosolato che trattiene all'interno i succhi della carne stessa; il grado di calore deve poi diminuire per essere mantenuto costante finché non si arriva al giusto punto di cottura: dopo la fase iniziale, la temperatura deve essere mantenuta intorno ai 150-160 °C circa; non si deve mai pungere la carne durante la cottura, ma solo verso la fine, per non provocare una perdita nutrizionale dovuta alla fuoriuscita del succo interno. I tagli adatti per essere arrostiti sono la fesa tagliata a grossi pezzi, la noce, il girello, il girello di spalla, il muscolo posteriore, il fesone di spalla.

Gli arrosti veri e propri si servono caldi. Il succo della carne arrostita è formato da due parti che tendono a dividersi in una componente grassa di aspetto oleoso e in una bruna costituita dalle sostanze nutritive della carne liberatesi durante la cottura. Gli arrosti freddi di carne si conservano bene in frigorifero; è opportuno tenerli in scatole chiuse o avvolgerli in fogli di alluminio ed è preferibile consumarli freddi piuttosto che riscaldarli.

Durante il processo di cottura, la carne per arrosto non perde altro che i suoi grassi naturali, i quali si sciolgono fondendosi con quelli di cottura, mentre conserva tutti gli altri nutrienti; questi ultimi subiscono le normali alterazioni dovute alla cottura e cioè: le proteine si coagulano, l'amido si scioglie, mentre i sali minerali e le sostanze aromatizzanti mantengono la loro integrità. L'arrosto al forno, invece, diventa un alimento ad alto contenuto in lipidi.

Quella arrostita è una carne molto cotta, adatta nelle situazioni cliniche in cui si rende necessario un importante apporto proteico. L'arrosto può essere utilizzato nei bambini in crescita, nelle disprotidemie con ipoalbuminemia, nell'anziano senza problemi renali, nelle leucemie, nell'atleta dopo una gara che abbia creato sofferenza e traumi a carico della struttura muscolare (maratona, gare di velocità), quindi tutte le volte che serve una riparazione di tessuti lesi.

### *Straccetti*

Si tratta di una modalità di impiego della carne rossa o bianca (a seconda delle esigenze), tagliata come per il carpaccio e cotta in padella con olio, salvia e rosmarino (prezzemolo e/o peperoncino, se indicati). In virtù della estesa superficie di taglio, durante la cottura le proteine vengono maggiormente denaturate, il che richiederà una più intensa attivazione della funzione epatica.

L'associazione con la rucola è legata alla capacità di quest'ultima di attivare potentemente i succhi gastrici. Se si aggiungono a questa preparazione dei pomodori maturi crudi, si faciliteranno anche la produzione e la liberazione dei succhi biliari.

### *Fettina panata*

In questa preparazione, la carne, rossa o bianca, si cuoce in padella quando l'olio è al massimo della temperatura, dopo averla immersa prima nell'uovo, poi nel pan grattato. La fettina panata è preziosa nei bambini che non vogliono consumare carne e negli individui che manifestano difficoltà o idiosincrasia per questo alimento; infatti, essa viene maggiormente accettata in quanto perde il suo sapore caratteristico, acquisendo quello dell'uovo e del pan grattato fritto.

Il suo impiego è importante nel soggetto diabetico e in tutti coloro che necessitino di una attivazione della funzione epatica. La fettina panata è controindicata nella cirrosi epatica, nelle pancreatiti e nell'epatite acuta.

### *Piccatina al limone*

Dopo essere stata infarinata, la carne viene rosolata nel burro e a fine cottura viene arric-

chita da 1 fettina di limone e prezzemolo tritato. Questa modalità di preparazione, ben accetta anche da parte di coloro che non gradiscono la carne, si rivolge selettivamente a quelle situazioni cliniche in cui siano presenti contemporaneamente ipocloridria e deficit biliare. La quota di acido citrico del limone funziona da antiossidante, il che fa di questo piatto una soluzione ideale nelle convalescenze e nelle inappetenze.
La scaloppina al limone è invece una fettina di carne infarinata fritta nell'olio e nel succo di limone, utile soprattutto nelle inappetenze perché capace di stimolare l'appetito.

## *Caratteristiche nutrizionali della carne alla griglia e ai ferri*

Nella cottura alla griglia, la carne perde una parte consistente di grassi saturi, per cui ne risulta maggiormente agevolata la funzione epatica, ma non quella gastrica. Questa modalità di cottura è utile nelle epatiti e quando non si vogliano far aumentare i livelli ematici del colesterolo; i tagli più utilizzati sono il filetto e la bistecca.
Quando il fegato è compromesso da una forma virale in atto, deve essere utilizzato il tipo di carne che abbia la minima tossicità intrinseca: il filetto. Quest'ultimo, infatti, a differenza della bistecca, è costituito da un muscolo che ha una ridotta percentuale di tossine da lavoro. La bistecca potrà essere utilizzata, al pari del filetto, nelle fasi di risoluzione delle epatiti virali o nei disturbi funzionali del fegato.
Viceversa, un vantaggio nutrizionale della bistecca nei confronti del filetto si ha nelle poliglobulie, in cui l'eccesso di ferro che caratterizza il filetto può addirittura essere pericoloso. In questi casi non è infrequente la comparsa di una cefalea a breve distanza dal consumo di tale tipo di carne. Nel potenziamento muscolare, possono essere utilizzati sia la bistecca sia il filetto.

Per quanto riguarda la cottura ai ferri, essa è più adatta nei soggetti con disturbi della funzione esocrina del pancreas, in quanto la carne viene già sufficientemente predigerita dai succhi gastrici; in tal modo si verifica un minore impegno delle lipasi pancreatiche per la minore percentuale di grassi saturi persi durante la cottura.

### *Bistecca*

È il più diffuso sistema di cottura all'aperto, per la cui esecuzione la miglior soluzione rimane senza dubbio la brace. La griglia deve essere preferibilmente sottile, in tal modo assolverà la funzione di sostenere la carne, mentre la cottura avverrà per irradiazione della brace. I pezzi di carne da cuocere alla griglia devono avere piccole dimensioni, in quanto quelli grandi si prestano meno per questo tipo di cottura; è fondamentale salare la carne solo a cottura quasi ultimata e i tagli più adatti sono lo scamone, la fesa (dalla cui parte interna si ricavano ottime bistecche) e la noce. La bistecca è un taglio di carne entrato negli usi di macelleria in tempi recenti; essa viene ricavata dal dorso del bue, o comunque da un bovino adulto, nel tratto compreso tra la sesta (a volte la nona) e la tredicesima costola. Le bistecche risultano formate dalle ossa ricurve delle costole, da quelle della spina dorsale e dai tagli di carne uniti a questi elementi scheletrici.

Il taglio cosiddetto *T-bone steak* è formato dall'osso della costola unito a un segmento di corona (con cui forma la figura della lettera T) e dai pezzi di polpa (filetto, controfiletto e braciola). Si tratta della tipica fiorentina, del peso di 400-500 g, che normalmente viene cucinata per 2 persone. Tuttavia, esistono altri tagli, alcuni senza osso, di peso inferiore a 150-200 g, che vengono inclusi nelle denominazioni della bistecca.

Affinché la bistecca rimanga tenera anche dopo la cottura, bisogna rispettare alcune regole: spennellarne leggermente la superficie con olio e lasciar riposare la carne fuori dal frigorifero per una o due ore; metterla a cuocere sulla griglia bollente evitando di pungerla; salarla solo dopo la formazione della crosta; non cuocerla troppo, in quanto una cottura prolungata rovina anche le carni di migliore qualità. Come per il filetto, anche per la bistecca si può effettuare una cottura al sangue, media o molto prolungata.

- *Bistecca alla fiorentina*. Va tagliata dalla lombata di un animale adulto, ma giovane: questa carne è distinguibile per il colore, che dovrà essere rosso chiaro, e per il grasso, che dovrà risultare bianchissimo. Il taglio di carne dovrà prevedere anche il filetto, non dovrà essere battuto né unto prima della cottura; è importante che durante la cottura non si formi fiamma, in quanto quest'ultima carbonizzerebbe la carne rendendola sgradevole e dannosa alla salute. Dopo aver fatto spegnere la fiamma, facendo rimanere la brace ben viva, si sistema la bistecca sulla graticola, si lascia segnare bene la bistecca da un lato, prima di girarla dall'altro, si sala la parte segnata e dopo qualche attimo si gira nuovamente senza mai punzecchiarla; generalmente, sono necessarie non più di 2 scottate per lato, prima di condire con olio extravergine d'oliva.
- *Bistecca alla Bismarck*. Si fa rosolare la fetta di carne in 1 noce di burro, scegliendo una cottura più o meno al sangue; dopo aver spento il fuoco, si lascia riposare al caldo nello stesso tegame, aggiungendo un'altra porzione di burro. Dopo aver fritto le uova, queste vengono prelevate con una paletta (avendo cura di pareggiare il contorno del bianco in modo che il tuorlo rimanga perfettamente al centro) e poste su ogni fetta di bistecca o di filetto, aggiungendo prezzemolo fresco. Questa preparazione, molto efficace per recuperare energia dopo uno sforzo, soprattutto intellettuale (per esempio, dopo un esame), è da escludere categoricamente se esiste il sospetto di una ridotta funzionalità renale.

## *Filetto ai ferri*

Mentre per le altri parti del bue i tagli variano a seconda delle abitudini di mercato, per il filetto ci si attiene a una suddivisione schematica e scrupolosa; partendo dall'inizio del muscolo, la suddivisione è la seguente: testa, ossia l'inizio sottile del filetto da cui si ottengono circa 8 porzioni da 100 g ciascuna (bistecche di filetto, che in genere si cucinano in padella); cuore, che è la parte centrale più morbida e pregiata del filetto, che viene normalmente cotta ai ferri e da cui si ricavano gli *châteaubriands* (del peso di 300 o 500 g) e i *tournedos* (del peso di 120-130 g), in numero più o meno di 12; infine la coda, dove il filetto diviene più sottile, le fette diminuiscono di diametro e da cui si ricavano circa 8 filetti *mignon* da 60 g ciascuno circa, che vengono generalmente cotti in padella.

I tempi di cottura variano a seconda della finalità che si vuole raggiungere: oltre che in base al gusto personale, è preferibile cuocere al sangue, in modo da sfruttare a pieno tutte le qualità di questo taglio tanto ambito, che può essere servito addirittura crudo, affettato sottilmente o tritato. Il filetto di bue è nutrizionalmente più ricco di quello di vitello; esso appartiene alle carni rosse, quindi contiene una maggiore quantità di sostanze estrattive e complessi vitaminici, soprattutto del gruppo B.
Il filetto è un alimento prezioso per i bambini, gli adolescenti, le gestanti, i soggetti anemici, per le donne che allattano e in tutte le condizioni organiche nelle quali c'è bisogno di fornire un notevole apporto proteico con un minimo quantitativo di scorie tossiche e azotate.

## *Hamburger*

Viene preparato con un pezzo di carne in cui grasso e magro sono mescolati insieme con una quota di collagene. Il calore della triturazione (eseguita 1-2 volte), il passaggio tra le lame e la compressione fanno perdere una par-

te di emoglobina; quindi, in caso di patologia renale l'hamburger è più adatto del filetto, che risulta troppo ricco in proteine e ferro.
L'hamburger è una fonte proteica di scelta: negli individui con problemi di masticazione (bambini, anziani); nei soggetti con patologie della faringe; in tutti coloro che sono obbligati a consumare un pasto freddo (panino, hamburger e verdura); nelle condizioni metaboliche in cui un eccesso proteico potrebbe indurre la comparsa di disturbi (per esempio, nelle patologie gastrointestinali con alvo diarroico).

## *Polpette e polpettone*

Questa preparazione alimentare ha rappresentato per molti anni l'unico modo per utilizzare gli avanzi di carne; questi ultimi venivano tritati, uniti a legumi o verdure cotte e sminuzzate, uovo e pane ammorbidito nel latte (affinché l'impasto risultasse morbido) e il tutto veniva aromatizzato generalmente con il prezzemolo. Di solito, le polpette venivano fritte e poi condite con salsa di pomodoro e servite come tali. Nell'Italia meridionale si usa ancora oggi aggiungere delle polpette molto piccole ai ripieni (per esempio alle lasagne).
Il polpettone è un unico pezzo di dimensioni e peso maggiori, con un impasto simile a quello delle polpette; la differenza principale consiste nel metodo di cottura: infatti, il polpettone va prima rosolato nell'olio e poi portato a completa cottura, servendolo caldo o freddo.

Non è buona norma proporre polpette o polpettone a individui con disturbi digestivi, mentre questa modalità di preparazione è molto indicata nei bambini, negli anziani o negli adolescenti. Viene utilizzata nei seguenti casi: quando c'è bisogno di una maggiore quota di sali (le proteine vengono potenziate dall'uovo e mediate dagli zuccheri del pane e del latte); quando c'è necessità di un'azione battericida e batteriostatica, che viene svolta dall'aglio; quando c'è una maggiore necessità di ferro biodisponibile (prezzemolo).

## *Brasato*

Per brasare un piatto di carne lo si deve cuocere lentamente in un recipiente chiuso, a tenuta d'aria, senza alcuna evaporazione; la carne deve essere contornata da ritagli di altra carne e da legumi, arricchendola con condimenti vari (acqua, latte, aceto o altri succhi vegetali); la temperatura di cottura deve essere mantenuta a un livello tale da evitare l'ebollizione dei liquidi. Per la preparazione del brasato si utilizzano le porzioni corrispondenti ai tagli misti, con una buona proporzione tra il grasso e la carne magra, in particolare le zone costali o di altri distretti anatomici, con o senza osso. A causa dei prolungati tempi di cottura che alterano i diversi componenti, riducendone notevolmente il potere nutrizionale, il brasato non trova particolari indicazioni in Bioterapia Nutrizionale®; inoltre, data la grande ricchezza di sali minerali e cataboliti azotati, esso è tassativamente controindicato nei soggetti con ridotta efficienza funzionale del rene. Ancora, in conseguenza della complessità nutrizionale e della eccessiva saturazione dei grassi, rallenta il metabolismo epatico e lo svuotamento della colecisti; infine, è indigesto per i pazienti affetti da ipocloridria gastrica.

## *Pizzaiola*

Si fa cuocere la carne con aglio e prezzemolo, quindi la fettina viene tolta dalla padella, nella quale si aggiungono pomodoro, origano, sale e, nei casi in cui è consentito, pepe. Quando il sugo è pronto (l'olio è separato dal pomodoro), vi si deposita la fettina lasciandola insaporire. Lo scopo è quello di non far consumare una carne che diventa indigesta se viene sobbollita nel pomodoro, in quanto quest'ultimo destruttura le proteine e libera l'emoglobina, lasciando solo lo stroma della carne. L'emoglobina liberata diventa una proteina molto denaturata, di difficile digeribilità per il fegato. Con l'olio vengono scarsamente attaccate le strutture tessutali della carne, mentre il pomodoro apporta sali, licopene (liberato nell'olio, in quanto sostanza liposolubile) e altri nutrienti, il che rende altamente energizzante questa preparazione alimentare.

In virtù della quota proteica associata ai sali del pomodoro e per l'azione legata all'aglio, al prezzemolo e all'origano, questa modalità di preparazione della carne è utile: nei giovani in crescita; nelle inappetenze successive a malattie infettive; negli stati di disidratazione conseguenti a prolungata esposizione al sole; dopo lavoro muscolare con sudorazione; dopo vomito (per miglioramento della funzionalità epatobiliare). Al contrario, essa non è indicata dopo una diarrea, in quanto l'aumentata sollecitazione della colecisti potrebbe tradursi in un ulteriore stimolo al transito intestinale.

Si giova della carne alla pizzaiola il soggetto che necessita di un drenaggio epatico, per esempio in caso di deficit contrattile della colecisti o in presenza di fango biliare, in quanto l'olio cotto e il pomodoro costituiscono uno stimolo allo svuotamento della vescica biliare.

### *Bollito*

Lessare significa cuocere un alimento in un liquido bollente naturale o salato, mai in un grasso. Ci si deve regolare in modo tale che il calore non possa nuocere troppo al potere nutrizionale della carne, quindi bisogna controllare attentamente l'ebollizione: se troppo forte o prolungata estrae tutti i succhi, diminuendone il sapore; se invece viene interrotta, si arresta la cottura e di conseguenza lo sviluppo degli aromi. Per avere un buon bollito, che abbia cioè il giusto grado di tenerezza e mantenga allo stesso tempo una certa consistenza, si deve immergere il pezzo di carne in un liquido bollente; infatti, al contatto del calore, la carne si restringe, chiudendo immediatamente i pori, conservando i succhi al suo interno fino a completa cottura.

Per la preparazione di un buon brodo è invece opportuno mettere la carne in acqua fredda scaldandola gradatamente; in tal modo si scioglie la sua componente albuminosa, che viene incorporata nel brodo, mentre le scorie salgono in superficie e possono essere facilmente eliminate sotto forma di schiuma. La cottura del bollito va fatta a 85-90 °C e i tagli migliori sono il muscolo posteriore, il petto, il collo, il muscolo anteriore e il sottospalla.

L'indicazione bionutrizionale del bollito è riservata a quelle situazioni cliniche (cirrosi epatica e fibrosi polmonari) nelle quali, assieme agli altri nutrienti presenti nel brodo, necessita soprattutto lo stroma cellulare. In molte situazioni cliniche, il brodo di carne è più utilizzabile del bollito, il quale viene solitamente usato per fare le polpette. Con questa modalità di cottura della carne, l'impegno renale è inferiore, ma si riduce la digeribilità; infatti, le controindicazioni sono costituite dai deficit digestivi e dai disturbi della masticazione.

### *Brodo di carne*

Secondo la preparazione classica, in una pentola si mette un pezzo di carne insieme con sedano, carota e cipolla (mai la patata che faciliterebbe le replicazioni batteriche man mano che il brodo da bollente diventa caldo per poter essere consumato). Si fa bollire in acqua per circa 2 ore e si ottiene un brodo che potrà essere impiegato nei modi più vari.

Il brodo migliore si prepara utilizzando la carne della punta di petto del manzo, ma sono possibili variazioni a seconda dell'impiego terapeutico. Per esempio, in una persona anziana con osteoporosi si potrà utilizzare la punta di petto e l'osso di ginocchio bolliti in 3-4 l di acqua, a cui si aggiungono sale, sedano, carota e cipolla (eventualmente 1 spicchio d'aglio se il paziente è affetto da patologie virali). Queste verdure svolgono specifiche funzioni: la cipolla drena l'eccesso di purine della carne; il sedano funziona da antifermentativo; la carota fornisce una quota minima di zuccheri necessaria per la metabolizzazione proteica. A questa preparazione si potrà aggiungere la pastina oppure la cicoria e l'uovo a stracciatella, ottenendo una associazione completa, energetica e che non impegna la funzione renale.

### *Spezzatino*

I tagli di carne per la preparazione dello spezzatino sono diversi; si possono utilizzare quelli meno pregiati e meno teneri, quali la polpa di spalla, il girello di spalla, il collo e anche la pancia (taglio di scarso valore commerciale a causa della grana leggermente spessa della sua carne).

La cottura dello spezzatino deve iniziare facendo rosolare a fuoco vivo i pezzi di carne in modo che prendano colore e si formi una leggera patina che favorisce la coagulazione dei succhi; quindi, si prosegue a fiamma bassissima e tegame coperto per almeno 90 minuti. Ovviamente, sia i pezzi di carne sia il tipo di muscolo utilizzati faranno variare i tempi di cottura; tuttavia, essendo questi ultimi particolarmente prolungati, le proteine della carne subiscono una eccessiva denaturazione, cosa che rende questa preparazione scarsamente digeribile, con maggiore impegno delle funzioni gastrointestinali. Controindicato in tutti gli individui che svolgono vita sedentaria, questo piatto può essere usato solamente nei soggetti sottoposti a intenso lavoro muscolare. In Bioterapia Nutrizionale®, lo spezzatino va escluso nelle ipocloridrie gastriche, nelle ulcere e nei deficit di enzimi digestivi.

### *Ragù*

È una preparazione a base di carne, la cui ricetta è tipicamente italiana; si prepara tritando finemente delle carni, di solito vitello, manzo, maiale, che vengono fatte prima rosolare insieme con un trito di sedano, carota, cipolla, prezzemolo e aglio, poi si fanno sfumare con il vino e vengono portate a cottura con il pomodoro.
Il ragù, che richiede tempi di preparazione piuttosto lunghi, è una salsa molto indicata per fornire una buona quota proteica, per esempio ai bambini o agli adolescenti nei casi di particolari magrezze. È sconsigliato in tutte le affezioni dell'apparato gastrointestinale, nonché nelle insufficienze epatiche, a causa della laboriosità della preparazione e dell'elevato contenuto in grassi. Il ragù è ugualmente sconsigliato nell'ipertensione, nelle patologie cardiovascolari, nelle malattie renali e nella gotta, per l'elevato contenuto in cloruro di sodio e in lipidi saturi.

### *Punta di petto*

Il petto di vitello è costituito da muscoli posti vicino allo sterno e termina con la punta: una specie di sacca di forma triangolare, situata fra il collo e le zampe anteriori dell'animale, che risulta anch'essa composta da falde di polpa, alternate ad altre di grasso e di pelle.

La composizione per 100 g è la seguente: 19,8 g di proteine; 0,82 g di lipidi; 20 UI di vitamina A; 14 mg di vitamina B; 11 mg di calcio; 213 mg di fosforo; 2,4 mg di ferro.
Le indicazioni riguardano soprattutto le condizioni di ipoprotidemia acuta e cronica; il petto di vitello può essere utilizzato nelle diete per i diabetici e, in virtù di un discreto contenuto in ferro, anche nelle anemie ipocromiche. Al contrario, a causa dell'elevato contenuto in purine è controindicato nelle iperuricemie e nella gotta.

### *Ossobuco*

È una parte muscolare che tende a indurirsi in seguito alla cottura; per evitare questo inconveniente è consigliabile infarinare l'ossobuco e rosolarlo nell'olio prima di passare alla cottura vera e propria; quest'ultima può essere eseguita in due modi: con prezzemolo e limone o con pomodoro. Dopo averlo rosolato, si copre l'ossobuco con acqua e sale e si lascia cuocere, finché non si sia asciugata tutta la parte liquida; infine, si aggiungono prezzemolo e limone. Questa modalità di cottura aumenta la digeribilità e permette di ridurre l'impegno funzionale del fegato; in assenza di problemi epatici è possibile effettuare la cottura aggiungendo il pomodoro.

A un soggetto con patologia renale, invece, l'ossobuco deve essere proposto nel seguente modo: si fa soffriggere con aglio, prezzemolo, carota e sedano; si sfuma con il vino e si lascia cuocere, finché la parte liquida non si sia asciugata. Infine, si aggiunge il pomodoro e si porta a cottura finale. Il midollo dell'ossobuco, così come il cervello, è un alimento di consistenza molle, che tende quasi a sciogliersi in bocca, il che risulta sgradevole ad alcune persone, per la sensazione di non riuscire a dominare l'alimento attraverso la masticazione. L'ossobuco è indicato nei bambini con difficoltà nella deambulazione, nella donna che ha subìto traumi midollari a causa dell'anestesia epidurale, nelle paresi, nei tremori del Parkinson e nelle parestesie da patologie cervicali.

### *Stinco*

Va messo in una casseruola con olio, vino, aromi e cotto lentamente. In alternativa, può essere preparato in umido, aggiungendo del pomodoro.
Ottimo potenziatore dell'attività e dell'elasticità muscolare, è un piatto tipico dei paesi di montagna, dove, un tempo, il vero mezzo di locomozione erano gli sci, per cui era frequente il rischio di traumatismi tendinei.

### *Nervetti*

Vengono tagliati, bolliti e conditi con aglio, olio, prezzemolo e aceto, in modo da renderli appetibili.
Sono indicati in tutte le persone che abbiano problemi di elasticità dei tendini e delle articolazioni.

## *Caratteristiche nutrizionali delle frattaglie*

Con questo termine si intendono gli organi interni o visceri degli animali: cervello, fegato, rene (commercialmente indicato come rognone), cuore, polmone, milza, stomaco e trippa. A questi andrebbero aggiunte le cosiddette animelle (pancreas, timo e ghiandole salivari), simili per consistenza e composizione chimica.
In quanto organi animali, le frattaglie sono ricche di proteine; rispetto alle carni contengono più ferro (soprattutto il fegato e la milza, che tra gli alimenti di origine animale sono gli unici a contenere vitamina C biologicamente attiva).

### *Cervello*

Normalmente si utilizzano il cervello di bue (del peso medio di 500-700 g), quello di vitello e, meno frequentemente, quello di agnello o di capretto.
La sua composizione per 100 g è la seguente: 10,4 g di proteine; 8,6 g di lipidi; 0,8 g di glicidi; 0,23 mg di vitamina B; 0,18 mg di vitamina C; 16 mg di calcio; 13 mg di fosforo; 3,6 mg di ferro.

Il cervello è ricco di lipidi, soprattutto colesterolo, e ha un elevato contenuto in purine e ferro. La sua cottura viene preceduta da un lavoro di pulitura e lavaggio, per eliminare accuratamente le tracce di sangue; poi viene rapidamente scottato nell'acqua calda, per poter togliere le pellicine (corrispondenti alle meningi), quindi viene fritto o, molto più frequentemente, dorato fritto. Altra modalità di utilizzo è quella di farlo bollire e ripassarlo nel burro.

In virtù dell'elevata quantità di colesterolo e fosfolipidi, il cervello è utilissimo nelle patologie tumorali, nei deficit ormonali, nelle oligoastenospermie, nei soggetti con ipocolesterolemia, difficoltà di memoria, patologie gra-

vi del sistema nervoso (per esempio, sclerosi a placche e atassia). Negli individui che manifestano repulsione per la sua consistenza molle, il cervello può essere proposto panato, in modo da fargli assumere una maggiore compattezza. Dal momento che aggrava la funzione epatica (a causa dall'elevato contenuto in lipidi e ferro), questa modalità di cottura non è adatta ai pazienti affetti da morbo di Alzheimer, i quali hanno sempre una elevata tossicità endocellulare (depositi di sostanza amiloide), aumentata da un deficit funzionale dell'epatocita.
Se viene rifiutato qualunque tipo di cottura, conviene cuocerlo direttamente nel sugo, frullarlo senza previa bollitura e utilizzarlo come condimento della pasta o del riso.

## *Schienali*

Nelle patologie neurologiche con danni organici del sistema nervoso periferico, in Bioterapia Nutrizionale® si utilizzano gli schienali, vale a dire il midollo spinale vaccino, che viene tolto al momento della macellazione e venduto a parte. Da notare che non si tratta delle animelle, che invece vengono ricavate dal timo e sono utili nei deficit del sistema immunitario, a condizione che l'animale non abbia subìto trattamenti farmacologici o irradiazioni di qualsiasi tipo.

Lo schienale costituisce un alimento strutturalmente simile al midollo spinale umano, per il cui funzionamento necessitano i fosfolipidi (come componenti strutturali) e gli elettroliti (per la trasmissione dell'impulso).
L'impiego terapeutico dello schienale è mirato alla ristrutturazione dei nervi periferici; a tale scopo è indispensabile comporre i pasti tenendo presente l'equilibrio degli elettroliti, che sono i diretti interessati nel processo di trasmissione neurologica. Per la stessa finalità terapeutica non è indicato il cervello, in quanto è una parte del sistema nervoso centrale non destinato alla trasmissione degli impulsi, ma unicamente alla loro produzione.

Gli schienali possono essere preparati facendoli sbollentare per qualche minuto e poi aggiungendo olio e succo di limone. In ogni caso, per utilizzarli al massimo del loro potere nutrizionale, devono essere proposti all'organismo in un veicolo lipidico. Negli individui che avessero difficoltà a mangiare gli schienali lessi, si potranno far rosolare in olio, aglio, e prezzemolo. Altra modalità di preparazione è quella di farli friggere nel modo appena descritto e poi aggiungere il pomodoro; a fine cottura si frulla il tutto e si condisce la pasta o il riso.

## *Rognone*

È il nome di macelleria dei reni degli animali quadrupedi, soprattutto vitello e maiale. Il loro utilizzo è legato alle tradizioni e alle abitudini regionali: nell'Italia settentrionale e in Francia sono considerati elementi della cucina raffinata, mentre in Italia meridionale e in altre nazioni sono scarsamente apprezzati.
I rognoni più richiesti sono quelli di vitello da latte; meno ricercati, invece, sono quelli di maiale e, ancora meno, lo sono quelli di bovini adulti a causa della quantità di grasso che li avvolge.
Ogni pezzo va privato del grasso e lavato a lungo in acqua corrente, in modo da eliminare ogni traccia di odore sgradevole. Bisogna togliere la parte interna bianca e spugnosa, che in seguito alla cottura indurisce e diventa immangiabile, poi si taglia a fette o a pezzi; in ogni caso, la cottura deve essere limitata a pochi minuti, altrimenti il rognone diventa duro e insipido.

Per 100 g di rognone di vitello si hanno: 15 g di proteine; 8,10 g di lipidi; 0,90 g di glicidi; 1,13 UI di vitamina A; 2,92 mg di vitamina B; 9 mg di calcio; 7,9 mg di ferro; 221 mg di fosforo.
Pertanto, il rognone di vitello, grazie alla ricchezza di sali minerali, fosforo e ferro, è indicato nei casi di notevole affaticamento mentale e nelle anemie. Inoltre, essendo ricchissimo di selenio, è destinato a tutti gli individui ipotesi con deficit surrenalico.

## *Fegato*

Ha un colore rosso cupo, variabile a seconda della quantità di sangue contenuto, che può sfumare verso il giallastro in caso di infarcimento grasso. Il fegato più utilizzato è quello di vitello, che si presenta più chiaro, più tenero e più gradevole di quello di bue; esso va lavato con cura per eliminare le tracce di sangue, poi va tagliato a fettine e cotto per un tempo più o meno lungo. In ogni caso, la cottura prolungata è controproducente, in quanto il fegato indurisce e perde sapore. Il fegato di vitello, vitellone e maiale si presta bene anche per le preparazioni dei pâté o viene impiegato insieme con altre frattaglie.

La composizione per 100 g di fegato di vitello è la seguente: 21,3 g di proteine; 3,65 g di lipidi; 4,54 g di glicidi; 43 900 UI di vitamina A; 3,52 mg di vitamina B; 7,2 mg di calcio; 358 mg di fosforo; 6,6 mg di ferro.
Per molto tempo è stato prescritto negli stati anemici, nelle astenie, in tutti i casi in cui necessitava un'alimentazione particolarmente ricca in nutrienti (malattie infettive, convalescenze), nei reumatismi, nell'osteomalacia, nell'alimentazione dei bambini e degli anziani. Temibile, come in tutte le frattaglie, il notevolissimo contenuto in acido urico.

In 100 g di fegato di maiale, che viene utilizzato anche sotto forma di fegatelli, sono contenuti: 22,8 g di proteine; 4,8 g di lipidi; 0,32 g di glicidi; 14 200 UI di vitamina A; 3,3 mg di vitamina B; 23 mg di vitamina C; 362 mg di fosforo; 18 mg di ferro.
Questo fegato è molto ricco in vitamina A, in vitamine del complesso B e, soprattutto, in ferro. Pertanto, le principali indicazioni sono le ipovitaminosi A (emeralopia, cheratosi, lesioni precancerose), le astenie e alcune anemie macrocitiche. Grazie all'elevatissimo contenuto in ferro, il fegato di maiale è prezioso nella terapia delle anemie microcitiche.

In Bioterapia Nutrizionale® può essere utilizzato soltanto il fegato degli animali di cui è possibile avere delle garanzie sul tipo di alimentazione a cui sono stati sottoposti; ciò in quanto i cataboliti e i residui di farmaci, di sostanze anabolizzanti e di ormoni eventualmente utilizzati si ritroveranno in quest'organo. Pertanto, invece di rappresentare un'utile risorsa nutrizionale, il fegato risulterà fonte di notevole tossicità organica per l'individuo che lo consuma.

- *Fegato al burro.* Il fegato, lavato e liberato della pellicina e dei condotti biliari, va asciugato e affettato sottilmente, quindi infarinato e fatto friggere per pochi minuti nel burro, insieme con delle foglie di salvia. Questa preparazione è molto indicata nei deficit estrogenici.
- *Fegato con cipolla.* Si affetta sottilmente la cipolla e la si fa rosolare molto lentamente nel burro o nell'olio extravergine d'oliva; si utilizzerà il burro, quando si vuole aumentare il potenziale ormonale del paziente; si preferirà l'olio, quando è necessaria la vitamina E in esso contenuta per aumentare la sintesi dell'emoglobina nei pazienti affetti da anemia. Quindi, si aggiungono le fettine di fegato, che dovranno cuocere non più di 5-6 minuti, girandole una sola volta; a fine cottura si aggiungono il prezzemolo tritato e il sale.

## *Trippa*

È costituita dallo stomaco dei ruminanti, tagliato a strisce e sottoposto a varie preparazioni. È conveniente acquistare la trippa cruda (non prebollita, in quanto viene sbiancata trattandola con soda caustica). Per eliminare il colore scuro va lavata in abbondante acqua fredda, poi bollita per circa 1 ora e, quindi, nuovamente lavata e bollita. Il sugo si prepara rosolando aglio, cipolla, sedano, carota e alloro, poi si aggiungono il pomodoro con il peperoncino e, infine, la trippa. A cottura ultimata si aggiunge il pecorino.

La composizione per 100 g di trippa è la seguente: 15,7 g di proteine; 1,4 g di lipidi;

0,1 mg di vitamina B; 8 mg di calcio; 41 mg di fosforo; 3,8 mg di ferro.
Osservando questa composizione si nota che soltanto i protidi sono rappresentati in modo adeguato. La trippa è indicata nei soggetti affetti da gastrite e nei pazienti con tumore gastrico, che manifestano istintivamente una particolare appetenza verso questo piatto.

## *Coniglio alla cacciatora*

In una padella si pone a cuocere nell'olio extravergine d'oliva il coniglio in pezzi, si lascia fuoriuscire la sua acqua e poi la si fa riassorbire. Quando è rosolato si aggiunge il sale e per ultimo un pesto di aglio, rosmarino, aceto e peperoncino e si porta a cottura che, nel caso di un coniglio giovane, richiede 30-35 minuti.
Le indicazioni sono analoghe a quelle dell'abbacchio alla cacciatora; tuttavia, per il suo odore meno penetrante, il coniglio risulta forse più gradevole.
Questo tipo di preparazione è indicato nei soggetti che hanno bisogno di una buona quota proteica ad alto valore biologico; per esempio, essa è utile nelle patologie in cui non è consentito un impegno della funzionalità renale, quali le epatiti croniche e la cirrosi epatica, ma anche in gravidanza, allattamento e nei soggetti defedati.

## *Coniglio dorato fritto*

Il coniglio viene passato nella farina e poi nell'uovo, risultando addizionato di una ulteriore quota proteica; pertanto, questa preparazione determina un maggior accumulo di proteine nell'organismo, trasformandosi in un vantaggio nelle situazioni metaboliche in cui c'è necessità di un recupero proteico rapido: diarree, convalescenze, gravidanza, prima e seconda infanzia. Inoltre, lo stimolo epatico che questa modalità di preparazione comporta lo rende un alimento duttile nella dieta del diabetico. Il coniglio è un mammifero affine alla lepre, per cui, analogamente a quest'ultima, si presta molto bene alla preparazione con le pappardelle, nella quale si fa cuocere in padella con aglio, cipolla, rosmarino, timo e alloro, aggiungendo alla fine il pomodoro. In questo caso, l'associazione con la pasta all'uovo migliora la digeribilità del piatto, grazie alla ridotta quantità di glutine di questo tipo di pasta.

## *Pollo alla cacciatora, arrosto e alla griglia*

Il pollo alla cacciatora viene messo nell'olio bollente, il che imprigiona immediatamente tutti i nutrienti e riduce il grado di disidratazione della carne, conservandone tutta la tenerezza. A rosolatura ultimata si aggiusta di sale e si aggiunge un pesto di rosmarino, aglio, peperoncino e aceto, che dovrà evaporare completamente.
Il pollo arrosto, invece, viene cotto in forno, dove subisce una disidratazione, con conseguente aumento della consistenza strutturale e perdita di proprietà nutritive attraverso i liquidi. Al contrario di quanto avviene nel pollo alla cacciatora, dove si utilizzano aglio, rosmarino, peperoncino e aceto (fattori in grado di favorire i processi digestivi), nel pollo arrosto non è previsto l'impiego di questi elementi, il che rende questa modalità di preparazione meno nutriente e più difficile da digerire. Nel pollo alla griglia, infine, le proteine vengono denaturate in misura minore e i grassi quasi totalmente eliminati; ne consegue una maggiore digeribilità, ma una minore ricchezza di nutrienti.

## *Brodo di pollo*

Si utilizza un pezzo di pollo che viene messo a cuocere in acqua fredda con cipolla, sedano, carota, chiodi di garofano e 1 spicchio d'aglio. A cottura ultimata si aggiunge pastina, riso o stracciatella.
La principale indicazione di questa preparazione nutrizionale è la sindrome influenzale febbrile. Infatti, il brodo rappresenta il terreno di coltura ideale per i germi, soprattutto se arricchito con l'uovo. In questo caso, il tentativo è quello di catturare la maggior parte dei

germi e facilitarne l'eliminazione, in quanto il brodo di carne è un ottimo lassativo. Ricordiamo sinteticamente le principali proprietà dei vari componenti di questa preparazione: il sedano è un antifermentativo; la carota è uno stimolante per il fegato; la cipolla possiede attività diuretica, antibiotica e antivirale; l'aglio svolge un effetto antibiotico e antivirale; il chiodo di garofano è un antivirale a largo spettro e un mummificante. L'insieme costituisce un potente antibatterico e antifebbrile, soprattutto per l'aggiunta finale di peperoncino (revulsivo e antipiretico) e di un cucchiaio di vino rosso (antibiotico e regolatore della pressione arteriosa).

## *Petto di pollo*

Il petto è la polpa che forma la fascia muscolare posta vicino allo sterno degli animali; generalmente è una parte molto pregiata perché risulta la più ricca in carne, molto compatta, priva di ossa e, quindi, di facile e comodo impiego. In genere, è una delle carni preferite dai bambini e dagli anziani, proprio per la mancanza di ossa, oltre che per le sue proprietà intrinseche. Essendo molto ricco di colesterolo, il petto di pollo è molto indicato nelle patologie tumorali, nelle ipocolesterolemie e negli individui che manifestano una marcata inappetenza verso la carne; infatti, potendo essere addizionato di vari nutrienti che ne esaltano le capacità organolettiche, perde gran parte del sapore della carne.

- *Petto di pollo al pompelmo.* Mentre una fettina di manzo al pompelmo ha un gusto quasi sgradevole, il petto di pollo assume un sapore piacevole; il succo di questo frutto funziona come attivatore dei processi digestivi, come fonte di sali minerali, acido citrico e vitamina C. Inoltre, il pompelmo ha la capacità di ridurre l'imbibizione degli adipociti (il che rende questa soluzione nutrizionale adatta al trattamento della steatosi epatica o della semplice cellulite) e funziona da drenante dei liquidi in eccesso. Mettere in una padella il burro e quando è fuso e bollente deporre il petto di pollo aggiungendo il succo di mezzo pompelmo. Quando il pollo è caramellato è pronto.
- *Petto di pollo al limone.* Il petto di pollo viene posto in padella quando il burro è bollente, senza coperchio, con il succo di mezzo limone: alla fine si aggiunge il sale quando il petto di pollo è caramellato. Questa preparazione è indicata soprattutto negli individui con difficoltà di masticazione, ma anche nei pazienti affetti da tumori del retrofaringe e della volta palatina, per i quali è preferibile l'impiego di carne che sia più morbida. Lo scopo di questo piatto è quello di stimolare la funzione epatica grazie all'acido citrico e all'azione antiossidante del limone.
- *Petto di pollo alla salvia.* Si infarina la carne e si cuoce in padella con burro e salvia (con olio e salvia se è presente una ipercolesterolemia). Il petto è la parte dell'animale che aumenta maggiormente di volume in risposta agli estrogeni. Se vi è necessità di frenare un ciclo mestruale emorragico (per squilibri ormonali e per fibromi o miomi uterini) è bene utilizzare il petto di pollo proposto secondo questa modalità. Le sostanze ad azione estrogenica in esso presenti, associate a quelle contenute nella salvia e veicolate da un mezzo lipidico ricco di colesterolo come il burro, sono in grado in poche ore di determinare un aumento degli estrogeni circolanti, bloccando o riducendo drasticamente la metrorragia.

## *Brodo di gallina*

La gallina viene pulita, fiammeggiata e lavata; poi la si mette in una pentola insieme con acqua fredda, 1 carota, sedano, cipolla e sale. Essendo piuttosto dure, le carni della gallina vanno cotte per almeno 2 ore; dopo aver filtrato il brodo (in cui si rimettono alcuni porzioni sfilacciate di carne), si può aggiungere pastina all'uovo oppure stracciatella. Questa soluzione bionutrizionale viene impiegata per indurre o aumentare la montata lattea, proponendola alla puerpera già al secondo-terzo giorno dopo il parto; a partire dal quarto giorno, è preferibile consumare il brodo insieme con una parte più consistente di carne di gallina, per aumentare la quota proteica a sostegno del nuovo tessuto: il latte.

L'eventuale presenza dell'uovo (proteina nobile con ridotta quantità di scorie metaboliche) facilita a livello ormonale la montata lattea e riduce il lavoro degli organi emuntoriali. L'ideale sarebbe utilizzare una gallina fertile, cotta con tutte le uova nell'ovidotto, mentre l'azione ormonale viene totalmente stravolta se si utilizza il pollo.

## *Creste di gallo*

Vanno cotte in padella con aglio, olio e peperoncino.
Per la particolare ricchezza in ialuronidasi sono indicate nei soggetti affetti da cataratte e in quelli che hanno subìto un trapianto di cornea; infatti, la ialuronidasi facilita i processi cicatriziali e ristrutturanti di questa zona anatomica dell'organismo. Possono anche essere cotte nel sugo di pomodoro, se fossero di maggior gradimento, perché non perdono il loro valore terapeutico.

## *Petto di tacchino*

È una delle carni più povere in grassi, quindi elettiva nei pazienti affetti da tumori, nei quali il grasso è meno indicato in quanto importante causa di aumento dei radicali liberi. Il secondo requisito, pressoché unico, di questa carne è la sua ricchezza in tiamina, sostanza fondamentale per migliorare la capacità mnemonica.

La produzione intestinale di putrescina, cadaverina e scatolo avviene in minore quantità in seguito al consumo di carne di tacchino; quindi essa è la più indicata nei tumori dell'intestino, ma anche nella dieta degli individui con idiosincrasia per la carne. Inoltre, rispetto al coscio o allo stracoscio, nel petto di tacchino il ferro è presente in una forma più biodisponibile.

- *Petto di tacchino al pompelmo.* Si pone la carne in padella quando il burro è bollente, aggiungendo il succo di mezzo pompelmo e il sale; è pronto quando è caramellato. La ricchezza in tiamina, la presenza del colesterolo e l'aggiunta dei sali del pompelmo creano una soluzione terapeutica che rinforza la memoria, seda il sistema nervoso ed è in grado di frenare una diarrea o un ciclo mestruale troppo abbondante.
- *Petto di tacchino in padella.* Il tacchino viene cotto in padella con l'aggiunta di aglio, olio, prezzemolo e peperoncino. Gli effetti di questa preparazione sono rappresentati da un'accelerazione moderata della funzione epatica e da un'azione sedativa legata all'aglio. Il petto di tacchino può essere dato senza problemi anche nel pasto serale, in quanto raramente provoca insonnia. Grazie al minor contenuto in sostanze estrogeniche rispetto al petto di pollo, è la carne di scelta nelle bambine in età pre-pubere, nelle quali l'aumento di questi ormoni indurrebbe un menarca precoce.
- *Petto di tacchino panato.* Costituisce la modalità di impiego più idonea per i bambini in crescita, nei deficit di memoria e in caso di irritabilità del sistema nervoso. Il petto di tacchino panato ha una maggiore digeribilità grazie alla presenza dell'uovo e alla sollecitazione della funzione epatica indotta dalla frittura. È indicato nei soggetti che non gradiscono il sapore della carne che, in questa preparazione, viene del tutto annullato.

Esistono individui che rifiutano categoricamente la carne di tacchino. Probabilmente, questo avviene per 2 motivi: il primo è ancestrale, perché il tacchino, come altri volatili, incute paura (sindrome della paura della piuma); il secondo è dovuto all'odore caratteristico della carne di tacchino dovuto a tracce di ormoni maschili; non di rado, infatti, gli stessi individui accettano la fettina di tacchinella.

## *Arrosto di maiale*

L'arrosto di maiale può essere realizzato in 2 modi. Il primo è rappresentato dal cosiddetto arrosto morto, che è carne di maiale condita solo con olio, sale e pepe, messa a macerare nel vino e cotta direttamente in casseruola: per l'assenza di grassi addizionati, è la forma ideale di arrosto, costituendo una buona soluzione nelle patologie epatiche e renali.

L'altro modo di preparare l'arrosto di maiale è quello nel latte. In questo caso si fa fondere la quota di grasso della carne, si sfuma leggermente col vino e si aggiunge il latte, facendo cuocere lentamente. Ciò permette una maggiore digeribilità della carne e non crea problemi al rene; tuttavia, questa modalità di preparazione affatica la funzione epatica a causa della denaturazione delle proteine del latte. È un alimento potenziato dal punto di vista proteico e supplisce alla scarsità di calcio della carne. Quest'ultima, infatti, sebbene sia ricca di sodio e fosforo, e abbia un contenuto di ferro in forma biodisponibile, deve il suo maggiore limite nutrizionale proprio alla quasi totale assenza di calcio.

L'arrosto di maiale al latte è utile nelle donne con osteoporosi, nei soggetti in accrescimento, negli anziani con piastrinopenia (il calcio potenzia le capacità di coagulazione), negli atleti che hanno subìto danni fisici e nei pazienti affetti da sclerosi multipla, in quanto la quota proteica, che non danneggia il rene, è addizionata a quella del latte e al calcio in qualità di neuromodulatore.

## *Salsiccia*

È un prodotto fresco che si ottiene inserendo nel budello un impasto grasso e magro prevalentemente di maiale. La nostra legislazione non prevede norme particolari per la composizione della salsiccia, ed è questo il motivo per cui in commercio si trovano salsicce troppo ricche di grassi oppure salsicce di carne mista che risultano particolarmente indigeste.

Le proteine di questo alimento non sono molto favorevoli per il rene; tuttavia, la presenza di una quota di grassi permette all'organismo di utilizzarle molto più lentamente, per cui la salsiccia risulta comunque utile nelle patologie renali. Essa non aggrava la funzione epatica, a patto che non sia associata a grassi di diversa origine. Spesso, però, durante la preparazione industriale della salsiccia, alla carne tritata vengono aggiunti l'albume d'uovo, il latte e gli stabilizzanti, per cui ne risulta un alimento difficilmente digeribile.

La salsiccia a pezzi si distingue da quella a grana fine per il minor traumatismo a cui è stata sottoposta la carne: per questa ragione possiede un maggior valore nutrizionale. Un altro importante parametro è quello dell'appetibilità: normalmente la salsiccia è apprezzata da tutti. A volte all'impasto della salsiccia viene aggiunto il finocchio, il cui scopo è quello di impedire o diminuire la flatulenza; infatti, esso è in grado di ridurre le fermentazioni indotte dalla salsiccia, che può risultare più meteorica di altre carni.

La cottura alla griglia e/o sulla brace è la migliore, in quanto produce la perdita di quella quota di grassi che da insaturi diventano saturi e che darebbero fastidio alla funzione epatica e pancreatica. In questo caso, rimane una piccola quota di grasso, quello più interno, meno coinvolto dall'innalzamento della temperatura e, quindi, con una quota maggiore di grassi insaturi.

La cottura in padella (con aggiunta di vino o acqua) provoca la più rilevante perdita di nutrienti. È una cottura nella quale le proteine si denaturano in misura maggiore rispetto a quanto non accada con la cottura alla griglia; pertanto, essa è causa di rallentamento dei processi digestivi epatici e pancreatici.

L'altra possibilità è la cottura nel pomodoro; l'aggiunta di quest'ultimo alla salsiccia comporta un aiuto per il fegato ma non per il pancreas, in quanto la quota acida stimola il fegato, ma aggrava la funzione pancreatica. Inoltre, il pomodoro porta con sé una quota di sali e di zuccheri che fanno aumentare velocemente la glicemia. La cottura alla piastra, infine, meglio se fatta su griglia di ghisa, è equivalente alla cottura alla brace. L'ondulato della griglia permette al grasso di non rimanere a diretto contatto con la carne, ma di defluire e di allontanarsi.

La salsiccia, per la sua maggiore quota di grassi, agevola la funzione del polmone, soprattutto quando esistono patologie da deficit di espansione alveolare.

## *Lombata*

Ha più o meno le stesse indicazioni della salsiccia, con la differenza che le carni sono meno traumatizzate. Inoltre, si verifica una maggiore conservazione delle proteine che non vengono a diretto contatto con la fonte di calore. La lombata di maiale va cotta a fuoco molto intenso e piuttosto velocemente. Tagliata sottile, perde il potere nutrizionale, in quanto le superfici di cottura sono quelle con minor valore nutritivo; tagliata a fette di maggior spessore, a parità di superficie, risulta meno alterata dalla cottura all'interno e conserva una buona quota liquida.

A differenza delle altri carni che possono essere mangiate al sangue, quella di maiale deve essere ben cotta per evitare il rischio di contrarre malattie quali, per esempio, la toxoplasmosi, l'infestazione da tenia e quella da cisti da echinococco. Infine, per non ridurne la digeribilità, la carne di maiale deve essere cotta senza olio.

## *Prosciutto crudo*

Si differenzia dalla carne soprattutto per la minore percentuale di acqua; infatti si passa dal 75% della carne fresca al 60% del prosciutto magro. Durante il periodo di maturazione, in questa carne si sviluppano anche sostanze aromatiche che sono trattenute dal grasso: è, quindi, un grave errore consumare soltanto la parte magra. La legislazione italiana prevede norme particolari per i prosciutti San Daniele e Parma, che devono essere distinti da un marchio e provenire da maiali pesanti. I prosciutti cosiddetti di 'montagna' sono più salati e, quindi, anche più secchi.
Il prosciutto è indicato in tutte le forme di deficit proteico, nelle insufficienze digestive e, soprattutto, nei casi in cui prevalgono i processi fermentativi; è molto utile dopo una diarrea, dal momento che l'eccesso in sali dell'alimento permette il loro veloce reintegro da parte dell'organismo e fa trattenere acqua. Consumato di sera non comporta fastidi neanche alle persone che soffrono di insonnia, in quanto, essendo crudo, tende a eccitare meno la funzione tiroidea e il sistema nervoso. Può essere incluso nelle diete dimagranti e ha un buon contenuto in ferro; le uniche vere controindicazioni al suo impiego sono legate agli stati edemigeni e alle crisi ipertensive. L'utilizzazione del prosciutto crudo è fondamentale nelle patologie polmonari.

## *Spuntature*

Hanno le stesse indicazioni della carne di maiale e sono particolarmente utili alle persone che abbiano deficit delle sierose, del collagene e delle guaine tendinee. Si possono cucinare alla griglia o alla brace.

- *Spuntature e cavolo cappuccio.* Si fanno cuocere prima le spuntature con poca acqua, sale e pepe, si sfumano con il vino, poi si aggiungono la verza o il cavolo cappuccio crudi e si lasciano cuocere lentamente: per ultimo si aggiunge il peperoncino. Questo piatto è adatto ai pazienti oncologici, il cui fegato sia ancora in grado di metabolizzare la ricchezza dei nutrienti della verza o del cavolo, in particolare lo zolfo. È ideale nelle forme tumorali dello stomaco, in quanto questa carne è altamente digeribile, mentre la verza o il cavolo cappuccio apportano il ditiol-tione (specifico anticancerogeno).

## *Pancetta ai ferri*

È utile nelle condizioni diabetiche, nelle patologie polmonari e renali, nonché quando sia richiesta una quota proteica non troppo ricca di scorie azotate.

## *Cotechino*

È un insaccato di carne di maiale tritata finemente assieme a cotenne (cotiche) e racchiusa in un budello naturale o artificiale. L'impasto è analogo a quello degli zamponi, ma meno pregiato. Nella sua preparazione più tradizionale, il cotechino viene cotto in ebollizione per 1 ora e mezzo (ma si può arrivare fino a 2-3 ore di cottura): se correttamente preparato, l'impasto deve risultare morbido e leggermente colloso.

- *Lenticchie e cotechino.* Si lessano a parte le lenticchie e si prepara poi un fondo di cottura con sedano, carota, cipolla e aglio, a cui si aggiunge del pomodoro o sugo di pomodoro fresco, quindi le lenticchie già bollite con una parte della loro acqua; quando queste ultime sono quasi arrivate a cottura, si aggiunge il cotechino tagliato a fette. È un piatto di grande potenza nutrizionale, tipico della cena di fine anno perché, secondo la tradizione, le lenticchie (che sono tante unità energetiche distinte) apporterebbero benessere economico: in realtà, il benessere sarà strettamente fisico, per l'alto valore nutrizionale delle lenticchie.

La ricchezza in collagene e stroma del cotechino, nonché la presenza di una importante quota di ferro delle lenticchie, fanno di questo piatto una valida soluzione nutrizionale nei processi riparativi polmonari (pneumotorace spontaneo), nelle tendinopatie e nei processi di senescenza. Va evitato nelle ipercolesterolemie, nelle arteriosclerosi, nelle complicanze vascolari, nelle insufficienze epatiche e nelle colecistopatie acute e croniche.

## *Cotica (o cotenna)*

La cotica del maiale, dopo essere stata accuratamente pulita e fiammeggiata, viene bollita in acqua fino a che diventa tenera; a questo punto viene tagliata a strisce sottili e saltata in padella con aglio, prezzemolo, olio, sale, peperoncino e pomodoro.
Il risultato è un alimento molto appetitoso, che trova la migliore utilizzazione nelle situazioni cliniche in cui c'è bisogno di collagene; pertanto, è utile nel caso in cui si voglia contrastare la tendenza alle rughe, ma anche nei pazienti con steatosi epatica in trasformazione cirrotica.

Una modalità di impiego più gradevole della cotica è quella di tagliarla a strisce sottilissime e di saltarla in padella con olio, prezzemolo, aglio, peperoncino e pomodoro. Il risultato è un alimento che diventa quasi croccante e molto appetitoso.

## *Coppa di maiale lessa*

Nei pazienti con steatosi epatica e tendenza verso la cirrosi si deve far utilizzare la coppa, vale a dire tutta la parte cotica e tenerume del maiale, normalmente ricavata dal muso e dall'orecchio, lessata e condita con olio, aglio, aceto, peperoncino e prezzemolo.

Ognuno di questi componenti ha una sua logica. Il prezzemolo è ricco di ferro e, assieme all'olio, deve veicolare gli altri componenti; l'aglio funge da antibatterico e antivirale, per evitare rischi nell'uso della coppa di provenienza sconosciuta, in associazione con il peperoncino che funziona come velocizzante; l'aceto serve per migliorare la digeribilità.

## *Cotolette di abbacchio*

Sono molto indicate dopo una dissenteria, in quanto reintegrano la quota proteica e affaticano meno la digestione. Dopo una forma dissenterica, infatti, esse permettono di ristimolare la secrezione di succhi gastrici e tutti i processi enzimatici digestivi, compresi quelli del pancreas.
Poiché le proteine della carne di abbacchio sono meno ricche di sostanze tossiche (per il fatto che sono tessuti ancora immaturi), una indicazione importante al loro utilizzo è data da una necessità di rapido recupero proteico con scarso impegno renale. L'abbacchio è utile negli inappetenti, dato che il suo sapore sollecita in misura maggiore l'appetito rispetto ad altre carni.

- *Cotolette di abbacchio scottadito.* L'abbacchio offre una carne tenera a fibra finissima e morbida; il tessuto connettivo è scarso e la cottura può essere effettuata a calore secco, per esempio sulla griglia.
  Poiché il grasso in esso contenuto è scarso e di sapore poco accentuato, l'abbacchio si presta a preparazioni immediate, senza dover ricorrere alla marinatura né all'impiego di salse troppo aggressive; questo è il motivo per cui le cotolette alla scottadito si dimostrano adatte anche negli anziani e nei bambini nel periodo della seconda infanzia, quando si ha il fisiologico accrescimento della massa muscolare. Per quanto riguarda la modalità di cottura, queste cotolette vanno scottate sulla griglia o sul carbone di legna, girandole non più di un paio di volte per parte e innaffiandole con succo di limone.
- *Cotolette di abbacchio panate.* Hanno le stesse indicazioni delle carni panate, con la differenza che sono caratterizzate da un vago sapore di latte, cosa che le rende più gradevoli sia all'anziano sia al bambino. La cotoletta di abbacchio ha una quota in zuccheri non indifferente, dovuta non solo al tessuto della carne vera e propria, ma anche alla panatura. La cotoletta di abbacchio panata viene proposta a soggetti con maggiori difficoltà digestive, perché agevola la funzione del fegato grazie alla consistente quota di zuccheri.

## *Abbacchio brodettato*

Si taglia l'abbacchio a pezzi e lo si mette a rosolare, in una pentola bassa a coperchio chiuso, solamente con olio extravergine d'oliva. Quando l'acqua fuoriuscita dall'abbacchio sarà completamente riassorbita, si aggiungono il sale e l'uovo precedentemente sbattuto con il parmigiano reggiano, il prezzemolo e il succo di limone. Si completa la cottura girando velocemente in modo che si formi una crema che avvolga la carne.

Questa preparazione è utile quando la necessità terapeutica è quella di un notevole carico proteico che non disturbi il rene; infatti, alla proteina dell'agnello si aggiunge quella dell'uovo e del formaggio. Questa preparazione è indicata nei pazienti cardiopatici, in quelli neoplastici, nei soggetti defedati e in quelli affetti da patologie renali. Durante trattamenti chemioterapici per patologie oncologiche, il paziente riesce a digerire questa carne, in virtù della presenza del limone, che attiva i processi digestivi.

## *Abbacchio alla cacciatora*

Si taglia l'abbacchio e lo si mette in padella solo con olio, facendogli prima cedere poi riassorbire la parte liquida; quando ciò è avvenuto, si aggiusta di sale e si aggiunge un pesto di aglio e rosmarino, lasciati prima in infusione nell'aceto; per ultimo il peperoncino (che permetterà una maggiore digeribilità, in quanto stimola la secrezione dei succhi gastrici): si deve spegnere il fuoco quando l'aceto è completamente evaporato.

L'eventuale aggiunta del pepe (secondo alcune variazioni regionali) comporta un aggravio delle funzioni digestive e della funzionalità epatica, controproducente nell'alimentazione di soggetti malati.

Questa preparazione è indicata in tutte quelle situazioni in cui si rende necessario un apporto nutrizionale di più immediata utilizzazione; a tal proposito, va sottolineato che la digeribilità dell'abbacchio alla cacciatora è certamente migliore e più veloce rispetto a quella di un filetto ai ferri. Questo piatto è altrettanto valido quando si debba aumentare la quantità della carne, per una maggiore necessità proteica, nonché quando si debba difendere un bambino dalla presenza degli ossiuri. L'abbacchio alla cacciatora è utile se proposto a un soggetto con sindrome depressiva che ha difficoltà a mangiare l'aglio; in questo caso, oltre alla proteina, l'individuo assumerà un sedativo, costituito dal rosmarino e dall'aceto, insieme con un potente antidepressivo, rappresentato dall'aglio.

### *Abbacchio al forno*

Si taglia l'abbacchio, precedentemente lavato, lo si mette in una teglia, si condisce con vino e aromi vari (per esempio, rosmarino, aglio, alloro) e si inforna.

È preferibile non aggiungere grassi, in quanto quello dell'agnello, anche se scarsamente rappresentato, ha una scarsa digeribilità. Il vino, come solvente dei lipidi, rende l'agnello digeribile anche per le persone che hanno notevoli difficoltà digestive.

# Le proteine del pesce

I pesci sono i vertebrati più diffusi in quasi tutti gli ambienti acquatici e vengono suddivisi, in base alle caratteristiche del loro scheletro, in 2 grandi classi: *Condritti* o pesci cartilaginei, e *Osteitti* o pesci ossei, molto diversi tra loro sia anatomicamente sia fisiologicamente. Presentano una grande varietà di forme e dimensioni (perfettamente adattate alla vita acquatica) e sono provvisti esternamente di pinne, coda e squame; queste ultime, assieme al muco secreto dalle ghiandole mucipare del tegumento, proteggono i pesci dagli attacchi di muffe e batteri. Inoltre, la colorazione del tegumento, strettamente dipendente dal contenuto in cristalli di guanina e in cellule pigmentarie o cromatofori, mimetizza il pesce col suo ambiente e accresce le sue possibilità di sopravvivenza. Le abitudini riproduttive di questi vertebrati sono state oggetto di numerosi studi da parte dei biologi. In particolare, è stato osservato non solo che esistono 2 differenti forme di riproduzione (ovipara e vivipara), ma anche che molte specie di pesci compiono lunghe migrazioni per deporre le loro uova (per esempio, salmone e anguilla).

Dopo questa breve nota biologica, ai fini dell'impiego bionutrizionale dei prodotti ittici, vale la pena ricordare che la deperibilità dei pesci è strettamente dipendente dalla compattezza muscolare e connettivale della loro struttura. In generale, si può affermare che il grado di deterioramento è maggiore nei pesci di taglia piccola, in quanto l'esilità dei muscoli consente ai batteri della decomposizione di compiere un tragitto più breve. Pertanto, il pesce va assolutamente consumato entro 5-6 giorni dalla cattura, al fine di evitare tutte quelle trasformazioni (per esempio, conversione dell'acido piruvico proveniente dalla glicolisi in acido lattico, aumento dell'acidità, fissazione di alcuni ioni di metalli pesanti sulla superficie del tessuto muscolare) che rendono il prodotto non più raccomandabile dal punto di vista sia nutrizionale sia organolettico. Di seguito, vengono riportati i caratteri più importanti da prendere in esame per valutare lo stato di freschezza del pesce:

- *superficie del tegumento*: nel pesce fresco presenta una lucentezza particolare (brillante in quelli a squama grossa); con il passare del tempo essa tende ad attenuarsi, specie se in condizioni climatiche secche. Per tale motivo, il pesce viene irrorato per essere rinfrescato. È preferibile utilizzare acqua pulita con aggiunta di cloruro di sodio (nella concentrazione di circa il 9%), evitando quella di mare, in particolare se attinta in zone dove l'igiene non è garantito. Con la prima, infatti, saranno conservati più a lungo i caratteri esteriori propri del pesce, mentre con la seconda si faciliterà ulteriormente lo sviluppo di germi sulla sua superficie;
- *occhio*: nel pesce fresco la pupilla si presenta molto dilatata e circondata da un'iride più ridotta, in genere color dorato o argentato, sempre brillante. Nel pesce appena pescato l'occhio è sporgente, cioè convesso; in quello avariato è appiattito o addirittura infossato (concavo);
- *branchie*: di colore roseo (o rosso sangue) e umide nel pesce fresco; di color mattone (o nocciola) e secche nel pesce avariato. In genere, quanto più il colore sfuma verso il marrone, tanto più si è certi dell'esistenza di trasformazioni dei componenti ematici. Il freddo tende ad attenuare questa trasformazione dal rosso verso il mattone ed è il motivo per cui il pesce andrebbe sempre conservato nel ghiaccio;
- *consistenza della carne*: dipendente dallo spessore e dalla compattezza del tessuto muscolare e interstiziale, si presenterà soda alla palpazione nel pesce fresco (specie se di grossa taglia) e molle o addirittura flaccida in quello avariato;
- *odore*: il pesce appena pescato non ha odori particolari, se non quelli dell'ambiente in cui viveva (per esempio, di mare o di alghe se pescato in mare aperto). L'odore di pesce vero e proprio compare dopo 24 ore, all'inizio in modo tenue e poi sempre più marcato e stabile per 5-6 giorni; a questo punto si sviluppano odori diversi, dal dolciastro, al forte, all'ammoniacale. In tale evenienza si può dire che il pesce non è più commestibile.

# Pesci

Nel corso degli anni sono state elaborate numerose classificazioni dei pesci (Aristotele, Plinio il Vecchio, Linneo e, recentemente, Canestrini e Vinciguerra) in riferimento a svariati criteri (per esempio: tipo di habitat, qualità della carne, quantità di grasso). È difficile, ed esula dalle finalità di questo libro, proporre una classificazione molto dettagliata, per cui i prodotti ittici, in riferimento alle loro caratteristiche nutrizionali, verranno semplicemente descritti come pesci, molluschi e crostacei.

## *Palombo*

Appartenente all'ordine degli Squaliformi, il palombo si ciba di granchi e di aragoste; può raggiungere una lunghezza di 160 cm, è viviparo e, grazie ai suoi denti appiattiti, può rompere i gusci dei molluschi e il rivestimento co-

**Palombo**

| *Composizione per 100 g di parte edibile* | |
|---|---|
| Parte edibile | 65% |
| Acqua | 79.2 g |
| Carboidrati | 1.3 g |
| Amidi | 0 |
| Proteine | **16.0** g |
| Lipidi | 1.2 g |
| Ferro | **1** mg |
| Calcio | 31 mg |
| Fosforo | 218 mg |
| Tiamina | 0.03 mg |
| Riboflavina | 0.03 mg |
| Niacina | **5.60** mg |
| Vit. A ret. eq. | **15** mcg |

*Fonte:* Tabelle di Composizione degli Alimenti, Istituto Nazionale della Nutrizione, 1998.

riaceo dei crostacei. Vive nelle acque temperate e calde degli oceani, specie dell'Atlantico, e non è pericoloso per l'uomo. Tra gli squali la *Prionace Glauca*, conosciuta in Italia come verdesca, viene spesso fatta passare per palombo o tonno. Il palombo si distingue per il suo contenuto in niacina, vitamina A, proteine, fosforo, ferro e per la moderata presenza della componente lipidica.

## Razza

Le razze sono pesci dal corpo lungo e piatto, con contorno circolare o romboidale, che vivono normalmente sui fondali. Una variante è data dalle torpedini, che si difendono con l'emissione di scariche elettriche violente. Tra le razze più facilmente reperibili in commercio ricordiamo: *chiodata* (Mediterraneo e Mar Nero); *stellata* (esclusiva del Mediterraneo e tipica delle coste istriane); *chiuda* (detta anche 'quattrocchi', comune nei nostri mari) e, infine, *bicolor*.
La valutazione del carattere di freschezza di questi pesci (consistenza delle parti muscolari) è molto semplice, data la loro commercializzazione senza pelle. Le razze spellate presenteranno una muscolatura rosea con striature rosse di sangue; il viraggio dai colori rosa-rosso alle tonalità di grigio attesterà il limite di commestibilità. Risulterà utile per la razza, così come per la rana pescatrice, anche l'esame della faccia ventrale. Nelle razze fresche, infatti, si noterà un colore roseo soffuso, più o meno intenso, che diventerà rosso ai margini; tale colore virerà, a seconda del grado di alterazione, dal grigio chiaro al grigio scuro.
Per quanto riguarda l'odore, ci sembra opportuno sottolineare che nei Selacei compare precocemente un odore ammoniacale superficiale appena inizia la rigidità cadaverica; la sua presenza nel sottocutaneo o nelle parti muscolari è, invece, indice di avanzato stato di decomposizione.

**Razza**

*Composizione per 100 g di parte edibile*

| | |
|---|---|
| Parte edibile | 32% |
| Acqua | 82.2 g |
| Carboidrati | 0.7 g |
| Proteine | **14.2** g |
| Lipidi | 0.9 g |
| Ferro | **1** mg |
| Calcio | 31 mg |
| Fosforo | 218 mg |
| Tiamina | 0.03 mg |
| Riboflavina | 0.04 mg |
| Niacina | **2.50** mg |
| Vit. A ret. eq. | **15** mcg |

*Fonte:* Tabelle di Composizione degli Alimenti, Istituto Nazionale della Nutrizione, 1998.

## Storione

Appartenente alla famiglia *Acipenseridae*, lo storione è un pesce marino che presenta una caratteristica piuttosto insolita: uno scheletro in parte osseo e in parte cartilagineo. Nel periodo della riproduzione, questi pesci risalgono i fiumi seguendo le correnti; le femmine depongono sul fondo moltissime uova (circa 400 000-2 milioni) che, in genere, si schiudono dopo 3-5 giorni. La carne è ottima, anche se non molto ricercata sul mercato, con u-

**Storione**

*Composizione per 100 g di parte edibile*

| | |
|---|---|
| Parte edibile | 0 |
| Acqua | 72.5 g |
| Carboidrati | 0 |
| Proteine | **19.2** g |
| Lipidi | **7.6** g |
| Ferro | 0.5 mg |
| Calcio | 18 mg |
| Sodio | **44** mg |
| Potassio | **330** mg |
| Fosforo | **239** mg |
| Niacina | **5.60** mg |
| Vit. A ret. eq. | 0 |
| Grassi saturi | 1.78 g |
| Grassi monoinsat. | **3.16** g |
| Grassi polinsat. | 1.54 g |
| Colesterolo | **66** mg |

*Fonte:* Tabelle di Composizione degli Alimenti, Istituto Nazionale della Nutrizione, 1998.

na buona percentuale di grassi monoinsaturi, fosforo, potassio, niacina e proteine; invece, le uova di storione (note anche come caviale beluga) sono da molti considerate un cibo pregiato con uno spiccato potere energizzante, in virtù della notevole percentuale di sodio, fosforo, ferro, calcio, colesterolo e proteine.

## *Aringa*

L'aringa non è un pesce tipico del Mediterraneo (ve ne sono delle specie nel Mar Nero); più conosciute nei nostri mari sono la sardina e l'acciuga, che fanno parte della stessa specie. Per cibarsi di plancton, spesso le aringhe si riuniscono in branchi ed eseguono lunghe migrazioni. Per la riproduzione si avvicinano alle rive, dove ogni femmina depone sul fondo dalle 10 alle 40 uova. In Italia si tende a consumarle crude, mentre nel resto dell'Europa vengono commercializzate quasi esclusivamente in forma conservata.
Le aringhe contengono una discreta quantità di calcio, potassio e fosforo, con un'inversione quantitativa del rapporto tra proteine e lipidi, a vantaggio di questi ultimi.

**Aringa, fresca**

| *Composizione per 100 g di parte edibile* | |
|---|---|
| Parte edibile | 70% |
| Acqua | 60.1 g |
| Carboidrati | 0 |
| Proteine | **16.5** g |
| Lipidi | **16.7** g |
| Ferro | 0.9 mg |
| Calcio | **63** mg |
| Sodio | 0 |
| Potassio | **320** mg |
| Fosforo | **113** mg |
| Tiamina | 0.12 mg |
| Riboflavina | 0.18 mg |
| Niacina | **3.50** mg |
| Vit. A ret. eq. | **12** mcg |
| Grassi saturi | **3.33** g |
| Grassi monoinsat. | **8.63** g |
| Grassi polinsat. | **2.61** g |
| Colesterolo | **85** mg |

*Fonte:* Tabelle di Composizione degli Alimenti, Istituto Nazionale della Nutrizione, 1998.

**Sardina**

| *Composizione per 100 g di parte edibile* | |
|---|---|
| Parte edibile | 70% |
| Acqua | 73.0 g |
| Carboidrati | 1.5 g |
| Proteine | **20.8** g |
| Lipidi | 4.5 g |
| Ferro | **1.8** mg |
| Calcio | **33** mg |
| Sodio | **66** mg |
| Potassio | **630** mg |
| Fosforo | **215** mg |
| Tiamina | 0.02 mg |
| Riboflavina | 0.25 mg |
| Niacina | **9.70** mg |
| Vit. A ret. eq. | **28** mcg |
| Grassi saturi | 1.02 g |
| Grassi monoinsat. | 1.20 g |
| Grassi polinsat. | 1.77 g |
| Colesterolo | **120** mg (sott'olio) |
| Zinco | 0.80 mg |
| Magnesio | 10 mg |
| Rame | 0.20 mg |

*Fonte:* Tabelle di Composizione degli Alimenti, Istituto Nazionale della Nutrizione, 1998.

## *Sardina*

Definita anche sarda, è un pesce che raggiunge i 25 cm di lunghezza a 6-7 anni di età nell'Atlantico, mentre nel Mediterraneo è solitamente più piccola. È il pesce azzurro per antonomasia e le sue carni sono tenere e gustose; le larve, ancora più apprezzate della sardina stessa, vengono denominate bianchetti o giunchetti.
Dalla sardina si ricava un ottimo olio; dal fegato, in particolare, viene prodotto un olio con importante potere antirachitico. In questo pesce sono presenti notevoli quantità di proteine a elevato valore biologico, nonché sali minerali (soprattutto potassio, iodio, calcio, ferro e fosforo).

## *Acciuga*

Detta anche alice, vive in banchi in tutti i mari caldi; è un pesce migratore tipico del Mediterraneo e sembra che sosti a lungo sui fondali. Simile alle sardine, ma di forma più allungata, rien-

| Acciuga o alice, fresca | |
|---|---|
| *Composizione per 100 g di parte edibile* | |
| Parte edibile | 75% |
| Acqua | 76.5 g |
| Carboidrati | 1.5 g |
| Proteine | **16.8** g |
| Lipidi | 2.6 g |
| Ferro | **2.8** mg |
| Calcio | **148** mg |
| Sodio | 0 |
| Potassio | **278** mg |
| Fosforo | **196** mg |
| Tiamina | 0.06 mg |
| Riboflavina | 0.26 mg |
| Niacina | **14.0** mg |
| Vit. A ret. eq. | **32** mcg |
| Grassi saturi | 1.30 g |
| Grassi monoinsat. | 0.40 g |
| Grassi polinsat. | 0.85 g |
| Zinco | **4.20** mg |
| Magnesio | **22** mg |
| Rame | **1.0** mg |

*Fonte:* Tabelle di Composizione degli Alimenti, Istituto Nazionale della Nutrizione, 1998.

tra nella categoria del pesce azzurro e si nutre di crostacei e/o di pesci. Secondo alcuni autori, i bianchetti o giunchetti sono larve di acciughe; secondo altri sarebbero larve di sardine. Per conservare bene questi pesci occorre congelarli rapidamente; tale pratica è indispensabile soprattutto per acciughe e sardine, a causa delle ridotte dimensioni e della delicatezza e fragilità della loro pelle e dei loro muscoli. Il congelamento, infatti, mantenendo la rigidità cadaverica, impedisce la comparsa di tutte quelle alterazioni responsabili della modificazione della consistenza e dell'integrità dei tessuti. A differenza delle acciughe, le sarde sono un po' più resistenti, in virtù della conformazione meno affusolata e della maggiore compattezza delle carni.
Una caratteristica comune a sarde e acciughe consiste nel fatto che le scaglie si staccano facilmente già durante l'operazione di pesca; se questo non avviene, diventa molto dubbio il reale stato di freschezza del prodotto.
Dal punto di vista nutrizionale, l'acciuga si distingue dagli altri pesci per il suo contenuto in calcio, ferro, iodio, zinco, proteine e vitamina A.

## *Anguilla*

Appartenente alla famiglia *Anguillidae*, l'anguilla è un pesce di acqua dolce dal corpo allungato, serpentiforme, che può raggiungere una lunghezza di 50 cm nei maschi e di 150 cm nelle femmine. La sua pelle è molto levigata e viscida al tatto. La riproduzione avviene una sola volta nella vita delle anguille, con deposizione e fecondazione delle uova in primavera. In genere, vive sommersa sui fondali, dove trascorre lunghi periodi di stasi.
È un pesce molto resistente alle condizioni ambientali e si ciba di molluschi, pesci e anfibi. In Italia l'anguilla si trova tipicamente nelle Valli di Comacchio, ma è presente anche in alcune zone fluviali.
La sua carne è ottima, ma grassa; nei mercati vengono vendute soprattutto le grosse femmine (capitoni).
Nell'anguilla la rigidità cadaverica si instaura rapidamente a causa della lunghezza del suo corpo, per cui la consistenza della carne rimane a lungo soda ed elastica. L'anguilla morta da poco tempo conserva i colori superficiali bruno-verdastro sul dorso e giallo-argenteo sul

| Anguilla di mare | |
|---|---|
| *Composizione per 100 g di parte edibile* | |
| Parte edibile | 70% |
| Acqua | 62.8 g |
| Carboidrati | 0.7 g |
| Proteine | **14.6** g |
| Lipidi | **19.6** g |
| Ferro | **0.6** mg |
| Calcio | 17 mg |
| Sodio | 17 mg |
| Potassio | **270** mg |
| Fosforo | **223** mg |
| Tiamina | 0.18 mg |
| Riboflavina | 0.32 mg |
| Niacina | **2.60** mg |
| Vit. A ret. eq. | **980** mcg |
| Vitamina C | 2 mg |
| Grassi saturi | 5.27 g |
| Grassi monoinsat. | 8.58 g |
| Grassi polinsat. | 4.56 g |

*Fonte:* Tabelle di Composizione degli Alimenti, Istituto Nazionale della Nutrizione, 1998.

| **Anguilla di fiume** | |
|---|---|
| *Composizione per 100 g di parte edibile* | |
| Parte edibile | 71% |
| Acqua | 61.5 g |
| Carboidrati | 0.1 g |
| Proteine | **11.8** g |
| Lipidi | **23.7** g |
| Ferro | **1.0** mg |
| Calcio | 31 mg |
| Sodio | **65** mg |
| Potassio | **217** mg |
| Fosforo | **218** mg |
| Tiamina | 0.15 mg |
| Riboflavina | 0.20 mg |
| Niacina | **3.5** mg |
| Vit. A ret. eq. | **1200** mcg |
| Vitamina C | 2 mg |
| Selenio | 1.8 mcg |
| Magnesio | **27** mg |

*Fonte:* Tabelle di Composizione degli Alimenti, Istituto Nazionale della Nutrizione, 1998.

ventre. Questi colori, sul pesce fresco, si presentano lucidi e netti, seppure ricoperti da mucosità. In presenza di processi iniziali di decomposizione, essi diventano opachi e smorti, presentando macchie bruno-verdastre anche a livello del fegato. In questo caso, la carne perde tonicità e la consistenza diventa flaccida; l'aspetto generale del corpo sarà pallido e dai colori attenuati, con coaguli di sangue di colore marrone in corrispondenza della colonna vertebrale.

## *Merluzzo*

Comprende 10 famiglie con oltre 200 specie; quasi tutte vivono nelle acque fredde e salate dell'emisfero settentrionale. Il merluzzo è un pesce onnivoro e si nutre delle forme di vita che si radunano nella confluenza di correnti calde e fredde; quello dell'Atlantico è il più grande di tutti e ha le carni più bianche; quello del Pacifico lo si ritrova lungo il territorio dell'Alaska, dove la corrente calda giapponese incontra la corrente artica. Un merluzzo femmina della lunghezza di 1 m può produrre, in occasione di ogni deposizione, 3 milioni di uova; se la femmina è più lunga di 25 cm, il numero delle uova può arrivare a 9 milioni. Un merluzzo adulto vive dai 20 ai 30 anni, con un tasso di fecondità che viene determinato più dall'età che dalle dimensioni. La produzione di questa enorme quantità di uova dipende dal fatto che poche riusciranno a raggiungere la maturità, in quanto vengono distrutte dal movimento del mare o mangiate da altre specie.

Il merluzzo, pur essendo un pesce di acqua fredda, cresce più in fretta negli ambienti acquatici che presentano valori più elevati di temperatura. La sua sopravvivenza a temperature inferiori a 0 °C viene fatta risalire alla produzione di una peculiare proteina anticongelante. Quando viene pescato in acque gelide, infatti, tale proteina smette di funzionare e il pesce cristallizza istantaneamente. La carne del merluzzo è praticamente priva di grasso (0,3%) e possiede un elevato contenuto di proteine (>16%), inferiore solo a quel-

| **Merluzzo** | |
|---|---|
| *Composizione per 100 g di parte edibile* | |
| Parte edibile | 76% |
| Acqua | 81.5 g |
| Carboidrati | 0 |
| Proteine | **17.0** g |
| Lipidi | 0.3 g |
| Ferro | 0.7 mg |
| Calcio | 25 mg |
| Sodio | **77** mg |
| Potassio | **320** mg |
| Fosforo | **194** mg |
| Tiamina | 0.05 mg |
| Riboflavina | 0.08 mg |
| Niacina | **2.20** mg |
| Vit. A ret. eq. | tracce |
| Vitamina C | tracce |
| Grassi saturi | 0.06 g |
| Grassi monoinsat. | 0.07 g |
| Grassi polinsat. | 0.12 g |
| Colesterolo | **50** mg |
| Selenio | **16.5** mg |
| Zinco | **2.0** mg |
| Magnesio | **20** mg |
| Rame | 0.30 mg |

*Fonte:* Tabelle di Composizione degli Alimenti, Istituto Nazionale della Nutrizione, 1998.

lo del tonno (20%). Una volta essiccata, la concentrazione proteica raggiunge valori pari all'80%.
Del merluzzo vengono mangiate non solo le uova fresche o affumicate, ma anche il liquido seminale (gli irlandesi, per esempio, lo utilizzano nel siero di latte), la pancia, la pelle (gli islandesi la mangiano arrostita e con burro fresco), le ossa (prima ammorbidite nel latte cagliato) e la pancia (specie dai popoli del Mediterraneo).
Riguardo ad altri impieghi, vale la pena ricordare che la pelle del merluzzo viene trattata come cuoio e che la vescica natatoria viene impiegata nella produzione della colla di pesce. Dal merluzzo, infine, si ricava il baccalà (merluzzo salato, *si veda* più avanti), lo stoccafisso (merluzzo essiccato) e l'olio di fegato (altamente apprezzato per le sue vitamine).

## *Nasello*

Si trova in entrambi gli emisferi; è un pesce popolare lungo la costa di Cile, Argentina, Nuova Zelanda e Sud Africa, così come nelle acque spagnole e nel Mediterraneo. A differenza del merluzzo, il nasello può raggiungere una lunghezza media non superiore ai 40-50 cm. Queste due specie ittiche, pur avendo carni molli e delicate con masse muscolari poco compatte, si contraddistinguono per la loro buona conservabilità (anche se l'aspetto esteriore denuncia spesso la loro poca resistenza ai traumi ambientali).
La parte che si deteriora più facilmente è quella a contatto con l'apparato digerente in quanto, contenendo abbondante materiale ingerito, può essere fonte di decomposizione trasmissibile per contiguità alla muscolatura adiacente.

## *Baccalà*

Il baccalà apparve in Italia prima sulle mense degli aristocratici e poi su quelle dei poveri. Fino a non molto tempo fa il baccalà si otteneva dal merluzzo mediante la procedura di essiccazione al sole; attualmente, il metodo più utilizzato è la salatura del pesce fresco ma parzialmente essiccato. Una variante di questo procedimento, denominata *tender-cure* (cioè trattamento morbido), consente di intenerire, imbiancare e ingrossare i filetti; questo procedimento non interessa la Bioterapia Nutrizionale®, essendo considerato poco idoneo a conservare la genuinità del pesce.

**Baccalà secco**

| *Composizione per 100 g di parte edibile* | |
|---|---|
| Parte edibile | 75% |
| Acqua | 52.4 g |
| Carboidrati | 0 |
| Proteine | **29.0** g |
| Lipidi | 0.7 g |
| Fosforo | **224** mg |

**Baccalà ammollato**

| *Composizione per 100 g di parte edibile* | |
|---|---|
| Parte edibile | 82% |
| Acqua | 75.6 g |
| Carboidrati | 0 |
| Proteine | **21.6** g |
| Lipidi | 1.0 g |
| Ferro | **2.3** g |
| Calcio | 31 mg |
| Fosforo | **562** mg |
| Tiamina | 0.05 mg |
| Riboflavina | 0.28 mg |
| Niacina | 0 |
| Vit. A ret. eq. | 0 |

*Fonte:* Tabelle di Composizione degli Alimenti, Istituto Nazionale della Nutrizione, 1998.

## *Stoccafisso*

Cibo essenziale degli equipaggi degli antichi galeoni, è un derivato del merluzzo sottoposto a procedura di essiccazione. Con il suo consumo si apporta all'organismo una importante quota di vitamina D.

## *Pesce San Pietro*

La sua lunghezza è di 100-150 cm; ha corpo ovale grigio-giallastro, con una macchia rotonda biancastra molto evidente su ambedue i lati del corpo. Vive nell'Atlantico e nel Mediterraneo, ma lo si ritrova anche nelle acque italiane. Predilige i fondali sabbiosi situati a una profondità di 150 m; si nutre di seppie ed è in grado di infossarsi nella sabbia appoggiandosi su un fianco. Ha carni molto pregiate.

## *Spigola*

Presenta una lunghezza massima di 100 cm e pesa fino a 12-15 kg; è un pesce tipico dei nostri mari, ma si può trovare anche nei laghi salati e in alcune acque salmastre. Si nutre soprattutto di pesci che vivono in gruppo, come le sardine e i latterini, nonché di gamberetti. Le sue zone di riproduzione sono le foci dei fiumi, indipendentemente dal grado di salinità dell'acqua. Il colore è argenteo, il dorso è più scuro, il ventre è bianco.
Da giovane tende a vivere in branchi, mentre da adulto diventa un nuotatore solitario; ha carni ottime e per questo è molto apprezzato. I Romani preferivano gli esemplari pescati nei fiumi, come ci ricorda Plinio ma, ai nostri tempi, sono igienicamente più sicure le spigole pescate in mare.

**Spigola**

*Composizione per 100 g di parte edibile*

| | |
|---|---|
| Parte edibile | 54% |
| Acqua | 79.0 g |
| Carboidrati | 0.6 g |
| Proteine | **16.5** g |
| Lipidi | 1.5 g |
| Ferro | **1.1** mg |
| Calcio | 20 mg |
| Fosforo | **202** mg |
| Tiamina | 0.11 mg |
| Riboflavina | 0.16 mg |
| Niacina | 0 |
| Vit. A ret. eq. | **15** mcg |
| Vitamina C | 0 |
| Colesterolo | **75** mg (filetti) |

*Fonte:* Tabelle di Composizione degli Alimenti, Istituto Nazionale della Nutrizione, 1998.

**Cernia**

*Composizione per 100 g di parte edibile*

| | |
|---|---|
| Parte edibile | 68% |
| Acqua | 78.5 g |
| Carboidrati | 0 |
| Proteine | **17.0** g |
| Lipidi | 2.0 g |
| Ferro | 0.3 mg |
| Calcio | 11 mg |
| Fosforo | **128** mg |
| Tiamina | 0.04 mg |
| Riboflavina | 0.12 mg |
| Niacina | **0.40** mg |
| Vit. A ret. eq. | 0 |
| Vitamina C | 0 |

*Fonte:* Tabelle di Composizione degli Alimenti, Istituto Nazionale della Nutrizione, 1998.

## *Cernia*

La cernia di fondo o cernia bruna è presente lungo le coste del Mediterraneo e dell'Atlantico (sia europeo sia americano) ed è facilmente riconoscibile per la sua enorme testa. Gli adulti nuotano solitari, mentre i giovani, in genere, si spostano in gruppi. La cernia raggiunge una lunghezza di circa 2 m e un peso di 50 kg. La varietà *gigas*, o cernia comune (o cernia nera), sta praticamente scomparendo dopo la diffusione degli sport subacquei; era solita vivere lungo le scogliere, fino ad alcune centinaia di metri di profondità. Ha carni sode, delicate, prive di lische e adatte a qualunque metodo di cottura.
Dal punto di vista nutrizionale, la cernia si può considerare un pesce magro, grazie al suo basso contenuto lipidico.

## *Dentice*

Appartiene alla famiglia degli Sparidi, che comprende circa 100 specie di pesci ritrovabili prevalentemente nei mari tropicali e temperati, anche se non mancano quelli tipici dei mari freddi. I migliori dal punto di vista gastronomico sono l'orata e il dentice. Sono pesci spesso gregari; alcune specie sono ermafrodite, ma tutte hanno carni dotate di note-

| Dentice | |
|---|---|
| *Composizione per 100 g di parte edibile* | |
| Parte edibile | 65% |
| Acqua | 76.1 g |
| Carboidrati | 0.7 g |
| Proteine | **16.7** g |
| Lipidi | 3.5 g |
| Ferro | **1.2** mg |
| Calcio | **38** mg |
| Fosforo | **264** mg |
| Tiamina | 0.08 mg |
| Riboflavina | 0.10 mg |
| Niacina | **2.10** mg |
| Vit. A ret. eq. | **48** mcg |
| Vitamina C | 0 |

*Fonte:* Tabelle di Composizione degli Alimenti, Istituto Nazionale della Nutrizione, 1998.

| Orata | |
|---|---|
| *Composizione per 100 g di parte edibile* | |
| Parte edibile | 69% |
| Acqua | 78.4 g |
| Carboidrati | 0 |
| Proteine | **19.8** g |
| Lipidi | 1.2 g |
| Ferro | 0.4 mg |
| Calcio | 12 mg |
| Fosforo | **125** mg |
| Tiamina | 0.04 mg |
| Riboflavina | 0.14 mg |
| Niacina | **4.30** mg |
| Vit. A ret. eq. | 0 |
| Vitamina C | 0 |

*Fonte:* Tabelle di Composizione degli Alimenti, Istituto Nazionale della Nutrizione, 1998.

vole potere nutrizionale. Il dentice conta parecchie specie: 4 popolano anche il Mar Mediterraneo e 3 i mari italiani. Il più noto è il dentice comune, che raggiunge la lunghezza di 1 m e un peso di 12 kg circa. Vive lungo le coste rocciose e sui fondali sabbiosi, a una profondità di circa 30 m; è un abile predatore e cattura pesci di piccolissima e media taglia, soprattutto i latterini.

Il colore del dentice varia secondo l'età; per esempio, la macchia nerastra in vicinanza delle pinne pettorali tende a sparire poco dopo la morte. I giovani adulti hanno dorso azzurro-acciaio e fianchi argentei; gli esemplari molto grossi possono assumere un colore rossastro.

## *Orata*

Ha una lunghezza massima di 60 cm e un peso di circa 5 kg. Questo pesce, molto pregiato, presenta una macchia dorata su ogni guancia e un'altra a forma di mezza luna al centro degli occhi. Popola il mare aperto e anche i laghi salati.

Secondo la tradizione, era sacro ad Afrodite, forse perché ermafrodito; è diffuso nell'Oceano Atlantico, lungo le coste della Gran Bretagna e nel Mediterraneo. Spesso l'orata si comporta da migratrice, passando da acque marine a bacini salmastri o dolci (ma non per riprodursi). Sempre alla famiglia Sparidi, ma al genere *Diplodus*, appartengono il sarago e il fragolino.

## *Sarago*

Detto anche sparaglione, ha un corpo ovale appuntito; lo si ritrova lungo le coste rocciose e presso i moli dei porti, dove vive in piccoli gruppi, anche insieme con specie di altri generi. Durante l'alta marea, va alla ricerca di scogli su cui trovare molluschi.

## *Fragolino*

Si tratta di un pesce che può superare il mezzo metro di lunghezza; ha una macchia azzurra sopra gli occhi, predilige i fondi fangosi e sabbiosi ed è presente lungo le coste atlantiche dell'Europa, nel Mar Nero e nel Mar Mediterraneo.

## *Cefalo*

Chiamato anche muggine, è lungo circa 70 cm; in alcuni casi può raggiungere una lunghezza di 90 cm e un peso di oltre 6 kg. È presente lungo le coste degli oceani Indiano, Pacifico e Atlantico. In Europa si trova dalla foce della Loira fino al Mar Caspio, nonché nel-

| Cefalo muggine | |
|---|---|
| *Composizione per 100 g di parte edibile* | |
| Parte edibile | 55% |
| Acqua | 73.4 g |
| Carboidrati | 0.7 g |
| Proteine | **15.8** g |
| Lipidi | **6.8** g |
| Ferro | **1.8** mg |
| Calcio | 26 mg |
| Fosforo | **220** mg |
| Tiamina | 0.06 mg |
| Riboflavina | 0.10 mg |
| Niacina | **7.30** mg |
| Vit. A ret. eq. | **17** mcg |
| Vitamina C | 0 |
| Grassi saturi | 1.78 g |
| Grassi monoinsat. | 1.57 g |
| Grassi polinsat. | **2.06** g |
| Colesterolo | **440** mg (bottarga) |
| Zinco | **2.0** mg |
| Magnesio | **21** mg |
| Rame | **1.10** mg |

*Fonte:* Tabelle di Composizione degli Alimenti, Istituto Nazionale della Nutrizione, 1998.

| Cefalo muggine | |
|---|---|
| *Composizione in aminoacidi (mg per 100 g di parte edibile)* | |
| Proteine | 15.8% |
| Arginina | 948 |
| Lisina | **1359** |
| Istidina | 964 |
| Serina | 585 |
| Ac. aspartico | **1485** |
| Treonina | 743 |
| Glicina | 727 |
| Ac. glutammico | **2133** |
| Prolina | 600 |
| Valina | 948 |
| Alanina | 964 |
| Cistina | 63 |
| Leucina | **1311** |
| Metionina | 474 |
| Isoleucina | 758 |
| Tirosina | 600 |
| Fenilalanina | 664 |
| Triptofano | 158 |

*Fonte:* Tabelle di Composizione degli Alimenti, Istituto Nazionale della Nutrizione, 1998.

le acque costiere italiane. Le uova della femmina (tolte dal pesce lasciando intatta la membrana) lavate, salate, pressate, seccate al sole e poi racchiuse in un involucro di paraffina, costituiscono la specialità chiamata bottarga. Il cefalo, come la trota, si presta molto bene all'allevamento e richiede acque molto ricche di ossigeno, fresche e limpide. Viene considerato un pesce semigrasso con un elevato quantitativo proteico. Le sue carni sono facilmente digeribili, grazie alla presenza di uno scarso tessuto connettivo. Inoltre, per il considerevole contenuto in lisina (aminoacido indispensabile per la crescita), l'assunzione della carne di cefalo è indicata nei periodi di accrescimento.

## *Latterini*

Appartengono alla grande famiglia degli Aterinidi (composta da circa 150 specie). I latterini sono pesci piccoli, molto delicati, lunghi fino a 15 cm, con corpo e capo rivestiti completamente di squame. Alcuni sono prevalentemente marini e costieri, altri di acque dolci. Si nutrono di plancton e vivono in gruppi per periodi anche lunghi nello stesso posto, non lontano dalla superficie. I latterini che popolano i nostri mari presentano uova con lunghe appendici filiformi mediante le quali si attaccano alla vegetazione.

| Latterini | |
|---|---|
| *Composizione per 100 g di parte edibile* | |
| Parte edibile | 100% |
| Acqua | 73.2 g |
| Carboidrati | 0 |
| Proteine | **14.6** g |
| Lipidi | **9.6** g |
| Calcio | **888** mg |
| Fosforo | **350** mg |
| Tiamina | 0 |
| Riboflavina | 0 |
| Niacina | 0 |
| Vit. A ret. eq. | **113** mcg |
| Vitamina C | 0 |

*Fonte:* Tabelle di Composizione degli Alimenti, Istituto Nazionale della Nutrizione, 1998.

## *Salmone*

Il salmone e diversi tipi di trota appartengono alla famiglia dei Salmonidi. Si ritrovano in tutto l'emisfero settentrionale e comprendono forme migratrici (depongono le uova nelle acque dolci, ma trascorrono un periodo più lungo nel mare) e forme sedentarie (vivono l'intera vita nei laghi e nei fiumi). Il salmone maschio ha una lunghezza di circa 1 metro e mezzo, mentre la femmina raramente raggiunge i 120 cm; anche il peso è differente tra i due sessi (36 kg per il maschio, 20 kg per la femmina). Normalmente i salmoni che si trovano in vendita hanno un peso di 7-8 kg.
Nel periodo della riproduzione, i salmoni adulti, grassi e in buone condizioni, lasciano il mare e risalgono i fiumi. Da questo momento in poi, fino al termine della deposizione delle uova, non assumono più cibo e per alcune settimane un riflesso residuo li induce ad abboccare ai vari ami. È noto il vigore con cui i salmoni risalgono le cascate e i corsi dei fiumi: un salmone di grossa taglia può effettuare un salto di circa 3 m.

**Salmone affumicato**

*Composizione per 100 g di parte edibile*

| | |
|---|---|
| Parte edibile | 100% |
| Acqua | 64.9 g |
| Carboidrati | 0 |
| Proteine | **25.4** g |
| Lipidi | **4.5** g |
| Ferro | 0.6 mg |
| Calcio | 19 mg |
| Fosforo | **250** mg |
| Sodio | **1880** mg |
| Potassio | **420** mg |
| Tiamina | 0.16 mg |
| Riboflavina | 0.17 mg |
| Niacina | **8.8** mg |
| Vit. A ret. eq. | **13** mcg |
| Vitamina C | tracce |
| Grassi saturi | 1.11 g |
| Grassi monoinsat. | 1.72 g |
| Grassi polinsat. | 1.15 g |
| Colesterolo | **50** mg |

*Fonte:* Tabelle di Composizione degli Alimenti, Istituto Nazionale della Nutrizione, 1998.

**Salmone fresco**

*Composizione per 100 g di parte edibile*

| | |
|---|---|
| Parte edibile | 65% |
| Acqua | 68.0 g |
| Carboidrati | 0 |
| Proteine | **18.4** g |
| Lipidi | **12.0** g |
| Ferro | 0.7 mg |
| Calcio | 27 mg |
| Sodio | **98** mg |
| Potassio | **310** mg |
| Fosforo | **280** mg |
| Tiamina | 0.20 mg |
| Riboflavina | 0.15 mg |
| Niacina | **7.0** mg |
| Vit. A ret. eq. | **13** mcg |
| Vitamina C | tracce |
| Grassi saturi | **2.97** g |
| Grassi monoinsat. | **4.60** g |
| Grassi polinsat. | **3.05** g |
| Colesterolo | **35** mg |

*Fonte:* Tabelle di Composizione degli Alimenti, Istituto Nazionale della Nutrizione, 1998.

Caratteristica è anche la scelta della zona di acqua dove deporre le uova; per esempio, è stato riportato che molti salmoni popolano gli affluenti della sponda sinistra della Loira, ma non quella destra. Dopo aver scavato nei fondali delle fosse, la femmina vi depone milioni di uova che il maschio feconda immediatamente. In seguito, i salmoni maschi stremati dallo sforzo si lasciano trasportare passivamente dalla corrente verso la foce. In questo viaggio molti di essi muoiono urtando contro le rocce.
I giovani salmoni, una volta raggiunta la lunghezza di 10-20 cm, migrano nuovamente verso il mare. Il passaggio nelle acque salate è però preceduto da un periodo di adattamento alla foce del fiume. La crescita è lenta in acqua dolce e rapidissima in mare. La conferma viene data dal fatto che il salmone raggiunge i 50-60 cm di lunghezza dopo 1 anno di permanenza in mare (90-100 cm dopo 3 anni). Questo pesce si nutre di aringhe, spinarelli e crostacei. Viene considerato uno dei più pregiati per sapore e compattezza di polpa. Il colore roseo delle carni lo rende ancora più apprezzato.

Attualmente, la forma di salmone più consumata sulle nostre mense è quella conservata (in scatola al naturale, cioè bollito, e affumicato). Per essere considerato eccellente, il salmone affumicato deve essere lievemente salato e non deve perdere il sapore spontaneo di pesce. Il colore deve essere roseo e non arancione, la polpa morbida e asciutta.
Il salmone ha una elevata quantità di proteine e lipidi; degno di nota è anche il suo contenuto in fosforo e in calcio.

## *Trota*

È difficile distinguere il salmone dalla trota; quest'ultima ha un grande corpo con un peduncolo caudale, così come una testa più ottusa. Le specie che ci interessano maggiormente sono la trota fario, la più diffusa in Europa, e la trota iridata. La trota fario è tipicamente di acqua dolce, molto prolifica, ma di taglia ridotta (circa 50 cm di lunghezza); è la più diffusa in Europa, nei bacini idrografici con foce in Atlantico e nel Mare del Nord, ed è migratrice dal mare ai fiumi come il salmone. È un pesce predatore e si ciba soprattutto di larve, insetti e piccoli crostacei e molluschi.

La trota è molto apprezzata per le carni magre, saporite e sode, non fibrose, che non sanno mai di fango, proprio perché vive in acque correnti e limpide. È un tipico ospite delle acque ricche di ossigeno, fresche, pulite e abbondanti e si adatta a bacini non molto estesi (grazie al suo particolare stomaco che gli consente di assimilare benissimo anche il cibo artificiale). Per quest'ultimo motivo, la trota rappresenta una delle specie ittiche più soggette ad allevamento.

L'allevamento industriale della trota ha trovato anche in Italia un'applicazione sempre più diffusa; per realizzarla è necessario apportare continuamente acqua pura, in quantità tale da ricreare il suo habitat naturale. Nella carne della trota ritroviamo un ottimo rapporto tra acidi grassi saturi e polinsaturi e una bassa concentrazione di colesterolo. L'elevata qualità di questo pesce è garantita anche dalla sua estrema sensibilità all'inquinamento delle acque, sensibilità che ne ha consigliato perfino l'uso come test di ittiotossicità.

**Trota**

*Composizione per 100 g di parte edibile*

| | |
|---|---|
| Parte edibile | 55% |
| Acqua | 80.5 g |
| Carboidrati | 0 |
| Proteine | **14.7** g |
| Lipidi | **3.0** g |
| Ferro | **1.0** mg |
| Calcio | 14 mg |
| Sodio | 40 mg |
| Potassio | **465** mg |
| Fosforo | **220** mg |
| Tiamina | 0.08 mg |
| Riboflavina | 0.06 mg |
| Niacina | **3.0** mg |
| Vit. A ret. eq. | tracce |
| Vitamina C | tracce |
| Grassi saturi | 0.70 g |
| Grassi monoinsat. | 0.77 g |
| Grassi polinsat. | 1.17 g |
| Colesterolo | **55** mg |

*Fonte:* Tabelle di Composizione degli Alimenti, Istituto Nazionale della Nutrizione, 1998.

## *Triglia*

Appartiene alla famiglia delle *Mullidae*; si distingue una varietà di fango e una di scoglio. Le triglie sono facilmente riconoscibili per la presenza di 2 barbe (gustative e tattili) sotto la mascella, protese in avanti e biforcute. Nel Mediterraneo vivono 5 specie. Il genere *Mullus*, però, è l'unico ad avere valore commerciale per la sua commestibilità. Nell'antichità la triglia è stata considerata uno dei pesci più famosi e pregiati, tanto che i Greci la stimavano sacra a Ecate.
La triglia di fango raggiunge la lunghezza di 25 cm; vive su fondali fangosi con detriti, fino a circa 300 m di profondità. La triglia di scoglio presenta dimensioni e pesi doppi rispetto a quella di fango; popola le coste rocciose e la si ritrova anche a una profondità di 80 m.

**Triglia**

*Composizione per 100 g di parte edibile*

| | |
|---|---|
| Parte edibile | 60% |
| Acqua | 75.3 g |
| Carboidrati | 1.1 g |
| Proteine | **15.8** g |
| Lipidi | **6.2** g |
| Ferro | **1.1** mg |
| Calcio | 21 mg |
| Fosforo | **218** mg |
| Tiamina | 0.07 mg |
| Riboflavina | 0.07 mg |
| Niacina | **4.20** mg |
| Vit. A ret. eq. | **9** mcg |
| Vitamina C | 0 |
| Selenio | **30.0** mcg |
| Zinco | **2.4** mg |
| Magnesio | **30.0** mg |
| Rame | **0.24** mg |

*Fonte:* Tabelle di Composizione degli Alimenti, Istituto Nazionale della Nutrizione, 1998.

La triglia è uno dei pesci più pregiati del Mediterraneo ed è uno dei pochi che viene cotto intero, cioè senza essere squarciato e svuotato. Questa pratica, però, risulta comune solo per le triglie molto piccole. Tali pesci hanno carni sode, nonché pelle e fasci muscolari addominali delicati, per cui le specie di media o grossa taglia presenteranno una buona resistenza alle manipolazioni, mentre quelle piccole saranno facilmente deperibili.

## *Sgombro*

Alla famiglia delle *Scombridae* appartiene lo sgombro. Esso era conosciuto dai Greci e dai Romani, ma non veniva apprezzato quanto le triglie; si considerava un sostituto del tonno e molto spesso era usato per preparare il *garum*, una salsa fermentata a base di pesce ed erbe aromatiche. Lo sgombro è un pesce oceanico, vive in gruppi e compie migrazioni lunghissime. Si ritrova nelle acque superficiali e ha una rilevante importanza economica (è oggetto di pesca a livello industriale e artigianale). Durante il periodo riproduttivo (maggio-luglio), lo sgombro digiuna, per nutrirsi poi abbondantemente di sardine e di crostacei planctonici che ingerisce facendo passare l'acqua attraverso i filtri branchiali. Le uova sono planctoniche; la carne di sgombro è ricca di grassi (soprattutto saturi); nell'accezione popolare lo sgombro è anche conosciuto col nome di 'maccarello'.

**Sgombro**

*Composizione per 100 g di parte edibile*

| | |
|---|---|
| Parte edibile | 80% |
| Acqua | 69.8 g |
| Carboidrati | 0 |
| Proteine | **17.0** g |
| Lipidi | **11.1** g |
| Ferro | **1.2** mg |
| Calcio | 38 mg |
| Sodio | **130** mg |
| Potassio | **360** mg |
| Fosforo | **264** mg |
| Tiamina | 0.10 mg |
| Riboflavina | 0.25 mg |
| Niacina | **7.6** mg |
| Vit. A ret. eq. | **45** mcg |
| Vitamina C | 0 |
| Grassi saturi | **2.61** g |
| Grassi monoinsat. | **4.13** g |
| Grassi polinsat. | **2.46** g |
| Colesterolo | **95** mg |
| Selenio | **9.8** mcg |
| Zinco | **2.0** mg |
| Magnesio | **21** mg |
| Rame | **0.70** mg |

*Fonte:* Tabelle di Composizione degli Alimenti, Istituto Nazionale della Nutrizione, 1998.

## *Tonno*

I tonni hanno carne rosso scuro e sono ricchi di capillari sanguigni che si ritrovano anche nei muscoli e nel tegumento. Caratteristica peculiare di tali pesci è una temperatura corporea di alcuni gradi superiore a quella dell'acqua ambientale.

Il tonno rosso fa parte dei cosiddetti pesci azzurri; tipico dei mari caldi di tutto il mondo, dove compie migrazioni sia verticali sia orizzontali, raggiunge una lunghezza massima di circa 3 m e un peso di 300 kg. Vive a una profondità di 1000 m e in primavera si sposta

**Tonno fresco**

*Composizione per 100 g di parte edibile*

| | |
|---|---|
| Parte edibile | 90% |
| Acqua | 61.5 g |
| Carboidrati | 0 |
| Proteine | **21.5** g |
| Lipidi | **8.0** g |
| Ferro | **1.3** mg |
| Calcio | 38 mg |
| Sodio | **43** mg |
| Fosforo | **264** mg |
| Tiamina | 0.20 mg |
| Riboflavina | 0.12 mg |
| Niacina | **8.5** mg |
| Vit. A ret. eq. | **450** mcg |
| Vitamina C | 0 |
| Grassi saturi | **3.35** g |
| Grassi monoinsat. | **1.51** g |
| Grassi polinsat. | **3.20** g |
| Selenio | **112** mcg |
| Magnesio | **26** mg |

*Fonte:* Tabelle di Composizione degli Alimenti, Istituto Nazionale della Nutrizione, 1998.

in branchi verso acque superficiali e costiere per la riproduzione; in autunno i tonni si disperdono e ritornano in acque profonde.

Aristotele fu il primo a cercare di spiegare le misteriose migrazioni di questi branchi, la cui pesca era già conosciuta ai tempi degli Egizi e dei Fenici; questi, infatti, utilizzavano le effigi del tonno come simbolo di prosperità sulle monete di alcune loro città. Il tonno arriva dall'Atlantico nel Mediterraneo seguendo l'istinto sessuale; alcuni tornano indietro dopo l'accoppiamento, altri restano. Questo pesce è comune nelle acque italiane, e si nutre non solo di acciughe, sardine, sgombri, calamari e totani, ma anche di tutto ciò che è in movimento. Le sue carni (ricche di lipidi) sono particolarmente gustose. Il tonno rosso fresco, per anni utilizzato quasi esclusivamente nell'industria conserviera, oggi è stato rivalutato e apprezzato; addirittura, per i giapponesi, rappresenta un ingrediente indispensabile per la preparazione del *sushi*.
Archestrato informa che, già nel IV secolo a.C., il tonno veniva conservato sotto sale; Marziale, invece, ha dedicato al tonno un epigramma nel quale, in occasione dell'invito a cena dell'amico Toranio, dice di «accostare tonno a sottili fettine di uova sode».

La parte più pregiata del tonno è la ventresca, ossia la pancia. Dalla schiena del tonno si ricava il mosciame (dall'arabo *musciama*), che viene posto in salamoia per 4-5 giorni e poi viene fatto essiccare in luogo arieggiato e fresco. Il mosciame, sia di tonno sia di delfino, veniva utilizzato sulle navi associato alle gallette, come cucina di base. Le uova di tonno, poste con sale dentro le vesciche natatorie e pressate fino a diventare una specie di salame, producono una buona bottarga; sia il mosciame sia la bottarga sono ritenuti cibi ad alto potere afrodisiaco.

Nella cultura contadina, il tonno è considerato l'equivalente del maiale; di esso, infatti, si consuma veramente tutto: dalle labbra, che vengono salate, al ventre e al cuore, che si salano e si seccano, alle molliche di carne che si ricavano dai muscoli situati tra i nodi della spina (servono a fare i salami). Fu Nicholas Appert che scoprì la conservazione del tonno in barattoli di vetro. Ad Appert, Napoleone concesse un premio di 12 000 franchi, rendendosi conto che era una scoperta rivoluzionaria per il sostentamento delle sue truppe.
La pesca del tonno nel Mediterraneo ha una notevole importanza commerciale ed è molto antica. Probabilmente, i Fenici furono i primi inventori delle tonnare; essi, infatti, avrebbero calato reti fisse ancorate sul fondo nei tragitti di mare obbligatoriamente attraversati dai tonni. Negli ultimi decenni, dalle pesanti reti di corda e canapa si è passati a reti più leggere in nylon e poliestere; però, l'essenza delle tonnare è rimasta inalterata.

I nuovi metodi di cattura prevedono l'impiego di reti che vengono calate intorno a un branco (individuato con sistemi di rilevamento elettronici). Un altro metodo è quello del bruneggio, che viene effettuato lungo le coste della Sicilia: quando i tonni raggiungo-

| Tonno sott'olio | |
|---|---|
| *Composizione per 100 g di parte edibile* | |
| Parte edibile | 100% |
| Acqua | 62.3 g |
| Carboidrati | 0 |
| Proteine | **25.2** g |
| Lipidi | **10.1** g |
| Ferro | **1.7** mg |
| Calcio | 7 mg |
| Sodio | **316** mg |
| Potassio | **301** mg |
| Fosforo | **205** mg |
| Tiamina | 0.04 mg |
| Riboflavina | 0.11 mg |
| Niacina | **10.4** mg |
| Vit. A ret. eq. | **14** mcg |
| Vitamina C | 0 |
| Grassi saturi | **3.93** g |
| Grassi monoinsat. | **8.57** g |
| Grassi polinsat. | **8.01** g |
| Colesterolo | **55** mg |

*Fonte:* Tabelle di Composizione degli Alimenti, Istituto Nazionale della Nutrizione, 1998.

no più o meno i 30-40 kg di peso, i pescatori buttano in mare pesci (di solito acciughe) in fin di vita (in modo che possano allontanarsi poco); i tonni che seguono queste tracce vengono poi pescati.
Le caratteristiche della carne variano all'interno della specie a seconda dell'età, del sesso e della stagione. Il maggior cambiamento avviene prima o dopo la stagione riproduttiva; in questi periodi le variazioni riguardano soprattutto i grassi e sono differenti a seconda dell'età dell'animale e del tipo di carne considerata.

Oggi il tonno si vende sempre di più; soprattutto è aumentata la tendenza a consumarlo crudo, secondo una moda divulgata dai ristoranti giapponesi.
Il tonno conservato al naturale o sott'olio si presta a delle contraffazioni: prima tra tutte l'utilizzo della *Prionace Glauca.* Il tonno deve essere conservato in olio di oliva raffinato e non in quello vergine, in quanto quest'ultimo non resiste al trattamento di sterilizzazione in autoclave. Quando si apre la scatola la carne: deve apparire di colore rosa intenso-rosa chiaro, deve emanare un odore delicato e gradevole e l'olio che la ricopre deve essere limpido. Non deve presentare sbriciolature, ma deve essere un trancio di pezzatura uniforme; soprattutto, non si devono avvertire sapori anormali, punte di amaro o stopposità.
Il tonno sott'olio contiene il 31% di proteine a elevato valore biologico, che è superiore a quello della stessa carne bovina. Ha una buona quantità di vitamina A, D, B, nonché di fosforo, ferro e selenio. Per quanto riguarda la conservabilità dei pesci appartenenti alla famiglia degli Sgombridi, è opportuno sottolineare che il loro considerevole contenuto in sangue e in grasso li rende maggiormente suscettibili ad alterazioni *post mortem* (a seconda delle percentuali di questi elementi). Per esempio, l'ossidazione dei grassi determina irrancidimento e insorgenza precoce di sapori e odori sgradevoli, mentre il sangue, in virtù del suo elevato contenuto proteico, induce processi putrefattivi più rapidamente.
Nonostante ciò, i tunnidi hanno una buona conservabilità, sia per la maggiore compattezza della struttura muscoloscheletrica, sia per i visceri più piccoli rispetto alle masse muscolari stesse. I tempi di conservazione sono, in genere, inversamente proporzionali al contenuto di sangue.

## *Pesce spada*

Appartenente alla famiglia delle *Xiphiidae,* il pesce spada è tipicamente un pesce oceanico ed è diffuso in tutti i mari tropicali e temperati del mondo. Un solo tipo si trova nel Mediterraneo, ma è piuttosto raro. Esso ha una forma molto caratteristica, inconfondibile: presenta, infatti, una spada tagliente posta sulla parte superiore del muso e dei denti rudimentali. Vive principalmente isolato, è agilissimo, molto veloce e temibile per la sua spada, in quanto capace di trafiggere le piccole imbarcazioni. Questo pesce predilige nuotare in prossimità delle coste, alle quali si avvicina per deporre le uova. Si nutre voracemente di sgombri.

Per valutare la conservabilità del pesce spada, è necessario sia palparlo per apprezzarne la consistenza, sia esaminarne l'occhio. Ma il dato più interessante è la spada: nel pesce fresco presenta una macchia più o meno intensamente rossa e sfumata, che si allunga verso la punta; questa macchia si attenua e scompare poi con il tempo. Generalmente, il pesce spada giunge sul mercato già eviscerato: la presenza di liquido di fusione del ghiaccio, frammisto a sangue più o meno rosso, rappresenta un criterio importante per determinare il grado di decomposizione. La carne dovrà avere un colore roseo, tipo carne di vitello; rispetto al tonno, il pesce spada possiede un contenuto in sangue inferiore, carni molto più chiare e una maggiore conservabilità.

## *Rombo*

Alla famiglia dei *Bothidae*, formata dai pesci piatti sinistri, appartiene il rombo. La denominazione di pesci piatti deriva non solo dalla loro forma appiattita, ma anche dal fatto che essi, dopo pochi giorni di vita, cominciano a nuotare coricati su un fianco; da questo momento in poi si distinguerà un lato cieco biancastro, o ventre, e un lato provvisto di occhi e scaglie. Alcuni pesci piatti hanno gli occhi sul lato sinistro, altri sul lato destro. Nell'Atlantico e nel Mar Mediterraneo, così come nei mari d'Italia, sono presenti alcuni rombi: i più diffusi sono il rombo liscio e il rombo chiodato.

**Rombo**

*Composizione per 100 g di parte edibile*

| | |
|---|---|
| Parte edibile | 55% |
| Acqua | 79.5 g |
| Carboidrati | 1.2 g |
| Proteine | **16.3** g |
| Lipidi | 1.3 g |
| Ferro | **1.2** mg |
| Calcio | 38 mg |
| Fosforo | **264** mg |

*Fonte:* Tabelle di Composizione degli Alimenti, Istituto Nazionale della Nutrizione, 1998.

Il rombo liscio ha una lunghezza di circa 60-70 cm, un peso di 10 kg e una colorazione bruno-grigiastra, a volte giallognola con macchioline più chiare e/o più scure. Le femmine depongono circa 1 milione di uova all'anno per ogni chilogrammo del loro peso. Il rombo chiodato ha una lunghezza superiore (80-100 cm) e pesa circa 12 kg. Si nutre soprattutto di piccoli pesci ed è presente anche nelle acque italiane.
Il rombo liscio ha carne più delicata del rombo chiodato ed è molto apprezzato dal punto di vista culinario. Tra i pesci 'piatti destri' ricordiamo la sogliola e la passera di mare.

## *Sogliola*

Appartiene alla famiglia delle *Soleidae*; la più nota è la sogliola comune, che raggiunge al massimo i 40-45 cm di lunghezza. Le sogliole sono dei pesci molto appiattiti (quindi sottili) che normalmente stazionano di piatto sui fondali marini: in genere, espongono verso

**Sogliola**

*Composizione per 100 g di parte edibile*

| | |
|---|---|
| Parte edibile | 48% |
| Acqua | 79.5 g |
| Carboidrati | 0.8 g |
| Proteine | **16.9** g |
| Lipidi | 1.4 g |
| Ferro | 0.8 mg |
| Calcio | 12 mg |
| Sodio | **120** mg |
| Potassio | **280** mg |
| Fosforo | **195** mg |
| Tiamina | 0.05 mg |
| Riboflavina | 0.05 mg |
| Niacina | **1.70** mg |
| Vit. A ret. eq. | tracce |
| Vitamina C | 0 |
| Grassi saturi | 0.18 g |
| Grassi monoinsat. | 0.27 g |
| Grassi polinsat. | 0.79 g |
| Selenio | **36** mcg |
| Zinco | **1.5** mg |
| Magnesio | **19** mg |
| Rame | 0.20 mg |

*Fonte:* Tabelle di Composizione degli Alimenti, Istituto Nazionale della Nutrizione, 1998.

la superficie il lato provvisto di occhi (anche se, in realtà, uno di essi è atrofizzato).
Il lato opposto, cioè quello posato sul fondo sabbioso, è privo di occhi ed è molto chiaro.
La sogliola si riproduce in inverno; le uova vengono deposte in primavera.
Vive dai 10 agli 80 m di profondità su fondali più fangosi che sabbiosi. Si nutre di vermi, molluschi e crostacei. Penetra anche nelle acque dolci ed è presente nell'Atlantico, nel Mediterraneo e sulle coste occidentali dell'Africa. Le sogliole hanno un'ottima carne magra, per cui sono molto pescate; rappresentano, inoltre, i primi pesci proposti ai bambini nel corso dello svezzamento.

### *Passera di mare*

Definita anche platessa, ha un corpo fortemente appiattito. Gli occhi sono posti generalmente sul lato destro, che è di solito pigmentato, mentre la parte opposta è bianca e priva di pigmentazione. È reperibile anche nelle acque italiane e raggiunge i 90 cm di lunghezza.
Nel rombo, nella sogliola e nella passera i caratteri esteriori, sia di freschezza sia di alterazione, si differenziano notevolmente dagli altri pesci, in virtù della loro conformazione. Nelle sogliole, infatti, l'apparato branchiale è meno sviluppato che in altre specie ittiche; la rigidità cadaverica si instaura e persiste come negli altri pesci, ma la consistenza soda delle masse muscolari viene mantenuta per un periodo di tempo maggiore. La conservabilità è superiore, sia per le ridotte dimensioni delle cavità viscerali, sia per il limitato sviluppo dell'apparato digerente rispetto alle masse muscolari.
Per il controllo della freschezza, particolare menzione merita l'esame della faccia inferiore (cioè quella più chiara); qui, infatti, si possono apprezzare eventuali alterazioni avvenute durante la conservazione. I pesci freschi presentano un colore roseo soffuso e un bordo rosso marginale lungo le labbra; questo colore, più o meno marcato ed esteso, pur essendo presente in tutti questi pesci, può talvolta mostrarsi più ridotto e attenuato nelle sogliole. Nel pesce fresco, inoltre, la faccia inferiore di colore bianco-roseo tende a modificarsi in 3-4 giorni, lasciando la superficie sempre più sfumata (si passa dal grigio-giallastro al verde). Quando compaiono questi colori, il pesce non è più fresco. Contemporaneamente la pelle, prima tenacemente aderente, si stacca più facilmente. L'odore sgradevole di pesce alterato compare solo tardivamente, a uno stato di alterazione avanzato.

### *Rana pescatrice*

Alla famiglia delle *Lophiidae* appartiene la rana pescatrice. Vive nelle acque nordeuropee ed è diventata di grande importanza commerciale. La rana pescatrice popola i fondali arenosi o melmosi anche fino a centinaia di metri di profondità; è un pesce carnivoro e vorace, tanto che può inghiottire anche piccoli squali e perfino uccelli marini. In primavera, la femmina depone le uova; dopo la deposizione si formano grandi masse gelatinose che salgono in superficie. Ha una lunghezza massima di 150 cm e una forma caratteristica, quasi impressionante; il suo corpo, infatti, è fortemente ristretto nella porzione posteriore e presenta una testa larga e una bocca ampia e munita di robusti denti. Di questo pesce si mangia la coda, la cui carne è straordinariamente bianca e soda, paragonabile a quella dell'aragosta. In Italia è conosciuta soprattutto come 'coda di rospo'.

## Molluschi

I molluschi sono invertebrati provvisti di un corpo caratteristicamente molle, in genere protetto da un guscio o conchiglia; questa può essere esterna (a 1-2 valve, come nelle vongole o nelle cozze) o interna (calamari e seppie). I molluschi appartenenti alla classe dei cefalopodi (polpi, seppie, moscardini, calamari e totani) hanno un caratteristico odore salmastro, poco persistente e rapidamente sostituito da odori che vanno verso il rancido.

Benché la frollatura faccia bene alla consistenza di questi prodotti ittici, il sopraggiungere di odori sgradevoli e di nuove sfumature di colore rosa vinoso rende i molluschi non più commestibili. Tutti hanno un colore di fondo grigio-azzurrognolo, con riflessi sulle superfici ventrali dei visceri della testa e dei tentacoli; tali colori vanno invece verso l'arancio, il giallo o il marrone (uniformemente diffusi o screziati) sulle superfici dorsali.
In ogni caso, la tonalità si modifica continuamente a causa della spiccata motilità delle cellule cromatofore; esse, infatti, fanno assumere al tegumento colori diversi a seconda dello stimolo (fisico o chimico).

I cefalopodi presentano una estremità o testa da cui si dipartono 8-10 tentacoli. Fra tutti i molluschi, sono gli unici provvisti di un sistema nervoso centralizzato.

## *Caratteristiche organolettiche dei molluschi*

I molluschi bivalvi commercializzati devono essere vitali e freschissimi; la vitalità, però, non è un requisito determinante la commestibilità, in quanto (come è già stato ampiamente descritto) può verificarsi una moltiplicazione batterica, con conseguente alterazione del prodotto, anche in presenza di molluschi apparentemente freschi e vitali. La vitalità viene rilevata solo stimolando meccanicamente o chimicamente l'animale.

L'esame interno del mollusco viene preceduto da quello esterno delle valve; queste ultime devono presentarsi tenacemente chiuse e apribili solo dopo averne tagliati i muscoli adduttori. Talvolta, le valve si presentano socchiuse; in tale evenienza, se il mollusco è ancora vitale, queste verranno serrate al minimo stimolo esercitato su di esse. All'interno delle valve, bisogna prendere in considerazione lo stato del liquido e del corpo dell'animale. Il liquido sarà più o meno abbondante a seconda del tempo trascorso tra la raccolta e l'utilizzazione. Il corpo dovrà essere lucente e di colore bianco-giallastro-arancio. Nel mollusco non più fresco e vitale, quindi non commestibile, è possibile riscontrare: valve socchiuse o semiaperte che non si richiudono dopo stimoli, sostanziale leggerezza del mollusco e suono vuoto alla percussione. Inoltre, il liquido perde il suo peculiare carattere e la sua limpidezza o, addirittura, manca del tutto; l'odore diventa sgradevole.

## *Polpo*

Può raggiungere anche 1 m di lunghezza e un peso di 20 kg; è provvisto di ghiandole salivari che producono un secreto ad azione paralizzante. Il polpo viene pescato durante tutto l'anno. Le sue carni possiedono un elevato contenuto di vitamina A, per cui risultano molto utili nei disturbi della visione notturna. Considerando lo scarso contenuto in lipidi, potremmo definire il polpo un pesce magro.

| **Polpo** | |
|---|---|
| *Composizione per 100 g di parte edibile* | |
| Parte edibile | 90% |
| Acqua | 82.0 g |
| Carboidrati | 1.4 g |
| Proteine | **10.6** g |
| Lipidi | 1.0 g |
| Ferro | 0 |
| Calcio | **144** mg |
| Fosforo | **189** mg |
| Tiamina | 0.03 mg |
| Riboflavina | 0.04 mg |
| Niacina | 0 |
| Vit. A ret. eq. | **25** mcg |
| Vitamina C | 0 |
| Grassi saturi | 0.42 g |
| Grassi monoinsat. | 0.20 g |
| Grassi polinsat. | 0.40 g |
| Zinco | **5.10** mg |
| Magnesio | **39** mg |
| Rame | **1.0** mg |

*Fonte:* Tabelle di Composizione degli Alimenti, Istituto Nazionale della Nutrizione, 1998.

## *Moscardino*

È un mollusco simile al polpo, ma più piccolo di dimensioni. Ha una lunghezza massima di 40 cm e lo si ritrova frequentemente nei fondali di fango o sabbiosi; si pesca soprattutto in inverno e, come il polpo, presenta un basso contenuto di lipidi.

## *Seppia*

È caratterizzata da un corpo ovale, alquanto schiacciato, con dieci tentacoli provvisti di ventosa. La conchiglia calcarea, nota come osso di seppia, è posta internamente al corpo dell'animale. Molto sviluppata è la ghiandola del nero il cui secreto, spruzzato nell'acqua, consente all'animale di nascondersi; un tempo veniva utilizzato per fabbricare coloranti. Le seppie vivono a profondità variabili e si nascondono spesso sotto la sabbia.

Anche la seppia può essere considerato un pesce magro; va, inoltre, sottolineato che in essa è presente, come negli altri molluschi cefalopodi, un'elevata quantità di zinco.

**Seppia**

*Composizione per 100 g di parte edibile*

| | |
|---|---|
| Parte edibile | 50% |
| Acqua | 81.5 g |
| Carboidrati | 0.7 g |
| Proteine | **14.0** g |
| Lipidi | **1.5** g |
| Ferro | 0.8 mg |
| Calcio | 27 mg |
| Potassio | **273** mg |
| Fosforo | **143** mg |
| Vit. A ret. eq. | **25** mcg |
| Vitamina C | 0 |
| Zinco | **4.2** mg |
| Magnesio | **32** mg |
| Rame | **1.1** mg |

*Fonte:* Tabelle di Composizione degli Alimenti, Istituto Nazionale della Nutrizione, 1998.

## *Calamari*

Hanno una lunghezza variabile tra i 30 e i 50 cm; in casi eccezionali, possono arrivare a 1 m. Il calamaretto, molto simile al calamaro, si differenzia per le dimensioni inferiori (non supera mai i 30 cm) e per il colorito roseo. I calamari vivono in prossimità delle coste e nuotano sulla superficie dell'acqua. Sono quasi trasparenti ma, come le seppie, secernono un liquido nero che permette loro di difendersi.

Il calamaro presenta un contenuto di vitamina A paragonabile a quello degli altri molluschi cefalopodi e un quantitativo proteico leggermente superiore.

## *Totani*

Vengono spesso confusi con i calamari. Hanno dimensioni maggiori e possono raggiungere il metro di lunghezza. Si differenziano dai calamari soltanto per la consistenza della carne, che è più dura e, quindi, più difficilmente digeribile.

Nei molluschi freschi i colori sono netti, lucenti e definiti; col trascorrere del tempo (in seconda, terza o quarta giornata) si osserva un

**Calamaro**

*Composizione per 100 g di parte edibile*

| | |
|---|---|
| Parte edibile | 65% |
| Acqua | 80.0 g |
| Carboidrati | 0.6 g |
| Proteine | **12.6** g |
| Lipidi | **1.7** g |
| Ferro | 0 |
| Calcio | **144** mg |
| Fosforo | **189** mg |
| Tiamina | 0.07 mg |
| Riboflavina | 0.16 mg |
| Niacina | **1.20** mg |
| Vit. A ret. eq. | **75** mcg |
| Vitamina C | 0 |
| Grassi saturi | **0.85** g |
| Grassi monoinsat. | **0.45** g |
| Grassi polinsat. | **0.40** g |
| Colesterolo | **97** mg |
| Zinco | **3.1** mg |
| Magnesio | **22** mg |
| Rame | **1.20** mg |

*Fonte:* Tabelle di Composizione degli Alimenti, Istituto Nazionale della Nutrizione, 1998.

opacamento dei colori della superficie dorsale, mentre quelli ventrali assumono sfumature grigio-giallastre. Vengono sempre conservati nel ghiaccio; dopo 48 ore, il ghiaccio stesso fa assumere ai totani una sfumatura biancastra slavata. Nella terza giornata si osserveranno colorazioni nuove: prima a chiazze, poi diffuse su tutto il corpo con tonalità che vanno verso il rosa intenso, sempre però slavato.

## *Cozza*

Appartiene (come le ostriche, i datteri di mare, i tartufi, le vongole, le telline, le cozze e i cannolicchi) alla classe dei molluschi lamellibranchi o bivalvi, in quanto possiede 2 pezzi di conchiglia connessi tra loro da un legamento elastico, che ne permette l'apertura e la chiusura. 'Cozza' è una denominazione dialettale dei mitili. Questi bivalvi secernono una sostanza grazie alla quale si fissano alle rocce o ad altri sostegni (bisso); sono attualmente oggetto di una intensa coltivazione artificiale. Purtroppo, le coltivazioni avvengono anche in bacini inquinati. Se si considera che le cozze hanno una straordinaria capacità di filtrare l'acqua e di trattenere eventuali batteri in esse presenti (utili per loro, ma dannosi per l'uomo), si intuisce anche che è necessario farle riposare in acque pulite prima di proporle sulle nostre mense.

Le cozze si possono consumare sia crude con limone (come altri molluschi), sia cotte. Quelle rimaste chiuse vanno eliminate. Il liquido va filtrato per drenare la sabbia, ma è prezioso poi nella cottura. Le cozze sono un alimento a elevato contenuto di sodio e fosforo e a basso contenuto di ferro.

| Cozza | |
|---|---|
| *Composizione per 100 g di parte edibile* | |
| Parte edibile | 32% |
| Acqua | 82.1 g |
| Carboidrati | **3.4** g |
| Proteine | **11.7** g |
| Lipidi | **2.7** g |
| Ferro | **5.8** mg |
| Calcio | **88** mg |
| Sodio | **290** mg |
| Potassio | **320** mg |
| Fosforo | **236** mg |
| Tiamina | 0.12 mg |
| Riboflavina | 0.16 mg |
| Niacina | **1.6** mg |
| Vit. A ret. eq. | **54** mcg |
| Vitamina C | 0 |
| Grassi saturi | 0.52 g |
| Grassi monoinsat. | 0.63 g |
| Grassi polinsat. | 0.58 g |
| Selenio | **49.0** mcg |
| Zinco | **2.20** mg |
| Magnesio | **44** mg |
| Rame | 1.20 mg |

*Fonte:* Tabelle di Composizione degli Alimenti, Istituto Nazionale della Nutrizione, 1998.

## *Vongola*

Tra le più diffuse ricordiamo la vongola verace o vongola vera, che può raggiungere un diametro di 8 cm. Presenta un guscio percorso da sottili striature di colore giallastro chiaro, verdastro o grigio, spesso con macchie scure. La vongola tipica dei nostri mari è grigia e di taglia inferiore. Le vongole vanno acquistate solo se sono vive e perfettamente chiuse; vanno spazzolate a lungo, lavate accuratamente e il liquido che emettono deve essere filtrato con cura prima di essere utilizzato (poiché esse vivono nella sabbia e ne trattengono molta tra le valve). Le vongole sono ricche in sali minerali e, come tutti gli altri mitili, possono innescare facilmente reazioni allergiche.

| Vongola | |
|---|---|
| *Composizione per 100 g di parte edibile* | |
| Parte edibile | 25% |
| Acqua | 82.5 g |
| Carboidrati | 2.2 g |
| Proteine | **10.2** g |
| Lipidi | **2.5** g |
| Vit. A ret. eq. | **16** mcg |
| Vitamina C | 0 |

*Fonte:* Tabelle di Composizione degli Alimenti, Istituto Nazionale della Nutrizione, 1998.

## *Ostrica*

Vive lungo le coste europee, dal Mediterraneo al Mare del Nord, attaccata con una delle valve alle rocce marine o a sostegni vari. Si nutre di sostanze organiche sospese nell'acqua. Ha una conchiglia con valva inferiore arrotondata, ovale, lamellare, di colore bianco o giallino o verdastro con sfumature violacee; la sua superficie è irregolarmente ricoperta da incrostazioni varie.

È un mollusco ermafrodita; per tale motivo, cambia più volte sesso durante l'anno producendo un numero enorme di uova. La fecondazione avviene nella cavità del mantello, in cui sgusciano anche le larve; queste ultime, dopo 10-15 giorni, abbandonano il loro rifugio e, nuotando libere, si posano sul fondo marino. L'allevamento delle ostriche è in uso fin dall'antichità. I Romani lo praticavano presso Brindisi, collocando cumuli di fascine in adatte zone di mare.

L'immensa prolificità dell'ostrica viene sfruttata cercando di impedire che le grandi quantità di larve prodotte vadano perdute prima di potersi fissare a un substrato. Per tale motivo, si riparano dalle onde e dalle correnti i banchi, si fissano pali e altri sostegni su cui le larve possono fissarsi, si costruiscono veri parchi con argini muniti di chiuse per regolare l'acqua. Lo sviluppo delle ostriche dura dai 2 ai 3 anni. Trattandosi di molluschi che, per esigenze nutrizionali, filtrano una notevole quantità di acqua, se allevate in acque inquinate e consumate crude possono essere apportatrici di malattie, soprattutto di origine batterica. Per ovviare a ciò, le ostriche vengono depurate prima di essere immesse sul mercato.

| **Ostrica** | |
|---|---|
| *Composizione per 100 g di parte edibile* | |
| Parte edibile | 12% |
| Acqua | 85.7 g |
| Carboidrati | **5.4** g |
| Proteine | **10.2** g |
| Lipidi | 0.9 g |
| Ferro | **6.0** mg |
| Calcio | **186** mg |
| Sodio | **510** mg |
| Potassio | **260** mg |
| Fosforo | **267** mg |
| Tiamina | 0.10 mg |
| Riboflavina | 0.20 mg |
| Niacina | **1.5** mg |
| Vit. A ret. eq. | **75** mcg |
| Vitamina C | tracce |
| Colesterolo | **50** mg |

*Fonte:* Tabelle di Composizione degli Alimenti, Istituto Nazionale della Nutrizione, 1998.

## *Tellina*

Vive immersa nella sabbia ed è comunissima nel Mediterraneo. È caratterizzata da una conchiglia molto sottile e appiattita.

## *Dattero di mare*

Ha conchiglie equivalve di colore bruno. È esclusivamente marino. Il dattero secerne un acido che gli consente di scavare delle nicchie nelle rocce calcaree e di annidarvisi. È commestibile e molto ricercato dai buongustai.

# Crostacei

I crostacei comprendono molte specie (circa 25 000) che si sono adattate a vivere negli ambienti più vari e che hanno assunto aspetti diversi. La grande maggioranza di essi conduce un'esistenza acquatica ed è provvista di appendici o arti che consentono loro di compiere svariate funzioni (natatoria, assunzione di particelle alimentari dal mezzo acqueo, respirazione, percezione degli stimoli).
Una peculiarità anatomica dei crostacei è la presenza del carapace (duplicatura cutanea della testa che, fondendosi con il dorso, assume la forma di scudo), la cui estensione varia moltissimo; in alcuni casi arriva addirittura a racchiudere l'intero corpo. Esistono però crostacei privi di questa struttura.

I crostacei sono nel loro momento migliore quando le ovaie raggiungono la piena maturazione. Al mercato, conviene scegliere quelli con corazze ben dure, quindi più adulti, in quanto la corazza sarà totalmente ripiena di carne. I crostacei vanno cotti generalmente immergendo l'animale in acqua bollente; in questo modo, la morte sopraggiunge in maniera istantanea (15 secondi).

## *Caratteristiche organolettiche dei crostacei*

Nei crostacei freschissimi può essere presente una vitalità accentuata o residua, evidenziabile con la reazione agli stimoli. Una delle manovre per accertare la vitalità di questi organismi acquatici è quella di toccare il singolo animale in parti sensibili come gli arti e/o gli occhi (aragoste, astici e grossi scampi). Lo scuotimento, invece, deve essere effettuato nei crostacei più piccoli (per esempio, gamberi e granchi). Dopo la loro morte, iniziano rapidamente i processi alterativi indotti da enzimi e germi. In particolare, la moltiplicazione di questi ultimi è favorita dalla particolare conformazione dell'esoscheletro o carapace: nel suo interno, infatti, si può determinare, come in un vero e proprio contenitore, un terreno di coltura microbica che si estende alla parte muscolare tramite il filamento intestinale che la percorre. Per quanto riguarda il tono muscolare, è opportuno sottolineare che esso, conferendo al crostaceo fresco un'apprezzabile consistenza, rende il corpo resistente alla flessione. Questa caratteristica non è, invece, apprezzabile nei crostacei meno freschi (all'altezza sia dei legamenti sia delle antenne e degli arti), a causa della pressoché totale assenza di tono muscolare. Inoltre, a differenza di quelli non freschi, le masse muscolari dei crostacei freschi appaiono anche compatte al tatto.
Esistono, infine, altri criteri che ci permettono di definire avariato un crostaceo. Tra questi ricordiamo, per esempio: la presenza/assenza sul corpo di un trasudato liquido meno limpido e di odore sgradevole; la comparsa sulla parte anteriore del carapace di una piccola macchia bruno-verdastra sfumata, che poi si fa sempre più evidente fino a diventare nerastra con il trascorrere dei giorni; il viraggio dal colore verdognolo a quello nero del filamento presente in corrispondenza dell'intestino.

## *Aragosta*

È tra i più grossi crostacei marini; può raggiungere la lunghezza di mezzo metro. È diffusa sia negli oceani sia nel Mediterraneo (specie in prossimità delle coste delle nostre isole) e vive su fondali rocciosi o ghiaiosi. Ha un guscio spinoso e un corpo suddiviso in numerosi segmenti; è dotata di 2 antenne lunghissime, ma è priva delle robuste pinze, o chele, tipiche invece degli altri crostacei.
La carne di aragosta è ricca di calcio e fosforo; come tutti i crostacei, può innescare fenome-

**Aragosta**

*Composizione per 100 g di parte edibile*

| | |
|---|---|
| Parte edibile | 29% |
| Acqua | 78.1 g |
| Carboidrati | 1.0 g |
| Proteine | **16.2** g |
| Lipidi | 1.9 g |
| Ferro | 0.8 mg |
| Calcio | **60** mg |
| Fosforo | **280** mg |
| Tiamina | **0.15** mg |
| Riboflavina | 0.18 mg |
| Niacina | **2.0** mg |
| Vit. A ret. eq. | tracce |
| Vitamina C | 0 |
| Grassi saturi | 0.63 g |
| Grassi monoinsat. | 0.51 g |
| Grassi polinsat. | 0.70 g |
| Colesterolo | **85** mg (bollita) |
| Selenio | **54** mcg |
| Zinco | **2.20** mg |
| Magnesio | **19** mg |
| Rame | 0.40 mg |

*Fonte:* Tabelle di Composizione degli Alimenti, Istituto Nazionale della Nutrizione, 1998.

ni di sensibilizzazione e di gravi reazioni allergiche. Infine, l'aragosta può essere considerata un crostaceo a basso contenuto di colesterolo e di lipidi in generale.

## *Astice*

Noto anche come 'elefante di mare', è il più grosso crostaceo del Mediterraneo. Può raggiungere i 60 cm di lunghezza; non è tipico delle nostre acque e neanche facile da pescare. Staziona sui fondali rocciosi a notevole profondità.

## *Scampo*

È simile all'astice e all'aragosta, ma molto più piccolo: raggiunge, infatti, una lunghezza massima di 25 cm. Ha colore bianco o giallo ed è munito di 2 lunghe chele. Questo crostaceo non è molto comune nel Mediterraneo; è, invece, tipico dei mari freddi.
In cucina vengono utilizzate le code degli scampi, ossia la polpa della parte centrale del corpo privata della vena intestinale. Ha un discreto contenuto proteico e una notevole quota di calcio e fosforo.

## *Granchi*

Hanno in genere il guscio corto e largo, un addome ridotto e zampe mediamente sviluppate, con chele situate solo sul primo paio di arti. Tra i piccoli granchi si utilizzano in cucina soprattutto quelli della laguna veneziana; i maschi vengono catturati nel brevissimo periodo della muta della corazza, cioè quando il crostaceo si libera dal carapace.
La femmina, invece, si consuma non soltanto quando è tenera, ma anche quando porta sotto la corazza le uova (denominate 'corallo'). I granchi vanno lavati e consumati immediatamente.

## *Gamberi*

Come molti crostacei, si nascondono e si mimetizzano nei fondali sabbiosi. Tra le specie più tipiche e apprezzate ricordiamo il gambero rosso (lungo circa 20 cm, di colore rosso chiaro e con testa violacea), il gambero imperiale o mazzancolla (di colore rosato) e il gambero bianco (lungo 16 cm, vive in acque profonde). Il gambero d'acqua dolce vive soprattutto nei ruscelli; particolarmente apprezzato è il gambero di fiume, che si ritrova in acque poco profonde, lungo la riva dei laghi, degli stagni, dei corsi d'acqua più piccoli, nei luoghi cioè dove l'acqua è pulita e ben ossigenata. Evita i torrenti freddi alimentati da acqua sorgiva.
Il gambero si nutre soprattutto di notte; è onnivoro, si ciba di larve di insetti, di molluschi bivalve, di chiocciole, di pesci ammalati o catturati, mentre non mangia quelli con carne avariata. Divora gli altri gamberi durante la muta e non si nutre nel periodo invernale. I suoi nemici più pericolosi sono le anguille e il pesce persico.

Per crescere, il gambero deve ogni tanto liberarsi della dura corazza che ricopre il suo cor-

**Gambero fresco**

*Composizione per 100 g di parte edibile*

| | |
|---|---|
| Parte edibile | 45% |
| Acqua | 80.1 g |
| Carboidrati | 2.9 g |
| Proteine | **13.6** g |
| Lipidi | 0.6 g |
| Ferro | **1.8** mg |
| Calcio | **110** mg |
| Sodio | **1460** mg |
| Potassio | **266** mg |
| Fosforo | **349** mg |
| Tiamina | 0.08 mg |
| Riboflavina | 0.10 mg |
| Niacina | **3.2** mg |
| Vit. A ret. eq. | 2 mcg |
| Vitamina C | 2 mg |
| Colesterolo | **150** mg |
| Selenio | **30.0** mcg |
| Zinco | **1.90** mg |
| Magnesio | **39** mg |
| Rame | 0.70 mg |

*Fonte:* Tabelle di Composizione degli Alimenti, Istituto Nazionale della Nutrizione, 1998.

po. Per effettuare ciò, questo crostaceo sguscia fuori dalla vecchia corazza attraverso una fessura che si forma tra la corazza principale e la parte posteriore del corpo (la coda). La durata della muta varia dai 10 ai 60 minuti e sono necessari 8-10 giorni affinché la nuova corazza indurisca. Durante queste fasi, il gambero è molle e privo di difesa, non è in grado di muoversi dal suo nascondiglio, ma cresce rapidamente per ingestione di acqua. I gamberetti hanno dimensioni più piccole, corpo slanciato e lunghi arti provvisti di chele. Le specie più comunemente utilizzate in cucina sono quelle grigie e quelle rosa.
Infine, la carne dei gamberi ha un discreto contenuto proteico, ed è particolarmente ricca di vitamina A; estremamente interessante è il suo contenuto in fosforo.

### *Caviale*

È costituito da uova di pesce salate, in genere di storione, sottoposte a un processo di maturazione controllato che provoca lo sviluppo di caratteristici aromi. Attualmente, la Russia rappresenta il maggior produttore di caviale. In commercio sono presenti vari tipi di caviale, a seconda della specie di storione da cui viene ricavato; il più celebre è quello belga.
Per secoli questo prodotto ha fatto parte delle specialità italiane; se ne ottenevano piccoli quantitativi dagli storioni del Po che, peraltro, venivano raffigurati anche nei menù rinascimentali. Verso la fine del XIX secolo, l'avvento della nobiltà moscovita in Francia rese molto più ricercato il caviale del Volga e del Caspio. Dal punto di vista nutrizionale, il caviale è un alimento ricco soprattutto in grassi.

**Storione, uova (caviale)**

*Composizione per 100 g di parte edibile*

| | |
|---|---|
| Parte edibile | 100% |
| Acqua | 46.0 g |
| Carboidrati | **3.3** g |
| Proteine | **26.9** g |
| Lipidi | **15.0** g |
| Ferro | **11.8** mg |
| Calcio | **276** mg |
| Sodio | **2200** mg |
| Potassio | **180** mg |
| Fosforo | **355** mg |
| Colesterolo | > **3000** mg |

*Fonte:* Tabelle di Composizione degli Alimenti, Istituto Nazionale della Nutrizione, 1998.

## L'acquicoltura

È il tentativo umano di migliorare, con l'impiego di manodopera e di energia, la riproduzione e la velocità di crescita dei prodotti della pesca, ricorrendo a particolari accorgimenti mirati anche a ridurne la mortalità accidentale.
Attualmente, numerose specie vengono prodotte con la tecnica dell'acquicoltura: 1300 di pesci, 74 di crostacei, 69 di molluschi e 43 di alghe. L'acquicoltura è da sempre conosciuta in Oriente; in Cina, già 4000 anni fa era consuetudine effettuare la coltura della carpa.

L'acquicoltura moderna si è sviluppata dopo il periodo post-bellico; negli ultimi anni è diventata una pratica in fortissimo aumento. L'allevamento dei pesci, in forma intensiva, modifica sempre i caratteri dei corsi d'acqua in cui viene collocato. I cambiamenti interessano il contenuto di ossigeno, anidride carbonica e pH; queste variazioni sono dovute agli apporti supplementari di sostanze organiche (azoto e fosforo) che derivano dall'alimento non consumato, dalle feci emesse e dall'escrezione branchiale. Per tali motivi, aumentano sempre più anche le preoccupazioni sull'effetto inquinante dell'acquicoltura; attualmente, si cerca di integrare questi sistemi con industrie già esistenti e capaci di valorizzare vari aspetti (per esempio, la capacità di utilizzare i rifiuti). Inoltre, si stanno sviluppando allevamenti di maiali in combinazione con bacini per pescicoltura; in questo modo, i pesci usufruiscono direttamente o indirettamente delle feci e dei cibi residui di altri animali.

Anche i rifiuti fognari o quelli provenienti da altri scarti agricoli vengono trasformati nel bacino in proteine agevolmente disponibili; in altri casi, si utilizza invece acqua di irrigazione (per esempio, si fanno crescere pesci in campi di riso). A volte si alleva una sola specie, altre volte più specie; in questa evenienza si segue il principio secondo cui in natura esistono diverse specie di pesce che vivono insieme, in comunità. Generalmente sono molto più frequenti le monocolture perché, in tal modo, si elimina la contemporanea presenza di predatori e di organismi rivali.
La policoltura è stata presa in considerazione per gli allevamenti di bivalvi e di salmonidi; per esempio, vengono allevate nello stesso habitat ostriche (in superficie) e pettini (in acque profonde), oppure aragoste e gamberi (in gabbie sommerse in mare e/o in acqua dolce). La crescita di questi ultimi è favorita dalla loro particolare attitudine a nutrirsi di feci, di carcasse e di cibo non utilizzato. Altre volte si aggiunge una seconda specie ittica, con lo scopo di controllare il numero dei piccoli della specie principale.

Indipendentemente dal tipo di acquicoltura, è molto importante determinare se l'acqua di approvvigionamento sia provvista dei requisiti biologici richiesti. Nei bacini dove si utilizza l'alimentazione artificiale, i fattori limitanti sono generalmente: l'impoverimento del contenuto di ossigeno, l'autoinquinamento con i prodotti di rifiuto e, soprattutto, l'ammoniaca. Un altro grosso rischio per l'idoneità di un sito è la contaminazione delle fonti di acqua da parte di metalli pesanti e prodotti petroliferi.
Per i pesci valgono le stesse considerazioni fatte per gli altri esseri viventi; in altre parole, la composizione del pesce, così come quella dell'uomo, dipende molto dal modo con cui si è alimentato. È ormai risaputo che le proteine animali vengono utilizzate dai pesci per finalità sia plastiche sia energetiche; in particolare, le specie acquatiche carnivore si sono ben adattate a utilizzare alimenti costituiti anche da sole proteine, per far fronte alle loro richieste energetiche. Una siffatta alimentazione provoca, però, l'eliminazione di considerevoli quantità di azoto nell'acqua. Per tamponare questa causa importante di inquinamento delle acque di coltura, molti ricercatori hanno cercato di ridurre il livello proteico dell'alimento incrementando il contenuto di lipidi o di carboidrati. Questo è uno dei motivi per cui, a volte, il pesce di acquicoltura presenta, nei filetti, un tasso lipidico superiore a quello del pesce in cattività.
Per ridurre il pericoloso eccesso di fosforo contenuto in questi pesci, a causa dei mangimi preparati con farine di origine animale, sarebbe necessario sostituirle con quelle di origine vegetale. Il fosforo dei vegetali, presente nell'acido fitico, non è biodisponibile per i pesci, i quali non possiedono, come l'uomo, l'enzima adatto per scindere i fosfati dalla molecola dell'acido fitico.

Attualmente, si trovano in commercio delle fitasi di origine fungina che permettono la sostituzione di quote anche consistenti di farine proteiche animali con farine vegetali; in tal modo, si consente di migliorare sensibilmente la disponibilità del fosforo presente nell'alimento e di ridurre le quantità eliminate nell'ambiente. Il materiale organico prodotto può essere, a sua volta, utilizzato come alimento diretto o indiretto per l'allevamento e, allo stesso tempo, come fertilizzante. L'impiego delle acque di rifiuto, comunque, fa nascere dei problemi legati alla presenza sia di agenti patogeni sia di sostanze tossiche. Per esempio, i bivalvi sono quelli che creano i maggiori problemi sanitari perché filtrano e catturano metalli pesanti e batteri presenti nelle fognature. A prescindere da ciò, il problema fondamentale da risolvere è quello di trasformare l'ammoniaca, mediante l'impiego di batteri nitrificanti. Molto importante sarà anche escogitare il tipo di intervento da effettuare sul sistema endocrino dei pesci nelle acquicolture; attualmente, si agisce sul fotoperiodo nei Teleostei per influenzarne la riproduzione. La

tecnica, denominata ipofisazione, si basa sull'iniezione di ormoni ipofisari nel pesce con gonadi già mature. Si può utilizzare un estratto grezzo di ipofisi, formato cioè da una miscela di ormoni della crescita (ormoni sessuali, gonadotropine, ormone tireotropo). I maschi rispondono bene a ormoni di mammiferi e non necessitano di particolari iniezioni; invece, le femmine hanno bisogno di ormoni di pesce.
Per esempio, i cefali, pur non essendo imparentati con il salmone, rispondono a un estratto purificato del salmone del Pacifico; le carpe, infine, necessitano generalmente di un estratto ipofisario di carpa.

# Contenuti nutrizionali

## *Proteine*

Tutte le specie di pesci contengono considerevoli quantità di proteine a elevato valore biologico, cioè ricche di aminoacidi essenziali. Questa ricchezza proteica rende i prodotti ittici degli alimenti plastici, cioè capaci, da soli, di apportare all'organismo tutta la quota aminoacidica necessaria per la costruzione delle proteine del nostro corpo.
La concentrazione proteica del pesce non differisce significativamente da quella della carne; come per le varie specie animali terrestri, la suddetta concentrazione è spesso dipendente dal tipo di alimentazione seguita.

## *Lipidi*

A causa del forte aumento delle patologie cardiovascolari, legate a deposizioni di placche ateromatose all'interno delle arterie, i ricercatori hanno iniziato a studiare e ad attribuire particolare importanza alla peculiare composizione dei grassi del pesce.
I lipidi fanno parte di una categoria di sostanze organiche assai vasta ed eterogenea (trigliceridi o grassi, fosfolipidi, cere, steroli e altri), le cui proprietà biologiche sono riconducibili in buona parte alle caratteristiche chimiche degli acidi grassi che li costituiscono.
La maggior parte dei grassi naturali (per esempio, grassi alimentari) sono miscele complesse di trigliceridi semplici e misti contenenti vari acidi grassi, che si differenziano per lunghezza della catena e grado di saturazione. Quelli che contengono acidi grassi insaturi complessi sono liquidi a temperatura ambiente e vengono denominati 'oli'. Quelli che contengono, invece, una grande proporzione di acidi grassi saturi sono solidi a temperatura ambiente (per esempio, grasso della carne di manzo, lardo e burro).Va sottolineato che alcuni grassi polinsaturi (linoleico, linolenico) non possono essere sintetizzati dal nostro organismo e devono quindi essere introdotti necessariamente con gli alimenti: sono i cosiddetti acidi grassi essenziali o AGE. Gli oli vegetali contengono l'acido grasso essenziale linoleico. Il suo fabbisogno organico è basso e si ottiene facilmente dai cibi che consumiamo normalmente (soprattutto verdure, pesce o frutti di mare).

Gli acidi grassi polinsaturi sono quelli che hanno una struttura chimica con uno o più legami doppi del tipo C=C; essi vengono considerati i più favorevoli per il mantenimento di un buon livello di lipidi nel sangue. La maggior parte del pesce o dei frutti di mare contiene un quantitativo relativamente basso di grassi; in proporzione, la quota di acidi grassi polinsaturi è relativamente alta.
Distinguiamo pesci a basso contenuto di grasso, cioè con non più del 5% di grasso nel muscolo (quando il pesce è crudo) e pesci ad alto contenuto di grasso, se superiore al 10%. La maggior parte delle varietà di pesce a pinna e dei crostacei contiene meno del 5% di grasso nel muscolo crudo.

La quantità e la natura della carne ottenuta dalle varie parti del pesce varia enormemente; nella maggior parte delle specie, una quantità relativamente piccola di grasso si trova nel muscolo e gran parte di questa è sotto forma di

fosfolipidi (costituenti delle membrane cellulari). Depositi di grasso possono trovarsi appena sotto la pelle, spesso lungo la linea laterale, e intorno alla parete addominale. Poiché la pelle, di solito, non viene consumata, possiamo renderci conto che anche il quantitativo di grasso del pesce che apportiamo è inferiore a quello descritto nelle tabelle. All'interno della polpa, il contenuto di olio è più alto nelle fette tagliate a sezione incrociata vicino alla testa, meno in quelle vicino alla coda. Il contenuto di grasso è maggiore nella polpa nera che in quella bianca.
Gli oli di pesce contengono elevate quantità di acidi grassi polinsaturi, soprattutto della serie omega 3; i più importanti sono l'acido eicosapentaenoico e l'acido docosapentaenoico. Gli omega 3 che si trovano nei pesci derivano dal fitoplancton di cui essi si nutrono; per tale motivo, i pesci e gli animali che si nutrono di pesci rappresentano la principale fonte di omega 3 che si ha a disposizione per il fabbisogno umano.
I grassi vegetali e animali contengono soprattutto acidi grassi della serie omega 6 (derivati dall'acido linoleico). Una volta assunti dal nostro organismo, essi vengono distribuiti in vari tessuti, come quello nervoso e retinico; questi grassi, inoltre, svolgono funzioni metaboliche importanti (anche se poco conosciute) per il metabolismo degli spermatozoi.

La ricchezza in acidi grassi omega 3 nel pesce dipende dal fatto che essi, essendo acidi grassi polinsaturi, rimangono liquidi anche a temperature fredde; ciò garantisce il mantenimento della fluidità delle membrane cellulari dell'organismo che vive immerso in acque gelide. Questi acidi grassi hanno un effetto sui livelli plasmatici di colesterolo (ipocolesterolemizzante), sulle lipoproteine, sui trigliceridi e sull'attività piastrinica. L'effetto ipocolesterolemizzante sui lipidi plasmatici si esplica soprattutto sui livelli circolanti di LDL, i principali *carrier* di lipidi endogeni; tale riduzione non si accompagna, però, a una diminuzione plasmatica di HDL. Gli effetti sulle piastrine sono possibili in quanto esse sono molto sensibili alla composizione in lipidi della dieta; la loro membrana, infatti, si arricchisce di acidi grassi omega 3 dopo un pasto ricco di pesce. Questa incorporazione permette agli omega 3 di competere con l'acido arachidonico nella produzione di trombossani, prostaglandine e leucotrieni.
È stato rilevato che, in presenza di una quantità eccessiva di omega 3, la produzione delle suddette sostanze non è normale; in particolare risulta diminuito il tromboxano $A_2$, potentissimo attivatore dell'aggregazione piastrinica. Un siffatto cambiamento comporta una minore efficienza dell'aggregazione piastrinica, con diminuzione dell'adesività, allungamento del tempo di sanguinamento e riduzione dei rischi trombotici. L'azione antitrombotica dell'acido grasso omega 3 è riferibile, oltre alla inibizione della sintesi di tromboxano $A_2$, all'induzione della sintesi di tromboxano $A_3$ e di prostaglandine $I_3$, potenti inibitori dell'aggregazione piastrinica. In particolari condizioni (età avanzata, diabete, obesità), gli acidi grassi omega 3 non possono essere sintetizzati dal loro precursore acido linolenico, a causa di un progressivo declino dell'attività dell'enzima delta-6-desaturasi; l'apporto dietetico diventa, quindi, indispensabile. I pesci a maggior contenuto di omega 3 sono quelli con la più alta percentuale di grassi (il salmone, in particolare); ne contengono meno, invece, i pesci magri e i molluschi. I pesci in scatola sono una buona fonte di omega 3, anche se l'olio vegetale che viene aggiunto rende la quantità di omega 3 assorbita non superiore a quella di altri tipi di pesce. Questi acidi grassi possono anche essere ricavati da oli di fegato di pesci che contengono, peraltro, grandissime quantità di vitamine liposolubili. Considerando il costo elevatissimo di questi prodotti e la possibilità che non siano stati ben depurati, sarebbe più conveniente assumere gli omega 3 direttamente dal cibo.

I pesci di allevamento non contengono acidi grassi omega 3 perché non vengono nutriti

con il fitoplancton; pertanto, è assolutamente inutile introdurre pesce di allevamento in una dieta con lo scopo di controllare il livello ematico di lipidi.
Il colesterolo introdotto con la dieta non è l'unico fattore che determina il livello di questo lipide nel sangue. Altri fattori importanti sono: l'efficienza della funzione epatica e l'assetto genetico dell'individuo. È fondamentale fornire con la dieta un adeguato apporto di colesterolo, viste le molteplici funzioni svolte dalle molecole sintetizzate a partire da questo lipide: ormoni, anticorpi, costituenti di membrana.

L'utilizzo del pesce è consigliabile nella conduzione di una dieta normo- o ipocolesterolemizzante. Il colesterolo, infatti, è presente in piccole concentrazioni nelle carni della maggior parte delle specie ittiche, fatta eccezione per i calamari, molluschi, granchi e uova di pesce. Un tasso medio è caratteristico dei totani, dei polipi, dei gamberi di fiume e di scoglio, nonché dell'aragosta. L'astice ha un basso contenuto di colesterolo. Il fegato di pesce, al contrario, ne contiene quantitativi maggiori. Altre specie ittiche a bassissimo contenuto sono i mitili e le ostriche.

All'interno della stessa specie, il livello di grassi cambia in relazione alla stagione (nei periodi riproduttivi è molto più elevato), all'età, al sesso del pesce. In generale, il contenuto di colesterolo nel pesce aumenta con la cottura; i lipidi sono, infatti, resistenti a tutte le modalità di cottura. La disidratazione che la cottura comporta provoca un aumento della loro concentrazione. Infine, alcuni molluschi e crostacei contengono, in aggiunta al colesterolo, altri steroli; essi hanno un importante ruolo, ancora poco definito, nel mantenimento dei livelli plasmatici dei lipidi. Sembra che questi steroli di origine vegetale, derivanti dal fitoplancton, di cui i pesci si nutrono, competano a livello intestinale con l'assorbimento del colesterolo: il risultato finale è la riduzione di tale lipide nel sangue.

## *Vitamine liposolubili*

La vitamina A si trova nella sua forma attiva in molti alimenti animali. Data la sua liposolubilità, viene spesso associata alla porzione grassa dei cibi; è altamente concentrata negli oli di fegato di pesce. Nel muscolo e nei filetti di pesce, tale vitamina è presente in scarsa quantità. I pesci più grassi contengono più vitamina A di quelli magri; in ogni caso, il pesce non rappresenta la fonte principale di questa vitamina. Dal punto di vista funzionale, la vitamina A è indispensabile per la visione, per la crescita delle ossa e dei denti e, infine, serve a mantenere l'integrità dei tessuti e a impedire la degenerazione neoplastica delle cellule.

La vitamina D viene convertita nelle sue forme metabolicamente attive prima nel fegato (idrossicolecalciferolo) e poi nei reni (diidrossicolecalciferolo). Successivamente, la sua azione si esplica sul tratto gastrointestinale, sulle ossa e sugli stessi reni. Nell'intestino la forma attiva sembra promuovere la sintesi delle proteine che trasportano il calcio attraverso la parete intestinale; in ogni caso, la vitamina D è essenziale per l'assimilazione del calcio e viene immagazzinata nel fegato. Interagisce anche con altri ormoni per modificare il metabolismo osseo. Condizione indispensabile alla sua formazione è l'esposizione al sole. A tale proposito, è importante sottolineare che il sole che passa dietro i vetri non trasforma questa vitamina; infatti, il vetro fa da schermo alla maggior parte dei raggi ultravioletti necessari per la produzione di vitamina D. Anche la nebbia, lo smog e le giornate nebbiose hanno lo stesso effetto. Le specie di pesci più grassi (aringa, sgombro, salmone) contengono un buon quantitativo di vitamina D, mentre i crostacei ne contengono limitate quantità.

Un'altra vitamina liposolubile è la vitamina E: la si ritrova negli oli vegetali ed è un potentissimo antiossidante. Il pesce e i frutti di mare sono una fonte discreta di vitamina E; il pesce ad alto contenuto di grasso possiede, invece, quantitativi maggiori rispetto alle varietà a scarso contenuto.

La vitamina K, una vitamina che interviene nei processi di coagulazione del sangue, si ritrova soprattutto nei vegetali a foglia verde, nei broccoli e nel cavolfiore. Nei pesci sono presenti piccoli quantitativi di questa vitamina. Viene prodotta dai batteri dell'intestino, per cui non è necessario introdurne grandi quantità con l'alimentazione, a meno che il paziente non soffra di dismicrobismo intestinale cronico, secondario a patologie come la rettocolite ulcerosa o il morbo di Crohn.

## *Vitamine idrosolubili*

Negli ultimi anni è aumentata la tendenza ad assumere grandi quantitativi di vitamina C; parallelamente, è aumentata anche l'incidenza statistica della calcolosi renale e delle disfunzioni intestinali. La vitamina C svolge importanti funzioni nel nostro organismo: è indispensabile per la guarigione delle ferite; per la formazione di collagene; per lo sviluppo di ossa e denti; garantisce una resistenza alle infezioni; infine, prende parte a reazioni chimiche che coinvolgono gli ormoni e gli aminoacidi. È una vitamina fondamentale per l'organismo, in quanto aumenta l'assorbimento del ferro e dell'acido folico; svolge, inoltre, una potente azione antiossidante.
I pesci e i frutti di mare rappresentano fonti poco importanti di questa vitamina; il suo principale apporto deriva, invece, soprattutto dagli agrumi e dai vegetali a foglia rossa o verde.

## *Vitamine del gruppo B*

- *Tiamina o vitamina $B_1$*. È un importante coenzima; prende parte al metabolismo degli aminoacidi e degli zuccheri e svolge un'azione protettiva sul sistema nervoso. La maggior parte dei pesci e dei frutti di mare possiede piccoli quantitativi di tiamina; tale vitamina si ritrova maggiormente nel maiale e nel tacchino, oltre che nel germe di grano.
- *Riboflavina o vitamina $B_2$*. Come la tiamina, agisce da coenzima in numerose reazioni biochimiche; è necessaria per l'integrità delle mucose, dell'occhio e della pelle, nonché per la crescita. I frutti di mare e il pesce sono una fonte modesta di riboflavina. La polpa nera di alcune specie (sardina e sgombro) e il pesce in scatola consumato per intero sono le fonti migliori.
- *Piridossina o vitamina $B_6$*. Prende parte al metabolismo delle proteine, ai processi di utilizzazione dei grassi e alla formazione degli eritrociti. Fa parte di oltre 50 enzimi. Un aspetto importante è che il fabbisogno di questa vitamina aumenta con l'aumentare dell'apporto proteico; anche l'assunzione di contraccettivi orali richiede un apporto supplementare di piridossina. Come fonti migliori di vitamina $B_6$ ricordiamo i crostacei, il tonno e il salmone. La piridossina è presente in larga misura anche in altri pesci, oltre che nella carne, nel pollame e in alcuni legumi (piselli).
- *Acido folico o vitamina $B_9$*. È essenziale per la produzione delle cellule della serie rossa; il suo fabbisogno aumenta nel corso di una terapia contraccettiva orale. Il pesce è una fonte discreta di acido folico, anche se è molto più abbondante nei vegetali a foglia verde scuro, nel fegato, nei piselli e nei fagioli secchi.
- *Cianocobalamina o vitamina $B_{12}$*. Si trova esclusivamente in cibi di derivazione animale; non è presente nei vegetali, a meno che non siano stati contaminati da insetti o coltivati con un terriccio particolare. Il pesce e i crostacei sono ricche fonti di vitamina $B_{12}$; i quantitativi maggiori si repertano soprattutto in acciughe, aringhe, sardine, sardelle, molluschi bivalve, ostriche (queste più di tutte le altre). La vitamina $B_{12}$ è una delle poche vitamine idrosolubili che viene immagazzinata nel corpo; la maggior parte degli adulti la possiede, come materiale di riserva, nel fegato.

- *Biotina e acido pantotenico o vitamina $B_5$.* Sono coinvolti nella produzione degli anticorpi. I pesci e i crostacei sono buone fonti di biotina; ugualmente i frutti di mare.
- *Niacina o vitamina PP.* Negli esseri umani può essere prodotta a partire dal triptofano; pertanto, le diete a basso contenuto di niacina, ma ricche in proteine, proteggono dalla pellagra. Il pesce e i frutti di mare rappresentano una fonte moderatamente buona di niacina; alcune varietà di pesce (sgombro, salmone, sardine, pesce spada) sono ricche di questa vitamina. Invece, il pesce bianco e i crostacei ne contengono una piccola quantità. La niacina esiste in due forme chimiche: la nicotinamide e l'acido nicotinico. La niacina, assieme alla tiamina e alla riboflavina, partecipa alle reazioni biochimiche che producono e liberano energia.

## *Sali minerali*

Pesce e frutti di mare sono un'importante fonte di molti minerali; tuttavia, la disponibilità di questi ultimi è condizionata dalle modalità di trattamento e di cottura di questi alimenti.

Il calcio è coinvolto nei meccanismi fisiologici di coagulazione del sangue, contrattilità muscolare e trasmissione degli impulsi nervosi; inoltre, esso svolge un ruolo importante nel metabolismo del tessuto osseo. Il lattosio, lo zucchero contenuto nel latte, aumenta l'assorbimento del calcio, mentre sostanze quali i fitati e gli ossalati lo riducono. I fitati sono presenti nei cereali integrali e in certi tipi di fibra; gli ossalati, invece, sono contenuti in alcune verdure a foglia di colore verde scuro come gli spinaci e la bietola. Il pesce e i frutti di mare, così come i prodotti del latte, sono buone fonti di calcio, ma ancora di più lo sono le ossa morbide di parecchi piccoli pesci di varietà in scatola.

Il fosforo, l'altro minerale che interviene nel metabolismo dell'osso, è presente in grandi quantità negli alimenti proteici, quali il pesce, i frutti di mare, la carne e i latticini. Il contenuto di fosforo nei pesci è nettamente superiore nella testa. Il magnesio, anch'esso implicato nella struttura ossea, nella trasmissione nervosa e nel metabolismo delle proteine, è presente soprattutto nelle acciughe e nel tonno sott'olio.

Il ferro organico è molto più assimilabile di quello inorganico che si trova nei vegetali. Le condizioni dell'intestino influenzano notevolmente il quantitativo di ferro assorbito e il processo di assimilazione di questo elemento viene aumentato dalla vitamina C e dall'acido citrico; inoltre, la concomitante presenza di ferro organico e ferro inorganico aumenta l'assorbimento di quest'ultimo, per cui è buona norma associare alla carne o al pesce i cereali o i legumi. I pesci che possono contribuire in modo più importante all'assunzione di ferro sono quelli meno utilizzati: le aringhe, le sardine e gli sgombri. Nel pesce e nei frutti di mare il ferro è presente nella sua forma organica maggiormente utilizzabile dall'organismo; le sardine, il pesce azzurro, le aringhe, gli sgombri, i molluschi bivalve, le ostriche e i pettini sono particolarmente ricchi di ferro.

Lo zinco entra nella composizione di oltre 100 enzimi che svolgono un ruolo importante nella sintesi degli acidi nucleici, nel processo di guarigione delle ferite, nel metabolismo della vitamina A, nello sviluppo degli spermatozoi e nella risposta immunitaria alle infezioni. I livelli ematici di zinco possono essere bassi nei vegetariani, a causa della ridotta disponibilità di questo elemento nei cereali e nei vegetali; l'assorbimento di zinco aumenta in presenza di proteine, particolarmente quelle animali, ma non viene migliorato dalla vitamina C. Anche in questo caso, fitati, ossalati e fibre riducono l'assorbimento. I pesci e i frutti di mare sono una ricca fonte di zinco; per esempio, le ostriche contengono una quantità straordinaria di zinco (fino a 75 mg%), pari a oltre 5 volte il quantitativo giornaliero raccomandato. Le cozze, i pettini e i molluschi bivalve sono ricchi di zinco, ma ne sono buone fonti anche le sardine e i crostacei (per esempio, granchi, aragoste e gamberi).

Per quanto riguarda il rame, esso è contenuto in discrete quantità nei crostacei (soprattutto ostriche, granchi e aragoste); esso, così come il ferro, è contenuto in proteine ed enzimi.

Il contenuto di iodio nei cibi è relativo a quello del terreno, alla disponibilità di prodotti ittici e al tipo di trattamento degli alimenti. Attualmente, l'apporto di iodio è aumentato grazie all'uso di additivi, contenenti questo elemento, nella preparazione di cibi per l'alimentazione umana e di mangimi per gli animali. Tra l'altro, è presente anche in alcuni coloranti rossi.
Tuttavia, il pesce e i frutti di mare sono la fonte naturale più affidabile di iodio. Molte varietà di pesce, crostacei e molluschi contengono notevoli quantità di iodio; quest'ultimo è presente anche in alcune alghe commestibili. Tra i pesci i più ricchi di iodio vanno annoverati: il nasello, la triglia, il calamaro, alcuni tipi di merluzzo, l'aringa, lo sgombro e i molluschi bivalve.

Il fluoro è contenuto in moderate quantità nel merluzzo, nei gamberi, nelle ostriche e nei granchi; il salmone e l'aringa ne contengono quantitativi maggiori, mentre le cozze e le sardine in scatola ne sono particolarmente ricche. Il fluoro è importante per il metabolismo dei denti e delle ossa.

Il metabolismo del sodio è legato al livello pressorio, quindi un aumento del consumo di sodio può essere la causa di ipertensione arteriosa. Il pesce e i frutti di mare hanno uno scarso contenuto di questo elemento. Il sodio viene spesso confuso con il sale da cucina; quest'ultimo, in realtà, è costituito da sodio e cloro e rappresenta la principale fonte di sodio negli alimenti. Quindi, i cibi salati contengono il massimo contenuto di sodio: come il pesce affumicato, la maggior parte del pesce in scatola e alcuni di tipi di pesce surgelato contengono un eccesso di sodio solo perché hanno additivi e/o sale aggiunto.
Il tonno e il salmone in scatola contengono elevati livelli di sale. Il contenuto di sodio nella maggior parte del pesce fresco varia da 60 a 100 mg di sodio per 100 g di muscolo puro e in questo caso si parla di 'pesce a basso contenuto di sodio'; i calamari e i pettini, che ne contengono circa 150 mg%, vengono detti 'a medio contenuto di sodio', mentre i crostacei hanno un contenuto di sodio compreso tra 200 e 400 mg%.

Il potassio è anch'esso un regolatore pressorio, ma agisce in modo inverso rispetto al sodio. La concentrazione di entrambi questi minerali è regolata dai reni. Il pesce e i frutti di mare sono una fonte relativamente ricca di potassio: infatti, molti pesci a pinna ne contengono tra i 300 e i 400 mg per 100 g, e quasi tutto viene conservato in cottura; i molluschi hanno un contenuto di potassio generalmente intorno ai 200-300 mg per 100 g; le cozze ne contengono quantitativi molto alti (oltre 110 mg%); altre importanti fonti di potassio sono i molluschi bivalvi in scatola, il tonno scolato sott'olio, le sardine in scatola in salsa di pomodoro.

Il selenio è un componente essenziale di un enzima contenuto nei globuli rossi, il glutatione perossidasi, che distrugge il perossido di idrogeno, un prodotto del metabolismo degli acidi grassi potenzialmente pericoloso. Il metabolismo del selenio è connesso a quello della vitamina E e all'aminoacido metionina. La quota di selenio degli alimenti è direttamente proporzionale al suo contenuto nel terreno. Questo minerale è presente nel pesce e nei frutti di mare in quantitativi importanti; in particolare, i crostacei e i molluschi ne contengono una quantità più elevata del pesce a pinne. Il selenio è molto importante sia perché rappresenterebbe una protezione contro gli effetti deleteri del metil-mercurio e del mercurio inorganico contenuti nel pesce, sia perché sembra esercitare un controllo sullo sviluppo di alcune forme di cancro.

Il metabolismo del manganese va associato a quello del colesterolo. Soggetti carenti di questo minerale hanno anche bassi livelli di colesterolo. La carenza o l'eccesso di manganese può influire sul funzionamento del cervello. Questo elemento non è presente in abbondanza nei pesci e nei frutti di mare, mentre è contenuto in quantità eccezionalmente elevata nel tè.

Il molibdeno è presente in misura maggiore nei molluschi e nei crostacei rispetto ai pesci a pinna. Esso è un costituente essenziale di enzimi coinvolti in vari metabolismi. L'arsenico e il cadmio sono contenuti nel pesce e nei frutti di mare. Il primo è importante nel metabolismo dello zinco e dell'arginina.

## Variazioni nutrizionali in relazione alla cottura

La cottura rende il pesce più gradevole al gusto e più digeribile, ma può diminuirne il valore nutrizionale perché i nutrienti possono venire persi o distrutti. La possibilità di usufruire di un nutriente non dipende solamente dalla sua resistenza all'acidità, nonché alla temperatura e al tempo di cottura, ma anche dalla porzione dell'alimento in cui è contenuto in maggior concentrazione. Per esempio, il fegato di molte specie di pesce è ricchissimo di vitamine A, mentre le altre vitamine e i sali minerali sono più concentrati nella muscolatura rossa rispetto a quella bianca. La perdita di un nutriente è favorita dalla sua solubilità in acqua, dato che essa viene persa nella maggior parte delle modalità di cottura, condizione che non si verifica nei piatti in cui viene fatto riassorbire tutto il liquido di cottura.

La resistenza alla cottura è caratteristica delle singole sostanze. I sali minerali, i lipidi, i carboidrati, le proteine e la vitamina K sono generalmente stabili, per cui viene conservato almeno l'85% del loro contenuto; le altre vitamine sono pressoché instabili, anche se le due sostanze che più facilmente vengono perse durante quasi tutti i tipi di cottura sono l'acido ascorbico e la tiamina. La labilità della vitamina C ha scarsa importanza, considerando la piccolissima quantità contenuta nel pesce crudo; diverso, invece, il discorso per la tiamina. Questa vitamina è distrutta immediatamente dal calore, dagli alcali e dall'enzima tiaminasi, contenuto principalmente nel pesce di acqua dolce e, occasionalmente, nelle specie marine; poiché idrosolubile, essa può passare nell'acqua di cottura, venire persa nelle procedure di lavaggio o diminuire dell'80% durante la preparazione del pesce inscatolato, mentre può essere conservata durante le preparazioni alimentari della cucina casalinga. Per sfruttare al massimo gli ingredienti disponibili è necessario: che il tempo di cottura sia ridotto al minimo; che i liquidi di cottura siano fatti riassorbire; che il tempo di conservazione dell'alimento cotto sia breve; che non siano aggiunte sostanze alcaline; che vengano mangiate anche le lische dei pesci in scatola; che siano consumate sia la muscolatura bianca sia quella rossa; infine, che i piatti di pesce non siano riscaldati o lo siano per il minor tempo possibile.

Bisogna sempre tenere conto del fatto che la perdita di sali solubili (sodio e cloro soprattutto, ma anche magnesio, potassio e calcio) è massima con la bollitura, elevata con la cottura arrosto e trascurabile con la frittura.

### *Pesce sotto sale*

Da secoli il pesce viene conservato sotto sale che, se in piccole dosi, ne esalta il sapore, mentre in grande concentrazione inibisce la moltiplicazione batterica. Il processo di salatura determina l'estrazione di acqua e proteine idrosolubili, che vengono sostituite dal sale con grande incremento del contenuto di sodio. Le proteine del pesce vengono denaturate dall'azione del sale e ciò, pur non comportando alterazioni a livello aminoacidico e, quindi, nutrizionale, può ridurre la digeribilità e aumentare il rischio ipertensivo; inoltre, sembra logico supporre che, insieme con l'acqua, vengano persi anche una parte dei sali minerali e delle vitamine idrosolubili, tra cui la vitamina B, il cui contenuto può ridursi anche del 50% nelle aringhe sotto sale.

### *Pesce affumicato*

Gli effetti di questa lavorazione sulle proprietà nutritive del pesce non sono stati studiati a fondo; tuttavia, si verifica certamente una perdita di acqua e di sostanze idrosolubili, sia durante la preparazione sia durante l'affumicatura. Il pesce affumicato è un'ottima fonte di proteine, ferro e vitamina $B_{12}$. Inoltre, il salmone e le sardine in scatola sono ricchissimi di calcio, purché siano inscatolati con le lische. La concentrazione di niacina è molto rilevante, abbastanza elevata quella di riboflavina, modesta, invece, quella di acido pantotenico. Il contenuto in lipidi è in massima parte notevole a causa della perdita di acqua durante la lavorazione.

Un'altra considerazione sul consumo del pesce affumicato riguarda la presenza di sostanze probabilmente cancerogene: i nitriti, gli idrocarburi aromatici e le nitrosamine. I nitriti (la cui presenza deve essere indicata sull'etichetta della confezione) sono normalmente utilizzati per migliorare il sapore e il colore del pesce, nonché per inibire la crescita di microrganismi pericolosi, come per esempio il *Clostridium botulinum*. Gli idrocarburi aromatici policiclici derivano dal fumo prodotto dalla combustione del legno e si ritrovano nella carne. Le nitrosamine si formano, oltre che dalla combustione, anche per la reazione tra glucosio e aminoacidi, per cui il potenziale cancerogeno viene aumentato dall'aggiunta di zuccheri durante la preparazione. La formazione di idrocarburi potenzialmente nocivi è correlata anche al tipo di legno usato, alla durata del processo, nonché alla temperatura di combustione. La vitamina C e la vitamina E inibiscono la formazione di nitrosamine cancerogene dai nitriti, ma purtroppo sono presenti entrambe in quantitativi minimi nel pesce.

## Pesce e funzioni organiche

### *Pesce e funzione tiroidea*

I pesci di mare sono la fonte più importante di iodio nella dieta umana; quelli di acqua dolce ne contengono meno di 30 mcg per kg, quelli di acqua salmastra fino a 330 mcg, mentre quelli marini hanno un contenuto di iodio fino a 30 volte superiore rispetto a quelli di acqua dolce. L'importanza dello iodio nella patologia tiroidea è ben nota, dal momento che il suo deficit riduce la produzione ormonale da parte della ghiandola.
Il pesce diventa la fonte elettiva, in quanto associa allo iodio anche la quota proteica indispensabile per la sintesi degli ormoni tiroidei; la sua ridotta concentrazione di scorie azotate non contribuisce, come la carne rossa, all'aumento di acido urico, i cui livelli sono frequentemente aumentati nelle situazioni di ipotiroidismo. Il pesce crudo esplica al massimo lo stimolo tiroideo, tanto da poter provocare iperplasia della ghiandola. Questa azione è meno intensa se il pesce viene proposto fritto e, ancora meno, se bollito. Nel paziente obeso con valori tiroidei nella norma è bene aumentare il consumo del pesce, che attiva il metabolismo inducendo una riduzione del peso corporeo.
Lo iodio, inoltre, ha la capacità di inibire (per breve tempo) la produzione ormonale nella tiroide iperfunzionante; questo effetto si può notare proponendo un pasto con più alimenti ricchi di iodio in caso di ipertiroidismo (per esempio, spaghetti alle vongole, orata al cartoccio, pomodori e rucola, fragole). Il risultato è una riduzione della frequenza cardia-

ca, che tende nuovamente ad aumentare a distanza di 4-5 ore dal pasto; pertanto, questo pasto non è una soluzione consigliabile. È possibile affermare che il pesce, utile nell'ipotiroidismo, è di difficile impiego nell'ipertiroidismo. Ugualmente pericolosa è la somministrazione del pesce nelle situazioni organiche in cui esiste una disfunzione cardiaca: valvulopatie, disturbi del ritmo, esiti di infarto. In questi casi, si è più portati a considerare i rischi connessi con il consumo della carne, dovuti al notevole impegno renale e all'aumento della viscosità ematica, dimenticando l'effetto metabolico del pesce, che determina un aumento della contrattilità cardiaca.

## *Pesce e funzioni riproduttive*

Il pesce è un alimento scarsamente gradito dai bambini e dagli anziani, mentre è molto più apprezzato dagli adulti. Uno degli effetti principali del pesce, in virtù del suo contenuto in iodio e fosforo, è lo stimolo sugli ormoni sessuali. Nei ritardi puberali delle bambine, così come nei disturbi del ciclo mestruale, il pesce rappresenta un valido aiuto. Poco vantaggioso nella fase estrogenica, lo diventa molto di più con il progressivo approssimarsi della fase ovulatoria, il che è particolarmente vero per i crostacei.

L'associazione colesterolo, iodio e fosforo svolge contemporaneamente più funzioni: permette un aumento della velocità di flusso nel piccolo bacino con conseguente aumento di irrorazione del follicolo; fornisce la struttura per formare il progesterone (che ha come precursore il colesterolo); consente di ridurre l'imbibizione generalizzata.

Nella fase progestinica, il pesce mantiene elevato lo stimolo metabolico, che tende fisiologicamente ai limiti più bassi, mentre nella fase precatameniale consente, se associato a fluidificanti, una mestruazione non dolorosa.

Il pesce è utile per la donna in menopausa. In questa fase della vita, infatti, si assiste a un fisiologico rallentamento della funzione tiroidea, per cui esso, grazie al contenuto di iodio, aumenta la produzione di questi ormoni da parte della ghiandola tiroide; inoltre, gli acidi grassi omega 3 in esso contenuti riducono il rischio di ipercoagulabilità ematica e svolgono un'azione protettiva nei confronti del sistema cardiovascolare.

Nell'uomo, il pesce aumenta la produzione degli spermatozoi; in particolare, le uova di pesce (bottarga, caviale), se ben associate a oligoelementi, permettono la risoluzione di un quadro di oligoastenospermia. Inoltre, il pesce, soprattutto crostacei e bivalvi, stimolano la libido. Nel ragazzo con ritardo puberale o obeso, la proteina del pesce rappresenta la prima scelta; infatti, la stimolazione tiroidea, conseguente all'assunzione di questo alimento, si traduce in stimolo surrenalico e l'associazione colesterolo-fosforo-sodio permette una più agevole produzione di androgeni e, quindi, di testosterone.

## *Pesce e sistema nervoso*

Tra il pesce e il sistema nervoso esiste un rapporto particolare: le patologie da deficit strutturali del sistema nervoso necessitano del consumo di pesce; al contrario, gli stati eccitatori del sistema nervoso controindicano l'impiego di questo alimento.

Nei deficit di memoria e nelle difficoltà di concentrazione, il fosforo ha una funzione fondamentale, per cui è utile un aumento del consumo di pesce. Se si vuole sfruttare al massimo questa azione, è bene proporlo associato a grassi animali (sogliola alla mugnaia, gamberi in salsa rosa), a contorni di verdure ricche di ferro (rucola, spinaci crudi, radicchio crudo) e a una moderata quantità di idrati di carbonio (50-70 g di pasta). Nelle patologie demielinizzanti (sclerosi multipla, sclerosi laterale amiotrofica), così come negli esiti di mieliti infettive, i pesci, soprattutto i crostacei e il salmone, sono in grado, per l'elevato contenuto in fosfolipidi, di contrastare la

malattia. In questi casi vanno associati ad alimenti in grado di produrre un potente stimolo epatico (che permetta la metabolizzazione delle sostanze tossiche prodotte come esito delle crisi), a notevoli quantitativi di potassio che permette il rilassamento e quindi impedisce l'insonnia, nonché a dosi significative di grassi animali (colesterolo) e vegetali (vitamina E).
Le sostanze grasse, così tanto neglette nella formulazione delle diete, costituiscono la salvaguardia nei confronti di deficit immunitari (data l'associazione strettissima tra il sistema immunitario e il colesterolo), di disturbi ormonali (colesterolo e ormoni), dell'impoverimento strutturale del sistema nervoso e delle pareti cellulari. Nell'arteriosclerosi, il pesce è la fonte di proteine che meno disturba l'equilibrio organico; in questo caso, l'aumento della velocità metabolica permette una più rapida eliminazione per via renale di cataboliti accumulati a livello cerebrale. Il pesce, inoltre, contiene un discreto quantitativo di niacina, di cui si giova il sistema nervoso. In tutti questi casi è preferibile dare il pesce nel pasto serale, costringendo l'organismo a lavorare maggiormente di notte, in modo da evitare l'eccessiva stasi notturna.

Il consumo di pesce va accuratamente evitato nelle manifestazioni dovute a eccitazione del sistema nervoso, quali insonnia e irritabilità, nonché nelle sindromi maniacali. In tali condizioni, l'effetto di stimolo sulla tiroide, sul cuore e sul sistema nervoso aggraverebbe la sintomatologia. Eventualmente, nelle situazioni cliniche meno compromesse è possibile utilizzare la sogliola, il merluzzo, il rombo e l'orata, preferibilmente fritti o al pomodoro per ritardare l'assorbimento dei nutrienti, grazie a modalità di cottura che stimolino in modo differenziato le funzioni epatiche.

## *Pesce e funzione renale*

Per quel che riguarda i rapporti tra pesce e funzionalità renale, si può affermare che tale alimento rappresenta un'ottima alternativa alla carne. Rispetto a questa, infatti, presenta: una minore concentrazione proteica per 100 g di parte edibile; in media, una quantità leggermente superiore di fosforo e di sali minerali; una maggiore quantità di acidi grassi essenziali; una quantità di aminoacidi essenziali, tale da sostenere l'attività anabolica e rendere minima l'attività catabolica che, producendo azoto ureico, determinerebbe un maggiore impegno del rene.

La funzionalità renale si giova del consumo di pesce attraverso il meccanismo di stimolo tiroideo, proprio dello iodio contenuto in tale alimento, che determina un'accelerazione metabolica e quindi facilita il meccanismo di filtrazione glomerulare, con conseguente effetto diuretico-depurativo.
Tuttavia, è necessario precisare che quanto detto si riferisce a situazioni di normale funzionalità renale, in cui risulta vantaggioso l'impiego di prodotti ittici. Nei casi di insufficienza renale iniziale (creatinina inferiore a 2 mg%) e, a maggior ragione, negli stadi più avanzati, il consumo di carne e di pesce deve essere regolamentato, in quanto la progressione del danno renale e della necrosi glomerulare è direttamente proporzionale all'introito giornaliero di proteine e sali minerali (in particolare di fosforo).
Inoltre, occorre ricordare il ruolo dannoso che l'iperfosforemia (determinata dalla diminuzione della *clearance* renale) esercita in un paziente nefropatico; infatti, l'aumento dei livelli ematici di fosforo causano ipocalcemia e conseguente iperparatiroidismo, con aumento del prodotto calcio-fosforico e possibili calcificazioni metastatiche. L'iperfosforemia del paziente nefropatico è ovviamente acuita dall'introito della carne e del pesce.

A eccezione del pesce azzurro, il contenuto medio di sodio per 100 g di parte edibile risulta basso nel pesce, il che lo rende un alimento insostituibile nelle patologie renali e in particolare in quelle ipertensive.

## *Pesce e osteoporosi*

L'osteoporosi è una patologia che colpisce le donne in menopausa e spesso si associa all'ipertensione e all'ipercolesterolemia, per cui rende impossibile l'utilizzazione dei derivati del latte.
Il pesce rappresenta una valida alternativa, soprattutto quello azzurro, che risulta molto ricco di calcio e vitamina D. Una frittura di latterini, le alici marinate o le sarde al pomodoro rappresentano soluzioni nutrizionali adeguate per un organismo impoverito nella struttura ossea, ma che presenta un concomitante rallentamento della funzionalità tiroidea. L'associazione con verdure povere in sali o semplicemente crude (insalata, carciofi crudi, pinzimonio di verdure) aumenta la diuresi, producendo un effetto ipotensivo.

I crostacei (in quanto provvisti di guscio calcareo) rappresentano un'altra importante fonte di calcio che, tuttavia, è possibile utilizzare solo se i livelli di colesterolemia non sono molto elevati. L'olio di fegato di merluzzo ha una potente azione antianemica e antirachitica.

## *Pesce e sistema cardiocircolatorio*

Negli ultimi decenni, nelle società industrializzate si è assistito a un aumento netto delle malattie del sistema cardiovascolare, che negli Stati Uniti rappresentano la principale causa di morte.
Si può influire positivamente sulla riduzione dei depositi di grasso nelle arterie, oltre che con l'esercizio fisico quotidiano e l'abolizione del fumo, anche con il consumo regolare di pesce nella dieta. Questo alimento è vantaggioso per il cuore per almeno 4 motivi.

- Per la ridotta quantità totale dei grassi, in quanto solo poche varietà ne contengono una notevole quota.
- Per il tipo di grassi in esso contenuti, dato che i grassi del pesce hanno una percentuale maggiore di acidi grassi polinsaturi; alcune specie ne contengono tipi che non si trovano in nessun altro alimento. Gli acidi grassi omega 3 hanno un numero di doppi legami superiore a quello di grassi vegetali e animali. Inoltre, la posizione dei doppi legami è più vicina alla porzione finale della molecola. Questi acidi grassi sono in grado di ridurre i livelli di lipidi, soprattutto di trigliceridi, nel sangue.
- Per la quantità di colesterolo, di cui il pesce è povero, a eccezione di alcune specie. Una notevole assunzione di pesce non determina livelli di colesterolo e lipidi nel sangue pari a quelli indotti dall'assunzione di equivalenti quantitativi di proteine della carne. Questo sembrerebbe legato alla presenza di importanti quantitativi di acidi grassi omega 3.
- Per il contenuto in sodio, di cui i pesci sono relativamente poveri, dato che ne contengono 60-100 mg%; solo i crostacei ne hanno un quantitativo maggiore (200-400 mg%). Tuttavia, questo importante vantaggio viene offerto solo dai pesci appena pescati, dato che in tutti gli altri, conservati in vario modo, vengono aggiunti sale o ingredienti contenenti sodio, particolarmente in quelli essiccati o affumicati.

Nella prevenzione delle cardiopatie ischemiche il pesce è quindi insostituibile, soprattutto se esiste anche un rischio ipertensivo. Diverso è il caso di un disturbo del ritmo cardiaco, in presenza del quale il pesce, attraverso il concomitante stimolo tiroideo, comporta notevoli difficoltà di impiego e, a volte, risulta addirittura pericoloso.

## *Pesce e allergie*

I pesci rappresentano una delle categorie alimentari in grado di determinare allergia. I soggetti più esposti sono gli addetti alla lavorazione del pesce e gli individui che fanno parte di comunità che si nutrono maggiormente di pesci (per esempio, gli eschimesi).

Gli allergeni dei pesci sono resistenti al calore, all'azione degli acidi e alla distruzione enzimatica. Questo spiega perché il pesce crudo, cotto o conservato, è sempre allergenico. Bambini sensibili, allattati al seno da madri che hanno consumato da poco un pasto a base di pesce, sviluppano forme asmatiche, il che indica la resistenza degli allergeni che sono passati indenni attraverso la cottura, il sistema digestivo materno e i relativi sistemi enzimatici, le diverse membrane cellulari fino a raggiungere la ghiandola mammaria e il sistema digestivo del bambino.
A volte, soltanto l'inalazione e/o il contatto con il pesce sono in grado di provocare la crisi allergica, per cui anche il vapore che si sviluppa durante la cottura, la polvere del pesce essiccata e la colla di pesce sono da temere come fonti di allergia. Tra le persone addette alla lavorazione del pesce sono frequenti le dermatiti da contatto.

# Il pesce in Bioterapia Nutrizionale®

## *Impiego bionutrizionale del pesce azzurro*

Il pesce azzurro, che possiede una particolare struttura del tessuto, dal punto di vista nutrizionale risulta più ricco del pesce bianco, così come la carne rossa lo è rispetto alla carne bianca. Vengono definiti pesce azzurro il maccarello, le alici, il tonno, le sarde, lo sgombro, l'acciuga e l'aguglia, cioè tutti quei pesci la cui carne è di colore rosso. Essi, oltre ad avere un elevato contenuto proteico e vitaminico (soprattutto di niacina), sono particolarmente ricchi in: calcio, zinco, ferro, sodio, fosforo, iodio e acidi grassi omega 3. Poiché il pesce azzurro può provocare una certa difficoltà digestiva, è consigliabile sottoporlo a marinatura con aceto o limone, in modo da aumentarne la digeribilità. Questo tipo di pesce ha un sapore marcato, per cui non risulta particolarmente apprezzato dai bambini. Si rivela più conveniente nelle situazioni metaboliche in cui è richiesto un maggiore apporto di oligoelementi (catalizzatori), il cui contenuto è superiore rispetto al pesce bianco. Al contrario, l'impiego del pesce azzurro va sconsigliato nei pazienti affetti da ipertensione arteriosa e in presenza di nefropatie vascolari.

### *Alici marinate*

Le alici vanno lavate, asciugate e cosparse di limone; dopo che è avvenuta la cottura chimica del pesce, si aggiungono olio, prezzemolo, aglio e sale. È importante che il limone venga messo all'inizio e da solo; in caso contrario potrebbe modificare, e quindi impoverire, gli altri nutrienti. Questo piatto è utile nelle inappetenze, nelle ipocloridrie, durante un trattamento chemioterapico, nella nausea gravidica. Le alici marinate non vanno proposte a soggetti con gastriti o ulcere e agli individui bulimici, nei quali possono scatenare una sensazione di fame ingestibile. Quando sono trattate con il limone, le alici perdono una notevole quota di sodio, tanto che da sapide assumono un sapore vagamente dolciastro.

### *Alici infarinate e fritte*

Sono ideali nelle osteoporosi, nei bambini in crescita, nei processi di riparazione delle fratture ossee, nell'ipocalcemia, nei soggetti in cui è necessario effettuare una contemporanea stimolazione epatica e tiroidea (per esempio, in caso di ridotta coniugazione epatica degli ormoni).

### *Alici al forno*

Si condiscono con prezzemolo, pomodoro e aglio. Sono indicate nelle forme tumorali per le proprietà antiossidanti del pesce e per l'azione antineoplastica dell'aglio, del prezzemolo e del pomodoro; gli antiossidanti naturali sono associati alla componente fosfolipidica nelle membrane strutturali delle alici.

Questa preparazione nutrizionale è un ottimo ricostituente per i giovani in crescita; svolge un'azione antidepressiva perché stimola la tiroide e, grazie all'aglio, riesce a non eccitare il soggetto depresso; è particolarmente adatta alle persone anziane per la buona quota di sali.

### *Sarda*

Per la sua maggiore quota lipidica, rispetto all'alice è più ricca di acidi grassi omega 3, ma le sue indicazioni e le modalità di preparazione in Bioterapia Nutrizionale® sono sovrapponibili.

### *Frittura di bianchetti*

Sono i piccoli di alici e sarde, che hanno la testa molto più grossa della rimanente parte del corpo, per cui risultano più ricchi di fosforo, rame, zinco, oro e argento.
La frittura di bianchetti è la soluzione di scelta nelle persone defedate e in tutti coloro che svolgono lavori intellettualmente impegnativi (per esempio, studenti e ricercatori).

### *Frittura di latterini*

Dal punto di vista nutrizionale, 100 g di latterini rappresentano una spinta energetica nettamente superiore rispetto a un analogo quantitativo di sogliola o di qualunque altro pesce, in quanto costituiti da tanti organismi interi con le potenzialità insite in ciascuno di essi.
A questa soluzione nutrizionale è possibile associare l'insalata cruda che, senza aggravare i processi digestivi, assicura un apporto vitaminico; oppure la macedonia, che agevola la funzione epatica e contiene antociani, flavonoidi e vitamine immediatamente disponibili.

### *Tonno conservato*

I bambini apprezzano il tonno conservato ma non quello fresco; infatti, il sapore caratteristico e la consistenza quasi coriacea risultano particolarmente graditi. Il rischio maggiore del tonno è l'elevata concentrazione di mercurio nelle sue carni.

### *Tonno ai ferri*

Questa modalità è adatta in individui che svolgono un'attività fisica particolarmente intensa; quando sottoposto a cottura, il tonno perde il caratteristico sapore di pesce in misura molto maggiore rispetto al salmone e al pesce spada, per cui risulta di utilizzo più agevole negli individui che non gradiscono il sapore del pesce, ma che hanno necessità di assumere questo alimento per precise necessità terapeutiche.

### *Tonno al pomodoro*

Il pomodoro aumenta la digeribilità del tonno grazie all'azione di stimolo sul fegato. È una delle soluzioni nutrizionali migliori nel tumore della prostata, in quanto il licopene del pomodoro, associato ai grassi omega 3 del tonno, possiede una potente azione antitumorale specifica.

### *Tonno, pomodoro e maionese*

Questa associazione è molto apprezzata dai pazienti affetti da diabete e risulta estremamente utile in questa patologia. Ciò è dovuto al fatto che: il pomodoro è ipoglicemizzante; la maionese riduce la velocità di acquisizione degli zuccheri; il tonno attiva la tiroide, per cui, accelerando i metabolismi, permette una maggior stabilizzazione glicemica.

### *Maccarello o sgombro*

L'impiego migliore è cotto al forno. È controindicato nelle cardiopatie ipertensive, per la quota di sale in esso contenuto, mentre è da prediligere nei soggetti cardiopatici con arteriosclerosi per l'elevato contenuto di acidi grassi omega 3. Molto indicata la sua utilizzazione nell'osteoporosi.

### *Pesce lesso*

Bollire il pesce significa perdere nutrienti in quanto, per effetto dell'innalzamento della temperatura, le vitamine termolabili vengono disattivate, gli oligoelementi vanno in diluizione e la quota di iodio si riduce. Il patrimonio maggiore conservato all'interno del pesce lesso è rappresentato dalle proteine che, in seguito a questa modalità di cottura, risultano ancora meno impegnative per la funzione renale, ma diventano meno digeribili a livello gastrico. Questo è il motivo per cui il pesce bollito viene spesso condito con maionese; essa aggiunge una ulteriore quota di proteine (uovo), l'olio e il limone, così da aumentarne anche la digeribilità. Si tratta di una soluzione nutrizionale ottimale in un paziente affetto da patologia tumorale, in quanto fornisce un importante quantitativo proteico, comporta minimo impegno renale e stimola la secrezione di succhi gastrici e di bile.
Il pesce bollito è indicato nelle nefriti, nei bambini che non gradiscono il pesce e in corso di chemioterapia (in questo caso condito con olio e aceto).

### *Insalata di mare*

Si prepara con polpi, gamberi, calamari bolliti e frutti di mare aperti a vapore, il tutto condito con olio, sale, limone o aceto, aglio, prezzemolo e peperoncino.
Questa soluzione nutrizionale è indicata soprattutto negli individui che debbono svolgere un lavoro intellettuale, nei quali è necessario mantenere vigile l'attenzione che non deve risultare aggravata da processi digestivi lenti e laboriosi.

### *Pesce arrosto*

Si prepara mettendo il pesce in una teglia, condito con olio, sale e prezzemolo, in forno a elevata temperatura per 20-30 minuti.
Il pesce arrosto perde meno nutrienti durante la cottura e molti li concentra all'interno delle sue carni, soprattutto se viene cotto in modo abbastanza rapido. Con l'innalzamento della temperatura, i suoi sali tendono a cristallizzare, riducendo il vantaggio che la proteina del pesce apporta alla funzione renale, rispetto a quella della carne.
Il fosforo rappresenta il maggior pericolo per il rene; se il pesce viene privato del suo contenuto di acqua, come avviene nel pesce arrosto, si verifica una concentrazione del sodio, del fosforo e di tutti gli altri sali. La scelta del pesce da preparare arrosto dipende dalla situazione clinica ed è legata al contenuto dei nutrienti. Per esempio, il rombo contiene meno fosforo e meno calcio rispetto al salmone; sulla base dei criteri di Bioterapia Nutrizionale®, ciò comporta la scelta del primo in corso di patologia renale e del secondo nell'osteoporosi o nella demenza senile.
La sogliola contiene potassio in quantità inferiore rispetto allo sgombro, per cui è più vantaggiosa nell'ipertensione arteriosa, meno indicata nella ipopotassiemia. La tiamina è contenuta in buona quantità nella spigola, per cui se si vuole potenziare l'attività mentale di un bambino di 6-7 anni, si può proporre 1 crema di sedano e piselli (per sostenere il metabolismo con i piselli e l'attività tiroidea con il sedano), 1 spigola arrosto e 1 macedonia con le mandorle (per sedare una eventuale eccitabilità indotta dallo iodio veicolato da 2 alimenti differenti).
L'associazione pesce arrosto e ravanelli è ideale se si vuole aumentare la secrezione di succhi gastrici; questi faciliteranno la funzione epatica e il pesce risulterà più digeribile. L'associazione pesce arrosto e pomodoro stimola principalmente la contrazione della colecisti, facilitando l'escrezione di bile e rendendo più digeribile il pesce per questo specifico meccanismo.

### *Pesce alla piastra*

La cottura alla piastra, ancora di più quella al cartoccio, conserva un maggior grado di umidità, quindi è da proporre più agevolmente in individui con funzione epatica rallentata.

### *Gamberi alla piastra*

Con verdure in pinzimonio e melograno rappresentano un'utilissima associazione nelle patologie degenerative del sistema nervoso; in questa soluzione nutrizionale, il gambero fornisce gli oligoelementi essenziali e le proteine vantaggiose per il rene; le verdure in pinzimonio apportano acqua di vegetazione, sali minerali e vitamine; il melograno svolge una azione straordinaria sul microcircolo cerebrale.

### *Pesce in padella*

La cottura in padella è tanto più vantaggiosa quanto più è rapida. Essa permette al pesce di trattenere al suo interno tutti i nutrienti. Si pone contemporaneamente nella padella il pesce con prezzemolo e aglio tritati, sale e qualche goccia di limone; si cuoce per 20 minuti al massimo.

### *Razza e broccoletti*

È un tipico piatto regionale italiano, che serve contemporaneamente a stimolare e a sedare, in quanto lo iodio del pesce, veicolato da una proteina animale, è biodisponibile in modo più rapido, mentre quello vegetale lo è in misura minore perché, essendo assorbito dal terreno, cristallizza con i sali minerali durante la cottura dei broccoletti.
Questa modalità di preparazione è una soluzione vantaggiosa in corso di ipotiroidismo, nel soggetto defedato in cui vanno attivati i metabolismi senza eccedere nello stimolo e nel giovane in crescita che ha una notevole necessità di minerali.

### *Pesce al pomodoro*

Dopo aver fatto rosolare aglio e olio, si aggiunge prima il pomodoro a pezzetti, che si fa cuocere velocemente, e poi il pesce che deve essere cotto per 5 minuti da una parte e 10 dall'altra.

Questo piatto è vantaggioso nell'atleta prima delle prestazioni sportive, nel bambino che cresce, nell'anziano e durante la convalescenza. Il pesce in pizzaiola, rispetto alla carne in pizzaiola, è più indicato nelle situazioni cliniche caratterizzate da sollecitazione della funzione renale, per esempio: in un atleta che ha effettuato sforzi eccessivi, in un anziano con valori di azotemia ai limiti alti della norma o in un bambino con nefrite dopo una tonsillite.

Questa soluzione nutrizionale consente un recupero di acidi grassi e sali minerali, senza incorrere nel rischio di un impegno della funzionalità renale.

### *Pesce all'acqua pazza*

Si soffriggono aglio e olio, si aggiungono pomodoro, un po' di acqua e, contemporaneamente, il pesce. In confronto alla cottura in pizzaiola, i sali minerali risultano meno concentrati.
Questo piatto può essere utilizzato in caso di lentezza digestiva, in cui l'eccesso di liquido comporta un aumento della secrezione di acido cloridrico. Nell'ulcera gastrica e duodenale è altamente sconsigliato, così come nelle gastriti.

### *Pesce al sale*

Il pesce viene totalmente ricoperto di sale grosso e messo in forno caldo per 20-40 minuti, a seconda della sua grandezza. Il sale, che forma una crosta croccante, ha la funzione di impedire la perdita di importanti quote di liquidi; inoltre, il pesce risulta più digeribile perché perde una quota di grassi che vengono catturati dal sale.

In una nefropatia ipertensiva, questa cottura va evitata, in quanto all'inizio è il sale ad assorbire i nutrienti ma, in seguito all'innalzamento della temperatura, si verifica un aumento della concentrazione di sodio nella struttura del pesce.

## *Impiego bionutrizionale dei crostacei*

Rappresentano una fonte di proteine particolarmente ricche dell'aminoacido essenziale lisina; contengono in buone quantità le vitamine del complesso B e, in concentrazione elevata, zolfo, iodio e sodio. Quantunque il loro contenuto di colesterolo sia notevole (100 mg%, in media), non sono considerati pesci grassi, in quanto la loro quota lipidica è relativa e include una minima parte di grassi saturi aterogeni. Il loro consumo è indicato nelle situazioni in cui necessita calcio, quando è richiesto un potente stimolo iodato e qualora sia necessario migliorare le capacità mnemoniche.
Sia i molluschi sia i crostacei hanno una spiccata capacità di attivare le difese immunitarie. Quindi, rappresentano un valido supporto nelle infezioni da *Cytomegalovirus* e HIV, nella mononucleosi, nella tubercolosi, e in tutte le patologie polmonari in genere, non complicate da allergie né da asma.

Essendo muniti di scheletro, aragosta, gambero, scampo, mazzancolla e astice hanno capacità strutturante per l'organismo umano, ma questo stesso meccanismo è presente anche nei polpi e nelle seppie, nei quali è comunque presente una struttura silicea, costituita dall'osso intero. L'impiego dei crostacei è utile nella fragilità delle unghie, dei capelli e in tutte le situazioni metaboliche con deficit di silicio (non ottimale saldatura delle fratture, alterata dentizione o gravi scoliosi).

### *Aragosta*

È un crostaceo simile agli altri, ma di dimensioni maggiori; quindi, dal punto di vista nutrizionale, a parte il suo gusto gradevolissimo, è molto meno importante di quanto non lo siano scampi o mazzancolle.
È ricca di colesterolo e di calcio, ma ne contiene relativamente meno rispetto a crostacei di taglia più piccola.

### *Aragosta bollita*

In seguito a questa modalità di preparazione, l'aragosta perde parte del suo potere nutrizionale e, se non ricca di uova, anche una parte del gusto. La maionese viene aggiunta solo per ammorbidire la polpa, che risulta piuttosto asciutta dopo la bollitura.
Questo piatto è da evitare nei soggetti con gastrite o ulcera; quando associato alle patate bollite o cotte in carta d'argento è utile, in quanto l'eventuale eccesso di iodio viene frenato dagli amidi e dal potassio delle patate.
Riesce a diminuire l'irritabilità dei soggetti con demenza senile, dei pazienti affetti dalla malattia di Alzheimer, delle donne in menopausa e degli individui che debbono mantenere la calma in situazioni impegnative dal punto di vista mentale.
Nelle persone depresse affette da malattie neoplastiche, è possibile impiegare l'aragosta associata al cavolo cappuccio e/o alle fragole; in questo caso viene attivato il metabolismo utilizzando un antitumorale. Il risultato sull'umore e sul senso di benessere generale è immediato.

### *Frittura di gamberi e calamari*

È indicata quando serve un notevole apporto di colesterolo in soggetti con un fegato scarsamente attivo, come spesso accade: nelle pazienti con disfunzioni ormonali, soprattutto in fase estrogenica; nelle donne che assumono estroprogestinici di sintesi; nella pubertà, quando si verificano cicli anovulatori; in caso di sanguinamento uterino protratto. In tali situazioni le associazioni migliori sono quelle con carciofi crudi o carciofi trifolati, asparagi bolliti, zucchine trifolate, pomodori, finocchi, insalata mista e fragole.
Nella donna in menopausa, affinché si possa verificare la massima utilizzazione degli estrogeni ancora disponibili, la frittura di calamari e gamberi è preferibile che venga associata al finocchio, che è in grado di diminuire la tendenza alla ritenzione idrica.

## *Seppie con i piselli*

I piselli sono legumi particolari, in quanto ricchi di ferro biodisponibile e di una quota in zuccheri, costituita, più che da glucosio, da fruttosio e levulosio. Associati alle seppie, sono utili nel paziente diabetico, soprattutto se al posto della cipolla viene aggiunto l'aglio. La cipolla cotta è fortemente iperglicemizzante, per cui annulla la capacità ipoglicemizzante dei piselli che, pur essendo ricchi di zuccheri, riescono a non determinare il picco glicemico. In seguito al loro consumo, come avviene per tutti i legumi, il rilascio della componente glicidica avviene in tempi più lunghi; pertanto, la glicemia aumenta molto a distanza di 1-2 ore dal pasto, ma non si verifica la sua successiva caduta, in quanto essa rimane abbastanza stabile fino al pasto successivo.
Se a questo piatto si aggiungono pomodoro e cipolla crudi, si ottiene un'associazione ottimale che stimola il fegato, permettendo la metabolizzazione della proteina del pesce e del ferro dei piselli; inoltre, grazie alla presenza della cipolla, viene stimolata la diuresi, condizione indispensabile per non avere rialzi glicemici da rielaborazione di sostanze tossiche. Questa preparazione non va proposta ai pazienti epilettici, perché i piselli rappresentano un nucleo esplosivo ed essendo ricchi di dopamina potrebbero scatenare una crisi convulsiva.
L'associazione delle seppie con i piselli è utile allo studente, nel quale mantiene elevata l'attenzione. Al contrario, essa non va utilizzata in presenza di una anomalia del rene, in quanto i piselli sono ricchi di ossalati e contengono una notevole quantità di purine; inoltre, hanno un effetto ipertensivo, perché inducono ritenzione di liquidi. Nei casi di degenerazione del sistema nervoso, è conveniente l'impiego di pesce, ostriche, calamari, gamberi, aragoste, vongole e cozze, nonché di fave che vengono sostituite alla frutta. Questi legumi sono ipertensivi perché stimolano l'attività surrenalica. Si riescono ad avere anche riduzione dei tremori e miglioramento della deambulazione. In questi casi il vantaggio principale del pesce è legato al minor impegno renale.

## *Gamberi e fagioli*

Dopo aver cotto i fagioli, si prepara un soffritto con aglio, olio e una modica quantità di pomodoro; quindi, si aggiungono i gamberi crudi e i fagioli già bolliti. È una soluzione particolarmente ricca a livello nutrizionale, nella quale gli zuccheri e le proteine vegetali si integrano con quelli animali; inoltre, i minerali (silicio, selenio, calcio, sodio e magnesio) e le vitamine del legume si sommano a quelli del crostaceo, permettendo un recupero rapido ed efficiente in caso di caduta dei capelli, di aumentata fragilità delle unghie, di alterata saldatura delle fratture.
Questo piatto risulta poco digeribile solo nei soggetti con lentezza epatica. È utile ai diabetici, nei quali il picco glicemico risulterà contenuto.

## *Carpaccio di pesce*

Si mette a marinare il pesce con olio, sale e limone (per ridurre la carica batterica sempre presente) e si consuma dopo 1-2 ore dalla preparazione. È la modalità più digeribile, in quanto l'organismo è predisposto soprattutto alla digestione degli alimenti crudi.

## *Carpaccio di salmone, arancia e rucola*

La digestione del pesce viene facilitata dall'aggiunta dell'arancia, che stimola il fegato, e della rucola che aumenta la secrezione di succhi gastrici. È un pasto veloce, completo, digeribile, che non induce sonnolenza e può essere consumato prima di mettersi in viaggio o come intermezzo se bisogna guidare a lungo; è indicato nello studente che, dopo cena, deve tornare a studiare. In generale, è un pasto veloce che mantiene l'efficienza fisica e mentale.

## *Carpaccio di spigola e sedano*

In questa preparazione l'effetto di stimolo sul sistema nervoso è superiore, grazie al sedano che eccita notevolmente la tiroide. Presidio ottimo per diete dimagranti e, nelle stipsi ostinate, è ideale se associato a 2 kiwi.

## *Carpaccio di bottarga e zucca trifolata*

Preparazione ideale nell'oligoastenospermia, in quanto la complessità nutrizionale della bottarga viene associata alla zucca ricca di vitamina A, vitamina E e, soprattutto, di zinco, indispensabile per lo sviluppo e la motilità degli spermatozoi.

## *Ostriche al limone*

Vanno consumate crude con aggiunta di poche gocce di limone. È una soluzione nutrizionale ottima nel diabetico, nell'oligoastenospermia e nel morbo di Alzheimer. In quest'ultimo caso, vengono associate alle patate fritte, che riducono l'eccitabilità indotta da questi crostacei e, contemporaneamente, facilitano l'eliminazione di cataboliti tossici stimolando la funzione epatica.
Nell'oligoastenospermia si possono associare vantaggiosamente: agli spinaci (per l'elevato contenuto in zinco), ai pomodori (per la coesistenza di zuccheri e sali minerali), ai fichi (che forniscono un'informazione all'accrescimento), nonché ai semi di zucca secchi, ricchi in zinco.

## *Frittura di paranza*

Per la preparazione di questo piatto si utilizzano pesci di scarsa qualità commerciale, ma di grande valore energetico (per esempio, piccole triglie o piccoli merluzzi) e nutrizionale. È utilizzabile nei deficit di calcio e fosforo, nella fragilità delle unghie e dei capelli. Rappresenta una frittura meno ricca di quella di latterini.

## *Uova di pesce*

Rappresentano un'informazione energetica straordinaria, legata soprattutto al messaggio riproduttivo, più che al contenuto ponderale. Ottime quando si voglia fornire un notevole apporto nutrizionale con scarsa quantità alimentare. La bottarga è essiccata e come tale risulta meno ricca e meno vitalizzante rispetto al caviale o alle uova di lompo; tuttavia, essendo più concentrata, ha più nutrienti per unità di volume.
Le uova di pesce sono indicate per i ragazzi con difficoltà di apprendimento per la ricchezza in sodio e fosforo. Vanno sempre associate a veicoli lipidici, per esempio pasta al burro condita con bottarga; crostini di pane tostato, spalmato di burro, al salmone o caviale; pane, burro, uovo sodo, uova di lompo e cipolla cruda (in tale preparazione, l'uovo riduce l'aggressività indotta dalle uova di lompo, ma non rappresenta una proteina antitetica in grado di alterare il messaggio nutrizionale, mentre la cipolla agevola l'escrezione renale). Associazioni ottimali sono le verdure ricche di acqua di vegetazione (cetrioli, finocchi e pomodoro).
Le uova di pesce possono aumentare considerevolmente l'uricemia, quindi sono da evitare nella gotta e nelle iperazotemie.

## *Pasta con le vongole*

Porre in una padella, con aglio schiacciato e olio extravergine di oliva, le vongole, dopo averle tenute a bagno in acqua leggermente salata per farle spurgare della sabbia almeno per 30 minuti; non aggiungere mai sale nella cottura. Quando le vongole saranno aperte (escludere quelle che restano chiuse, segno evidente che non sono fresche), mantecarle con la pasta appena scolata e alla fine aggiungere peperoncino e prezzemolo che non debbono cuocere per non perdere il loro valore nutrizionale. Per una diversa indicazione terapeutica si possono aggiungere pochi pomodori maturi prima del prezzemolo e del peperoncino.

Gli idrati di carbonio della pasta ne fanno un alimento più nutriente, in grado di modulare lo stimolo tiroideo prodotto dalle vongole e, quindi, la conseguente eccitabilità del sistema nervoso. Le vongole contengono molto calcio, per cui questa soluzione nutrizionale è adeguata nell'osteoporosi, nelle fratture e nel diabete, mentre non deve essere impiegata nei pazienti con gastrite o ulcera, nel qual caso le vongole risultano scarsamente digeribili.

### *Pasta con vongole e cozze*

Ha le stesse indicazioni della pasta alle vongole, ma è una soluzione più ricca dal punto di vista proteico, quindi da evitare in un soggetto diabetico con compromissione renale.

### *Pasta ai frutti di mare*

Ancora più ricca della precedente, in virtù dell'ulteriore aggiunta di fasolari e datteri di mare, non crea alcun problema metabolico in presenza di una normale funzionalità renale. Questo piatto è rivolto soprattutto ad adolescenti, giovani e adulti (in particolare maschi), nei quali svolge una potente azione di stimolo surrenalico e tiroideo, nonché sull'efficienza sessuale.

### *Sauté di vongole e cozze*

Porre in una padella con aglio schiacciato e olio extravergine d'oliva, dopo averle ben lavate, le cozze e le vongole. Dopo aver lasciato schiudere i frutti di mare e rimosso quelli rimasti chiusi, aggiungere prezzemolo e peperoncino, che non debbono cuocere per conservare il loro valore nutrizionale. Per una diversa destinazione terapeutica si può aggiungere alla preparazione di base il pomodoro fresco (facoltativo) e, per ultimo, prezzemolo e peperoncino. Le funzioni principali del pomodoro sono rappresentate dallo stimolo epatico, che consente una più facile digeribilità di questo piatto, e dal significativo apporto di sali minerali.

Questa preparazione è insostituibile quando si voglia fornire una quota importante di vitamine, oligoelementi (rame, oro, argento) e sali minerali. Tutti gli individui si giovano di questa soluzione nutrizionale, che può essere proposta senza timori anche a un soggetto cardiopatico; in questo caso, tuttavia, i frutti di mare verranno associati al riso, e non alla pasta, per ridurre il quantitativo di glutine e, quindi, l'impegno renale.

### *Salmone, pesce spada e storione affumicati*

Il salmone è più ricco di grassi rispetto al pesce spada e allo storione, quindi, se c'è necessità di aumentare gli acidi grassi omega 3, è bene preferirlo nella scelta; al contrario, se occorre un maggiore apporto di proteine e iodio saranno più indicati lo storione e il pesce spada.
L'aringa ha un notevole effetto in termini di stimolo metabolico; tuttavia, risulta pericolosa nei soggetti cardiopatici e nefropatici, perché troppo ricca in sali. È ottima per coloro che svolgono lavori muscolari faticosi, in quanto reintegra velocemente i sali persi durante lo sforzo.
I pesci affumicati vengono spesso consumati associati ad altri grassi (crostini con burro e salmone, burro e pesce spada). Sono molto vantaggiosi nell'ipocolesterolemia, per potenziare le difese immunitarie e nel giovane diabetico.

### *Baccalà*

Dopo aver fatto rinvenire il baccalà, cambiando frequentemente l'acqua, si cuoce in vari modi: bollito e condito con olio, prezzemolo e aglio; in padella con cipolla e pomodoro; fritto in pastella; in umido con i ceci. Quest'ultima associazione, frequente nel periodo quaresimale, permette di sfruttare totalmente la quota di calcio; infatti, quella contenuta nel pesce viene persa con l'essiccamento, per cui i ceci hanno la funzione di reintegrarla. Frutti ideali da associare sono il melone o la mela.

Il melone fluidifica il sangue, quindi bilancia l'ipercoagulabilità ematica indotta dai ceci, ed è preferibile all'ananas, che tenderebbe ad aggravare la digestione. La scelta della mela è legata alla sua capacità di trattenere tutto il calcio, al fatto che essa è un ottimo digestivo, nonché al suo effetto sedativo sul sistema nervoso (che potrebbe essere attivato dal baccalà e dai ceci).

Le altre modalità di preparazione del baccalà trovano i seguenti impieghi in Bioterapia Nutrizionale®: è preferibile quello bollito, condito con prezzemolo, aglio e olio extravergine d'oliva, quando del baccalà si intenda utilizzare la quota proteica ricca di iodio, frenandone l'azione sul sistema nervoso; il baccalà in padella con cipolla e pomodoro è indicato quando all'azione del pesce si vogliono associare uno stimolo epatico, realizzato dal pomodoro, e un'azione diuretica e antilitiasica nei confronti del rene (a cui il baccalà avvierebbe tutti i sali di cui è ricco), a opera della cipolla; infine, la soluzione nutrizionale costituita dal baccalà fritto in pastella è indicata allo scopo di conservare al massimo tutti i nutrienti del pesce, utilizzando comunque un apporto in carboidrati, forniti dalla pastella, e uno stimolo alla funzionalità epatica, rappresentato dal metodo di cottura.

# LEGUMI

# Caratteristiche generali dei legumi

I legumi costituiscono i semi commestibili di piante appartenenti all'ordine delle *Rosales*, famiglia delle Papilionacee (o Leguminose). Quelli maggiormente impiegati nell'alimentazione umana sono: fagioli, fave, ceci, lenticchie e piselli; meno usati sono la soia, i lupini e le cicerchie.
Svariati ritrovamenti archeologici hanno dimostrato che i legumi venivano consumati ancor prima della rivoluzione agricola avvenuta nel Neolitico (circa 10 000 a.C.); si tratta, quindi, di una categoria di alimenti che ha accompagnato tutta la storia dell'umanità e che continua a essere largamente impiegata in virtù del suo elevato potere nutrizionale.
Pur essendo considerati un alimento popolare non adatto a tavole raffinate (non a caso sono stati sempre definiti 'la carne dei poveri'), i legumi vengono tuttora consumati giornalmente in tutto il mondo; essi, infatti, sono in grado di esplicare una significativa funzione energetica e plastica grazie all'eccezionale contenuto in carboidrati e proteine vegetali. Basti pensare, per esempio, che la resa economica in proteine è superiore a quella della carne: per 1 kg di carne, l'animale da macello deve mangiare dai 20 ai 25 kg di cereali.
Peraltro, esiste una marcata differenza nel consumo *pro capite* dei legumi fra le diverse popolazioni del pianeta. Secondo alcuni dati, in Italia si è passati da un consumo giornaliero di 50 g *pro capite* a 5-6 g, una quantità nettamente inferiore a quella registrata in alcune regioni dell'India e dell'Africa (150-300 g). Nel corso dell'ultimo secolo, è stata anche rilevata una netta riduzione dell'assunzione di legumi secchi rispetto a quelli freschi.
Infine, è importante sottolineare che le proteine dei legumi sono nutrizionalmente inferiori rispetto a quelle di origine animale, in quanto povere dell'aminoacido essenziale metionina. La mancanza di quest'ultimo, infatti, riduce l'incorporazione degli aminoacidi di origine alimentare nelle proteine del nostro

organismo. Per tale motivo, il valore biologico delle proteine dei legumi è inferiore a quello della carne.
Anche la concentrazione proteica dei legumi, a parità di peso, è più bassa rispetto a quella della carne. Infatti, durante la cottura, i legumi aumentano di peso, in quanto si imbibiscono di acqua; al contrario, la carne subisce una disidratazione, con aumento percentuale della quota proteica.

## Modalità di cottura dei legumi secchi

Oggi è possibile reperire in commercio tutti i tipi di legumi già precotti; tuttavia, in Bioterapia Nutrizionale® non vengono prescritti per i seguenti motivi: nelle confezioni vengono aggiunti conservanti e stabilizzanti quali zucchero, sale, acido citrico, aromi e altre sostanze che ne migliorano le caratteristiche organolettiche, ma possono essere causa di aggravamento del quadro clinico in pazienti diabetici, ipertesi ed epatopatici; l'alimento precotto subisce nel tempo una degradazione del potere nutrizionale superiore a quella dei legumi conservati secchi; infine, a parità di peso, il costo dei legumi già cotti è quasi triplo rispetto a quello dei legumi secchi.
Questi ultimi sono particolarmente resistenti alla cottura, quindi è bene tenerli a bagno un'intera notte in una quantità di acqua di 3-4 volte superiore al loro volume. Se l'ambiente è molto caldo, si consiglia di mettere la ciotola in una zona più fresca oppure direttamente in frigorifero, in modo da impedire l'inizio dei processi di fermentazione.

## Legumi e funzioni organiche

La stipsi cronica e altri disturbi tipici della civiltà del benessere trovano nei legumi la soluzione nutrizionale d'elezione. Tra tutti gli alimenti, i legumi secchi contengono la maggior quantità di fibra alimentare, seguiti dalla frutta secca; i fagioli e le fave sono tra i più ricchi in fibre, seguiti dalle lenticchie, dai ceci e dai piselli. Ricerche condotte all'Università di Berkeley, in California, hanno documentato che una dieta a base di legumi, oltre a favorire la regolarizzazione dell'alvo, esplica effetti ipocolesterolemizzanti e ipotensivi; pertanto, sulla scorta di questi risultati, tale dieta viene raccomandata per contrastare le malattie del secolo, quali le patologie cardiovascolari e quelle neoplastiche (specialmente i tumori del colon e del retto).
Numerosi studi clinici hanno evidenziato l'utilità dell'impiego dei legumi nei soggetti con alterato equilibrio glicemico, tanto che in Bioterapia Nutrizionale® essi vengono sfruttati nel trattamento alimentare del diabete. Il loro contenuto in fibre e proteine riduce la velocità di assimilazione degli amidi e di altri zuccheri, evitando gli elevati livelli ematici di glucosio per tempi troppo prolungati. I fagioli, in particolare, nei soggetti diabetici insulinodipendenti, riducono l'aumento del tasso glicemico, permettendo la riduzione della quantità di insulina da iniettare; si ipotizza che questa azione sia dovuta al loro contenuto in pectine e gomme, le quali aumenterebbero il numero dei recettori dell'insulina presenti sulle membrane cellulari. L'effetto ipoglicemizzante si realizza con l'impiego sia di legumi secchi, sia di quelli freschi. Per il loro contenuto in lecitina, un fosfolipide che riduce i livelli ematici del colesterolo e dei trigliceridi, i legumi sono indicati nel trattamento di soggetti affetti da ipercolesterolemia ed elevata viscosità del sangue. In percentuali differenti, tutti i legumi contengono acido fitico; questa sostanza, che ostacola l'assorbimento intestinale del calcio, diventa parzialmente inattiva quando si fanno rinvenire i legumi secchi in acqua, favorendone la germinazione.

Un limite nell'utilizzo dei legumi consiste nella loro tendenza a provocare meteorismo. I gas intestinali sono prodotti dalla fermentazione

di alcuni oligosaccaridi, noti come alfa-galattosidi (stachiosio, raffinosio, verbascosio, eccetera), presenti in tutti i legumi; queste sostanze resistono all'attacco di enzimi quali la ptialina e l'amilasi, causando una fermentazione nell'intestino crasso, a opera della locale flora batterica. Si sviluppano sostanze gassose, quali idrogeno solforato, azoto, metano, anidride carbonica e anidride solforosa, con meteorismo e sintomatologia dolorosa.
Tuttavia, la produzione di questi gas può avere un risvolto positivo; infatti, in questo processo vengono generate sostanze che riducono nel fegato la produzione di colesterolo LDL e, nell'intestino, la formazione di nitrosamine e metilcolantrene, molecole dotate di spiccata azione carcinogenetica.

Per ridurre questo inconveniente secondario all'assunzione dei legumi, è sufficiente mettere in atto i seguenti accorgimenti: far precedere la cottura dei legumi da un lungo bagno in acqua, consumandoli quando sono perfettamente cotti; usare condimenti adeguati, accompagnando i legumi con erbe aromatiche e digestive, che favoriscono l'assorbimento dei gas intestinali; masticare lentamente, allo scopo di favorire una sufficiente insalivazione del bolo; infine, associare i legumi in modo razionale ad altri alimenti nella composizione del pasto. Per esempio, la contemporanea assunzione di proteine della carne, dell'uovo o del formaggio, rende i legumi particolarmente indigesti. Sarà sufficiente limitarsi a pasti strutturati in modo più semplice, composti da un primo piatto (cereali e legumi) con l'aggiunta di una verdura e di un frutto.
L'associazione dei cereali e dei legumi è completa dal punto di vista nutrizionale in quanto, a eccezione di alcune vitamine, sono presenti tutti i nutrienti fondamentali. Le due categorie di alimenti si integrano anche per quanto riguarda il contenuto in aminoacidi essenziali: ai cereali manca l'aminoacido lisina che, invece, è presente nei legumi; viceversa, la carenza di questi ultimi in metionina e cistina viene compensata dai cereali.

Come tanti altri alimenti, i legumi contengono alcune sostanze tossiche, di cui bisogna tenere conto nel loro impiego alimentare in soggetti affetti da manifestazioni patologiche; queste sostanze, degradate dal calore forte e prolungato della cottura, sono gli antienzimi IT (inibitori della tripsina) e IC (inibitori della chimotripsina), i quali neutralizzano i più importanti enzimi digestivi necessari per la metabolizzazione delle proteine. È stato osservato che questi inibitori delle proteasi esplicano anche effetti positivi; infatti, le cellule cancerogene utilizzano le proteasi per diffondersi, pertanto gli antienzimi esercitano una inibizione della tendenza metastatizzante delle cellule maligne. Alla Johns Hopkins University alcuni ricercatori hanno osservato che gli inibitori delle proteasi presenti nei legumi bloccano lo sviluppo e la diffusione di vari ceppi virali, con effetti più intensi rispetto ai farmaci antivirali di sintesi.

# Il fagiolo

Coltivati sin dai tempi più antichi, i fagioli (*Phaseolus vulgaris*) sono originari del Centro e Sud America; vasi contenenti fagioli sono stati ritrovati in tombe del periodo preincaico in Perù. Essi arrivarono in Europa con le navi di Cristoforo Colombo e con gli esploratori e coloni europei del XV, XVI e XVII secolo. Gli antenati degli attuali fagioli erano coltivati più di 7000 anni fa dai predecessori degli Inca, Aztechi e Maya, mentre le civiltà del Mediterraneo e dell'India conoscevano i fagiolini verdi e i relativi semi maturi sgranati. Attualmente, il fagiolo americano è diffuso in tutto il mondo nelle sue numerose varietà: rossi, bianchi o francesi, cannellini, neri, maculati, eccetera.

Consumati sotto forma di semi freschi o essiccati (ma anche come frutti interi: i fagiolini), i fagioli sono poveri in aminoacidi solforati, il che riduce drasticamente la qualità biologica delle loro proteine. Importante è il contenuto di vitamine C e $B_1$, ferro, potassio e calcio, che vengono parzialmente diluiti nell'acqua di bollitura durante la cottura. L'elevato contenuto in lisina (1701 mg% nei fagioli secchi) li rende un ottimo integratore dei cereali, poveri invece di questo aminoacido. È interessante notare come nella tradizione contadina il maggior consumo di fagioli, così come quello degli altri legumi, è sempre avvenuto in associazione con la pasta o il riso. Consultando le tabelle sul contenuto nutrizionale degli alimenti, si nota che il contenuto in lisina del frumento intero ammonta appena a 360 mg% e quello del riso brillato a 257 mg%: l'esperienza torna a essere il veicolo maggiore della conoscenza, al di là di ogni tabella scientifica!

Le proteine dei fagioli sono soprattutto albumine e globuline. La composizione degli aminoacidi del fagiolo è abbastanza simile a quella della soia. Per il basso contenuto di a-

| Fagioli freschi, crudi | |
|---|---|
| *Composizione per 100 g di parte edibile* | |
| Parte edibile | 52% |
| Acqua | 59.8 g |
| Carboidrati | **22.7** g |
| Amidi | **19.5** g |
| Proteine | **10.2** g |
| Lipidi | 0.8 g |
| Ferro | **3.0** mg |
| Calcio | **44** mg |
| Sodio | 2 mg |
| Potassio | **650** mg |
| Fosforo | **180** mg |
| Tiamina | 0.24 mg |
| Riboflavina | 0.10 mg |
| Niacina | **2.70** mg |
| Vit. A ret. eq. | 18 mcg |
| Vitamina C | **10** mg |

*Fonte:* Tabelle di Composizione degli Alimenti, Istituto Nazionale della Nutrizione, 1998.

minoacidi solforati (metionina e cistina), il valore biologico del fagiolo, espresso come percentuale di proteina che può essere utilizzata dall'organismo, è piuttosto basso: circa il 50%, pur essendo più alto rispetto ad altri legumi.

| Fagioli secchi, crudi | |
|---|---|
| *Composizione per 100 g di parte edibile* | |
| Parte edibile | 100% |
| Acqua | 10.3 g |
| Carboidrati | **47.7** g |
| Amidi | **40.2** g |
| Proteine | **20.2** g |
| Lipidi | **2** g |
| Ferro | **9.0** mg |
| Calcio | **102** mg |
| Sodio | 3 mg |
| Potassio | **1478** mg |
| Fosforo | **464** mg |
| Tiamina | **0.50** mg |
| Riboflavina | 0.12 mg |
| Niacina | **2.10** mg |
| Selenio | **16.0** mcg |
| Zinco | **2.90** mg |
| Magnesio | **163** mg |
| Rame | **0.70** mg |
| Acido fitico | **1.10** g |

*Fonte:* Tabelle di Composizione degli Alimenti, Istituto Nazionale della Nutrizione, 1998.

I glucidi sono rappresentati soprattutto da amido, destrine, pentosani e cellulosa.
Sia freschi sia essiccati, i fagioli vanno mangiati con la buccia, non passati al setaccio (come invece è doveroso fare per i bambini già svezzati), in quanto è questa parte del legume, ricca in cellulosa e pectine, che contiene alcuni enzimi necessari alla sua digestione.

# Funzioni nutrizionali

Il fagiolo è dotato di attività antireumatica, antigottosa e blandamente antidiuretica; inoltre, è un protettore epatico e pancreatico. Alcuni ricercatori hanno scoperto che i baccelli freschi dei fagioli sgranati hanno un eccellente effetto diuretico, per cui è bene aggiungerli nelle minestre e minestroni, scartandoli solo a cottura ultimata. In Bioterapia Nutrizionale® i fagioli si consigliano da soli o associati a riso o pasta. Pur contenendo alte dosi di carboidrati, da soli possono essere impiegati nel trattamento bionutrizionale del diabete; la loro azione moderatamente iperglicemizzante viene annullata se vengono conditi con olio extravergine d'oliva e associati a pomodoro da insalata e cipolla cruda, ambedue ipoglicemizzanti.
Grazie al suo contenuto di fibre, il fagiolo è utile nei casi di stipsi o di altre turbe funzionali dell'intestino. Associato alla pasta, è indicato in tutti i casi di ipostenia e debilitazione, quando si vuole fornire al paziente un'adeguata ed equilibrata dose proteica; mangiati assieme al riso, i fagioli producono un effetto energizzante più immediato, per la maggiore biodisponibilità dell'amido del riso, e un minore impegno renale, grazie alla ridotta percentuale di proteine vegetali rispetto alla pasta. Essendo dotati di proprietà diuretiche, i fagioli sono utilizzabili sia nei cardiopatici sia nei pazienti affetti da disturbi renali; nel primo caso, la ricchezza in idrati di carbonio rappresenterà un valido sostegno per la muscolatura cardiaca; nel secondo caso, l'iperglicemia transitoria rappresenterà un ulteriore stimo-

| Fagioli secchi, crudi | |
|---|---|
| *Composizione in aminoacidi (mg per 100 g di parte edibile)* | |
| Proteine | 23.6% |
| Arginina | **1342** |
| Lisina | **1701** |
| Istidina | 670 |
| Serina | **1311** |
| Ac. aspartico | **2828** |
| Treonina | 938 |
| Glicina | 896 |
| Ac. glutammico | **3493** |
| Prolina | 843 |
| Valina | 1085 |
| Alanina | 990 |
| Cistina | 201 |
| Leucina | **1799** |
| Metionina | 250 |
| Isoleucina | 990 |
| Tirosina | 597 |
| Fenilalanina | **1232** |
| Triptofano | **226** |

*Fonte:* Tabelle di Composizione degli Alimenti, Istituto Nazionale della Nutrizione, 1998.

lo per la diuresi (Ramm, Kaufmann, Ripperger). D'altra parte, le patologie cardiache tendono a peggiorare in caso di deficit della funzionalità renale, e questo legume sembrerebbe quasi l'alimento ideale per il suo particolare rapporto tra potassio e sodio.

I fagioli possono essere utilizzati in vari modi; in associazione con pasta o riso forniscono un apporto completo in nutrienti, come è stato detto nei capitoli dedicati alle preparazioni bionutrizionali a base di cereali.

Un piatto classico, molto usato nell'alimentazione contadina, è quello dei fagioli con le cotiche, il cotechino o le salsicce; al di là delle ipotetiche difficoltà digestive, facilmente superabili dall'aggiunta di peperoncino, queste associazioni rappresentano un sodalizio alimentare collaudato da secoli di utilizzo; sufficiente per quanto riguarda i carboidrati, alle carenze delle proteine vegetali dei fagioli suppliscono quelle di origine animale; le saponine contenute nel legume, non disattivate dalla cottura, inducono una aumentata secrezione di acidi biliari, necessari per l'assimilazione della quota lipidica animale.

# La lenticchia

Il nome botanico (*Lens esculenta*) deriva dalla forma a lente del seme. Sicuramente una delle piante più anticamente coltivate dall'uomo, la lenticchia è stata ritrovata in reperti archeologici vecchi di 6-7000 anni. L'impiego nutrizionale delle lenticchie è praticato da tempi antichissimi; tenute in gran conto dagli Egizi, sono state rinvenute in tombe risalenti a 2500 anni a.C. Questi legumi, inoltre, vengono citati nella *Bibbia*: Esaù vendette la primogenitura a Giacobbe per un piatto di lenticchie. Nell'antica Roma venivano mangiate nei banchetti dei riti funebri e, durante il Medio Evo, costituivano una preziosa riserva alimentare dei periodi di carestia.

Le lenticchie sono i legumi più delicati di sapore, tanto da essere generalmente accettate dai bambini fin dalla più tenera età. Tuttavia, nei neonati che hanno sofferto di un ittero neonatale prolungato, o che hanno contratto un'epatite virale, si verifica un rifiuto all'assunzione delle lenticchie per una istintiva difesa rispetto al loro contenuto in ferro, che aggraverebbe le condizioni del loro fegato provato dalla pregressa patologia.

## Composizione e funzioni nutrizionali

Caratterizzate da un elevato contenuto di potassio, fosforo, calcio, magnesio (che le fa annoverare tra gli alimenti con effetto sedativo sul sistema nervoso) e zolfo (80 mg%), che ne consente l'uso terapeutico per le patologie della pelle, le lenticchie sono povere in sodio e ricche in ferro; significativa la loro quantità di rame, che rafforza le difese immunitarie, svolge una funzione antidiabetica, in quanto aumenta l'attività dell'insulina e attiva il processo di glicolisi, ed è indispensabile per la formazione dei globuli rossi, nei quali è presen-

**Lenticchie secche, crude**

*Composizione per 100 g di parte edibile*

| | |
|---|---|
| Parte edibile | 100% |
| Acqua | 11.2 g |
| Carboidrati | **51.1** g |
| Amidi | **44.8** g |
| Proteine | **22.7** g |
| Lipidi | 1.0 g |
| Ferro | **8.0** mg |
| Calcio | **57** mg |
| Sodio | 8 mg |
| Potassio | **980** mg |
| Fosforo | **376** mg |
| Tiamina | **0.47** mg |
| Riboflavina | 0.20 mg |
| Niacina | **2.0** mg |
| Vit. A ret. eq. | 10 mcg |
| Vitamina C | tracce |
| Selenio | **10.5** mcg |
| Zinco | **2.90** mg |
| Magnesio | **83** mg |
| Rame | **1.0** mg |
| Acido fitico | **0.42** g |

*Fonte:* Tabelle di Composizione degli Alimenti, Istituto Nazionale della Nutrizione, 1998.

**Lenticchie secche, crude**

*Composizione in aminoacidi (mg per 100 g di parte edibile)*

| | |
|---|---|
| Proteine | 22.7% |
| Arginina | **1742** |
| Lisina | **1608** |
| Istidina | 559 |
| Serina | **1257** |
| Ac. aspartico | **2668** |
| Treonina | 892 |
| Glicina | 942 |
| Ac. glutammico | **3875** |
| Prolina | 938 |
| Valina | **1178** |
| Alanina | 987 |
| Cistina | 215 |
| Leucina | **1352** |
| Metionina | 193 |
| Isoleucina | 1040 |
| Tirosina | 700 |
| Fenilalanina | **1198** |
| Triptofano | **202** |

*Fonte:* Tabelle di Composizione degli Alimenti, Istituto Nazionale della Nutrizione, 1998.

te sotto forma di cupreina; infine, è dotato di azione antisclerotica per l'aumento della portata di ossigeno nel sangue.

La ricchezza in tiamina le rende utilissime per migliorare i processi di memorizzazione, mentre il consistente contenuto di vitamina PP ne fa un potente equilibratore del sistema nervoso, con azione antidepressiva e antipsicotica. Tra i legumi, le lenticchie contengono la maggiore quantità di amido (44,8 g%); il loro contenuto proteico (22,7 g%, potendo raggiungere anche i 30 g%) è leggermente superiore a quello dei fagioli secchi (20,2 g%), mentre si equivalgono per il contenuto in ferro, vitamina $B_1$ e $B_2$. La biodisponibilità del ferro delle lenticchie è superiore a quella di tutti gli altri legumi; infatti, è esperienza di tutti i pazienti anemici il miglioramento del tono energetico dell'organismo dopo aver mangiato un piatto di pasta e lenticchie. Questo effetto, indipendente dal semplice calcolo quantitativo del ferro, si verifica in quanto l'amido delle lenticchie «è quello che subisce più completamente e rapidamente l'azione delle lipasi pancreatiche e salivari» (Leclerc); la maggiore velocità di utilizzo degli zuccheri fornisce al fegato il supporto energetico necessario per gestire il metabolismo del ferro.

Le lenticchie sono indicate nei soggetti che necessitano di un significativo apporto di ferro, insieme con una dose di carboidrati e proteine facilmente assimilabili; pertanto, in Bioterapia Nutrizionale® sono utilizzate in tutti i pazienti defedati o in convalescenza, nei bambini e adolescenti in piena crescita, nei soggetti che svolgono intensi lavori manuali, negli sportivi, nelle donne gravide o in allattamento e negli anemici.
Il notevole contenuto delle lenticchie in purine (162 mg%, contro i 54 mg% dei piselli e le tracce presenti negli altri legumi) ne limita l'impiego solamente nei soggetti ipeuricemici o gottosi.

## Le lenticchie in Bioterapia Nutrizionale®

A differenza degli altri legumi, le lenticchie non richiedono un periodo di ammollo prima della cottura e, come i piselli, non necessitano di tempi di cottura prolungati.
In Bioterapia Nutrizionale® le lenticchie possono essere utilizzate semplicemente bollite in acqua, sale e cipolla (per agevolare la funzione renale) e condite con olio extravergine d'oliva, che ne migliora le proprietà nutrizionali. Dopo averle lessate e scolate, le lenticchie si possono ridurre a crema con l'impiego di un passatutto e si mangiano spalmate su crostini di pane tostato strofinato con aglio, sul quale si verserà dell'olio extravergine d'oliva; questa preparazione sarà meno adatta per i diabetici, ma più idonea per le donne in allattamento, i pazienti leucemici e gli immunodepressi.

### *Pasta e lenticchie*

Si lessano le lenticchie con sedano carota e cipolla. In una casseruola soffriggere aglio e olio extravergine d'oliva, quando l'aglio è sbiondito aggiungere le lenticchie con la loro acqua di cottura e quando riprende il bollore aggiungere la pasta e portarla a cottura. Questo procedimento ha la sua spiegazione. In primo luogo, si usa il soffritto per indurre un leggero stimolo epatico e si sfruttano le ormai note proprietà antibatteriche dell'aglio e del peperoncino che, unite al contenuto in ferro delle lenticchie, aiutano l'organismo a difendersi dagli agenti infettivi. In secondo luogo, la pasta viene introdotta da cruda per evitare la perdita degli amidi durante la bollitura in un altro recipiente e fornire così un notevole apporto di carboidrati. La soluzione nutrizionale dei legumi associati alla pasta si rende necessaria nelle situazioni cliniche in cui le proteine animali costituiscono un impegno digestivo e metabolico per l'organismo. Questa scelta non è adatta nei soggetti defedati con ipoprotidemia, in quanto l'utilizzo organico delle proteine vegetali richiede, da parte dell'epatocita, un lavoro più lungo e laborioso con un dispendio energetico, in termini di ATP, certamente maggiore.
Pasta e lenticchie risultano utili negli stati influenzali, ma anche nelle condizioni di stipsi, in quanto la cellulosa, presente soprattutto nella cuticola esterna, rappresenta un potente stimolo per la peristalsi e contribuisce ad aumentare il volume del materiale intestinale.
Le lenticchie possiedono anche una certa quantità di grassi, che le rende utilizzabili nell'alimentazione del diabetico; al contrario, per la quota di ferro biodisponibile, saranno controindicate nelle patologie epatiche con aumentati valori di sideremia ed elevati livelli ematici di ferritina.

### *Riso e lenticchie*

La modalità di preparazione e le indicazioni bionutrizionali sono simili a quelle di pasta e lenticchie; tuttavia, per la maggiore disponibilità dell'amido del riso, questo piatto è controindicato nei soggetti diabetici.
Per la stessa ragione, tale preparazione facilita l'attività metabolica del fegato e, per la minore quantità di proteine vegetali, può essere impiegata con maggiore disinvoltura nei pazienti che non godono di una efficiente funzionalità renale.

# Il pisello

I piselli (*Pisum sativum*) sono tra i legumi più antichi e la loro origine non è chiaramente conosciuta: molto probabilmente, questa specie proviene dalle regioni asiatiche (forse dal Caucaso o dalla Persia), da dove si diffuse in Europa a opera degli Ari. Oltre che dal greco Teofrasto, il pisello fu citato anche da Columella e Plinio, i quali ne descrissero le varietà *elatius* e *arvense*, conosciute e coltivate dai Romani, e ritrovate durante gli scavi di Pompei.
Questo legume conobbe un momento di grande fortuna intorno alla fine del XVII secolo, quando in Francia diventò di moda mangiare piselli e il loro prezzo salì a tal punto che potevano permetterseli soltanto i nobili.

Il pisello è considerato un simbolo di fortuna e prosperità, tanto che anticamente i suoi fiori venivano utilizzati per intrecciare ghirlande da offrire alle spose. Oggi, particolarmente in Europa e nel Nord America, sono consumati più i piselli freschi che quelli secchi (surgelati o in scatola).
Appartenente alla famiglia delle Leguminose, il pisello presenta una radice non molto profonda, mentre lo stelo è liscio e lungo fino a oltre 2 m. Il frutto è un baccello o legume, di colore verde o giallo, contenente fino a 12-13 semi. Le alte temperature causano una fioritura precoce, provocano un rapido indurimento dei semi e accelerano la trasformazione degli zuccheri in amido.
Sebbene le piantine sopportino abbastanza bene le basse temperature, una gelata può danneggiare gli apici in accrescimento, stimolando l'emissione di germogli laterali. Sulle piante adulte, invece, il freddo può danneggiare i fiori e i piccoli baccelli. Una volta colti, a una temperatura di 0 °C e con un'umidità relativa del 90-95%, i piselli si conservano per un periodo di circa 10 giorni.
Dal punto di vista scientifico, il pisello ha rappresentato un prezioso supporto per il biolo-

| Piselli freschi, crudi | |
|---|---|
| *Composizione per 100 g di parte edibile* | |
| Parte edibile | 31% |
| Acqua | 79.4 g |
| Carboidrati | **6.5** g |
| Amidi | **2.3** g |
| Proteine | **5.5** g |
| Lipidi | 0.6 g |
| Ferro | **1.7** mg |
| Calcio | **45** mg |
| Sodio | 1 mg |
| Potassio | **193** mg |
| Fosforo | **97** mg |
| Tiamina | **0.20** mg |
| Riboflavina | 0.08 mg |
| Niacina | **2.6** mg |
| Vit. A ret. eq. | **64** mcg |
| Vitamina C | **32** mg |

*Fonte:* Tabelle di Composizione degli Alimenti, Istituto Nazionale della Nutrizione, 1998.

go boemo Georg Johann Mendel, che utilizzò questo ortaggio per le sperimentazioni legate alla formulazione delle sue celebri leggi sull'ereditarietà.

# Funzioni nutrizionali

Grazie al significativo contenuto in proteine, zuccheri, vitamine e sali minerali, i piselli possiedono un elevato potere nutritivo; essi sono ricchi di ferro biodisponibile (utile nelle sideropenie), fosforo (indispensabile per il metabolismo delle cellule nervose e per la fissazione del calcio nelle ossa), calcio e potassio.

I piselli freschi sono tra i legumi più ricchi di vitamina A e contengono una limitata percentuale di amidi (2,3 g% nei piselli freschi, 19,5 g% nei fagioli freschi, 44,8 g% nelle lenticchie secche e 39,3 g% nei ceci secchi), quindi molto meno della metà rispetto a quelli dei fagioli; questa caratteristica li rende più digeribili per i soggetti affetti da meteorismo intestinale, di più facile impiego nel trattamento del diabete e maggiormente indicati nelle diete dimagranti. Tra tutti i legumi, sono quelli che hanno il minor contenuto di grassi (la metà circa rispetto ai ceci). A parte il ferro, il fosforo e le vitamine, contenute in quantità adeguate, tutti gli altri nutrienti (grassi, proteine e carboidrati) sono presenti in percentuale inferiore rispetto agli altri legumi.
Il loro gradevole sapore dolciastro deriva da un alto tasso di zuccheri semplici, oltre che dalla mancanza dei principi dal sapore amaro, normalmente presenti negli altri legumi; al contrario di questi ultimi, essi diventano amari quando vengono essiccati, in quanto passano da un tenore di zuccheri più alto (6,5 g%), a uno più basso (2,9 mg%) Anche i baccelli dei piselli verdi sono particolarmente ricchi di vitamine e di sali minerali; in alcune nazioni del Nord Europa sono usati nelle minestre che, a fine cottura, vengono passate.
Per sfruttare al meglio le proprietà nutrizionali dei piselli è consigliabile consumarli freschi in quanto, con il processo di essiccazione, perdono gran parte delle loro vitamine e diventano meno digeribili. Per preparare le zuppe e i minestroni, conviene utilizzare anche i baccelli. In cucina possono essere consumati al naturale oppure essere utilizzati per preparare zuppe, minestre, frittate e varie altre pietanze.

I piselli contengono molta dopamina, per cui sono indicati nel trattamento del morbo di Parkinson; a questo scopo, è necessario che vengano consumati freschi, in quanto il processo industriale di surgelazione richiede l'aggiunta di additivi e antimicotici. I piselli in barattolo, invece, sono controindicati nei soggetti diabetici, in quanto vengono addizionati con zuccheri per garantirne la sterilità. Per questi motivi, in Bioterapia Nutrizionale® si fanno usare esclusivamente i piselli freschi, facendoli congelare in casa, quando è necessario impiegarli fuori stagione.

Un'osservazione insolita ma ricorrente: alcuni soggetti epilettici manifestano un'appetenza spiccata per questi legumi. Nel numero limitato di casi, nei quali è stata fatta questa os-

**Piselli freschi, crudi**

*Composizione in aminoacidi (mg per 100 g di parte edibile)*

| | |
|---|---|
| Proteine | 5.5% |
| Arginina | **934** |
| Lisina | **348** |
| Istidina | 85 |
| Serina | 265 |
| Ac. aspartico | **494** |
| Treonina | 310 |
| Glicina | 208 |
| Ac. glutammico | **901** |
| Prolina | 224 |
| Valina | 226 |
| Alanina | **345** |
| Cistina | 57 |
| Leucina | **342** |
| Metionina | 38 |
| Isoleucina | 201 |
| Tirosina | 139 |
| Fenilalanina | **206** |
| Triptofano | **54** |

*Fonte:* Tabelle di Composizione degli Alimenti, Istituto Nazionale della Nutrizione, 1998.

servazione (ancora pochi per poter trarre delle indicazioni terapeutiche specifiche), si trattava di pazienti epilettici da lungo tempo, con documentate spine irritative a livello cerebrale. Probabilmente, essi non vengono aggravati dal contenuto in dopamina dei piselli, giovandosi dei loro zuccheri semplici e del particolare rapporto esistente tra il contenuto di sodio e potassio (1 mg% di sodio, contro 193 mg% di potassio), tale da favorire la decongestione cerebrale. Tuttavia, in assenza di precise conoscenze biochimiche, è preferibile non impiegare i piselli nel trattamento delle forme epilettiche, salvo i casi in cui il paziente stesso riferisce di utilizzarli da tempo, traendone giovamento.

I piselli sembrerebbero avere azione di stimolo evidente del midollo emopoietico, in virtù di una emoagglutinina attiva nell'anemia aplastica (J.G. Humble, in 'The Lancet'). Da un'osservazione di S.N. Sanyal (del Calcutta Bacteriological Institute) è emerso il potente potere anticoncezionale dei piselli per il contenuto di una sostanza ormonale, lo xiloidrochinone. Quest'ultimo, senza gli effetti collaterali degli anticoncezionali di sintesi, agirebbe riducendo nelle donne il numero di gravidanze del 50-60%, mentre negli uomini diminuisce del 50% il numero degli spermatozoi (N. Farnsworth, Illinois University). Secondo alcune ricerche condotte presso l'Università del Kentuchy, i piselli, essendo ricchi in pectine e gomme come tutti gli altri legumi, favorirebbero l'aumento dei recettori per l'insulina sulle membrane cellulari (J. Anderson). In base alla nostra esperienza, il picco glicemico nei diabetici è meno elevato quando i piselli vengono proposti in associazione con la pasta.

Come tutti i legumi, i piselli contengono alte quantità di antienzimi, inibitori della tripsina. Queste sostanze, se per un verso riducono l'assimilazione delle proteine (fatto questo molto relativo, vista la quantità delle stesse nella nostra dieta), dall'altro contrastano lo sviluppo di alcuni virus e l'azione di alcune sostanze cancerogene che si sviluppano nell'intestino. Si riducono in tal modo sia le infezioni sia i processi neoplastici a carico dell'apparato intestinale. Inoltre, si è osservato che nei consumatori abituali di piselli freschi si ha una riduzione dell'incidenza di appendiciti. Questo ha fatto pensare alla presenza nei piselli di sostanze battericide che bloccano lo sviluppo di batteri responsabili dell'infiammazione di quest'organo.

Come tutti i legumi, i piselli sono alimenti molto nutrienti, in quanto ogni unità è costituita da un seme veicolante un messaggio vitale completo; per questa ragione, indipendentemente dal calcolo quantitativo dei vari nutrienti, i legumi sono tutti altamente energetici. In Bioterapia Nutrizionale® vengono prescritti nelle convalescenze, nelle fasi di crescita, nei casi di affaticamento e debolezza organica. Impiegati freschi, esplicano un'azione lassativa per il loro buon contenuto in fibre (5,2 g%), fra le quali si distinguono la cellulosa, l'emicellulosa, le pectine e la lignina. Saranno, perciò, impiegati nel trattamento della stipsi; ovviamente, sono controindicati nelle enteriti e nelle dissenterie. Per l'alta concentrazione di fibre solubili (pectine, gomme, eccetera), i piselli hanno azione ipocolesterolemizzante e riducono i valori pressori.

## I piselli in Bioterapia Nutrizionale®

Gli impieghi bionutrizionali dei piselli sono prevalentemente in associazione con la pasta o il riso. Tuttavia, si possono comporre dei pasti con carne rossa (carpaccio o straccetti) e piselli o con pesce e piselli. In tali casi, questi legumi si faranno cuocere in una padella coperta con cipolla e olio, aggiungendo, se necessario, un bicchiere di acqua bollente.
La consuetudine di proporre i piselli con lo spezzatino viene esclusa dai trattamenti bionutrizionali, in quanto si riduce molto la digeribilità e si verifica un impegno renale notevole per la grande percentuale di scorie azotate dello spezzatino e per quelle degli stessi piselli. Infatti, il CUD (coefficiente di utilizzazione digestiva) dei piselli è inferiore solo a quello della soia e ciò può determinare una difficoltà a carico dell'emuntorio renale.

La possibile composizione di un pasto che prevede l'impiego dei piselli può essere la seguente: quadrucci con piselli, 180 g di pesce in padella, 150 g di funghi trifolati, 1 pomodoro con o senza aggiunta di cipolla cruda.
L'associazione dei piselli con la pasta permette, nel diabetico, di ridurre il picco glicemico per la presenza, nel legume, di sostanze che rallentano l'assorbimento degli zuccheri; il pesce apporterà la quota proteica priva quasi totalmente in glicidi, i funghi trifolati (anche loro poveri in zuccheri) non contribuiranno al rialzo glicemico; infine, il pomodoro, malgrado il suo contenuto in glicidi (2,8 g%), esplicherà un'azione ipoglicemizzante per la sua acidità, che sarà potenziata dall'aggiunta della cipolla cruda.

# Il cece

Il nome botanico del cece (*Cicer arietinum*) si fa derivare dal greco *kikus*, che significa 'forza, potenza' (probabilmente per le virtù afrodisiache e il potere nutritivo attribuiti a questi semi) e dal latino *aries*, 'ariete', per la forma del seme, che ricorda vagamente la testa di un ariete. I ceci sono consumati dall'uomo da almeno 5000 anni e il loro impiego è molto diffuso tra le popolazioni del bacino mediterraneo (in particolar modo nel vicino Oriente) e in India.

Del cece esiste anche una varietà nera, ora quasi scomparsa, che ha interessanti caratteristiche nutrizionali; questa varietà presenta un più alto valore proteico e una migliore digeribilità, come si dirà nel paragrafo delle preparazioni bionutrizionali.
I ceci si trovano in commercio secchi o precotti in barattolo; per le ragioni esposte a proposito dei piselli in scatola, in Bioterapia Nutrizionale® si impiegano esclusivamente i ceci secchi; essi si prestano per varie preparazioni alimentari e sono fra i più digeribili tra tutti i legumi, in quanto stimolano i succhi gastrici e il pancreas (Leclerc), pur essendo i più ricchi in amido allo stato secco.

## Funzioni nutrizionali

Tra tutti i legumi, dal punto di vista energetico i ceci sono quelli più equilibrati; infatti, contengono meno proteine rispetto agli altri e più grassi; quest'ultimo dato, oltre ad aumentarne il valore energetico, conferisce loro una consistenza morbida e li rende più gustosi, soprattutto quando vengono arrostiti. Il coefficiente di utilizzazione digestiva dei ceci (CUD) è superiore a quello delle lenticchie e dei fagioli e meno elevato rispetto a quello delle fave e dei piselli; questo determina un maggiore impegno renale conseguente al loro impiego alimentare, per una maggiore quantità di prodotti azotati.

| Ceci secchi, crudi | |
|---|---|
| *Composizione per 100 g di parte edibile* | |
| Parte edibile | 100% |
| Acqua | 10.3 g |
| Carboidrati | **46.9** g |
| Amidi | **39.3** g |
| Proteine | **20.9** g |
| Lipidi | **6.3** g |
| Ferro | **6.4** mg |
| Calcio | **142** mg |
| Sodio | 6 mg |
| Potassio | **881** mg |
| Fosforo | **415** mg |
| Tiamina | **0.30** mg |
| Riboflavina | 0.10 mg |
| Niacina | **2.50** mg |
| Vit. A ret. eq. | 10 mcg |
| Vitamina C | tracce |
| Selenio | 2 mcg |
| Zinco | **3.20** mg |
| Magnesio | **130** mg |
| Rame | **1.0** mg |
| Acido fitico | 0.60 g |

*Fonte:* Tabelle di Composizione degli Alimenti, Istituto Nazionale della Nutrizione, 1998.

| Ceci secchi, crudi | |
|---|---|
| *Composizione in aminoacidi (mg per 100 g di parte edibile)* | |
| Proteine | 20.9% |
| Arginina | **1919** |
| Lisina | **1425** |
| Istidina | 525 |
| Serina | 1058 |
| Ac. aspartico | **2389** |
| Treonina | 798 |
| Glicina | 807 |
| Ac. glutammico | **3413** |
| Prolina | 826 |
| Valina | 966 |
| Alanina | **857** |
| Cistina | 247 |
| Leucina | **1609** |
| Metionina | 226 |
| Isoleucina | 892 |
| Tirosina | 660 |
| Fenilalanina | **1269** |
| Triptofano | **224** |

*Fonte:* Tabelle di Composizione degli Alimenti, Istituto Nazionale della Nutrizione, 1998.

I ceci contengono notevoli quantità di potassio, ferro, magnesio, zinco, rame e calcio, una buona percentuale di fosforo e pochissimo sodio; fra le vitamine, sono presenti in quantità significativa la niacina, la tiamina e la riboflavina.

Per la presenza di saponine e di glucosidi ad azione chelante, questi legumi aumentano la secrezione degli acidi biliari e riducono l'assorbimento del colesterolo, che viene eliminato per via fecale, promuovendo un'azione ipocolesterolemizzante a tutto vantaggio dei soggetti a rischio cardiaco, degli ipertesi (Checke, Oakenfull) e degli obesi.

In virtù del particolare rapporto quantitativo tra potassio e sodio (potassio 881 mg%, sodio 6 mg%), i ceci non inibiscono la diuresi e, addirittura, facilitano l'eliminazione di acido urico e cloruri dal circolo renale (Cazin e Leclerc); quindi, esplicano un'azione drenante nei pazienti che hanno renella o in quelli affetti da litiasi urinaria. Inoltre, sembrano avere una blanda azione disinfettante delle vie urinarie e della vescica (Valnet).

Per la notevole quota di proteine vegetali e di fosforo, sono invece controindicati nella ridotta funzionalità del rene, quando i valori ematici della creatinina e dell'azotemia tendono a essere superiori alla norma; in questi casi, l'associazione con la pasta (*glutine*) fa peggiorare il quadro clinico.

Per il loro tenore in tiamina, niacina e riboflavina, i ceci sono particolarmente indicati per i disturbi e le patologie degenerative del sistema nervoso, per le malattie della pelle, per le disfunzioni della vista, per i deficit di memoria. Per queste proprietà, e per la ricchezza in calcio e ferro, sono molto utili nelle donne in gravidanza e in menopausa, in tutti gli organismi in accrescimento, nelle astenie dopo malattie debilitanti e, per l'elevata quantità di fibre, nel trattamento della stipsi.

# I ceci in Bioterapia Nutrizionale®

## *Passato di ceci*

Dopo cotti, i ceci si ripassano con aglio, olio e rosmarino, poi si frulla il tutto con farina di mais o fecola di patate per rendere la preparazione più vellutata. Questo passato si mangia un paio di volte la settimana in gravidanza e in allattamento o tutte le volte che si richiede un apporto di calcio.

## *Purea di ceci*

In questa modalità, simile alla precedente, i ceci, semplicemente bolliti in acqua e sale, vengono passati col passatutto; la composta ottenuta verrà addizionata di solo olio extravergine d'oliva. Questa purea, oltre a fornire la quota di carboidrati, eserciterà un'azione diuretica, arricchendo contemporaneamente di calcio il soggetto che ne fa uso.
Il pasto potrà essere completato con 70 g di prosciutto crudo, 1 finocchio e un quarto di ananas; il prosciutto, apportando la sua quota proteica, in virtù della salatura a cui è stato sottoposto, limiterà la perdita eccessiva di sali, visto che l'alimento di contorno, il finocchio, eserciterà un'ulteriore azione diuretica, insieme con quella dei ceci; infine, l'ananas favorirà la circolazione sanguigna per il suo contenuto in bromelina che fluidificherà il sangue della donna in menopausa (spesso portatrice di una *ispissatio sanguinis* o di una piastrinosi); questa associazione di alimenti copre diverse esigenze specifiche della sindrome climaterica: la tendenza alla ritenzione idrica e all'ipertensione, l'osteoporosi, una lieve depressione nervosa, qualche iniziale deficit della memoria e i disturbi circolatori.

## *Ceci e cicoria*

In questo caso, i ceci vengono lessati e conditi con olio extravergine d'oliva su 1 crostone di pane tostato; si associa un contorno di cicoria cotta a vapore, realizzando una preparazione bionutrizionale indicata per individui con renella, litiasi renale e ipertensione.
I ceci espleteranno la loro funzione di approvvigionamento di carboidrati, assieme a un'azione di drenaggio e pulizia delle vie urinarie; la cicoria, anch'essa alimento altamente indicato nelle patologie renali, agirà sinergicamente con i ceci, mentre l'olio extravergine d'oliva apporterà la vitamina E, assieme alla sua quota lipidica costituita dagli acidi grassi polinsaturi indispensabili per i processi metabolici dell'organismo e per la loro specifica azione antiossidante.
Il pane tostato, infine, apporterà un'addizionale quota di carboidrati a immediato rilascio che, attivando un processo di iperglicemia, stimolerà ulteriormente la diuresi.

## *Pasta e ceci*

La pasta e ceci è una preparazione non indicata nelle persone con una sofferenza renale, come già detto precedentemente. In ogni caso, ai ceci vanno sempre associati alimenti diuretici come, per esempio, un finocchio lesso e dei mandarini (per agevolare l'eliminazione di un eventuale eccesso di sali).
Per le ragioni appena esposte, però, pasta e ceci è utile nei casi in cui si voglia recuperare una perdita di elettroliti in soggetti defedati e in quelli disidratati da dissenterie o da copiose sudorazioni. Inoltre, è di aiuto nei giovani in crescita, nella convalescenza in seguito a fratture ossee, nei soggetti affetti da ipercolesterolemia che, avendo bisogno di calcio, non possono eccedere nell'uso del latte o dei formaggi.
Normalmente, pasta e ceci viene preparata con aglio e rosmarino, che contrastano l'eventuale aumento del tono muscolare dovuto al calcio. Infatti, l'aglio è un vasodilatatore che agisce a livello arteriolare con effetti soprattutto sulla pressione sistolica, mentre il rosmarino è un miorilassante aspecifico, che riduce la tendenza alla contrattura e all'ipertono.

## *Ceci neri*

Sono una varietà molto particolare, differente da quella comune. I ceci neri non creano meteorismo, hanno una digeribilità molto superiore, sono dotati di una maggiore azione diuretica; nonostante un più alto contenuto proteico, non provocano aumento dell'azotemia come i ceci chiari; in questi ultimi è presente più potassio, calcio e sodio, mentre i ceci neri contengono più ferro. La loro azione leggermente sedativa lascia pensare alla presenza di una certa quantità di triptofano. Essendo molto duri, uno dei modi per renderli più teneri è quello di farli cuocere nell'acqua degli spinaci; oppure, si possono lavare e mettere a bagno, facendoli poi lessare nella stessa acqua, allo scopo di sfruttare al massimo tutte le sostanze sciolte in diluizione. Infine, si completa la cottura con sedano, cipolla e carota.

# La fava

Le fave (*Vicia faba*) erano conosciute già nell'antico Egitto; oggi sono poco usate in Europa, mentre sono un alimento usuale nel Medio ed Estremo Oriente. Nell'area del Mediterraneo, le fave si usano sia intere sia decorticate (fave bianche in Puglia e Basilicata, secondo una ricetta che risale alla civiltà dei faraoni).

## Indicazioni nutrizionali

La fava ha valori nutrizionali analoghi agli altri legumi ma si distingue per lo scarso contenuto in vitamina A. Al contrario, ha la maggiore concentrazione di cellulosa (circa il doppio rispetto alle lenticchie e ai fagioli); dopo la soia, è il legume più energetico e il più ricco di proteine e di zuccheri semplici; inoltre, è l'unico legume completamente privo di grassi. La grande quantità di amidi e di proteine rende la fava un alimento particolarmente utile quando bisogna sostenere strutturalmente ed energeticamente un organismo.

Unica controindicazione è la presenza di eventuale favismo. Questa è una patologia che determina anemia emolitica fino a forme particolarmente gravi; è diffusa in alcune aree geografiche, tra cui le regioni meridionali e la Sardegna ed è causata da particolari sostanze tossiche contenute nelle fave (quali la vicina e la convicina). Il favismo si manifesta solo in individui predisposti, per la carenza di un particolare enzima dei globuli rossi (la glucosio-6-fosfato-deidrogenasi).

Nelle fave fresche sono presenti anche alte concentrazioni di L-dopa (0,25 g%). Questa molecola è un precursore della dopamina, stimolante del sistema nervoso. Un suo eccesso, in individui predisposti che mangiano occasionalmente una notevole quantità di fave fresche, può provocare irritabilità, insonnia, an-

| Fave fresche, crude | |
|---|---|
| *Composizione per 100 g di parte edibile* | |
| Parte edibile | 26.0% |
| Acqua | 83.9 g |
| Carboidrati | **4.5** g |
| Amidi | **2.1** g |
| Proteine | **5.2** g |
| Lipidi | 0.4 g |
| Ferro | **1.7** mg |
| Calcio | 22 mg |
| Sodio | 17 mg |
| Potassio | **200** mg |
| Fosforo | **93** mg |
| Tiamina | 0.11 mg |
| Riboflavina | 0.11 mg |
| Niacina | **1.27** mg |
| Vit. A ret. eq. | 11 mcg |
| Vitamina C | **33** mg |
| Acido fitico | **0.84** g |

*Fonte:* Tabelle di Composizione degli Alimenti, Istituto Nazionale della Nutrizione, 1998.

sia e allucinazioni. In Bioterapia Nutrizionale® si utilizzano le fave fresche nel trattamento del morbo di Parkinson; l'apporto in L-dopa reintegra la carenza di dopamina nella sostanza nigra cerebrale; si ritiene, infatti, che tale carenza sia la causa dei disturbi tipici di questa sindrome.

Fra le altre indicazioni, la fava viene impiegata nei casi di ipercolesterolemia, malattie cardiovascolari e calcoli renali.

Le fave si possono mangiare fresche, dopo averle sgusciate, oppure cotte.
Tra le varie modalità di utilizzo, si possono far cuocere, si riducono a purea densa e, dopo averle condite con abbondante olio extravergine d'oliva, vengono associate a cicoria di campo ripassata in padella con olio, aglio e peperoncino.

# La soia

La soia (*Glycine max*) è originaria dell'Estremo Oriente (Cina, Giappone, Indonesia), Paesi in cui ha rappresentato e rappresenta tuttora la base dell'alimentazione quotidiana di quelle popolazioni. Agli inizi del XIX secolo la sua coltivazione si è estesa anche agli Stati Uniti e al Brasile, che sono attualmente i maggiori produttori mondiali.
La soia, pur appartenendo botanicamente alla famiglia delle Leguminose, ha una composizione nettamente differente rispetto agli altri componenti di questa famiglia: contiene la maggiore quantità di proteine e di lipidi rispetto a tutti gli altri legumi. Per questa particolare ricchezza in sostanze grasse, viene definita generalmente oleaginosa.
La soia è molto consumata dalle popolazioni asiatiche ed è alla base di una serie innumerevole di specialità alimentari. È consumata molto meno dalle popolazioni europee, benché fattori di moda (macrobiotica) ne abbiano aumentato l'utilizzazione da alcuni anni.
In Occidente, la soia viene impiegata principalmente per l'estrazione dell'olio che, come quello di altri semi, è particolarmente ricco in acidi grassi polinsaturi. La maggior parte di quest'olio viene usato per la preparazione di margarine. Il residuo dell'estrazione dell'olio, molto ricco di proteine (circa il 50%), viene riciclato per l'alimentazione del bestiame e per la produzione di farine e altri derivati proteici consumati dall'uomo. L'isolato proteico è sfruttato per la preparazione del latte di soia, prodotto a cui vengono aggiunti vitamine e sali minerali. Questo latte viene usato in sostituzione del latte vaccino, nei casi di intolleranza alle proteine di quest'ultimo. In Bioterapia Nutrizionale® si preferisce evitare questo latte improprio, privo delle proteine nobili e del particolare equilibrio di nutrienti, tipico del latte dei mammiferi (*si veda* il relativo capitolo).

Facendo coagulare un liquido che deriva direttamente dai semi di soia, e con l'interven-

**Soia secca, cruda**

*Composizione per 100 g di parte edibile*

| | |
|---|---|
| Parte edibile | 100% |
| Acqua | 9.5 g |
| Carboidrati | **23.2** g |
| Amidi | **11.1** g |
| Proteine | **36.9** g |
| Lipidi | **19.1** g |
| Ferro | **6.9** mg |
| Calcio | **257** mg |
| Sodio | 4 mg |
| Potassio | **1740** mg |
| Fosforo | **591** mg |
| Tiamina | **0.99** mg |
| Riboflavina | **0.52** mg |
| Niacina | **2.50** mg |
| Acido fitico | **1.80** g |

*Fonte:* Tabelle di Composizione degli Alimenti, Istituto Nazionale della Nutrizione, 1998.

to di alcune alghe addensanti, si ricava una cagliata simile al formaggio, il tofu. Questo alimento, molto popolare nella dieta cinese e giapponese, negli ultimi decenni si sta diffondendo sia negli Stati Uniti sia in Europa. Dall'estratto di soia fermentato, si ottiene un liquido chiamato tamari. Questa salsina è il condimento di elezione della maggior parte dei piatti orientali.

Per le popolazioni orientali, predisposte geneticamente, la soia costituisce uno degli alimenti più digeribili, più ricco di proteine, oligoelementi, minerali, vitamine ed enzimi. Tuttavia, per quanto i valori nutrizionali siano così alti, la soia non può essere assolutamente assimilata all'uovo o alla carne, anche se in questi ultimi anni si è cercato di inculcare l'idea che essa, da sola, potesse sostituire carne, pasta, pane, pesce e formaggio. In realtà, come tutti gli altri legumi, la soia è carente di metionina e cistina e quindi deve sempre essere complementata con cereali, riso o pasta.
Per le ragioni esposte, la soia non viene impiegata nei trattamenti bionutrizionali.

# LIPIDI

# I lipidi o grassi

I lipidi o grassi svolgono nell'organismo molteplici funzioni: costituiscono uno dei componenti fondamentali di tutte le membrane biologiche; sono i precursori dei più importanti ormoni; una loro frazione, quella fosfolipidica, è indispensabile per il trofismo del tessuto nervoso; infine, rappresentano una riserva di energia nelle carenze nutrizionali prolungate.
Genericamente, i lipidi si distinguono in *saturi*, *monoinsaturi* e *polinsaturi*.

- I lipidi *saturi* sono quelli in cui i vari atomi di carbonio sono accoppiati ad atomi di idrogeno che ne saturano le valenze. Quelli insaturi (così definiti per il fatto che alcuni legami molecolari non vengono totalmente saturati) si distinguono, a loro volta, in monoinsaturi, quando possiedono un solo doppio legame (per esempio, l'acido oleico) e polinsaturi, quando possiedono 2 o più doppi legami (per esempio, acido linoleico e alfa-linoleico). Queste caratteristiche influenzano significativamente le proprietà biologiche dei diversi tipi di acidi grassi.
- I lipidi *monoinsaturi*, soprattutto l'acido oleico (presente, in particolare, nell'olio di oliva), svolgono un'azione ipocolesterolemizante, contrastano la produzione dei radicali liberi e hanno azione antiossidante. Diete ricche di acidi grassi monoinsaturi (olio di oliva) e di carboidrati inducono una diminuzione dell'insulinemia (ma anche dei valori glicemici) e una riduzione della pressione sistolica e diastolica.
- Al contrario, gli *acidi grassi polinsaturi* sono potenzialmente nocivi; essi contribuiscono all'aumento del colesterolo ematico e, quindi, alla formazione delle placche ateromasiche all'interno della parete arteriosa, determinandone l'ispessimento per riduzione del calibro e dell'elasticità. Infine, l'eccesso di acidi grassi polinsaturi è stato cor-

relato con un'aumentata incidenza di neoplasie; la loro autossidazione avviene molto più rapidamente rispetto all'acido oleico. È noto da tempo che diete ricche di acidi grassi polinsaturi sono spesso associate a diminuzione della pressione arteriosa.

L'organismo, attraverso i processi di ossidazione delle molecole organiche, ottiene una notevole quantità di energia utilizzabile (circa 20 volte quella offerta dalla glicolisi). Tuttavia, l'impiego dell'ossigeno da parte dei sistemi biologici è imperfetto, per cui piccole quantità di prodotti intermedi permangono o vengono convertiti in altre forme più reattive quali: perossidi di idrogeno, idrossil-radicale, ossigeno e superossido. Queste sostanze, genericamente denominate radicali dell'ossigeno, sono biochimicamente molto attive e possono attaccare numerosi componenti cellulari come proteine e DNA ma, soprattutto, gli acidi grassi polinsaturi (PUFA) della membrana cellulare lipidica. Si innescano allora una serie di reazioni che coinvolgono questi radicali e i doppi legami delle molecole lipidiche (perossidazione lipidica); i radicali intermedi che si producono vengono chiamati radicali liberi. Per definizione, essi sono molecole dotate di carica elettrica, in quanto hanno 1 elettrone spaiato; come tali, sono sostanze con enorme reattività biologica. In genere, si tratta di prodotti derivanti dall'ossidazione incompleta o imperfetta di molecole organiche; quando presenti in eccesso, possono risultare altamente nocivi per il nostro organismo. I radicali liberi possono attaccare numerosi componenti cellulari, quali le proteine, il DNA e gli acidi grassi polinsaturi.
Gli stessi acidi grassi contenuti nei lipidi alimentari sono comunque soggetti a ossidazione e possono dar luogo alla produzione di radicali liberi: si può arrivare così all'irrancidimento, all'insorgenza di cattivo odore e alla perdita di potere nutrizionale, in particolar modo quando gli alimenti vengono sottoposti a cottura prolungata.
I radicali liberi, che si producono per ossidazione di diverse sostanze, si sommano agli inquinanti ambientali, alle radiazioni e ai cataboliti dei farmaci assunti; ne conseguono danni biologici che determinano un precoce invecchiamento delle cellule e promuovono malattie cronico-degenerative quali quelle cardiovascolari e tumorali. I danni cellulari provocati da questi radicali liberi non sono facilmente riparabili dall'organismo, il che può indurre alterazioni e mutazioni genetiche all'origine del decadimento organico e dell'insorgenza di forme tumorali. Tuttavia, l'ossidazione dei grassi è contrastata dalle sostanze antiossidanti presenti negli alimenti stessi, in particolare dalla vitamina E e dai polifenoli, contenuti, per esempio, nell'olio extravergine di oliva. Quest'ultimo presenta il notevole vantaggio di essere composto in prevalenza di acido oleico, meno soggetto a questi fenomeni: inoltre, contiene antiossidanti naturali che lo proteggono dall'attacco dei radicali liberi.

La dieta mediterranea, da anni al centro dell'attenzione di molti studiosi, assicura un buon apporto di sostanze antiossidanti: vitamina A, E, C e bioflavonoidi, oltre a molecole, come i polifenoli, tutte capaci di bloccare i radicali liberi. L'olio di oliva è uno dei cardini di questo modello alimentare e una delle fonti naturali di antiossidanti (vitamina E, flavonoidi, fenoli e pigmenti pirrolici).

Tutti i grassi, se introdotti in eccesso, possono contribuire a determinare un aumento del peso corporeo; tuttavia, questa constatazione è valida per l'abuso di qualsiasi altro alimento. Una dieta equilibrata prevede l'impiego di tutte le categorie di nutrienti nelle giuste proporzioni per l'individuo in trattamento: cereali, ortaggi, frutta, legumi, latte e derivati, prodotti della pesca, carni, oli da condimento e anche grassi. Il problema, dunque, non è quello di eliminare o ridurre drasticamente i grassi, ma di renderli proporzionati al consumo degli altri alimenti.

# I lipidi in Bioterapia Nutrizionale®

La regola generale di ogni trattamento bionutrizionale è quella di apportare una percentuale lipidica sufficiente.
Generalmente, 1 cucchiaio e mezzo di olio extravergine d'oliva per ogni piatto che compone il pasto è una quantità adatta alla maggior parte degli individui.
La pratica quotidiana in Bioterapia Nutrizionale® smentisce categoricamente il luogo comune che «il grasso ingrassa». Questo è vero solo quando la quota lipidica è eccessiva rispetto agli altri componenti del pasto e, soprattutto, quando si impiegano lipidi di diversa natura nello stesso pasto. Per esempio, se si mangia una bistecca in pizzaiola, una zucchina dorata fritta e le fragole con la panna, i lipidi sono sicuramente in eccesso ma, quel che è peggio, anche associati male; infatti, in questo caso vengono proposte almeno quattro diverse categorie di lipidi: quelli presenti nella carne, quelli dell'olio d'oliva, quelli dell'uovo (nel quale è contenuta la colesterina) e quelli della panna; senza contare che anche le zucchine e le fragole hanno la loro minima percentuale lipidica.

# Lipidi e disfunzioni neurormonali

Un'attenta osservazione della forma fisica del paziente può far rilevare il fatto che la distribuzione del pannicolo adiposo nei diversi distretti corporei dipende esclusivamente dall'assetto neuroendocrino di quel particolare soggetto. Quindi, la mobilizzazione dei grassi di deposito in dieta dimagrante non può avvenire in modo uniforme e senza tener conto degli eventuali squilibri ormonali.
Un danno molto grave per il sistema neuroendocrino viene perpetrato da trattamenti dietoterapici con drastica e prolungata riduzione dei lipidi alimentari. Si dimentica che la struttura del sistema nervoso e la produzione di ormoni da parte delle ghiandole endocrine dipendono in modo preponderante dall'apporto di sostanze lipidiche o lipoproteiche. Si pensa ingenuamente (o in mala fede) che, di fronte alla carenza alimentare, l'organismo attinga impunemente alla propria riserva lipidica e realizzi a basso costo una riduzione del peso corporeo.
In realtà, i grassi di deposito sono qualitativamente poveri (sono costituiti da pochi tipi), mentre l'organismo ha bisogno di diverse categorie di sostanze lipidiche, a seconda delle funzioni biologiche da espletare. La metabolizzazione dei grassi contenuti negli adipociti richiede un impegno intenso e dispendioso da parte dell'organismo (con sovraccarico funzionale degli emuntori), in una condizione di carenza energetica per il ridotto apporto alimentare.

Essendo il pannicolo adiposo una delle sedi principali di deposito tossinico (in particolare, per i cataboliti liposolubili), durante questo tipo di diete vengono liberate troppo velocemente notevoli quantità di scorie (residui di farmaci, metaboliti ormonali, metalli pesanti), che possono danneggiare gli organi vitali, già sofferenti per la carenza nutrizionale.

Nel corso di diete particolarmente drastiche, è frequente osservare delle alterazioni più o meno gravi dell'equilibrio psichico e neuroendocrino, fino a forme manifeste di depressione, tremore, riduzione della vigilanza, amenorrea e astenia su un fondo di irritabilità. Il danno a carico del sistema nervoso può diventare irreversibile nelle forme di anoressia nervosa, con danni organici del tessuto cerebrale e/o dissociazione mentale.

# Punto di fumo e punto di fusione dei grassi

Mentre il punto di fumo di una sostanza grassa corrisponde alla temperatura critica che rende saturi i lipidi (per il burro è di appena

38 °C), il punto di fusione è il momento nel quale il grasso riscaldato si liquefa. Questo passaggio di stato è più evidente per i lipidi che, a freddo, hanno una struttura densa, quali il burro o lo strutto. In effetti, anche l'olio extravergine d'oliva, che è una sostanza viscosa a temperatura ambiente, ha un suo punto di fusione, con un leggero aumento di volume evidenziabile nel recipiente nel quale si sta riscaldando.
Per questa ragione, i lipidi che hanno un basso punto di fumo non devono essere impiegati per le fritture, in quanto si verifica una saturazione dei grassi e, per quanto riguarda il burro, anche la denaturazione della sua importante quota proteica.

Come tutti gli altri alimenti, quando vengono cotti, anche i grassi subiscono profonde modificazioni strutturali. Queste ultime possono essere limitate, mettendo in atto vari accorgimenti; per esempio, se si ha necessità nutrizionale di far cuocere il petto di pollo o di tacchino nel burro, basterà aggiungere l'acidità del succo di limone o di pompelmo, per limitare notevolmente la saturazione dei suoi grassi. Normalmente, a questa preparazione si fa seguire una verdura condita con olio crudo; invece, se si proponesse una zucchina dorata fritta, l'errore nutrizionale consisterebbe nell'associare alla prima una seconda quota lipidica cotta.

## *L'olio di semi*

L'accortezza di evitare nello stesso pasto troppi lipidi di natura diversa risponde non solo all'esigenza di contenere il peso corporeo ma, soprattutto, a quella di non aggravare il metabolismo generale.
Da questo punto di vista, uno degli alimenti peggiori è l'olio di semi vari, del quale non viene specificata la quantità di semi dai quali sono stati estratti i lipidi; non si conosce il processo di estrazione dell'olio (differente per ogni tipo di seme); normalmente sono necessarie temperature di estrazione molto alte; infine, per alcuni semi particolarmente duri, sono necessari filtri di idrocarburi e centrifugazioni violente. In generale, il punto di fumo degli oli di semi è molto più basso rispetto a quello dell'olio extravergine d'oliva, della sugna e del lardo di maiale.
In Bioterapia Nutrizionale®, gli oli di semi vengono categoricamente esclusi dall'alimentazione del paziente.

# L'olio di oliva

Gli originari centri di coltivazione dell'olivo sono stati localizzati in una vasta area molto più a sud della Grecia, tra il massiccio roccioso del Pamir e il Turkestan. Fu sicuramente la sapiente esperienza agricola dei Siriaci e dei Palestinesi a trasformare gli esuli cespugli spinosi, quali erano i primi olivastri spontanei, nei maestosi ulivi carichi di bacche.
Dai desolati altipiani dell'Asia Minore, dove apparve spontaneo 5000 anni fa, l'olivo si diffuse in tutto il bacino mediterraneo. Secondo Plinio, la sua coltivazione venne introdotta nella nostra penisola dai Greci intorno al V secolo a.C., ma numerosi reperti archeologici testimoniano come almeno due secoli prima esso fosse già conosciuto dagli Etruschi, i quali utilizzavano l'olio per farne unguenti e profumi o come combustibile per le lucerne.
In ogni caso, l'olio di oliva è parte integrante della tradizione alimentare del bacino del Mediterraneo (che costituisce ancora oggi l'area di maggior produzione e consumo). Il suo utilizzo ha valore gastronomico e nutrizionale, ma anche affettivo e sociale, essendo parte integrante della storia e della cultura dei popoli mediterranei.

## Caratteristiche nutrizionali

L'olio di oliva si ricava da un frutto attraverso tecniche che non influiscono eccessivamente sulla qualità dei nutrienti del prodotto finale; infatti, esso viene estratto dalle olive con operazioni puramente meccaniche, a freddo o con una temperatura non superiore ai 40 °C. Gli oli di semi, invece, sono prodotti per estrazione con l'impiego di apparecchiature speciali e di prodotti chimici, quali butano, propano ed esano.
Non vi sono differenze sostanziali di qualità nutrizionale degli oli di oliva di regioni diverse. Variano invece le caratteristiche organolettiche, quali la densità, il colore, l'odore e il

gusto. L'olio di oliva posto in commercio con la denominazione 'olio di oliva extravergine' è ricavato dalla drupa dell'oliva, esclusivamente con operazioni meccaniche di spremitura ed estrazione; esso deve avere caratteristiche organolettiche conformi alla legislazione comunitaria, senza difetti e di gusto fruttato, con un massimo di acidità libera (espressa in acido oleico) non superiore all'1%. Nell'olio di oliva vergine, di gusto assolutamente perfetto, il grado di acidità viene consentito fino al 2%. Infine, nell'olio di oliva vergine 'corrente' o 'lampante' (si usava una volta per le lampade), opportunamente rettificati, può arrivare al 3,3%. Esiste poi l'olio di oliva non vergine, che si ottiene da un taglio di olio di oliva raffinato e di oli di oliva vergini (diversi dall'olio lampante), la cui acidità libera, espressa in acido oleico, non può eccedere 1,5 g%.

Dal punto di vista nutrizionale, non vi sono differenze significative nella composizione in acidi grassi tra i differenti tipi di olio di oliva (*extravergine, vergine, raffinato*). Il contenuto degli antiossidanti, invece, è molto più elevato nell'olio extravergine.
L'olio di oliva è ricco di clorofilla, di carotene (che lo protegge dall'ossidazione e dall'irrancidimento), di lecitina (antiossidante naturale che stimola il metabolismo dei grassi, degli zuccheri e delle proteine), di polifenoli (anch'essi antiossidanti), di un contenuto di acido linoleico simile a quello del latte materno e di vitamine A, D ed E.

**Olio di oliva extravergine**

*Composizione per 100 g di parte edibile*

| | |
|---|---|
| Parte edibile | 100% |
| Acqua | tracce |
| Proteine | 0 |
| Lipidi | **99.9** g |
| Ferro | 0.2 mg |
| Calcio | 0 mg |
| Sodio | tracce |
| Potassio | tracce |
| Fosforo | 0 |
| Tiamina | 0 |
| Riboflavina | 0 |
| Niacina | 0 |
| Vit. A ret. eq. | **36** mcg |
| Vitamina C | 0 |
| Vitamina E | **22.4** mg |
| Grassi saturi | 16.16 g |
| Grassi monoinsat. | **74.45** g |
| Grassi polinsat. | 8.84 g |
| Colesterolo | 0 |

*Fonte:* Tabelle di Composizione degli Alimenti, Istituto Nazionale della Nutrizione, 1998.

## *L'olio d'oliva per la frittura*

Sopportando senza bruciare la temperatura richiesta da questa modalità di cottura (ossia senza raggiungere il punto di fumo), l'olio extravergine d'oliva costituisce uno dei migliori grassi da frittura, in quanto la sua temperatura critica è di circa 210-220 °C. Anche dopo un trattamento termico della durata di 3 ore a 200 °C, non modifica, se non in minima parte, la propria composizione in acidi grassi. Dato che le fritture a più alta temperatura non superano i 180 °C (variando tra 140 e 185 °C), l'impiego dell'olio extravergine d'oliva permette di eseguire l'intera gamma di fritture possibili. Proprietà che ben pochi grassi da frittura possono offrire.

Gli oli vegetali generici, durante la cottura, vanno incontro alla formazione di perossidi e di polimeri, che possono provocare lesioni al fegato, ai reni, allo stomaco e all'apparato cardiovascolare.

Per friggere occorre tenere presenti alcuni accorgimenti: la fiamma non deve essere eccessivamente alta, ma deve essere comunque sostenuta; l'olio non deve stare sul fuoco per troppo tempo: meglio non superare i 20 minuti; per quanto l'olio di oliva si presti a poter essere riutilizzato, è meglio non farlo. Anche nelle friggitrici elettriche è preferibile effettuare la riutilizzazione dopo averlo filtrato per eliminare i residui alimentari della frittura precedente; infine, il livello dell'olio nella padella deve raggiungere almeno la metà dello spessore dell'alimento da friggere.

Sulla qualità della frittura influisce anche il tipo di utensile impiegato; nelle casseruole alte, l'aumento della temperatura trattiene il vapore acqueo e induce una ossidazione dell'alimento immerso nell'olio; invece, nelle padelle con bordi bassi, l'alimento si disidrata rapidamente e, quindi, si ossida meno.

## *L'olio d'oliva crudo*

L'olio di oliva si caratterizza per la sua fragranza e il suo sapore, che lo privilegiano tra tutti gli altri oli vegetali e lo rendono particolarmente gradito al palato; la sua digeribilità è elevatissima in quanto stimola gli enzimi digestivi e protegge le mucose dello stomaco.
L'olio extravergine ha la purezza e le caratteristiche organolettiche (gusto e aroma) dell'olio di prima spremitura. A crudo, ma anche dopo la cottura, è molto valido dal punto di vista nutrizionale: possiede un'elevata concentrazione in acido oleico, particolarmente benefico per l'organismo umano; una quantità ottimale di un acido essenziale come il linoleico, un buon apporto di sostanze minori con spiccata funzione protettiva.
Gli acidi grassi essenziali per l'organismo umano sono l'acido oleico, il linoleico e l'arachidonico. Questo ha fatto affermare nel passato la superiorità dell'olio di semi (che contiene maggiori quantità di acido linoleico o arachidonico), rispetto a quello di oliva. In realtà, studi recenti hanno messo in evidenza che l'organismo non è in grado di utilizzare quantità di acido linoleico superiori al 10-12%; inoltre, l'olio di oliva è ricco di acidi grassi monoinsaturi, mentre gli oli di semi sono più ricchi di grassi polinsaturi e saturi.

L'olio extravergine d'oliva impiegato crudo ha azioni locali emollienti (protettive e antinfiammatorie) e di stimolo sulla mucosa che riveste la superficie interna dello stomaco e dell'intestino (riduce l'ipersecrezione acida e l'ipermotilità gastrica); sul fegato, con aumento della produzione di sali biliari; sulla cistifellea che provvede a riversare la bile nell'intestino; sul pancreas, per la produzione di maggiori quantità di lipasi.
Fra le altre funzioni fornisce all'organismo la giusta dose di acido linoleico; non intasa le arterie, in quanto contribuisce a ridurre l'eccesso di colesterolo nel sangue, stimolando le secrezioni biliari; permette l'assorbimento di vitamine, in particolare di quelle liposolubili (A, D, E, K); facilita l'assorbimento del calcio da parte dell'intestino (limitato dagli acidi grassi saturi); svolge sull'intestino un'azione di regolazione della peristalsi, utile sia nella stipsi atonica sia in quella spastica; è particolarmente adatto nell'alimentazione dell'infanzia per la sua composizione acidica, che lo rende molto vicino alla composizione del grasso del latte materno.

Nell'anziano, in cui non è infrequente osservare la presenza di turbe dell'assorbimento con carenze multiple di vitamine e sali minerali, l'olio di oliva trova indicazione sia per la facile digeribilità, che consente un migliore assorbimento delle vitamine liposolubili, sia per l'azione blandamente lassativa, che corregge la frequente stitichezza atonica di questa età.

I grassi sono necessari al nostro corpo per mantenere una buona temperatura. Gli oli vegetali, ricchi di grassi insaturi, rappresentano un fattore di crescita e permettono alle cellule di assimilare gli altri nutrienti. L'olio di oliva ha benefici effetti sul livello del colesterolo, aiutando a conservare il colesterolo 'buono' (HDL: lipoproteine con funzione di 'operatore ecologico' delle arterie) e a ridurre il colesterolo 'cattivo' (LDL: le lipoproteine che trasportano il colesterolo nel sangue), prevenendo il rischio di patologie cardiovascolari.
Il vantaggio di un'elevata assunzione di acidi grassi monoinsaturi (olio di oliva) è evidenziato dal fatto che i popoli dell'area mediterranea sono meno soggetti di altri alle patologie cardiovascolari, ai carcinomi e alla calcolosi delle vie biliari.

# Il burro

Il burro è un derivato del latte, frutto della lavorazione del primo sopranatante che affiora quando si lascia sedimentare il latte a temperatura leggermente refrigerata. Questa parte, ricchissima di grassi, si trova in commercio sotto forma di crema di latte, oppure viene sottoposta a un processo di agitazione e rimescolamento con un utensile chiamato zangola, fino a trasformarsi nel tipico panetto di burro, per separazione di un'ulteriore percentuale di siero.
Molto facile è la preparazione casalinga del burro. Infatti basta comprare della crema di latte, metterla in una bottiglia e agitare. Dopo un certo tempo si vedrà nella parte superiore del recipiente la formazione della tipica emulsione gialla del burro.

La maggior parte del burro in commercio è rifuso e si riconosce dal fatto che non è giallo, presentandosi di solito di colore bianco. Tuttavia, la frode può esistere anche con il burro giallo, poiché il burro rifuso può essere camuffato aggiungendo come colorante lo zafferano. Il burro genuino tende facilmente a irrancidire, assumendo all'esterno una colorazione ancora più gialla, ma si distingue da quello rifuso per la trasudazione di grasso se viene poggiato su una carta assorbente e perché al taglio presenta qualche goccia d'acqua imprigionata nella sua struttura.
Se il burro è derivato da zangolatura, i suoi grassi sono tutti insaturi; invece, quando è di produzione industriale (spesso rifuso o pastorizzato), allora bisogna considerare che possiede circa 50 g% di grassi saturi. Significativa la ricchezza in vitamina A (930 mcg), rappresentata per un quinto dai caroteni, diretti responsabili del suo colore giallo. Una caratteristica interessante del burro è il basso punto di fusione (intorno ai 30-32 °C), con formazione di acroleina, sostanza tossica per il fegato. Il suo punto di fumo (a seconda del tipo di burro, intorno ai 160-163 °C) è re-

| Burro | |
|---|---|
| *Composizione per 100 g di parte edibile* | |
| Parte edibile | 100% |
| Acqua | 14.1 g |
| Carboidrati | 1.1 g |
| Amidi | 0 |
| Proteine | 0.8 g |
| Lipidi | **83.4** g |
| Ferro | 0 mg |
| Calcio | 25 mg |
| Sodio | 7.0 mg |
| Potassio | 15 mg |
| Fosforo | 16 mg |
| Vit. A ret. eq. | **930** mcg |
| Vitamina E | **2.4** mg |
| Grassi saturi | **48.78** g |
| Grassi monoinsat. | **23.72** g |
| Grassi polinsat. | 2.75 g |
| Colesterolo | **250** mg |

*Fonte:* Tabelle di Composizione degli Alimenti, Istituto Nazionale della Nutrizione, 1998.

sponsabile della formazione dei pericolosissimi acidi grassi saturi.
Quando capita di reperire del burro di buona qualità e di sicura provenienza, conviene comprarne una certa quantità, tagliarlo in pezzi da 100 g circa e conservarlo nel congelatore. Questi accorgimenti non sono dettati semplicemente dalla differenza di gusto o di qualità, ma da motivi legati alla prevenzione di danni alla salute. Infatti, il burro rifuso è ricco di grassi saturi e colesterolo, mentre il burro vero contiene quantità significative di vitamina D (raramente disponibile in tutti gli altri alimenti), di vitamina E ad azione antiossidante e tanti grassi insaturi, quindi privi di tossicità. La sua percentuale di colesterolo non disturba significativamente i pazienti affetti da ipercolesterolemia, perché viene bilanciata dalla vitamina E e, a differenza dei formaggi, dalla presenza dei grassi insaturi. Nel complesso questo alimento somiglia molto all'olio extravergine d'oliva (anch'esso ricco di grassi insaturi e di vitamina E). Il burro ha il vantaggio di contenere anche la vitamina D in quantità importante e una quota di zuccheri notevolmente superiore. Rispetto all'olio, però, deve essere usato con attenzione per la cottura, in quanto il punto di fusione dei suoi grassi è molto più basso.

Qualche osservazione è importante a proposito del burro e dei disturbi a carico delle membrane cellulari di tutto l'organismo e, in particolare, del sistema nervoso centrale. Le membrane cellulari hanno una struttura proteica e fosfolipidica, per cui il burro è necessario in Bioterapia Nutrizionale® per riparare i danni di membrana provocati dalle più svariate patologie. Per lo stesso motivo, il burro di buona qualità, opportunamente utilizzato, non danneggia la parete delle arterie, ma addirittura contribuisce alla riparazione dei suoi danni.

## Il burro in Bioterapia Nutrizionale®

Quando è necessario un apporto energetico, nonché di lipidi e di vitamine, il burro è un alimento importante e molto utile, a condizione di non sottoporlo a cottura, in modo da non trasformare negativamente i suoi grassi. Per esempio, quando si preparano gli spinaci stufati al burro, quest'ultimo deve essere aggiunto alla fine, dopo aver spento il fuoco. Conviene metterlo direttamente sul piatto anche quando si prepara la pasta, in modo tale che il calore di quest'ultima ne permetta lo scioglimento, senza sottoporlo a una temperatura eccessiva.
Può essere usato come componente base per alcune preparazioni che hanno specifiche indicazioni bionutrizionali. Per esempio, pane, burro e alici, pane, burro e salmone, pane, burro e sale, pane, burro e marmellata (o miele), associazioni che saranno trattate nei rispettivi capitoli.

# Il lardo, lo strutto e la margarina

## Il lardo

Nel XIX secolo, il grasso di maiale ha protetto la nostra popolazione contadina dalle patologie polmonari; essi mangiavano solo il grasso e inoltre lo cuocevano alla brace (quindi senza l'associazione di altri lipidi). Il grasso di maiale ha la proprietà di regolare e riequilibrare il *surfactant*, sostanza presente negli alveoli, che ne consente l'espansione e l'elasticità in modo da impedire la stasi dei batteri, in particolare quello della tubercolosi. Il lardo può essere utilizzato crudo: si batte e si mescola con gli odori; l'unico rischio è costituito dalla sua facilità a ossidarsi, per cui assume un gusto rancido e sgradevole.

La forma più comune di utilizzo in Bioterapia Nutrizionale® è costituita dal battuto di lardo. Questa preparazione si realizza associando il lardo di maiale battuto con prezzemolo, aglio, cipolla, sedano, carota, sale e peperoncino, fino a formarne una poltiglia che si mangia spalmata sul pane.
Per le citate proprietà del lardo di maiale nelle patologie polmonari e per le proprietà antibatteriche e antivirali degli altri componenti, il battuto di lardo viene impiegato nella tubercolosi polmonare, nello pneumotorace e in tutte le affezioni dell'apparato respiratorio caratterizzate da secchezza delle mucose.

## Lo strutto

Fatte le debite differenze per gli altri componenti, lo strutto, per la percentuale di grassi monoinsaturi e polinsaturi che contiene (oleico 48%, linoleico 8,5%), si avvicina molto all'olio d'oliva (oleico 73%, linoleico 9,3%).

È il grasso ideale per dolci e fritture, che rende più morbidi e leggeri, ma la più sofisti-

| Strutto | |
|---|---|
| *Composizione per 100 g di parte edibile* | |
| Parte edibile | 100% |
| Acqua | 0.5 g |
| Proteine | 0.3 g |
| Lipidi | **99.0** g |
| Ferro | 0 |
| Grassi saluti | **42.47** g |
| Grassi monoinsat. | **43.11** g |
| Grasso polinsat. | **11.70** g |

*Fonte:* Tabelle di Composizione degli Alimenti, Istituto Nazionale della Nutrizione, 1998.

cata utilizzazione che se ne può fare in Bioterapia Nutrizionale® è quella di utilizzarlo nella frittura delle patate o degli alimenti cotti in pastella (*si veda*, più avanti, 'Borragine in pastella'), sfruttando il potenziale estrogenico in esso contenuto (Vague e Garrigues, Ferrando).

# La margarina

In Bioterapia Nutrizionale® si cerca di evitare l'impiego alimentare di tutti gli alimenti troppo manipolati e quindi differenti dall'equilibrio naturale originario. Tra questi la margarina: essa trova applicazione solamente in quei casi in cui si verifichi un'intolleranza ai derivati del latte o nel diabete, quando il burro non può essere utilizzato per la sua percentuale di glicidi disponibili (1,1 g%), 3 volte superiore a quelli della margarina vegetale (0,4 g%).
Della margarina è possibile sfruttare anche il rapporto inverso tra sodio (800 mg%) e potassio (5 mg%), per frenare l'eliminazione eccessiva dei liquidi nella poliuria diabetica. Resta comunque ferma la convinzione che, nell'alimentazione corrente, questo prodotto vada escluso a causa della enorme quantità di grassi saturi che contiene.

# VERDURE E ORTAGGI

# Il fagiolino

Originari del Messico e del Guatemala, i fagiolini (*Phaseolus vulgaris L.*), baccelli giovani della pianta di fagiolo, furono introdotti in Europa dopo la scoperta dell'America da parte di Cristoforo Colombo.
Appartenenti alla famiglia delle Leguminose, come i fagioli, nella tradizione popolare i fagiolini o cornetti hanno fama di essere rinfrescanti per l'apparato gastrointestinale e di essere utili nei soggetti affetti da gotta e reumatismi.
Le migliori qualità organolettiche e nutrizionali si ottengono dai fagiolini piccoli e sottili; quando sono freschi, spezzandoli con le mani, devono separarsi in modo netto e lasciar uscire una goccia d'acqua. A una temperatura di 7-10 °C e un'umidità relativa dell'85-90% si possono conservare per 5-10 giorni.

Poverissimi in sodio, ricchi in selenio, potassio, silicio, fosforo, acido folico (che partecipa alla formazione dei globuli rossi, alla sintesi degli aminoacidi, e a livello cellulare alla sintesi degli acidi nucleici RNA e DNA), acido fitico, 12 mg% (che rallenta l'assorbimento dei minerali) e acido ossalico, 30 mg% (che ostacola l'assimilazione alimentare del calcio), i fagiolini si consumano generalmente lessi: in questo caso è necessario farli bollire per poco tempo (al massimo 10 minuti, mai con acqua salata, che faciliterebbe la cristallizzazione dei sali minerali) e, successivamente, immergerli per qualche secondo in acqua fredda, per mantenerli verdi e compatti.

Dal punto di vista bionutrizionale i fagiolini, analogamente alle zucchine, vengono impiegati come integratori di potassio; tuttavia, differiscono notevolmente da queste ultime per la loro azione diuretica e per il sostegno al tono nervoso e alla vigilanza. Essi, infatti, pur essendo ricchi in potassio, non sono né sedativi, né miorilassanti per il loro contenuto in fosforo e selenio che, come tutti gli antiossi-

| Fagiolini freschi, crudi | |
|---|---|
| *Composizione per 100 g di parte edibile* | |
| Parte edibile | 95% |
| Acqua | 90.5 g |
| Carboidrati | 2.4 g |
| Amidi | tracce |
| Proteine | **2.1** g |
| Lipidi | 0.1 g |
| Fibra alimentare | 2.9 g |
| Ferro | 0.9 mg |
| Calcio | 35 mg |
| Sodio | 2 mg |
| Potassio | **280** mg |
| Fosforo | **48** mg |
| Tiamina | 0.07 mg |
| Riboflavina | 0.15 mg |
| Niacina | 0.80 mg |
| Vit. A ret. eq. | 41 mcg |
| Vitamina C | 6 mg |
| Acido fitico | **12** mg |
| Acido ossalico | **30** mg |

*Fonte:* Tabelle di Composizione degli Alimenti, Istituto Nazionale della Nutrizione, 1998.

danti, ha un'azione di eccitazione metabolica. Dal punto di vista energetico-informativo, i fagiolini sono dei baccelli contenenti molteplici e complete unità vitali (i semini), che vengono assunti simultaneamente dall'organismo. Questi semi sono ancora allo stato primordiale, cioè non hanno ancora esaurito tutta la loro potenzialità diventando fagioli e, quindi, costituiscono un'informazione costruttiva e armonica con prevalenza qualitativa rispetto a quella quantitativa.
Per questo motivo (e per il loro contenuto in silicio, quasi assente nelle zucchine) i fagiolini sono un alimento particolarmente apprezzato da tutti gli organismi in accrescimento. Essi veicolano un'informazione strutturale che le zucchine non potranno mai avere, essendo il risultato di un frutto già sviluppato, la cui crescita viene però arrestata prematuramente, prima che si giunga allo stadio di zucca adulta (con il relativo carico di vitamine A e K).

La pratica clinica permette di osservare come l'appetenza spontanea verso determinati alimenti possa rappresentare un criterio diagnostico, facendo riflettere sull'enorme complessità dei fenomeni vitali, miscuglio di biologia e di vissuti animici, all'interno di una mirabile armonia. Infatti, un soggetto anoressico mangia volentieri le zucchine, ma rifiuta categoricamente i fagiolini, ricchi per altro di estrogeninaturali, a dimostrazione di come l'organismo cerchi istintivamente una sedazione che porti sollievo alla enorme reattività nervosa dei soggetti affetti da questa grave patologia, soprattutto nella fase amenorroica. E che dire dell'appetenza dei bambini rivolta verso i fagiolini? Essi normalmente rifiutano le zucchine, a meno che non siano proposte dorate fritte, mentre l'anziano le gradisce molto, soprattutto lesse. In realtà, il bambino non ha bisogno di sedazione, ma necessita soprattutto di velocità, che il fagiolino gli fornisce e le zucchine gli deprimono; al contrario, l'anziano ha molto più bisogno dell'azione miorilassante e sedativa sul sistema nervoso, propria delle zucchine.

## Fagiolini e funzioni organiche

Lo stimolo metabolico, del tono nervoso e della vigilanza neuropsichica indotto dal consumo dei fagiolini si verifica per la contemporanea presenza del fosforo, del selenio e degli zuccheri (che forniscono rispettivamente eccitazione, azione antiossidante e apporto energetico al metabolismo dei neuroni) e per l'azione diuretica che elimina l'imbibizione del tessuto nervoso, migliorandone la funzionalità. Queste proprietà rendono i fagiolini controindicati nel pasto serale, soprattutto nei soggetti ipereccitabili e insonni.

L'effetto diuretico, invece, si verifica per un meccanismo iperglicemico, che fa aumentare il filtrato glomerulare; infatti, i fagiolini contengono una quota di zuccheri superiore rispetto alle zucchine, ma sono meno ricchi di sali rispetto a queste ultime. Nello stesso tempo, la filtrazione renale non viene inibita significativamente dalla piccola percentuale di proteine vegetali presenti nell'alimento. Per questo motivo, nel trattamento dell'obesità, è consigliabile non associarli alla pasta, in quanto il glutine contenuto in quest'ultima vanifica l'azione diuretica dei fagiolini, con conseguente imbibizione tessutale e aumento di peso. Ideale è l'associazione dei fagiolini con la carne, il cui stimolo metabolico ne risulta potenziato, con migliore eliminazione renale dei cataboliti acidi prodotti. Lo stesso risultato, anche se con meccanismo diverso, si ottiene con la cicoria. Infatti, la buona funzionalità degli emuntori è una condizione indispensabile per produrre benessere organico. Se si accelera, in tutti i modi possibili, la velocità del funzionamento cellulare (stimolazione tiroidea tramite alimenti ricchi di iodio, utilizzo di alimenti antiossidanti, sollecitazione epatica, eccetera), il risultato inevitabile sarà una maggiore mobilizzazione di scorie tossiche dai tessuti. Nei trattamenti bionutrizionali l'attenzione costante sarà quella di associare a queste composizioni alimentari degli alimenti che facilitino o, almeno, non inibiscano l'eliminazione. Se questo non avviene, la stimolazione metabolica produrrà tossicità, imbibizione, riduzione della vigilanza, malessere e aumento ponderale.

A differenza dei fagioli, i fagiolini non devono essere associati con il pesce. Il loro contenuto in antiossidanti come selenio e clorofilla (assente nei fagioli) e in sali minerali (fosforo, potassio, silicio, acido ossalico e fitico) rendono eccessivo lo stimolo tiroideo e neurologico proprio del pesce; nello stesso tempo, l'eccesso di sali induce una contrazione della diuresi.
Nei soggetti ipotiroidei o diabetici, un intenso stimolo metabolico può essere realizzato componendo un pasto con fagiolini, 2 uova al piatto e 2 kiwi, a condizione che il paziente non abbia disturbi della frequenza cardiaca: infatti, lo stimolo tiroideo delle uova e il fosforo dei fagiolini potrebbero provocare alterazioni del ritmo cardiaco, non frenate dall'azione miorilassante del potassio; nello stesso tempo, la vitamina C dei kiwi provoca una tendenza alla ipercoagulabilità ematica. La stessa associazione alimentare, controindicata nei pazienti affetti da malattie epatocolecistiche, può essere utilizzata con vantaggio nei soggetti edematosi per riduzione della funzionalità renale, soprattutto se al kiwi si sostituisce l'ananas. L'impiego di quest'ultimo alimento facilita la diuresi ma, in virtù della sua azione fluidificante, può provocare comparsa o aumento dell'ematuria in presenza di patologie organiche del rene.

I fagiolini possono essere associati ai formaggi, a condizione di non utilizzare quelli stagionati, i quali contengono troppi grassi saturi, troppi sali cristallizzati e poca acqua. Si potranno comporre dei pasti con 200 g di fagiolini, 150 g di stracchino, mascarpone o fior di latte e 2 pesche o un quarto di ananas. Di questo pasto si giova soprattutto il rene, avendo l'accortezza di non sostituire la frutta con i kiwi, che aumenterebbero la coagulabilità ematica insieme con il calcio contenuto nei formaggi, o con il melone, per la ricchezza in sali e per uno stimolo diuretico improprio (in quanto secondario a un ostacolo funzionale dell'attività epatica, per la vitamina A e K del melone e la complessità strutturale dei formaggi).
Molto indicati come pasto serale nei cardiopatici e nei renali sono i fagiolini associati a 2 patate lesse e un quarto di ananas (unica controindicazione la contemporanea presenza di uno stato diabetico); in questo caso, gli idrati di carbonio indispensabili al muscolo cardiaco vengono apportati dalla patata e dagli stessi fagiolini, insieme con una notevole percentuale di potassio in funzione miorilassante e per gli scambi di membrana delle fibrocellule; l'ananas fornisce zuccheri semplici a immediato utilizzo e fluidifica il sangue, migliorando il microcircolo e la perfusione coronarica; infine, la filtrazione renale non viene ostacolata dalla scarsa quota proteica e il cuore si giova della riduzione della massa liquida circolante.

# I fagiolini in Bioterapia Nutrizionale®

### *Fagiolini lessi*

È la modalità d'utilizzo più semplice e più comune: i fagiolini si lessano e si condiscono con olio extravergine d'oliva, prezzemolo, aglio, limone o aceto.
In questa associazione, il prezzemolo rappresenta il *carrier* che velocizza l'utilizzo dei nutrienti del fagiolino; l'aglio frena l'eccitabilità del fosforo e della vitamina C; il limone o l'aceto agiscono in modi diversi: il primo come attivatore del ciclo di Krebs, il secondo come stimolatore dell'attività digestiva.

### *Fagiolini ripassati con cipolla e pomodoro*

Dopo aver soffritto la cipolla con olio extravergine d'oliva, si aggiunge il pomodoro, e, quando il sugo è pronto, si aggiungono a insaporire i fagiolini già lessati.
Questa preparazione è utile quando, in corso di una dieta dimagrante, si voglia evitare una diuresi eccessiva. Per esempio, nel controllo del peso in gravidanza non si può rischiare una perdita eccessiva di liquidi, pena una sofferenza fetale. In tal caso, l'azione diuretica dei fagiolini, associata a quella drenante della cipolla, viene controllata dai sali del pomodoro.

### *Fagiolini sott'aceto*

Sono adatti per fare un'insalata nei casi di nausea gravidica, durante chemioterapia o in presenza di chinetosi. Soprattutto in questi casi, si deve essere attenti nell'acquisto di prodotti della distribuzione commerciale, in quanto la conservazione nei depositi ortofrutticoli richiede l'impiego di additivi e conservanti che vanificano le virtù di questo alimento o lo rendono addirittura dannoso per la salute.

## ***Associazioni dimagranti***

- *Pranzo*: 150 g di filetto, 150 g di fagiolini, un quarto di ananas.
- *Cena*: 50 g di riso al pomodoro, 2 belghe ai ferri, 2 mandarini.
- *Pranzo*: 150 g di ricotta, 150 g di fagiolini, 1 pera.
- *Cena*: 2 patate fritte, 150 g di cavolfiore, 1 pesca.

# La zucchina

Appartenente alla famiglia delle Cucurbitacee, la zucchina (*Cucurbita pepo L.*) è originaria dell'Asia meridionale (zona dell'Himalaya) e dell'America centrale (Messico). Iniziò a diffondersi in Europa nel XVI secolo e attualmente viene coltivata e utilizzata su scala mondiale.

Oltre al contenuto in vitamina C, la zucchina contiene una discreta quantità di carotenoidi, dei quali è stato dimostrato un effetto protettivo nei confronti dei tumori, in particolare quelli polmonari. La notevole presenza di sali minerali, tra i quali potassio (600 mg%), fosforo (65 mg%), calcio (21 mg%), magnesio (15 mg%), e la scarsezza in sodio rende la zucchina controindicata nelle patologie caratterizzate da tendenza alla imbibizione tessutale o da ridotta funzionalità renale. Le più evidenti azioni della zucchina, sfruttate in Bioterapia Nutrizionale®, sono quelle miorilassante e sedativa; entrambe dipendono dal contenuto in carboidrati e, soprattutto, dal potassio, dal calcio e dal magnesio. La percentuale di questi componenti non è particolarmente alta rispetto a quella di altri alimenti; tuttavia, la loro contemporanea presenza nella zucchina produce un'azione più marcata rispetto a quella ottenibile dalla semplice somma dei due nutrienti isolati. Per la stessa ragione, la zucchina agisce frenando la funzione tiroidea, per cui trova una valida indicazione negli ipertiroidismi. L'uso del potassio, inoltre, è indicato in tutte le condizioni di spasmo, particolarmente della muscolatura liscia (dolori intestinali o colici, dolori mestruali), ma anche del muscolo striato (contratture muscolari o crampi). Infatti, con il ripristino del *pool* intracellulare di questo ione, la fibrocellula muscolare riequilibra gli scambi di membrana, riuscendo a ripolarizzarsi più velocemente e a reintegrare le riserve di ATP che le sono indispensabili per la normale attività contrattile.

# La zucchina in Bioterapia Nutrizionale®

| Zucchina | |
|---|---|
| *Composizione per 100 g di parte edibile* | |
| Parte edibile | 88% |
| Acqua | 93.6 g |
| Carboidrati | **1.4** g |
| Amidi | 0.1 g |
| Proteine | 1.3 g |
| Lipidi | 0.1 g |
| Ferro | 0.5 mg |
| Calcio | 21 mg |
| Sodio | **22** mg |
| Potassio | **600** mg |
| Fosforo | **65** mg |
| Tiamina | 0.08 mg |
| Riboflavina | 0.12 mg |
| Niacina | 0.70 mg |
| Vit. A ret. eq. | 6 mcg |
| Vitamina C | **11** mg |
| Selenio | 1.0 mcg |
| Zinco | **1.43** mg |
| Magnesio | **15** mg |
| Rame | 0.15 mg |

*Fonte:* Tabelle di Composizione degli Alimenti, Istituto Nazionale della Nutrizione, 1998.

## *Zucchine crude*

Questa è la condizione ideale di utilizzo della zucchina, in quanto la cottura altera inevitabilmente qualsiasi alimento, riducendone il potere nutrizionale.
In realtà, le zucchine crude hanno una scarsa appetibilità, dal momento che risultano non molto gradevoli al gusto; tuttavia, è possibile utilizzarle quando sono particolarmente piccole e tenere, condite con olio extravergine d'oliva, aglio crudo, prezzemolo ed, eventualmente, aceto.
In questa forma, ideale nel trattamento del diabete mellito, il potassio non passa in soluzione nell'acqua di bollitura e il fruttosio non subisce, a opera del calore, la trasformazione in glucosio.

## *Zucchine lesse*

Normalmente sono gradite solo dai soggetti anziani, in quanto viene esaltata la capacità miorilassante in un'età della vita caratterizzata da riduzione di tono della muscolatura, associata ad aumento della rigidità. Anche l'irritabilità, causata spesso dalla perdita di elasticità mentale dell'anziano, viene sedata dalle zucchine lesse. Inoltre, la relativa riduzione del sapore e dell'acidità evita un'eccessiva produzione dei succhi gastrici, che spesso disturba la digestione del soggetto anziano. Non ultima, va considerata la maggiore facilità del transito esofageo.

Questa modalità di cottura fa perdere l'eccesso di sali della zucchina, che potrebbe disturbare l'emuntorio renale (come avviene quando le zucchine vengono proposte fritte o trifolate). Pertanto, le zucchine lesse sono indicate nei soggetti con difficoltà renale, nei quali il carico di sali potrebbe costituire un fattore di aggravamento. La bollitura migliora la biodisponibilità degli zuccheri e attenua il contenuto di potassio e di altri elettroliti; tuttavia, questi ultimi cristallizzano, rendendo l'alimento più sapido anche senza l'aggiunta di sale. Le zucchine lesse si consumano da sole, condite con olio extravergine d'oliva e poco sale ma, a seconda delle necessità, si possono apportare delle variazioni; per esempio, se usate nel pasto di mezzogiorno, alle zucchine lesse si potranno aggiungere prezzemolo e aglio crudo, riducendo in questo modo la loro azione sedativa. In alcuni pazienti si rende necessaria l'aggiunta di limone o aceto per migliorarne la digeribilità.
Se proposte ai giovani o ai bambini, le zucchine lesse vengono di solito categoricamente rifiutate. La motivazione apparente è la repulsione per gli alimenti viscidi. In realtà, zucchine e altri alimenti proposti in questo modo vengono rifiutati dai bambini in quanto hanno perso la loro forma, sono destrutturati, non 'identificabili', e, quindi, non forniscono quelle 'informazioni visive' necessarie in questa età della vita a rendere apprezzabile un alimento.

## *Zucchine marinate*

Le zucchine vengono affettate e poi fritte in olio extravergine d'oliva, aggiungendo, a cottura ultimata, prezzemolo, aglio e qualche goccia di aceto. Si tratta di una preparazione che associa le qualità della zucchina a quelle antidepressive dell'aglio, il tutto veicolato dall'olio extravergine di oliva e da una quota di ferro, contenuta nel prezzemolo, che sostiene i processi metabolici. Le zucchine devono essere fritte e non gratinate, dato che, a seconda della modalità di cottura, si ha un diverso effetto nutrizionale e terapeutico.
Nel processo di frittura, la zucchina viene tagliata a fette e immersa direttamente nell'olio bollente che frena e blocca all'interno dell'alimento tutte le sue sostanze nutritive. Al contrario, nelle zucchine gratinate (spesso utilizzate per questa preparazione al posto di quelle fritte) i nutrienti vengono alterati dall'aumento della temperatura e dalla disidratazione; ne consegue una modificazione chimica delle sostanze di partenza, che vengono in parte adulterate, in parte modificate e in parte perdute. Le zucchine marinate sono indicate di sera nei soggetti con ipereccitabilità e insonnia, in particolare se questa sintomatologia è causata o aggravata da una contrattilità muscolare spastica e dolorosa. Una variante a questa modalità di preparazione è quella di aggiungere la menta, che potenzia l'effetto di modulazione neurologica e quello di induzione del sonno; questa modalità fa parte di una ricetta regionale dell'Italia meridionale, conosciuta come 'zucchina alla scapece'.

## *Zucchine fritte e dorate fritte*

Sono le uniche due modalità di preparazione delle zucchine accettate dai bambini, nei casi in cui sia richiesto il loro impiego bionutrizionale. Infatti, per il potassio, gli zuccheri e la modalità di frittura (nelle zucchine dorate fritte anche per l'uovo), entrambe le preparazioni agevolano e stimolano la funzione epatica. La zucchina fritta in olio extravergine d'oliva bollente (con aggiunta di prezzemolo a fine cottura per non perderne il valore nutrizionale) sollecita in modo fisiologico il lavoro dell'epatocita, fornendogli zuccheri e potassio in quantità sufficienti. La zucchina fritta sarà impiegata a pranzo nei soggetti con irritabilità e contratture muscolari; nei distonici con rallentamento del deflusso biliare sarà associata o saltata insieme con pasta o riso. Di sera è più adatta ai pazienti che presentano insonnia, agitazione, spasmi muscolari, nei casi in cui sia meno gradita la zucchina marinata.

La zucchina dorata fritta, invece, provoca uno stimolo epatico più marcato, che risulta agevolmente sostenibile solo da un fegato la cui funzionalità sia normale. Infatti, la proteina fritta dell'uovo induce un aumento della contrattilità della colecisti, che può provocare difficoltà digestive nei soggetti con discinesie biliari o che siano affetti da calcolosi.

## *Pasta e zucchine trifolate*

Si prepara cuocendo in padella 2 zucchine affettate con olio extravergine d'oliva, aglio e prezzemolo. A parte si lessa e si scola la pasta, saltandola per qualche minuto in padella insieme con le zucchine. In questo caso, si utilizza la potenzialità nutritiva della pasta, con l'aggiunta degli zuccheri e del potassio delle zucchine, che verranno veicolati dal ferro contenuto nel prezzemolo. Questa associazione è indicata quando si voglia rallentare la diuresi, in quanto l'aumento relativo della concentrazione di potassio nel sangue riduce il richiamo di questo ione dal tubulo renale verso il torrente ematico, a opera delle pompe ATP-dipendenti della membrana tubulare; di conseguenza, si riduce anche il passaggio di sodio nella direzione opposta e la sua eliminazione con l'urina. In sostanza, si tratta di un meccanismo opposto a quello attivato dai cosiddetti 'farmaci risparmiatori di potassio' che, aumentando l'attività di queste ATP-asi, incrementano di fatto l'escrezione del sodio e, quindi, la diuresi. Nel drenaggio epatico, l'impiego di alimenti ricchi in potassio biodisponibile ha una logica applicazione; infatti, frenando l'attività della tiroide, si consente a un fegato impegnato in un intenso lavoro di destrutturazione delle tossine di non essere sovraccaricato dai cataboliti che un metabolismo più veloce produrrebbe in quantità maggiori rispetto al normale. Inoltre, l'effetto miorilassante favorisce il deflusso dall'organo delle sostanze che vengono eliminate attraverso la via biliare.

L'effetto decontratturante della pasta e zucchine è efficace nei pazienti che presentino difficoltà iniziale ad addormentarsi, soprattutto nei casi in cui il rilassamento sia disturbato da una eccessiva contrattura muscolare. Per esempio, a un soggetto insonne, perché troppo impegnato da attività lavorative che richiedono durante il giorno il massimo di vigilanza e attenzione, non si può proporre una cena fortemente soporifera (per esempio riso alle erbe, zucchina marinata e mela cotta); infatti, il risultato sarebbe una sedazione prolungata anche nelle ore mattutine del giorno successivo. Più indicata, invece, sarà la zucchina trifolata con le tagliatelle all'uovo e la mela cruda con la buccia; in questo secondo caso, la sedazione operata dalla zucchina, dall'aglio e dal prezzemolo, a cui si aggiungono il fruttosio e i bromuri contenuti nella buccia di mela, viene modulata dai carboidrati e dalle proteine della pasta, ma soprattutto dallo stimolo metabolico dell'uovo; quest'ultimo, associato all'azione lassativa della buccia di mela, permetterà anche un'evacuazione mattutina fisiologica.

### *Riso e zucchine trifolate*

La modalità di preparazione è la stessa di quella della pasta e zucchine. Queste ultime vengono trifolate in padella con aglio, olio extravergine d'oliva e addizionate alla fine con prezzemolo tritato, facendole poi mantecare insieme con il riso lesso e scolato a parte.

Anche in questo caso si apporta un notevole sostegno al fegato e alla muscolatura liscia e striata, in quanto il riso veicola una quota ulteriore di potassio associato all'amido (zucchero più disponibile di quello dei carboidrati della pasta). Esiste il rischio di una iperglicemia moderata, da valutare individualmente, a seconda della funzionalità pancreatica del paziente.

Questo piatto si dimostra molto efficace nell'azione sedativa e induttrice del sonno, con l'unica eccezione dei pazienti diabetici, nei quali l'iperglicemia può provocare uno stato di allarme biologico, con insonnia e senso di malessere.

### *Riso e zucchine*

Preparazione indicata quando si voglia rendere disponibile per l'organismo una grossa quantità di potassio e di glucosio. In questo caso, si fanno soffriggere le zucchine affettate con aglio e olio extravergine d'oliva, poi si aggiungono il riso e l'acqua, e, a cottura ultimata, si aggiunge il prezzemolo tritato; le zucchine mandano in soluzione tutti i loro sali, compreso il potassio, ma perdono la capacità di sedare il sistema nervoso e di svolgere l'effetto miorilassante, a causa dell'attivazione surrenalica indotta dai sali, dal prezzemolo e dall'iperglicemia eccessiva.

In questa preparazione, il potassio biodisponibile è maggiore rispetto a quello del riso e zucchine trifolate, perché, essendo uno ione idrosolubile, viene assorbito più velocemente e in maggiore quantità. Nonostante ciò, per quanto detto precedentemente, non funziona in senso miorilassante, ma è utile solamente per reintegrare perdite di potassio secondarie a dissenterie prolungate, vomito e trattamenti farmacologici con diuretici.

Nella maggior parte dei casi questa modalità di cottura viene utilizzata anche quando si voglia fornire all'organismo una notevole quan-

tità di zuccheri a rapida utilizzazione. Ciò può avvenire per migliorare una situazione di notevole difficoltà metabolica del fegato o per provocare deliberatamente una condizione iperglicemica.
Questa preparazione è efficace anche dopo uno stato di intossicazione: da cibo, da farmaci, da sostanze chimiche inalate o ingerite. In questo caso, l'associazione ottimale è quella con la mela cotta.

## Associazioni dimagranti

- *Pranzo*: 150 g di pesce in padella, 1 insalata mista, 2 kiwi.
- *Cena*: 50 g di tagliatelle al pomodoro, 2 zucchine trifolate, 1 mela.
- *Pranzo*: 150 g di hamburger, 2 zucchine trifolate, 1 pompelmo.
- *Cena*: 2 patate bollite, 150 g di radicchio ai ferri, un quarto di ananas.

# Il pomodoro

Originario del Messico e dei Paesi dell'America centrale, il pomodoro (*Lycopersicum esculentum*) fu introdotto in Europa nel XVI secolo dagli Spagnoli, che lo chiamarono *tumatl*, nome derivato dalla lingua azteca. Il suo arrivo in Europa, però, non coincise con il suo utilizzo in cucina. Nella nostra penisola si iniziò subito a consumarlo senza timori; in altre parti d'Europa, invece, il pomodoro fu accolto con diffidenza e considerato per molto tempo come semplice pianta ornamentale.

Oggi il pomodoro è coltivato in tutte le aree geografiche a clima temperato; nel nostro Paese, le regioni più interessate a questa coltura sono Campania, Puglia, Emilia-Romagna, Sicilia, Lazio e Veneto. A seconda delle varietà, viene consumato crudo, in insalata, o cotto per preparazioni casalinghe, oppure viene impiegato per la produzione di bevande. Anche le industrie alimentari, ovviamente, si sono occupate del pomodoro, immettendo sul mercato i pelati, le salse e i concentrati di pomodoro.
L'applicazione sulla pelle di foglie di pomodoro tritate rappresenta un ottimo rimedio contro le punture degli insetti. In estate, un mazzetto di foglie di pomodoro serve a tenere lontane dalle nostre case zanzare, vespe e formiche. In frigorifero, a una temperatura di 1-2 °C e un'umidità relativa dell'85-90%, i pomodori da mensa maturi si conservano per 10 giorni circa.

Tenendo conto delle principali varietà e delle classificazioni proposte per questo alimento, possiamo affermare che, in linea di massima, esistono i pomodori cosiddetti 'da mensa' (più grossi, tondi, lisci, polposi e compatti) e i pomodori 'da industria' (adatti alla trasformazione conserviera).
Quelli destinati al consumo fresco e alla preparazione di insalate includono 3 tipi princi-

| Pomodoro maturo | |
|---|---|
| *Composizione per 100 g di parte edibile* | |
| Parte edibile | 100% |
| Acqua | 94.0 g |
| Carboidrati | **3.5** g |
| Amidi | 0 |
| Proteine | 1.0 g |
| Lipidi | 0.2 g |
| Ferro | 0.3 mg |
| Calcio | 9 mg |
| Sodio | 6 mg |
| Potassio | **290** mg |
| Fosforo | **25** mg |
| Tiamina | 0.02 mg |
| Riboflavina | 0 |
| Niacina | **0.80** mg |
| Vit. A ret. eq. | **135** mcg |
| Vitamina C | **25** mg |
| Zinco | **1.24** mg |
| Magnesio | **28** mg |
| Rame | 0.19 mg |

*Fonte:* Tabelle di Composizione degli Alimenti, Istituto Nazionale della Nutrizione, 1998.

pali: tondi e lisci (*Comet, Money Maker, Sunrise*, e altri ancora); a forma allungata, meglio detta 'a lampadina' (*San Marzano, Fiaschetto* e *Roma*); costoluti (*Fiorentino* e *Marmande*). Esistono poi delle varietà piccole, tipiche di alcune regioni italiane e particolarmente ricche in nutrienti, in licopene, sali, zuccheri e vitamina C, che trovano valido impiego in Bioterapia Nutrizionale® quando si vogliano sfruttare al massimo le proprietà del pomodoro: i *Pachino*, i *Ciliegini* e i *Casalini*. I primi 2 sono piccoli e rotondi; i *Pachino* esprimono al massimo gli zuccheri e sono quindi dolciastri, mentre i *Ciliegini* sono più ricchi di sali. Infine, i *Casalini* sono piccoli e meno dolci rispetto ai *Pachino*.

# Contenuti nutrizionali

Il frutto pomodoro è una bacca globosa o allungata, di colore rosso più o meno intenso a seconda del pigmento presente: il licopene (rosso) e il carotene (giallo). La buccia può essere completamente liscia o costoluta; nel frutto maturo solitamente si assottiglia e diventa più fragile. L'interno del pomodoro è suddiviso in logge che contengono piccoli semi appiattiti e reniformi immersi in una mucillagine. Durante la fase di maturazione, nella polpa, inizialmente verde, si sviluppa il licopene, che conferisce al pomodoro la colorazione rossa; nello stesso tempo, alcuni acidi scompaiono per lasciare posto all'acido ascorbico (vitamina C, 25 mg%) e all'acido citrico. Questi ultimi sono presenti soltanto nel frutto ben maturo che, peraltro, presenta anche un valore massimo di pH pari a 1. Il pomodoro è ricco in vitamina A (135 mcg%), potassio (290 mg%), fosforo (25 mg%), ed è dotato di acidi organici (malico, citrico e ossalico) oltre che di etilene naturale che favorisce la maturazione del frutto sulla pianta.
Grazie al notevole contenuto di acido malico, acido arabico e acido lattico, il pomodoro facilita la digestione, aumenta la salivazione, stimola l'appetito e rigenera i tessuti.

Dal punto di vista fisico-chimico, tale alimento, pur avendo un indiscutibile valore nu-

| Pomodoro da insalata | |
|---|---|
| *Composizione per 100 g di parte edibile* | |
| Parte edibile | 100% |
| Acqua | 94.2 g |
| Carboidrati | **2.8** g |
| Amidi | 0 |
| Proteine | **1.2** g |
| Lipidi | 0.2 g |
| Ferro | 0.4 mg |
| Calcio | 11 mg |
| Sodio | 3 mg |
| Potassio | **290** mg |
| Fosforo | **26** mg |
| Tiamina | 0.03 mg |
| Riboflavina | 0.03 mg |
| Niacina | **0.70** mg |
| Vit. A ret. eq. | **42** mcg |
| Vitamina C | **21** mg |
| Selenio | **2.3** mcg |
| Zinco | 0.11 mg |
| Magnesio | **10** mg |
| Rame | 0.01 mg |

*Fonte:* Tabelle di Composizione degli Alimenti, Istituto Nazionale della Nutrizione, 1998.

trizionale, si può considerare un concentrato di sali e di ossalati. Esso, infatti, ha la capacità di far precipitare i sali disciolti nei liquidi interstiziali, specie se consumato crudo (ma anche da cotto il pomodoro ha azione edemizzante); questo effetto può essere evitato mediante l'associazione con la cipolla.

### *Il licopene*

Il licopene, componente tipico ed esclusivo del pomodoro, non solo è uno dei carotenoidi più importanti presenti nel plasma sanguigno, ma è anche quello che disattiva efficacemente l'ossigeno singoletto. Una serie di sperimentazioni sembrano provare che il regolare consumo di pomodoro abbia un effetto protettivo nei riguardi di alcune forme di tumore e delle malattie cardiovascolari.

Le ossidazioni cellulari, con produzione di scorie acide, sono le principali responsabili dell'invecchiamento, dei fenomeni sclerotici, nonché dell'insorgenza di tumori. Il betacarotene, il licopene e l'epigallo-catechingallato hanno proprietà antiossidanti e rallentano l'eccessiva tendenza alla moltiplicazione cellulare.

Per esempio, numerosi studi scientifici hanno evidenziato una bassa incidenza di carcinoma della prostata nei Paesi mediterranei, come l'Italia e la Grecia, dove il consumo di pomodoro è elevato. Per avere un'azione protettiva contro il cancro, i pomodori vanno cucinati in olio o proposti come condimento per la pasta. Anche la pizza risulta protettiva contro le neoplasie, non altrettanto la salsa di pomodoro semplice; la differenza è da imputare alla presenza o meno dell'olio d'oliva. Infatti, la cottura, rompendo i legami chimici delle sostanze, permette il rilascio di una maggiore quantità di licopene, che può essere utilizzata in maniera ottimale dall'organismo solo in presenza di un mezzo, come l'olio, capace di migliorarne l'assorbimento.

Sebbene il pomodoro contenga molti altri micronutrienti, tutte le indagini biochimiche hanno confermato sia l'esistenza di un rapporto diretto tra licopene e basso rischio di cancro della prostata, sia la presenza esclusiva di questo potentissimo antiossidante in tale ortaggio. Quindi, nelle prostatiti e nei tumori prostatici, è buona norma proporre il pomodoro fritto nell'olio fino a quando non si asciuga; successivamente, lo si può utilizzare per condire la pasta oppure spalmato sul pane.

## Pomodoro e funzioni organiche

Nel trattamento bionutrizionale del diabete, l'utilizzo del pomodoro offre molteplici vantaggi; per esempio, se viene consumato crudo con la cipolla è in grado di esercitare un'azione ipoglicemizzante. Infatti, la cipolla cruda è di per sé ipoglicemizzante ed è utile al rene danneggiato dalla condizione cronica di iperglicemia. Il pomodoro, come il kiwi, agisce attraverso lo stimolo epatico della sua vitamina C e della sua acidità; l'aumento del lavoro epatico si traduce in un consumo di zuccheri circolanti. Per tale motivo, il pomodoro si può usare durante il pasto, ma anche per la merenda pomeridiana. Non avviene la stessa cosa con il peperone: la sua minore acidità e il contenuto di vitamina K e di vitamina A non facilitano il lavoro dell'epatocita.

Nei soggetti con tendenza alla precipitazione dei sali minerali nei tessuti e nelle articolazioni, il pomodoro deve essere impiegato il meno possibile. In ogni caso, esso non va mai associato ad altre verdure, in quanto i suoi sali si comporterebbero da catalizzatori aumentando il rischio di formazione di microcristalli. Ripassato in padella con altre verdure o ortaggi risulta meno digeribile, per l'annullamento dello stimolo acido sul fegato. Per esempio, i fagiolini ripassati in padella con pomodoro sono utili per recuperare liquidi e sali in caso di vomito o diarrea, ma diventano indigesti e non dimagranti se consumati nei giorni precedenti il ciclo mestruale.

Il pomodoro determina allergie importanti, sia per le sostanze tossiche che vengono impiegate nella sua coltivazione e conservazione, sia per il contenuto in solanina, maggiormente presente nel pomodoro verde. Di tutti i vegetali che appartengono alla famiglia delle Solanacee (patata, melanzana e peperone), l'unico che risulta così potentemente allergizzante è solo il pomodoro.

Nelle epilessie e in tutte le patologie del sistema nervoso centrale con aumento dell'eccitabilità, il pomodoro deve essere sempre usato con estrema prudenza, poiché la tendenza all'edema peggiora queste patologie.
Tuttavia, può essere impiegato per migliorare la vigilanza, come avviene per tutti gli alimenti che fanno aumentare il lavoro metabolico del fegato e che contengono sali minerali necessari al sistema nervoso. Il pomodoro crudo viene solitamente associato alla cipolla per ridurre il suo potere edemizzante e per limitare le sue controindicazioni in tutte le patologie reumatiche e osteoarticolari, nonché nei soggetti che hanno tendenza alla calcolosi renale.

Il pomodoro è un alimento molto indicato nei disturbi organici e funzionali del fegato. Esistono, però, differenze significative nell'utilizzo del pomodoro crudo o cotto; il pomodoro crudo, in virtù del suo alto grado di acidità e del contenuto di vitamina C, ha un'azione tonificante sul fegato (come il basilico e l'aglio crudo, alimenti che vengono associati nella pasta o riso alla crudaiola). Il suo utilizzo viene impedito solo da concomitanti patologie allergiche e disturbi pancreatici.
Il pomodoro cotto, invece, ha un potente effetto drenante sul fegato e può essere usato anche nei soggetti allergici e in quelli affetti da patologie pancreatiche, in quanto la cottura trasforma il fruttosio in glucosio, riduce o elimina del tutto l'acidità e abbatte il contenuto in vitamina C, che ha sempre un'azione stimolante sul metabolismo.
Il pomodoro verde, in cui non sono giunte a maturazione le sostanze di cui è composto, ha un potere allergogeno maggiore rispetto a quello maturo; pertanto, quest'ultimo può essere utilizzato anche nelle persone che soffrono di asma allergica, rinocongiuntivite e dermatite atopica.

In Sicilia esiste un cronico eccesso di fluoro nell'acqua e il pomodoro tende a farlo sedimentare. Questo spiega la caratteristica appetenza dei Siciliani verso questo alimento, tanto da farne un consumo eccessivo. Non bisogna mai dimenticare che gli esseri viventi tendono a manifestare appetenza per gli alimenti di cui hanno maggiormente bisogno. In questo caso, esiste una doppia necessità che influisce nella scelta del pomodoro: eliminare le sostanze tossiche e reintegrare i sali minerali necessari alla trasmissione nervosa e alla ristrutturazione scheletrica.

## Il pomodoro in Bioterapia Nutrizionale®

### *Pomodoro crudo, patata in carta d'argento e pesca*

Questo pasto permette di risolvere una cefalea secondaria a rallentamento della funzione epatica. La patata cotta in carta d'argento, e condita in questo caso solo con olio extravergine d'oliva, non risulta imbibita come quella bollita e, quindi, non rallenta la digestione, agevolando il fegato per gli zuccheri più biodisponibili.
Il pomodoro crudo, in virtù dell'acidità, eccita la colecisti e favorisce il deflusso della bile; infine, la pesca, soprattutto se bianca, ha un potente effetto drenante sul fegato. In questi casi, l'effetto terapeutico è rapido e la cefalea si risolve nel giro di 2-3 ore.

### *Carne, pomodoro ripieno di mozzarella e melone*

Si compone un pasto associando 170 g di lombata di manzo ai ferri; 6 pomodori San

Marzano tagliati a metà, riempiti di mozzarella condita con prezzemolo, aglio, olio extravergine d'oliva e sale, e cotti al forno; mezzo melone.

Questa soluzione nutrizionale si rivolge a un individuo che abbia necessità di recupero dopo un'attività fisica importante: la lombata di manzo fornisce proteine, ferro, zuccheri e grassi per sopperire alla perdita subita; il pomodoro apporta soprattutto sali minerali e zuccheri, mentre il prezzemolo fornisce il ferro e l'aglio stimola la digestione; la mozzarella cotta permette un recupero di sali e di calcio creando, insieme con i sali del pomodoro, dei complessi poco solubili che ostacolano la diuresi e quindi permettono un recupero più pronto. Per evitare che l'imbibizione sia eccessiva, si utilizza il melone che attiva la diuresi e, grazie all'adenosina, riduce l'*ispissatio sanguinis* secondaria alla traspirazione per sforzi fisici prolungati.

Se si sostituisce la lombata di manzo con 1 lombata di vitella e il melone con il kiwi, si ottiene una preparazione molto efficace nell'osteoporosi. La destinataria di questa soluzione nutrizionale è una donna adulta, per la quale è preferibile utilizzare una carne con minor contenuto di purine; gli aminoacidi di questa formeranno con il calcio un complesso meglio assorbibile da parte dell'intestino e, grazie alla vitamina C del kiwi, la fissazione del calcio risulterà facilitata.

## *Associazioni dimagranti*

- *Pranzo*: 150 g di pesce bollito, 1 pomodoro condito, 1 pesca.
- *Cena*: 50 g di fusilli al pomodoro, 150 g di funghi trifolati, 150 g di fragole.
- *Pranzo*: 130 g di petto di tacchino al pompelmo, 1 pomodoro condito, mezzo melone.
- *Cena*: 50 g di spaghetti con aglio, olio e peperoncino, 2 indivie belghe ai ferri, 2 clementine.

# Il peperone

Il peperone (*Capsicum annuum*) è caratteristico delle regioni tropicali, ma è ampiamente diffuso anche nelle zone a clima temperato. Originario, secondo De Candolle, del Brasile e, secondo altri studiosi, della Giamaica, venne introdotto in Europa nel XVI secolo. La sua diffusione fu velocissima: nel 1542 se ne conoscevano già 3 varietà, 13 nel 1640, 35 alla fine del XVII secolo. In Italia è segnalato, per la prima volta, nel 1551. Attualmente, le regioni dove questo ortaggio viene maggiormente coltivato sono: Sicilia (dove si ottiene oltre il 20% della produzione nazionale), Puglia (15%), Campania (14%), Lazio (13%) e Calabria (5%).

Il peperone è una pianta alta fino a 1 m, glabra, con foglie ovalo-lanceolate, fiori solitari, pendenti, bianchi, con calice persistente, frutti a bacca senza succo, con molti semi. La forma del frutto varia: allungata, conica, prismatica, globosa, a superficie liscia e costoluta, di colore bianco, rosso, giallo-aranciato, giallo, violetto.
Le varietà oggetto di coltivazione sono molto numerose e possono essere suddivise in base alla forma della bacca; si hanno così: cultivar con bacche a forma conica, allungata e di grandi dimensioni, come *Corno di toro giallo* o *rosso*; varietà con frutto a forma quadrata, quali *Yolo Wonder*, *California Wonder* e *Quadrato d'Asti*; cultivar con bacche a forma irregolarmente quadrangolare, come *Grosso di Nocera*, *Argos* e *Lamuyo*.
La parte commestibile è il frutto, costituito da una bacca semicartilaginosa, non succosa che, una volta raggiunta la maturazione, assume una colorazione gialla o rossa. La colorazione verde indica una maturazione incompleta, anche se, nella maggior parte dei Paesi dove il peperone è coltivato, i frutti vengono commercializzati e consumati soprattutto verdi. Particolarmente ricco di vitamina C (oltre 150 mg per 100 g di prodotto), il

**Peperoni rossi e gialli, crudi**

*Composizione per 100 g di parte edibile*

| | |
|---|---|
| Parte edibile | 81% |
| Acqua | 91.5 g |
| Carboidrati | **6.7** g |
| Amidi | 0 |
| Proteine | 0.9 g |
| Lipidi | 0.3 g |
| Ferro | 0.7 mg |
| Calcio | 17 mg |
| Sodio | 0 |
| Potassio | 0 |
| Fosforo | 27 mg |
| Tiamina | 0.05 mg |
| Riboflavina | 0.07 mg |
| Niacina | **0.50** mg |
| Vit. A ret. eq. | **424** mcg |
| Vitamina C | **166** mg |
| Selenio | 0 |
| Zinco | **1.36** mg (rossi) |
| Magnesio | **18** mg (rossi) |
| Rame | 0.08 mg (rossi) |

*Fonte:* Tabelle di Composizione degli Alimenti, Istituto Nazionale della Nutrizione, 1998.

peperone stimola la digestione e la secrezione ghiandolare.
Il peperone crudo contiene numerose sostanze indispensabili all'organismo: proteine, sali, grassi, zuccheri e, soprattutto, vitamine (provitamina A, vitamine del gruppo B, vitamina C e vitamina P). Oltre a essere consumato fresco, il peperone può essere impiegato per preparazioni come la peperonata e la caponata alla siciliana. In frigorifero, a una temperatura di 8-10 °C, si può conservare fino a 10 giorni.

# Funzioni nutrizionali

Il peperone verde è una forma immatura, il giallo rappresenta la forma intermedia, il rosso è la vera e propria forma matura. Oggi, grazie alle selezioni, si riescono a ottenere direttamente ortaggi dal particolare colore desiderato. Nel peperone giallo è presente più vitamina K, in quello rosso c'è una maggiore quantità di vitamina C, nel verde è contenuta più clorofilla.

I peperoni, dotati di un'azione stimolante la peristalsi intestinale, spesso risultano indigesti; a parte specifiche intolleranze, tale effetto è attribuibile alla particolare ricchezza in vitamina C e alla modalità di cottura. Molte persone digeriscono il peperone fritto o crudo ma non quello arrostito. Questo perché il più delle volte il peperone, dopo la spellatura, viene lavato con acqua corrente; in tal modo si asporta quel liquido denso presente all'interno che contiene l'enzima in grado di aumentarne la digeribilità.
Per evitare ciò, conviene aggiungere, oltre al prezzemolo, all'aglio e all'olio (l'aglio usato assieme al peperone limita il potere eccitante di quest'ultimo), anche qualche goccia di limone, che ripristina e accentua la secrezione dei succhi gastrici, in modo da migliorare la digeribilità del peperone.

L'azione lassativa del peperone (soprattutto quello rosso) è legata all'alto contenuto in vitamina C, che diventa irritativa per la funzione epatica, con un meccanismo analogo a quello del kiwi. Allo stesso modo, l'elevata quota di vitamina C rappresenta un potente stimolo metabolico.

**Peperone verde, crudo**

*Composizione per 100 g di parte edibile*

| | |
|---|---|
| Parte edibile | 81% |
| Acqua | 92.0 g |
| Carboidrati | **6.0** g |
| Amidi | 0 |
| Proteine | 0.7 g |
| Lipidi | 0.2 g |
| Ferro | 0.6 mg |
| Calcio | 16 mg |
| Sodio | 0 |
| Potassio | 0 |
| Fosforo | **26** mg |
| Tiamina | 0.04 mg |
| Riboflavina | 0.03 mg |
| Niacina | 0 |
| Vit. A ret. eq. | **117** mcg |
| Vitamina C | **127** mg |

*Fonte:* Tabelle di Composizione degli Alimenti, Istituto Nazionale della Nutrizione, 1998.

Il peperone (soprattutto quello giallo) cotto in padella con olio e sale è un potentissimo antiemorragico; in questo modo, infatti, viene sfruttata tutta la vitamina K (liposolubile) in esso contenuta. Il suo impiego risulta estremamente utile per frenare una metrorragia ed è ugualmente efficace nei casi di fragilità vasale.
Il peperone, grazie alla vitamina C, è un potente antinfluenzale; inoltre, grazie all'azione lassativa, facilita l'eliminazione dei germi attraverso l'intestino.

## Il peperone in Bioterapia Nutrizionale®

### *Peperoni arrosto*

Dopo aver cotto i peperoni sulla fiamma fino a che sono totalmente arrostiti (o in forno a 220 °C per 30 minuti), si coprono con un foglio di alluminio. Quando sono freddi, si toglie la pellicina, si raccoglie l'acqua che si è formata al loro interno e, tagliati a listelle, si mettono in un piatto da portata. Si condiscono con un trito di aglio e prezzemolo, olio extravergine d'oliva e sale, e se necessario qualche goccia di limone che li renderà più digeribili.
L'indicazione ottimale è la sindrome da raffreddamento (associati a carne bianca e a 1 pompelmo) oppure la stipsi, consumati assieme a carne in padella e 1 mela con la buccia.

### *Involtini di peperoni e acciughe*

Si lavano i peperoni, si asciugano, si passano direttamente sulla fiamma, tenuta al massimo, girandoli continuamente fino a che tutta la pelle sarà completamente abbrustolita. Via via che sono pronti, si chiudono i peperoni in un sacchetto di carta da pane, lasciandoveli per qualche minuto: il vapore che si formerà all'interno dell'involucro farà staccare la pelle dalla polpa, facilitando la successiva operazione di spellatura. Questa si effettua raschiando i peperoni con un coltellino, eliminando i residui di pelle con carta da cucina, evitando di lavarli. Dopo aver ricavato 4 falde regolari da ogni peperone, si allineano su un tavolo e si spolverano di sale avvolgendone ognuna attorno a 1 filetto di acciuga; gli involtini così ottenuti si condiscono con olio extravergine d'oliva e, sigillati, si conservano in frigorifero anche per 1-2 giorni.
Possono essere associati a pomodori Pachino in tutte le situazioni cliniche che richiedono un apporto di elettroliti, nonché uno stimolo tiroideo e del transito intestinale.

### *Peperone in padella*

Il peperone viene tagliato a fette sottili e cotto in padella con olio extravergine d'oliva, sale e aglio, senza coperchio. Infatti, la copertura faciliterebbe il riassorbimento di vapore acqueo, rendendo l'alimento molto più umido e quindi meno digeribile perché meno aggredibile da parte dei succhi gastrici.
Questa preparazione è molto indicata nelle patologie virali, soprattutto se l'aglio viene messo alla fine, in quanto semicrudo e perciò dotato di potere antibiotico e antivirale.
Il peperone in padella è estremamente utile anche per frenare un ciclo mestruale troppo abbondante, specie se proposto assieme a 1 scamorza ai ferri e a 1 kiwi; in questo caso la vitamina K, potenziata dalla vitamina C del kiwi e dal calcio del formaggio, ripristina velocemente una coagulazione efficiente.

## *Associazioni dimagranti*

- *Pranzo*: 130 g di hamburger, 2 peperoni arrosto, 1 pompelmo.
- *Cena*: 50 g di tagliatelle all'arrabbiata, 150 g di radicchio ai ferri, 150 g di fragole.
- *Pranzo*: 1 petto di pollo al limone, 2 peperoni arrosto, 1 mela.
- *Cena*: 50 g di riso allo zafferano, 2 indivie belghe ai ferri, 2 kiwi.

# La melanzana

Originaria della Cina e dell'India, nel Medio Evo la melanzana (*Solanum melongena*) si diffuse in alcuni Paesi del bacino del Mediterraneo.
In Italia fu introdotta dai Padri carmelitani nel XIV secolo, epoca in cui venne citata in un *Tacuinum Sanitatis* di carattere medico-botanico. Più tardi, nel XVI secolo, il naturalista Soderini la menzionò nel suo *Trattato della coltura degli orti e giardini*. Attualmente, la maggiore produzione italiana si ottiene in Sicilia, Campania, Puglia, Lazio e Calabria; le varietà più diffuse sono *Violetta lunga di Napoli*, *Precoce di Barbentane* o *Violetta lunga*, *Violetta pallida di Firenze* e *Violetta tonda*.
Pianta a ciclo di coltivazione annuale, la melanzana appartiene alla famiglia delle Solanacee. Il fusto, eretto e ramificato, è alto circa 80 cm. I fiori, brevemente peduncolati, solitari e raramente appaiati, sono ermafroditi e non tutti fertili. Il frutto è una bacca violacea che può avere forma globosa, oblunga oppure ovale; forma, grandezza e colore variano a seconda delle cultivar.
Ortaggio tipicamente estivo, la melanzana può essere preparata in diversi modi (lessata, fritta, impanata e dorata, alla griglia e in umido); tra le ricette più famose a base di questo ortaggio, ricordiamo la parmigiana (le melanzane vengono cucinate con una ricca e prelibata farcia) e le melanzane ripiene.

La conservazione in frigorifero, a una temperatura di 10-15 °C e a un'umidità relativa del 90%, non dovrebbe superare i 10 giorni.

## Funzioni nutrizionali

La buccia e parte della polpa hanno proprietà coleretiche e colagoghe, per cui la melanzana è utile per normalizzare la funzionalità del fegato; inoltre, è ipocolesterolemizzante. La buc-

cia ha azione irritativa sull'intestino e questo la rende vantaggiosa in caso di stipsi.
La melanzana è ricca in sali minerali; per questo motivo può determinare ritenzione idrica. Essa sollecita fortemente l'attività tiroidea tanto che, mangiata di sera, può dare insonnia; inoltre, costituisce un alimento in grado di stimolare i metabolismi e il sistema nervoso, quindi è utile nei casi di obesità, ipotiroidismo, astenia e stipsi.
La melanzana va impiegata con cautela nelle gastriti, nelle coliti spastiche, nelle calcolosi biliari e renali, mentre il suo consumo è da escludere negli ipertiroidismi, nelle cardiopatie, nelle insonnie e negli stati di eretismo psichico.

## La melanzana in Bioterapia Nutrizionale®

### *Melanzane ai ferri*

Le melanzane vengono tagliate a fette, che si lasciano sotto sale per 30 minuti in modo da far perdere l'amaro dell'acqua di vegetazione; si arrostiscono sulla piastra di ghisa, o su una padella senza olio, e si condiscono con olio extravergine d'oliva, sale (se non è stato messo nella prima fase perché non amare), prezzemolo, aglio ed, eventualmente, peperoncino e qualche goccia di aceto di vino.
Sono utili per accelerare il metabolismo, non soltanto a scopo dimagrante, ma anche per indurre una più veloce eliminazione di sostanze tossiche; per risolvere una stipsi; per recuperare sali minerali dopo una profusa sudorazione.

**Melanzana**

*Composizione per 100 g di parte edibile*

| | |
|---|---|
| Parte edibile | 92% |
| Acqua | 92.7 g |
| Carboidrati | **2.6** g |
| Amidi | 0 |
| Proteine | 1.1 g |
| Lipidi | 0.4 g |
| Ferro | 0.3 mg |
| Calcio | 14 mg |
| Sodio | **26** mg |
| Potassio | **184** mg |
| Fosforo | 33 mg |
| Tiamina | 0.05 mg |
| Riboflavina | 0.05 mg |
| Niacina | **0.60** mg |
| Vit. A ret. eq. | tracce |
| Vitamina C | **11** mg |

*Fonte:* Tabelle di Composizione degli Alimenti, Istituto Nazionale della Nutrizione, 1998.

### *Melanzane alla parmigiana*

Le fette di melanzana, passate prima nella farina e poi nell'uovo, vengono fritte in olio extravergine d'oliva; quindi si adagiano in una pirofila e si condiscono con sugo di pomodoro, mozzarella e parmigiano reggiano (disponendone almeno 3 strati) infornando per 50-60 minuti a 180 °C.
È un piatto impegnativo dal punto di vista digestivo per la presenza dell'uovo fritto assieme ai grassi del formaggio; il pomodoro lo rende ancora più nutriente, ma aumenta ulteriormente l'impegno epatico. La soluzione con farina e uovo ne mitiga l'impatto tiroideo e quindi ne riduce l'effetto di stimolo sulla ghiandola.
È buona norma non proporlo di sera e a soggetti con disfunzione epatica; inoltre, può essere utile prima di un lavoro muscolare, in quanto la ricchezza di nutrienti a lento rilascio lo rende una buona fonte di energia anche a diverse ore dal pasto.

### *Fagottini di melanzana*

Si utilizzano 2 fette di melanzana farcite con mozzarella, basilico, e l'eventuale aggiunta di pomodoro; si passano nell'uovo e nel pan grattato e si friggono in padella con olio extravergine d'oliva.
Questa soluzione nutrizionale è rivolta a individui che necessitino di calcio, ma che presentano difficoltà ad assumerlo dai derivati del latte a causa di una concomitante stipsi. In que-

sti casi, la contemporanea presenza della melanzana fritta con azione lassativa ne fa un insieme bilanciato. L'aggiunta del pomodoro permette il vantaggio di proporre questo piatto nei casi in cui bisogna ridurre al minimo la quantità di cibo senza rinunciare alle necessità nutrizionali: patologie tumorali, disturbi della deglutizione e durante interventi ortodontici.

### *Crocchette di melanzana*

Le melanzane, tagliate a dadini, si fanno lessare per 1-2 minuti. Si scolano bene e si passano col passapomodoro (utilizzando quello con i buchi più larghi). Questa pasta viene amalgamata con uovo, aglio tritato finemente, prezzemolo, pan grattato e parmigiano reggiano. Si formano delle crocchette che si passano ancora nel pan grattato e si friggono in olio extravergine d'oliva.

Questa preparazione, particolarmente nutriente, permette una fisiologica stimolazione della peristalsi; va impiegata elettivamente per risolvere la stipsi nei bambini anche di un solo anno di vita, preferibilmente di sera, o in pazienti affetti da patologie dell'apparato digerente, con difficoltà di transito in caso di alimenti troppo strutturati e compatti.

## *Associazioni dimagranti*

- *Pranzo*: 130 g di hamburger, 1 melanzana ai ferri, 1 arancia.
- *Cena*: 50 g fusilli al pomodoro, 2 zucchine trifolate, 1 mela.
- *Pranzo*: 150 g di mozzarella, 1 melanzana 'a funghetto' (con olio, aglio e prezzemolo), 1 pera.
- *Cena*: 2 patate fritte, 1 pomodoro condito, 2 kiwi.

# La patata

Appartenente alla famiglia delle Solanacee, la patata (*Solanum tuberosum*) cresce bene nelle zone a clima temperato, fino ad altitudini di 1500 m. Fu introdotta in Europa dalle Americhe nel XVI secolo dagli spagnoli e, per lungo tempo, venne considerata una curiosità botanica. In Italia, le patate furono introdotte verso la fine del XVI secolo dai missionari e non vennero usate per l'alimentazione umana, ma solo come mangime per il bestiame.

## Funzioni nutrizionali

In commercio si trovano patate estratte a maturazione completa e patate a sviluppo interrotto, cosiddette 'novelle'. Importante è il tipo di terreno nel quale la patata si sviluppa, in quanto essa ha una particolare esigenza di azoto, potassio, calcio e magnesio. L'assorbimento dei minerali è particolarmente attivo durante la formazione dei tuberi; la patata richiede dal terreno soprattutto quei nutrienti che saranno poi costitutivi del suo potere nutrizionale per l'uomo.
Il valore alimentare della patata è dato soprattutto dal suo contenuto in glicidi, costituiti da amido a elevata biodisponibilità (90%). Le proteine, anche se in piccola quantità, sono ad alto valore biologico, in quanto contengono molti aminoacidi essenziali; il potassio è molto rappresentato (circa il 60% dell'intero contenuto salino), mentre calcio, ferro, sodio e fosforo sono presenti in modeste percentuali. Discreto è il contenuto della vitamina $B_1$ o tiamina, della niacina e della vitamina C.

Poiché la tiamina, oltre a essere idrosolubile, è anche termolabile, viene quasi totalmente persa con la cottura, mentre la vitamina C viene perduta in quantità inferiore; l'acido ascorbico, infatti, durante la prima fase di cottura degli ortaggi si ossida ad acido deidroascorbico, inattivo, a opera di una ascorbicossidasi presente nei vegetali. Questo enzima accresce la sua azione con l'aumentare della temperatura fino a un certo punto, oltre il quale viene inattivato; per questa ragione, è preferibile cuocere le verdure in pentole coperte e, soprattutto, in acqua già calda, in modo che la temperatura di ebollizione inattivi l'ascorbicossidasi il più rapidamente possibile.

La patata contiene antitripsine, enzimi che inibiscono la tripsina e la chimotripsina (2 importanti enzimi implicati nella digestione delle proteine); infatti, 200 g di patate cotte inibiscono 60 mg di tripsina (Santarius e Belitz), con riduzione del carico di azoto gravante sul fegato e sul rene e miglioramento delle fermentazioni intestinali (Contaldo). In virtù dei suoi componenti e delle molteplici funzioni fisiologiche, la patata è un alimento che facilita l'alcalinizzazione del sangue, nonostante la presenza di acido ossalico (20-141 mg%); per questa ragione, essa è indicata nel trattamento delle acidosi metaboliche e per ristabilire l'equilibrio acido-base, soprattutto nelle persone anziane. Alcuni autori, fra i quali Bickoff, segnalano la presenza nella patata di sostanze ad attività estrogenosimile, come l'alfa-estradiolo e l'estrone.

È importantissima la conservazione dei tuberi perché possono essere compromessi dalla germinazione. In questa fase c'è produzione di solanina, un alcaloide tossico, per cui i tuberi germinati non devono essere impiegati a scopo alimentare. La solanina, infatti, è presente in alta concentrazione (fino a 20 mg%) soprattutto nelle patate germogliate o in quelle che, essendo state esposte alla luce, presentano macchie verdastre.

**Patata cruda**

*Composizione per 100 g di parte edibile*

| | |
|---|---|
| Parte edibile | 83% |
| Acqua | 78.5 g |
| Carboidrati | **17.9** g |
| Amidi | **15.9** g |
| Proteine | **2.1** g |
| Lipidi | 1.0 g |
| Ferro | 0.6 mg |
| Calcio | 10 mg |
| Sodio | 7 mg |
| Potassio | **570** mg |
| Fosforo | **54** mg |
| Tiamina | 0.10 mg |
| Riboflavina | 0.04 mg |
| Niacina | **2.50** mg |
| Vit. A ret. eq. | 3 mcg |
| Vitamina C | **15** mg |
| Zinco | **1.24** mg |
| Magnesio | **28** mg |
| Rame | 0.19 mg |

*Fonte:* Tabelle di Composizione degli Alimenti, Istituto Nazionale della Nutrizione, 1998.

Oltre che per il contenuto di potassio, è comunque alla percentuale minima di solanina, presente in tracce (0,001-0,002 mg%) nella patata matura e ben conservata, che si deve l'effetto blandamente spasmolitico, che rilassa i muscoli e il sistema nervoso, rendendo la patata soporifera se impiegata di sera nei pazienti sofferenti di insonnia o affetti da nevralgie.

Il contenuto in amido e potassio delle patate viene sfruttato intensamente in Bioterapia Nutrizionale® prediligendo l'una o l'altra caratteristica, a seconda della modalità di cottura o di associazione alimentare. Una delle proprietà più importanti della patata è la capacità assorbente; è buona norma non mettere mai le patate a cuocere insieme con la carne o con il pesce, in quanto tutti i grassi eliminati da queste carni vengono assorbiti dalla patata, con il risultato che questa risulterà totalmente indigesta e avrà una funzione antidiuretica.

Fra le varietà di patate esistenti in commercio, in Bioterapia Nutrizionale® si evita l'impiego di quelle a pasta bianca, soprattutto nei pazienti affetti da disturbi della funzionalità gastrica. La ragione consiste nel fatto che la patata a pasta bianca contiene una eccessiva percentuale di acqua; inoltre, tende a imbibirsi in misura maggiore durante i processi di cottura rispetto a quella a pasta gialla. Questa caratteristica costituisce un fattore negativo nei soggetti con problemi gastrici, nei quali l'imbibizione degli alimenti tende ad aumentarne le difficoltà digestive. Tuttavia, nella polpa della patata bianca, ma soprattutto nella buccia, è presente acido clorogenico, un polifenolo di cui è stata dimostrata l'azione antineoplastica, in quanto previene e rallenta la tendenza alle mutazioni cellulari; forse per questa ragione i contadini, senza conoscerne la ragione scientifica, mangiavano le patate cotte sotto la cenere o al forno senza togliere la buccia. La patata bianca, soprattutto cruda, è ricca di inibitori dell'enzima proteasi, i quali svolgono un'azione antivirale e anticancerogena.

Un utilizzo controindicato anche nelle persone in apparente buona salute è quello delle patate surgelate, oggi sempre più spesso proposte dai ristoranti e dalle tavole calde, nonché utilizzate da molte massaie per evidenti motivi di praticità. Le ragioni di questo successo commerciale consistono non solo nella rapidità di utilizzo, ma anche nel fatto che queste patate (trattate in modo da renderle più sapide e croccanti) hanno una cottura più veloce e uniforme rispetto a quelle naturali. Effettuando l'analisi mattutina dell'urina nel pazienti in trattamento bionutrizionale, si rileva costantemente un'elevata tossicità organica (evidenziata, fra le altre cose, da un netto aumento del pH e da una diminuzione del peso specifico urinario), dopo l'assunzione di patate surgelate. Questo riscontro di laboratorio è costante e ripetibile anche nei soggetti sani, per cui l'ipotesi è che fra gli additivi impiegati per la preparazione di questo alimento surgelato ce ne siano alcuni particolarmente tossici. In ultima analisi, può essere conveniente dedicare più tempo e attenzione alla qualità degli alimenti, piuttosto che cercare una effimera comodità che può costare l'insorgenza di molte patologie croniche e degenerative.

## Le patate in Bioterapia Nutrizionale®

### *Patate al prezzemolo*

Tutti i componenti di questa soluzione alimentare vanno associati contemporaneamente in una casseruola: 2 patate tagliate a cubetti, coperte a pelo d'acqua, 1 ciuffo di prezzemolo tritato, 1 spicchio d'aglio schiacciato e 2 cucchiai di olio extravergine d'oliva.
Con l'aumento della temperatura, i principi terapeutici e nutrizionali dell'aglio passano in soluzione nell'olio, il quale, per questa ragione, deve essere presente fin dall'inizio della cottura.
Questa preparazione è indicata nei soggetti insonni, con un sistema nervoso particolarmente eccitabile; le patate (che, cotte in questo modo, perdono il loro potere diuretico), grazie al contenuto in amido hanno un'azione sedativa sul sistema nervoso, mentre il potassio funziona da miorilassante.
Tra le tante situazioni cliniche si possono proporre a uno studente la sera precedente un esame per sedare l'irritabilità del sistema nervoso legata all'ansia e alla fatica, quando è controindicata la funzione diuretica, per non perdere elettroliti necessari all'attività neurologica.

### *Patate lesse*

Le patate bollite, consumate senza olio e sale, provocano iperglicemia con conseguente forte aumento della diuresi. Le patate sostengono validamente il fegato, la cui funzione disintossicante è importantissima, quindi costituiscono una soluzione ottimale in un soggetto cardiopatico che ha necessità di eliminare velocemente dei liquidi. In questo caso, l'amido fornisce energia per la contrattilità mentre il potassio evita la spasticità del miocardio.
In situazioni cliniche particolari si possono far mangiare, per 1-2 giorni, soltanto patate lesse, per poi ricominciare con un'alimentazione più bilanciata, reintroducendo carne

bianca; unico limite a questa soluzione bionutrizionale è costituito dalla contemporanea presenza di un disturbo della regolazione glicemica.

## *Patate lesse con aglio crudo*

Costituisce una soluzione nutrizionale ad azione antivirale e antifebbrile molto rapida. Si lessano 2 patate, che vengono poi tagliate grossolanamente e condite con 2 spicchi di aglio crudo tritati, sale e olio extravergine d'oliva. L'azione antivirale dell'aglio viene potenziata e agevolata dagli zuccheri della patata.

## *Purè di patate*

Dopo aver cotto in acqua salata le patate a pezzi, passarle ancora bollenti con il passapomodoro e aggiungere latte bollente e burro della migliore qualità che si sciolga alla temperatura delle patate e del latte senza metterlo di nuovo sul fuoco, a evitare che i grassi subiscano alterazioni che ne diminuiscano il valore nutrizionale; quindi si mescola con cura il tutto e si aggiunge per ultimo il parmigiano reggiano. Con questo tipo di preparazione (cioè senza sottoporre il burro a una fonte di calore), il purè di patate risulta molto digeribile anche in individui che sono affetti da calcolosi colecistica.
È una soluzione ideale in caso di patologia renale, in quanto gli amidi della patata sono privi di glutine; il parmigiano contribuisce a reintegrare l'equilibrio elettrolitico; il fegato non viene aggravato dalla necessità di metabolizzare scorie azotate che impegnerebbero il rene. Il purè di patate è indicato per il bambino in crescita che necessita di zuccheri, sali minerali, calcio e colesterolo (importante per la formazione degli ormoni e per i processi difensivi). È una buona soluzione nutrizionale anche per l'anziano, in quanto il tipo di grassi animali in essa contenuti non eccita il sistema nervoso, ma può risultare addirittura sedativo; infatti, i lipidi sono apportati dal parmigiano, che ha un equilibrio elettrolitico particolarmente bilanciato, e dal burro, che di tutti i derivati del latte è quello che contiene meno sostanze eccitanti per il sistema nervoso. L'effetto sedativo e induttore del sonno viene svolto dal latte e dalla patata: il primo apporta il calcio e il galattosio, la seconda, oltre all'azione sedativa dovuta alla quota di amidi, svolge una funzione decontratturante per il suo contenuto in potassio.

## *Patate fritte*

Si sbucciano le patate e si tagliano a fette (oppure a fiammifero) e si immergono nell'olio extravergine d'oliva bollente fino a cottura ultimata; dopo averle scolate si depongono su carta assorbente e si salano. Le patate fritte sono un alimento apprezzato da tutti, soprattutto dai bambini. Esse svolgono un'azione ineguagliabile di stimolo della funzione epatica; infatti, attraverso la frittura, stimolano la contrattilità colecistica ma, contemporaneamente, forniscono zucchero indispensabile al lavoro metabolico del fegato. Le patate fritte risolvono brillantemente situazioni di stipsi, particolari momenti di irritabilità nei bambini, stati di imbibizione (per esempio a fine

**Patata fritta**

*Composizione per 100 g di parte edibile*

| | |
|---|---|
| Parte edibile | 100% |
| Acqua | 55.5 g |
| Carboidrati | **29.9** g |
| Amidi | **26.6** g |
| Proteine | **3.9** g |
| Lipidi | **6.7** g |
| Ferro | **0.8** mg |
| Calcio | 11 mg |
| Sodio | 12 mg |
| Potassio | **660** mg |
| Fosforo | 62 mg |
| Tiamina | **0.24** mg |
| Riboflavina | 0.02 mg |
| Niacina | 0.70 mg |
| Vit. A ret. eq. | tracce |
| Vitamina C | 9 mg |

*Fonte:* Tabelle di Composizione degli Alimenti, Istituto Nazionale della Nutrizione, 1998.

ciclo mestruale, quando c'è bisogno di riattivare il fegato per far coniugare gli estrogeni), per facilitare il sonno in un soggetto che ha avuto una giornata particolarmente faticosa. Le patate fritte sono indicate ogni qualvolta ci sia bisogno di aumentare la velocità dei processi disintossicanti del fegato. Questo può avvenire in seconda-terza giornata dopo la chemioterapia, in terza-quarta giornata dopo un'intossicazione, dopo l'assunzione prolungata di farmaci o durante la convalescenza dopo malattie debilitanti. In questi casi, lo stimolo epatico (intenso, ma non violento, rappresentato dalle patate fritte) è in grado di svolgere un'azione drenante sui tessuti imbibiti, che si traduce, successivamente, in aumento della diuresi. Le patate fritte non ingrassano, se non si supera la quantità di 2 patate intere al pasto e non più di 2 volte la settimana.

### *Patate e zucchine*

Fra le associazioni sedative e miorilassanti, da utilizzare nei soggetti eccitabili e contratti, va annoverata l'associazione patate-zucchine (controindicata solo nei diabetici per il carico di zuccheri). Le modalità di preparazione sono 2, a seconda se si vuole ottenere o meno un effetto diuretico.

- La prima modalità consiste nel far bollire insieme zucchina e patate tagliate a pezzetti, quindi si scolano e si condiscono con olio e sale. In questo caso l'organismo riceve: un apporto notevole di zuccheri altamente biodisponibili (l'amido delle patate e il fruttosio della zucchina trasformato in glucosio dal processo di cottura); una cospicua quota di potassio, contenuto in entrambi gli alimenti; una concentrazione di sali (in particolare sodio e potassio) dovuta allo scambio elettrolitico durante la cottura. Questa modalità di preparazione svolge una funzione sedativa e miorilassante, ma non è dotata di potere diuretico, per cui sarà controindicata nei soggetti che tendono alla ritenzione idrica (malattie renali, ipertensione diastolica, periodo ovulatorio e premestruale, eccetera).
- La seconda modalità consiste nel far bollire separatamente la patata e le zucchine, in modo che non si verifichi lo scambio di sali minerali precedentemente descritto. In questo caso, l'azione iperglicemizzante induce un aumento della diuresi, che viene addirittura potenziato da un rapporto più equilibrato fra potassio e sodio.

### *Patate e porri*

Le modalità di preparazione e le funzioni nutrizionali di questa associazione alimentare sono descritte nel capitolo dedicato ai porri.

### *Succo di patata*

Il succo fresco della patata cruda è diuretico, emolliente, lenitivo a carico delle mucose dell'apparato digerente e antispasmodico. Esso è indicato nelle dispepsie, nei disturbi epatici e nella stipsi, nei pazienti affetti da litiasi renale, nei diabetici che presentino glicosuria; inoltre, ha un effetto terapeutico in caso di gastriti o ulcera, assumendolo 4-5 volte il giorno per circa 1 mese, nella quantità di mezzo bicchiere per volta (Pedretti).

## ***Associazioni dimagranti***

- *Pranzo*: 130 g di hamburger, 1 indivia riccia, 1 pera.
- *Cena*: 2 patate bollite, 1 pomodoro, 2 kiwi.
- *Pranzo*: 150 g di ricotta, 2 carciofi alla romana, un quarto di ananas.
- *Cena*: 2 patate cotte nella carta d'argento, 150 g di cicoria, 1 pesce bollito.

# L'asparago

L'asparago (*Asparagus officinalis*, dal greco *asparagos*) è una pianta della famiglia delle Asparagacee. La parte che viene consumata come ortaggio è costituita dai giovani fusti teneri (turioni) e proviene da coltivazioni agroalimentari effettuate in terreni sciolti nel periodo primaverile. Esistono anche molte varietà spontanee nei boschi, comunemente note nel Lazio come 'asparagina', che hanno dei fusti sottili, ramificati, con molti fillodi aghiformi, la cui parte commestibile, costituita sempre dai fusti nuovi, è molto meno tenera poiché più ricca di stroma e di cellulosa, ma anche molto più attiva dal punto di vista nutrizionale e terapeutico. Il caratteristico odore è dato dalla presenza di asparagina, coniferina e mannite.

L'asparago è un alimento con spiccata azione diuretica, ma è anche un potente miotonico con capacità di regolazione della contrattilità muscolare, in virtù del suo contenuto in acido aspartico. Viene utilizzato come uterotonico nelle metrorragie e nel travaglio di parto. Ovviamente, assieme ai funghi, al prezzemolo e all'ananas, è uno degli alimenti proibiti durante la gravidanza, soprattutto in caso di minaccia d'aborto. Non deve essere mai associato ai funghi, in quanto provocherebbe un aggravamento epatico e renale. Essendo molto ricco di ossalati e di sali minerali è indicato nel trattamento dell'osteoporosi.

Per lo stesso motivo, e per la presenza di purine, pur essendo diuretico, non è adatto ai soggetti che hanno tendenza alla calcolosi renale. È un alimento proibito ai gottosi e ai soggetti che soffrono di cistite, litiasi urinaria, artrite o reumatismo articolare; inoltre, l'asparago non deve essere utilizzato dai pazienti affetti da infiammazioni delle vie biliari o nefriti. Quindi, il suo effetto diuretico (provocato dall'azione irritante dell'asparagina sul parenchima renale) va sfruttato solo negli e-

| Asparagi di serra | |
|---|---|
| *Composizione per 100 g di parte edibile* | |
| Parte edibile | 52% |
| Acqua | 92 g |
| Carboidrati | **3.0** g |
| Amidi | 0 |
| Proteine | **3** g |
| Lipidi | 0.1 g |
| Fibra alimentare | 2.1 g |
| Ferro | **1** mg |
| Calcio | 24 mg |
| Fosforo | **65** mg |
| Tiamina | 0.27 mg |
| Riboflavina | 0.25 mg |
| Niacina | 0.90 mg |
| Vit. A ret. eq. | 13 mcg |
| Vitamina C | **24** mg |
| Vitamina $B_2$ | **0.29** mg |

*Fonte:* Tabelle di Composizione degli Alimenti, Istituto Nazionale della Nutrizione, 1998.

demi di origine non renale, come le ritenzioni premestruali. I diabetici possono ottenere dei vantaggi dal consumo di asparagi, a meno che non sia già presente un danno renale. Una controindicazione assoluta al loro impiego è rappresentata dalle patologie neurologiche caratterizzate da aumento del tono o dell'eccitabilità muscolare e dalle epilessie, nelle quali provocherebbe un immediato aggravamento della sintomatologia. Le associazioni alimentari che includono gli asparagi si utilizzano, oltre che nei disturbi ormonali femminili già citati, in tutte le ipotonie muscolari da convalescenza, dopo diarree o abbondanti sudorazioni che hanno provocato notevoli perdite di liquidi e sali, nonché nei cardiopatici per la loro preziosa azione cardiotonica.

## Gli asparagi in Bioterapia Nutrizionale®

### *Asparagi crudi*

Come molti altri ortaggi, anche gli asparagi possono essere consumati crudi, affettando sottilmente la parte apicale più tenera nelle insalate o direttamente su tartine. In questo caso si sfrutta la valenza maschile di questo vegetale, la cui forma è già molto indicativa. Infatti, l'asparago stimola la sintesi di ormoni surrenalici e i suoi bersagli funzionali sono il cuore e la colecisti. Questo piatto darà tono fisico e una notevole sensazione di benessere generalizzato.

### *Asparagi lessi*

Utilizzati lessi, conditi con olio e sale, gli asparagi esplicano quelle azioni metaboliche e fisiologiche descritte prima. Tuttavia, è sempre preferibile associarli a una quota proteica che non disturbi o ostacoli la funzione renale.

### *Frittata di asparagi*

Si tagliano gli asparagi e si immergono crudi nell'olio bollente, poi si unisce l'uovo, aggiungendo eventualmente la cipolla se si vuole potenziare l'azione diuretica.

Questa associazione è particolarmente indicata nei soggetti con disfunzione renale, a eccezione di coloro che hanno una tendenza alla calcolosi. Infatti, le proteine dell'uovo non impegnano il rene, la cipolla è drenante, ma soprattutto svolge un'azione di pulizia delle vie escretorie; gli asparagi, invece, il cui acido aspartico è liposolubile e quindi va in soluzione nell'olio bollente, facilitano l'attività di filtrazione del nefrone e tonificano l'organismo. Gli asparagi selvatici, conosciuti come 'asparagina', svolgono un'azione molto più concentrata e incisiva. Infatti, se si fanno friggere nell'olio, quest'ultimo assume una tipica colorazione verde, per l'acido aspartico e per la clorofilla rilasciati.

### *Asparagi e uovo sodo*

Quando si vuole stimolare il metabolismo, associando un'azione diuretica, si può frullare 1 uovo sodo assieme a olio extravergine d'oliva e prezzemolo crudo. Si forma una crema che si mangerà assieme a 10-12 asparagi lessi. L'uovo sodo sollecita fortemente la reattività tiroidea e quindi stimola tutte le reazioni metaboliche, aiutato dal ferro e dalla vitamina C del prezzemolo. Gli asparagi assicureranno il drenaggio renale, sostenendo anche il tono generale dell'organismo.

### *Asparagi, uovo in camicia e parmigiano reggiano*

Si cuoce 1 uovo in camicia che poi si adagia su degli asparagi lessi, assieme a parmigiano reggiano.
In questo caso lo stimolo tiroideo è modesto, mentre prevale l'azione diuretica e tonica, rispettivamente a carico della funzione renale e cardiaca. Quindi è una associazione adatta ai pazienti cardiopatici, nei quali bisogna sempre monitorare e agevolare la funzionalità renale.

### *Riso e asparagi*

Sono possibili 2 modalità d'associazione con diverso destino metabolico. Per gli sportivi, i soggetti sottoposti a lavoro muscolare intenso o quando si vuole contenere il peso corporeo, si tagliano le punte tenere di 10-12 asparagi e si fanno saltare in padella con olio extravergine d'oliva. La parte dura viene prima bollita in acqua e sale. Si fanno rosolare in padella 50 g di riso, burro e cipolla, aggiungendo poi gradualmente l'acqua di bollitura degli asparagi, avendo l'accortezza di usarla molto calda. A fine cottura del riso si condisce con gli asparagi saltati in padella.
La funzione di questo piatto è quella di aumentare il tono muscolare, a opera della sparteina, sostenendo l'energia con l'aiuto epatico del riso. Per completare, si può associare 1 carciofo crudo condito e 1 kiwi.
Nei soggetti convalescenti, defedati e deboli si fanno soffriggere gli asparagi direttamente in una casseruola, poi si aggiunge acqua e in quest'ultima si fa cuocere il riso. In questo caso lo stimolo del fritto viene mitigato dall'acqua, la quale conserva tutti i nutrienti in soluzione. Questa preparazione, quindi, è più adatta per sostenere un organismo in difficoltà che potrebbe non sopportare un'azione stimolante.

### *Tagliatelle o spaghetti con asparagi*

Le modalità di cottura possono essere simili a quelle del riso e asparagi, ma in questo caso l'utilizzo deve essere escluso nelle patologie renali, a causa delle caratteristiche specifiche di questo ortaggio, che sommate alla proteina vegetale della pasta (glutine) potrebbero aggravare la funzione renale. Pertanto, questo piatto è riservato a pazienti in convalescenza per altre patologie.
Risulta molto indicato negli atleti o nei soggetti che necessitino di una ristrutturazione organica importante, in quanto ha un'azione tonica sul cuore e sui muscoli, associato alle proteine del glutine e dell'uovo contenuto nelle tagliatelle.

### *Crema di asparagi*

Nei soggetti con deficit energetico e strutturale, una modalità d'utilizzo degli asparagi assieme a carboidrati è la crema, preparata frullando gli asparagi lessi insieme con la maizena (amido di mais), a una piccola quantità di burro e a sale quanto basta.

## *Associazioni dimagranti*

- *Pranzo*: 2 uova al piatto, 12 asparagi, un quarto di ananas.
- *Cena*: 150 g di ravioli al pomodoro, 150 g di cavolfiore con olio e limone, 2 clementine.
- *Pranzo*: 150 g di ricotta, 12 asparagi, mezzo melone.
- *Cena*: 50 g di riso al pomodoro, 2 zucchine trifolate, 2 kiwi.

# La bietola

La bietola (*Beta vulgaris*) è la verdura a più alto tenore in acido ossalico (690 mg%) il quale ostacola, con la sua presenza, l'assimilazione del calcio da parte della mucosa intestinale. Ricchissima in acqua di vegetazione, contiene vitamina A, magnesio, calcio, iodio, ferro, zuccheri e vitamina C. Utile nella stipsi ostinata, nei giovani in crescita (per i suoi sali minerali), è leggermente diuretica e rinfrescante, antianemica ed eupeptica.
È controindicata nei pazienti affetti da calcoli renali di ossalato di calcio, ma anche nell'osteoporosi e nelle ipocalcemie.

Esiste una varietà bianca, le cosiddette 'coste', e una rossa, che rappresenta una mutazione della barbabietola da zucchero. È una verdura di non facile impiego, in quanto troppo ricca di potassio e zuccheri, motivo per il quale va usata con attenzione nel diabetico, soprattutto se coesiste già una compromissione della funzione renale. Se la si vuole impiegare in questi casi, è preferibile farla ripassata in padella con la cipolla, che agevola il rene, e non con l'aglio.
Fra le caratteristiche nutrizionali della varietà rossa spicca la ricchezza in potassio, sodio e ferro, associata a un'azione diuretica indotta, però, da un meccanismo iperglicemico con sollecitazione pancreatica. A causa di ciò, e per la ricchezza in sali, va consumata con moderazione in caso di patologia renale.
La bietola rossa si utilizza quasi sempre all'agro, vale a dire lessata e condita con olio e limone. Se si vuole frenare in parte l'eccesso diuretico che farebbe perdere parte della sua ricchezza di sali, si ripassa in padella con cipolla e pomodoro, in modo tale da avere un'associazione perfettamente bilanciata. Infatti, se l'azione frenante del pomodoro fosse troppo intensa per le necessità del paziente, sarebbe mitigata dalla cipolla. Quindi va usata negli individui in accresci-

mento o in convalescenza, negli anziani defedati, in chi si trova a compiere lavori muscolari importanti con elevato consumo di potassio e di sali.
Al contrario, in un soggetto non in buona salute, soprattutto se cardiopatico, deve essere usata sempre con estrema prudenza. La bietola non è una verdura che può essere utilizzata cruda, a causa della sua difficile digeribilità e della scarsa gradevolezza. Per questa ragione, si userà sempre lessa e variamente associata.
Le coste, invece, sono ricchissime in sali, clorofilla e vitamina E, pur mantenendo un discreto contenuto in zuccheri, per cui devono essere usate sempre con attenzione nei soggetti con problemi renali e in tutti gli stati edemigeni.

## La bietola in Bioterapia Nutrizionale®

### *Coste o bietole lesse con olio e limone*

Adatte nei soggetti con difficoltà digestive per la loro blanda azione lassativa e lenitiva sulle irritazioni della mucosa intestinale. Sono rinfrescanti per la loro capacità di depurare le scorie intestinali. Leggermente sedative del sistema nervoso, svolgono un modesto, ma evidente effetto soporifero.

### *Coste ripassate con cipolla e pomodoro*

In questo caso si ha un'azione di recupero dei sali minerali persi in vario modo: eccessiva sudorazione, lavoro muscolare intenso.

### *Coste o bietole in besciamella*

La funzione predominante è quella di sostegno del tono muscolare mediante lo zucchero e il glutine della farina, le proteine, gli zuccheri e il triptofano contenuti nel latte. A questi zuccheri si sommano quelli delle coste o delle bietole, le quali aggiungono i sali. L'eventuale eccesso glicemico viene frenato dalla quota in lipidi contenuti nel burro.
Questa preparazione è indicata in atleti dopo una fatica intensa e comunque in tutte le condizioni in cui si abbia un eccesso di acido lattico.

### *Coste o bietole ripassate in aglio, olio extravergine di oliva e peperoncino*

In questo caso prevale la funzione di sostegno, senza eccitazione del sistema nervoso; quindi, questa preparazione è utile nella depressione, nell'ansia e nelle insonnie.
Infatti, i sali e gli zuccheri, associati al magnesio, di cui le bietole sono ricche, sono nutrienti indispensabili per la cellula nervosa; la modalità di cottura esplica un'azione di stimolo per il fegato, mentre l'aglio svolge una spiccata azione antidepressiva.

# La valeriana

Della famiglia delle Valerianacee, la valeriana (*Valerianella olitoria Poll.*) è una verdura commestibile che condivide alcune proprietà con la più conosciuta *Valeriana officinalis*, erba medicinale utilizzata in erboristeria per le sue proprietà sedative e sonnifere.

Nelle varie regioni italiane è conosciuta anche come *Valerianella, Soncino, Sarzette, Grassetti, Gallinella, Molesine, Baretto,* in francese *Mache*. È una verdura a foglie piccole e mucillaginose, commestibile sotto forma d'insalata.

## Funzioni nutrizionali

È molto ricca di clorofilla, la quale ha un'azione tonica su tutti i sistemi e le funzioni biologiche dell'organismo; contiene una discreta quantità di carotenoidi, non tale da appesantire la funzione epatica, ma sufficiente a migliorare il trofismo di cute e mucose; inoltre, veicola un insieme di sostanze e principi attivi, in larga parte sconosciuti, che hanno una diretta azione sul sistema nervoso centrale in senso sedativo e sonnifero.

Originaria della Sicilia e della Sardegna, la sua coltivazione si è diffusa attualmente in tutta l'Europa; in primavera, è possibile trovarla facilmente, allo stato spontaneo, nei campi incolti e nei giardini.

Questa informazione è importante, perché le capacità nutritive e soprattutto terapeutiche sfruttate in Bioterapia Nutrizionale® sono di gran lunga superiori nelle piante commestibili spontanee, rispetto a quelle coltivate. In natura, infatti, ogni essere vivente cerca il suo habitat ottimale per poter esprimere sempre al massimo la sua capacità vitale; quando viene forzato a crescere come e dove l'uomo vuole, perde una parte più o meno significativa delle sue caratteristiche informativo-energetiche e nutrizionali. A conferma di ciò, si riporta qualche esempio: la capacità diuretica della cicoria spontanea è molto più marcata e intensa rispetto a quella della cicoria di coltivazione; l'ortica cresce spontaneamente in terreni dove è possibile concentrare al massimo il ferro; la ricchezza in vitamina C della rosa canina si riduce molto quando viene coltivata in terreni sabbiosi. In terapia si tiene sempre conto della qualità degli alimenti utilizzati, soprattutto quando la gravità della patologia richiede la ricerca del massimo effetto terapeutico possibile.

## La valeriana in Bioterapia Nutrizionale®

Non esercitando alcuna influenza significativa sulla diuresi, né sulla funzione intestinale in senso astringente o lassativo, la valeriana ha una digeribilità ottimale, forse con l'unico limite nelle fasi acute di gastralgie e ulcere peptiche. Ha come precisa indicazione terapeutica gli stati di irritabilità del sistema nervoso.

Sarà utilizzata nei distonici, nei depressi, negli ansiosi, nei soggetti insonni.
Molto indicata anche negli stati di aggressività, compresi quelli iatrogeni conseguenti, per esempio, all'uso di farmaci antiepilettici.

Nei distonici, con crisi di agitazione su uno sfondo depressivo, si ha sempre una ritenzione idrica più o meno marcata. Infatti, se si osserva bene un soggetto di questo tipo, si nota costantemente una imbibizione tossica dei tessuti e degli organi dovuta a un rallentamento di tutti i metabolismi. In questi casi, la valeriana si assocerà al finocchio crudo, mangiato a parte senza olio e sale, allo scopo di sfruttare al massimo la capacità diuretica di quest'ultimo.

La valeriana, associata al pesce, impedirà un'eccessiva stimolazione tiroidea in soggetti nei quali tale alimento viene usato per altri scopi terapeutici. Nelle insalate miste serve a mitigare l'eccessiva azione irritante del ferro di verdure quali radicchio, rucola, indivia belga, dello iodio contenuto nelle Crucifere o della vitamina C.

Può essere veramente molto utile nei soggetti con disfunzione renale, nei quali l'uso della carne rossa, a volte necessaria, può indurre un'irritazione del sistema nervoso, per una concomitante attivazione surrenalica con aumento dell'adrenergia.

Al contrario, la valeriana non dever essere usata nell'insalata di pasta, poiché interferirebbe con la stessa azione sedativa operata dai carboidrati.

Tra i tanti esempi di cene sedative del sistema nervoso è possibile citare riso con aglio, olio e peperoncino (che costituisce un modico stimolo dell'attività epatica ben supportato dall'amido), oppure riso alle erbe (che ha uno spettro d'azione più ampio), con la valeriana da sola in insalata e poi 1 mela cotta o 1 macedonia di frutta.

### *Valeriana e lattuga*

Una delle associazioni alimentari illogiche e dannose è valeriana e lattuga. L'errore si può verificare poiché anche la lattuga è conosciuta per le sue proprietà sonnifere e sedative. A parte la scarsa digeribilità di questa associazione, la lattuga ha un tipo di azione totalmente diverso. Infatti, è soprattutto lenitiva, soporifera, paralizzante, frenante. Per esempio, riso e lattuga ha un'azione soporifera in chi ha insonnia conseguente a preoccupazione, a eccitazione mentale, a eccitazione metabolica con iperattività epatica, ma anche negli stati d'irritazione delle mucose dell'apparato digerente, come avviene nelle gastriti e nelle coliti da stress.

## *Valeriana e irritabilità epatica*

Nel volume di questa collana dedicato alle patologie (*Bioterapia Nutrizionale®*, Red Edizioni, Milano, 2004), a proposito dell'insonnia si vedrà come alcuni stati di agitazione con disturbi del sonno saranno trattati con dei pasti composti allo scopo di eccitare e aumentare il lavoro notturno del fegato. La metabolizzazione delle tossine in eccesso durante la notte permetterà un sonno riposante e fisiologico.

Mentre la lattuga costituisce addirittura un fattore di aggravamento per la sua azione frenante sull'attività dell'epatocita, la valeriana non funziona in questo tipo di situazioni cliniche, in quanto non agisce sul fegato, ma su un'irritabilità specifica del sistema nervoso.

# La lattuga e la cappuccina

Le stesse piccole differenze riferite a proposito dell'indivia riccia e della scarola (*si veda* più avanti) esistono fra altre 2 verdure molto simili fra loro: la cappuccina e la lattuga (*Lactuca sativa L.*) La prima contiene più zuccheri, meno ferro e potassio, mentre la seconda è molto più aggressiva in quanto, per la notevole percentuale di vitamina E, di sali, di clorofilla e di ferro, può mettere in difficoltà un paziente la cui funzionalità epatica non sia ottimale; infatti, molti soggetti riferiscono di sopportare senza difficoltà la cappuccina, ma di non riuscire a digerire la lattuga. Quest'ultima si caratterizza per una spiccata funzione soporifera (per una differenziazione rispetto all'azione sedativa della valeriana o soncino, si rimanda al relativo capitolo) e per un effetto lenitivo a carico delle mucose gastroenteriche; entrambe le azioni sono più marcate quando la lattuga viene proposta lessa, per esempio in associazione con il riso.

La cappuccina, sia cruda sia cotta, è indicata in tutti i pazienti che manifestano uno stato di irritabilità gastrica, sia da gastrite sia da ulcera, in quanto, rispetto alla lattuga, contiene una minore percentuale di clorofilla ed è più ricca di acqua di vegetazione. La sua maggiore funzione lenitiva la rende utile anche nel meteorismo intestinale conseguente a uno stato irritativo della mucosa enterica.
Queste 2 verdure sono dotate di una funzione diuretica se consumate crude; viceversa, da cotte esplicano un'azione sedativa della peristalsi intestinale, quando sia presente tenesmo rettale con malessere di tipo tossico.

L'azione sedativa e soporifera della lattuga è mediata da specifiche sostanze, contenute nel succo lattiginoso presente nel gambo e nelle strutture portanti della foglia; tali sostanze agiscono con meccanismi farmacologici simili a quelli dell'oppio (D'Aubergiér). La funzione ipnotica è anche il risultato di un effet-

**Lattuga**

*Composizione per 100 g di parte edibile*

| | |
|---|---|
| Parte edibile | 80% |
| Acqua | 94.3 g |
| Carboidrati | 2.2 g |
| Amidi | 0 |
| Proteine | 1.8 g |
| Lipidi | 0.4 g |
| Ferro | **1.2** mg |
| Calcio | **45** mg |
| Sodio | 9 mg |
| Potassio | **240** mg |
| Fosforo | 31 mg |
| Tiamina | 0.05 mg |
| Riboflavina | 0.18 mg |
| Niacina | 0.70 mg |
| Vit. A ret. eq. | **229** mcg |
| Vitamina C | **6** mg |

*Fonte:* Tabelle di Composizione degli Alimenti, Istituto Nazionale della Nutrizione, 1998.

**Cappuccina**

*Composizione per 100 g di parte edibile*

| | |
|---|---|
| Parte edibile | 92% |
| Acqua | 92.2 g |
| Carboidrati | **3.0** g |
| Amidi | 0 |
| Proteine | 1.5 g |
| Lipidi | 0.2 g |
| Ferro | **0.8** mg |
| Calcio | **53** mg |
| Fosforo | 25 mg |
| Tiamina | 0.08 mg |
| Riboflavina | 0.18 mg |
| Niacina | 0.30 mg |
| Vit. A ret. eq. | **237** mcg |
| Vitamina C | **27** mg |

*Fonte:* Tabelle di Composizione degli Alimenti, Istituto Nazionale della Nutrizione, 1998.

to anafrodisiaco; conosciuta in passato come la verdura degli eunuchi, la lattuga agisce biologicamente sulla secrezione degli ormoni sessuali, frenando qualsiasi eretismo sessuale. A differenza di altri alimenti dotati di funzioni similari, la lattuga agisce anche rallentando i metabolismi organici e l'attività epatica.

## La lattuga in Bioterapia Nutrizionale®

Nei pazienti affetti da insonnia, un pasto serale potrebbe essere costituito da 50 g di spaghetti con olio, aglio e peperoncino, 1 lattuga bollita e 1 mela cotta. Questo pasto ha un effetto soporifero solo nei pazienti che hanno una difficoltà all'induzione del sonno per agitazione neuropsichica; al contrario, nei soggetti che sono insonni per ridotta catabolizzazione delle neurotossine da parte del fegato, l'aggravamento epatico provocato dalla lattuga provocherebbe un effetto paradosso, con aumento dell'eccitabilità e dell'insonnia su un fondo di astenia e spossatezza.

Per ottenere una azione lenitiva sulle mucose dell'apparato digerente, si potrà comporre un pasto con 130 g di straccetti, 1 lattuga bollita (con olio e sale e senza limone o aceto) e 1 mela cotta. A dimostrazione di come uno stesso alimento, proposto all'organismo nella stessa modalità, possa avere azioni differenti (a seconda del quadro clinico e degli altri componenti l'associazione bionutrizionale), si noti come la mela cotta esplichi una funzione diversa rispetto a quella del pasto soporifero, precedentemente descritto. In questo caso, la mela viene impegata cotta per abbattere l'effetto irritante della sua acidità a carico delle mucose gastrointestinali; invece, nel caso precedente aveva una funzione iperglicemizzante, in quanto la cottura trasforma il fruttosio in glucosio, rendendolo facilmente utilizzabile dal fegato e dal tessuto nervoso.

Nei 2 esempi bionutrizionali, la lattuga sarà più indicata nel primo caso, quando lo scopo terapeutico è quello di indurre il sonno attraverso un effetto di sedazione neuropsichica, mentre la cappuccina sarà più adatta nel secondo caso, essendo dotata di maggiore azione lenitiva delle mucose.

# Gli spinaci

Originari dell'Asia sudoccidentale, gli spinaci (*Spinacia oleracia L.*) furono introdotti in Europa intorno all'anno 1000; sembra che gli Arabi abbiano conosciuto questa pianta in Persia e abbiano poi contribuito a diffonderla in altri Paesi.
Tuttavia, soltanto nel XIX secolo gli spinaci acquistarono importanza come ortaggio di grande consumo, prima in Europa e poi in America; le varietà attualmente più diffuse in Italia sono *Riccio di Castelnuovo*, *Gigante d'inverno*, *Viking*, *Loreley*, *Matador* e *Riccio d'Asti*.

Pianta erbacea appartenente alla famiglia delle Chenopodiacee, lo spinacio presenta una rosetta di foglie, con lamina di forma variabile, dalla quale si diparte uno scapo fiorale, alto fino a 1 m, più o meno ramificato. La radice è a fittone, mentre i fiori femminili sono riuniti in glomeruli portati da spighe, e quelli maschili in infiorescenze ascellari. Il frutto è un achenio di colore e dimensioni variabili.
Disponibili nei mesi autunno-invernali, le numerosissime varietà in commercio, oltre che per le caratteristiche morfologiche, si differenziano per forma e dimensione delle foglie e per valore nutrizionale.
Gli spinaci vanno conservati in frigorifero avvolti in sacchetti di carta; occorre consumarli rapidamente dal momento che, entro un paio di giorni, perdono consistenza e sapore. A una temperatura di 0 °C e un'umidità relativa del 90-95%, gli spinaci si possono conservare per 10-15 giorni, a condizione di scegliere ciuffi con foglie di colore verde scuro, lucide, carnose e croccanti.

Il valore nutritivo degli spinaci è notevole: oltre a carboidrati, proteine e grassi, essi contengono anche molte vitamine (A, B, C, D, K e P). Per poter beneficiare delle loro proprietà salutari, conviene mangiarli crudi, con-

| Spinaci freschi | |
|---|---|
| *Composizione per 100 g di parte edibile* | |
| Parte edibile | 83% |
| Acqua | 90.1 g |
| Carboidrati | **2.9** g |
| Amidi | **2.3** g |
| Proteine | **3.4** g |
| Lipidi | **0.7** g |
| Ferro | **2.9** mg |
| Calcio | **78** mg |
| Sodio | **100** mg |
| Potassio | **530** mg |
| Fosforo | **62** mg |
| Tiamina | 0.07 mg |
| Riboflavina | **0.37** mg |
| Niacina | **0.40** mg |
| Vit. A ret. eq. | **485** mcg |
| Vitamina C | **54** mg |
| Selenio | 1.0 mcg |
| Zinco | **1.43** mg |
| Magnesio | **60** mg |
| Rame | 0.16 mg |

*Fonte:* Tabelle di Composizione degli Alimenti, Istituto Nazionale della Nutrizione, 1998.

diti con olio e sale; lessandoli, infatti, si perde una buona percentuale (circa il 50%) degli elementi utili all'organismo.
Per la loro ricchezza in sali minerali (ferro, calcio, fosforo, potassio, sodio, magnesio e zinco), gli spinaci sono controindicati nei pazienti con problemi epatici e renali, ma hanno delle proprietà terapeutiche utilissime in altri casi. Il loro ferro viene facilmente assorbito dalla mucosa intestinale, ma impegna sia il fegato sia il rene, in quanto è associato a un insieme di sali minerali e ossalati che ne rendono faticosa l'utilizzazione da parte dell'epatocita; infatti, i pazienti con patologie epatiche importanti non manifestano appetenza per questo vegetale.

A dimostrazione del fatto che il calcolo quantitativo dei nutrienti contenuti in un determinato alimento non possa essere assunto quale unico criterio di scelta nelle carenze nutrizionali e nelle patologie umane, segnaliamo la differenza di biodisponibilità del potassio e del magnesio nelle zucchine e negli spinaci. Benché questi ultimi, rispetto alle zucchine, contengano il potassio in quantità doppia (530 mg% contro 264 mg%), magnesio in quantità leggermente inferiore (60 mg% contro gli 80 mg% delle zucchine) e zuccheri in percentuale addirittura maggiore (2,9 mg% contro 1,4 mg% delle zucchine), non svolgono alcuna azione sedativa e miorilassante; al contrario, gli spinaci hanno effetto eccitante sul tono nervoso e aggravano il paziente con disturbi epatici. Infatti, sia il ferro in essi contenuto, sia la notevole percentuale di vitamina A sono metabolicamente impegnativi per la cellula epatica. Inoltre, la quota di sali (in particolare sodio e fosforo) e di ossalati ne limita molto l'utilizzazione in caso di alterata funzionalità del rene, con la controindicazione assoluta del loro impiego nei soggetti dializzati e negli individui con tendenza calcolotica. Nei soggetti sani determineranno un lieve stato edemigeno o un modesto rialzo pressorio, senza ulteriori manifestazioni.

Si giovano molto degli spinaci i bambini e gli adolescenti, che infatti hanno normalmente una spiccata appetenza per questa verdura. L'impiego degli spinaci si dimostra estremamente utile anche per le donne in menopausa con osteoporosi, ma senza tendenza all'ipertensione arteriosa e alla nefrolitiasi. Quando possibile, il consumo degli spinaci risulta vantaggioso nelle anemie sideropeniche, nelle demineralizzazioni e nelle astenie conseguenti a malattie invalidanti.

## Gli spinaci in Bioterapia Nutrizionale®

### *Spinaci crudi*

Il vantaggio dell'impiego crudo di questa verdura consiste nella presenza dell'acqua di vegetazione, nella quale rimangono in soluzione molti sali che non precipitano e non cristallizzano se non cuocendoli, per cui sono fa-

cilmente eliminabili per via renale in caso di eccesso.
Di solito, è preferibile usare gli spinaci da soli o aggiungerne una piccola quantità nelle insalate miste. A causa della loro azione lievemente eccitante sul tono nervoso può essere utile l'associazione con i pinoli.
La soluzione spinaci crudi più pinoli e pancetta appena rosolata si rivolge a soggetti nei quali sia necessaria una quota importante di sali minerali, calcio e ferro di origine vegetale, in particolare quando coesistono problemi di insonnia o eccitabilità del sistema nervoso (per esempio, nel morbo di Alzheimer), che rendono difficile l'impiego di altri alimenti contenenti gli stessi nutrienti. La quota lipidica della pancetta rallenta l'assorbimento del ferro, riducendone l'effetto irritante a carico del fegato.

### *Spinaci bolliti e ripassati con pinoli*

Dopo aver bollito gli spinaci, in poca acqua, si mantecano velocemente in padella con burro e pinoli.
Ottima soluzione di pasto serale per studenti, bambini o anziani nei quali occorra una quota di ferro concentrato (dato sia dagli spinaci sia dai pinoli), in sostituzione della carne rossa, ad azione eccitante sul sistema nervoso, o di verdure ricche di ferro come il radicchio, che può disturbare notevolmente la funzionalità epatica.

### *Spinaci stufati al burro*

Si fanno cuocere gli spinaci sgocciolati senza aggiunta di acqua in una pentola con coperchio, poi quest'ultimo viene tolto e si lascia asciugare l'acqua di vegetazione liberata (non conviene aggiungere sale, che può dare una rapida disidratazione). Si spegne il fuoco e si aggiunge il burro, che verrà sciolto dal calore. In questo modo, i grassi del burro non subiscono la cottura e non diventano saturi; allo scopo di migliorare il sapore e le caratteristiche nutritive di questo piatto, è possibile aggiungere parmigiano reggiano. Questa modalità di cottura conserva tutto il ferro e i sali degli spinaci; infatti, essi provocano un senso di pizzicore sulla lingua (causato dal ferro concentrato), a differenza degli spinaci lessi che assumono un sapore dolciastro.
Gli spinaci stufati al burro sono indicati nei bambini in accrescimento, nelle anemie sideropeniche e negli squilibri del ciclo mestruale.

### *Spinaci affogati in padella*

Una modalità di utilizzo degli spinaci, che può aggravare la funzionalità epatorenale in quanto rende disponibile tutto il ferro, i sali e gli ossalati del vegetale, è quella di far soffriggere insieme aglio, olio extravergine d'oliva e spinaci in una padella.

Questa preparazione può essere impiegata solamente in soggetti fortemente demineralizzati o negli atleti dopo intensi sforzi muscolari e profuse sudorazioni, a condizione che abbiano una perfetta funzionalità renale.

### *Spinaci lessi*

In questo caso gli spinaci si fanno bollire in acqua, poi si scolano e, quando sono ancora caldi, si condiscono con olio extravergine d'oliva e qualche goccia di limone, o, per particolari indicazioni terapeutiche si condiscono con burro e parmigiano. Preparati in questo modo, gli spinaci risultano molto più dolci, ma soprattutto meno indigesti, in quanto la minore quantità di ferro in essi contenuta non determina reazioni irritative a carico della mucosa gastrica.

Entrambe le modalità di cottura appena descritte sono compatibili con l'impiego degli spinaci nel trattamento del diabete. Infatti, il ferro costituisce uno stimolo metabolico e la loro quota in fruttosio è molto relativa (vanno evitati solo nel diabete avanzato con danni renali già conclamati). Ciò li differenzia, per esempio, dai carciofi, anch'essi ricchi di ferro, ma contenenti molta più cellulosa e, soprattutto, l'inulina, uno zucchero che fa aumentare rapidamente la glicemia.

## *Frittata con gli spinaci*

Dal punto di vista nutrizionale si tratta di un'associazione energizzante completa per la quota proteica dell'uovo, per i sali minerali, il ferro e gli ossalati degli spinaci (che si sommano al ferro e al calcio dell'uovo) e, infine, per l'apporto di zuccheri. Appetibile da parte dei bambini e di tutti i soggetti defedati o in accrescimento, si dimostra utile nell'osteoporosi e dopo fratture ossee. A causa della maggiore quota di calcio e di ossalati rispetto a quella contenuta nei soli spinaci, questa associazione alimentare appare ancora più controindicata nelle calcolosi.

# I funghi

I funghi rappresentano un vasto gruppo di organismi, uni- o pluricellulari, la cui esistenza è strettamente legata alla loro sorgente alimentare. Molti sono saprobii (anche detti impropriamente 'saprofiti'), in quanto vivono su resti di organismi in putrefazione o sugli escrementi degli animali; altri sono parassiti, in quanto vivono a spese dei tessuti di altri organismi (vegetali o animali, uomo compreso) che li ospitano.
Generalmente, i funghi parassiti si comportano come patogeni e possono provocare non solo malattie, ma anche la morte dell'organismo ospite. In molti casi, essi iniziano il loro ciclo biologico sull'ospite e, successivamente, continuano a vivere secondo una modalità saprobia; un esempio di questo fenomeno è fornito dai funghi della famigliola buona o chiodini, che vivono a cespi alla base di moltissime specie di alberi (querce, frassini, salici e gelsi), dove causano progressive alterazioni del substrato ospite, fino a provocarne la morte.
Tra i funghi parassiti patogeni per l'uomo vanno annoverati *Candida albicans* (noto anche come 'mughetto'), che si sviluppa nel cavo orale dei neonati, e altri in grado di provocare patologie della pelle o del cuoio capelluto, nonché malattie broncopolmonari (per esempio, candidosi e aspergillosi). Queste patologie diventano particolarmente frequenti in presenza di immunodeficienza e di tumori.
La struttura dei funghi è quanto mai varia: organismi unicellulari microscopici, come i lieviti; organismi pluricellulari microscopici, come le ruggini che compaiono sulle foglie dei cereali; organismi macroscopici dalle forme più evolute. La struttura comune alla quasi totalità delle specie fungine è il micelio (o corpo vegetativo), formato da un intreccio più o meno lasso di sottilissimi filamenti variamente ramificati (ife). Ogni micelio, a sua volta, può svilupparsi indefinitamente e assumere caratteri differenti a seconda della specie fungina.
Il micelio rappresenta, pertanto, la vera e pro-

pria pianta del fungo. Su di esso, o al suo interno, si formano i cosiddetti 'corpi fruttiferi' che contengono le spore (cellula riproduttiva da cui originerà un nuovo micelio); tra i funghi macroscopici, la cui riproduzione si basa sulla formazione di spore (fruttificazione), ricordiamo i porcini, i lattari e i tartufi. In definitiva, quello che volgarmente si chiama 'fungo', non è altro che il corpo fruttifero staccato dal suo micelio.

I funghi, pur essendo vegetali, sono costituiti non da cellulosa (salvo che in rarissimi casi), bensì da sostanze azotate affini alla chitina dello scheletro degli insetti o degli animali (micosina), a cui si aggiungono sostanze emicellulose, pectine, sostanze amiloidi, grassi e proteine; la quota proteica presente nei funghi commestibili è a volte piuttosto rilevante.
L'utilità dei funghi all'interno degli ecosistemi è notevole, soprattutto se si pensa che quelli microscopici partecipano, insieme con i batteri e altri microrganismi, alla degradazione e alla decomposizione delle sostanze organiche contenute nel terreno, fino a costituire l'humus indispensabile alla fertilità; quindi provvedono al rinnovamento delle sostanze minerali e organiche presenti in natura. I funghi eduli si sviluppano a spese delle sostanze in decomposizione (che biologicamente evolverebbero verso la distruzione e la disorganizzazione totale), utilizzandole per la costruzione di una nuova vita; per questa ragione l'informazione energetica dal disorganizzato verso l'organizzato e la presenza di sostanze antimutagene ne spiega il loro impiego come antitumorali.

Tra i funghi più direttamente utili all'uomo ricordiamo i funghi mangerecci, i lieviti delle fermentazioni (per esempio, vino e birra) e quelli che forniscono prodotti medicinali (antibiotici come l'aspergillina).
I funghi commestibili sono i classici funghi a cappello che spuntano all'improvviso nei prati e nei boschi dopo le piogge, specie in primavera e in autunno. I principali generi di interesse alimentare sono rappresentati da: *Psalliota campestris*, o prataiolo (dal cappello con lamelle prima bianco-rosate, poi più scure, sino al nero); *Lactarius delicius*, o agarico delizioso (con lattice tra le lamelle, di colore rosa o rosso); *Cantharellus cibarius*, o galletto o fin-

**Funghi porcini**

| Composizione per 100 g di parte edibile | |
|---|---|
| Parte edibile | 92% |
| Acqua | 92.0 g |
| Proteine | **3.9** g |
| Lipidi | 0.7 g |
| Ferro | **1.2** mg |
| Calcio | 22 mg |
| Sodio | **52** mg |
| Potassio | **235** mg |
| Fosforo | **142** mg |
| Tiamina | **0.38** mg |
| Riboflavina | 0.26 mg |
| Niacina | **4.0** mg |
| Vit. A ret. eq. | 0 |
| Vitamina C | 3 mg |

*Fonte:* Tabelle di Composizione degli Alimenti, Istituto Nazionale della Nutrizione, 1998.

**Funghi prataioli crudi**

| Composizione per 100 g di parte edibile | |
|---|---|
| Parte edibile | 95% |
| Acqua | 90.4 g |
| Carboidrati | 0.8 g |
| Amidi | 0 |
| Proteine | **3.7** g |
| Lipidi | 0.2 g |
| Ferro | **0.8** mg |
| Calcio | 6 mg |
| Sodio | 5 mg |
| Potassio | **320** mg |
| Fosforo | **100** mg |
| Tiamina | 0.09 mg |
| Riboflavina | 0.13 mg |
| Niacina | **4.0** mg |
| Vit. A ret. eq. | 0 |
| Vitamina C | 3 mg |
| Selenio | **7.5** mcg |
| Zinco | **1.46** mg |
| Magnesio | **13** mg |
| Rame | 0.27 mg |

*Fonte:* Tabelle di Composizione degli Alimenti, Istituto Nazionale della Nutrizione, 1998.

**Funghi porcini**

*Composizione in aminoacidi (mg per 100 g di parte edibile)*

| | |
|---|---|
| Proteine | 3.9% |
| Arginina | **140** |
| Lisina | 154 |
| Istidina | 78 |
| Serina | 187 |
| Ac. aspartico | **313** |
| Treonina | 181 |
| Glicina | **259** |
| Ac. glutammico | **417** |
| Prolina | 207 |
| Valina | 143 |
| Alanina | 314 |
| Cistina | 51 |
| Leucina | **207** |
| Metionina | 58 |
| Isoleucina | **109** |
| Tirosina | 65 |
| Fenilalanina | 118 |
| Triptofano | 38 |

*Fonte:* Tabelle di Composizione degli Alimenti, Istituto Nazionale della Nutrizione, 1998.

ferlo (con lamelle grandi, di aspetto simile a vene); *Pleurotus ostreatus*, o orecchione (con lamelle fibrose, elastiche e grandi, gambo ridotto, crescita a cespi); *Boletus edulis*, o porcino (con tubuli sotto il cappello che gli conferiscono un aspetto spugnoso). Purtroppo, all'interno degli stessi generi esistono anche specie tossiche (per esempio, *Psalliota xanthoderma*, *Boletus satanas*), a dimostrazione che, in realtà, non esiste una regola certa e nessun segno di riconoscimento che permetta al profano di distinguere gli uni dagli altri.

Per quanto riguarda i lieviti, si può dire che essi hanno assunto negli ultimi anni una grande importanza dal punto di vista economico. Basti pensare, a titolo di esempio, al lievito di birra (usato nella panificazione per far lievitare la pasta del pane), al vino e alla birra, oppure all'impiego del genere *Penicillium* nei processi di maturazione e di aromatizzazione dei formaggi erborinati (gorgonzola).
Accanto ai funghi e ai lieviti coltivati pressoché esclusivamente per scopi alimentari, esistono specie di funghi da cui si estraggono dei farmaci molto utili: gli antibiotici. Già nel 1929, Fleming dimostrò la capacità antibiotica da parte di *Penicillium notatum*: venne così prodotta la penicillina. Oggi sono stati messi a punto altri antibiotici di origine fungina, mentre diverse specie di miceti vengono sfruttate per la produzione di vitamine e acidi organici.

Anche dal punto di vista del valore nutrizionale, i funghi non hanno nulla da invidiare agli altri alimenti. Infatti, la ricchezza in proteine (3-5% nell'alimento fresco, 16-39% in quello secco), ha valso ai funghi l'epiteto di 'carne vegetale'.
In cucina, i funghi si possono consumare crudi (per esempio, porcino, ovolo buono), essiccati o cotti. In ogni caso, la cottura è indicata anche per le specie che sembrano apparentemente innocue e deve essere preferibilmente prolungata (specie per tignola, vinosa e boleto lurido); con questa procedura, infatti, viene aumentata l'eliminazione di sostanze più o meno tossiche, idrosolubili e termolabili eventualmente presenti. Alcuni funghi, come il porcino, vengono fatti essiccare, o prima sbollentati in acqua acidulata e poi conservati sott'olio o sott'aceto; altri, ma non in Italia, dopo essiccamento e triturazione fine entrano come componenti nella preparazione di succedanei del pepe.
Diverse specie di funghi sono più o meno tossiche da crude, ma perdono le sostanze pericolose per l'uomo dopo una prolungata cottura; tuttavia, nonostante le possibili precauzioni, in ogni circostanza bisogna prestare particolare attenzione ai tipi di funghi che si consumano, in quanto il pericolo è sempre in agguato. Gli avvelenamenti da funghi sono di varia natura; essi dipendono dalla presenza, in alcune specie o gruppi fungini, di sostanze tossiche peculiari (per esempio, amanitotossine, fallina, falloidina, falloina).
In genere sono tossici tutti i funghi putrescenti, anche se di specie edule, in quanto si formano tossine (ptomaine) affini a quelle che si pro-

ducono nelle carni in decomposizione. La famigliola buona (*Armillaria mellea*) è edule finché non è troppo sviluppata, ma diviene tossica quando subisce l'azione del gelo.
Altre specie possono provocare disturbi gastroenterici in soggetti che presentino fenomeni di intolleranza.
Le sindromi gastrointestinali possono essere causate spesso dall'ingestione di quantità notevoli di funghi anche assolutamente innocui, specie se ingeriti crudi.

Gli avvelenamenti da funghi allucinogeni hanno diversa sintomatologia, ma tipici sono soprattutto i fenomeni di allucinazione, delirio, sudorazione ed ebbrezza; comunque, gli avvelenamenti più pericolosi sono quelli di tipo muscarinico e fallinico. Nella sindrome tossica muscarinica, la sintomatologia inizia da mezz'ora a 3-4 ore dopo l'ingestione dei funghi, con pesantezza alla testa, sopore, salivazione abbondante, sudorazione e bradicardia; talvolta prevalgono sintomi nervosi (agitazione psicomotoria e delirio).
La sindrome più grave è, invece, quella fallinica, che si rivela mortale nella maggior parte dei casi; in questa condizione, i sintomi e i segni compaiono tardivamente (6-8 ore, a volte 10-30 ore dopo l'ingestione) e sono caratterizzati da vomito, dolori gastrici, diarrea sanguinolenta, sudorazione, oliguria, cianosi del viso, ittero, tachicardia e coma. A carico del fegato si verificano danni irreparabili, con scompaginamento strutturale dell'organo.

## Funghi e funzioni organiche

I funghi hanno poteri nutritivi eccezionali sotto molti punti di vista. Fra questi poteri ricordiamo anche quello di stimolare la peristalsi intestinale. Si tratta di una vera e propria azione lassativa; infatti l'avvelenamento da funghi può addirittura presentarsi inizialmente come una forma dissenterica secondaria alla eccessiva stimolazione della motilità o a una individuale ipersensibilità. Le russole, per esempio, sono funghi particolarmente piacevoli da mangiare, ma qualche volta insidiosi per chi ha un intestino facilmente irritabile.
L'azione lassativa dei funghi è esplicata soprattutto dall'alimento crudo, in quanto con la cottura viene eliminata una sostanza irritante per l'intestino. Se proposti arrostiti, invece, i funghi risultano stimolanti per il fegato, a condizione che il soggetto possa sopportare questo tipo di sollecitazione. Nel trattamento della stipsi non è conveniente associare i funghi con le zucchine; infatti mentre i funghi inducono uno stimolo irritativo sulle mucose digestive, con secondario aumento della contrattilità delle fibrocellule muscolari lisce, la zucchina agisce in senso opposto, per l'azione miorilassante del suo potassio.

Inoltre i funghi rappresentano alimenti provvisti di un documentato potere antineoplastico, in virtù della loro ricchezza in selenio, magnesio e zinco, tutti oligoelementi che frenano la riproduzione delle cellule neoplastiche. Per esempio, *Lentinus edulis*, o fungo degli alberi, contiene il lentilano, un polisaccaride scoperto da K. Cochran, dell'Università del Michigan, che aumenta la capacità di risposta del sistema immunitario di fronte alle invasioni virali influenzali e da HIV; inoltre questa sostanza si è rivelata attiva nei carcinomi della mammella e nelle leucemie, in quanto induce un incremento della produzione endogena di interferone.

Dal punto di vista informativo e nutrizionale, i funghi possiedono delle caratteristiche ben precise, il più delle volte dipendenti anche dalla loro particolare biologia. Infatti sono esseri viventi che crescono in ambienti umidi e quasi in assenza di luce. Rappresentano un'esplosione energetica rapida e di breve durata, per cui l'informazione che veicolano nell'organismo umano è quella di un accrescimento intenso, veloce e ordinato, che contrasta la crescita altrettanto intensa, ma lenta e disorganizzata, delle masse tumorali.

Altra importante caratteristica di questa categoria di alimenti è l'azione emolizzante sui globuli rossi. Il consumo dei funghi può quindi risultare pericoloso in molte situazioni fisiologiche (per esempio, gravidanza e periodo mestruale) e patologiche (malattie del sangue, disturbi della coagulazione, patologie renali, eccetera).
In soggetti affetti da patologie del sistema digestivo, i funghi possono risultare di difficile digestione in quanto, essendo privi di grassi, non stimolano la produzione di sali biliari e rallentano la velocità digestiva; inoltre la micosina, componente principale dello stroma, è un polisaccaride che resiste agli attacchi dei succhi enterici, esplicando una funzione irritante e lassativa.

L'elevato contenuto in selenio dei funghi permette loro di esplicare un'azione anticoagulante che può essere utile, per esempio, in caso di amenorrea, mentre l'adenosina impedisce l'aggregazione piastrinica, rendendo i funghi indicati nelle patologie cardiovascolari caratterizzate da aumento della viscosità del sangue. Prima di utilizzarli, è buona norma essere certi che non esista un concomitante deficit coagulatorio (questa proprietà anticoagulante è condivisa con l'ananas). Il selenio è un oligoelemento che esplica nell'organismo umano una serie di importanti funzioni, fra le quali: ritarda l'invecchiamento, soprattutto se associato alle vitamine C e E, in quanto agisce in sinergia con gli aminoacidi solforati (metionina e cistina), con il magnesio e con lo zinco; come componente dell'enzima glutatione-perossidasi, rallenta l'ossidazione degli acidi grassi e preserva l'elasticità dei tessuti, contrastando la formazione dei radicali liberi; infine contribuisce al buon funzionamento tiroideo, in quanto fa parte di un enzima che interviene nella sintesi della triiodotironina (D. Behne).
Oltre che nei funghi, il selenio è contenuto, in percentuali variabili, nei seguenti alimenti: cipolla, broccoli, cavolo, pomodori, tonno, aringhe, salmone, acciughe, sogliole, merluzzo e lievito di birra. In alcuni individui, la notevole quantità di selenio contenuta nei funghi può essere responsabile di fenomeni di accumulo e di intolleranze, nel qual caso, come nei veri e propri avvelenamenti, è sempre opportuna l'assunzione precoce di acqua e zucchero, da bere a sorsi distanziati ogni 15-20 minuti, per aiutare il lavoro detossicante del fegato.

Nel trattamento bionutrizionale del diabete, i funghi rappresentano un alimento molto utilizzato. Potendo essere associati a quasi tutte le verdure crude (a eccezione degli spinaci) e ad alcune verdure cotte come la cicoria o le puntarelle, essi provocano un consumo degli zuccheri circolanti da parte del fegato intensamente stimolato nelle sue funzioni. Fra l'altro, nei soggetti diabetici la funzionalità epatica è raramente compromessa, in quanto la presenza di iperglicemia e la caratteristica dell'epatocita di usare il glucosio come fonte energetica senza bisogno dell'insulina, preserva quest'organo da alterazioni organiche e/o funzionali di rilievo. Quindi una regola fondamentale nel trattamento della malattia diabetica è quella di stimolare il fegato fino al limite della irritabilità, per obbligarlo a bruciare metabolicamente la maggiore quantità possibile di glucosio circolante; da questo punto di vista i funghi costituiscono un alimento insostituibile.

Nei pazienti affetti da patologie renali, i funghi vanno impiegati con prudenza, a causa della loro ricchezza in purine (54 mg% nei funghi secchi) e sono addirittura controindicati nei soggetti affetti da gotta, da iperuricemia e da calcolosi renale urica.
Fra le numerose varietà di funghi, quelli dotati di minore potere nutrizionale sono gli *champignons* di coltivazione; tuttavia, per quanto riguarda l'impiego terapeutico in Bioterapia Nutrizionale®, le differenze organolettiche esistenti fra tutte le varietà spontanee (che è possibile acquistare nei mercati durante il periodo della raccolta) riguardano più il gusto

e le appetenze personali del paziente che una significativa variazione di funzione fisiologica. I funghi spontanei possono essere conservati mediante congelazione domestica e utilizzati affettandoli quando sono ancora gelati e compatti, immergendoli direttamente in olio bollente con aglio e prezzemolo.

# I funghi in Bioterapia Nutrizionale®

## *Funghi crudi*

I funghi crudi esprimono al massimo le proprietà nutrizionali e terapeutiche di questa categoria di alimenti, con una migliore sopportabilità da parte degli emuntori epatico e renale. La loro digeribilità è superiore rispetto a quella dei funghi cotti e di quelli essiccati, i quali presentano sempre una quota proteica e di cellulosa difficilmente aggredibile dai succhi digestivi. In alcuni soggetti esiste una intolleranza individuale nei riguardi dei funghi crudi, che può manifestarsi con quadri clinici a volte gravi di avvelenamento e di shock, forse per la presenza di sostanze che vengono disattivate dalla cottura; infatti la stessa persona sopporta i funghi cotti senza manifestare alcuna sintomatologia.
I funghi crudi non sono tollerati da un epatocita leso nelle sue capacità funzionali, tuttavia, quando queste ultime non sono alterate, si può sfruttare il potere antineoplastico dei funghi crudi nei casi di epatocarcinomi o di metastasi epatiche. Altra controindicazione è costituita dalla presenza di diverticolosi intestinale; infatti, rispetto al fungo cotto, che diventa molle e viscido, quello crudo presenta una vera e propria elasticità strutturale che può provocare il deposito di residui compatti all'interno dei diverticoli, con notevole difficoltà per la loro rimozione spontanea.
Nell'impiego nutrizionale dei funghi crudi è utile ricordare l'interferenza del succo di limone aggiunto come condimento insieme con l'olio extravergine d'oliva e con il sale: mentre qualche goccia è ben tollerata e facilita la digeribilità dei funghi, una eccessiva quantità altera il loro sapore, rendendoli quasi sgradevoli.

- *Funghi crudi e pesce.* La molteplicità di impiego bionutrizionale dei funghi crudi varia a seconda delle associazioni alimentari che vengono proposte. Per esempio, 150 g di pesce in padella, 150 g di funghi crudi e 150 g di fragole costituiscono un pasto proponibile in una donna in sovrappeso, che presenti oligomenorrea o amenorrea in una condizione di ipotiroidismo. In questo caso la funzione fluidificante dei funghi, associata alla loro azione irritativa nei riguardi del fegato (che, quando è sano, viene costretto a impegnarsi nella metabolizzazione dei cataboliti e degli ormoni, riducendo una eventuale ipereccitabilità neurologica), può agevolare l'arrivo del ciclo mestruale; nello stesso tempo, la tiroide incrementa la sua secrezione ormonale per il doppio stimolo iodato proveniente da 2 veicoli differenti, costituiti dal pesce e dalle fragole; infine queste ultime apportano la necessaria quota di ferro (per velocizzare l'assimilazione e l'utilizzo di tutti gli altri nutrienti) e di vitamina C (che aumenta tutti i metabolismi organici, oltre a esplicare una notevole e naturale azione antiossidante), svolgendo una spiccata azione diuretica, molto utile quando coesiste ritenzione idrica con imbibizione tessutale. In definitiva ne risulta un pasto dimagrante, per eliminazione dei liquidi in eccesso e per attivazione metabolica, dotato di specifica azione ormonale.
Nella stessa composizione nutrizionale, ma in un contesto clinico diverso, la sostituzione delle fragole con 2 kiwi accentua notevolmente la funzione lassativa propria dei funghi ma, soprattutto, si verifica una iperreattività biologica mediata: dallo iodio del pesce, per quanto riguarda la tiroide; dall'azione irritativa dei funghi, rispetto alla funzionalità epatica; infine dal carico di vitamina C dei kiwi, che stimola tutti i metabolismi organici. L'insieme di queste a-

zioni fisiologiche rende questa associazione controindicata negli individui con un sistema nervoso ipereccitabile, in particolare se viene proposta nel pasto serale (molti soggetti manifestano ipereccitabilità nervosa e sessuale dopo il consumo dei kiwi). Dal punto di vista dimagrante, in entrambi i casi si innesca un meccanismo di drenaggio, ma la sostituzione delle fragole con i kiwi fa cambiare il tipo di azione: quando vengono impiegate le fragole prevale l'aspetto diuretico, mentre con i kiwi predomina quello lassativo.
A dimostrazione di come le proprietà di un alimento possano essere sfruttate in contesti clinici molto diversi fra loro, a seconda della modalità di associazione nella composizione del pasto, consideriamo ancora l'impiego dei funghi crudi con il pesce, ma questa volta associati a un frutto zuccherino e fluidificante come l'ananas. In questo caso l'indicazione elettiva sarà il trattamento delle sindromi da ipercoagulabilità ematica, che si possono manifestare nella donna con dismenorrea caratterizzata da un flusso scarso, di breve durata, molto scuro e con coaguli. Altro utilizzo della stessa associazione sarà riservato ai soggetti con ipercolesterolemia e ipertrigliceridemia, che presentino frequentemente un siero lipemico e, per questa ragione, sono a rischio di accidenti cardiovascolari. In questa condizione clinica il pesce, oltre alle caratteristiche citate precedentemente, è indicato perché le sue proteine non disturbano la funzione renale e gli acidi grassi insaturi omega 3 riducono la percentuale dei lipidi e del colesterolo circolante; i funghi sono, per loro natura, fluidificanti del sangue e contengono quantità insignificanti di lipidi; infine l'ananas esplica un'azione diuretica e fluidificante che contribuisce alla riduzione della viscosità ematica e dei valori pressori, spesso superiori al normale in questi soggetti; la stessa bromelina, contenuta nell'ananas, esplica un effetto ipocolesterolemizzante. Nel caso che il soggetto sia poliglobulico, questa associazione bionutrizionale risulterebbe utile impiegando i funghi cotti, che manifestano una maggiore proprietà emolizzante rispetto a quelli crudi. Al contrario, nella fase di convalescenza dopo un infarto cardiaco, l'impiego di pesce, funghi crudi e ananas potrebbe essere pericoloso se il paziente sta già praticando un trattamento farmacologico anticoagulante, che verrebbe potenziato dagli alimenti; in ogni caso mancherebbe l'indispensabile apporto di idrati di carbonio, necessario per il metabolismo energetico del muscolo cardiaco.

- *Funghi crudi e carne.* I funghi crudi, impiegati in associazione con la carne, rendono più laboriosa la digestione in quanto, alla difficoltà epatodigestiva indotta dai funghi, si somma quella dovuta alla complessità strutturale della proteina della carne; inoltre entrambi gli alimenti provocano un affaticamento della funzione renale per la ricchezza in purine (presenti anche nei funghi e, in forma ridotta, nelle carni bianche). Quando non si hanno segni clinici e di laboratorio di difficoltà renale e gastrointestinale, un pasto composto da petto di pollo (o piccatina al limone), funghi crudi e ananas (o mezzo melone) può essere indicato per stimolare l'induzione del ciclo mestruale; in questi casi, quando il meccanismo etiopatogenetico ipotizzato è quello di una difficoltà epatica nel metabolizzare gli ormoni, può essere molto indicata l'aggiunta di 1 carciofo crudo, per la sua specifica capacità di agevolazione della funzionalità epatica.

- *Altre associazioni con i funghi crudi.* Oltre a quelli trattati nei paragrafi precedenti, i funghi crudi si prestano ad altri impieghi bionutrizionali. Per esempio, quando si vuole ottenere uno stimolo tiroideo e sessuale o, semplicemente, si cerca un aumento della vigilanza e del tono nervoso e una riduzione del peso corporeo, in presenza di una buona funzionalità epatica è possibile proporre un pasto composto da funghi crudi, sedano e parmigiano. In questo caso la semplice sostituzione del sedano con gli spinaci crudi stravolge completamente l'effetto metabolico-nutrizionale dell'associazione; infatti, mentre il ferro degli spinaci potrebbe costituire un fattore di attivazione metabolica, gli ossalati presenti in questa verdura si sommerebbero al calcio del parmigiano, provocando un eccesso di sali minerali e di calcio, con inibizione della funzione epatica e, soprattutto, renale.

Anche l'impiego di funghi crudi, carciofi crudi e parmigiano costituisce un pasto molto gradevole, leggero, nutriente e vitalizzante, da proporre, per esempio, a uno studente sottoposto a uno stress intellettivo; l'eventuale azione lassativa, esplicata sia dai funghi sia dai carciofi, sarebbe contrastata da quella astringente del parmigiano.

## *Funghi secchi*

I funghi crudi essiccati si caratterizzano per una concentrazione dei nutrienti, in conseguenza della perdita dell'acqua di vegetazione. Tuttavia, quando vengono messi in ammollo per renderli di nuovo commestibili, si verifica una diluizione delle sostanze nutritive, con parziale alterazione della quota proteica. Per non causare questo impoverimento strutturale dei funghi secchi, in Bioterapia Nutrizionale® essi vengono cotti nella stessa acqua di bollitura della pasta o del riso, secondo la modalità descritta nel paragrafo successivo. Per impiegarli in altre associazioni alimentari, i funghi secchi possono essere fatti macerare nel latte caldo (alimento con quota proteica che non disturba la funzionalità renale) e poi usati per condire la pasta o il riso, oppure per saltare in padella la lombata di vitello o il petto di pollo, aggiungendo il latte e i funghi secchi a metà cottura della carne. In questo secondo caso si verificano un'azione estrogenica a opera del petto di pollo, di stimolo all'arrivo delle mestruazioni per l'effetto fluidificante dei funghi, di sedazione per il triptofano contenuto nel latte. Il triptofano, precursore della serotonina, aumenta la produzione di progesterone, necessario per indurre le cellule ovariche a completare la produzione ormonale del ciclo mestruale precedente, avviando quello successivo.

## *Pasta, riso e funghi*

Quando nella composizione di un pasto è necessaria la quota di carboidrati, questi ultimi possono essere associati ai funghi secondo 2 modalità.

- La prima consiste nel preparare i funghi trifolati, facendoli mantecare nella stessa padella insieme con la pasta o con il riso precedentemente lessati e scolati.
- La seconda modalità prevede la cottura di tutti i componenti nella stessa acqua (in questo caso impiegando i funghi secchi), in modo che tutto il patrimonio nutrizionale dei funghi venga assorbito nella struttura stessa della pasta o del riso; a fine cottura si scola e si fa saltare in padella per qualche minuto, dopo aver fatto soffriggere l'aglio, con l'aggiunta di prezzemolo crudo a fine cottura. Questa seconda modalità è molto efficace in una donna che presenti difficoltà alla induzione del ciclo mestruale o nei pazienti oncologici (sia in funzione preventiva, sia in caso di diffusione metastatica del tumore primitivo), sempre a condizione che la funzionalità epatica non sia compromessa dalla malattia o dai trattamenti chemioterapici.

Per quanto riguarda la scelta del tipo di pasta, per non creare difficoltà all'emuntorio renale, è preferibile utilizzare le tagliatelle all'uovo, in quanto le proteine di quest'ultimo sono povere in scorie azotate e le tagliatelle contengono una minore quantità di proteine vegetali.

## *Funghi trifolati*

Questa preparazione bionutrizionale va realizzata immergendo i funghi tagliati a pezzet-

ti direttamente in olio bollente, in modo tale che la formazione immediata di un film lipidico blocchi all'interno dell'alimento tutti i nutrienti e quella quantità di acqua di vegetazione necessaria a evitare la disidratazione dei funghi, che li renderebbe meno digeribili. L'olio deve essere sufficiente ad avvolgere totalmente l'alimento spezzettato e la padella deve avere i bordi aperti, in modo tale da cuocere velocemente l'alimento senza farlo sobbollire.
Per non rendere i funghi stopposi e indigesti è molto importante aggiungere il sale solo a fine cottura, in quanto quest'ultimo provoca una disidratazione spontanea con alterazione degli stromi cellulari e impoverimento nutrizionale degli alimenti.
I funghi trifolati sono più adatti per i soggetti affetti da diverticolosi intestinale, per le ragioni esposte all'inizio del paragrafo precedente, ed esplicano una più efficace azione lassativa rispetto ai funghi crudi. Al pari di questi ultimi, sono indicati nelle diete dimagranti, nelle oligomenorree, nel supporto nutrizionale di soggetti oncologici; i funghi trifolati, invece, risultano più emolizzanti, per cui devono essere esclusi dall'alimentazione di soggetti affetti da malattie emolitiche e renali.
Come i funghi crudi, anche quelli cotti sono ben associati con il pesce; infatti, come precisato in altri capitoli, solo per le verdure a foglia la cottura causa quella eccessiva concentrazione di sali che provoca ritenzione di liquidi e imbibizione dei tessuti; invece le verdure e gli ortaggi che funzionalmente sono dei frutti (peperoni, zucchine, fagiolini, fagioli e, per altre ragioni, gli stessi funghi), hanno una struttura differente, all'interno della quale i sali non subiscono quella cristallizzazione che li rende igroscopici.
Nelle varie associazioni dimagranti, il pasto può essere composto dal pesce, dai funghi trifolati e da 1 o più verdure crude; per esempio, si può aggiungere l'indivia belga o il radicchio, la scarola, l'indivia riccia o le puntarelle per fornire una quota ulteriore di ferro (in questo caso gli spinaci crudi non sono la scelta ottimale per la loro ricchezza di ossalati). Se il paziente non è diabetico, si può completare il pasto senza la verdura cruda, ma con le patate al prezzemolo; quest'ultimo apporterà il ferro e la vitamina C con il loro stimolo metabolico, mentre la patata fornirà il potassio e l'amido, agevolando la funzione renale in quanto, rispetto alla pasta, la patata ha una ridotta quota di proteine vegetali.

### *Funghi arrosto*

Rispetto ai funghi trifolati, i funghi arrosto, per il fatto di essere cotti interi, espongono una minore superficie al calore e quindi, avendo un differente grado di cottura dall'esterno verso l'interno, sono meno digeribili; per la stessa ragione conservano le loro proprietà nutrizionali e sono indicati quando si vuole avere una biodisponibilità dei principi antineoplastici come nei funghi crudi, ma si cerca anche uno stimolo molto intenso a carico del fegato, per indurlo a metabolizzare le sostanze tossiche conseguenti ai trattamenti chemioterapici. Infatti i funghi arrosto sono particolarmente irritativi per l'epatocita che, se è biologicamente in grado di rispondere allo stimolo, viene indotto ad aumentare il suo lavoro. Per la stessa ragione questa modalità di cottura può essere impiegata per costringere un fegato ipofunzionante, ma sano, a metabolizzare gli ormoni nei disturbi del ciclo femminile oppure a impiegare per le proprie aumentate necessità energetiche una parte del glucosio circolante in caso di diabete.
Qualche associazione alimentare in corso di trattamento bionutrizionale del soggetto diabetico potrebbe essere costituita da 2 salsicce di maiale (sostituibili con la lombata oppure con le costine di maiale, che contengono una maggiore quantità di lipidi), 150 g di funghi arrosto, 50 g di pane, 50 g di pasta e 1 pomodoro condito con cipolla. In questo caso la carne di maiale viene fritta in padella con olio (contrariamente alla regola generale di non mescolare fra loro lipidi di origine diversa), allo scopo di ottenere una doppia azione a carico del fegato (stimolante per il fritto e irrita-

tiva per i lipidi); i funghi agiscono nella stessa direzione della carne; il pane e la pasta apportano una quota di idrati di carbonio sufficiente per non rischiare delle crisi ipoglicemiche; infine il pomodoro drena i prodotti dell'aumentato lavoro dell'epatocita, mentre la cipolla cruda facilita la diuresi e svolge una diretta azione ipoglicemizzante. In questa associazione alimentare la proteina animale può essere vantaggiosamente sostituita da quella del pesce, quando si vuole ottenere uno stimolo pancreatico mediato dalla maggiore secrezione di ormoni tiroidei, a opera dello iodio del pesce; allo stesso modo, se il paziente non può sopportare una stimolazione epatica troppo intensa, i funghi arrosto possono essere sostituiti con quelli trifolati o crudi.

## *Omelette ai funghi*

Nei soggetti che presentino una funzionalità epatodigestiva ottimale, l'associazione dell'uovo con i funghi costituisce la massima sollecitazione funzionale del fegato, utilizzabile nel diabetico per le stesse ragioni esposte precedentemente. Normalmente, pochi individui sopportano senza conseguenze la simultaneità di stimolo operata dall'azione irritativa dei funghi e da quella funzionale dell'uovo a carico della colecisti e del polo biliare dell'epatocita. A questa spiegazione fisiopatologica corrisponde una incompatibilità più sottile dipendente dal messaggio energetico che ogni alimento, insieme con il valore quantitativo dei suoi nutrienti, veicola all'interno dell'organismo umano. Nel caso specifico dell'uovo, le sue proteine indifferenziate si prestano a un utilizzo ubiquitario, a seconda delle necessità dell'organismo; di fronte a questa estesa potenzialità dell'uovo, i funghi hanno un tropismo specifico e ristretto: il risultato sarà una confusione energetica, che a livello metabolico sarà espressa da una complicazione non in armonia con i delicati equilibri organici.
L'omelette ai funghi si prepara sbattendo 1 uovo e facendolo cuocere in padella come se fosse una frittatina sottile (se si aggiunge la farina si ottiene una *crêpe*); a questo punto si aggiungono i funghi, si avvolge la frittata in modo da formare un fagottino e si passa in forno per qualche minuto.

## *Funghi sott'olio e sott'aceto*

Una volta sbollentati in aceto, i funghi vengono conservati in barattolo con aggiunta di olio extravergine d'oliva o di altro aceto.
In questo caso si verifica un impoverimento nutrizionale dell'alimento, in quanto l'aceto agisce in senso destrutturante e fa perdere la maggior parte del selenio; per questa ragione in Bioterapia Nutrizionale® si preferisce non utilizzare i funghi conservati secondo questa tecnica, con l'eccezione dei pazienti che presentino nausea secondaria a trattamento chemioterapico. In questo caso l'aceto (dotato di un effetto antineoplastico e antinausea) serve per antagonizzare la tendenza alla nausea e per favorire i processi digestivi di uno stomaco incapace di secernere la sufficiente quantità di acido cloridrico.

## *Vellutata di funghi*

Quando un paziente ha difficoltà a deglutire per qualsiasi motivo (per esempio, è affetto da tumore dell'esofago) e abbiamo la necessità di nutrirlo utilizzando per motivi terapeutici i funghi, sia freschi sia secchi, possiamo realizzare la vellutata di funghi operando nel modo seguente.
Se i funghi sono freschi (meglio se funghi spontanei rispetto a quelli di coltivazione), si pongono a trifolare in una padella e non in una casseruola, perché cuociano il più rapidamente possibile, con olio extravergine d'oliva e aglio; a cottura ultimata si aggiunge il sale, che se fosse aggiunto prima farebbe cedere al fungo l'acqua di vegetazione rendendo più lunghi i tempi di cottura e denaturando oltre misura le proteine di cui i funghi sono ricchissimi, e infine il prezzemolo che non deve cuocere per non perdere il suo potere nutrizionale.

Passare con un passaverdure i funghi che, divenuti una crema, vanno addizionati di maizena (amido di mais) perché diventino più facilmente deglutibili; se la crema fosse troppo densa allungarla con crema di latte.
Se i funghi sono invece secchi, porre a rinvenire i funghi in poca acqua tiepida e quando sono ben ammorbiditi metterli a trifolare con aglio in olio extravergine d'oliva; a cottura ultimata aggiungere sale e prezzemolo, poi proseguire come per i funghi freschi.
Questo piatto può essere utilizzato anche per fluidificare il sangue nelle piastrinosi e nelle trombosi, per accelerare l'inizio di un ciclo mestruale e in tutte le forma tumorali, e la scelta della maizena è imperativa perché derivando dal mais è priva di glutine e quindi non rischia di aggravare la funzionalità renale.

## *Tartufo*

In cucina, le 2 specie di tartufo (quello nero e quello bianco) vengono nettamente distinte secondo un principio essenziale: il tartufo nero può essere consumato in quantità notevoli, pari a quelle di altre specie vegetali pregiate; quello bianco va invece impiegato in dosi minime essendo in pratica, oltre che molto costoso, un potente aromatizzante, che trasmette ai cibi, oltre ai precipui speciali nutrienti (testosterone, per esempio) soprattutto un caratteristico profumo. Inoltre il tartufo nero va consumato sia crudo sia appena cotto, mentre il bianco quasi esclusivamente crudo, affettandolo con l'apposito tagliatartufo sulla vivanda.
Il tartufo è controindicato nelle gastriti ipersecretive, nelle ulcere gastriche, duodenali e nelle dispepsie; per l'elevato contenuto in ferro potrebbe essere molto indicato nelle anemie, solo se consumato in adeguate quantità.
I tartufi entrano nella composizione di diverse preparazioni. A titolo di esempio, è possibile citare il risotto con i tartufi, in cui si cuoce il riso e su questo si grattugia il tartufo, servendo il piatto molto caldo; le uova al tegamino con i tartufi; il petto di pollo o la carne in genere con il tartufo affettato crudo a cottura ultimata. Dato il suo costo elevato, in Bioterapia Nutrizionale® l'impiego di questo alimento è molto limitato.

È da sconsigliare l'assunzione della frittata di tartufi o delle uova al tegamino con i tartufi negli individui affetti da micosi. In questo caso, a distanza di poche ore dal pasto, si può avere prurito intenso oppure un aumento repentino delle lesioni cutanee. Il tartufo, infatti, soprattutto se associato all'uovo, è in grado di scatenare una reattività legata all'aggravamento delle funzioni epatiche.
Va ricordato che il tartufo, benché appartenga alla famiglia dei funghi, cresce sottoterra, per cui le caratteristiche della sua informazione energetica sono in parte differenti, ma non superiori, rispetto a quelle di altre specie fungine, in quanto anche l'umile chiodino veicola tutte le virtù nutrizionali di questa categoria di alimenti. In linea generale, si può dire che il tartufo esprime maggiormente un potere vitalizzante (ma può favorire lo sviluppo delle micosi cutanee), mentre i funghi che si sviluppano al di sopra del livello del suolo hanno un'azione terapeutica contro le micosi patologiche.
Nel tartufo sono state scoperte delle sostanze non ormonali, ma con struttura steroidea del tipo delta-16 (26,3-61,5 nanog%), che funzionano da ferormoni (Claus).

# L'ortica

Disponibile tutto l'anno, l'ortica (*Ortica dioica* e *urens*) cresce spontanea nei luoghi incolti e nei dirupi. Viene, a torto, considerata una pianta infestante e fastidiosa, dal momento che cresce ovunque vi siano insediamenti umani.
Le sue proprietà nutrizionali, e soprattutto medicamentose, sono conosciute e utilizzate da secoli. Si caratterizza per un effetto urticante, presente soprattutto nelle foglie più grandi e vecchie; tale azione, che costituisce l'unico mezzo di difesa di questa pianta solitaria, è provocata da pochi decimi di milligrammo di istamina, acetilcolina e acido formico, contenuti dalle foglie, dai piccioli e dai peli (Emmelin, Feldberg, Collier). L'azione urticante si esaurisce rapidamente dopo la raccolta e la bollitura.

L'ortica contiene una quantità straordinaria di clorofilla (0,15 mg%), tanto da essere sfruttata dall'industria tessile per creare una speciale tela verde praticamente indistruttibile. È l'alimento più ricco in vitamina E (21,5 mg%), la cui funzione antiossidante impedisce ai radicali dell'ossigeno di legarsi ai grassi, producendo delle dannose lipoperossidasi; ha un'azione fibrinolitica, con riduzione della trombina ematica; agisce come attivatore degli ormoni sessuali, aumentando la fertilità.
L'ortica contiene una straordinaria percentuale di minerali (quali il ferro, il silicio, il calcio, il manganese e il potassio); di vitamina A (295 mcg%), vitamina C (20-100 mg%) e vitamina K (0,16-0,64 mg%), oltre alla già citata vitamina E; di acidi organici (acido gallico, acetico, formico e tannico); di secretina (G. Dobreff), ormone che stimola la secrezione dei succhi digestivi; infine, di proteine vegetali (5-6 g%), che contengono quasi tutti gli aminoacidi essenziali.
Presenti in notevole quantità soprattutto nella radice, gli steroli (beta-sitosterolo, fitoste-

rolo, fitolo) agiscono terapeuticamente nell'ipertrofia prostatica, migliorando la funzionalità e la sintomatologia clinica. Il numero delle minzioni nelle 24 ore diminuisce, insieme con il residuo post-minzionale, responsabile della fastidiosa sensazione di non aver completamente svuotato la vescica.

## Ortica e funzioni organiche

La presenza di microelementi, elettroliti e sali minerali rende l'ortica uno dei più efficaci remineralizzanti in tutte le situazioni cliniche carenziali: dalle anemie alla caduta dei capelli, dalla fragilità delle unghie alla scarsa produzione di latte.
Per lo stesso motivo, l'ortica ha un effetto tonico su tutto il metabolismo organico nei soggetti con scarse difese immunitarie, nei convalescenti, nelle gestanti, negli ipotesi (Perrin & Hermann); la sua azione cardiotonica ed emopoietica è più efficace rispetto a quella degli spinaci, in quanto non contiene ossalati (A. Cremer). Moderatamente diuretica e notevolmente drenante, esplica riconosciuti effetti benefici nelle forme artrosiche, nelle affezioni reumatiche e nella tendenza all'iperuricemia e alla gotta (M. Balansard).

Una delle caratteristiche bionutrizionali fondamentali dell'ortica è la disponibilità biologica del suo ferro. Non a caso, nella tradizione popolare questa pianta è conosciuta soprattutto come antianemica ed emostatica. Ancora oggi i contadini la utilizzano come alimento per i polli affetti da gastroenterite emorragica, che la mangiano voracemente, guidati da un sano istinto verso la guarigione.
Essendo associato a una quota particolarmente importante di zuccheri, il ferro dell'ortica è agevolmente utilizzato anche da un fegato in difficoltà, che si giova dell'apporto glicidico. Quest'ultimo non impedisce l'azione ipoglicemizzante dell'ortica, in quanto lo stimolo metabolico che essa induce si ripercuote positivamente anche sulla funzionalità pancreatica. L'impiego nutrizionale, diverso da quello fitoterapico, si limita all'uso prezioso ed efficace dell'ortica nelle anemie da carenza di ferro e nelle patologie gastroenteriche con sanguinamento.

La presenza del tannino (che svolge una funzione astringente), della vitamina C e del calcio (che facilitano i processi della coagulazione), e del ferro (che integra le perdite) rende l'ortica molto utile nelle enteriti acute emorragiche, come la rettocolite ulcerosa e il morbo di Crohn (Oudar, Restellini & c.)

## L'ortica in Bioterapia Nutrizionale®

In Bioterapia Nutrizionale®, dell'ortica si utilizzano la parte tenera apicale e le foglie, in quanto il resto della pianta è tanto ricca in cellulosa da essere fibrosa e inutilizzabile. La parte commestibile si immerge nell'acqua bollente e, dopo una breve cottura, si scola e si condisce.
L'ortica si può mangiare lessa con olio e limone o ripassata in padella. Nelle gastriti acute, anche in fase emorragica, si deve condire solo con olio extravergine di oliva, senza sale e limone, che provocherebbero bruciore sulla mucosa infiammata.

### *Riso e ortica*

Una prima modalità è quella di mettere cipolla tritata con burro e riso in una pentola senza acqua. Si fa diventare biondo il riso nel burro, poi si aggiunge acqua bollente in modo graduale e, verso fine cottura del riso, l'ortica. Si ottiene un risotto molto appetibile che sfrutta al massimo tutto il ferro. Sul piatto ancora caldo si possono aggiungere 1 pezzetto di burro crudo e del parmigiano reggiano. Nell'insieme è un piatto sedativo e tonico nello stesso tempo, da utilizzare nelle anemie ferroprive con deperimento organico e stato eretistico del sistema nervoso.

Quando, invece, si hanno pazienti con stati infiammatori e influenzali frequenti, associati a debolezza del sistema immunitario, è preferibile far soffriggere aglio e olio nella pentola, aggiungendo poi l'acqua, il riso e l'ortica.

### *Pasta all'ortica*

Si impasta farina e acqua con le foglie di ortica lessate. Nel lavoro di impastamento le foglie tenere lessate si amalgamano facilmente insieme con la farina, per cui si possono poi realizzare i vari tagli di pasta artigianale cucinandoli nei modi più opportuni.
In alternativa, si può preparare il rotolo d'ortica mettendo l'ortica, già lessata e condita con parmigiano reggiano, su un rettangolo di pasta sfoglia, che si fa bollire arrotolato e avvolto in un canovaccio; a cottura avvenuta si toglie il rotolo dall'acqua e, dopo che si è raffreddato, si taglia a fette, per condirlo con salsa di pomodoro e reinfornarlo per qualche minuto spolverato di parmigiano reggiano.
In commercio esistono i ravioli di ortica, che si possono anche preparare in casa, adattando il ripieno alle esigenze nutrizionali del paziente.

Tutte queste preparazioni sono utilissime per le anemie, durante i trattamenti chemioterapici, per la perdita di capelli, per i bambini che stentano a crescere, durante la gravidanza e l'allattamento.

### *Vellutata di ortica*

Si fa lessare l'ortica con poca acqua, in modo tale che evapori gradualmente fino ad asciugarsi, poi si frulla aggiungendo panna cruda liquida e maizena. Il veicolo proteico grasso, costituito dalla panna, rende questa associazione digeribile anche nei casi di mucosa gastrica infiammata, rendendola indicata nei pazienti con difficoltà di masticazione e deglutizione che necessitino di un apporto nutrizionale completo ed equilibrato.

### *Decotto di ortica*

Bollire 20 g di foglie di ortica in 150 cc di acqua per 5 minuti. Assumere il decotto, dopo averlo filtrato, anche 2 volte il giorno. È utilissimo, oltre che nelle anemie, per dare sollievo a emorroidi irritate o congeste.

# La cicoria

Appartenente al gruppo botanico delle Composite, la famiglia delle cicorie (*Cichorium inthybus*) è molto numerosa; ne fanno parte, infatti, anche il radicchio, le indivie e il tarassaco. *Cichorium inthybus* ha una infiorescenza di un bel colore azzurrino per il suo contenuto in ferro, mentre il tarassaco, pur avendo le stesse foglie dentellate e la stessa azione drenante, ha un fiore giallo, per la ricchezza in vitamina A.

Molti componenti di questa famiglia sono commestibili e veicolano importanti principi nutritivi con specifiche azioni metaboliche e fisiologiche. Tuttavia, solo la cicoria da campo, la cicorietta e il tarassaco hanno un tropismo diretto sulla funzione renale, mentre le altre si limitano a non impegnarla.
La varietà più grande, con foglie frastagliate, disponibile nel periodo primaverile ed estivo, viene usata solo cotta a causa del suo sapore particolarmente amaro. Esiste anche una varietà primaverile e autunnale, la cicorietta da campo, tanto tenera da poter essere consumata cruda. Ha foglie ovali non frastagliate, un fittone profondo e tenero, un sapore molto meno amaro rispetto alla cicoria coltivata. Si caratterizza per un'azione drenante e diuretica (quindi utilissima nelle patologie gravi del sistema renale), ma è indicata anche nel trattamento del diabete e dell'obesità, riduce il livello ematico del colesterolo, ha un effetto colecistocinetico, è utile nelle congestioni venose, nelle insufficienze epatiche e nelle sindromi emorroidarie.

Mentre la cicorietta è drenante e diuretica, la cicoria da campo è solo drenante, non avendo il potere di aumentare anche la quantità di liquidi eliminati dal rene.
Per potere diuretico di un alimento o di una associazione di alimenti si intende, infatti, la capacità di aumentare il filtrato glomerulare. È diuretica, per esempio, l'associazione lat-

**Cicoria da taglio, coltivata**

*Composizione per 100 g di parte edibile*

| | |
|---|---|
| Parte edibile | 89% |
| Acqua | 95 g |
| Carboidrati | 1.7 g |
| Amidi | 0 |
| Proteine | 1.2 g |
| Lipidi | 0.1 g |
| Ferro | **1.5** mg |
| Calcio | **70** mg |
| Sodio | 7 mg |
| Potassio | **180** mg |
| Fosforo | 26 mg |
| Tiamina | 0.03 mg |
| Riboflavina | 0.08 mg |
| Niacina | 0.30 mg |
| Vit. A ret. eq. | **267** mcg |
| Vitamina C | 8 mg |

*Fonte:* Tabelle di Composizione degli Alimenti, Istituto Nazionale della Nutrizione, 1998.

te e banana, poiché l'azione combinata di calcio e potassio viene esercitata direttamente sul nefrone, per cui si ha un incremento della funzionalità; il caffè è diuretico perché accelera la velocità di circolo e aumenta la quantità di liquidi che perfondono il rene.
L'azione drenante e depurativa della cicoria si esplica tramite l'aumento del metabolismo generale, soprattutto per lo stimolo epatico e tiroideo indotto dal ferro. Essa ha la capacità di mobilizzare i residui metabolici dai tessuti e dal sangue, permettendone l'eliminazione renale. Anche la cipolla è drenante, ma per un meccanismo diverso: agisce in senso disgregativo su ogni tipo di deposito calcareo. Infatti, se si mette la cipolla a contatto con qualsiasi concrezione calcarea, si noterà la sua capacità di solubilizzarla. Il porro, invece, è soprattutto diuretico; ricco in zuccheri, agisce in questo senso per un meccanismo mediato dall'iperglicemia, dalla stimolazione tiroidea (contiene 10 mcg% di iodio) e da un suo particolare equilibrio in sali.

Della cicoria presente sul mercato esiste la varietà classica, la cicoria dei campi, e una specie coltivata, più grande, il cicorione, che può essere usata come tale e da cui si ricavano le puntarelle. Queste ultime, che costituiscono le infiorescenze del cicorione, affettate e lasciate arricciare nell'acqua, possono poi essere consumate in insalata assieme ad alici sott'olio, aglio tritato, olio e aceto, secondo un piatto caratteristico della cucina romanesca.

Caratterizzata dal suo tropismo specifico per il rene, la cicoria è una delle poche verdure ricche di ferro che non aggrava la funzione epatica, in quanto l'azione depurativa renale fa ritornare al fegato un sangue meno carico di metaboliti tossici e scorie. Anche il carciofo è ricco di ferro e ben sopportato dall'epatocita, ma in questo caso per un meccanismo totalmente diverso, mediato dall'azione della cinarina.
Nessun organo o funzione è messo in difficoltà dalla cicoria; tuttavia, esistono pazienti che hanno una scarsa appetibilità per questa verdura, in particolare quelli con disturbi del pancreas endocrino. Per esempio, molti diabetici rifiutano la cicoria, come se il consumo di glucosio conseguente alla stimolazione epatica del suo ferro venisse avvertito come potenziale rischio di crisi ipoglicemica.
La cicoria aiuta il rene e indirettamente anche il cuore, prima di tutto per la sua azione ipotensiva, poi per il suo contenuto in ferro. Dopo averla consumata, i pazienti cardiopatici con difficoltà renale riferiscono sempre di stare bene. Anche i pazienti affetti da malattie degenerative del sistema nervoso centrale, in particolare il morbo di Alzheimer, si giovano moltissimo della cicoria, poiché uno dei fattori aggravanti è il deposito intracellulare di sostanza amiloide, cioè detriti e scorie tossiche non drenate, derivanti da un metabolismo ossidativo deficitario.

Esistono osservazioni e ipotesi circa un possibile effetto antitumorale della cicoria cruda o lessa con olio e limone. In realtà è molto difficile poter dimostrare una simile affermazione con studi scientifici randomizzati. Tuttavia, per la presenza di fitosteroli, dei quali oggi si conosce il potere antiossidante, ed essendo ormai universalmente accettato che l'accumulo di radicali acidi e di scorie tossiche contribuisce a slatentizzare fattori oncogeni in gran parte sconosciuti, sicuramente l'azione drenante di questa verdura può essere d'aiuto nelle patologie tumorali (anche per favorire l'eliminazione dei metaboliti tossici conseguenti a trattamenti chemioterapici).

La cicoria non interferisce in modo particolare con nessun alimento.
Esistono però delle incompatibilità: per esempio, è un controsenso associare cicoria e spinaci, in quanto si avrebbe troppo ferro proveniente dalla stessa categoria di alimenti, ma anche perché la presenza degli ossalati contenuti negli spinaci avrebbe sul rene un effetto opposto a quello della cicoria.

Per lo stesso motivo c'è incompatibilità tra cicoria e asparagi, in quanto, nonostante il potere diuretico, per eccitazione della contrattilità vascolare e aumento della perfusione, questi ultimi hanno un contenuto in ossalati che ne impedisce l'impiego nei soggetti con tendenza alla calcolosi renale. Utile, invece, è l'associazione della cicoria con la carne rossa, in quanto ne potenzia lo stimolo metabolico, per il suo apporto di ferro in veicolo vegetale, e ne mitiga l'impatto renale, soprattutto nei pazienti a rischio. Degli altri vegetali dello stesso gruppo menzioniamo in questa sede le indivie e il radicchio rosso. L'indivia belga, dal sapore dolce-amaro, è di colore bianco perché in essa viene bloccata artificialmente la sintesi di clorofilla, facendola crescere coperta da un sottile strato di terra. Dal punto di vista nutrizionale non si discosta molto dai radicchi rossi, se non per la presenza, in questi ultimi, di antociani e di clorofilla. Le indivie e le scarole perdono in parte le caratteristiche nutrizionali delle cicorie, prestandosi a utilizzazioni più disinvolte e agevoli in Bioterapia Nutrizionale®.

## La cicoria in Bioterapia Nutrizionale®

### *Cicoria lessa*

Lessata e condita con olio e limone, costituisce una modalità utile nei soggetti con difficoltà epatorenale. Per esempio, i pazienti in dialisi preferiscono di gran lunga la cicoria lessa a quella ripassata in aglio, olio extravergine d'oliva e peperoncino. Essi hanno sempre una significativa disfunzione epatica, per cui si giovano della vitamina E contenuta nell'olio crudo e del moderato stimolo dato dall'acido citrico del limone.

### *Cicoria lessa e ripassata in olio extravergine di oliva, aglio e peperoncino*

In questo caso viene potenziato lo stimolo a carico di un fegato sano da cui vengono prodotte scorie idrosolubili che il rene elimina efficacemente. Questa preparazione, infatti, non riduce o ostacola la sua capacità drenante.

### *Cicoria cruda da sola e con cipolla e alici*

Per il suo sapore particolarmente amaro, è difficile che un paziente accetti il consumo della cicoria cruda nell'insalata. Non così per la già citata cicorietta autunnale, che invece è molto tenera e gradevole, in quanto associa l'azione diuretica a quella drenante. Essendo indicata nei soggetti nefropatici, sarà utile farla raccogliere e conservare in congelatore, dopo averla calata per 2-3 minuti in acqua bollente, in modo da renderla disponibile per molti mesi. Utilizzata da sola in insalata, la cicoria mette in risalto soprattutto il suo potere drenante.
Nella cultura contadina di un tempo, frutto di secoli di osservazione empirica, era usata cruda con cipolla e alici. In questo modo è potenziato fortemente anche l'aspetto diuretico

e litico, modulato, in caso di eccesso, dai sali delle alici. Il tutto all'interno di uno stimolo metabolico tiroideo, fornito dallo iodio, e di una funzione energizzante generale che non crea accumulo di tossine, anzi ne favorisce l'eliminazione. Una variante è quella di impiegare la cicorietta cruda con aglio crudo, olio extravergine d'oliva e aceto, allo scopo di sfruttare le molteplici proprietà nutrizionali dell'aglio e dell'olio d'oliva.

## *Cicoria, brodo di carne e uovo*

Preparato il brodo di carne con sedano, carota e cipolla, eventualmente aglio se si sospetta un'infezione virale, si aggiunge la cicoria lessa e l'uovo sbattuto a stracciatella con parmigiano, limone e prezzemolo. Questa soluzione nutrizionale può essere utilizzata nelle patologie renali o in tutte quelle situazioni nelle quali si vuole rendere disponibile una significativa quota proteica, che non crei difficoltà al rene.

## *Acqua di cicoria*

L'acqua di cicoria, da impiegare a scopo terapeutico, si ottiene facendo bollire 1 kg di cicoria in circa 3 l d'acqua.
Quando la cicoria è cotta, si può mangiare nei modi più vari, ma l'acqua di bollitura viene fatta raffreddare e poi conservata in frigorifero.
Se ne beve 1 tazza il mattino, a digiuno, in caso di patologie renali caratterizzate da elevati livelli di azotemia e creatininemia, quando è necessaria un'azione di drenaggio organico più intensa, oppure nella ipertensione arteriosa con pressione diastolica elevata, con la possibilità di alternare all'acqua di cicoria quella di cipolla.

# Le puntarelle

Le puntarelle (*Cichorium inthybus*) costituiscono l'infiorescenza del cicorione; come tali, dal punto di vista nutrizionale, rappresentano la parte più vitale e biologicamente attiva della pianta. Sono di uso comune in molte regioni italiane e si trovano in commercio già pulite e preparate per l'impiego alimentare. Rispetto alle caratteristiche tipiche della cicoria e del cicorione, le puntarelle perdono in parte il potere drenante, ma forniscono all'organismo una quota maggiore di ferro; quest'ultimo, presente in una forma altamente biodisponibile, viene assimilato con facilità, non irrita le mucose gastroenteriche e non aggrava la funzione epatica.

Per sfruttare tutto il loro potere nutrizionale, le puntarelle si mangiano crude, anche se nella tradizione popolare di alcune regioni del Nord Italia è consuetudine impiegarle cotte; questa modalità fa perdere buona parte del ferro e di altri nutrienti nell'acqua di vegetazione, come sempre avviene in tutti gli alimenti prodotti dalla natura e manipolati dall'uomo.
Nella composizione del pasto, l'associazione ottimale delle puntarelle è quella con il pesce, in quanto esse riescono a frenare un eventuale eccesso di stimolazione tiroidea a opera dello iodio contenuto nel prodotto ittico. Anche con la carne si ha uno stimolo metabolico, ma si potrebbe verificare una difficoltà renale, per l'azione del ferro che spinge notevolmente il catabolismo delle proteine di carne rossa, con liberazione di una maggiore quantità di urati e di residui azotati.

Quando le necessità nutrizionali richiedono un apporto contemporaneo di ferro, calcio e proteine che non disturbino la funzione renale, le puntarelle si possono associare, nello stesso pasto, con il formaggio; gli effetti negativi di quest'ultimo (irritabilità nervosa, impegno digestivo, aumento della viscosità ematica) vengo-

no significativamente attenuati. Anche quella con l'uovo è una valida associazione, se si vuole sfruttare il suo notevole potere nutrizionale, assieme a un supplemento di ferro che non disturbi i vari metabolismi organici.
Nel trattamento del diabete, le puntarelle sono molto utili quando si vogliono proporre 2 verdure, avendo l'accortezza di non associarle ad altre che siano ricche di ferro, per non provocare un eccesso metabolico di quest'ultimo. A seconda delle circostanze, si potranno proporre il cavolfiore ripassato in padella (iodio e bromo), la zucchina trifolata, i fagiolini lessi con olio e limone (potassio), il peperone (vitamina C), la melanzana (di cui le puntarelle frenano in parte l'eccesso di iodio), gli spinaci (bolliti e non affogati, per liberare buona parte del ferro) al burro o ripassati in olio, aglio e peperoncino, per avere l'azione ipoglicemizzante dell'olio e dell'aglio.

# Le puntarelle in Bioterapia Nutrizionale®

Sono 2 le modalità principali di impiego delle puntarelle: la prima si propone di reintegrare le riserve organiche di ferro in tutte le situazioni carenziali; la seconda, invece, sfrutta l'azione velocizzante del ferro per veicolare gli altri nutrienti presenti nell'associazione alimentare.

### *Puntarelle con olio, sale e aceto*

In questa modalità d'impiego l'intenzione è quella di sfruttare il ferro contenuto nelle puntarelle. L'aggiunta dell'aceto ha lo scopo di aumentare il grado di acidità gastrica, necessario per attivare i complessi processi intestinali implicati nell'assorbimento del ferro.

### *Puntarelle con olio, alici e aglio*

In questo caso lo scopo terapeutico primario è quello di utilizzare il ferro come vettore per le numerose proprietà dell'aglio e per l'attivazione tiroidea a opera dello iodio contenuto nelle alici.
Rispetto ad altre soluzioni bionutrizionali, quella delle puntarelle con aglio e alici ha il vantaggio di stimolare la tiroide senza il rischio di una ripercussione eccitatoria a carico del sistema nervoso centrale; infatti, l'azione sedativa dell'aglio annulla qualsiasi effetto collaterale secondario all'aumento in circolo degli ormoni tiroidei. Il paziente avverte un aumento del tono psicofisico generale, con una sensazione di sana vitalità, senza ripercussioni negative sulla funzione dei vari organi e apparati; in particolare, non si ha difficoltà renale, in quanto i vari componenti non contengono sostanze impegnative per il rene.
Questa modalità d'impiego delle puntarelle è molto efficace nel diabete, per lo stimolo tiroideo che si traduce in una sollecitazione funzionale pancreatica (per l'aumento del metabolismo mediato dal ferro e per l'effetto ipoglicemizzante dell'aglio); inoltre l'attività del cuore si giova dell'aumento di tono generale dell'organismo e dell'aumento della velocità di circolo, con conseguente incremento della diuresi.

## *Associazioni dimagranti*

- *Pranzo*: 180 g di pesce grigliato, 150 g di puntarelle con alici e aglio, 1 pompelmo.
- *Cena*: 2 patate cotte in carta d'argento, 150 g di spinaci con olio e limone, 2 kiwi.
- *Pranzo*: 150 g di lombata di maiale, 150 g di puntarelle, un quarto di ananas.
- *Cena*: 50 g di spaghetti al pomodoro, 150 g di cavolo cappuccio crudo, 1 mela.

# Il tarassaco

Il tarassaco (*Taraxacum officinalis*), detto anche 'soffione' o 'dente di leone', è una pianta selvatica, che cresce spontanea e può essere consumata durante tutto l'anno, con maggiore reperibilità nel periodo primaverile ed estivo. Le sue proprietà nutrizionali e medicinali erano note già nel XV secolo, ma solo all'inizio del XX secolo fu utilizzato in modo appropriato e frequente, tanto che il suo impiego terapeutico venne definito 'tarassacoterapia'.
Oggi si trova normalmente nei mercati, venduto direttamente dai contadini, che lo raccolgono allo stato spontaneo. Per la presenza di numerosi fitosteroli (tarassacosterolo, pseudo-tarassacosterolo, stigmasterolo e sitosterolo), esplica una potente azione antiossidante (e quindi antineoplastica), oltre che ipocolesterolemizzante (L. Laraki & M. Brecker). Queste funzioni metaboliche sono potenziate dalla sua notevole ricchezza in vitamina A (660 mcg%), vitamina C (73 mg%), vitamina E (3,7 mg%).
Particolarmente alta è la quota di calcio (473 mg%), ferro (3,3 mg%) e proteine (3,6 g%), ma molto significative sono alcune sostanze che hanno specifiche azioni farmacologiche, quali la tarassicina, principio amaro ad azione colagoga e colecistocinetica; l'acido cinnamico; l'acido dicaffeil-tartarico o cicorico; il glucoside cicorina; l'inulina, presente in discrete quantità.

## Tarassaco e funzioni organiche

Il vegetale che, per proprietà nutrizionali e bioterapiche, si avvicina maggiormente al tarassaco è la cicoria. Quest'ultima, tuttavia, ha una minore percentuale di alcune sostanze dotate di potere terapeutico, che invece il tarassaco contiene in quantità rilevante. Per esempio, la vitamina A passa dai 660 mcg% del tarassaco, ai 450 mcg% della cicoria cam-

pestre spontanea fino ai 267 mcg% della cicoria coltivata. Il contenuto in vitamina C passa dai 73 mg% del tarassaco, ai 35 mg% della cicoria campestre e agli 8 mg% della cicoria coltivata. Il calcio, che nel tarassaco è presente nella notevole misura di 473 mg%, scende a 150 mg% nelle cicorie campestri, per ridursi fino a 70 mg% in quelle coltivate.
Il contenuto in ferro, calcio e altri sali minerali rende il tarassaco uno dei vegetali più indicati nelle anemie sideropeniche e nelle sindromi emorragiche, essendo superato, in questa funzione bionutrizionale, solamente dall'ortica.

Un'altra indicazione terapeutica, conosciuta e sfruttata anche in fitoterapia e in omeopatia, è quella a carico dei disturbi della vescica biliare. Infatti, la tarassicina, l'acido cinnamico e i fitosteroli esplicano una documentata azione colagoga e colecistocinetica (J. Brel). Inoltre, la presenza contemporanea delle vitamine liposolubili A ed E, nonché della vitamina C idrosolubile (questi 2 gruppi molto diversi di vitamine sono raramente presenti in uno stesso alimento), rende il tarassaco una delle piante più antiossidanti presenti in natura: in questo senso è utilizzabile come antitumorale, poiché riduce i radicali liberi, ne favorisce la metabolizzazione e, soprattutto, agevola la loro eliminazione per via renale. Infatti, l'acido dicaffeil-tartarico o cicorico e il glucoside cicorina hanno una funzione drenante a livello tessutale (soprattutto per quanto riguarda le scorie azotate) e un'azione direttamente diuretica, nel senso che aumentano la velocità e la quantità del filtrato glomerulare.

## Il tarassaco in Bioterapia Nutrizionale®

### *Tarassaco crudo*

Per le sue caratteristiche organolettiche, che lo rendono meno amaro della cicoria, il tarassaco può essere impiegato crudo in insalata.
A seconda degli scopi terapeutici, si potrà utilizzare nelle insalate miste per aumentarne l'effetto diuretico e facilitare l'eliminazione dei sali minerali, di cui alcune verdure sono particolarmente ricche. Se, invece, è richiesto un potente effetto drenante e diuretico (nelle iperazotemie, nell'imbibizione tossica dei tessuti, nelle insufficienze renali), si associerà solamente alla cipolla.

### *Tarassaco lesso con olio e limone*

Una delle modalità di utilizzo più semplice di questo alimento è quella di lessarlo e consumarlo condito con olio extravergine di oliva, succo di limone e una minima quantità di sale.
Questa preparazione agevola la funzione epatobiliare, regolando la contrattilità colecistica, facilitando la produzione di sali biliari e aiutando il lavoro detossicante dell'epatocita in virtù della vitamina E del tarassaco, sommata a quella dell'olio d'oliva. Se ne gioveranno i pazienti con colecisti infiammata, calcolotica o discinetica, nei quali migliorerà la sintomatologia.

### *Tarassaco lesso e ripassato in aglio, olio e peperoncino*

In questo caso si provoca uno stimolo a carico del fegato, con un potenziamento della contrattilità colecistica. Poiché la produzione di sali biliari viene aumentata, con una riduzione della loro densità, questa modalità di preparazione è adatta anche ai pazienti che presentino sabbia biliare o colecisti atonica.
A differenza della preparazione precedente, può essere controindicata nelle colecistiti o in presenza di calcolosi, in quanto la marcata sollecitazione funzionale del fritto potrebbe provocare un peggioramento dei sintomi.
A parte queste precauzioni, lo stimolo epatico del tarassaco ripassato in padella è molto indicato nei soggetti che hanno presenza in circolo di molte scorie tossiche. Il maggiore lavoro del fegato produrrà molti cataboliti i-

drosolubili, che il rene sarà in grado di eliminare, aiutato dal potere diuretico del tarassaco.

## *Tarassaco in brodo di carne*

Nei pazienti defedati o convalescenti dopo patologie molto gravi, si può avere il problema nutrizionale di fornire proteine nobili, sali minerali e altri nutrienti, senza correre il rischio di aggravare la funzione renale: per esempio, nella tubercolosi renale, nelle pielonefriti, nei soggetti in dialisi, oppure in quelle situazioni cliniche che possono sfociare in un quadro di sindrome nefrosica.
In tutti questi casi, la necessità di proteine superiori mal si concilia con il loro inevitabile contenuto in scorie azotate, che affaticherebbero la funzione renale.
Una soluzione è quella di preparare il brodo di carne facendovi bollire anche il tarassaco, preventivamente lavato in acqua fredda e poi scolato. In questo modo si facilita l'eliminazione dei cataboliti azotati, permettendo all'organismo di giovarsi delle proteine della carne.

## *Bruschetta con tarassaco*

Una delle proprietà meno conosciute, e perciò meno sfruttate, di tutti gli alimenti dotati di azione drenante a carico delle cellule e dei tessuti, è quella di aumentare il grado di lucidità mentale. Infatti, il normale funzionamento dei neuroni (cellule incapaci di metabolizzare le sostanze tossiche che riescono a superare la barriera ematoencefalica) è fortemente condizionato dalla presenza di tossine. L'esempio più eclatante è senza dubbio quello della velocità con la quale si riduce lo stato di vigilanza dopo l'assunzione di bevande alcoliche.
In realtà, molti cataboliti che non vengono metabolizzati dal fegato possono attraversare la barriera ematoencefalica e depositarsi nelle cellule nervose, provocando patologie degenerative neurologiche, oggi notevolmente aumentate rispetto al passato.
L'azione drenante e antiossidante del tarassaco (ma anche della cipolla o della cicoria) è ideale per curare queste patologie o, semplicemente, per agevolare l'attività neurologica nelle disfunzioni degli organi emuntori.

Oltre a quelle trattate nei paragrafi precedenti, un'altra modalità di utilizzo del tarassaco consiste nel consumarlo lesso su 1 fetta di pane tostato, assieme all'olio extravergine d'oliva e all'aglio (quest'ultimo può essere anche solamente strofinato sul pane ancora caldo). Questa preparazione bionutrizionale, peraltro semplice, facilmente ripetibile e gustosa, associa le già citate virtù del tarassaco e dell'olio extravergine d'oliva alle proprietà sedative dei carboidrati del pane e a quelle antidepressive dell'aglio.
Queste azioni terapeutiche sono importanti, in quanto nei pazienti con malattie degenerative del tessuto nervoso è spesso presente uno stato di ridotta lucidità mentale, associato a episodi di ansia e agitazione, fino a vere e proprie crisi di aggressività.
Nei soggetti inappetenti, o nelle donne gravide con scarso interesse per il cibo, questa preparazione costituisce un aperitivo gradevole e di facile impiego. Infine, l'acqua di bollitura del tarassaco, se dolcificata dall'aggiunta di cipolla durante la cottura, può essere utilizzata come tisana tonificante e depurativa.

# Il radicchio

Il radicchio (*Cichorium intybus L.*) è un ortaggio a foglia, compreso nel gruppo delle cicorie, a prevalente consumo invernale. Vegetale tra i più apprezzati e rinomati per le ottime caratteristiche organolettiche, è stato sottoposto a una serie di ibridazioni spontanee e di selezioni (naturali o indotte dagli orticoltori) che hanno portato a differenziazioni morfologiche, talora consistenti. Benché il radicchio venga prodotto in molte regioni dell'Italia settentrionale, la sua coltivazione si è sviluppata soprattutto in Veneto grazie, per esempio, a speciali sistemi di forzatura messi a punto dai produttori locali.
In base alle caratteristiche morfologiche della foglia, il radicchio, appartenente alla famiglia delle Asteracee, viene classificato in diversi gruppi. Distinguiamo, pertanto, i radicchi rossi, con foglie di colore variabile dal rosso intenso al rosso carminio e con nervatura centrale ben sviluppata e bianca, e i radicchi variegati. Questi ultimi sono caratterizzati dalla presenza di foglie con variegatura di diversa forma e intensità, di colore rosso e bianco; il colore di fondo delle foglie è verde-giallastro, mentre la nervatura centrale è, in genere, meno sviluppata.

Per il particolare impiego terapeutico del radicchio in Bioterapia Nutrizionale® (condizioni cliniche caratterizzate da sideropenia o da necessità di intenso stimolo metabolico a opera del ferro) è necessario conoscere le caratteristiche di alcune varietà di questo vegetale, in modo da prescrivere quelle più adatte al paziente in trattamento.

- *Rosso di Treviso.* La pianta ha un fittone di media grandezza; le foglie, dapprima verdi, cominciano a diventare rosse in autunno e formano un cespo lungo e stretto a forma di fuso; con l'imbianchimento, quest'ultimo raggiunge una lunghezza di circa 20 cm. L'imbianchimento è una delle operazioni fondamentali per preparare il radicchio alla commercializzazione; esso consiste nel collocare le piante in ambiente buio, umido e moderatamente caldo. In queste condizioni, oltre a ottenere pregiate caratteristiche organolettiche per effetto di particolari trasformazioni enzimatiche, si determina, a spese delle riserve radicali, lo sviluppo di nuove e tenere foglioline, prive di clorofilla, e di sapore delicato. Il radicchio di Treviso è quello a foglie più lunghe, meno amaro rispetto ad altre varietà e molto adatto per la preparazione ai ferri.

- *Rosso di Verona.* Si ritiene derivi per selezione dal Rosso di Treviso, dal quale differisce perché più corto. Di forma sferoidale, ha foglie tondeggianti, che in autunno si chiudono a formare un grumolo pieno e compatto; viene chiamato anche 'bombolone', per la sua caratteristica forma a palla. La nervatura principale è bianca e molto sviluppata; il lembo fogliare è rosso e privo di frastagliature ai margini. Il fittone è grosso e viene reciso con la toelettatura (asportazione delle foglie esterne alterate). In Bioterapia Nutrizionale® viene utilizzato crudo in insalata, in quanto la cottura accentua il suo sapore particolarmente amaro.

- *Rosso di Chioggia.* Sembra derivare dal Variegato di Castelfranco. Le foglie sono grandi, rotondeggianti, strettamente embricate a formare un grumolo di forma sferica, talora schiacciato all'apice; le dimensioni del grumolo, una volta raggiunta la maturazione, sono considerevoli.
  La nervatura principale è bianca, ma meno pronunciata rispetto a quella degli altri radicchi rossi, mentre le nervature secondarie sono più evidenti. Il fittone ha dimensioni ridotte e viene reciso a 6-7 cm.

- *Variegato di Castelfranco.* Considerato il radicchio migliore per quanto riguarda le caratteristiche organolettiche e nutrizionali, deriva dall'incrocio tra il Rosso di Treviso e l'indivia scarola. La pianta presenta foglie grandi e rotondeggianti con margine frangiato; in autunno compaiono maculature di colore rosso-viola. La forzatura e l'imbianchimento determinano un accrescimento delle foglie centrali, che rimangono aperte, senza formare un grumolo. Il colore di queste foglie varia dal verde al bianco crema, con ampie variegature rosso-violacee. Nel complesso, la colorazione di questa pianta assume toni sfumati e armonici che le hanno valso il soprannome di 'insalata orchidea'. Le foglie sono croccanti e, poiché non formano il grumolo, risultano fragili anche alle manipolazioni.
  Il radicchio di Castelfranco è adatto sia crudo in insalata sia cotto ai ferri.

- *Variegato di Chioggia.* Questa varietà deriva per incrocio e selezione dal Variegato di Castelfranco; le foglie sono rotondeggianti, grandi, ondulate e, a differenza di quelle del Variegato di Castelfranco, si rinserrano in modo da formare il grumolo di forma sferica, o leggermente allungata, simile a quello del Rosso di Chioggia. Sulla colorazione di fondo verde-gialla delle foglie si formano screziature di colore variabile dal bianco al giallo, fino al rosso. La nervatura principale è poco pronunciata, il fittone è mediamente sviluppato. Questo radicchio non viene quasi mai sottoposto alla pratica dell'imbianchimento.

## Radicchio e funzioni organiche

Disponibile sul mercato tutto l'anno, il radicchio ha proprietà depurative, blandamente diuretiche (caratteristica di tutte le verdure facenti parte della famiglia delle cicorie) e toniche per il suo contenuto in vitamina C, antociani, betacaroteni e ferro. Quando si acquista il radicchio, è opportuno fare attenzione che le foglie non siano appassite o troppo bagnate: il contenuto vitaminico dipende, in-

**Radicchio rosso**

*Composizione per 100 g di parte edibile*

| | |
|---|---|
| Parte edibile | 72% |
| Acqua | 91.0 g |
| Carboidrati | 1.6 g |
| Amidi | 0 |
| Proteine | 1.4 g |
| Lipidi | 0.1 g |
| Ferro | **0.3** mg |
| Calcio | **36** mg |
| Sodio | 10 mg |
| Potassio | **240** mg |
| Fosforo | 30 mg |
| Tiamina | 0.07 mg |
| Riboflavina | 0.05 mg |
| Niacina | **0.30** mg |
| Vit. A ret. eq. | tracce |
| Vitamina C | 10 mg |

*Fonte:* Tabelle di Composizione degli Alimenti, Istituto Nazionale della Nutrizione, 1998.

fatti, dalla maggiore o minore freschezza. La varietà verde è quella più ricca di ferro, calcio, fosforo, vitamina A e vitamina C. In cucina, i vari tipi di radicchio si prestano a diversi impieghi; in particolare, le foglie si mangiano sia crude in insalate (anche miste) o in pinzimonio, sia cotte ai ferri e saltate in padella. Inoltre, possono rappresentare l'ingrediente principale dei risotti.

**Radicchio verde**

*Composizione per 100 g di parte edibile*

| | |
|---|---|
| Parte edibile | 95% |
| Acqua | 88.1 g |
| Carboidrati | 0.5 g |
| Amidi | 0 |
| Proteine | 1.9 g |
| Lipidi | 0.5 g |
| Ferro | **7.8** mg |
| Calcio | **115** mg |
| Fosforo | **45** mg |
| Tiamina | 0.06 mg |
| Riboflavina | **0.53** mg |
| Niacina | **0.30** mg |
| Vit. A ret. eq. | **542** mcg |
| Vitamina C | **46** mg |

*Fonte:* Tabelle di Composizione degli Alimenti, Istituto Nazionale della Nutrizione, 1998.

Fra le verdure ricche di ferro, il radicchio occupa una delle prime posizioni, ma la biodisponibilità e la tollerabilità organica del suo ferro richiedono un sistema epatobiliare e renale perfettamente sano e funzionante. Infatti, la presenza degli antociani (rilevabile dal colore rosso scuro delle foglie) disturba il rene e impegna l'epatocita in un lavoro metabolico notevole; questa condizione può essere aggravata dall'eccesso di ferro, soprattutto se il paziente presenta una ferritinemia superiore ai valori normali. Pertanto, sapendo che il fegato e il rene sono gli organi emuntoriali principali, si intuisce che quando viene disturbata la loro funzione, essi non riescono a detossicare in modo sufficiente.

Il radicchio è una verdura molto indicata nell'anemia sideropenica riscontrata nelle donne in gravidanza, negli adolescenti, nei soggetti defedati, nonché nei pazienti oncologici anemici senza metastasi epatiche e dopo perdite emorragiche. In ogni caso, fattore indispensabile al suo impiego è una efficiente condizione organica di fegato e rene.

## Il radicchio in Bioterapia Nutrizionale®

Il radicchio si può impiegare crudo, come tutte le verdure a foglia, ma si presta anche a cotture ai ferri, cui consegue una concentrazione dei suoi principi nutritivi.

### *Radicchio crudo*

La tollerabilità organica del ferro, per la presenza dell'acqua di vegetazione, è migliore se il radicchio viene consumato crudo. Esso è indicato nelle anemie emolitiche, nelle microcitemie oppure quando è ipotizzabile una fragilità della membrana dei globuli rossi; in questi casi può essere molto pericoloso il radicchio ai ferri, in quanto la sua concentrazione di ferro può determinare una ulteriore lisi delle emazie.

Il radicchio crudo deve essere usato preferibilmente da solo; esso non si presta, se non in minime quantità, come componente delle insalate miste. Infatti i suoi sali, veicolati dal ferro all'interno del globulo rosso e dell'epatocita, creano un rigonfiamento e una tensione della membrana cellulare per imbibizione idrica. Perfino l'associazione con verdure diuretiche, quali la cipolla o il finocchio, può provocare questo tipo di danno biologico. Nel trattamento del diabete è consigliabile non associare una seconda verdura nella composizione del pasto, ma preferire un frutto compatibile con la condizione patologica di base, quale il kiwi, le fragole, i lamponi o i mirtilli.

## *Radicchio ai ferri*

Si taglia in 2 o 4 parti il radicchio e lo si lascia cuocere su una piastra rovente; poi si condisce con sale e olio.
In questa modalità di impiego il radicchio perde quasi tutta l'acqua di vegetazione, per cui si verifica, a parità di peso, una concentrazione del ferro; quest'ultimo diventa più aggressivo e pericoloso per il fegato, soprattutto se in quest'organo è presente già una notevole quota di ferritina.

## *Radicchio al forno con formaggio*

Nella rettocolite ulcerosa in fase acuta (con tenesmo rettale e scariche ematiche), una soluzione bionutrizionale è quella di impiegare il radicchio cotto in forno con mozzarella o fontina. La finalità terapeutica è quella di sostenere e integrare le perdite di ferro secondarie alle scariche emorragiche, frenando il suo assorbimento (e quindi gli eventuali effetti collaterali a carico del fegato) con un alimento complesso come il formaggio, che normalmente rallenta i processi digestivi per la sua ricchezza in lipidi saturi, in proteine e, soprattutto, in calcio; quest'ultimo riduce gli spasmi della muscolatura liscia intestinale e facilita i processi di coagulazione.
Nei pazienti che potrebbero avere effetti collaterali secondari all'impiego del radicchio, si può proporre la stessa preparazione, sostituendo questa verdura con l'indivia belga (ricca in ferro, ma meno aggressiva per il fegato, in virtù della sua quota in zuccheri).

## *Orzo e radicchio*

Si lava e si pone a bagno l'orzo almeno 2 ore prima di metterlo sul fuoco (preferibilmente nella stessa acqua). Dopo averlo fatto bollire per circa 20 minuti, si aggiungerà il radicchio tagliato sottilmente. A fine cottura si aggiungono burro crudo, mezza tazza di crema di latte fresca e parmigiano reggiano.
Questa preparazione è utile alle giovani in fase premestruale, per le donne in menopausa e in tutti i soggetti convalescenti, specie dopo forme epidemiche debilitanti.
L'orzo rappresenterà un alimento nutriente e non irritante per il tratto intestinale, né per il fegato e per l'emuntorio renale. Il radicchio avrà il compito di potenziare il ferro già presente nell'orzo; entrambi renderanno la preparazione un vero e proprio farmaco antianemico di cui l'organismo si giova, anche per l'azione specificamente epatoprotettiva dell'orzo. Il burro e il parmigiano, infine, apporteranno le quote proteica, lipidica e di sali minerali.

# L'indivia belga

La belga, come tutte le altre varietà di indivie, appartiene alla vasta famiglia delle cicorie; come tale, manifesta un tropismo per l'apparato urinario, essendo dotata di una discreta azione diuretica e depurativa renale. Tuttavia, dal punto di vista nutrizionale, l'indivia belga si caratterizza soprattutto per il suo contenuto in ferro, che ha una maggiore biodisponibilità rispetto a quello del radicchio, dal quale la belga si distingue anche per una più elevata percentuale di potassio, in virtù della quale accelera tutti gli scambi di membrana e non ostacola l'induzione del sonno, anche se viene usata cotta ai ferri nel pasto serale.
La belga condivide con il radicchio il caratteristico sapore amaro, soprattutto quando viene consumata cruda. Questa caratteristica organolettica varia a seconda della sensibilità individuale del soggetto: per alcuni la belga costituisce un alimento appetibile e gustoso, mentre per altri è assolutamente immangiabile. Con molta probabilità, una differenza così marcata dipende dalle condizioni organiche e funzionali dell'epatocita: un fegato ipofunzionante (ma senza danni organici di rilievo) si giova dello stimolo metabolico indotto dall'apporto di ferro da parte della belga, mentre un fegato leso non è in grado di rispondere alla sollecitazione funzionale, in particolare se la cellula epatica è già disturbata da una elevata concentrazione intracellulare di ferritina.

## L'indivia belga in Bioterapia Nutrizionale®

La belga può essere consumata cruda, nelle insalate miste, cotta ai ferri, ripassata in aglio, olio extravergine d'oliva e peperoncino o in besciamella, oppure lessata, ricoperta di formaggio e poi passata in forno.

## *Belga cruda*

La belga cruda è indicata in tutte le patologie renali e pancreatiche; la parte fibrosa del suo stroma è molto tenera e digeribile, per cui stimola in modo lieve il transito intestinale, tanto da poter essere impiegata anche in presenza di altre patologie dell'intestino, come le diverticoliti e le coliti; infatti, assieme ai fondi di carciofo, costituisce una delle prime verdure che è possibile reinserire nel regime dietetico di un paziente affetto da rettocolite ulcerosa, dopo aver superato la fase acuta della malattia.

In generale, il consumo della belga cruda è quello meno rischioso, in quanto la presenza dell'acqua di vegetazione mitiga eventuali reazioni eccessive secondarie all'assorbimento del suo nutriente principale: il ferro.

## *Belga lessa e ripassata in padella*

Meno adatta nelle patologie renali e pancreatiche (per la concentrazione di sali e per la trasformazione del fruttosio in glucosio), la belga si può proporre cotta secondo diverse modalità, a seconda dell'intenzione nutrizionale e terapeutica. Quando si vuole accentuare l'azione di stimolo a carico della funzionalità epatica, senza appesantire l'epatocita con un eccesso di ferro (che viene perso durante la bollitura) si farà lessare e poi si ripassa in padella con aglio, olio e peperoncino; invece, quando si richiede un supporto più consistente al lavoro del fegato, si farà lessare e si aggiunge la quota di idrati di carbonio contenuti nella besciamella. In questo tipo di patologie la belga non sarà indicata in associazione con il formaggio, in quanto quest'ultimo costituisce un alimento troppo complesso ed elaborato per un sistema epatobiliare in difficoltà.

## *Belga ai ferri*

Quando il paziente non presenti problematiche epatorenali, e necessiti invece di un apporto notevole di ferro, la belga si farà ai ferri: dopo averla tagliata in 4 parti si fa arrostire sulla piastra e poi si condisce con olio e sale.
Per la sua ridotta quota in zuccheri, rispetto ai quali prevale di gran lunga il notevole stimolo metabolico del ferro concentrato, questa modalità di utilizzo della belga può essere sfruttata anche nel trattamento del diabete.

## *Belga con formaggio*

Con la controindicazione citata nel paragrafo precedente, la belga, lessata e poi passata in forno ricoperta di formaggio, diventa una preparazione bionutrizionale molto utile nelle dissenterie, nella rettocolite ulcerosa e nel morbo di Crohn. Infatti la cottura attenua l'azione di stimolo del transito intestinale della parte fibrosa della belga; il ferro serve a reintegrare le perdite ematiche secondarie alle scariche muco-sanguinolenti; il formaggio (con la sua notevole quota di sali) contribuisce a ripristinare il *pool* elettrolitico, frena la motilità intestinale, in virtù dell'azione del calcio sulle fibrocellule della muscolatura liscia, e svolge una funzione di addensamento e di coagulazione della massa fecale.
Da notare che questa modalità di utilizzo della belga viene di solito accettata dai bambini, per cui può essere proposta quando necessita comporre dei pasti ricchi di ferro e di tutti gli altri sali minerali; per esempio, dopo malattie invalidanti, nelle anemie infantili o nei piccoli pazienti che non hanno molta appetenza per la carne.
Per le stesse ragioni, questa preparazione sarà indicata in tutti i soggetti defedati o nella donna gravida dopo il quinto mese, quando si presenti la necessità di sopperire contemporaneamente alle carenze di calcio e di ferro.

# L'indivia riccia e la scarola

L'indivia riccia (*Cichorium endivia* cv. *crispa*) costituisce una variante della cicoria (assieme all'indivia belga e al radicchio), ma manifesta delle differenze nutrizionali che ne condizionano l'impiego in Bioterapia Nutrizionale®. Rispetto alla cicoria, si caratterizza per una maggiore percentuale di ferro, di zuccheri e di acqua di vegetazione, con un minore contenuto di sali; dotata della stessa funzione drenante, l'indivia riccia può essere impiegata al posto della cicoria nei periodi dell'anno in cui quest'ultima non è reperibile sul mercato, proponendola cruda o lessa e ripassata. Per la maggiore quota in zuccheri, è possibile utilizzarla anche quando il paziente presenti disturbi della funzionalità epatica.
Rispetto alla scarola, anch'essa appartenente alla stessa famiglia botanica, l'indivia riccia si distingue per la minore percentuale di sali minerali. La scarola è molto più ricca in cellulosa (il che ne limita l'impiego nel trattamento della rettocolite ulcerosa), in clorofilla e in vitamina E; queste caratteristiche la rendono meno digeribile, tanto che nella cultura contadina viene usata ripassata insieme con il pomodoro, con aggiunta di cipolla per eliminare l'eccesso di sali.

L'indivia riccia e la scarola vengono proposte crude quando serva un'azione drenante e diuretica, mentre saranno preparate facendole lessare e poi ripassandole in padella quando necessiti trattenere i liquidi organici nei pazienti defedati, nel trattamento dell'osteoporosi o delle sideropenie.
In associazione con l'uovo, queste 2 verdure possono essere impiegate crude quando non si voglia impegnare troppo la funzione renale, mentre da cotte subiscono una cristallizzazione dei loro sali, con riduzione del potere diuretico; in ogni caso, va tenuto conto della eventuale difficoltà epatica conseguente all'eccesso di ferro, di cui anche l'uovo è particolarmente ricco. Nel trattamento della ma-

| Indivia riccia | |
|---|---|
| *Composizione per 100 g di parte edibile* | |
| Parte edibile | 69% |
| Acqua | 93.0 g |
| Carboidrati | 2.7 g |
| Amidi | 0 |
| Proteine | 0.9 g |
| Lipidi | 0.3 g |
| Ferro | **1.7** mg |
| Calcio | **93** mg |
| Sodio | 10 mg |
| Potassio | **380** mg |
| Fosforo | **31** mg |
| Tiamina | 0.05 mg |
| Riboflavina | **0.30** mg |
| Niacina | **0.50** mg |
| Vit. A ret. eq. | **213** mcg |
| Vitamina C | **35** mg |

*Fonte:* Tabelle di Composizione degli Alimenti, Istituto Nazionale della Nutrizione, 1998.

lattia diabetica, l'impiego migliore dell'indivia riccia e della scarola è quello ripassato in aglio, olio extravergine d'oliva, prezzemolo e peperoncino, in quanto il paziente si giova del maggiore stimolo epatico costituito da questa modalità di cottura, dell'azione ipoglicemizzante dell'aglio e del rallentato assorbimento intestinale degli zuccheri, in virtù del più lungo processo digestivo necessario per la metabolizzazione dei lipidi dell'olio.

# L'indivia riccia e la scarola in Bioterapia Nutrizionale®

## *Indivia riccia e scarola crude e lesse*

In un paziente imbibito per difficoltà della funzione renale, l'indivia riccia e la scarola possono essere impiegate agevolmente all'interno di diverse associazioni alimentari. Per esempio, 180 g di pesce arrosto, in padella o lesso, 1 indivia riccia cruda con cipolla e 2 kiwi costituisce un pasto indicato nei soggetti imbibiti ed edematosi. L'assenza di scorie azotate nelle proteine del pesce e l'aumento della velocità di circolo (per attivazione tiroidea secondaria all'apporto di iodio) agevoleranno e aumenteranno il filtrato glomerulare; l'indivia riccia cruda (in questo caso più adatta della scarola, che contiene una maggiore quantità di sali) apporterà acqua di vegetazione e ferro, nel suo ruolo biochimico di vettore degli altri nutrienti; infine, i 2 kiwi svolgeranno un'azione di stimolo metabolico per la loro vitamina C, e di eliminazione della massa fecale per il loro effetto lassativo. Se è disponibile solamente la scarola, bisognerà sostituire la frutta, scegliendone una dotata di azione diuretica; la scelta più razionale sarà costituita da un quarto di ananas, a condizione di non avere un danno organico del rene, nel qual caso la bromelina di questo frutto costituirebbe una controindicazione assoluta, per il pericolo di ematuria secondaria all'azione fluidificante.

In un soggetto affetto da una patologia renale organica, la proteina più indicata sarà quella del formaggio: 180 g di mozzarella, 1 indivia riccia lessa e 150 g di macedonia di frutta. L'indivia riccia viene proposta lessa, in quanto la verdura cruda sarebbe controindicata in associazione con il formaggio, a causa di un sinergismo negativo per eccessivo impegno della funzionalità epatobiliare, soprattutto nei soggetti che riferiscono di digerire con difficoltà le verdure crude a foglia.
Avendo impiegato una verdura cotta, sarà necessario fornire vitamine e abbondante acqua di vegetazione, attraverso l'impiego della macedonia di frutta, di 2 kiwi o di 4 mandarini.

## *Scarola ripassata con pinoli e uva passa o sultanina o zibibbo*

Questa modalità di impiego della scarola rende disponibili i suoi nutrienti, integrandoli con il calcio dei pinoli e il triptofano dell'uva passa, in una modalità di cottura che stimola la funzionalità epatobiliare e facilita la digeribilità di questa verdura. L'associazione sarà indicata nei soggetti che necessitino di un apporto di calcio e di un'azione neurosedativa.

# Gli agretti

Gli agretti (*Salsola kali*) sono ricchissimi in sali minerali, citrati e soprattutto carbonato di sodio, oltre che in clorofilla. Nonostante il loro contenuto di minerali ed elettroliti (che li rende un alimento ottimale come cardiotonico), nonché di vitamina A e C, gli agretti lessi hanno un'azione francamente diuretica, mentre quelli ripassati esplicano anche un effetto di stimolo del transito intestinale.

Gli agretti veicolano una informazione energetica di tipo costruttivo e remineralizzante, differente da quella molto più rapida e intensa della rucola. La stessa forma degli agretti evoca abbastanza fedelmente il loro ruolo nutrizionale e informativo; infatti sono costituiti da una molteplicità di elementi, ognuno dei quali ha una forma allungata, ben organizzata ed eretta: essi costituiscono un alimento dotato di potere androgenico e quindi anabolizzante. Per questa ragione, gli agretti saranno indicati nei pazienti affetti da patologie neoplastiche che manifestano una spiccata appetenza per questo vegetale, forse anche per il notevole contenuto in magnesio. Nei soggetti ipertesi gli agretti devono essere proposti solamente bolliti e conditi con olio extravergine d'oliva e limone, in modo da ridurre notevolmente il contenuto in sali; infatti, quando una verdura viene ripassata in olio bollente si verifica una maggiore cristallizzazione e un riassorbimento dei sali residui, con l'aggravante di un olio che perde alcune caratteristiche fondamentali dell'olio extravergine d'oliva crudo, quali quella ipocolesterolemizzante, quella antiossidante (per la perdita della vitamina E) e quella diuretica.

Nelle donne che soffrono di dismenorrea gli agretti svolgono una azione antidolorifica e antispastica per il loro contenuto in magnesio e potassio e, contemporaneamente, apportano una significativa quantità di ferro che reintegra le perdite mestruali.

| Agretti | |
|---|---|
| *Composizione per 100 g di parte edibile* | |
| Parte edibile | 97% |
| Acqua | 92.3 g |
| Carboidrati | 2.2 g |
| Amidi | 0 |
| Proteine | **1.8** g |
| Lipidi | 0.2 g |
| Ferro | **1.2** mg |
| Calcio | **131** mg |
| Potassio | **370** mg |
| Fosforo | 34 mg |
| Tiamina | 0.03 mg |
| Riboflavina | **0.19** mg |
| Niacina | **0.80** mg |
| Vit. A ret. eq. | **392** mcg |
| Vitamina C | **24** mg |

*Fonte:* Tabelle di Composizione degli Alimenti, Istituto Nazionale della Nutrizione, 1998.

# Gli agretti in Bioterapia Nutrizionale®

Un pasto che preveda l'impiego bionutrizionale degli agretti potrebbe essere il seguente: 70 g di fusilli al pomodoro con basilico, 150 g di scaloppina al limone, 200 g di agretti lessi conditi con olio extravergine d'oliva e limone e un quarto d'ananas. La funzione di questa associazione, da impiegare in soggetti defedati, anergici e demineralizzati, è quella di sostenere le necessità energetiche tramite i carboidrati della pasta e quelle strutturali dell'organismo a opera delle proteine della carne e dei sali e degli elettroliti contenuti negli agretti, in particolare ferro, potassio e magnesio. La scelta dell'ananas ha lo scopo di fornire una ulteriore quota di zuccheri, insieme con un effetto fluidificante e diuretico che faciliterà l'eliminazione di eventuali eccessi salini.

In un paziente cardiopatico potrà essere proposto il seguente pasto: 170 g di lombata ai ferri, 200 g di agretti e mezzo melone. La lombata rappresenterà la quota proteica ristrutturante il tessuto cardiaco che non aggrava particolarmente la funzione renale essendo uno dei muscoli animali con la minore quantità di scorie azotate; gli agretti, per la loro ricchezza in citrati, sosterranno la funzione cardiaca e l'equilibrio elettrolitico dei liquidi organici; infine il melone con la sua azione diuretica alleggerirà il circolo, mentre l'adenosina in esso contenuta fluidificherà il sangue con miglioramento della circolazione coronarica.

Un'altra associazione alimentare nei pazienti cardiopatici potrà essere costituita da 180 g di petto di tacchino in padella, 200 g di agretti lessi con olio e limone e un quarto d'ananas. Il petto di tacchino, proteina a basso contenuto purinico e minimo tenore in grassi, coprirà il fabbisogno giornaliero di aminoacidi essenziali; gli agretti svolgeranno un ruolo di sostegno del tono cardiaco; l'ananas, infine, per il suo contenuto in bromelina (potente enzima digestivo che contiene frutto-bromelina e gambo-bromelina) e papaina, faciliterà la digestione delle proteine e svolgerà una funzione fluidificante del tessuto ematico, con grande vantaggio per tutto l'organismo.

Un pasto proponibile in una donna affetta da dismenorrea potrebbe essere composto da 180 g di petto di pollo ai ferri, 200 g di agretti lessi conditi con olio extravergine d'oliva e limone, assieme a 3-4 mandarini o mezzo melone.
Il petto di pollo, oltre alla necessaria quota proteica, fornirà una informazione di tipo estrogenico, necessaria per attivare la funzionalità ovarica in direzione del nuovo ciclo ormonale in corso; gli agretti costituiranno uno stimolo metabolico associato a effetto miorilassante per l'utero e gli annessi congestionati e doloranti; infine i mandarini o il melone, in virtù del loro contenuto in adenosina, funzioneranno come antiaggreganti piastrinici, fluidificanti e diuretici.

# Lo scalogno

Lo scalogno è una liliacea risultante dall'incrocio fra la cipolla e l'aglio. Dell'aglio conserva la divisione in spicchi e le proprietà antibiotiche, mentre è molto più dolce e meno diuretico rispetto alla cipolla, tanto da risultare digeribile anche da parte di individui che manifestano difficoltà digestiva rispetto alla cipolla. Con il suo gusto concentrato e privo di asperità, lo scalogno deriva il suo nome da Ascalon, in Palestina, dove cresceva nei tempi antichi. Molto apprezzato in Francia, è un ingrediente essenziale in almeno due salse tradizionali: la *sauce à la bordolaise* e *la sauce marchande de vin*, entrambe a base di scalogno e vino rosso, che sono servite con carne alla griglia.

## Funzioni nutrizionali

Lo scalogno ha una specifica azione antitumorale e non disturba le funzioni emuntoriali dell'organismo, in quanto agevola la funzionalità epatica e migliora l'eliminazione renale dei cataboliti. Il suo discreto contenuto in iodio e la scarsa quota di zuccheri lo rende un alimento da impiegare nel trattamento bionutrizionale del diabete.

Una modalità di impiego dello scalogno è assieme ai fiori di zucca per condire la pasta: tagliato a fettine sottili, lo si fa sciogliere nel burro o nell'olio extravergine d'oliva, cuocendolo coperto per non farlo bruciare; si aggiungono poi i fiori di zucca tagliati finemente e si continua la cottura nello stesso modo. Quando la pasta da condire è piuttosto complessa, come i fusilli, le farfalle o i conchiglioni, dopo aver fatto stufare lo scalogno in un mezzo lipidico, si sfuma con del vino in modo da fissare i grassi (per evitare alcune trasformazioni tossiche dei lipidi in cottura) e alla fine si aggiungono i fiori di zucca tritati, il prezzemolo crudo e il parmigiano reggiano direttamente sulla pasta.

La funzione di questo pasto è sedativa a carico del sistema nervoso centrale da parte dei principi nutrizionali dello scalogno, veicolati dai lipidi del burro o da quelli dell'olio extravergine d'oliva; di sostegno alla vitalità organica a opera dei fiori di zucca; infine, di completezza nutrizionale per la presenza del ferro e della vitamina C del prezzemolo, nonché degli elettroliti e degli altri numerosi componenti del parmigiano. La particolarità di una associazione di questo tipo nel pasto serale è quella di conciliare il riposo notturno sostenendo e ristrutturando il tessuto nervoso, in previsione di un impegno intellettivo per il giorno successivo, come può avvenire in uno studente che deve sostenere un esame.

Lo scalogno può essere usato anche crudo nelle insalate miste, ma è meno gradevole e non possiede tutte le proprietà della cipolla nel facilitare l'eliminazione dei sali in eccesso contenuti nelle altre verdure.

# Il porro

Nonostante non si conosca con precisione il suo luogo di origine, in quanto non ne è mai stata individuata la forma selvatica, il porro (*Allium porrum*) sembra provenire dall'area celtica, dove era già conosciuto attorno al 3000 a.C. Notizie più precise testimoniano che 1500-2000 anni prima di Cristo il porro era coltivato in Egitto assieme ad aglio e cipolla; infatti i geroglifici delle piramidi raccontano che questo ortaggio era consumato dagli schiavi impegnati nella costruzione delle tombe dei faraoni.
Dalla valle del Nilo la coltivazione del porro si diffuse ben presto nell'area greco-romana e nel resto dell'Europa.

Specie appartenente alla famiglia delle Liliacee, del porro si consuma il bulbo, formato dalla parte basale delle foglie.
Il fusto, che mantiene uno sviluppo ridotto nel primo anno, si allunga nel secondo e forma all'apice un'infiorescenza globosa a ombrella, formata da numerosi piccoli fiori ermafroditi, bianchi o rosa.
Oltre a svolgere un'azione balsamica a livello dell'apparato respiratorio, il porro possiede anche proprietà diuretica, spasmolitica, carminativa (combatte l'accumulo di gas nell'intestino) e antisettica a livello dell'apparato digerente; inoltre è efficace contro l'ipertensione.

Oltre a un buon contenuto di vitamine, il porro è anche ricco di minerali preziosi per l'organismo umano: ferro (indispensabile per la formazione dei globuli rossi), magnesio (importante per il sistema nervoso), zolfo, e silicio (prezioso per il tessuto osseo ed epiteliale). Per via esterna, applicato sotto forma di impacco, il porro è rubefacente e vescicatorio, mentre in cosmesi sembra giovare contro la caduta dei capelli.
In Bioterapia Nutrizionale® il porro costituisce un alimento sfruttato per le sue proprietà

| Porro | |
|---|---|
| *Composizione per 100 g di parte edibile* | |
| Parte edibile | 77% |
| Acqua | 87.8 g |
| Carboidrati | **5.2** g |
| Amidi | 0 |
| Proteine | 2.1 g |
| Lipidi | 0.1 g |
| Ferro | **0.8** mg |
| Calcio | **54** mg |
| Fosforo | **57** mg |
| Tiamina | 0.06 mg |
| Riboflavina | 0.08 mg |
| Niacina | 0.50 mg |
| Vit. A ret. eq. | tracce |
| Vitamina C | **9** mg |

*Fonte:* Tabelle di Composizione degli Alimenti, Istituto Nazionale della Nutrizione, 1998.

drenanti e diuretiche. L'azione drenante tessutale è inferiore rispetto a quella della cipolla (che ha anche una azione litica su tutti i microaggregati cristallini), mentre è notevole l'aumento della diuresi, mediato da diversi meccanismi fisiologici: l'iperglicemia indotta dagli zuccheri contenuti nel vegetale innescano un processo osmotico a livello dei tubuli renali, che facilita l'eliminazione di acqua; l'equilibrio tra il potassio e la ridotta percentuale di sodio agevola la filtrazione glomerulare; infine, aumenta la perfusione renale per accelerazione della velocità di circolo, secondaria alla stimolazione tiroidea mediata dal contenuto in iodio dei porri (circa 10 mcg%).

## Il porro in Bioterapia Nutrizionale®

### *Porri con patate*

Si tagliano 2 porri e si mettono in padella con olio extravergine d'oliva (con l'aggiunta di 1 spicchio d'aglio schiacciato se si vuole ottenere anche un effetto sedativo del sistema nervoso); dopo 2-3 minuti si aggiungono 2 patate a pezzetti e si fanno cuocere per 4-5 minuti assieme ai porri; a questo punto si versa tanta acqua bollente quanta ne serve per coprire le patate e i porri e si lascia in bollitura con aggiunta di poco sale, finché le patate non siano cotte.
Quando non è richiesta una sollecitazione epatobiliare data dall'olio fritto, una modalità alternativa è quella di mettere in casseruola i porri con le patate, coprendo a pelo d'acqua e lasciando cuocere per il tempo necessario. Alla fine si aggiunge olio extravergine d'oliva crudo e sale. In questo caso si sfruttano tutte le proprietà dell'olio crudo, senza impegnare la colecisti con i grassi vegetali cotti.

A parte le variazioni funzionali delle 2 modalità di preparazione, patate e porri costituiscono un pasto completo da proporre di sera con diverse finalità: il potassio delle patate e dei porri facilita il rilassamento della muscolatura in previsione del riposo notturno; gli amidi e gli zuccheri forniscono al fegato energia per metabolizzare le scorie cataboliche prodotte dall'attività organica durante il giorno; il particolare equilibrio elettrolitico agevola la filtrazione renale, aumentata anche dai meccanismi specifici del porro e potenziata dalla iperglicemia; infine, l'attivazione della pompa sodio-potassio, agendo a livello di tutte le membrane cellulari, facilita il drenaggio e l'eliminazione dei cataboliti endocellulari. Il risultato finale del lavoro metabolico notturno di questo pasto si tradurrà in una disintossicazione organica evidenziata soggettivamente da una netta sensazione di benessere denunciata dal paziente il mattino successivo.

Rispetto a un altro pasto serale diuretico, quale il riso condito solo con parmigiano e 1 macedonia di frutta, patate e porri hanno un meccanismo e una funzione completamente diversi. Riso con solo parmigiano e macedonia di frutta sono diuretici poiché agisce l'attivazione tiroidea a opera delle proteine del parmigiano e per l'iperinsulinismo indotto dal carico di zuccheri; al contrario, con patate e porri prevale un'azione drenante sulla funzionalità epatica e renale, mentre l'aumento della diuresi è secondario e poco significativo, a meno che non si tratti di soggetti potenzialmente diabetici, nei quali, anche in questo caso, si potrà avere iperinsulinismo (patologico) e stimolazione tiroidea, con aumento improprio e patologico della diuresi.

## *Minestra di porri*

Si tagliano i porri a fette abbastanza sottili e si mettono in una casseruola nella quale si è fatto soffriggere 1 spicchio d'aglio con 50 g di pancetta. A questo punto si copre con acqua bollente e, a cottura ultimata, si passa il tutto, ottenendo una vellutata con l'aggiunta di 2 cucchiai di maizena o di fecola di patate.
La preparazione è adatta ai soggetti anziani che abbiano difficoltà di masticazione e problemi della funzionalità renale, ma che non siano a rischio diabetico. Infatti il pasto ha un effetto iperglicemizzante modulato dalla presenza della pancetta, che fornisce una minima quota proteica e lipidica; il potassio delle patate e gli elettroliti contenuti nei porri rendono questa associazione utile nei soggetti che presentino squilibri elettrolitici per eccessiva perdita di liquidi organici.

## *Porri al gratin*

Si sbollentano i porri per ridurre la percentuale di sali minerali (altrimenti si tagliano crudi nel senso della lunghezza), si adagiano in una teglia spolverati di pane grattugiato e spruzzati con del vino rosso, e poi mettono in forno.
Dal punto di vista nutrizionale questo pasto è utile in tutte le condizioni cliniche nella quali esista una difficoltà della funzione renale, a iniziare dai pazienti nefrologici, per finire alla donna imbibita in fase premestruale o in menopausa.

## *Porri in besciamella*

I porri tagliati crudi si mettono in una teglia, si coprono con latte nel quale è stata sciolta la farina, formando una crema alla quale si aggiungono cubetti di burro; infornare per 40 minuti circa a 180 °C.
Si ottiene una preparazione completa dal punto di vista nutrizionale da considerare fra tutti gli accorgimenti alimentari utilizzabili quando esista una seria problematica renale che vieti l'impiego delle proteine della carne e di tutte le verdure ricche di sali minerali. Questo pasto è adatto anche in menopausa, quando sia presente osteoporosi, in quanto viene sfruttato il calcio presente nel latte e quello contenuto negli stessi porri; quando possibile, si potrà aggiungere del parmigiano grattugiato che fornirà una quota ulteriore di calcio, fosforo e proteine del latte, senza disturbare la funzionalità renale.

## *Porri arrosto*

In alcune ricette regionali i porri vengono tagliati a fette, arrostiti sulla brace, dopo essere stati mondati della pellicola esterna, e quindi conditi con olio extravergine di oliva, sale e aceto.
La funzione di questa preparazione tradizionale è quella di concentrare i nutrienti del porro in un pasto che viene arricchito dai principi nutrizionali dell'olio crudo.

# Il carciofo

La parte edibile di questa pianta utilizzata in alimentazione umana è in realtà il fiore non ancora dischiuso del *Cynara scolymus*, conosciuto già dagli Egizi, poi dai Greci e, soprattutto, dai Romani.
Le prime indicazioni terapeutiche del carciofo risalgono a Galeno, il quale prescriveva il decotto di radici nel vino, ma fu l'abate Kneipp che le propose cotte nell'acqua, allo scopo di ottenere una azione diuretica per la cura della gotta o della renella.
La coltura del carciofo è diffusa in tutta l'Europa meridionale e in America, comunque nelle regioni più temperate, in quanto la pianta teme il gelo e i freddi prolungati.

Fra le varietà reperibili in Italia, possiamo distinguere 3 tipi principali di carciofi, le cui proprietà, soprattutto organolettiche, sono totalmente diverse.
I cosiddetti *Violetti* o *Carciofi oblunghi* sono tipici dell'Italia del Nord e della Sardegna, sono più ricchi in cinarina e ferro, più gustosi, ma sensibilmente più duri; essi arrivano a maturazione prima di quelli romaneschi e possono essere impiegati anche crudi, soltanto a condizione che se ne tolleri bene la maggiore consistenza.
I *Romaneschi* (di produzione tardiva da marzo ad aprile) sono i più pregiati; sono sensibilmente più teneri, il che ne riduce i tempi di cottura, hanno una forma rotonda e un foro centrale circondato da petali senza spine ripiegati all'interno; rispetto alle varietà ligure e sarda, il carciofo romanesco contiene una maggiore quota di zuccheri e tannino.
Il terzo tipo di carciofo è quello *del basso Lazio* (zona di Latina), più povero dal punto di vista nutrizionale, forse a causa delle differenze climatiche o del terreno salmastro. Esiste anche un carciofo selvatico di dimensioni inferiori rispetto a quello che cresce spontaneo in alcune regioni dell'Italia meridionale e delle isole, i cui fiori venivano anticamente utilizzati per cagliare il latte.

| **Carciofo** | |
|---|---|
| *Composizione per 100 g di parte edibile* | |
| Parte edibile | 34% |
| Acqua | 91.3 g |
| Carboidrati | **2.5** g |
| Amidi | 0.5 g |
| Proteine | **2.7** g |
| Lipidi | 0.2 g |
| Ferro | **1** mg |
| Calcio | **86** mg |
| Sodio | **133** mg |
| Potassio | **376** mg |
| Fosforo | **67** mg |
| Tiamina | 0.06 mg |
| Riboflavina | 0.10 mg |
| Niacina | 0.50 mg |
| Vit. A ret. eq. | **18** mcg |
| Vitamina C | **12** mg |
| Zinco | **0.95** mg |
| Magnesio | **45** mg |
| Rame | 0.24 mg |

*Fonte:* Tabelle di Composizione degli Alimenti, Istituto Nazionale della Nutrizione, 1998.

In commercio si trovano anche i fondi di carciofo, vale a dire la parte centrale più vicina al gambo, priva di tutti i petali esterni. In alcune regioni italiane, come il Veneto, si trovano in commercio esclusivamente i fondi di carciofo, avendo fatto l'esperienza che la restante parte del fiore, per l'elevato contenuto in cellulosa, induce una fermentazione intestinale con conseguente meteorismo. Questa abitudine, dettata da motivi culturali, può costituire una scelta bionutrizionale nei pazienti affetti da patologie epatiche (che quindi si possono giovare delle proprietà terapeutiche del carciofo), ma che presentano come sintomatologia una esagerata fermentazione intestinale con spasmi e marcato meteorismo.

## Composizione e funzioni nutrizionali

I nutrienti principali del carciofo sono costituiti dalla cinarina e dal ferro, anche se non è indifferente la percentuale di inulina, uno zucchero tanto biodisponibile da rendere il carciofo alimento non molto adatto al trattamento bionutrizionale del diabete.
La cinarina è un alcaloide presente nel carciofo dotato di una specifica azione epatoprotettrice e ipocolesterolemizzante; essa è disponibile quando il carciofo viene impiegato crudo o nelle varie forme di cottura in olio; invece la bollitura fa perdere buona parte di questa sostanza, che passa in soluzione e viene eliminata.

L'inulina (nella percentuale di 3-10 g%) è uno zucchero presente nel carciofo crudo, non assimilabile da parte della mucosa intestinale: lo diventa per azione del calore, durante la cottura; per questa ragione, il carciofo crudo può essere impiegato nelle diete dimagranti e nell'alimentazione dei soggetti diabetici, mentre quello cotto è controindicato nel diabete e può essere usato in dieta dimagrante purché si tenga conto del suo maggiore apporto in zuccheri.

Il ferro è presente nel carciofo nella percentuale media di 1 mg per 100 g di parte edibile, ma la sua biodisponibilità varia a seconda della modalità di preparazione di questo alimento, in quanto una quota significativa di ferro è veicolata dagli zuccheri. Nel carciofo consumato crudo, il mancato assorbimento dell'inulina riduce la quantità di ferro assimilabile, mentre quello cotto, insieme con gli zuccheri, apporta anche una maggiore quantità di ferro; ne consegue che il carciofo crudo è più adatto ai soggetti che non tollerano il ferro e possono manifestare un aggravamento della funzione epatica (tutte le situazioni cliniche che presentano sideremia e/o ferritina superiori ai valori normali); il carciofo cotto, anche in virtù del suo contenuto in tannini, è molto indicato nel trattamento delle anemie e delle sideropenie.

I tannini, i quali conferiscono a questo alimento quel caratteristico colore scuro e la particolare sensazione di ruvidità sulla lingua, hanno un'azione sedativa e antitumorale; per sfruttare al massimo dette funzioni, il carciofo va consumato crudo tagliato a fettine sottilissime e condito con olio, sale e limone; in questo modo si ottiene anche un intenso stimolo drenante sul fegato, il che fa aumentare considerevolmente la diuresi.

Altri costituenti del carciofo sono i flavonoidi, alcuni enzimi ad azione ipoglicemizzante, elettroliti come potassio, calcio e magnesio, l'acido caffeico e numerosi fitosteroli (sostanze ormono-simili); fra le vitamine, contiene discrete quantità di vitamina A (18 mcg%), vitamina C (12 mg%) e niacina (0,50 mg%). Infine, se viene liberato dei petali (brattee) coriacei, troppo ricchi in lignina e fibre, il carciofo diventa un alimento ad azione lenitiva e antinfiammatoria a carico delle mucose gastriche e intestinali, in virtù della presenza di mucillagini.

Il carciofo ha una efficace azione ipocolesterolizzante, in quanto interviene sul metabolismo lipidico, sia aumentando l'escrezione del colesterolo attraverso la bile, sia accelerando la conversione del colesterolo in acidi biliari. L'azione coleretica è legata alla stimolazione dell'epatocita, l'azione diuretica, invece, è dovuta alla metabolizzazione delle sostanze azotate.
Il carciofo è un vegetale a tropismo diretto sul fegato; come tutti gli alimenti che presentano questa proprietà nutrizionale, nella tradizione popolare viene consumato secondo modalità di preparazione che prevedono l'impiego dell'olio d'oliva fritto. Infatti, a parte l'utilizzo del carciofo crudo e di quello bollito, questa osservazione è valida per tutte le altre modalità di cottura (trifolato, alla romana, alla giudia, fritto in pastella, dorato fritto, eccetera).
Tuttavia, uno stesso alimento, presentato all'organismo in modi differenti, può avere funzioni diverse. Per esempio, il carciofo fritto svolge un'intensa azione di stimolo sul fegato, riuscendo a drenare la colecisti per aumento della sua capacità contrattile; il risultato sarà una riduzione del gonfiore addominale, della bocca amara e della difficoltà digestiva postprandiale tipica del paziente epatico; al contrario, il carciofo bollito rende più disponibile la sua quota di zuccheri, ma può essere non sopportato da molti pazienti, in quanto rallenta la motilità colecistica, causando meteorismo addominale per la cellulosa resa più biodisponibile dal processo di bollitura. È chiaro che, se cambiano le condizioni organiche, deve cambiare totalmente anche la modalità di presentazione dell'alimento: infatti, in caso di danno organico dell'epatocita, lo stimolo troppo intenso del carciofo fritto sarà controindicato, mentre gioverà il carciofo lesso, che apporterà una maggiore quota di zuccheri biodisponibili.

L'azione terapeutica del carciofo in tutte le condizioni di irritabilità neurologica su base epatica costituisce una delle indicazioni più frequenti di questo alimento in Bioterapia Nutrizionale®; questa azione è mediata dal carciofo stesso, per quanto riguarda l'incremento della funzionalità epatica (e quindi per la metabolizzazione delle neurotossine) e dall'aglio (a azione diretta sul sistema nervoso in senso sedativo e antidepressivo), che viene costantemente associato in alcune modalità di preparazione, come quella del carciofo trifolato o alla romana.
Nelle puerpere in periodo di allattamento il carciofo non deve essere impiegato, in quanto inibisce alcuni enzimi indispensabili per la secrezione del latte; viceversa, può essere utile quando si desideri far terminare la produzione di latte da parte della ghiandola mammaria.

## Il carciofo in Bioterapia Nutrizionale®

### *Carciofo crudo*

Condito con olio, sale e qualche goccia di limone, il carciofo crudo esprime al massimo le sue proprietà nutrizionali. Svolge una eccellente funzione epatoprotettiva, in virtù del suo contenuto in cinarina (che viene in parte disattivata da tutti i processi di cottura); ha la proprietà di attivare in modo non violento la peristalsi intestinale, regolarizzando il ritmo dell'alvo; può essere impiegato con vantaggio nel diabetico, in quanto parte dei suoi zuccheri non vengono assorbiti e comunque sono metabolizzati in tempi più lunghi rispetto a quelli resi maggiormente biodisponibili dalla cottura (fra l'altro, l'aumento della temperatura disattiva l'inositolo e induce anche una parziale scissione della cellulosa, con ulteriore aumento della quota zuccherina assorbibile).

Il carciofo crudo è particolarmente adatto ai pazienti affetti dalla sindrome di Gilbert, in quanto la sua capacità drenante contribuisce a liberare l'epatocita dai residui metabolici del metabolismo dell'eme. In una situazione fisiopatologica analoga, quale quella dell'accumulo intracellulare di ferritina, può essere utilizzato solo il carciofo crudo, in quanto quello cotto apporta una quota maggiore di ferro, che aggrava ulteriormente la condizione del fegato.
A dimostrazione di come i metabolismi e la fisiologia organica varino a seconda dei momenti della giornata, anche la ridotta percentuale di ferro assorbita dal carciofo crudo può diventare motivo di insonnia per quegli individui il cui fegato in difficoltà, sollecitato impropriamente, induce sonnolenza durante il giorno e insonnia nelle ore notturne (per esempio, nella fase acuta dell'epatite virale o di intossicazioni di vario tipo). Per questa ragione, il carciofo crudo, utilissimo per sostenere l'attività dell'epatocita, dovrà essere proposto nel pasto di mezzogiorno.

## *Carciofo lesso*

Mentre il carciofo crudo sostiene la funzione epatica e quello fritto la stimola, il carciofo lesso rischia di aggravare la funzionalità del fegato e del pancreas. Quest'ultima modalità di utilizzo del carciofo sarà indicata nelle patologie renali (in quanto la bollitura riduce la quota di sali), nelle anemie di soggetti che non presentino difficoltà epatopancreatiche; nelle stipsi, quando non sia indicato uno stimolo irritativo a carico delle mucose digestive (quale quello della melanzana o del sedano), ma solo un incremento della massa intestinale, in virtù della cellulosa contenuta nei petali del carciofo; infine dopo intossicazioni alimentari o di altra origine, in quanto la bollitura esalta il contenuto in zuccheri del carciofo, riduce la quota di ferro e non annulla completamente il contenuto in cinarina (il fegato, a condizione che sia sano, se ne giova per metabolizzare i cataboliti tossici).
Per migliorare la scarsa digeribilità del carciofo lesso è necessario condirlo con olio extravergine d'oliva, sale, prezzemolo, aglio e qualche goccia di aceto, anche se in alcune tradizioni regionali è consuetudine consumarlo con olio, sale e limone.

## *Carciofo trifolato*

La cottura che rende il carciofo più morbido, e quindi più commestibile anche da parte di chi non dispone di una efficiente capacità di masticazione, è il carciofo trifolato; tuttavia, rispetto al carciofo alla romana, quello trifolato tende più facilmente a ossidarsi, in particolare nelle zone di taglio; per questa ragione, appena tagliato a pezzi, il carciofo va immerso in acqua e limone e poi cotto senza far passare molto tempo. Si prepara immergendo in olio extravergine d'oliva bollente il carciofo tagliato a fettine, insieme con il prezzemolo e l'aglio.
Questo impiego del carciofo, controindicato nel diabete, sarà riservato alle situazioni cliniche nelle quali è necessaria un'azione di stimolo dell'epatocita e di sostegno alla contrattilità colecistica. A differenza del carciofo lesso, in questo caso i principi nutrizionali dell'alimento sono conservati integralmente, in quanto il film lipidico costituito dall'olio bollente impedisce il passaggio in soluzione dei nutrienti.

Il prezzemolo, come sempre, permette un più efficace utilizzo di tutti i componenti nutrizionali dell'alimento principale, mentre l'aglio, oltre a garantire le sue innumerevoli proprietà terapeutiche (*si veda* il capitolo relativo), svolge una efficace azione sedativa, contrastando la tendenza all'ipereccitabilità secondaria alla stimolazione epatica; infatti, come già accennato nei paragrafi precedenti, negli stati di ipereccitabilità neurologica si può sfruttare l'effetto sedativo dei tannini contenuti nel carciofo, tenendo conto del fatto che tutte le preparazioni che prevedono la cottura con aggiunta di aglio (trifolato, alla romana, fondi di carciofo, eccetera), per l'effetto antidepressivo di quest'ultimo alimento, sono particolarmente indicati negli individui ansiosi, ipereccitabili o depressi, i quali sono anche più facilmente soggetti a disturbi della funzionalità epatica.

## *Fondi di carciofo*

In presenza di meteorismo intestinale il carciofo intero è controindicato, in quanto tende inevitabilmente ad aumentare la fermentazione intestinale a causa della cellulosa costituente lo stroma dei petali (definiti impropriamente 'foglie', in quanto non si tiene presente il fatto che il carciofo è un fiore) e del disturbo epatico causato dal ferro. In questo caso è possibile usare i fondi di carciofo, vale a dire la parte inferiore morbida del fiore, priva dei petali e perciò della maggior parte della quota in cellulosa e del ferro. Infatti, se si osserva un carciofo in crescita, si noterà che la peluria interna dei petali concentra tutto il ferro, tanto da assumere un colore violetto.
I fondi di carciofo, molto più adatti a un fegato affaticato per le ragioni esposte e per la maggiore percentuale di zuccheri, si possono preparare facendoli cuocere interi o a pezzi in olio extravergine d'oliva, sale, aglio e prezzemolo, con la padella chiusa da un coperchio, allo scopo di ottenere una maggiore uniformità di cottura. In alcune regioni è consuetudine cuocere sia i carciofi sia i fondi di carciofo sotto la brace, preparata con i tralci secchi della vite, senza nessun condimento.

## *Carciofo alla romana*

Per realizzare questo piatto tipico della tradizione romanesca, il carciofo deve essere privato dei petali più esterni e duri, va aperto come se fosse una rosa e lo spazio centrale viene riempito di un trito di aglio e prezzemolo, conditi con olio extravergine d'oliva, sale e pepe (la cui azione irritante a carico del fegato viene annullata dal carciofo stesso). Si versa dell'olio in una casseruola a bordi alti e si sistema il carciofo capovolto, lasciando una parte del gambo pulito, sul quale si mette un po' di sale e olio; quindi si accende il fuoco (tenendolo basso, altrimenti il carciofo brucia prima di cuocere) e si chiude la pentola con un coperchio, che non va tolto per circa 20 minuti. A questo punto, si scoperchia la casseruola e si aumenta leggermente l'intensità della fiamma, lasciando asciugare l'acqua residua, in modo tale che i nutrienti del carciofo siano concentrati, rendendo l'alimento particolarmente sapido e quasi croccante. Una variante rispetto a questa ricetta tradizionale consiste nell'aggiungere all'olio del fondo una piccola quantità di acqua (e qualche volta una spruzzata di vino), in modo tale da ottenere un alimento meno sapido e molto più morbido, in quanto viene in parte stufato.
Il pregio nutrizionale del carciofo alla romana (con piccole differenze fra le 2 varianti di cottura) consiste nel fatto che vengono conservati tutti i nutrienti, i quali sono veicolati molto più rapidamente in virtù della quantità di prezzemolo e di aglio.

## *Carciofo fritto in pastella, panato e dorato fritto*

Queste 3 modalità di preparazione del carciofo sono, in ordine progressivo, quelle che esplicano il maggior effetto stimolante a carico della funzionalità epatica. Il loro impiego bionutrizionale deve essere modulato a seconda dell'intenzione terapeutica e della condizione fisiopatologica del fegato.

- Fritto in pastella, cioè facendo un impasto con semplice acqua e farina, il carciofo conserva al suo interno tutti i nutrienti e stimola la motilità colecistica; i carboidrati della farina aumentano il contenuto zuccherino, mentre la presenza di un solo tipo di grasso (quello vegetale dell'olio extravergine d'oliva) rende questa modalità di preparazione utilizzabile anche quando il fegato si trova in condizioni di notevole difficoltà funzionale.
- Nel carciofo dorato fritto (passato prima nella farina e poi nell'uovo) lo stimolo viene decisamente aumentato, in quanto c'è l'aggiunta dei lipidi e del colesterolo dell'uovo; quest'ultimo induce una intensa contrazione della colecisti e, nei soggetti predisposti, può provocare l'insorgenza di una colica biliare.
- Il carciofo panato, infine, costituisce uno stimolo più intenso di quello in pastella, ma più moderato rispetto al carciofo dorato fritto, per il semplice fatto che viene messo prima nell'uovo e poi nel pan grattato; quest'ultimo è un pane tostato che ha perso l'azione inibente del lievito a carico della funzionalità epatica e ha subìto, a opera della tostatura, la trasformazione del suo amido in zuccheri più semplici; inoltre, la sua presenza all'esterno dell'uovo (che quindi non si troverà a diretto contatto del calore) contribuisce a impedire una eccessiva penetrazione dell'olio fritto nella struttura dell'alimento. Per esempio, un soggetto affetto da sindrome di Gilbert tollererà benissimo il carciofo in pastella o panato, ma avrà bocca amara e difficoltà digestiva dopo aver consumato il carciofo dorato fritto.

## *Carciofo alla giudia*

Anche in queso caso il carciofo viene pulito come se fosse una rosa, ma utilizzando un coltello, con il quale si pratica un taglio elicoidale fino alla radice del gambo, in modo da eliminare la parte esterna dei petali; dopo questa operazione, il carciofo viene battuto con energia su una superficie piana affinché si apra completamente, si aggiunge del sale e si mette in olio extravergine d'oliva bollente in una pentola stretta e alta, in modo che il livello dell'olio arrivi a circa 15 cm. Lo shock termico fa aprire ancora di più il carciofo in forma di fiore e lo rende croccante; quando il bordo dei petali inizia a diventare dorato (e prima che inizi a bruciarsi), il carciofo viene tirato fuori e immediatamente scolato.

Questa preparazione, particolarmente saporita se vengono impiegati i carciofi romaneschi, è indicata in tutti i pazienti che abbiano bisogno di ferro e di un drenaggio epatico, ma con un fegato sano; per esempio, un individuo che conduca una vita stressante, caratterizzata da un continuo stato di irritabilità, si giova dell'azione epatoprotettiva della cinarina, di quella sedativa del triptofano (imprigionato all'interno dell'alimento dalla rapida immersione in olio bollente) e dell'inulina concentrata, nonché dell'intenso stimolo alla funzione, costituito dalla modalità frittura, con il risultato di una efficace metabolizzazione delle tossine e di un immediato miglioramento del tono dell'umore; infatti, nella tradizione popolare, in seguito a osservazione empirica, si dice che il carciofo alla giudia renda allegri ed euforici. Il carciofo alla giudia esplica il massimo della sua capacità terapeutica nella risoluzione di una colica epatica, secondaria a calcolosi della colecisti, o durante una stasi epatica tanto marcata da provocare dolore all'ipocondrio destro.

## *Tisana di foglie di carciofo*

Nei casi di steatosi epatica o in tutte le situazioni cliniche che richiedano un'azione prolungata di drenaggio epatico, si può utilizzare la foglia del carciofo, che è la più ricca di cinarina. Si fa bollire una foglia in mezzo litro d'acqua. L'ideale sarebbe bere la tisana così

com'è, ma è molto sgradevole perché amara. Tanto vale aggiungere un po' di zucchero, di cui tra l'altro il fegato si giova.
Non basta utilizzare ovviamente solo il carciofo, ci si può avvalere delle carote, che hanno lo stesso tipo di funzione, quando si sia certi che il fegato non abbia stoccato una elevata quantità di carotenoidi. Anche la patata è molto utile, tuttavia da sola, essendo costituita da amido e potassio, non riuscirebbe a depurare il fegato; per questa ragione, va associata al carciofo oppure ai porri (nella preparazione di patate e porri, che esplica una intensa azione epatorenale).

## *Impiego del carciofo nel trattamento dell'epatite virale*

Nella prima fase dell'epatite virale, quando l'epatocita è leso dalla presenza e dall'azione patogena del virus, bisogna evitare qualsiasi forma di stimolo funzionale, in quanto la cellula epatica, impegnata a contrastare l'agente infettivo, non è in condizioni di aumentare ulteriormente la sua attività. In questa fase (scarsa appetenza, astenia marcata, eccetera), il carciofo crudo esprime al massimo grado il suo effetto epatoprotettivo, risolvendo anche uno dei sintomi collaterali frequenti, costituito dalla stipsi.
Il carciofo crudo (in questo caso condito solo con olio, sale e limone) sarà associato a verdure ricche di acqua di vegetazione con vitamina E e azione sedativa, quali la lattughina, la valeriana o la cappuccina; con azione drenante, diuretica e una modesta quantità di iodio, come il finocchio; con zuccheri biodisponibili che si sommano a quelli del carciofo, nonché vitamine A ed E, come la carota. L'impiego del limone al posto dell'aceto è giustificato dalla necessità di sfruttare l'azione antibatterica e antivirale di questo agrume, che potenzia il tropismo epatico di tutta l'associazione bionutrizionale proposta.
Dopo la prima fase della malattia, quando si attenuano i sintomi predominanti, sarà indicato l'impiego del carciofo trifolato che, con la sua azione di stimolo, contribuirà ad accelerare i processi di eliminazione dei cataboliti tossici intracellulari indotti dalla infezione virale. A seconda dei casi si assocerà il carciofo trifolato al riso quando si ritiene necessario un maggiore apporto in carboidrati e amido per fornire al fegato maggiore energia; si utilizzeranno, per esempio, le tagliatelle, quando è possibile iniziare precocemente a fornire quella indispensabile quota proteica, senza la quale non è possibile realizzare alcun processo riparativo cellulare del fegato, come di qualsiasi altro distretto dell'organismo (infatti, la deproteinizzazione costituisce uno dei fattori aggravanti in tutte le patologie organiche del fegato).
Il pasto sarà completato dalla carne o, meglio ancora, dal pesce. La scelta di quest'ultimo è giustificata dal fatto che in questa particolare patologia epatica, caratterizzata dall'invasione intracellulare di un agente patogeno, l'esigenza primaria è quella di accelerare i metabolismi per permettere l'eliminazione del virus nel minor tempo possibile. Il pesce, la cui proteina ha un potere ristrutturante inferiore a quello della carne, ha però il pregio di attivare la tiroide in virtù del suo contenuto in iodio e di non aggravare il rene, che deve espellere i cataboliti.

# Il cardo o 'gobbo'

Della famiglia delle Composite, il cardo (*Cynara cardunculus L.*) è una pianta perenne, considerata capostipite del carciofo, che può raggiungere anche i 2 m di altezza. Le varietà coltivate presentano un notevole sviluppo dei piccioli fogliari, pieni o semipieni, che costituiscono la parte commestibile. Il cardo ha uno sviluppo molto lento e occupa il terreno dalla primavera all'autunno inoltrato, fino ai primi geli. La tecnica colturale prevede la pratica dell'imbianchimento, che viene effettuata sia rincalzando la terra fino a due terzi della pianta, sia avviluppandola con paglia o carta dopo aver proceduto alla sua legatura. In questo modo si impedisce la formazione di clorofilla (in conseguenza della mancanza di luce) e le parti edule risultano bianche, tenere, croccanti e dolci.

La specie da cui deriva il cardo attuale è originaria dell'Europa meridionale e le prime notizie sul suo consumo come ortaggio risalgono all'epoca della Roma imperiale.

Il cardo viene consumato non solo crudo in pinzimonio o con la famosa *bagna cauda* piemontese, ma è anche utilizzato in ricette che ne prevedono la cottura; per esempio, nel Sud Italia, dove il suo consumo tradizionale è tipicamente natalizio, il cardo viene tagliato a dadini e cotto in un brodo con uova e polpette di carne per realizzare un piatto perfettamente bilanciato ed equilibrato, come tutti quelli della vera tradizione popolare.

La pianta del cardo, pur somigliando vagamente a quella del carciofo, non contiene cinarina e non arriva alla fruttificazione, per cui si utilizza lo stelo opportunamente privato dei filamenti coriacei di cellulosa, dopo aver asportato le foglie dotate di spine.

Il cardo manifesta un tropismo spiccato per fegato, rene e cuore, svolge un effetto ipocolesterolemizzante e riduce l'azotemia e l'uricemia, per cui agisce efficacemente nelle ipertensioni di origine renale con iperurice-

| Cardo | |
|---|---|
| *Composizione per 100 g di parte edibile* | |
| Parte edibile | 70% |
| Acqua | 94.3 g |
| Carboidrati | 1.7 g |
| Amidi | 0.2 g |
| Proteine | 0.6 g |
| Lipidi | 0.1 g |
| Ferro | **0.2** mg |
| Calcio | 96 mg |
| Sodio | 23 mg |
| Potassio | **293** mg |
| Fosforo | 11 mg |
| Tiamina | 0.02 mg |
| Riboflavina | 0.04 mg |
| Niacina | **0.20** mg |
| Vit. A ret. eq. | tracce |
| Vitamina C | **4** mg |

*Fonte:* Tabelle di Composizione degli Alimenti, Istituto Nazionale della Nutrizione, 1998.

mia. A carico del fegato manifesta un'azione meno invasiva rispetto a quella del carciofo, sia per una maggiore quota di zuccheri, sia per il contenuto in ferro che viene gestito con maggiore facilità (anche se la ricchezza di questo elemento viene evidenziata dal colore verde dell'alimento dopo la cottura). Nello stesso tempo, il contenuto in rame del cardo facilita numerose reazioni biochimiche della cellula epatica, comprese quelle che implicano il metabolismo del ferro.

Il cardo sarà utilizzabile nelle epatopatie croniche per aiutare la cellula epatica in difficoltà, mentre nel trattamento delle epatiti virali acute e nelle intossicazioni gravi del fegato potrà essere proposto al paziente dopo la prima fase della malattia, quando il carciofo costituirebbe uno stimolo troppo intenso per un organo leso e in difficoltà funzionale. Nei soggetti cardiopatici il cardo esprime al massimo le sue proprietà diuretiche e depurative: la sensazione di benessere che consegue al suo consumo è decisamente superiore a quella indotta dal carciofo, in quanto quest'ultimo stimola il fegato, aggravandolo leggermente, mentre il cardo svolge prevalentemente un'azione drenante.

# Il cardo in Bioterapia Nutrizionale®

Per utilizzare il cardo bisogna prima togliere la parte filamentosa esterna e poi lo si può proporre in vari modi, a seconda dello scopo bionutrizionale che si persegue.

## *Cardo lesso con olio e limone*

Si fa lessare il cardo senza sale, dopo averlo privato dei filamenti, tagliandolo in tranci di 10 cm circa, e poi si condisce con olio e limone. Durante la cottura, la parte amara del vegetale viene attenuata per il prevalere della quota zuccherina.
Questa modalità di impiego svolge una funzione drenante a carico del fegato e, in caso di gastralgia, ha un'azione lenitiva sulla mucosa dello stomaco.
Si potrà proporre nel pasto serale, anche in associazioni alimentari a scopo dimagrante, in virtù della sua funzione diuretica.
Negli stati febbrili, il cardo lesso con olio e limone contribuisce alla riduzione della temperatura e svolge un'azione antibatterica. Inoltre, non presenta controindicazioni nei pazienti affetti da calcolosi renale, in quanto contribuisce ad aumentare la diuresi e drenare i depositi calcarei nei bacinetti renali.

## *Cardo ripassato, in pastella e dorato fritto*

Si fa sbollentare il cardo senza portarlo a cottura completa (per non fargli perdere troppi nutrienti, in previsione della seconda cottura in olio bollente), poi si ripassa in padella con aglio e olio.
Se si vuole potenziare maggiormente il tropismo epatico (già presente con questa modalità di impiego) si potrà usare il cardo dorato fritto o in pastella, con il risultato di un notevole incremento della diuresi conseguente all'attività epatica prima e a quella renale poi.

Da osservare che il potenziamento della quota zuccherina del cardo in pastella (in virtù dei carboidrati della farina aggiunti a quelli propri del cardo) ne riduce l'appetenza nei soggetti con insufficienza epatica, in quanto l'epatocita in questo caso richiede uno stimolo più deciso come può essere quello del cardo dorato fritto. Al contrario, il carciofo dorato fritto, per la maggiore aggressività metabolica di questo vegetale nei riguardi dell'epatocita, viene sopportato meno del carciofo in pastella.

### *Cardo con burro e parmigiano o in besciamella*

Queste soluzioni nutrizionali sono adatte in un soggetto cardiopatico o quando è necessario un apporto di calcio nel trattamento dell'osteoporosi: in entrambi i casi non si verificherà un impegno eccessivo della funzione renale, per l'assenza di proteine ricche di scorie azotate. La besciamella dovrà essere preparata in modo tale da non saturare i lipidi del burro, come avviene secondo la classica ricetta che ne prevede la tostatura insieme con la farina. In pratica, i vari componenti della besciamella (farina, burro, sale e latte) si mescolano a freddo e poi si fanno cuocere a fuoco lento finché non si forma una crema densa che verrà versata sui cardi lessi.

### *Parmigiana di cardi*

In un paziente cardiopatico e ipotiroideo una delle possibili soluzioni bionutrizionali è costituita dalla parmigiana di cardi. Tutti i soggetti che hanno una problematica cardiocircolatoria o renale avvertono immediatamente un senso di benessere e di ripresa funzionale, dovuta all'azione drenante del cardo all'interno di una associazione alimentare che fornisce calcio, elettroliti ed energia, senza aggravare la capacità emuntoriale del rene.
La parmigiana di cardi si prepara facendo prima bollire i cardi tagliati a tranci lunghi circa 10 cm per circa 10 minuti; poi se ne distende uno strato in una pirofila imburrata, coprendo con abbondante parmigiano, si dispone un secondo strato aggiungendo altro parmigiano, si mette in forno e, quando la superficie diventa dorata, il piatto è pronto per essere consumato.

### *Cardi arrosto*

I cardi, dopo averne tolto la parte filamentosa esterna, vengono consumati arrosto, conditi con olio, limone e sale.
Questa modalità di impiego, tipica dell'alimentazione contadina in alcune tradizioni regionali, concentra i nutrienti del cardo, in virtù della disidratazione che l'alimento subisce durante la cottura, e ne esalta la proprietà di stimolo dei succhi gastrici nei soggetti inappetenti o con difficoltà epatodigestiva.

## *Associazioni nutrizionali*

In un paziente cardiopatico, con tendenza all'aumento della pressione sanguigna diastolica o con problemi di ischemia coronarica, un pasto bilanciato potrebbe essere il seguente: 200 g di cardi in besciamella (preparata a freddo in modo da non avere una frazione lipidica satura e una iperglicemia conseguente alla maggiore biodisponibilità degli zuccheri derivanti dalla tostatura della farina), 1 finocchio condito e un quarto di ananas.
La quota proteica di questo pasto sarà rappresentata dal latte e dal burro non alterati dal calore, mentre gli idrati di carbonio della farina saranno assorbiti lentamente per la presenza dei lipidi. L'azione diuretica sarà sostenuta dai cardi e potenziata dal finocchio secondo differenti meccanismi fisiologici. Infine l'ananas svolge un prezioso effetto fluidificante del sangue, agevolando ulteriormente la filtrazione renale.

In una paziente in menopausa con problemi di osteoporosi, i cardi potranno essere impiegati a cena per il loro effetto drenante sul fe-

gato e sul rene, dopo un pasto di mezzogiorno composto da 250 g di gamberi, 200 g di cavolfiore ripassato in padella e un quarto di ananas. Il calcio e lo iodio dei gamberi e del cavolfiore contribuiranno a favorire la ricalcificazione del tessuto osseo, mentre l'ananas avrà un'azione fluidificante.
Nel pasto serale saranno utili i carboidrati di 50-70 g di pasta al pomodoro, 200 g di cardi fritti in pastella e 3-4 mandarini.

Altra soluzione nutrizionale per la donna in menopausa è quella dei cardi ripassati in padella con un quarto di ananas e 2 uova strapazzate.
In questa associazione si ha sia l'apporto di calcio da parte delle uova (controindicate soltanto quando la paziente manifesta chiari sintomi di iperandrogenismo), sia l'effetto drenante, diuretico e fluidificante dei cardi e dell'ananas.

# I fiori di zucca

In Bioterapia Nutrizionale® si cerca di impiegare i prodotti che la natura mette a disposizione nel corso delle stagioni, ma si valuta anche il messaggio energetico che l'alimento veicola come informazione, assieme al contenuto quantitativo dei vari nutrienti. I fiori di zucca (*Cucurbita*) sono disponibili nel periodo primaverile ed estivo, quando la vita rinasce e si sviluppa in tutto il suo splendore (anche se ormai i fiori di zucca sono disponibili fino a settembre).

In questo senso, un fiore come alimento rappresenta la massima espressione energetica, nel momento in cui un ciclo vitale si chiude. Quindi è l'ultimo segnale di vita che il singolo esemplare vegetale produce prima di morire per riprodursi, essendo il frutto e il conseguente seme già funzionalmente appartenenti all'esemplare successivo.
Mentre esiste un rapporto analogico di similitudine tra il significato di un frutto, di un uovo e di una singola cellula (in tutti esiste una zona centrale, semi, tuorlo, nucleo, che contiene un messaggio informativo proiettato verso il futuro e una zona periferica di protezione, ricca di elementi nutrizionali), gli alimenti che sono funzionalmente dei fiori (cavolfiore, carciofo, fiori di zucca, broccoli, eccetera) veicolano un messaggio vitale che in Bioterapia Nutrizionale® viene utilizzato nella pratica clinica.

In particolare, i fiori hanno una riconosciuta azione antineoplastica, anche per il notevole contenuto di vitamina A e vitamina C, oltre a oligoelementi e micronutrienti (zinco, selenio, eccetera). I fiori di zucca, per il loro contenuto in ferro (2 mg%), calcio, iodio, vitamine A (252 mcg%) e C (28 mg%), stimolano tutti i metabolismi organici, senza disturbare la funzione dei principali organi e apparati. Per questa loro caratteristica, possono essere associati in varie prepara-

| Fiori di zucca | |
|---|---|
| *Composizione per 100 g di parte edibile* | |
| Parte edibile | 79% |
| Acqua | 94.3 g |
| Carboidrati | 0.5 g |
| Amidi | 0 |
| Proteine | 1.7 g |
| Lipidi | 0.4 g |
| Ferro | **2** mg |
| Calcio | **39** mg |
| Fosforo | 37 mg |
| Tiamina | 0.09 mg |
| Riboflavina | 0.16 mg |
| Vit. A ret. eq. | **252** mcg |
| Vitamina C | **28** mg |

*Fonte:* Tabelle di Composizione degli Alimenti, Istituto Nazionale della Nutrizione, 1998.

zioni bionutrizionali, in modo da guidare il loro messaggio nella direzione necessaria al paziente in trattamento.

# I fiori di zucca in Bioterapia Nutrizionale®

## *Pasta con fiori di zucca*

Esistono 2 modalità di preparazione di questo piatto.

- La prima consiste nel tritare finemente i fiori di zucca, mettendoli a cuocere in padella con burro e cipolla o scalogno finemente tritati. Si lessa a parte la pasta e si condisce con questa salsa, aggiungendo prezzemolo crudo.
- Nella seconda si utilizzano come condimento della pasta i fiori di zucca tritati crudi, assieme a prezzemolo, aglio, olio extravergine d'oliva e parmigiano reggiano.

La prima associazione esplica una maggiore azione di sedazione del sistema nervoso, rende maggiormente biodisponibile lo zinco per il metabolismo della cellula nervosa e per la maturazione degli spermatozoi (nel maschio), rispettando il rene per la presenza della cipolla. Quale che sia il tipo di pasta usata (fatta eccezione per le tagliatelle, che contengono uovo e sono quindi eccitanti, oltre che da sconsigliare nei soggetti allergici all'uovo), la capacità induttiva del sonno da parte del fiore di zucca, non solo del calice ma anche dei pistilli, si renderà subito evidente nell'immediato dopo cena.

La seconda associazione, invece, è destinata a sostenere il tono nervoso e la vigilanza, senza provocare eccitazione e appesantire la digestione. L'aglio, grazie alle proprietà sedativa e antidepressiva, modula l'effetto irritante del parmigiano, della vitamina C, del ferro e dello iodio. I carboidrati forniranno energia per il lavoro fisico e mentale.

## *Fiori di zucca in pastella*

Questo piatto si realizza pulendo accuratamente il fiore (con l'accortezza di non far perdere il pistillo contenuto al suo interno), riempiendolo con mozzarella e alici o con mozzarella e prosciutto crudo, a seconda delle intenzioni terapeutiche, passandolo poi nella pastella e friggendolo in olio extravergine d'oliva.

La variante con mozzarella e alici viene impiegata quando bisogna stimolare la tiroide. Su quest'ultima agiranno il fiore di zucca e l'alice, mentre il calcio della mozzarella servirà a impedire il rischio di un disturbo della funzionalità paratiroidea. Per la contemporanea presenza del calcio delle alici, questo piatto potrà essere impiegato in tutti gli individui in accrescimento, dopo fratture ossee, nell'osteoporosi, nella donna in menopausa e negli anziani.

L'associazione di fiori di zucca in pastella con mozzarella e prosciutto agirà, invece, sul pancreas e sul fegato, proponendo comunque proteine che non sono aggressive per il rene. L'insieme è altamente nutriente e non aumenta significativamente l'attività della tiroide, in quanto lo iodio dei fiori di zucca viene frenato dal calcio della mozzarella. Sarà utile in gravidanza, quando bisogna apportare nutrienti quali calcio, ferro e proteine, senza alterare l'equilibrio del sistema nervoso e senza mettere in difficoltà la funzione renale. Per evitare il rischio di stitichezza, si potrà completare il pasto con 1 melanzana ai ferri o 2 kiwi.

Per i pazienti oncologici sottoposti a trattamenti chemioterapici, si potrà comporre un pasto altamente nutriente utilizzando 4 fiori di zucca dorati fritti (o con la pastella), al cui interno vanno aggiunti mozzarella e prosciutto. Si associano, sempre in pastella, 4 foglie di borragine (che è una pianta sedativa e anticancerogena), anch'esse ripiene di mozzarella e prosciutto. Per finire, 2 kiwi, che sono antiossidanti, grazie al contenuto in vitamina C, e lassativi (per contrastare l'azione potenzialmente astringente della mozzarella).

Infine, quando non c'è necessità di stimolare la tiroide o fornire all'organismo una quota notevole di proteine, si faranno consumare i fiori di zucca solo con la pastella. In questo modo si ottiene un'informazione altamente energetica, con un supporto per il fegato, costituito dai carboidrati della farina.

# Il sedano

Le virtù nutrizionali e terapeutiche del sedano (*Apium graveolens L.*) erano conosciute fin dall'antichità: già 1000 anni prima di Cristo, infatti, le opere di alcuni autori greci contenevano riferimenti all'utilizzo di questa pianta come erba medicinale. La prima testimonianza scritta dell'impiego del sedano a fini alimentari proviene da un documento francese del 1623.

Le varietà più importanti sono: *Verde di Perpignano* e *Verde di Chioggia*, per quanto riguarda il sedano a coste verdi; *Dorato d'Asti*, *Gigante dorato*, *Verga d'Oro*, per ciò che concerne il sedano a coste dorate; *Perla*, *Nicolaus invernale* e *Lepage*, per il sedano a coste bianche. Appartenente alla famiglia delle Ombrellifere, il sedano è una specie a ciclo di coltivazione biennale; nel primo anno forma una radice fusiforme, alquanto voluminosa, ricca di ramificazioni, mentre nel secondo anno emette il fusto, alto da 30 a 100 cm, con infiorescenze riunite in ombrelle.

I fiori, ermafroditi, sono formati da un minuscolo calice e da una corolla di 5 petali di colore bianco verdastro.
Il frutto, che matura 2 mesi dopo la fioritura, è un achenio piccolissimo, di colore bruno. Benché sia disponibile tutto l'anno, il sedano presente sul mercato in aprile e maggio è quello più tenero.

Il cuore del sedano si può consumare anche crudo, mentre le coste esterne, più fibrose, sono indicate per la cottura. Riposto nello scomparto meno freddo del frigorifero, il sedano si mantiene croccante anche per 4-5 giorni. A una temperatura di circa 0 °C e un'umidità relativa del 90-95%, esso si può conservare per 2-3 mesi.
La parte fogliare del sedano è ricchissima in vitamina E (1 mg%), vitamina A (207 mcg%) e vitamina C (32 mg%), mentre la pianta è ricca in potassio, sodio, fosforo, calcio, selenio e magnesio. Inoltre il sedano contiene u-

| Sedano | |
|---|---|
| *Composizione per 100 g di parte edibile* | |
| Parte edibile | 80% |
| Acqua | 88.3 g |
| Carboidrati | **2.4** g |
| Amidi | 0.2 g |
| Proteine | 2.3 g |
| Lipidi | 0.2 g |
| Ferro | 0.5 mg |
| Calcio | 31 mg |
| Sodio | **140** mg |
| Potassio | **280** mg |
| Fosforo | **45** mg |
| Tiamina | 0.06 mg |
| Riboflavina | 0.19 mg |
| Niacina | 0.20 mg |
| Vit. A ret. eq. | **207** mcg |
| Vitamina C | **32** mg |
| Selenio | **3.0** mcg |
| Zinco | **1.24** mg |
| Magnesio | **16** mg |
| Rame | 0.11 mg |

*Fonte:* Tabelle di Composizione degli Alimenti, Istituto Nazionale della Nutrizione, 1998.

na sostanza aromatica stimolante (sedanina), nonché l'anidride sedanica e il sedanolo, che sono responsabili del suo odore caratteristico. Significativa è anche la presenza dello iodio, che fa del sedano un vegetale in grado di stimolare la funzione tiroidea.

## Sedano e funzioni organiche

Il sedano tonifica il sistema nervoso e stimola le ghiandole endocrine, in particolare le surrenali; per questo motivo è considerato anche un eccellente afrodisiaco. Lo stimolo surrenalico e nervoso del sedano è particolarmente utile in Bioterapia Nutrizionale®, quando si deve sostenere il tono generale dell'organismo senza rischiare un aumento dei valori pressori; il sedano, infatti, aumenta il tono arterioso ma, contemporaneamente, esplica un'azione diuretica che riduce la volemia. L'incremento della diuresi avviene per un'attivazione metabolica mediata dall'eccitazione del sistema nervoso e attraverso la stimolazione tiroidea. L'effetto dello iodio sulla tiroide accresce la velocità di circolo e la perfusione renale, mentre la quota di potassio agisce aumentando la permeabilità di membrana.

Le funzioni fisiologiche del sedano si traducono in aumento della vigilanza e della lucidità mentale, in quanto la lieve azione eccitante della sedanina a carico del sistema nervoso viene bilanciata dall'effetto antiedemigeno cerebrale e, soprattutto, dagli zuccheri molto biodisponibili e dal potassio.
A carico del sistema digerente, il sedano esplica una netta azione antifermentativa e lassativa; la stessa sostanza che eccita il sistema nervoso irrita per contatto i neurorecettori del distretto intestinale, la cui motilità viene ulteriormente aumentata dall'attivazione funzionale della tiroide. Il sedano può essere controindicato nelle patologie gastriche per la sua ricchezza in sali (che sono sempre irritanti su tutte le mucose infiammate) e per la struttura tenace delle sue fibre, che lo rendono scarsamente digeribile, soprattutto nei soggetti che non masticano a sufficienza.
Nel trattamento bionutrizionale del diabete, il sedano è un vegetale molto utilizzato. All'azione di stimolo tiroideo e del metabolismo in generale (sempre necessari in questo tipo di trattamento), si aggiungono il potassio e una quota di fruttosio non associato ad acidità; quest'ultima, infatti, è mal sopportata dal pancreas, per cui gli alimenti acidi provocano un rialzo glicemico indesiderato. Da notare che, in natura, la biodisponibilità del potassio negli alimenti non coesiste mai con un eccessivo grado di acidità degli stessi.

Grazie al contenuto di sodio, potassio, calcio e fosforo, il sedano crudo svolge un'azione rimineralizzante senza rischio di cristallizzazioni e depositi minerali. Infatti, per il suo potere drenante, può essere impiegato anche in pazienti affetti da reumatismi, gotta e coliche renali.

## Il sedano in Bioterapia Nutrizionale®

### *Sedano crudo*

Il modo migliore per sfruttare le numerose proprietà del sedano è quello di consumarlo crudo in pinzimonio o condito con olio extravergine d'oliva e limone. Per la sua complessità nutrizionale, non si adatta facilmente all'associazione con altre verdure crude, se non in piccole quantità nelle insalate miste.
Non è indicato in associazione con il finocchio, in quanto anche quest'ultimo contiene iodio in veicolo vegetale, che interferisce con quello del sedano, provocando una inibizione funzionale della tiroide (l'eccesso corrisponde fisiologicamente al difetto); possibile, invece, l'associazione del sedano con il pesce, in quanto l'assorbimento dello iodio, proveniente da 2 categorie alimentari diverse, non avviene nello stesso tempo, il che permette all'organismo di utilizzarlo in modo sequenziale. L'associazione dei 2 vegetali fa perdere anche il potere diuretico che entrambi possiedono quando vengono proposti all'organismo da soli; infatti i sali minerali, contenuti in quantità significativa anche nel finocchio, riducono l'eliminazione di acqua da parte del rene, provocando imbibizione tessutale.
Il sedano non deve essere proposto in insalata con la lattuga oppure con l'indivia belga o il radicchio; nel primo caso l'azione delle 2 verdure è totalmente opposta, tanto da essere segnalata dall'organismo sotto forma di pesantezza digestiva; nel secondo caso si tratta di vegetali la cui informazione nutrizionale è troppo selettiva verso determinati nutrienti (potassio e iodio per il sedano, ferro per l'indivia belga e il radicchio).
In conclusione, per ottenere il massimo effetto terapeutico richiestogli, il sedano andrebbe mangiato crudo e da solo; unica eccezione l'associazione con la cipolla, la cui azione drenante è selettiva per i sali circolanti e per i depositi minerali tessutali.

### *Sedano cotto*

Con la cottura, il sedano aumenta la sua percentuale di glucosio a discapito del fruttosio contenuto nella verdura cruda. A fronte della relativa perdita di potassio in soluzione, si ha una sua maggiore biodisponibilità, per liberazione dalle strutture coriacee a base di cellulosa; per la stessa ragione, il sedano diventa più digeribile nei pazienti affetti da disturbi gastrici e meno irritante per la mucosa intestinale.

### *Crema di sedano*

Si prepara facendo bollire il sedano con la cipolla; a cottura ultimata si frullano insieme con l'amido di mais. Al potere drenante e diuretico del sedano e della cipolla si aggiunge quello provocato dallo stato iperglicemico che, nei soggetti non diabetici, induce un aumento della filtrazione renale.
L'amido di mais non interferisce negativamente sulla funzione renale, in quanto la sua quota proteica è minima e, comunque, priva di glutine. L'eventuale aggiunta del burro contiene il picco glicemico e ne fa una soluzione nutrizionale utilizzabile con maggiore facilità anche nei soggetti con disturbi della regolazione degli zuccheri circolanti.

### *Brodo di sedano*

Il sedano è presente in numerose preparazioni bionutrizionali sotto forma di brodo (*si vedano* brodo di pollo, brodo di carne, eccetera, negli altri capitoli di questo libro).

In questi casi, la funzione principale richiesta al sedano è quella antifermentativa e antiputrefattiva. Il brodino di sedano e cipolla perde parte del potere diuretico di questi 2 vegetali, a causa della cristallizzazione dei sali operata dall'acqua bollente, ma acquisisce un effetto sedativo sul sistema nervoso grazie alla maggiore disponibilità degli zuccheri dopo la cottura.

## *Associazioni nutrizionali*

Nei pazienti anemici e deproteinizzati, il sedano può essere molto utile in associazione con proteine crude, concentrate e ricche di ferro, quali quelle della bresaola. In questo caso il sedano aumenta sufficientemente il metabolismo per permettere l'assimilazione della quota proteica, drena eventuali eccessi in scorie azotate e facilita il transito intestinale, non di rado rallentato dalle proteine animali. Il pasto può essere completato con l'aggiunta di 2 kiwi (per l'effetto anabolizzante e antiossidante della vitamina C e per una ulteriore, ma fisiologicamente differente, azione lassativa). Un frutto controindicato in questo caso è l'ananas; il suo potere fluidificante accentua il catabolismo organico, controproducente nella situazione clinica prospettata all'inizio.
Anche le carni stufate, per esempio la coda alla vaccinara e il brasato, si giovano della presenza del sedano e della cipolla, per le ragioni esposte a proposito del brodo.

# La carota

La carota (*Daucus carota*), vegetale diffuso e largamente consumato, possiede numerose proprietà nutrizionali, ma anche controindicazioni in diverse condizioni cliniche. Significativo è il suo contenuto in vitamine, tra cui la A, la B, la C, la K e il betacarotene, componente fondamentale per la produzione organica della melanina, sostanza di pigmentazione delle cellule cutanee, che protegge dagli effetti negativi dei raggi solari.
Il betacarotene, però, non svolge solo queste 2 funzioni, ma possiede anche altre importanti proprietà; infatti, insieme con l'apporto di calcio e di vitamina D, contribuisce al mantenimento di denti sani e forti e sostiene il metabolismo dell'osso. Secondo numerosi studi scientifici, sembra che il betacarotene si opponga alla formazione di calcoli renali, potenzi le difese immunitarie contro le infezioni delle vie respiratorie e protegga l'organismo dalla cancerogenesi causata da agenti chimici; infine acuisce la capacità visiva, per cui il consumo di questa verdura è consigliabile ai piloti e a chi è costretto a guidare soprattutto di notte (l'incidenza statistica dei casi di cataratta è ridotto nelle popolazioni che consumano abitualmente la carota).

La carota svolge, inoltre, un'importante azione regolatrice sull'intestino, con effetti opposi, a seconda della modalità di utilizzo: consumata cruda esercita un'azione di stimolo del transito intestinale per il suo alto contenuto in fibre, per il betacarotene che aumenta la funzionalità del fegato sano e per l'azione fluidificante dei sali biliari, in quanto riduce la percentuale di colesterolo in essi contenuta; viceversa, la carota lessa con olio e limone o fritta in olio extravergine d'oliva costituisce un presidio antidiarroico, in quanto perde una quota parte di betacarotene, subisce una destrutturazione delle fibre e, soprattutto, rende biodisponibile la sua vitamina K che coagula la massa intestinale.

| Carota | |
|---|---|
| *Composizione per 100 g di parte edibile* | |
| Parte edibile | 95% |
| Acqua | 91.6 g |
| Carboidrati | **7.6** g |
| Amidi | 0 |
| Proteine | 1.1 g |
| Lipidi | 0.2 g |
| Ferro | **0.7** mg |
| Calcio | **44** mg |
| Sodio | **95** mg |
| Potassio | **220** mg |
| Fosforo | **37** mg |
| Tiamina | 0.04 mg |
| Riboflavina | 0.04 mg |
| Niacina | 0.70 mg |
| Vit. A ret. eq. | **1148** mcg |
| Vitamina C | **4** mg |
| Zinco | **2.92** mg |
| Rame | 0.19 mg |
| Magnesio | **11** mg |
| Selenio | **1.0** mcg |

*Fonte:* Tabelle di Composizione degli Alimenti, Istituto Nazionale della Nutrizione, 1998.

Per evitare la dispersione delle sue proprietà vitaminiche e poterla impiegare nei soggetti che necessitino di sostanziosi apporti vitaminici come gli anziani e i convalescenti, la carota andrebbe preferibilmente consumata al naturale, in succo o in insalata, e non dovrebbe nemmeno essere pelata, ma solo spazzolata sotto l'acqua, in quanto è proprio sulla sua superficie che si trova la maggiore quantità di betacarotene e di altre vitamine.

# Indicazioni e controindicazioni nutrizionali

Nei soggetti con disturbi dell'equilibrio glicemico o francamente diabetici, la carota costituisce un alimento controindicato, sia per la sua quota di zuccheri, sia per il contenuto in betacarotene: quest'ultimo impegna e rallenta troppo la funzione epatica, frenando la metabolizzazione degli zuccheri circolanti da parte del fegato.

Anche nelle patologie epatiche caratterizzate da congestione dell'organo, la carota non è indicata per le ragioni esposte precedentemente; in particolare, nel morbo di Gilbert e nei pazienti affetti da steatosi epatica, questo vegetale deve essere evitato anche quando sia presente una condizione di ipercolesterolemia, per la quale si prescrive solitamente un centrifugato di carota il mattino. Una controindicazione specifica è costituita dall'accumulo di vitamina A e altri carotenoidi negli epatociti e nelle cellule di altri tessuti; questa condizione si rende evidente con una colorazione cutanea tendente verso il giallastro-dorato, differente dal giallo-verdastro tipico della colorazione itterica.

Nei soggetti che presentino una colorazione cutanea tendente al bronzeo (diversa da quella del diabetico), la carota deve essere impiegata con attenzione, in quanto la citata sfumatura cutanea denota una difficoltà metabolica nei riguardi della vitamina A.

Nelle patologie renali senza impegno epatico, la carota cruda può essere inserita nelle varie associazioni alimentari; al contrario, la carota cotta è controindicata per la maggiore ricchezza in sali cristallizzati e per il fatto che l'inevitabile ingorgo del sistema epatobiliare provoca una ridotta metabolizzazione dei cataboliti, con difficoltà di eliminazione renale. Per la stessa ragione, la carota, soprattutto cotta, non può essere usata nel trattamento bionutrizionale dell'ipertensione arteriosa.
Nonostante la sua ricchezza in zuccheri, l'affaticamento epatico provocato dagli altri componenti della carota ostacola il drenaggio tessutale e costituisce un fattore di disturbo o di aggravamento in tutte le condizioni cliniche caratterizzate da ridotta lucidità mentale. Gli stessi zuccheri in eccesso possono rendere insufficiente la produzione pancreatica di insulina, provocando uno stato iperglicemico che riduce la vigilanza e l'attività mentale.
Come tutti i vegetali, la cui parte commestibile è costituita da radici (che assorbono dal

terreno e trattengono i nutrienti), anche la carota veicola una informazione energetica conservativa e anabolica, espressa materialmente dai suoi sali minerali, dai carotenoidi e dalla vitamina K (che aumenta la coagulabilità e la densità del tessuto ematico): la tendenza sarà quella di un ingorgo delle cellule e dei tessuti, con riduzione della velocità dei metabolismi organici. Per questa ragione, quale che sia la causa, non può essere impiegata in tutti i soggetti che tendono all'imbibizione. Una valutazione differenziale di tipo energetico può essere fatta tra la carota e la patata: anche di quest'ultima si utilizza a scopo alimentare la parte che cresce sotto terra, ma la funzione dei nutrienti accumulati dal tubero della patata ha un significato differente; infatti, come per l'uovo, gli amidi della patata hanno uno scopo nutrizionale finalizzato allo sviluppo dei germogli (in media 20 per ogni tubero), espressione di una nuova vita.

L'impiego bionutrizionale della carota è riservato a soggetti che necessitino di zuccheri, ma che non manifestino alterazioni della funzionalità pancreatica ed epatica. Per esempio, i pazienti con scarse riserve endocellulari di glicogeno, o che si possano giovare dell'apporto di sali minerali, come i bambini in accrescimento: avendo di solito un fegato efficiente, questi ultimi manifestano una particolare appetenza per gli zuccheri della carota cruda, anche quando rifiutano la maggior parte degli altri vegetali.

In alcune patologie epatiche, gli zuccheri della carota lessa, resi più biodisponibili dalla cottura, possono giovare alla ripresa funzionale dell'epatocita. Per esempio, nel trattamento dell'epatite virale acuta, la fine della sintomatologia astenica e dell'inappetenza esprime una riduzione dell'ingorgo cellulare e un tentativo di ripresa metabolica che richiede un apporto consistente di glicidi forniti dalla carota lessa, meno ricca di carotenoidi e di sali persi in diluizione durante la bollitura.

Nelle carote è contenuta una notevole quantità di vitamina K, utile nei disturbi della coagulabilità ematica. A causa della liposolubilità di questa sostanza, le carote bollite in acqua o consumate crude non rilasciano nell'intestino la vitamina che contengono, la quale viene eliminata attraverso le feci. Per renderla disponibile all'assorbimento, le carote vanno tagliate a fettine sottilissime e poi immerse direttamente nell'olio extravergine d'oliva bollente. In questo modo si effettua un'ottima terapia antiemorragica, utilizzando la vitamina K delle carote, per mezzo di un veicolo lipidico come l'olio.

Si noti come il diverso procedimento di cottura o di assunzione di un alimento ne condizioni, a volte, la totale diversità del destino nutrizionale. Nel primo caso, quello della carota cruda o bollita, si sfrutta il betacarotene per il suo effetto ipocolesterolemizzante e quindi antitrombotico. Nel secondo caso, invece, si facilita la coagulabilità ematica e si tende ad aumentare la densità del sangue. Fra gli altri alimenti ricchi di vitamina K, si segnala l'anguria, estremamente ricca di acqua e certamente non adatta per essere fritta in olio; tuttavia, la tradizione popolare è una miniera inesauribile di insegnamenti bionutrizionali: infatti, in alcune regioni dell'Italia meridionale è usanza mangiare l'anguria condita con olio, sale e limone, associazione che rende biodisponibile una parte del suo contenuto in vitamina K.

## La carota in Bioterapia Nutrizionale®

### *Centrifugato di carote*

Nel trattamento bionutrizionale delle ipercolesterolemie è possibile utilizzare un centrifugato preparato a partire da circa 300 g di carote, da bere il mattino a digiuno. Per evitare il rischio di un eccesso di carotenoidi, si potrà alternare il consumo di questo centrifugato con quello della mela Smith per un periodo non inferiore a 4-5 settimane, prima di ricontrollare i valori ematici del colesterolo.

## Associazioni nutrizionali

Nelle tradizioni popolari la carota viene impiegata spesso come base del soffritto per i sughi. Normalmente, si mettono a soffriggere sedano, carota, cipolla, prezzemolo e aglio tritati, si sfuma con del vino per fissare la quota in grassi e poi si aggiunge il pomodoro. Oppure, in questo letto si adagia un pezzo di carne o lo spezzatino e si lascia cuocere lentamente. La funzione specifica della carota sarà quella di fornire quella minima quantità di zuccheri che permetteranno al fegato di metabolizzare meglio le proteine e i lipidi della carne, mitigando l'acidità del pomodoro e migliorando le caratteristiche organolettiche del pasto.
Nei brodi o nei minestroni la carota, sempre in piccola quantità, svolge una funzione analoga alla precedente, contribuendo alla completezza nutrizionale dell'insieme.

In una donna affetta da menometrorragia un pasto che preveda l'impiego di 2 carote fritte potrebbe essere il seguente.

- *Pranzo*: 170 g di filetto ai ferri, 2 carote fritte e 2 kiwi.
- *Cena*: riso alla zucca, 1 peperone arrosto e 1 pompelmo.

Nel pasto di mezzogiorno, la proteina animale del filetto contribuisce a ristrutturare il tessuto endometriale, fornisce una notevole quantità di ferro ed è quella meno ricca di scorie azotate rispetto ad altre parti muscolari del manzo o del vitellone; le carote fritte forniranno zuccheri necessari per l'attività epatica e il metabolismo energetico generale, nonché vitamina K resa biodisponibile dal mezzo lipidico per aumentare la coagulabilità ematica; infine i kiwi eserciteranno uno stimolo metabolico e di rinforzo della parete endoteliale dei capillari, in virtù del loro notevole contenuto in vitamina C.
Il riso alla zucca del pasto serale risponde alle stesse esigenze fisiopatologiche, in quanto anche la zucca contiene vitamina K: si prepara facendo soffriggere la zucca in olio extravergine d'oliva, poi si aggiunge il riso e, dopo 2-3 minuti, si inizia a versare acqua bollente salata in piccole quantità fino a cottura ultimata, arricchendo il piatto con una spolverata di parmigiano che apporta calcio per aumentare la coagulabilità ematica. Il peperone arrosto fornisce le vitamine C e K, e il pompelmo apporta vitamina C, acqua di vegetazione, zuccheri ed elettroliti.

In un soggetto che, oltre alla riduzione della coagulabilità ematica, manifesti anche fragilità dell'endotelio capillare sarà necessario comporre delle associazioni alimentari che apportino vitamina K, calcio e sostanze dotate di effetto capillaro-protettore.

- *Pranzo*: 170 g di scamorza ai ferri, 2 carote fritte e 10 castagne (arrosto, lesse o secche).
- *Cena*: 150 g di ravioli al pomodoro, 150 g di carne rossa sotto forma di straccetti, 150 g di agretti e 1 melagrana (o 200 g di mirtilli).

L'effetto capillaro-protettore sarà esplicato dalle castagne a pranzo e dalla melagrana o dai mirtilli a cena.
Associazioni adatte per un bambino con carenze nutrizionali in fase di accrescimento possono essere le seguenti: riso ai quattro formaggi, 120 g di filetto ai ferri, 150 g di spinaci e 150 g di fragole; oppure: 50 g di tagliatelle alla ricotta, 2 uova al piatto con parmigiano, 2 carote fritte e 1 pesca.

# Le Crucifere

Conosciuta anche con il nome di Brassicacee, ora caduto in disuso in seguito a modificazione del codice internazionale di nomenclatura, la famiglia delle Crucifere è costituita da oltre 2500 specie, diffuse per lo più in regioni a clima freddo; infatti la loro presenza diminuisce sensibilmente a mano a mano che si procede verso le regioni tropicali, dove sono piuttosto rare.
Il termine 'Crucifere' deriva dal fatto che tutte le specie sono caratterizzate da fiori a 4 petali, disposti a forma di croce; hanno foglie sparse, semplici o composte, senza stipole, con radici fusiformi. I fiori, per lo più regolari, sono ermafroditi e riuniti in grappoli, con calici di 4 sepali e corolle di 4 petali, disposti diagonalmente gli uni rispetto agli altri.
Dal punto di vista nutrizionale, di alcune si utilizzano i fiori (per esempio, cavolfiore, cima di rapa, broccoletto e broccolo), di altre le foglie (verza, cavolo cappuccio e rucola), i germogli (cavoletti di Bruxelles), la radice (ravanello e sedano rapa).

## Le Crucifere come antagonisti biochimici del cancro

Numerose esperienze di laboratorio effettuate in varie parti del mondo hanno dimostrato in modo inequivocabile la proprietà dei vegetali appartenenti alla famiglia delle Crucifere di prevenire e contrastare le patologie oncologiche. In particolare, i ditioltioni e gli indolo-glucosinolati esplicano un potere chelante rispetto a tutte le sostanze tossiche (perfino per i radionuclidi) ritenute capaci di aumentare le mutazioni cellulari e quindi favorire l'insorgenza del cancro. Il ditioltione e gli indolo-glucosinolati agiscono stimolando la formazione di enzimi necessari per la sintesi di una proteina formata da 3 aminoacidi (cistina, glutammina e glicina) nota come 'glutatione', fondamentale per i processi di ossido-riduzione di tutte le scorie tossiche; per e-

sempio, i glucosinolati del cavolo cappuccio crudo (109 mg%) riescono a neutralizzare la temibile aflatossina nel tubo digerente, prima del suo assorbimento.
«I ditioltioni sono i più potenti antitumorali naturali mai osservati», ha dichiarato T. Kensler, docente di Tossicologia alla Johns Hopkins University. In un esperimento, questo autore aveva osservato una diminuzione dei danni prodotti da agenti cancerogeni sul DNA delle cellule in circa il 90% dei casi. Successive ricerche in Giappone, Grecia e Stati Uniti hanno documentato l'efficacia della protezione anticancro del cavolo e delle Crucifere nei tumori dell'intestino, dello stomaco e della vescica. Anche in provetta, il succo di cavolo elimina le alterazioni precancerose delle cellule che preludono al tumore, mentre il cavolo crudo si è dimostrato efficace nel proteggere le cellule dalle radiazioni.

La concentrazione media di indolo-glucosinolato nelle principali Crucifere è la seguente: le foglie di rapa crude ne contengono dai 40 ai 160 g% (che vengono ridotti a 20-90 mg con la cottura); il cavolfiore crudo ne contiene da 15 a 200 mg; il crescione dagli 80 ai 90 mg; infine il cavolo cappuccio crudo ne contiene circa 100 mg. Altre sostanze presenti in quantità variabili nelle varie Crucifere sono i tiocianati e gli isotiocianati (spesso gozzigeni), i polifenoli (come acido caffeico e ferulico), i flavonoidi, il betacarotene e altri carotenoidi, la clorofilla, la vitamina C ed E.
Tutte queste sostanze fanno delle Crucifere gli alimenti dismutageni per eccellenza, veri e propri antagonisti biochimici del cancro. Lo stesso acido glicuronico svolge azione di disintossicazione nei riguardi dei fenoli, unitamente all'azione degli aminoacidi metionina e cistina contro i composti aromatici (naftalina, acido nicotico, piridine, eccetera).
L''American Journal of Epidemiology' ha raccomandato il consumo di cavolo cappuccio crudo almeno 1 volta la settimana per ridurre di almeno un terzo la probabilità di ammalarsi di cancro al colon; osservazione riportata anche da S. Graham, medico e preside della facoltà di Medicina preventiva dell'Università Statale di New York. In particolare, il cavolo cappuccio, nelle sue diverse varietà, esplica numerose azioni benefiche, quali quella ipoglicemizzante, antibiotica (per i gram-negativi), antielmintica, antianemica, cicatrizzante, rivitalizzante, lassativa, diuretica, mineralizzante; inoltre, esso è indicato per i disturbi gastrointestinali (ulcere e infezioni), per la presenza di una sostanza terapeutica che è il gefarnato (farnesil-acetato di gefarnile), capace di proteggere le mucose digestive da ipercloridria, ulcere e lesioni ed è utile nella cura delle cirrosi (nella quantità di 400 mg il giorno) e nelle affezioni polmonari.

## Le Crucifere e i radicali liberi

Nella civiltà moderna le fonti di radicali liberi sono moltissime: radiazioni ionizzanti e non ionizzanti come i raggi ultravioletti (comprese le lampade abbronzanti), le onde radio, gli ultrasuoni utilizzati per le indagini ecografiche, le microonde dei forni e dei telefoni cellulari. Un ruolo negativo in questo senso viene svolto anche dall'inquinamento in generale, dallo smog, dai gas di scarico, dai pesticidi, eccetera.
Un fattore sul quale sembra che non si rifletta a sufficienza è l'uso sempre più massiccio di sostanze di ogni tipo, basti ricordare l'impiego di additivi alimentari diventato ormai pressoché costante, quali gli antiossidanti, gli stabilizzanti, i coloranti e gli aromi di sintesi; le molecole volatili che si sprigionano dalle superfici dipinte con vernici varie, quelle dei cosmetici, dei saponi, dei deodoranti e dei detersivi; infine, i farmaci (ormai quasi tutti di sintesi) e i loro numerosi eccipienti. Nel prossimo futuro probabilmente assisteremo a un aumento esponenziale di sostanze che da questo punto di vista saranno di gran lunga più pericolose, vale a dire molecole pseudobiologiche, ottenute dalla manipolazione di materiale genetico.

Il motivo per il quale le sostanze di sintesi generano radicali liberi e, con meccanismi diversi, sono tutte cancerogene, dovrebbe essere evidente a chiunque si occupa di biologia o di medicina. Infatti, l'evoluzione temporale della nostra fisiologia e della nostra biologia è molto più lenta dell'evoluzione tecnologica e degli inesorabili interessi economici e commerciali.

Fino a prova contraria, il motore della nostra macchina metabolica accoglie le sostanze provenienti dall'esterno e quelle derivanti dall'usura delle strutture organiche, cercando di 'bruciarle' a bassa temperatura, in un meccanismo biochimico mirabile che funziona a cascata (ciclo di Krebs). I prodotti finali di eliminazione di questo processo sono 2 sostanze completamente innocue, costituite dall'acqua e dall'anidride carbonica; al contrario, le molecole che, per loro natura, non possono essere consumate in questo modo vengono rese innocue e poi eliminate dopo processi catabolici mediati soprattutto dal fegato, mediante processi di glicurono-coniugazione. Nei rari casi in cui queste 2 possibilità vengono impedite (nella normalità biologica l'unico caso è un momentaneo eccesso di sostanza da eliminare), l'organismo dispone di efficienti meccanismi di stoccaggio momentaneo in tessuti come il fegato stesso, le cellule adipose e il tessuto osseo.
Questa è la normale ed efficiente procedura di metabolizzazione e di difesa che l'organismo umano sa mettere in atto di fronte a sostanze che biologicamente ha imparato a riconoscere, inscrivendo nel proprio DNA le informazioni necessarie.

Che cosa succede quando si trova di fronte a una sostanza 'nuova'? Per nostra fortuna, l'organismo è programmato anche per adattarsi e acquisire nuove strategie di sopravvivenza, per cui, più o meno rapidamente, impara a gestire ciò che è nuovo e, se non riesce a digerirlo, impara almeno a difendersi. Ma che cosa accade quando queste sostanze biologicamente estranee entrano come un torrente in piena e da tutti i lati (inquinanti aerei, cosmetici e pomate varie, alimenti già inquinati in partenza e poi manipolati con additivi, farmaci di sintesi, radiazioni, eccetera)? E che senso hanno quelle lacrime (contenenti antiossidanti) che fuoriescono quando a volte si entra in un ambiente inquinato? Oppure il muco nasale e/o il catarro bronchiale che insorge dopo una permanenza in certi luoghi di lavoro? E ancora: chi può dire con precisione che cosa succede quando la moderna farmacologia studia il modo di far arrivare farmaci sintetici nelle profondità dei meccanismi metabolici, superando i naturali sistemi di difesa?

La cosa meno grave che possa accadere è la crisi dei sistemi emuntoriali dell'organismo per saturazione e, sempre più spesso, per incapacità di riconoscere le sostanze da smaltire. La conseguenza più eclatante è costituita dall'aumento delle patologie allergiche, sia respiratorie sia cutanee, con rash e pruriti diffusi.

Essendo le possibilità organiche quelle biologicamente determinate che sono state elencate prima, ne consegue:

- se la sostanza di sintesi ha una qualche similitudine biologica con quelle riconosciute, può essere in parte inattivata, ma raramente viene bruciata fino ad acqua e anidride carbonica; più spesso il processo si arresta, liberando pericolosissimi ioni idrogeno liberi; questo sarà sempre di più il caso di tutti gli alimenti 'nuovi', in particolare quelli manipolati geneticamente;
- se la sostanza di sintesi può essere in qualche modo coniugata, l'organismo cerca di eliminarla, ma si assiste sempre di più a patologie dovute ai danni provocati agli emuntori naturali del corpo;
- se la sostanza di sintesi non può essere trattata in nessun modo, viene stoccata nei tessuti, da dove può sempre venire liberata nel tempo continuando il suo effetto devastante; è questo il caso di tanti farmaci che si ritrovano nell'organismo dopo mesi e spesso anni dalla loro assunzione.

Che cosa sono allora i radicali liberi se non frammenti di molecole con atomi eccitati, elettricamente negativi ed estremamente instabili? Come delle bombe pronte a esplodere, in virtù della loro carica elettrica, tendono a legarsi ad altre molecole, alterandone gravemente la struttura. Generalmente, il bersaglio preferenziale è la membrana cellulare, per lo più costituita da sostanze grasse, sulle quali l'azione prevalente dei radicali liberi è la degenerazione degli acidi grassi insaturi linoleico e linolenico (lipo-perossidazione).
Ma i radicali liberi attaccano anche le proteine, soprattutto il collagene, componente del tessuto connettivo, che rappresenta il 30% circa delle proteine totali dell'organismo e l'elastina (che conferisce elasticità alle arterie, alla pelle e a tutta la parte strutturale dei tessuti, dei quali è parte fondamentale). Ne consegue che nella migliore delle ipotesi l'eccesso di radicali liberi fa invecchiare prima del tempo e male.
Alla luce di queste osservazioni, l'impiego delle Crucifere in Bioterapia Nutrizionale® viene attuato con notevole frequenza, con modalità di cottura e in associazioni alimentari che variano da paziente a paziente, a seconda della patologia e del quadro clinico individuale.

# Il sedano rapa

Il sedano rapa (*Apium graveolens R.*) è oggi presente con una certa frequenza negli antipasti di crudità, specialmente affettato a *julienne* e condito con olio e sale o con maionese e altre salse. Nei grandi ristoranti britannici, la purea di questa radice è offerta come guarnizione tipica con la cacciagione da penna, tipo pernici e fagiani. Incrocio fra il sedano e la rapa, il massimo della potenza nutrizionale di questo vegetale si ha utilizzandolo crudo, a volte aggiungendo alla preparazione 2 noci per avere uno stimolo bilanciato a carico della tiroide.

Controindicato nei pazienti affetti da ipertensione arteriosa, il sedano rapa è ricco di sali minerali ed esplica una funzione di stimolo dell'attività surrenalica, come farebbero singolarmente sia il sedano sia, soprattutto, la rapa. Per la stessa ragione, l'indicazione elettiva del sedano rapa è nei pazienti ipotesi con tendenza all'ipotiroidismo e al torpore mentale o per antagonizzare questi effetti da parte degli altri componenti di un pasto di mezzogiorno, quando bisogna preservare la lucidità mentale nella fase post-prandiale. A differenza del sedano, il sedano rapa ha una azione

**Sedano rapa**

*Composizione per 100 g di parte edibile*

| | |
|---|---|
| Parte edibile | 72% |
| Acqua | 88.0 g |
| Carboidrati | **3.8** g |
| Amidi | 0 |
| Proteine | 1.9 g |
| Lipidi | 0.1 g |
| Ferro | **0.5** mg |
| Calcio | **52** mg |
| Fosforo | **90** mg |
| Tiamina | 0.07 mg |
| Riboflavina | 0.11 mg |
| Niacina | **0.50** mg |
| Vit. A ret. eq. | 0 |
| Vitamina C | **6** mg |

*Fonte:* Tabelle di Composizione degli Alimenti, Istituto Nazionale della Nutrizione, 1998.

lassativa più modesta, in quanto contiene piccole quantità di sedanina, che non irritano la parete intestinale, ma sono sufficienti a innalzare la soglia di vigilanza neurosensoriale; quindi potrà essere impiegato anche in soggetti con tendenza alla dissenteria o demineralizzati, con aggiunta di scaglie di parmigiano reggiano. Invece, se bisogna stimolare la tiroide in un paziente in dieta dimagrante con dissenteria in atto, sarà molto più adatta la verza molto cotta, che avrà le fibre vegetali destrutturate dalla cottura e stimolerà la tiroide, senza accelerare il transito intestinale.

## Il sedano rapa in Bioterapia Nutrizionale®

Una delle associazioni ideali del sedano rapa è quella con il carciofo crudo; quest'ultimo ne mitiga l'effetto eccitante a carico del sistema nervoso e aiuta l'epatocita a metabolizzare i cataboliti prodotti dall'aumento generale delle reazioni biochimiche dell'organismo. Si taglia a strisce il sedano rapa e a fette sottili il carciofo crudo; si possono anche aggiungere delle scaglie di parmigiano reggiano. Questa soluzione nutrizionale svolge una funzione moderatamente lassativa e un'azione di stimolo sul metabolismo: l'azione lassativa è determinata dal sedano rapa e dal carciofo crudo, per la presenza di grossi quantitativi di cellulosa, mentre lo stimolo metabolico è dato dal sedano rapa, in virtù dello iodio in esso contenuto; il parmigiano ne fa una soluzione più nutriente in quanto fornisce il calcio, i sali minerali e i grassi, ma prolunga l'assorbimento e l'utilizzazione dello iodio da parte dell'organismo. Una delle indicazioni elettive di quest'ultima associazione è nella donna in menopausa con osteoporosi, a condizione che non sia ipertesa e non abbia elevate concentrazioni ematiche di colesterolo.

L'associazione costituita da sedano rapa crudo, 2 noci e 50 g di formaggio asiago o caprino (poveri in lipidi saturi) può costituire un ottimo pasto freddo per un giorno d'estate ed è una soluzione molto ragionata, da proporre a un soggetto cardiopatico con una situazione metabolica molto ben bilanciata. Il sedano rapa, attivando la tiroide, aumenterà la diuresi, con conseguente disimbibizione tessutale. Questo processo, se troppo attivo, potrebbe eccitare il miocardio con conseguente aumento della contrattilità, per cui il formaggio avrà la funzione di fornire il calcio necessario al sostegno della fibrocellula muscolare e quella di frenare una diuresi eccessiva. Le noci sono frutti ad azione tonica sul cuore e, grazie alla vitamina E e agli acidi linoleico e linolenico, regolano l'equilibrio lipemico e la densità del tessuto ematico.

Una soluzione alternativa è quella di sostituire il sedano rapa con il sedano, quando la minore percentuale di sali contenuti in quest'ultimo, peraltro diluiti in una maggiore quantità di acqua di vegetazione, rendono l'associazione alimentare più adatta ai pazienti ipertesi o con compromissione della funzione renale.

Nei cardiopatici è indicato anche il sedano rapa in insalata con finocchio e olive, che mitigano la tendenza ipertensivante del vegetale, permettendo di sfruttarne gli altri effetti bionutrizionali; le olive, inoltre, forniscono preziosa vitamina E e lipidi insaturi. Infine, nelle insalate miste il sedano rapa può sostituire il sedano, quando non è richiesta l'azione lassativa di quest'ultimo o non è consigliabile eccitare troppo la funzione tiroidea.

# Il ravanello

Il ravanello (*Raphanus sp.*) è un vegetale della famiglia delle Crucifere, di altezza compresa fra i 20 e i 100 cm, con aspetto più o meno irto e ramoso del fusto (per peli globulosi alla loro base). Le foglie inferiori, a pennatosette, sono grandi, ovali o rotonde, mentre quelle superiori hanno una forma ovale o lanceolata e i margini fogliari sono dentati. I fiori sono piccoli ma piuttosto vistosi, esilmente pedicellati, in aperti racemi terminali, di colore bianco-rosato, rosa-lilla o anche giallognoli. Essi presentano un calice a 4 sepali eretti e applicati contro la base dei petali che, a loro volta, sono in numero di 4 e presentano delle nervature di colore più scuro che spiccano sul fondo chiaro della tinta del petalo. Il frutto ha un aspetto almeno 4 volte più lungo che largo e i semi sono reciprocamente separati da setti spugnosi trasversali; la siliqua appare pertanto rigonfiata, più o meno strozzata, o altre volte appena leggermente ristretta.

Il ravanello è tipico di tutte le regioni temperate e temperato-calde; la sua coltura è ampiamente diffusa e interessa l'Europa, l'Asia occidentale, l'Africa boreale, l'India, il Giappone, l'Africa orientale e meridionale e l'intero continente americano, il che equivale ai quattro quinti del mondo, con la sola esclusione dell'Oceania.

## Funzioni nutrizionali

Il ravanello è un ottimo digestivo, dotato di azione moderatamente lassativa; la sua virtù principale consiste in una particolare ricchezza e varietà di sali minerali, utili per gli equilibri elettrolitici dell'organismo, ma che non costituiscono un ostacolo per la funzione renale. Infatti, essi sono presenti e biodisponibili nel vegetale senza formare aggregati cristallini; inoltre, lo iodio contenuto nel ravanello stimola la tiroide, accelera la velocità di cir-

**Ravanello**

*Composizione per 100 g di parte edibile*

| | |
|---|---|
| Parte edibile | 99% |
| Acqua | 95.6 g |
| Carboidrati | 1.8 g |
| Amidi | 0 |
| Proteine | 0.8 g |
| Lipidi | 0.1 g |
| Ferro | **0.9** mg |
| Calcio | **39** mg |
| Sodio | **59** mg |
| Potassio | **240** mg |
| Fosforo | **29** mg |
| Tiamina | 0.03 mg |
| Riboflavina | 0.02 mg |
| Niacina | 0.40 mg |
| Vit. A ret. eq. | tracce |
| Vitamina C | **18** mg |

*Fonte:* Tabelle di Composizione degli Alimenti, Istituto Nazionale della Nutrizione, 1998.

colo e quindi aumenta la perfusione renale. Per questa ragione, e per il suo effetto ipocolesterolemizzante, il ravanello giova alla maggior parte dei pazienti cardiopatici o con problemi di ipercoagulabilità ematica.

In Bioterapia Nutrizionale® il ravanello viene impiegato solamente crudo nei soggetti affetti da malattie della pelle e del sistema nervoso (entrambi di derivazione embrionale ectodermica), in virtù del suo contenuto in fosforo e zolfo, e negli ipotiroidismi con marcata ritenzione idrica. Nelle malattie del fegato viene ben sopportato e fornisce preziosi sali minerali, insieme con lo stimolo metabolico mediato dal suo iodio e dal discreto contenuto in vitamina C; per queste ragioni (e per la minima quantità di zuccheri), il ravanello può essere ampiamente utilizzato nel trattamento dei soggetti diabetici.

Pur essendo un vegetale che stimola la funzione tiroidea, migliora i processi digestivi, aumenta la vigilanza, agevola il fegato e il pancreas e non disturba il rene (tanto da poter essere impiegato anche nei pazienti ipertesi), l'appetenza per il ravanello viene ridotta dal pizzicore che provoca a carico delle mucose orali; tuttavia, i pazienti che si possono giovare dei suoi effetti terapeutici manifestano spontaneamente una appetenza che li induce a consumarlo anche senza specifiche indicazioni bionutrizionali. Per esempio, i pazienti diabetici lo mangiano inzuppandolo nel sale e spesso consumano anche la parte aerea, che ha un gusto stimolante, simile a quello della rucola, ma molto più delicato. Per il suo sapore marcato e l'aroma intenso, il ravanello viene raramente proposto come unico contorno; in questa modalità viene gradito solamente dai pazienti affetti da patologie renali, quando esista una notevole necessità organica di sali minerali in forma non cristallina e perciò meno dannosi per la complessità funzionale dei nefroni.

Nella maggior parte dei casi, il ravanello viene aggiunto alle insalate miste per arricchirne il potere nutrizionale, facilitare la digestione e stimolare il metabolismo generale.

# La rucola

La rucola (*Eruca sativa*, detta anche 'ruchetta'), è una pianta erbacea, annuale, alta circa 50 cm, appartenente alla famiglia delle Crucifere; essa presenta foglie riunite in una rosetta basale e fusti ascendenti o eretti. I fiori sono riuniti in racemi e hanno una corona gialla composta da 4 petali.
La rucola non presenta particolari problemi di coltivazione, e cresce bene in tutti i tipi di terreno: più il terreno è arido, più le foglie diventano piccanti e presentano una lamina spessa. Per essere raccolte le foglie, che costituiscono la parte commestibile della pianta, devono essere abbastanza sviluppate, ma occorre che il fusto fioriero non lo sia completamente. Le foglie devono essere utilizzate fresche (non dopo l'essiccazione), e si possono conservare surgelandole.

Pianta rustica molto apprezzata per il caratteristico sapore piccante, si usa spesso nelle insalate per aromatizzarle e renderle nel contempo più digeribili. Infatti la rucola dimostra proprietà aperitive e diuretiche; inoltre, si consiglia a chi si trova in uno stato psicofisico di debolezza, in quanto stimola la ripresa dell'organismo. La rucola

**Rucola**

*Composizione per 100 g di parte edibile*

| | |
|---|---|
| Parte edibile | 100% |
| Acqua | 91.0 g |
| Carboidrati | 3.9 g |
| Amidi | 0 |
| Proteine | **2.6** g |
| Lipidi | 0.3 g |
| Ferro | **5.2** mg |
| Calcio | **309** mg |
| Potassio | **468** mg |
| Fosforo | **41** mg |
| Vit. A ret. eq. | **742** mcg |
| Vitamina C | **110** mg |

*Fonte:* Tabelle di Composizione degli Alimenti, Istituto Nazionale della Nutrizione, 1998.

vanta anche proprietà antiscorbutiche ed emollienti.
Oltre l'uso alimentare e medicinale che la pianta presenta, le foglie consumate fresche offrono un valido aiuto a quanti soffrono di impotenza sessuale. Come tutte le Crucifere, anche la rucola contiene una significativa percentuale di iodio che contribuisce alla sua azione stimolante generale di tutte le funzioni organiche. L'azione diuretica non avviene per un meccanismo che implichi direttamente la funzione renale, ma si verifica per l'aumento del metabolismo e della velocità di circolo.

## La rucola in Bioterapia Nutrizionale®

In Bioterapia Nutrizionale® la rucola non viene mai proposta da sola in insalata, in quanto costituirebbe una sollecitazione organica intensa e non supportata dalla presenza di altri nutrienti più strutturali; essa si utilizza sempre in associazione con altri alimenti per aumentare il potere nutritivo del pasto e facilitare i processi digestivi. Si potrà impiegare insieme con la carne, il pesce, i pomodori, il formaggio, oppure con le insalate miste.

Nella classica associazione di bresaola, rucola, olio, scaglie di parmigiano e limone, il ruolo del vegetale è quello di stimolare i succhi digestivi e velocizzare gli assorbimenti, migliorando i processi metabolici, che potrebbero essere rallentati dall'associazione delle proteine della carne con quelle del formaggio. Ancora più impegnativo è il pasto composto da bresaola, uovo sodo, scaglie di parmigiano, olio, limone e rucola, riservato a soggetti in notevole carenza proteica o con metabolismo rallentato, a condizione che abbiano una funzione epatorenale in perfetta efficienza. La presenza dell'olio extravergine d'oliva in entrambe le associazioni si rende necessaria per sfruttare l'azione antiossidante della vitamina E in esso contenuta nei confronti dei cataboliti risultanti dall'intensa stimolazione metabolica e dall'eccesso di purine contenute nella bresaola.

In soggetti che, per motivi di lavoro, debbano mantenere uno stato ottimale di vigilanza post-prandiale senza obnubilamento del sensorio, un pasto veloce e ideale potrebbe essere il seguente.

- *Pranzo*: gamberi lessi in insalata con 100 g di rucola e mezzo avocado, assieme a un quarto di ananas.
  I gamberi bolliti, per il loro contenuto in iodio e con il colesterolo ridotto dal processo di bollitura, attiveranno i processi mentali, ulteriormente sollecitati dallo iodio contenuto nella rucola; l'avocado, ricco in lipidi insaturi, vitamina E, niacina, potassio (450 mg%) e poco sodio (2 mg%), contribuirà ad accelerare i processi digestivi, impedendo qualsiasi riduzione della vigilanza in fase post-prandiale.

Una associazione indicata a cena nella donna in menopausa con osteoporosi può essere composta come segue.

- *Cena*: 70 g di linguine con 100 g di vongole e 30 g di rucola; 200 g di pomodori Pachino crudi con 50 g di rucola; infine, 150 g di macedonia di frutta con 30 g di pinoli.

La pasta rappresenterà la quota in idrati di carbonio e glutine, necessaria per l'equilibrio glicemico, sempre indispensabile nella donna in menopausa soggetta a fasi depressive; le vongole apporteranno (assieme allo stimolo tiroideo mediato dal loro contenuto in iodio) quella quantità di calcio utile a tutti i soggetti affetti da osteoporosi e, per il ruolo di neuromodulatore svolto dal calcio, favorirà il rilassamento neurologico in vista del riposo notturno; contemporaneamente, la rucola fornirà altro iodio e calcio, contribuendo a una riduzione ponderale, in virtù del suo stimolo metabolico generale. Il calcio inorganico della rucola, rispetto a quello organico contenuto nelle vongole, si depositerà più facilmente nel tessuto osseo, attuando una preziosa sinergia terapeutica e ristrutturante. I pomodori Pachino, associati alla rucola, forniranno preziosi sali minerali e agevoleranno la funzione epatica, migliorando i processi di metabolizzazione ed eliminazione dei cataboliti. Infine, la macedonia costituirà un polivitaminico ricco di acqua di vegetazione ad azione diuretica, mentre i pinoli apporteranno una ulteriore quota di calcio e miglioreranno l'induzione del sonno per il loro effetto sedativo a carico del sistema nervoso.

# La verza e il cavolo cappuccio

Di origine antichissima, il cavolo è coltivato soprattutto nelle regioni centrosettentrionali d'Italia e si distingue in 2 varietà che sono il cavolo cappuccio (*Brassica oleracea*, variante *capitata*) e la verza (*Brassica oleracea*, variante *sabaudia*), termine entrato nell'uso comune per distinguere questa varietà di cavolo da quello di Bruxelles o dal cavolfiore.
Entrambe le varietà, pur appartenendo a 2 famiglie diverse, sono piante biennali dicotiledoni con radice fittonante non molto profonda e un fusto corto dal quale si dipartono numerose foglie, lisce per il cavolo cappuccio, rugose e crespe per la verza; le foglie apicali si dispongono a cappuccio formando una specie di testa o palla, più compatta nel cavolo cappuccio rispetto alla verza. Per quanto riguarda la dimensione della testa, essa è più grande nei cavoli tardivi, mentre le foglie interne sono generalmente bianche e quelle esterne verdi o rosse.
La coltivazione del cavolo è diffusa in tutta Italia, particolarmente in Veneto e Lombardia, con una raccolta che si estende dalla primavera all'inverno, in virtù delle numerose cultivar selezionate.

## Indicazioni nutrizionali

Le principali indicazioni nutrizionali della verza e del cavolo cappuccio riguardano le patologie della tiroide e le neoplasie, rispetto alle quali possono essere variamente associati per sfruttare il loro contenuto in iodio, allo scopo di eccitare o inibire la funzionalità ghiandolare. Come tutte le Crucifere, esse svolgono una dimostrata azione antineoplastica per il loro contenuto in antiossidanti e per la presenza di specifiche sostanze antimutagene (come è stato esposto nel capitolo introduttivo alla famiglia delle Crucifere). Lo stimolo metabolico indotto per attivazione della tiroide si traduce in un aumento di tutte le funzioni orga-

| Cavolo verza | |
|---|---|
| *Composizione per 100 g di parte edibile* | |
| Parte edibile | 93% |
| Acqua | 92.2 g |
| Carboidrati | 2.5 g |
| Amidi | 0 |
| Proteine | 2.1 g |
| Lipidi | 0.1 g |
| Ferro | **1.1** mg |
| Calcio | 60 mg |
| Sodio | 23 mg |
| Potassio | **260** mg |
| Fosforo | 29 mg |
| Tiamina | 0.06 mg |
| Riboflavina | 0.04 mg |
| Niacina | **0.60** mg |
| Vit. A ret. eq. | **19** mcg |
| Vitamina C | **47** mg |

*Fonte:* Tabelle di Composizione degli Alimenti, Istituto Nazionale della Nutrizione, 1998.

niche, compreso il transito intestinale; a questo proposito va detto che la verza, impiegata con olio e limone, dopo averla sbollentata senza arrivare alla cottura completa, svolge una diretta azione lassativa per la sua cellulosa, e per attivazione di specifiche sostanze irritative (fra le quali la clorofilla) a carico delle mucose digerenti. Tali sostanze non vengono liberate se viene impiegata la verza cruda e vengono perse quasi completamente se la stessa viene portata a cottura completa. Un'altra patologia che viene trattata in Bioterapia Nutrizionale® mediante l'impiego di queste Crucifere è il diabete. Infatti queste verdure sono di stimolo per la tiroide e, indirettamente, per il pancreas ipofunzionante e contengono una ridotta percentuale di fruttosio e di altri glicidi.

Le Crucifere, verza e cavolo cappuccio in modo particolare, sono molto utili nella dieta della donna in menopausa, soprattutto se affetta da osteoporosi. In queste verdure esiste un equilibrio ottimale di iodio, fosforo, ferro e vitamina C, che facilita l'assorbimento intestinale del calcio e la sua precipitazione nella struttura dell'osso. Inoltre, in menopausa si verifica una fisiologica riduzione della velocità metabolica, che si traduce in aumento del peso corporeo e in un rallentamento generalizzato. In questa situazione fisiologica le proteine della carne, che potrebbero contribuire ad aumentare il tono generale dell'organismo, debbono essere utilizzate in modica quantità per la loro azione di stimolo surrenalico (controproducente in questa fase della vita femminile) e per le loro purine che mettono in difficoltà la funzione renale; per queste ragioni, le Crucifere e il pesce rappresentano i cardini dell'alimentazione femminile in età post-menopausale.

Come per altre Crucifere, anche per la verza e il cavolo cappuccio devono essere prese in considerazione tutte le controindicazioni o i sinergismi che intervengono quando si compongano dei pasti completi. Per esempio, l'associazione con i legumi non rappresenta una soluzione nutrizionale ottimale per il metabolismo organico. Per le ragioni esposte anche nel capitolo dedicato al broccolo, l'insieme finisce per essere troppo ricco di sali, scorie e principi nutrizionali che l'organismo non riesce a smaltire e a utilizzare. Invece il pesce in associazione con le Crucifere in questione può svolgere diverse funzioni: di inibizione della funzione tiroidea se il pasto viene composto sfruttando tutto lo iodio della verza o del cavolo cappuccio consumato crudo (l'eccesso di iodio produce come effetto un blocco funzionale della ghiandola); di moderata inibizione se le verdure sono consumate cotte, quindi prive di una parte di iodio e di sali persi durante la cottura; infine di stimolo se si sceglie il pesce di scoglio, le cui carni contengono una minore quantità di iodio. Un'associazione particolarmente antifisiologica è quella della verza con il formaggio, in quanto le loro azioni metaboliche sono antitetiche: fluidificante e lassativa la prima, coagulante e astringente il secondo; di stimolo della tiroide la verza, delle paratiroidi il formaggio.
Diversi tipi di carne si possono associare alla verza e al cavolo cappuccio; fra questi deve essere evitato l'impiego della carne di agnello, a

causa del notevole contenuto di iodio e di testosterone, che si sommerebbe a quello vegetale e, a seconda della costituzione individuale, potrebbe provocare uno stato di eccitazione tiroidea, surrenalica e del sistema nervoso centrale.

Anche l'uovo non è un alimento facilmente utilizzabile assieme alle Crucifere; unica possibilità è quella di preparare delle frittate con il cavolfiore, la verza, il cavolo cappuccio e i broccoli, o il cavolfiore e i broccoli dorati fritti. In questa modalità di utilizzo l'uovo, modificato nella sua struttura organica e informativa, perde alcune caratteristiche che lo renderebbero controindicato assieme alle Crucifere; in particolare, perde parte della sua intensa azione di stimolo surrenalico e tiroideo e acquista una funzione di stimolo (quasi irritativo) epatico e colecistico che permette a un fegato non affetto da patologie di metabolizzare più facilmente le verdure.

## *La differenza fra verza e cavolo cappuccio*

La verza, impiegata prevalentemente cotta (in quanto cruda risulta di difficile digeribilità e non molto gradevole al gusto), non esplica una diretta azione diuretica ma, in virtù del suo contenuto in iodio, agisce stimolando la tiroide e quindi la velocità di circolo, con conseguente incremento del filtrato glomerulare. Quanto detto vale anche per il cavolo cappuccio cotto, mentre consumato crudo è notevolmente diuretico, sia per lo stimolo tiroideo più marcato (non si ha perdita di iodio conseguente alla cottura), sia perché, come tutte le verdure crude, non ostacola la funzione renale.
La verza, rispetto al cavolo cappuccio, è una Crucifera notevolmente più coriacea e ricca di scorie, fibre e clorofilla, tanto da essere maggiormente indicata nelle patologie tumorali e nelle stasi intestinali. Invece, il cavolo cappuccio si presta più facilmente per molteplici impieghi bionutrizionali: contiene una minore quantità di clorofilla, sali e fibre, per cui può essere proposto sia cotto sia crudo; ha un'azione diuretica, sia per l'aumento della velocità di circolo secondario alla stimolazione tiroidea, sia per il minore contenuto di sali, fibre e proteine vegetali; svolge un effetto lenitivo a carico della mucosa gastrica infiammata, in virtù del principio attivo 'gefarnato', che esplica un'azione antinfiammatoria, e conserva, come la verza, l'azione antineoplastica per la presenza del ditiol-tione.
La digeribilità del cavolo cappuccio crudo è superiore a quella della verza, anche perché, a differenza di quest'ultima, può essere associato al succo di limone ed è gradevole dal punto di vista organolettico.

# La verza e il cavolo cappuccio in Bioterapia Nutrizionale®

### *Verza o cavolo cappuccio lessi e ripassati in padella*

Si lessano le verdure e poi si ripassano in padella con olio extravergine d'oliva, aglio e peperoncino. Questa modalità di utilizzo permette di sfruttare sia l'azione lassativa sia quella antineoplastica, a opera della componente in fibra notevolmente rappresentata in questi vegetali. Si ricorda che lo stazionamento della massa fecale nel lume intestinale può essere responsabile dell'insorgenza di forme tumorali per la trasformazione dei nitriti e dei nitrati in nitrosamine cancerogene.
La modalità di cottura in olio bollente costituisce uno stimolo per la funzionalità epatica, per cui questi alimenti, così proposti, risultano utili nei soggetti diabetici, nei quali si verificherà un minore rialzo glicemico post-prandiale, anche per la notevole azione ipoglicemizzante dell'aglio e per il rallentato rilascio degli zuccheri indotto dalla presenza dell'olio.

## *Verza o cavolo cappuccio lessi con olio e limone (o aceto)*

Con questa modalità si utilizzano soprattutto le proprietà antineoplastiche e lassative.
La scelta del limone ha lo scopo di supportare il fegato nelle sue funzioni, mentre l'aceto è indicato per frenare la nausea e il vomito dei pazienti in trattamento chemioterapico.
Nei soggetti sani viene sfruttata l'azione dimagrante, quella lassativa e soprattutto quella di stimolo tiroideo, nonché un effetto miorilassante a opera del potassio, utile dopo intense fatiche muscolari con tendenza ai crampi.

## *Cavolo cappuccio crudo*

Le indicazioni e le associazioni alimentari del cavolo cappuccio crudo sono riportate negli altri paragrafi di questo capitolo.

## *Involtini di verza*

Si scotta la foglia di verza e, a seconda delle indicazioni terapeutiche, si prepara un impasto con carne tritata a cui possono essere aggiunti uova, parmigiano reggiano, mollica di pane bagnata nel latte, prezzemolo e aglio. Si chiude con uno stecchino (o si lega con un filo sottile) e si cuoce in un tegame con aglio e olio, eventualmente sfumando con vino.
In altri casi è preferibile cuocere in padella coperta con poca acqua, mentre se si deve arricchire dal punto di vista nutrizionale si può cuocere insieme con il pomodoro in sostituzione dell'acqua, oppure in brodo di carne, soprattutto quando necessita reintegrare le perdite idroelettrolitiche.

L'azione più importante di questa preparazione alimentare è quella lassativa e stimolante la tiroide, quindi può essere utile alla donna in menopausa, nella quale si ha una fisiologica riduzione funzionale dell'asse tiroide-ovaio, con tendenza al rallentamento delle funzioni intestinali, oppure agli individui anziani e defedati, quando si vuole fornire un apporto significativo di nutrienti ad azione rigenerante.

## *Riso e verza*

Piatto tipico delle regioni montane (che non dispongono, come quelle marine, di iodio atmosferico e di pesce marino), il riso con la verza costituisce una associazione metabolicamente bilanciata. Infatti, il riso esplica un'azione sedativa che permette l'apporto di iodio da parte della verza, senza provocare fenomeni di eccitazione tiroidea e neurologica. La scelta del riso al posto della pasta ha una precisa spiegazione fisiopatologica: lo stimolo tiroideo, con il conseguente aumento dei metabolismi organici, produce cataboliti che devono essere eliminati dal rene; quest'ultimo sarebbe ostacolato nella sua funzione dal glutine presente nella farina di grano, mentre viene agevolato dal riso, costituito prevalentemente da amido.

Riso e verza si prepara tagliando sottilmente la verza cruda e facendola soffriggere in pentola con olio extravergine d'oliva, aglio e poca acqua (senza quest'ultima la verza diventerebbe particolarmente dura); si aggiungono altra acqua bollente e il riso, che viene portato a cottura. Per la liberazione della vitamina K della verza nell'olio bollente, questo pasto può essere impiegato quando c'è un rischio emorragico in previsione del parto o di un qualsiasi intervento chirurgico.
Altra modalità è quella di mettere insieme il riso, la verza tagliata, l'olio e l'acqua, con aggiunta finale del sale; in questo caso si verifica un minore passaggio in soluzione della vitamina K liposolubile contenuta nella verza, a causa della mancata cottura in olio bollente. La differenza fra le 2 modalità si rende evidente quando questa associazione viene prescritta a soggetti cardiopatici, nei quali non è consigliabile indurre un aumento della coagulabilità ematica o, per la stessa ragione, nella donna in fase premestruale.

### *Verza e patate*

Le stesse motivazioni esposte per riso e verza valgono anche per verza e patate, piatto popolare che viene usato anche di sera a cena, quando l'attivazione tiroidea da parte della verza potrebbe provocare insonnia, agitazione ed eccesso diuretico durante la notte. In questo caso, l'amido delle patate seda il sistema nervoso, mentre il potassio svolge un'azione miorilassante, modera un eventuale eccesso diuretico e, soprattutto, impedisce la comparsa di crampi muscolari secondari alla perdita elettrolitica per via renale, fenomeno che può avvenire con altre associazioni diuretiche come patate e porri (piatto adatto soprattutto ai soggetti che presentino una sintomatologia di tipo renale, piuttosto che ipotiroidea).
Verza e patate si preparano facendo stufare la verza in padella coperta con olio extravergine d'oliva e aglio; dopo qualche minuto si aggiungono le patate tagliate a cubetti e si porta a cottura, all'occorrenza aggiungendo poca acqua bollente.

### *Crauti*

Sono una preparazione tipica dell'Europa centrale, dove manca lo iodio ambientale a causa della lontananza dal mare.
Si preparano facendo sbollentare il cavolo cappuccio nell'acqua e aceto; i crauti vengono poi pressati e preparati per la conservazione e la distribuzione commerciale. Nelle zone mediterranee il loro impiego alimentare è molto limitato, in quanto la loro importanza nutrizionale è secondaria rispetto al consumo delle verdure fresche e del pesce.

### *Centrifugato di cavolo cappuccio*

Per l'azione lenitiva e antinfiammatoria del cavolo cappuccio, nelle gastriti e nelle ulcere gastroduodenali si prepara un centrifugato di questa Crucifera e si fa bere in piccole quantità, a intervalli di circa 30 minuti.

## *Impiego antinfiammatorio delle foglie di verza o cavolo cappuccio*

L'indicazione elettiva dell'impacco di foglia di verza o cavolo cappuccio è costituita dalle infiammazioni articolari acute e dagli ascessi.
Si stende la foglia su un piano rigido e si riscalda con calore secco (per esempio avvicinando un ferro da stiro caldo), per ammorbidirla e renderla aderente all'articolazione da trattare. Dopo averla applicata, si fascia la zona anatomica per diverse ore, in modo da avere la liberazione dei principi attivi antinfiammatori e antalgici e il loro assorbimento attraverso la cute. Pur non conoscendo esattamente il meccanismo d'azione, l'effetto farmacologico più evidente è simile a quello delle sostanze revulsive come l'ittiolo.

## *Associazioni nutrizionali*

Un pasto ad azione antitumorale potrebbe essere composto da 70 g di salmone affumicato, 150 g di cavolo cappuccio crudo o verza cotta e 200 g di fragole. In questo caso, ai grassi omega 3 del salmone si aggiungono la specifica azione antitumorale della Crucifera e quella antiossidante delle fragole.

Invece, una associazione bionutrizionale composta da 200 g di cavolo cappuccio ripassato direttamente nell'olio extravergine bollente, 180 g di bistecca ai ferri e 2 kiwi è farmacologicamente efficace in caso di metrorragia. Il cavolo cappuccio, la cui vitamina K diventa biodisponibile in un mezzo lipidico come l'olio d'oliva bollente, ha una spiccata azione antiemorragica, la carne rossa reintegra la perdita di emoglobina e i kiwi esprimono, in questo caso, tutto l'effetto coagulatorio della loro vitamina C.

L'associazione di 150 g di carne bianca ai ferri, 150 g di cavolo cappuccio ripassato in padella con aglio, olio extravergine d'oliva e peperoncino e 1 insalata condita con yogurt può essere terapeuticamente efficace in una donna affetta da candidosi vaginale; la povertà in zuccheri, la tendenza acidificante e la vitamina E sono ottimi presidi per contrastare la proliferazione dei miceti.

Un pasto che può essere proposto nel trattamento di un soggetto diabetico quando non ha più la necessità di assumere farmaci ipoglicemizzanti può essere il seguente: 180 g di lombata di maiale, 150 g di verza cotta in olio extravergine d'oliva, aglio e peperoncino e 1 mela.
La stessa associazione può essere sfruttata per ottenere una stimolazione epatica quando sia necessario indurre il fegato a metabolizzare gli ormoni. In questo secondo caso si sfrutta l'azione tiroidea dello iodio contenuto nella verza, il cui effetto viene prolungato nel tempo dalla proteina del maiale, mentre la mela fornisce gli zuccheri indispensabili per la cellula epatica.
Una variante può essere quella di ripassare in padella la verza assieme a 1 salsiccia di maiale sbriciolata. È una soluzione nutriente che viene utilizzata normalmente dalle popolazioni delle zone montane, meno ricche di iodio. In questo caso, i grassi della salsiccia vengono ceduti e catturati dal cavolo, determinando una autonomia energetica per tempi particolarmente lunghi e una cessione altrettanto lenta e prolungata dello iodio e degli zuccheri, per cui è raccomandabile anche ai pazienti diabetici.

## *Associazioni ad azione ormonale*

Un *sauté* di vongole e cozze, con 150 g di cavolo cappuccio e 1 pesca è un pasto indicato in caso di osteoporosi e ipotiroidismo postmenopausale. Il calcio contenuto nei frutti di mare viene ben utilizzato grazie alle vitamine C ed E del cavolo cappuccio che, a sua volta, contiene una quota di calcio. I principi antitumorali del vegetale, uniti alla forte attivazione metabolica indotta dal pesce permettono un recupero del tono fisico e psichico; infine la pesca consente una maggiore eliminazione di scorie tossiche, conseguenza dei metabolismi accelerati.

Quando si vuole intervenire sulla funzionalità delle paratiroidi si potranno proporre 150 g di mozzarella, 150 g di cavolo cappuccio, 150 g di macedonia di frutta e 70 g di pinoli; anche in questo caso, l'indicazione elettiva è il trattamento bionutrizionale della donna in menopausa con marcata tendenza all'osteoporosi. Infatti il rene non viene ostacolato da una proteina di origine animale e riceve abbondante acqua di vegetazione da parte della macedonia di frutta e della verdura cruda; lo stimolo metabolico del cavolo cappuccio evita l'aumento ponderale da parte di un alimento complesso come la mozzarella; infine si ha un notevole apporto di calcio da parte dei pinoli (che forniscono anche una discreta quantità di ferro, di magnesio e svolgono una funzione sedativa che contrasta l'eventuale effetto eccitante), della mozzarella e dello stesso cavolo cappuccio.

L'associazione di 200 g di spigola arrosto, 150 g di cavolo cappuccio crudo e 150 g di fragole è in grado di ridurre nettamente la sonnolenza e l'imbibizione tipiche del periodo menopausale, determinando un aumento del tono adrenergico.

Nella seconda metà del ciclo in una donna che non può utilizzare la carne per concomitante difficoltà renale, dovendo comporre dei pasti utilizzando la verza o il cavolo cappuccio, che però siano adatti al periodo ormonale e facilitino la preparazione fisiologica del flusso mestruale, dobbiamo tener conto del fatto che il pesce potrebbe provocare una non richiesta inibizione tiroidea; l'uovo tenderebbe a eccitare la funzione surrenalica; la ricotta o la mozzarella (le cui proteine non interferirebbero negativamente con la funzione renale) hanno una notevole quota di calcio che aumenterebbe la coagulabilità ematica; la pasta assieme alla verza provocherebbe un gonfiore addominale e una imbibizione tessutale, già presente fisiologicamente in fase premestruale; infine i legumi avrebbero le stesse controindicazioni della pasta, con l'aggravante di una maggiore quota di proteine vegetali.

Una soluzione piuttosto sgradevole dal punto di vista organolettico, ma digeribile e rispondente alle esigenze fisiopatologiche proposte sarebbe quella di associare una zuppa di pane e latte con la verza lessa e ripassata in padella o con il cavolo cappuccio crudo. Il latte agevola la filtrazione renale e apporta una quota di calcio non sufficiente ad alterare la coagulabilità ematica, insieme con il triptofano e gli zuccheri (entrambi presenti anche nel pane), che agevolano l'equilibrio ormonale della seconda metà del ciclo femminile.

## *Associazioni alimentari dimagranti*

Con effetto stimolante la tiroide si possono comporre dei pasti come il seguente: 2 uova sode, 150 g di cavolo cappuccio crudo e 1 banana o 1 mela cotta.
Allo stimolo surrenalico e tiroideo delle 2 uova sode si aggiunge quello dello iodio contenuto nel cavolo cappuccio; la banana o la mela cotta hanno la funzione di modulare un eventuale eccesso di stimolo per il loro contenuto in potassio e, soprattutto, di agevolare il lavoro metabolico del fegato, fortemente sollecitato dall'aumento del metabolismo organico. In questo caso la scelta delle fragole come frutta avrebbe come effetto una inibizione tiroidea per eccesso di iodio, mentre l'impiego del kiwi aumenterebbe ulteriormente il metabolismo senza essere di aiuto per l'epatocita, ma avrebbe un'azione lassativa in caso di stipsi.
Anche 140 g di filetto ai ferri, 150 g di cavolo cappuccio crudo e 4-5 mandarini costituiscono un pasto ad azione dimagrante e diuretica per la sollecitazione metabolica del filetto ai ferri, per la stimolazione tiroidea da parte dello iodio del cavolo cappuccio e dei mandarini, e per l'azione diuretica di questi ultimi.
L'associazione composta da 150 g di hamburger, 150 g di verza appena scottata con olio extravergine d'oliva e limone e 3 clementine o mandarini risponde anch'essa alle esigenze di un pasto dimagrante, da preferirsi nei soggetti che necessitino di uno stimolo lassativo ottenuto per l'impiego della verza con olio e limone.
Quando il paziente in dieta dimagrante è affetto da stipsi cronica, resistente ad altre soluzioni alimentari, si può comporre un pasto utilizzando 200 g di verza appena scottata e condita con olio extravergine d'oliva, sale e limone, 140 g di straccetti e 1 kiwi, creando un insieme bionutrizionale dotato di intensa azione lassativa. La verza infatti, soprattutto se poco cotta, è in grado di stimolare l'intestino sia per la presenza della cellulosa, sia per lo stimolo tiroideo che aumenta la peristalsi; quest'ultima viene ulteriormente accelerata dal kiwi.

In altre situazioni cliniche si possono proporre pasti dimagranti come il seguente: 200 g di pesce azzurro in padella, 150 g di cavolo cappuccio crudo e mezzo melone, riuscendo a ridurre il peso corporeo per l'aumento del metabolismo e per la notevole azione diuretica e fluidificante del melone.

## *Associazioni che inibiscono la tiroide*

Nelle condizioni cliniche di ipertiroidismo o quando bisogna frenare la funzionalità tiroidea si può agire fornendo all'organismo un eccesso di iodio che funziona da freno inibitorio sulla produzione degli ormoni tiroidei, per esempio 200 g di pesce al forno o ai ferri (modalità di cottura che potenzia il contenuto in iodio del pesce), 150 g di cavolo cappuccio crudo e 150 g di fragole. Da notare che in questi casi bisogna sempre agevolare la filtrazione renale, in quanto il rallentamento metabolico potrebbe provocare una imbibizione organica. Infatti la proteina del pesce non ostacola il rene come quella animale, mentre il cavolo cappuccio crudo e le fragole hanno una diretta azione diuretica. Nello stesso pasto, la semplice sostituzione del pesce arrosto con il pesce lesso (scelto fra quelle varietà meno ricche di iodio), per la perdita di iodio e sali in soluzione durante la bollitura, svolge un'azione esattemente opposta, vale a dire di stimolo della tiroide.

Anche pesce, verza cotta e pera provocano un rallentamento della tiroide, mentre pesce, cavolo cappuccio crudo e fragole la inibiscono in modo più marcato, in quanto lo iodio del cavolo cappuccio crudo è più abbondante e biodisponibile di quello della verza cotta (o dello stesso cavolo cappuccio cotto).

# Il cavoletto di Bruxelles

Originario del Belgio, il cavolo di Bruxelles (*Brassica oleracea* variante *gemmifera*) viene coltivato soprattutto in Europa, in particolare in Inghilterra, Francia e Olanda. La pianta è biennale e, rispetto alle altre Brassicacee, presenta un fusto che a volte può superare 1 m di altezza e terminare con un cavolo molto basso; le foglie sono quasi tonde, lisce e poco bollose e alla loro ascella si formano cavolini o cavoletti sessili di dimensioni variabili da 15 a 40 mm.

Il numero di cavoletti per pianta può superare il centinaio.

Le cultivar si distinguono in base alla taglia, alla lunghezza del ciclo e alla pezzatura dei cavoletti; tra le più interessanti ricordiamo *Frigostar*, *Rampart*, *Sigmund*, *Lunet* e *Jade Cross*.

Per le sue eccellenti caratteristiche gastronomiche e la facilità di presentazione e di servizio, questa speciale qualità di cavolo è entrata anche nei menù eleganti, merito dei coltivatori belgi del XIX secolo.

Sotto il profilo nutrizionale, il cavolo di Bruxelles ha un valore nutritivo e un uso simili a quelli del cavolo cappuccio ma, rispetto a questo, contiene una maggiore quantità di fosforo, ferro, biotina, carboidrati, proteine e alcuni aminoacidi, tra i quali leucina e lisina. Simili sono anche il contenuto in gefarnato (sostanza antinfiammatoria per la mucosa gastrica) e alcuni effetti generali bionutrizionali, ma il cavoletto di Bruxelles veicola un'informazione energetica più intensa, in quanto le sue piccole dimensioni permettono il consumo di numerose unità nello stesso pasto. Una peculiarità che lo differenzia dal cavolo cappuccio è la sua azione meno diuretica, forse per il maggiore contenuto in clorofilla, evidenziata dal colore verde più intenso ma, soprattutto, perché contiene tutti i nutrienti e tutta l'informazione energetica del cavolo cappuccio in una struttura molto più piccola. La clorofilla svolge un'azione di stimolo del transito intestinale

| Cavoletto di Bruxelles | |
|---|---|
| *Composizione per 100 g di parte edibile* | |
| Parte edibile | 76% |
| Acqua | 85.7 g |
| Carboidrati | 4.2 g |
| Amidi | 0.8 g |
| Proteine | 4.2 g |
| Lipidi | 0.5 g |
| Ferro | **1.1** mg |
| Calcio | **51** mg |
| Sodio | 6 mg |
| Potassio | **450** mg |
| Fosforo | **50** mg |
| Tiamina | 0.08 mg |
| Riboflavina | 0.14 mg |
| Niacina | **0.70** mg |
| Vit. A ret. eq. | **220** mcg |
| Vitamina C | **81** mg |

*Fonte:* Tabelle di Composizione degli Alimenti, Istituto Nazionale della Nutrizione, 1998.

e dei metabolismi organici, il cui risultato finale dovrebbe consistere in un incremento del filtrato glomerulare; tuttavia la sua presenza nei vegetali dal colore verde più o meno intenso è sempre associata a un eccesso di sali minerali e di ossalati, che finiscono per trattenere i liquidi organici e frenare la diuresi. Del resto, la percentuale di clorofilla nei vegetali è direttamente proporzionale alla loro esposizione alla luce e al calore solare, fattore che condiziona una maggiore presenza di struttura, di mineralità e di consistenza degli organismi viventi.

Il cavoletto di Bruxelles può essere impiegato nelle patologie oncologiche, come tutte le altre specie della famiglia delle Crucifere ma, per il messaggio energetico e informativo di cui si è detto, ha una indicazione elettiva nei bambini in accrescimento, che lo gradiscono perché meno aggressivo nel sapore e nell'odore, tanto da avere un gusto vagamente dolciastro. Nei pazienti affetti da gastralgie e ulcere o da stipsi cronica, questo vegetale viene utilizzato in Bioterapia Nutrizionale® in varie associazioni alimentari, proponendolo sempre cotto, in quanto non si presta per un impiego come verdura cruda a causa del suo stroma più coriaceo rispetto a quello del cavolo cappuccio. Rispetto ad altre Crucifere, quali la verza, i broccoli e il cavolfiore, i cavoletti di Bruxelles non sono adatti per essere preparati assieme alla pasta, al riso o ai legumi come piatto unico, per cui vengono proposti come contorni, nelle varie modalità di cottura.

Le proteine che si possono associare ai cavoletti di Bruxelles sono soprattutto quelle del pesce e della carne. Nel primo caso lo scopo terapeutico potrà essere duplice: inibire la funzionalità tiroidea per eccesso di iodio se, per completare il pasto, si aggiungerà 1 frutto anch'esso ricco di iodio come le fragole; stimolare la tiroide con il doppio iodio, veicolato rispettivamente da una struttura vegetale e da quella proteica del pesce, a condizione di scegliere un frutto, come la mela, che non contenga iodio.

Per quanto riguarda le proteine della carne, i cavoletti di Bruxelles favoriranno la loro digeribilità e, stimolando i metabolismi organici, contribuiranno al drenaggio dei cataboliti e delle scorie azotate.

Come tutte le Crucifere, anche i cavoletti di Bruxelles presentano poche indicazioni in associazione con i formaggi (eccesso di sali e impegno della funzione epatobiliare) e con l'uovo (eccesso di stimolo surrenalico).

## Il cavoletto di Bruxelles in Bioterapia Nutrizionale®

### *Cavoletti bolliti con olio e limone o ripassati in padella*

I cavoletti di Bruxelles possono essere proposti bolliti con olio e limone o ripassati in padella con aglio e olio extravergine d'oliva.
In questo secondo caso prevale un'azione sedativa del sistema nervoso (per la presenza dell'aglio) e di stimolo del fegato, mentre nel

caso precedente i cavoletti esplicano soprattutto i loro effetti metabolici, diuretici e antitumorali.

### *Cavoletti in besciamella*

Altra modalità è quella di far bollire i cavoletti tagliati a spicchi, adagiandoli in una casseruola e coprendoli con la besciamella, per poi passarli in forno fino a cottura completa. Molto semplicemente, si farà sciogliere la farina nel latte, si verserà la soluzione sui cavoletti e si aggiungeranno dei fiocchetti di burro: il calore del forno renderà il tutto omogeneo, ottenendo una associazione completa dal punto di vista nutrizionale, adatta quando si debba nutrire un soggetto inappetente tramite un pasto semplice, ridotto nella quantità, ma che risponda a tutte le esigenze organiche. Infatti, nella besciamella sono contenuti i lipidi e le proteine del burro; gli idrati di carbonio della farina; il calcio, gli zuccheri, le proteine, i lipidi e i sali minerali del latte. Se il paziente a cui questo pasto è rivolto avesse problemi di masticazione o di deglutizione (soggetti anziani o defedati, faringiti e/o faringo-tonsilliti ostruttive nei bambini, tumori della gola o dell'esofago), si potrà fare un passato, oppure un omogenizzato in modo da ottenere una crema molto digeribile, gradevole e appetibile, dotata di una completezza nutrizionale associata a una funzione lenitiva delle mucose digestive.

## ***Associazioni nutrizionali***

In soggetti demineralizzati o nella dieta di un atleta dopo una attività muscolare piuttosto impegnativa si potrà associare il formaggio ai cavoletti di Bruxelles nel modo seguente: 70 g di pasta al pomodoro (o riso all'arrabbiata se si vuole agevolare la funzionalità epatica), 250 g di scamorza ai ferri, 200 g di cavoletti di Bruxelles ripassati in aglio e olio extravergine d'oliva, 1 banana.
Questo pasto sarà sufficiente a reintegrare le perdite di sali minerali, in particolare calcio e potassio, fornirà una buona percentuale di idrati di carbonio e di zuccheri biodisponibili per ripristinare le perdite di glicogeno muscolare, apporterà le proteine del formaggio con una ridotta quota di lipidi saturi (in virtù della perdita lipidica durante la cottura della scamorza) e stimolerà il metabolismo generale mediante lo iodio e il ferro contenuti nei cavoletti.

Nel caso di una donna in menopausa senza disturbi epatici e della coagulazione ematica, un pasto similare potrà essere composto da 200 g di mozzarella o altro formaggio più magro, tipo asiago, 150 g di cavoletti di Bruxelles bolliti o ripassati in padella e 1 frutto fluidificante e diuretico, per esempio 4-5 mandarini, un quarto di ananas o mezzo melone.
In caso di allergia o altra controindicazione ai derivati del latte, la quota proteica sarà sostituita da 170 g di lombata di maiale e, come frutta, sarà ideale la mela cruda, per evitare irritabilità delle mucose digestive da parte dei frutti fluidificanti (soprattutto da parte dell'ananas), in quanto i grassi del maiale rallentano la digestione e prolungano il contatto del chimo con la mucosa gastrica.

L'associazione costituita da 150 g di cavoli di Bruxelles bolliti e ripassati con aglio, olio extravergine d'oliva e peperoncino, 180 g di petto di tacchino al pompelmo e 1 kiwi costituirà una soluzione ottimale per mantenere attivi i metabolismi cerebrali in uno studente che abbia bisogno di stimolare i processi della memoria o nei soggetti che svolgano intensa attività intellettuale. La proteina animale ricca in tiamina, il colesterolo del burro, il ferro, il fosforo e la biotina dei cavolini, associati a un potente attivatore intracellulare come il kiwi, rappresenta un insieme nutrizionale dalle proprietà sorprendenti sul sistema nervoso.

A mano a mano che aumenta l'eccitazione neurologica, legata alla prestazione, questo pasto sarà meno conveniente e dovrà essere sostituito da soluzioni più moderate, come quella composta da 70 g di pasta ai fiori di zucca, 200 g di salmone ai ferri e 200 g di macedonia di frutta. I metabolismi cerebrali saranno sollecitati dal fosforo e dal colesterolo del salmone, lo stimolo energizzante verrà fornito dai fiori di zucca, mentre la macedonia e la pasta provvederanno a sedare il sistema nervoso, permettendo un calo dell'ansia e un buon riposo notturno.

I cavoletti di Bruxelles si prestano anche alla preparazione di numerose associazioni alimentari dimagranti. Un esempio può essere composto nel modo seguente: 150 g di polipo bollito in insalata, 150 g di cavoletti lessi e ripassati con aglio, olio extravergine d'oliva, prezzemolo e peperoncino, 150 g di fragole; oppure: 180 g di pesce spada o di salmone ai ferri, 150 g di cavoletti ripassati in padella e 150 g di sedano in pinzimonio (per aumentare lo stimolo iodato e il transito intestinale), senza la frutta.
Questi 2 pasti sono proponibili nella donna obesa in menopausa, che necessiti di uno stimolo metabolico; il secondo pasto, per l'assenza della frutta, sarà indicato soprattutto quando coesista potenzialità o patologia diabetica. Qualora la paziente non presenti uno stato di ipercolesterolemia, la modesta quantità di colesterolo presente nei tipi di pesce impiegati sarà utile al fegato per coniugare quella quota insufficiente di estrogeni, che attenueranno la sintomatologia tipica del periodo menopausale. Gli stessi pasti potranno essere prescritti in una donna in fase ovulatoria, in quanto il colesterolo faciliterà l'avvio della produzione ovarica di progesterone, mentre gli altri nutrienti del pasto svolgeranno azione di stimolo metabolico e faciliteranno la diuresi.

Ad azione dimagrante sarà anche un pasto composto da 180 g di salsiccia di puro suino 150 g di cavoletti ripassati in aglio, olio extravergine d'oliva, prezzemolo e peperoncino 150 g di fragole, o mezzo melone, o un quarto di ananas, a seconda delle caratteristiche individuali del paziente.

# Il broccolo

Il broccolo o cavolo broccolo o *Brassica oleracea* varietà *italica* è una Crucifera il cui nome deriva da 'brocco' che significa germoglio, pallone. La struttura della pianta è più semplice di quella del cavolfiore per cui, probabilmente, è più antica di quest'ultima; secondo alcuni botanici è di origine italica, tanto che le cronache siciliane antiche la riportano con il nome di *Brocculi*, *Vrocculi* o *Sparaceddi*. Attualmente è coltivato nelle Americhe, in Asia e in Europa, con l'Italia al primo posto.

Il broccolo, nella varietà di broccolo romano, è un fiore verde dalla forma di cono; esistono altre varietà, come il broccolo siciliano, costituito da un ciuffo molto scuro (simile a un cavolfiore espanso) o altri ibridi dalle forme più varie.
La struttura e la forma della pianta sono simili a quelli del cavolfiore, da cui differisce soprattutto per le foglie più scure (colore verde con diverse tonalità tendenti al grigio), un margine dentellato e una infiorescenza che può raggiungere un diametro di 25 cm e un peso variabile da 100 a 1000 g. Rispetto al cavolfiore, il broccolo ha getti laterali eduli in numero variabile (fino a 40), preferisce le temperature fresche e tollera le gelate nelle fasi precedenti la fioritura; al contrario, se la gelata ha luogo quando sono presenti le infiorescenze, la superficie prima imbrunisce e poi marcisce.
Dal punto di vista organolettico e nutrizionale, il broccolo perde le sue caratteristiche in conseguenza di una prolungata conservazione: tende a ingiallire, perde parte del sapore, indurisce ed emette odori indesiderabili, soprattutto se viene tenuto a una temperatura vicina a 0 °C; essendo abbastanza deperibile, viene di solito surgelato, il che causa la perdita della vitamina C e del betacarotene. Rispetto al cavolfiore, il broccolo ha una maggiore quota di proteine, vitamine A, $B_1$, $B_2$, C, acido folico, calcio, magnesio, fosforo, sodio, zolfo e cloro.

| Broccolo | |
|---|---|
| *Composizione per 100 g di parte edibile* | |
| Parte edibile | 51% |
| Acqua | 92.0 g |
| Carboidrati | 3.1 g |
| Amidi | 0 |
| Proteine | 3.0 g |
| Lipidi | 0.4 g |
| Ferro | **0.8** mg |
| Calcio | 28 mg |
| Sodio | 12 mg |
| Potassio | **340** mg |
| Fosforo | **66** mg |
| Tiamina | 0.04 mg |
| Riboflavina | **0.12** mg |
| Niacina | **1.80** mg |
| Vit. A ret. eq. | **2** mcg |
| Vitamina C | **54** mg |
| Selenio | tracce |
| Rame | 0.06 mg |
| Zinco | **2.35** mg |
| Magnesio | **29** mg |

*Fonte:* Tabelle di Composizione degli Alimenti, Istituto Nazionale della Nutrizione, 1998.

# Indicazioni e controindicazioni nutrizionali

I ricercatori della Johns Hopkins University hanno scoperto che nel broccolo è contenuta una potente sostanza anticancerogena, appartenente al gruppo degli isotiocianati, capace di attivare le autodifese dell'organismo. Gli studi hanno dimostrato che il rischio di cancro al colon e alla mammella si riduceva del 60-80% nelle cavie animali trattate con il principio attivo estratto dai broccoli. La stessa sostanza anticancerogena è contenuta, in maniera più uniforme e concentrata, nei germogli di broccolo, più gradevoli e quindi più facilmente utilizzabili dal punto di vista alimentare. «I germogli di broccolo di appena 3 giorni contengono il principio attivo da 20 a 50 volte in più che nella pianta matura e questa può essere una buona ragione per inserire i germogli di broccolo nelle diete», ha detto Paul Talalay, professore di farmacologia della Johns Hopkins University, che guida il gruppo di ricerca. Partendo da un punto di vista quantitativo, si è calcolato che 1 kg di germogli di broccoli la settimana fornisce all'organismo una quantità di principio attivo utile a proteggerlo dal rischio di cancro. Oltre tutto, i germogli hanno bisogno di appena 3 giorni per arrivare alla piena maturazione, contro i 55-70 giorni necessari per lo sviluppo della pianta adulta.

Altre ricerche sono state condotte in Giappone, dove è stato riscontrato che gli isotiocianati sono in grado di bloccare la crescita dei melanomi e stimolano la sintesi di enzimi in grado di prevenire lo sviluppo di tumori.
Secondo le dichiarazioni degli scienziati del World Cancer Research Found, la famiglia delle Crucifere, alla quale appartengono anche i cavoli, i cavolfiori, le verze e i cavolini di Bruxelles, potrebbe rivelarsi utile contro l'insorgenza di tumori al colon, al pancreas, all'utero, alla faringe, ai polmoni, all'esofago e allo stomaco.

Il broccolo è un vegetale controindicato nei soggetti affetti da ipertensione arteriosa, soprattutto se su base surrenalica mentre, per il suo maggiore contenuto di zolfo (microelemento importante per i tessuti ectodermici come la pelle e il tessuto nervoso, in quanto entra a far parte di numerosi enzimi e catalizzatori biologici), viene tollerato più del cavolfiore dai pazienti con patologie epatiche, soprattutto se proposto nell'associazione di pasta e broccoli. Per il suo contenuto in ferro, il broccolo può aggravare la funzionalità dell'epatocita, quando esista un danno organico grave o ci sia un accumulo intracellulare di ferro e di ferritina.

Per lo stimolo metabolico indotto dal contenuto in clorofilla, vitamina C, ferro e iodio, nonché per la ridotta percentuale di zuccheri, il broccolo può essere impiegato vantaggiosamente nel trattamento bionutrizionale del diabete, mentre è controindicato nel soggetti affetti da sindromi cefalalgiche, sia per la ric-

chezza in sali sia per la sua tendenza edemizzante, con aumento della pressione endocranica. Questo è il motivo per cui (a differenza del cavolfiore che ha un'azione diuretica in virtù dell'azione miorilassante del bromuro) in tutte le patologie caratterizzate da una ritenzione di liquidi (patologie polmonari congestizie, edemi periferici, scompenso cardiaco congestizio) il broccolo deve essere evitato o prescritto sempre con prudenza.
Opportunamente associato, esso può essere impiegato nel trattamento delle patologie che si possono giovare dei suoi nutrienti (ipotensione, diabete, ipotiroidismo, patologie oncologiche, sideropenie, eccetera), in quanto il suo contenuto in sali risulta inferiore rispetto a quello delle cime di rapa.
Queste ultime presentano una concentrazione di nutrienti simile a quella del broccolo, con una quantità di iodio e di sali decisamente superiore, mentre gli zuccheri sono espressi in percentuale minore. Per questa ragione, i pazienti affetti da ipotiroidismo o diabete, senza compromissione della funzionalità renale, si giovano maggiormente della cima di rapa rispetto al broccolo.

Il pesce e i broccoli possono essere vantaggiosamente impiegati in senso dimagrante, a condizione di scegliere i pesci meno ricchi di iodio, quali la razza (o 'arzilla'), la sogliola e tutte quelle specie che sono meno aggressive. Anche prodotti ittici come la seppia, il polipo, il calamaro possono essere associati ai broccoli, soprattutto nell'alimentazione della donna; infatti si caratterizzano per la scarsa percentuale di iodio, per la presenza di cavità interne e per il loro contenuto in colesterolo, spesso utile per il metabolismo ormonale femminile. Al contrario, i pesci predatori commestibili come il cefalo o la spigola hanno un maggiore contenuto in iodio e sali, con più intenso potere androgenizzante (controindicati nei soggetti di sesso femminile o in chi ha una iperfunzione surrenalica).
I broccoli, che nella alimentazione contadina di un tempo venivano impiegati solo nel pasto di mezzogiorno, non devono essere associati ai legumi, in quanto l'eccesso di nutrienti (ferro, silicio, proteine vegetali e calcio) provocherebbe una notevole difficoltà digestiva e metabolica con aggravamento delle funzioni epatica e renale. Stessa controindicazione si verifica per l'associazione dei broccoli con il formaggio; in questo caso, all'eccesso di nutrienti e sali minerali, si aggiunge una irritazione del sistema nervoso centrale per lo iodio contenuto nei broccoli e per la taurina del formaggio.

## I broccoli in Bioterapia Nutrizionale®

### *Broccoli crudi*

Si tagliano sottilmente i broccoli, scartando le parti finali del gambo che sono più coriacee, e si condiscono con olio, sale, aceto (eventualmente peperoncino).
Questa modalità di utilizzo dei broccoli è quella più adatta per sfruttare tutte le virtù nutritive di questo vegetale, utilissime soprattutto nei soggetti affetti da patologie oncologiche. Nella variante in cui al broccolo crudo si aggiunge mollica di pane intrisa di aceto, prezzemolo tritato, aglio schiacciato, olio, capperi e alici, si crea una soluzione che rappresenta un potentissimo stimolo del metabolismo cerebrale. Infatti il broccolo, i capperi e le alici hanno una diretta azione eccitante sulle cellule cerebrali e, per il loro contenuto di iodio, rappresentano un consistente stimolo tiroideo in grado di accelerare le funzioni organiche. L'aglio e l'olio hanno un'azione di regolazione sulle cellule nervose sollecitate dallo iodio, mentre il prezzemolo facilita il trasporto di tutti i nutrienti presenti in questa preparazione. Essa è particolarmente adatta per gli individui con difficoltà di concentrazione, lentezza dei riflessi o scarsa lucidità mentale, ma validissima anche durante i trattamenti chemioterapici, perché contrasta la nausea.

### *Broccoli lessi con olio e limone*

Nella prevenzione dei tumori è preferibile utilizzare le Crucifere crude, ma nei soggetti con funzioni compromesse, i quali manifestano scarsa appetenza o incapacità di consumare l'alimento crudo, quello cotto viene tollerato più facilmente.
Con questa modalità di utilizzo dei broccoli, la stimolazione tiroidea risulta meno intensa per le perdite subite durante il processo di ebollizione, ma si produce un'azione dimagrante (difficile da ottenere con altre modalità di impiego dei broccoli), in quanto alla riduzione dei sali minerali, persi nell'acqua di bollitura, si associa l'effetto dimagrante del limone e dell'olio extravergine d'oliva crudo.
Anche i broccoli ripassati in padella vengono prima lessati e scolati, ma l'olio extravergine d'oliva, durante la cottura, oltre ad aggiungere i suoi nutrienti, forma un film lipidico intorno alla struttura dei broccoli, impedendo una ulteriore perdita di sali minerali; questa modalità di cottura attiva contemporaneamente fegato e tiroide, favorendo la metabolizzazione e l'eliminazione dei cataboliti circolanti.

### *Broccoli affogati in padella*

I broccoli, cotti direttamente in aglio e olio extravergine d'oliva, conservano tutto il loro potere nutrizionale, ma richiedono un lungo tempo di cottura. Si preparano tagliandoli in piccoli pezzi, immergendoli in olio extravergine d'oliva bollente, in cui è stato posto anche uno spicchio d'aglio schiacciato, e lasciandoli cuocere con il coperchio in modo da non lasciar evaporare l'acqua di vegetazione, ricca di nutrienti e sali minerali e necessaria per una cottura uniforme dell'alimento.
Questa modalità di utilizzo, con l'eventuale aggiunta finale di prezzemolo e peperoncino, è utile quando è necessario sfruttare al massimo tutto il potere nutrizionale, lo stimolo neurologico e quello metabolico dei broccoli, limitando, in virtù dell'aglio e dell'olio, l'eccitazione del sistema nervoso. In ogni caso è preferibile utilizzarli nel pasto di mezzogiorno, in quanto il notevole impegno digestivo che essi comportano finirebbe per disturbare il sonno, anche quando vengano associati alla pasta per aumentare l'effetto sedativo.

### *Broccoli lessi e ripassati in padella*

I broccoli lessati e poi ripassati in padella richiedono un tempo di cottura più breve, ma perdono parte dei nutrienti nell'acqua di bollitura.
In questo caso saranno adatti ai pazienti che non sopportino l'eccesso di ferro, iodio e sali minerali, ma che si possano giovare del potere nutritivo e antineoplastico dei broccoli. Saranno indicati quando è richiesto lo stimolo epatico indotto dalla modalità di cottura associato alla ricchezza nutrizionale dei broccoli.
Per questa ragione sono utili negli atleti che devono recuperare le perdite elettrolitiche dopo una intensa attività sportiva; nei bambini in accrescimento o che abbiano subìto una frattura ossea (il calcio dei broccoli è particolarmente biodisponibile in quanto è associato alla vitamina C che ne facilita l'assorbimento); nella donna in menopausa con osteoporosi; dopo un intervento chirurgico, per l'azione cicatrizzante della vitamina K e per quella tonica della vitamina C e del ferro; infine in tutti i soggetti debilitati che debbano reintegrare le loro riserve energetiche e in corso di raffreddore, quando non siano presenti le controindicazioni descritte nella parte generale di questo capitolo.
Lo stimolo tiroideo frenato dalla presenza dell'aglio e dell'olio (che fanno rilasciare lentamente lo iodio ed esplicano un'azione sedativa e antidepressiva) rende i broccoli ripassati in padella utili per il soggetto depresso, che si gioverà del loro stimolo eccitatorio, con aumento della vigilanza ma senza rischiare l'agitazione.

### *Broccoli dorati fritti*

I broccoli dorati fritti, ossia lessati e, dopo averli passati nella farina e nell'uovo, messi a friggere nell'olio extravergine d'oliva, costituiscono una preparazione bionutrizionale il cui scopo principale è quello dell'attivazione epatica e tiroidea. Nei pazienti affetti da patologie allergiche si faranno soffriggere i broccoli con sola pastella, in modo da ottenere la stessa azione di stimolo epatico, senza rischiare l'effetto allergizzante dell'uovo.

Per esempio, l'associazione composta da 180 g di pesce arrosto, 150 g di broccoli dorati fritti e un quarto di ananas costituisce uno stimolo tiroideo molto intenso che viene indotto tramite diversi meccanismi biochimici: lo iodio del pesce è utilizzabile rapidamente, in quanto legato alla proteina animale; lo iodio del broccolo è metabolicamente più lento, ma non meno efficiente, in quanto veicolato insieme con i sali minerali; infine l'ananas, potentissimo diuretico, incrementando la diuresi, diventa esso stesso un fattore di stimolo per l'attività tiroidea (anche in virtù della percentuale di iodio che contiene).
Come ogni soluzione alimentare, anche quest'ultima ha numerose controindicazioni. Per esempio l'ananas non è adatto nei soggetti affetti da gastrite, ulcera o deficit coagulatorio, né in chi ha subìto da poco un trattamento chemioterapico; l'uovo del dorato fritto e il pesce possono aumentare la reattività dei soggetti allergici; infine la notevole accelerazione metabolica può costituire un rischio in un soggetto cardiopatico. Queste sono solo alcune delle possibili controindicazioni che vanno sempre tenute presenti, valutando non soltanto il contenuto degli alimenti ma, soprattutto, la situazione clinica generale dei soggetti nei quali essi vengono utilizzati.

## *Pasta e broccoli*

La modalità di preparazione di pasta e broccoli può essere diversificata, a seconda della necessità terapeutica e della condizione clinica del paziente.

- Una prima modalità è la seguente: dopo aver lavato i broccoli si cuociono in acqua, si scolano e si ripassano in padella con aglio, olio e peperoncino, quindi si fanno saltare insieme con la pasta già lessata precedentemente.
È buona norma cuocere indipendentemente broccoli e pasta per evitare che, in soggetti predisposti, l'eccesso di sali del broccolo possa determinare una ritenzione di liquidi con imbibizione tessutale.
Questo primo piatto permette, soprattutto se si aggiunge il parmigiano reggiano, un rapido recupero di sali minerali dopo una eccessiva sudorazione da lavoro muscolare, da febbre elevata o nei soggetti defedati e convalescenti.
Per esempio, l'associazione pasta e broccoli, filetto ai ferri e 3 mandarini è ottimale per individui che necessitino di un'alimentazione ricostituente, purché non manifestino sintomi e segni di difficoltà della funzione renale. In questi casi il filetto costituisce la proteina di prima scelta per i processi riparativi tessutali, ma serve anche ad attivare il metabolismo per avere un aumento dei processi anabolici.
- Invece l'associazione pasta e broccoli cotti nella stessa acqua e saltati poi in padella con olio extravergine d'oliva, sale, peperoncino e pecorino, unitamente alla carne in pizzaiola e a 1 pera, è indicata negli individui che abbiano una marcata ipotensione. Ai sali minerali dei broccoli (che vengono persi nell'acqua di cottura ma poi riassorbiti nella struttura della pasta) si sommano quelli del pecorino e del pomodoro, con conseguente riduzione della diuresi, che viene ulteriormente frenata dai sali della pera, frutto fra i più antidiuretici, che contribuisce alla ripresa del tono pressorio.

## *Minestra di pasta e broccoli*

Si prepara facendo soffriggere aglio e olio extravergine d'oliva, si aggiunge acqua bollente e, quando quest'ultima riprende a bollire, si aggiungono i broccoli a lessare. Dopo 5 minuti si aggiunge la pasta e si porta il tutto a cottura. Sul piatto finale si potranno aggiungere 2-3 acciughe sott'olio, che forniranno una discreta quota di calcio e altro iodio, utile nel trattamento dei pazienti ai quali necessiti lo stimolo tiroideo, ma anche l'energia dei carboidrati per l'attività muscolare e mentale. Questa soluzione nutrizionale è vietata ai soggetti gastritici, ulcerosi e colitici, in quanto sia la modalità di preparazione sia il tipo di alimento possono provocare un aumento della sintomatolgia clinica.

L'associazione composta da minestra di pasta e broccoli, valeriana e mela cotta può essere proposta con vantaggio a un individuo depresso che manifesti dei picchi di eccitazione. Infatti l'aglio in soluzione esplica un'azione ipotensiva, antidepressiva, sedativa e miorilassante, mentre i broccoli attivano il metabolismo con conseguente eccitazione, cui segue una leggera astenia; nello stesso tempo, la valeriana (gallinella, soncino, valerianella) ha una specifica azione sedativa sul sistema nervoso, potenziata dalla mela cotta, grazie al suo contenuto in glucosio e bromuro.

## *Associazioni nutrizionali*

Nelle diete dimagranti il broccolo deve essere impiegato con particolare attenzione, ma può essere molto utile per l'azione di stimolo dei metabolismi organici, a condizione di non proporlo di sera, in quanto il fisiologico ristagno notturno esalterebbe la sua tendenza edemizzante.

Per esempio, può essere proposto un pasto di questo tipo: 2 salsicce di maiale, 150 g di broccoli lessi e ripassati in padella e 2 kiwi o 4 mandarini. In questa associazione le salsicce di maiale e i broccoli esercitano una funzione di stimolo del fegato e della tiroide, mentre la clorofilla dei broccoli e la vitamina C dei kiwi o dei mandarini eccitano il metabolismo endocellulare. Nella scelta dei kiwi si cercherà una sollecitazione del transito intestinale, mentre i mandarini sono da preferire quando si vuole aiutare il fegato (per il loro maggiore contenuto in fruttosio) e il rene (per l'azione diuretica), sfruttando anche il loro discreto contenuto in iodio.
Nella composizione di questo pasto, si potrebbe scegliere anche un frutto fluidificante e, nello stesso tempo, diuretico e zuccherino come il melone, mentre l'ananas, dotato delle stesse caratteristiche, deve essere escluso, in quanto interferirebbe maggiormente a livello epatico per quanto riguarda la produzione dei fattori della coagulazione ematica (caratteristica che può essere sfruttata terapeuticamente nelle oligomenorree). In linea generale, l'associazione salsiccia, broccolo e kiwi può essere proposta nella prima metà del ciclo mestruale femminile, quando devono prevalere i processi costruttivi e anabolizzanti tipici della fase preovulatoria, mentre la sostituzione del kiwi con il melone o l'ananas (a seconda della maggiore o minore richiesta di fluidificazione del sangue) può essere utile per agevolare i processi catabolici della seconda metà del ciclo.

Una associazione dimagrante da impiegare solo in modo terapeuticamente mirato e per motivi particolari (in ogni caso da non consigliare mai per l'alimentazione libera del paziente) è quella delle uova con i broccoli. In questo caso si avrebbe una sollecitazione surrenalica ai limiti del patologico, associata a un'azione irritativa del fegato e della colecisti. Infatti, mentre l'impiego dell'uovo sodo con i broccoli può indurre un aumento pressorio su base surrenalica, la frittata con i broccoli rischia di provocare un aggravamento epatico o una colica biliare nei soggetti a rischio.
Un paziente obeso con iposurrenalismo e/o ipotensione e ottimale funzionalità epatica può giovarsi in senso dimagrante di queste associazioni alimentari, mentre un obeso con tendenza alla ritenzione idrica avrà un netto incremento ponderale.

# Il cavolfiore

Appartenente alla famiglia delle Crucifere, il cavolfiore (*Brassica oleracea,* variante *botrytis*) deriva il suo nome dal latino *caulis* (fusto, cavolo) e *flos* (fiore).

È un vegetale tipicamente invernale, in quanto la temperatura gioca un ruolo molto importante, sia durante la fase di transizione da vegetativa a riproduttiva, sia durante la fase di maturazione. Infatti, la parte commestibile, costituita dal fiore, o corimbo, è molto sensibile alla temperatura: al di sopra dei 20 °C si può verificare un ritorno alla fase vegetativa, che comporta un accrescimento rapido delle brattee interne del corimbo, le quali appaiono al di sopra dello stesso, alterandone il sapore e riducendone la commestibilità; le basse temperature possono anch'esse danneggiare la pianta in coincidenza dei vari stadi in cui si trova e i danni sono più evidenti se, in concomitanza con il freddo, si verifica un periodo di siccità. Il periodo di raccolta del cavolfiore inizia a ottobre e termina a maggio, per le colture più tardive.

I corimbi, raccolti a giusta maturazione, defogliati e senza torsolo o stelo, si conservano più a lungo; la loro freschezza viene va-

**Cavolfiore**

*Composizione per 100 g di parte edibile*

| | |
|---|---|
| Parte edibile | 66% |
| Acqua | 90.5 g |
| Carboidrati | 2.7 g |
| Proteine | 3.2 g |
| Lipidi | 0.2 g |
| Ferro | **0.8** mg |
| Calcio | **44** mg |
| Sodio | 8 mg |
| Potassio | **350** mg |
| Fosforo | 69 mg |
| Tiamina | 1.10 mg |
| Riboflavina | 0.10 mg |
| Niacina | **1.20** mg |
| Vit. A ret. eq. | **50** mcg |
| Vitamina C | **59** mg |

*Fonte:* Tabelle di Composizione degli Alimenti, Istituto Nazionale della Nutrizione, 1998.

lutata non solo dal colore bianco e dall'assenza di macchie in superficie, ma anche dal colore verde delle foglie. All'ingiallimento delle foglie dei corimbi contribuisce l'emissione dell'etilene.
Quando il cavolo appassisce, le infiorescenze perdono la turgidità e compaiono macchie nerastre provocate soprattutto da 2 famiglie di miceti.

## Composizione e funzioni nutrizionali

L'acqua costituisce il 90-92% del cavolfiore, ma è significativo il suo basso contenuto in grassi, colesterolo e zuccheri. La quota di questi ultimi diventa più rilevante nelle raccolte tardive. Con un contenuto elevato in fosforo, potassio e rame, ma modesto in fibre, il cavolfiore, rispetto agli altri cavoli, possiede una notevole percentuale di vitamina $B_1$ e acido pantotenico; tra gli aminoacidi essenziali, contiene la valina, la metionina, la treonina e il triptofano (che, assieme al contenuto in bromuri, ne giustifica gli effetti sedativi).
Anche le foglie del cavolfiore sono commestibili e ne sarebbe auspicabile un più esteso consumo; quasi sempre, però, vengono completamente tolte, sostituendone l'azione protettiva con un involucro di polietilene. Esse sono importanti dal punto di vista nutrizionale, essendo, fra le altre cose, molto ricche di clorofilla.

Per limitare la perdita delle sostanze nutritive e ridurre l'odore sgradevole che viene emesso dai composti solforati di cui è ricco, è consigliabile cuocere il cavolfiore con poca acqua e a pentola scoperta. Per ovviare a questo inconveniente, che lo rende poco appetibile a molti individui, è sufficiente posizionare sulla pentola il coperchio rovesciato, in cui viene adagiato un pezzo di pane intriso d'aceto. Per il suo elevato contenuto in vitamina C, il cavolfiore è indicato nelle sindromi emorragiche e nelle malattie da raffreddamento ed è adatto nei soggetti ipertesi e nefropatici (per la sua ridotta percentuale di sodio), nonché nei cefalalgici, a condizione che venga utilizzato lesso; infatti, solo con questa modalità di impiego esso esplica un effetto diuretico. Per la stessa ragione, in corso di dieta dimagrante, il cavolfiore può essere impiegato solamente bollito o crudo.

Nelle sue varie modalità di impiego, il cavolfiore costituisce un alimento utilizzabile in corso di trattamento bionutrizionale del diabete; infatti esso contiene una ridotta quantità di zuccheri e la stimolazione tiroidea indotta dalla sua quota di iodio non si modifica in modo sostanziale quando viene proposto crudo, bollito o ripassato in padella.

Nei pazienti affetti da patologie gastriche, il cavolfiore può essere impiegato senza particolari difficoltà, anche per la presenza di principi attivi cicatrizzanti e antinfiammatori, quali il gefarnato.
Alcuni individui manifestano intolleranza nei confronti del cavolfiore (soprattutto bollito), che si manifesta con gonfiore addominale, lentezza digestiva e meteorismo. Tale effetto collaterale è causato dalla presenza dei tiocianati e di alcuni componenti volatili ma, soprattutto, dal notevole contenuto di fibre e cellulosa, la cui destrutturazione richiede un corredo enzimatico, di cui alcuni soggetti sono deficitari.

## Il cavolfiore in Bioterapia Nutrizionale®

### *Cavolfiore crudo*

Si taglia il cavolfiore a fettine sottili (scartando il gambo) e, per renderlo più morbido qualora non fosse molto tenero, si mette a marinare per almeno 30 minuti con sale. Si condisce con mollica di pane intrisa di aceto, aglio, prezzemolo, olio, capperi (sono antitumorali e possiedono iodio) e peperoncino.

Questa preparazione è particolarmente adatta nel trattamento dell'ipotiroidismo o nei pazienti oncologici che presentino nausea e vomito in corso di chemioterapia.

Un pasto proponibile a un malato di cancro in trattamento potrebbe essere il seguente: 70 g di insalata di pasta condita con olio extravergine d'oliva, olive verdi o nere e carciofini sott'olio; 150 g di cavolfiore crudo; 2 kiwi.
In queste situazioni cliniche, l'apporto proteico di carne o pesce richiederebbe l'intervento dell'acido cloridrico e della pepsina da parte della mucosa gastrica; quest'ultima, per lo stimolo irritativo e tossico dei chemioterapici, si trova già in una fase ipersecretiva (da cui la nausea e il vomito), ragion per cui non può sopportare alimenti la cui digestione necessiti di un'ulteriore quantità di acido cloridrico. L'associazione proposta, invece, non contiene proteine animali e, soprattutto, è strutturata in modo tale da tamponare, in senso alcalino, il lume gastrico (l'informazione acida dall'esterno riduce la necessità della produzione endogena).
Nel pasto serale di un soggetto in dieta dimagrante, il cavolfiore crudo, per la marcata stimolazione tiroidea, indotta anche dallo iodio aggiunto dei capperi e dall'azione eccitante dell'aceto, deve essere associato ad alimenti sedativi che non inibiscano la diuresi. La soluzione ottimale è costituita da 2 patate fritte o 50 g di riso all'arrabbiata, scartando l'ipotesi della pasta, il cui contenuto in glutine impegnerebbe eccessivamente la funzione renale nelle ore notturne. Evitando i kiwi (per la loro azione eccitante), il pasto sarà completato, a seconda dei casi, con la mela cotta (se bisognerà sostenere il fegato), l'ananas, il melone, i fichi, le fragole (se il soggetto è francamente ipotiroideo e necessita di un ulteriore apporto di iodio) o 1 macedonia di frutta.

## *Cavolfiore bollito con olio e limone*

Il cavolfiore bollito è dotato di una spiccata azione diuretica (per lo stimolo tiroideo che condivide con le 2 varietà di broccoli, a cui si aggiunge l'effetto sedativo del bromuro in esso contenuto, che facilita il rilassamento e agevola la diuresi), tanto da poter essere impiegato per favorire il drenaggio organico durante la notte.
In questa modalità di preparazione il cavolfiore esplica un'azione diuretica, che ne permette l'impiego anche di sera in soggetti imbibiti, qualora necessitino di una sollecitazione tiroidea controllata, nel suo eccesso, dalla sedazione operata dai bromuri contenuti in questo vegetale.
Per migliorare la sua capacità di induzione del sonno, si potranno aggiungere pinoli e uva passa. L'apporto di calcio da parte di questi ultimi componenti (sommato a quello contenuto nel cavolfiore), rende questa preparazione adatta alle donne in menopausa, affette da osteoporosi. Infatti si verificano delle sinergie terapeuticamente efficaci: lo iodio del cavolfiore sostiene la funzionalità tiroidea, fisiologicamente ridotta durante gli adattamenti neurormonali della menopausa; i bromuri (e l'azione sedativa dei pinoli e dell'uva passa) contrastano la tendenza depressiva e migliorano la qualità del sonno; l'effetto diuretico del cavolfiore bollito riduce l'imbibizione tessutale e cerebrale, rivelandosi doppiamente utile qualora coesista un rischio ipertensivo; l'olio extravergine d'oliva crudo (per gli acidi grassi insaturi e la vitamina E) svolge un effetto ipocolesterolemizzante e migliora il trofismo tessutale e cutaneo, prevenendo l'invecchiamento precoce; il limone, in virtù della sua acidità e dell'acido citrico, esercita un effetto vitalizzante e di stimolo metabolico generale, per l'attivazione del ciclo di Krebs; infine l'ostacolo all'assorbimento intestinale del calcio da parte degli ossalati contenuti nel cavolfiore sarà superato dal suo notevole apporto da parte dei pinoli e dell'uva passa.

## *Cavolfiore ripassato in olio extravergine di oliva, aglio e peperoncino*

In questo caso, il cavolfiore viene fritto nell'olio extravergine d'oliva, dopo averlo sbollentato o direttamente crudo (se si vogliono

sfruttare al massimo i suoi nutrienti, senza perderli nell'acqua di bollitura).
La presenza dell'olio fritto, oltre che formare una pellicola lipidica che fissa all'interno dell'alimento le sostanze nutritive, esercita un'azione di stimolo del sistema epatobiliare, facilitando la digeribilità del cavolfiore.
Per la presenza dell'aglio e delle sue proprietà antidepressive, questa modalità di impiego del cavolfiore esplica un più marcato effetto sedativo del sistema nervoso, utile di sera negli individui agitati e insonni. Rispetto al cavolfiore bollito è possibile rilevare come, nell'impiego clinico, quello ripassato in padella perda il potere diuretico, forse per una modificazione della sua struttura o per interazione tra l'olio e qualche suo componente.

Il cavolfiore ripassato in padella costituisce un'efficace soluzione bionutrizionale nelle sindromi da raffreddamento. L'associazione ottimale sarà con gli spaghetti con aglio, olio e peperoncino (o la minestrina con aglio e olio) e 1 kiwi. L'importante quota di vitamina C, rispetto alla scarsa quota in zuccheri, rende il cavolfiore un efficace presidio antinfluenzale, indicato anche nel soggetto diabetico, che si giova della sua stimolazione tiroidea, dell'azione ipoglicemizzante dell'aglio, ma anche dell'aumentato consumo endogeno di glucosio da parte del fegato sollecitato dal fritto.

## *Cavolfiore in pastella*

Le fette di cavolfiore già bollito si passano nella pastella di acqua e farina, quindi si friggono.
Altamente nutriente ed energizzante, per la presenza dei carboidrati della farina, il cavolfiore in pastella trova il massimo delle indicazioni nella sedazione delle persone depresse, ma insonni. L'associazione del bromuro contenuto nel cavolfiore e liberato dalla cottura, degli zuccheri della farina e dello stimolo epatico indotto dalla frittura, rappresenta un potente induttore del sonno. Per la sua gradevolezza, il cavolfiore in pastella viene di solito accettato anche dai bambini, mentre quando viene proposto crudo, bollito o ripassato non costituisce un alimento che susciti facilmente appetibilità durante l'infanzia e l'adolescenza.

Un esempio di pasto che persegua le suddette finalità è il seguente: 50 g di spaghetti con aglio, olio e peperoncino, 200 g di cavolfiore in pastella e 1 mela cotta (oppure 4 mandarini o 150 g di macedonia con 6 mandorle).
Per la sua azione iperglicemizzante, il cavolfiore in pastella non costituisce una soluzione bionutrizionale ottimale in corso di dieta dimagrante. Infatti, nei soggetti impegnati a ridurre il peso corporeo il fegato è sottoposto a un intenso lavoro di metabolizzazione dei lipidi endogeni e di smaltimento delle scorie tossiche liberate, per cui necessita di un equilibrio glicemico non realizzabile con alimenti che provochino picchi iperglicemici, seguiti da cadute del livello di glucosio circolante.

## *Cavolfiore dorato fritto*

Il cavolfiore dorato fritto rappresenta uno stimolo metabolico superiore a quello in pastella. In questa soluzione nutrizionale l'aggiunta dell'uovo (e quindi di un'importante quota di colesterolo) permette di esaltare l'azione antitumorale del vegetale, ma anche di stimolare la colecisti.

L'associazione composta da 180 g di petto di pollo in padella, 150 g di cavolfiore dorato fritto e 1 pesca è indicata in un soggetto giovane affetto da leucemia per i seguenti motivi: la carne bianca facilita la ristrutturazione organica, senza apportare una quota significativa di cataboliti azotati; il cavolfiore è ricco di principi attivi ad azione antitumorale, stimola il metabolismo e seda il sistema nervoso di un soggetto così duramente provato; l'uovo fornisce energia e colesterolo necessario all'attivazione delle difese organiche; infine la pesca impedisce che si crei imbibizione organica, in quanto aiuta il fegato a catabolizzare e il rene a eliminare le scorie tos-

siche prodotte dalla malattia e dai trattamenti farmacologici.
La stessa associazione è indicata in corso di ipotiroidismo, quando lo scopo del pasto sarà rivolto soprattutto all'attivazione della funzione tiroidea, che si tradurrà in un incremento della diuresi.

Spesso il cavolfiore costituisce la sola possibilità di stimolo tiroideo la sera, in quanto è l'unico a contenere iodio, ma anche bromuri e, quindi, a essere dotato di una funzione sedativa che concilia il sonno.

In dieta dimagrante valgono le stesse considerazioni fatte a proposito del cavolfiore in pastella. Unica possibilità di impiego è quella di comporre un pasto con 300 g di cavolfiore dorato fritto (o in pastella) e 1 insalata mista, senza aggiungere altre fonti di zuccheri.

## *Pasta e cavolfiore*

Una pasta di formato corto e il cavolfiore vengono cotti insieme, immergendoli nell'acqua bollente aggiunta a un soffritto di aglio, olio e peperoncino.
Completando quest'associazione con 2 kiwi, si ottiene una soluzione bionutrizionale ad azione antinfluenzale, dotata di effetto dimagrante per la stimolazione metabolica dei kiwi; inoltre si determina l'aumento della funzionalità tiroidea a opera dello iodio del cavolfiore e di quella epatica per il fritto.

# I broccoletti o cime di rapa

La cima di rapa o raponzolo (*Brassica rapa,* cv. *esculenta*) costituisce l'infiorescenza di colore giallo, sottile e non compatta di una pianta della stessa famiglia della rapa (che non produce infiorescenza). Un altro vegetale che può generare confusione è il broccoletto siciliano, che rappresenta una varietà intermedia fra il broccolo e la rapa, e si distingue per una infiorescenza particolarmente scura e un maggiore contenuto in ferro e zuccheri (tanto da avere un sapore vagamente dolciastro).

| **Cima di rapa** | |
|---|---|
| *Composizione per 100 g di parte edibile* | |
| Parte edibile | 60% |
| Acqua | 91.4 g |
| Carboidrati | 2.0 g |
| Amidi | 0 |
| Proteine | 2.9 g |
| Lipidi | 0.3 g |
| Ferro | **1.5** mg |
| Calcio | **97** mg |
| Fosforo | **69** mg |
| Tiamina | 0.04 mg |
| Riboflavina | 0.16 mg |
| Niacina | **1.00** mg |
| Vit. A ret. eq. | **225** mcg |
| Vitamina C | **110** mg |

*Fonte:* Tabelle di Composizione degli Alimenti, Istituto Nazionale della Nutrizione, 1998.

Le cime di rapa si presentano con foglie di colore verde scuro e con margini frastagliati; i peduncoli fiorali non sono molto compatti e, perciò, formano una testa non globosa ma espansa, simile a un ombrello.

Non commestibili crude, esse vanno bollite e poi preparate secondo le varie modalità descritte più avanti.

## Funzioni nutrizionali

Ricchissime di iodio, fosforo e zolfo, le cime di rapa sono utili negli individui ipotiroidei e in quelli affetti da malattie cutanee.

Nelle patologie della tiroide, lo stimolo dello iodio in esse contenuto è più controllabile ed espone meno al rischio di pericolose crisi ipertiroidee, rispetto ad altre Crucifere, quali la rapa o la verza. In ogni caso, le cime di rapa non possono essere impiegate di sera, come il cavolfiore, a meno che il soggetto non abbia un deficit della funzione epatica e, pertanto, si giovi dell'azione disintossicante di un marcato stimolo tiroideo, che sollecita indirettamente il lavoro catabolico di un fegato ipofunzionante; infatti questi pazienti riferiscono di sopportare agevolmente anche il pesce arrosto o ai ferri e di dormire senza nessuna difficoltà.

Come avviene per tutte le altre specie vegetali appartenenti alla famiglia delle Crucifere, in Bioterapia Nutrizionale® se ne sfrutta il potere antineoplastico, dipendente dalla presenza di principi attivi antimutageni e di notevoli quantità di sostanze antiossidanti. Infatti i pazienti operati di tumore manifestano spesso una forte appetenza per le Crucifere in genere e per le cime di rapa in modo particolare. Questa appetenza diminuisce man mano che scadono le condizioni generali, probabilmente in virtù delle difficoltà digestive indotte da questi vegetali ma, forse, anche per l'invasività del tumore che rende inutili gli estremi tentativi di difesa.

Le cime di rapa bollite esplicano una funzione diuretica e depurativa, in modo analogo al cavolfiore bollito. In questa forma essi sono anche dotati di un potere tussifugo, tanto da essere terapeuticamente efficaci nei tumori polmonari e nelle forme respiratorie catarrali.

## Le cime di rapa in Bioterapia Nutrizionale®

### *Cime di rapa bollite e condite con olio e limone*

È la forma più semplice e digeribile di impiego di questo vegetale, utile per le malattie della pelle, dotata di funzione lassativa, antineoplastica e stimolante la tiroide. Un pasto che rispetti le precedenti indicazioni potrebbe essere composto da 130 g di lombata di maiale ai ferri, 150 g di broccoletti di rapa bolliti e conditi con olio extravergine d'oliva e 1 mela. L'azione astringente della proteina animale viene compensata dall'effetto lassativo dei broccoletti di rapa e dalla mela cruda; alla presenza di principi attivi antitumorali del vegetale si associa la funzione ristrutturante della carne, il cui stimolo metabolico si aggiunge a quello operato dallo iodio a carico della tiroide. Ne consegue un potere drenante i cataboliti tossici (con l'aiuto dell'acidità e del fruttosio della mela a carico del fegato), utile nei pazienti neoplastici, ma anche in una semplice dieta dimagrante.

### *Cime di rapa ripassate in aglio, olio e peperoncino*

Per la presenza dell'olio (che rallenta l'assorbimento intestinale dei nutrienti) e dell'azione sedativa dell'aglio, questa modalità di impiego delle cime di rapa comporta uno stimolo meno intenso, ma più prolungato, a carico della tiroide e del sistema nervoso centrale. Rimangono invariate le funzioni lassative e antitumorali dell'alimento e migliora la sua digeribilità, per effetto del peperoncino sulle mucose gastrointestinali.

Un'associazione notevolmente dimagrante, che gratifica il paziente in quanto si utilizzano alimenti considerati proibiti, può essere composta da 2 salsicce di maiale alla griglia, 150 g di cime di rapa ripassate in padella e 2 kiwi.

### *Pasta e cime di rapa*

È una preparazione tradizionale, caratteristica della Puglia, che ha una spiegazione fisiologica molto precisa. Le cime di rapa, in virtù dello iodio e dello zolfo, stimolano il sistema nervoso e la tiroide. Quando questi effetti si verificano in soggetti abitanti in prossimità del mare e con un clima particolarmente caldo, lo iodio dell'alimento si aggiunge a quello nebulizzato nell'aria e provoca una riduzione della funzionalità tiroidea per eccesso di stimolo. Nello stesso tempo, l'eccitazione neurologica (modulata dalla presenza sedativa dei carboidrati della pasta) contrasta la naturale sonnolenza di tutte le popolazioni sottoposte a elevate temperature ambientali.

La pasta con cime di rapa si può preparare secondo 2 diverse modalità di cottura.

- La prima consiste nel far cuocere le cime di rapa insieme con la pasta e, dopo averle scolate, saltarle in padella con aglio, olio e peperoncino.
- La seconda modalità si realizza facendo cuocere, a crudo e direttamente in padella, le cime di rapa con aglio, olio e peperoncino; nel frattempo si fa lessare la pasta e, dopo averla scolata, la si fa mantecare in padella con le cime di rapa.

Nel primo caso l'azione dello iodio viene ridotta dalla bollitura che, peraltro, elimina una parte dei sali. Nel secondo caso, tutti i nutrienti vengono mantenuti e la sollecitazione del sistema nervoso è massima, ma sempre controllata dagli idrati di carbonio della pasta.

Una associazione energizzante e ad azione antianemica è la seguente: 80 g di pasta e cime di rapa, 180 g di bistecca ai ferri, 1 radicchio crudo e 1 kiwi.
Le cime di rapa contengono una buona quota di ferro che precipita durante i processi di cottura e quindi viene rilasciato e assorbito dall'organismo in tempi diversi rispetto a quello contenuto nel radicchio crudo; l'azione antianemica della carne è di gran lunga superiore, in quanto il ferro è legato all'acido folico; infine il kiwi apporta non soltanto un'ulteriore fonte di ferro (questa volta legato agli zuccheri) ma, soprattutto, la vitamina C indispensabile per il suo assorbimento.

Questo pasto diventa improponibile per un paziente neoplastico, a mano a mano che si riduce la sideremia e aumenta la ferritina, manifestazioni dell'incapacità del fegato di metabolizzare il ferro.

## *Cime di rapa con i fagioli*

Un piatto della tradizione regionale italiana è quello delle cime di rapa con i fagioli. Si prepara nel modo seguente: si fanno cuocere i fagioli (dopo averli lasciati a bagno tutta la notte) e, a cottura quasi ultimata, si aggiungono aglio, sedano, alloro e peperoncino; quindi, dopo aver lessato e scolato le cime di rapa, si uniscono ai fagioli e si condisce con sale e olio extravergine d'oliva.
Per i componenti presenti e per la modalità di preparazione, è ipotizzabile un impiego bionutrizionale di questo piatto nelle donne in menopausa, in quanto si determina una stimolazione tiroidea per lo iodio presente anche nel sedano; si fornisce un apporto di calcio, ferro e altri minerali per contrastare la tendenza all'osteoporosi; viene limitato il meteorismo indotti dai legumi, a opera delle virtù eupeptiche dell'alloro e del sedano.

# I broccoletti siciliani

Noto anche come *Broccolo ramoso* o *Broccoletto siciliano*, rispetto al più comune *Broccolo a testa*, questo vegetale della famiglia delle Crucifere contiene una maggiore quantità di zuccheri, di sali, iodio e zolfo, oltre che di ferro.
La parte commestibile è costituita dalle foglie più tenere e, soprattutto, dalle infiorescenze di colore molto scuro, espressione di una maggiore quantità di clorofilla-ossigeno (nel caso delle Crucifere scure, la stimolazione metabolica è mediata anche dal maggiore contenuto di ferro e di vitamina C) rispetto ad altre verdure che stimolano il metabolismo prevalentemente per azione dello iodio sulla tiroide, quali il cavolfiore (che è bianco e contiene anche bromo); la verza (dotata di un diretto e intenso tropismo tiroideo); il cavolo cappuccio e i cavoletti di Bruxelles (che esplicano anche funzioni lenitive a carico delle mucose gastroenteriche per il loro contenuto in gefarnato). La clorofilla, sostanza derivante direttamente dall'azione della luce solare, esplica nell'organismo umano un'azione tonificante di tutti i sistemi biologici, compresa la pelle. Perciò è preferibile sempre utilizzare anche la parte più esterna delle verdure, che di solito è più scura e viene scartata perché si presenta dura e coriacea, mentre basterebbe liberarla del costone centrale per migliorarne la digeribilità e sfruttarne i notevoli vantaggi nutrizionali.

Per la presenza di una modesta ma significativa quantità di bromuro, i broccoletti hanno un'azione meno eccitante dei broccoli o della verza, per cui sono ben tollerati dai pazienti oncologici, anche ipertiroidei; tuttavia la ricchezza in sali ne consiglia un uso prudente nei soggetti ipertesi e cardiopatici.

I broccoletti siciliani si possono impiegare solo cotti, secondo le varie modalità citate precedentemente. Essi si sposano bene con le carni di maiale, di pollo e di tacchino, rendendole più dimagranti di quanto non siano in altre associazioni nutrizionali.

## I broccoletti siciliani in Bioterapia Nutrizionale®

Le modalità di cottura dei broccoletti siciliani sono sovrapponibili a quelle delle cime di rapa, anche se le finalità bionutrizionali differiscono notevolmente. Infatti le cime di rapa, essendo dotate di un certo potere diuretico quando vengono consumate bollite, possono essere impiegate nei pazienti cardiopatici e ipertesi; al contrario, i broccoletti siciliani sono privi di questa funzione fisiologica e perciò sono proponibili quando necessiti un apporto di sali minerali, ferro, iodio e zolfo, in soggetti debilitati, astenici e demineralizzati. Per la stessa ragione, tutti i pazienti affetti da forme cefalalgiche non possono utilizzare i broccoletti siciliani, mentre nei disturbi epatici la loro biodisponibilità di ferro potrebbe renderli indigesti. Un vantaggio conseguente al loro impiego nei pazienti affetti da ipotiroidismo è costituito dal fatto che, in virtù del loro maggiore quantitativo di zuccheri, esplicano un effetto meno intenso e, perciò, più controllabile.

### *Associazioni nutrizionali*

Nelle diete dimagranti, i broccoletti siciliani possono essere sfruttati in un pasto di questo tipo: 180 g di petto di pollo al limone, 150 g di broccoletti ripassati crudi in olio extravergine d'oliva, aglio e peperoncino e un quarto di ananas.
Il petto di pollo viene proposto al limone per attivare la funzionalità epatica e sostenere il fegato nella gestione del ferro e dei sali minerali contenuti nei broccoletti. Questi ultimi saranno associati al soffritto e al peperoncino e si faranno cuocere crudi, in modo da sfruttarne il potenziale nutrizionale e tutta l'azione stimolante del loro iodio a carico della tiroide; infine l'ananas servirà da fluidificante e da diuretico, in modo da eliminare i sali in eccesso; inoltre il contenuto di bromelina faciliterà la secrezione acida gastrica e, quindi, la digeribilità della carne e della verdura.
La sostituzione dell'ananas con un altro frutto zuccherino e fluidificante, come il melone, provocherebbe una difficoltà digestiva e annullerebbe lo scopo bionutrizionale di questo pasto. Infatti il melone non contiene la bromelina e non possiede lo stesso grado di acidità dell'ananas, per cui il suo contenuto in zuccheri causerebbe fermentazione gastrica e difficoltà digestiva.
Un'altra associazione antineoplastica e dimagrante può essere costituita da 2 salsicce di maiale, 150 g di broccoletti e 150 g di fragole (o 2 pesche).
Entrambi i tipi di frutta contengono una discreta quota di iodio, sono diuretici ed esplicano un effetto drenante a carico del fegato. A dimostrazione del fatto che uno stesso alimento può interagire positivamente all'interno di una associazione bionutrizionale e, perseguendo lo stesso obiettivo funzionale o terapeutico, essere controindicato in un'altra, occorre sottolineare che, in questo pasto, l'ananas potrebbe provocare acidità gastrica; infatti il rallentamento digestivo, indotto dai lipidi della carne di maiale, faciliterebbe la permanenza del chimo acido nel lume dello stomaco.

Un'associazione dotata di un marcato effetto dimagrante, ma utilizzabile anche in un soggetto diabetico in fase di compenso glicemico può essere la seguente: 180 g di pesce bollito, 150 g di broccoletti siciliani ripassati in olio extravergine d'oliva, aglio e peperoncino, e 2 kiwi. Il pesce viene proposto lesso per ridurre il suo contenuto in sali minerali, che passano in soluzione nell'acqua di bollitura; lo iodio in esso contenuto, aggiunto a quello vegetale dei broccoletti, esercita un'intensa stimolazione tiroidea, che accelera il metabolismo e la velocità di circolo (e quindi il consumo organico di glucosio). Infine i kiwi agiranno da antiossidanti, svolgeranno un effetto lassativo e favoriranno la diuresi.

# La rapa

Indicata con nomi scientifici diversi (*Brassica rapa, Rapa Thell, Brassica campestris, Brassica rapa,* cv. *Rapifera Metzger, Brassica campestris* e *Rapa Hartman*), ancora oggi è controversa la localizzazione dell'area di origine di questa Crucifera; secondo alcuni studiosi, la rapa sarebbe originaria dell'Asia sudoccidentale, mentre le prime notizie circa la sua coltivazione risalgono all'epoca dei Greci e dei Romani, che la utilizzarono come pianta da orto o da foraggio. La rapa presenta un'ampia adattabilità a diversi tipi di terreno, ma predilige quelli soffici, provvisti di calcare, ricchi di sostanza organica e in grado di assicurare una regolare disponibilità di acqua per le successive fasi del ciclo. In Italia è presente come pianta da orto, soprattutto nel Lazio, in Puglia e in Campania.

La parte commestibile della rapa è costituita dalla radice (o fittone) ingrossata, che può assumere una forma più o meno globosa, con i poli schiacciati e un colore bianco, giallo o violaceo. In alcune regioni, quali la Campania, viene impiegata la parte aerea della pianta in associazione con le salsicce di maiale, probabilmente per migliorare la digeribilità

| **Rapa** | |
|---|---|
| *Composizione per 100 g di parte edibile* | |
| Parte edibile | 69% |
| Acqua | 93.3 g |
| Carboidrati | 3.8 g |
| Proteine | 1.0 g |
| Lipidi | 0 |
| Ferro | **0.6** mg |
| Calcio | **40** mg |
| Fosforo | 29 mg |
| Tiamina | 0.02 mg |
| Riboflavina | 0.07 mg |
| Niacina | **0.90** mg |
| Vit. A ret. eq. | 0 |
| Vitamina C | **23** mg |

*Fonte:* Tabelle di Composizione degli Alimenti, Istituto Nazionale della Nutrizione, 1998.

delle proteine e dei lipidi, in virtù della stimolazione tiroidea indotta dal notevole quantitativo di iodio e clorofilla contenuti nelle foglie di rapa.

# Funzioni nutrizionali

Rispetto alle Crucifere, quali i broccoli, i broccoletti siciliani o le cime di rapa (specie del tutto diversa dalla rapa, anche se il nome potrebbe generare confusione) di cui si utilizzano il fusto, le foglie o i fiori, della rapa si utilizza soprattutto la radice, che ha una capacità molto più elevata di assorbire lo iodio dal terreno. Quindi la rapa è una delle varietà di Crucifere in grado di stimolare maggiormente la tiroide, ma anche di inibirla, se viene proposta all'interno di pasti che apportano altro iodio con lo scopo di creare un blocco funzionale da eccesso. Essa è controindicata in tutti i pazienti affetti da patologie renali e/o cardiache, in quanto contiene una notevole percentuale di azoto e di iodio; il primo aggrava il rene, mentre il secondo, agendo sulla tiroide, può provocare disturbi del ritmo e scompenso funzionale del cuore.

## *Associazioni nutrizionali*

Una preparazione bionutrizionale finalizzata a stimolare la tiroide nei soggetti ipotiroidei o da impiegare in dieta dimagrante può essere composta da 200 g di rape bollite e ripassate in olio, aglio e peperoncino, 170 g di filetto o hamburger ai ferri e un quarto di ananas.
Lo stimolo metabolico non deve mai forzare la fisiologia organica, quindi la fatica digestiva delle rape viene mitigata dalla scelta della carne ai ferri e dell'ananas; quest'ultimo, grazie all'elevato grado di acidità, permette una facilitazione dei processi digestivi, mentre la sua azione diuretica contribuisce a eliminare i cataboliti acidi prodotti dall'accelerazione metabolica.

Al contrario, per inibire efficacemente la tiroide nei soggetti ipertiroidei, si può utilizzare il tubero della rapa cotto insieme con la foglia. Si taglia a fette il tubero e si fa friggere direttamente in olio extravergine d'oliva bollente con uno spicchio d'aglio, aggiungendo le foglie verso fine cottura.
Questa preparazione bionutrizionale costituisce uno dei più potenti inibitori della funzionalità tiroidea e, pertanto, deve essere proposta negli ipertiroidismi clinicamente severi; infatti il contenuto in iodio (presente anche nell'aglio) viene conservato integralmente per effetto del film lipidico formato dall'olio bollente intorno all'alimento. L'unica controindicazione è costituita dal sapore amarognolo, che può non essere gradito dal paziente.
Quando si vuole ottenere un effetto antitiroideo di minore entità, si fa bollire il tubero in acqua bollente per circa 10 minuti e poi si taglia a fette e si ripassa in padella come nel caso precedente. In questo caso si verifica una riduzione del contenuto in iodio che passa in soluzione nell'acqua di bollitura.
Insieme con 200 g di questa associazione alimentare si possono proporre 2 patate fritte e 1 mela cotta. Il potassio della patata e della mela frena ulteriormente la tiroide e riduce il rischio di crampi muscolari e di tachicardia, tipici delle condizioni di ipertiroidismo; gli zuccheri agevolano il lavoro epatico e, indirettamente, permettono una maggiore eliminazione renale dei cataboliti in eccesso prodotti dal metabolismo accelerato del paziente ipertiroideo.

# La borragine

Conosciuta anche come *Borrana*, *Urrània*, *Vorrana*, *Burèsa*, la borragine (*Borrago officinalis*) è una pianta proveniente dalla Siria, appartenente alla famiglia delle Boraginacee; cresce spontanea in collina e in montagna, su terreni aridi e a temperature piuttosto calde.

Pianta annuale, forma grossi ciuffi nei giardini abbandonati, sulle macerie o alla base di vecchi muri, nelle scarpate e nei campi incolti. Il suo fusto può raggiungere i 60 cm di altezza, mentre le sue foglie verdi sono ricoperte da una fine peluria. Esse sono grandi, ellittiche, ruvide e increspate; quelle basali presentano un picciolo corto, quelle caulinari sono sessili.

I fiori, presenti da maggio a settembre, hanno un inconfondibile colore azzurro intenso, una forma di stella e un becco interno nero lucido; lungamente peduncolati, essi misurano circa 2 cm di diametro, con corolla formata da 5 lobi petaliformi saldati, di colore che dal purpureo diventa azzurro dopo l'impollinazione. La pianta intera si raccoglie al momento della fioritura. Si fa essiccare all'ombra o al sole e, in questa forma, assume un sapore e un odore molto simili a quelli del cetriolo.

Gli antichi Romani furono i primi a impiegare la borragine, facendola macerare nel vino, che veniva bevuto dai soggetti depressi e malinconici. Stessa tradizione esisteva presso i Celti, che bevevano il vino alla borragine per acquistare coraggio e determinazione prima di andare in battaglia. Non per niente, la parola celtica *borrach* significa appunto 'coraggio'. Diverse popolazioni utilizzano ancora oggi questa pianta, a scopo sia terapeutico sia alimentare. Per questo motivo, soprattutto fra le popolazioni montane, è pressoché impossibile trovare un orto che ne sia privo.

## Composizione e funzioni nutrizionali

Nelle tradizioni popolari, le proprietà terapeutiche della borragine nei soggetti affetti da sindromi depressive, stati di angoscia e di abbattimento, nervosismo e/o insonnia, le hanno donato l'appellativo di 'pianta del buonumore'. Essa, infatti, costituisce un ottimo tonico del sistema nervoso (un tempo le si attribuivano doti euforizzanti) e del cuore, in quanto dotata di notevoli quantità di calcio e di potassio. I principi attivi più importanti contenuti nella borragine sono i sali minerali, le mucillagini, la vitamina B, il tannino, il nitrato di potassio, una saponina, alcune resine e, fra gli oli essenziali, l'alcatoina. Fra gli altri componenti è presente anche il precursore di una famiglia di prostaglandine, l'acido gammalinoleico, che svolge un ruolo indispensabile nel complesso meccanismo ormonale femminile ed è utile per migliorare i processi di apprendimento e di memoria, 2 funzioni fortemente compromesse nei pazienti affetti da morbo di Alzheimer.

I bambini succhiano spontaneamente il fiore azzurro della borragine, in quanto esso ha un sapore dolciastro e contiene la percentuale più elevata di acido gammalinoleico, molto utile in un organismo il cui tessuto nervoso è ancora in formazione. È interessante rilevare come la borragine e l'ortica, due piante che migliorano la trasmissione dell'impulso nervoso, siano caratterizzate da una superficie coperta da una peluria che evoca analogicamente i dendriti delle cellule nervose. La borragine, infatti, facilita la velocità di risposta dei neuroni ad alcuni neuromodulatori, quali l'acetilcolina, per cui il suo impiego risulta utile negli individui in accrescimento o in quelli che presentino deficit di trasmissione neurologica.
Gli acidi palmitico, omega 6, gammalinoleico (24%) e linoleico (38%), insieme con il contenuto in tannini, rendono la borragine una pianta adatta per i trattamenti bionutrizionali delle patologie cardiache e oncologiche. Per le stesse ragioni, è disponibile in commercio l'olio di borragine, impiegato per curare l'artrite reumatoide, gli eczemi, la psoriasi, le patologie cardiovascolari e coronariche, l'ipertensione e le ipercolesterolemie.

L'attività più documentata della borragine è quella sudorifera (Brissaud e Leclerc), per cui è preziosa in tutte quelle condizioni in cui il sudore faciliti la remissione della patologia, abbassando la temperatura; per esempio nel reumatismo articolare acuto, nelle forme influenzali da raffreddamento e nelle patologie bronchiali, situazioni cliniche nelle quali la traspirazione coincide con la remissione della sintomatologia. Da non dimenticare, a proposito di queste ultime 2 patologie, che le mucillagini contenute nella borragine sono efficaci nel sedare la tosse, caratteristica di queste affezioni. Inoltre il sudore è una delle vie di eliminazione che contribuisce a disintossicare il nostro organismo. La borragine è un alimento indiscutibilmente diuretico (Pic e Belon), pertanto utile nelle ritenzioni di liquidi tessutali, nonché negli edemi cerebrali e di natura renale; tuttavia, essendo ricca di nitrati di potassio, questa proprietà della borragine viene esaltata dalla contemporanea assunzione di latte (ricco di calcio, acqua e proteine che non disturbano il rene). Per questo motivo se ne possono giovare gli anziani che abbiano difficoltà nella minzione, soprattutto se questa è dovuta a irritazioni renali o della vescica (Roques).
L'azione diuretica non è mai debilitante, in virtù dell'effetto tonico della borragine, dipendente dalla presenza dei suoi importanti principi attivi. Inoltre questa pianta possiede un'azione depurativa molto simile a quella del tarassaco e del crescione, che la fanno diventare un presidio prezioso per tutte le febbri eruttive, come quelle esantematiche, o per tutte le patologie della pelle, quali la psoriasi o l'herpes.
La borragine contiene fitoestrogeni, i quali possono essere dei precursori biochimici o delle sostanze che esercitano un effetto di stimolo

della produzione ovarica di estrogeni. Per questa sua proprietà, la borragine viene impiegata in Bioterapia Nutrizionale® quando bisogna potenziare la fase estrogenica del ciclo ormonale o in menopausa, quando la riduzione fisiologica di questa categoria di ormoni provoca la comparsa della classica sindrome climaterica, tenendo presente, inoltre, che la parte lipidica della borragine agisce come stimolo per aumentare la sintesi delle prostaglandine da parte dell'organismo, con tutti i benefici effetti che ne conseguono, soprattutto in ambito ormonale (disturbi della menopausa, mestruali e dell'andropausa). Per la sua proprietà di potenziare la produzione organica di ossitocina, questa pianta è controindicata negli ultimi mesi di gravidanza, mentre può essere molto utile durante il puerperio, in quanto incrementa la produzione di latte, in virtù dei suoi acidi grassi, delle mucillagini e del suo potere emolliente e fluidificante.
Per i suoi costituenti (fra i quali le mucillagini) e per la sua attività sudorifera (Brissaud e Leclerc), la borragine è dotata di azione antinfiammatoria, anticatarrale e antipiretica, soprattutto nelle patologie dell'apparato respiratorio; inoltre trova largo impiego nella cura delle malattie polmonari, in quanto fluidifica il muco e ne facilita l'espulsione dal tratto respiratorio.

## La borragine in Bioterapia Nutrizionale®

### *Borragine cruda*

Le giovani foglie si mangiano crude in insalata, per il loro sapore aromatico e perché in questa forma conservano tutto il loro potere nutrizionale e terapeutico. L'impiego migliore è quello di aggiungerla alle insalate miste, realizzando un'associazione dotata di potere diuretico per l'acqua di vegetazione ancora integra nelle strutture vegetali, ma ricca di elettroliti e di nutrienti specifici delle singole verdure.
L'indicazione bionutrizionale sarà riservata ai soggetti demineralizzati e astenici, che necessitino di un effetto tonico e vitalizzante per il sistema nervoso e per quello cardiovascolare.

### *Borragine lessa*

Le foglie più grandi della borragine, dopo essere state lavate e sommariamente sgocciolate, vengono cotte a fuoco lento, per pochi minuti, nell'acqua residua del lavaggio; quindi si scolano, si strizzano e si condiscono con olio e pinoli (preparazione indicata nelle forme depressive) oppure si utilizzano per fare delle frittate, molto gradite ai bambini ipercinetici, o vengono ripassate nel burro come gli spinaci (anche in questo caso addizionate di mandorle tritate o pinoli quando sia presente insonnia e/o depressione).

### *Tagliatelle alla borragine*

Si trita la borragine, lessata preventivamente senza sale, e si impasta con acqua, farina e uovo per preparare l'impasto della sfoglia. Si stende poi la sfoglia e, dopo averla lasciata asciugare per circa 15 minuti, si ripiega su se stessa e si taglia a fettuccine della larghezza che si desidera. Le tagliatelle si fanno cuocere in abbondante acqua salata e si condiscono con sugo di pomodoro e parmigiano. Le tagliatelle alla borragine sono utili per le donne in menopausa che manifestino sintomi depressivi, nei soggetti epilettici o durante le forme influenzali. Quando il soggetto, oltre a essere depresso, è anche ansioso, il sugo di pomodoro viene sostituito con il sugo alla crudaiola.

### *Rotolo alla borragine*

Il rotolo alla borragine si prepara nel seguente modo: si fanno bollire in acqua senza sale, e per pochi minuti, delle foglie che poi si tritano, addizionandole di parmigiano reggiano; preparata una sfoglia di pasta, si ricopre con questo composto e si forma un rotolo che, avvolto in un canovaccio, viene cotto in abbondante acqua salata. Dopo circa 15 minuti di bollitura, il rotolo viene tolto dall'acqua, lo si lascia riposare per qualche minuto e, liberato del canovaccio, viene tagliato a fette. Si serve condito con pomodoro e parmigiano reggiano. Questa preparazione svolge un effetto di riequilibrio del sistema nervoso e di drenaggio renale, risultando adatta alle donne durante il puerperio.

## *Borragine in pastella*

Per sfruttare le proprietà terapeutiche dell'acido gammalinoleico contenuto nella borragine, si utilizzano le foglie in pastella di farina e acqua, fritte in olio extravergine d'oliva (veicolo lipidico sempre necessario per facilitare l'utilizzo dei nutrienti da parte del sistema nervoso centrale).
Nei pazienti affetti da morbo di Alzheimer o che necessitino di un'azione tonica e vitalizzante del tessuto nervoso, si possono proporre gli involtini di foglie di borragine (contenenti mozzarella e alici), bagnati in pastella e poi fritti. La mozzarella e le alici, in virtù del calcio, dello iodio e degli acidi grassi omega 3 (contenuti nelle alici), contribuiscono a stimolare e sostenere il tono nervoso. Questa associazione è indicata anche nei cardiopatici, a condizione che il loro quadro clinico non sia complicato da un rischio ipertensivo. La quantità media è di circa 4 involtini a pasto. Per sfruttare le proprietà terapeutiche della borragine anche nei mesi invernali, si preparano gli involtini facendoli friggere per qualche istante, in modo da fissare la pastella, poi si mettono in congelatore e, al momento dell'uso, si fanno scongelare e si pongono in forno per completare la cottura e farli tornare croccanti.

## *Borragine e fiori di zucca*

Una preparazione notevolmente energetica, gradita dai bambini e indicata nei soggetti astenici e ipotesi, può essere composta da 4 fiori di zucca dorati fritti, bagnati nella pastella (preparata con acqua, farina e borragine) e ripieni con mozzarella e prosciutto crudo. Rispetto ad altre preparazioni similari, nelle quali il prosciutto viene sostituito dalle alici, in questo caso non si ricerca un effetto eccitante sulla tiroide, ma un'integrazione della quota proteica. Si può completare il pasto con 70 g di tagliatelle al pomodoro (per l'apporto energetico dei carboidrati e lo stimolo vitalizzante dell'uovo) e 2 kiwi, nella loro funzione antiossidante e di stimolo del transito intestinale e del metabolismo.

## *Zuppa di borragine*

Una preparazione in fase di studio che potrebbe rivelarsi adatta in numerose condizioni cliniche è la zuppa alla borragine, per la quale solo l'utilizzo e la sperimentazione pratica chiarirà le indicazioni e le eventuali controindicazioni. Per la sua composizione, è una preziosa fonte di vitamine A, C, E e del gruppo B, nonché di ferro, calcio, potassio, zinco e magnesio; viene preparata impiegando la borragine, 30 g di pinoli, 10 g circa di funghi secchi, 2 acciughe, 1 spicchio d'aglio, 1 ciuffo di prezzemolo, del succo di pomodoro, olio extravergine di oliva quanto basta (circa 5 cucchiai) e sale (da aggiungere a fine cottura). Si tritano grossolanamente i funghi, dopo averli tenuti a bagno per circa 20 minuti, si lessa la borragine per 3-4 minuti in 2 l d'acqua, che viene conservata.
In una casseruola si fanno insaporire per pochi minuti le acciughe con l'olio extravergine di oliva, poi si unisce l'aglio tritato, quindi i funghi e i pinoli pestati, infine il succo di pomodoro, lasciando cuocere a recipiente coperto per 10 minuti. A questo punto si aggiunge la borragine e si continua la cottura per altri 3-4 minuti; infine si versa il tutto nella precedente acqua di cottura (che avrà conservato tutti i principi nutrizionali idrosolubili della borragine, mentre quelli liposolubili saranno in soluzione nell'olio) e, a seconda delle indicazioni bionutrizionali, si aggiungeranno 50-70 g di pastina. A cottura ultimata si aggiungono il prezzemolo tritato finemente e il sale.

# Il finocchio

Il finocchio (*Foeniculum vulgare*) è una Ombrellifera originaria del bacino del Mediterraneo. Le forme selvatiche erano già note in epoca greco-romana, ma notizie certe circa la coltivazione del finocchio sono riportate da alcuni scrittori italiani del XVI secolo.
Le specie più interessanti sono 2: quella selvatica, per le proprietà medicinali e aromatiche dei semi, e quella domestica, di cui si consuma il grumolo, vale a dire la parte sotterranea, caratterizzata da grosse foglie bianche e carnose, che ne racchiudono altre verdastre di forma tubolare. I grumoli devono presentarsi interi, sani, puliti, di aspetto fresco e con poche foglie verdi; inoltre non devono avere lesioni, spaccature o macchie nere, né germogliazioni in atto. Il fusto, di forma cilindrica, presenta striature longitudinali e ramificazioni che terminano con una infiorescenza a ombrella, da cui origina il frutto impiegato in fitoterapia; è costituito da un diachenio oblungo (4-6 mm), di colore avorio-marrone, percorso da 5 strisce longitudinali, con aroma simile all'anice, ricco di oli essenziali.
Alla temperatura di 0-2 °C, il finocchio può essere conservato per 15-20 giorni. In queste condizioni si nota un aumento del glucosio e del fruttosio, che rappresenta un miglioramento della qualità e lo rende più apprezzato dal punto di vista organolettico. I finocchi più adatti per le insalate sono quelli tondi e croccanti, mentre le varietà di forma allungata sono più adatti per la cottura.

Con 17 000 ettari investiti a finocchio, da cui si ottiene una produzione pari a circa 370 000 tonnellate, l'Italia è il Paese in cui questa coltura è maggiormente diffusa a livello mondiale. Le regioni più importanti per la coltivazione di questo ortaggio sono la Puglia (da cui proviene circa il 30% del raccolto nazionale), la Campania, il Lazio e la Sicilia. Per quanto riguarda le varietà, la maggior parte della produzione di finocchio proviene da se-

| Finocchio | |
|---|---|
| *Composizione per 100 g di parte edibile* | |
| Parte edibile | 59% |
| Acqua | 93.2 g |
| Carboidrati | 1.0 g |
| Proteine | 1.2 g |
| Lipidi | tracce |
| Ferro | 0.4 mg |
| Calcio | **45** mg |
| Sodio | 4 mg |
| Potassio | **394** mg |
| Fosforo | 39 mg |
| Tiamina | 0.02 mg |
| Riboflavina | 0.04 mg |
| Niacina | **0.50** mg |
| Vit. A ret. eq. | **2.0** mcg |
| Vitamina C | **12** mg |

*Fonte:* Tabelle di Composizione degli Alimenti, Istituto Nazionale della Nutrizione, 1998.

mi di popolazioni locali, come *Grossissimo di Napoli*, *Tondo pugliese* o *di Barletta*, *Tondo di Sicilia*, *Romanesco*, *Parmigiano* e *Mantovano*.

## Composizione e funzioni nutrizionali

Con un contenuto in acqua pari a circa il 93% del suo peso, il finocchio dispone di ridotte quantità di proteine e di lipidi e una moderata percentuale di sali minerali, fra i quali risalta il contenuto di sodio (4 mg%). Anche i suoi zuccheri sono quantitativamente modesti, ma la loro particolare biodisponibilità rende il finocchio un alimento da impiegare con prudenza nei pazienti diabetici.
Per la presenza di numerosi principi attivi aromatici, fra i quali anetolo, fellandrene, fencone, anisone e metil-cavicolo (estragolo), il finocchio ha proprietà digestive, diuretiche, toniche, galattagoghe, emmenagoghe, vermifughe e antibiotiche. Stimolando efficacemente l'appetito, migliora la digeribilità di alimenti strutturalmente complessi, quali le carni, il pesce e i legumi, anche in virtù di un documentato effetto antimeteorico e antifermentativo. L'azione lenitiva e rinfrescante rende il finocchio un alimento indicato nel trattamento delle gastralgie e delle ernie esofagee ed è preferibile consumarlo a fine pasto, in quanto la sua struttura fibrosa contribuisce a pulire denti e gengive.
Abbiamo osservato un'avversione totale dei pazienti affetti da neoplasie polmonari nei riguardi del finocchio, soprattutto se viene proposto cotto. Probabilmente le sostanze volatili e gli oli essenziali di questo vegetale agiscono sulle terminazioni olfattive di questi soggetti in modo tanto intenso da provocare una sensazione di nausea. Negli individui predisposti, i semi di finocchio possono indurre crisi epilettiche e hanno effetto narcotico, qualora vengano assunti in quantità eccessiva. Gli impacchi di decotto di semi costituiscono un efficace rimedio nelle affezioni delle palpebre e degli occhi, mentre in cosmesi viene impiegato il succo, come ingrediente di preparati per pelli stanche e avvizzite.

## Il finocchio in Bioterapia Nutrizionale®

Il finocchio può essere consumato crudo e senza condimenti, risultando gradevole per la sua consistenza croccante e per il particolare sapore dolciastro e aromatico; in questo modo esplica al massimo la sua azione diuretica, anche se nei pazienti affetti da patologie renali esso si presta a essere impiegato agevolmente anche da cotto. In questa forma aumenta il suo effetto diuretico, in quanto interviene anche un meccanismo iperglicemico che provoca un incremento della velocità di filtrazione renale.

Nei pazienti diabetici, l'aggiunta di olio extravergine d'oliva e di sale (mai dell'aceto, che si trasforma in zuccheri semplici e altera il delicato sapore del finocchio) impedisce l'utilizzazione rapida degli zuccheri e modula l'aumento del tasso glicemico. Nel trattamento bionutrizionale del diabete, il finocchio crudo non può essere proposto nella fase critica di riduzione dell'insulina farmacologica, ma può essere impiegato solamente quando, a parità di dosaggio del farmaco, il paziente è soggetto a pericolose cadute della glicemia. In questo caso la scelta del finocchio (diuretico, dotato di una minima quantità di iodio e di una notevole percentuale di cellulosa, che sarà gradualmente trasformata in glucosio) è da preferire rispetto ad altri alimenti molto più zuccherini, quali la frutta o il classico sorso di acqua e zucchero.

Un pasto da proporre a un diabetico insulinodipendente soggetto a crisi ipoglicemiche può essere il seguente: 40 g di spaghetti all'arrabbiata, 150 g di pesce ai ferri, 150 g di funghi trifolati e 1 finocchio crudo condito con olio extravergine di oliva e sale.

I carboidrati della pasta saranno utilizzati per le necessità energetiche cellulari, grazie all'azione dell'insulina di sintesi; il pesce stimolerà la tiroide e, per l'aumento delle necessità metaboliche, provocherà un maggiore consumo del glucosio circolante. I funghi, per la minima quota di zuccheri e per il lavoro epatico indotto dalla loro complessità strutturale, richiederanno un ulteriore consumo di glucosio da parte dell'epatocita; infine il finocchio avrà lo scopo di fornire zuccheri per evitare una ipoglicemia da produzione endogena di insulina, in seguito a intensa sollecitazione funzionale del pancreas.

Proposto cotto, il finocchio assume un sapore molto più dolciastro e aromatico, dovuto alla trasformazione del fruttosio in glucosio durante il processo di cottura, cosa che ne rende più agevole l'utilizzo nelle difficoltà epatiche, dove il finocchio crudo potrebbe risultare troppo invasivo, perché a elevato contenuto di cellulosa. Infatti l'effetto antimeteorico è presente solamente quando esso viene consumato cotto, in quanto il calore provoca la destrutturazione della struttura fibrosa e della componente in cellulosa.
Una associazione dimagrante che preveda l'impiego del finocchio crudo può essere realizzata con 150 g di pesce in padella, 1 finocchio crudo condito e 150 g di fragole. Il doppio apporto di iodio, presente nel pesce e nelle fragole, sollecita intensamente la tiroide; alle aumentate necessità metaboliche e cataboliche sopperisce l'apporto energetico degli zuccheri del finocchio e lo stimolo epatico indotto dall'acidità, dal ferro e dalla vitamina C delle fragole. Infine, questi ultimi 2 alimenti sono dotati di un effetto diuretico, necessario per eliminare i liquidi e le scorie in eccesso.

L'associazione precedente si rivela dimagrante soprattutto in virtù dello stimolo tiroideo, che contribuisce a metabolizzare i grassi; tuttavia in altri casi si può preferire una variante che agisca maggiormente in senso fluidificante e diuretico (attraverso il citato meccanismo iperglicemico). Infatti basta sostituire l'ananas alle fragole per ottenere un bilancio zuccherino più elevato, una maggiore fluidificazione dei liquidi organici e, quindi, una più marcata eliminazione renale dei liquidi.

- Nel primo caso, il pasto sarà più indicato a mezzogiorno, per aumentare la lucidità e la vigilanza, in previsione del lavoro pomeridiano.
- Nel secondo caso si potrà proporre l'associazione alimentare di sera, in modo da contrastare la fisiologica tendenza alla imbibizione tessutale notturna e favorire il sonno, in virtù dell'effetto sedativo degli zuccheri a carico del sistema nervoso.

## *Finocchio al gratin*

Adatto in tutti i pazienti affetti da patologie renali, o quando necessiti un potenziamento della capacità diuretica, il finocchio al gratin si prepara facendo lessare per circa 10 minuti 1 finocchio tagliato a spicchi. Giunti a metà cottura, gli spicchi si scolano e si adagiano in una teglia, coprendoli con un filo d'olio (o aggiungendo dei fiocchetti di burro) e la minima quantità di sale possibile. A questo punto si mette la teglia in forno e si completa la cottura.

Le proprietà di questa preparazione sono sedative, per la biodisponibilità degli zuccheri contenuti nel finocchio, potenziati dalla trasformazione zuccherina delle fibre; antimeteoriche, per la riduzione della cellulosa; lenitive per la mucosa gastrica infiammata. Un pasto che non faccia aumentare il peso corporeo, che sia adatto per i pazienti affetti da disturbi epatici e renali, e non provochi meteorismo intestinale potrebbe essere il seguente: 2 finocchi al gratin; 1 insalata mista; 3 mandarini.

## *Finocchio in besciamella*

Il finocchio in besciamella si prepara facendo lessare il finocchio tagliato a spicchi, come nella ricetta precedente. Adagiati gli spicchi in una teglia, si aggiungono la farina, il latte e il burro a cubetti per creare una besciamella, i cui lipidi non siano stati resi saturi da una precedente cottura. Prima di mettere in forno, si spolvera con parmigiano reggiano, che rende inutile l'aggiunta di sale, e si lascia cuocere.
Rispetto al finocchio al gratin, quello in besciamella è dotato di una maggiore completezza nutrizionale, in particolare per quanto riguarda la quota di proteine, lipidi ed elettroliti (soprattutto il calcio). Pertanto sarà adatto ai pazienti affetti da patologie renali, che siano notevolmente defedati, ma non si presta a un eventuale impiego per i diabetici.

Un pasto ristrutturante, con proteine che non disturbano il rene, può essere composto da 2 finocchi in besciamella, 2 uova al piatto e 150 g di macedonia di frutta.
In una donna in menopausa (che necessiti di calcio perché affetta da osteoporosi) e in dieta dimagrante, si possono comporre 2 pasti che prevedano l'impiego dei finocchi in besciamella. Nel primo caso, si potranno associare questi ultimi a 100 g di ricotta e mezzo melone; nell'altro pasto, i finocchi vengono associati a 1 insalata mista e un quarto di ananas.

## *Tisana di finocchio*

Bollire in 250 g di acqua 1 finocchio tagliato a fette sottili per 15 minuti; non dolcificare, e assumere la tisana nelle flatulenze, nei dolori addominali, come leggero diuretico a stomaco vuoto.

# La zucca

La zucca (*Cucurbita maxima*) è un grosso frutto polposo, contenente dei semi bianchi e piatti, il cui impiego bionutrizionale sarà trattato nel capitolo dedicato alle spezie e ai micronutrienti. Di questo vegetale esistono numerose varietà, di cui le più comuni si caratterizzano per una scorza costoluta o bitorzoluta e una polpa soda e compatta, di colore arancione più o meno intenso.

## Funzioni nutrizionali

Ricchissima in vitamina A e vitamina K, la zucca ha una buona percentuale di potassio, di magnesio e di calcio. Essendo uno zucchino arrivato a piena maturazione, essa contiene una notevole quota di zuccheri, che la rendono controindicata in tutti i pazienti diabetici. Anche nei soggetti non diabetici, l'iperglicemia indotta dalla zucca tende a diminuire la coagulabilità del sangue, rendendolo meno denso; questo meccanismo si potrà sfruttare in tutte le patologie (ipercolesterolemie, cardiopatie, piastrinosi) in cui è necessario aumentare la fluidità del tessuto ematico. Per questo scopo la zucca sarà impiegata facendola cuocere in acqua o al forno, senza aggiunta di olio extravergine d'oliva, in modo da impedire la liberazione della vitamina K liposolubile, che svolgerebbe un effetto opposto a quello richiesto dalla condizione patologica. A dimostrazione di come, in Bioterapia Nutrizionale®, il destino terapeutico di uno stesso alimento possa avere valenze antitetiche (a seconda di come viene proposto all'organismo), la zucca si può impiegare nelle condizioni opposte, vale a dire quando le esigenze cliniche richiedono un aumento delle coagulabilità ematica. Infatti, nonostante la sua tendenza iperglicemizzante e fluidificante (facilitata dall'effetto miorilassante del potassio), sperimentalmente è stato provato dalla nostra ricerca che la zucca, cotta diretta-

| Zucca | |
|---|---|
| *Composizione per 100 g di parte edibile* | |
| Parte edibile | 81% |
| Acqua | 94.6 g |
| Carboidrati | **3.5** g |
| Proteine | 1.1 g |
| Lipidi | 0.1 g |
| Ferro | **0.9** mg |
| Calcio | **20** mg |
| Fosforo | 40 mg |
| Tiamina | 0.03 mg |
| Riboflavina | 0.02 mg |
| Niacina | **0.50** mg |
| Vit. A ret. eq. | **599** mcg |
| Vitamina C | **9** mg |

*Fonte:* Tabelle di Composizione degli Alimenti, Istituto Nazionale della Nutrizione, 1998.

mente nell'olio extravergine di oliva, permette di frenare il sanguinamento in modo efficace, sia nelle sindromi emorragiche mestruali, sia nei sanguinamenti gengivali o, comunque, ogni volta che i processi di coagulazione siano deficitari.

Per la ricchezza in zuccheri, per l'azione diretta del magnesio e del calcio e per quella indiretta del potassio (che svolge un effetto miorilassante), la zucca esplica una funzione sedativa a carico del sistema nervoso centrale, che ne giustifica l'appetenza da parte di soggetti ansiosi, in modo particolare sotto forma di pasta e zucca. Tuttavia, negli individui affetti da patologie epatiche, la notevole quantità di vitamina A e altri carotenoidi, contenuti in questo alimento, tende ad aggravare la sintomatologia clinica, a causa dell'eccessivo impegno metabolico a cui viene sottoposto l'epatocita.
Escludendo la precedente controindicazione, la zucca può essere considerata un efficace presidio terapeutico per la vista e per la prevenzione della cataratta, considerando la presenza di vitamina $B_2$, utile alla visione crepuscolare, oltre che importantissimo antiossidante per la prevenzione dei tumori. Inoltre il betacarotene potenzia il sistema immunitario, stimolando la produzione dei linfociti T, per cui la zucca può essere impiegata efficacemente in tutte le malattie da immunodeficienza, compresa l'AIDS.

## La zucca in Bioterapia Nutrizionale®

A seconda dell'associazione con altri alimenti e della modalità di cottura, la zucca potrà essere impiegata per diverse finalità terapeutiche. Per esempio, in corso di metrorragia, o in preparazione a un intervento chirurgico, si potrà potenziare la coagulazione ematica proponendo un pasto composto da 150 g di ravioli di zucca, 50 g di prosciutto crudo, 2 peperoni arrosto e 2 kiwi.
I ravioli di zucca avvieranno i processi di coagulazione, grazie all'azione diretta della vitamina K contenuta nella zucca e del calcio presente nella ricotta; la pasta fornirà i carboidrati necessari per il fegato, impegnato nella gestione dei molteplici fattori della coagulazione. Il prosciutto apporta la quota di proteine crude e concentrate, la cui caratteristica è quella di non avere una elevata quantità di purine, in modo da non aggravare la funzione renale; infine i peperoni, con l'apporto in vitamine C e K, contribuiranno a potenziare i processi di coagulazione, che i kiwi renderanno più stabile per il loro elevato tenore in vitamina C.

Con la medesima finalità terapeutica, si può comporre e impiegare anche il seguente pasto: 80 g di penne all'arrabbiata, 170 g di filetto ai ferri, 150 g di zucca in padella e 1 pompelmo.
La pasta supporterà il lavoro epatico nella gestione dei fattori della coagulazione; il peperoncino provvederà a velocizzare gli scambi di membrana e ad attivare i processi di cicatrizzazione; il pomodoro svolgerà un'azione drenante a carico del fegato e potenzierà la sintesi dei fattori della coagulazione, in virtù del contenuto di vitamina C (25 mg%) e della vitamina K (0,5 mg%); il filetto cederà la quo-

ta proteica a immediata utilizzazione, necessaria a ogni processo di ristrutturazione vitale. La zucca, cotta direttamente nell'olio extravergine d'oliva, renderà biodisponibili sia la vitamina A sia il betacarotene, sia gli altri fattori liposolubili, responsabili delle sue proprietà antiemorragiche; infine il pompelmo ridurrà ulteriormente il deficit coagulatorio, in virtù dei suoi 40 mg% di vitamina C e 17 mg% di calcio.

Al contrario, un'associazione bionutrizionale che bilanci l'azione ipercoagulante della zucca, quando per motivi terapeutici dovesse essere prescritta, potrebbe essere la seguente: 80 g di risotto con la zucca, 150 g di piselli in padella con cipolla e un quarto di ananas. Il risotto si prepara facendo soffriggere la zucca con olio e aglio, poi si aggiunge dell'acqua bollente, nella quale si fa cuocere il riso. L'effetto della vitamina K, liberata nel mezzo lipidico dell'olio, viene totalmente annullato dall'azione fluidificante dell'ananas e dalla marcata iperglicemia indotta da tutti gli altri componenti del pasto.
Questa preparazione, controindicata nei diabetici e negli individui con deficit pancreatico della gestione degli zuccheri, può essere indicata nelle patologie renali e nei soggetti con imbibizione tessutale, che necessitino di una stimolazione della diuresi.
Anche in dieta dimagrante la zucca può essere impiegata come contorno, preparando un pasto composto da 150 g di filetto ai ferri (o straccetti di manzo), 150 g di zucca fritta in padella solo con olio e sale, 200 g di frutti di bosco o 2 kiwi.

### *Pasta e zucca*

Rispetto alla pasta e patate, l'effetto sedativo dovuto all'apporto glicidico di pasta e zucca può essere complicato dall'aggravamento della funzionalità epatica operato dalla notevole quantità di vitamina A. L'appetenza manifestata da numerosi individui verso questa associazione alimentare è, probabilmente, dovuta a una carenza di magnesio, di cui questo vegetale è ricco.

### *Frittata di zucca*

Tagliare a fettine 200 g di zucca gialla e porla a friggere in una padella con olio extravergine di oliva, che estragga la vitamina K liposolubile, con potentissima attività coagulatoria e 1 spicchio d'aglio tritato, con importante azione antiaggregante piastrinica. A cottura ultimata mescolare la zucca a 2 uova sbattute e salate e finire di cuocere la frittata.
Utilissima durante fasi emorragiche del ciclo, agisce sia sulla coagulazione, per la ricchezza in vitamina K, sia sulla coniugazione degli ormoni operata dal fegato sollecitato dall'uovo fritto. La presenza dell'aglio farà da modulatore sui processi di coagulazione.

# Il cetriolo

Originario dell'Oriente, il cetriolo (*Cucumis sativus*) è una bacca di forma oblunga, cilindrica, con buccia verde verrucosa e polpa acquosa, di colore bianco-vitreo, contenente dei semi bianchi. Esso si può consumare crudo o in insalata, conservato sotto aceto, oppure fermentato in salamoia. Al momento dell'acquisto, il cetriolo deve essere fresco, consistente, intero e sano, senza lesioni o attacchi di agenti parassitari.

## Funzioni nutrizionali

Per il suo alto contenuto in acqua di vegetazione e per il fatto che si consuma di solito crudo, questo vegetale è dotato di una buona azione diuretica, per cui se ne possono giovare i diabetici, sia perché contiene una quota molto ridotta di zuccheri, sia per il suo contenuto in azulene, un principio attivo presente anche nella camomilla, dotato di azione antinfiammatoria e decongestionante, nonché di effetto protettivo sulla microcircolazione capillare, spesso compromessa dalla condizione iperglicemica.

Per le stesse ragioni, il cetriolo si può impiegare in corso di dieta dimagrante e per migliorare l'irrorazione sanguigna nelle zone anatomiche soggette ad accumuli di cellulite. È molto utile anche come rinfrescante intestinale e, contenendo vitamine B, C e tracce di vitamina A, risulta indicato in caso di febbre, intossicazioni, coliche e irritazioni intestinali, artrite e prurito.

Fra le azioni farmacologiche del cetriolo, numerosi autori hanno segnalato quella antielmintica, cioè atta a combattere gli ascaridi e la tenia intestinale. In Bioterapia Nutrizionale® viene sfruttata anche la sua proprietà anafrodisiaca, quando l'eccesso della libido può costituire un fattore aggravante determinate patologie, quali il priapismo doloroso.

| Cetriolo | |
|---|---|
| *Composizione per 100 g di parte edibile* | |
| Parte edibile | 77% |
| Acqua | 96.5 g |
| Carboidrati | 1.8 g |
| Proteine | 0.7 g |
| Lipidi | 0.5 g |
| Ferro | 0.3 mg |
| Calcio | 16 mg |
| Sodio | 13 mg |
| Potassio | **140** mg |
| Fosforo | 17 mg |
| Tiamina | 0.02 mg |
| Riboflavina | 0.03 mg |
| Niacina | **0.60** mg |
| Vit. A ret. eq. | tracce |
| Vitamina C | **11** mg |

*Fonte:* Tabelle di Composizione degli Alimenti, Istituto Nazionale della Nutrizione, 1998.

Diversi individui manifestano una vera e propria intolleranza al cetriolo, a espressione di una difficoltà pancreatica e digestiva nei riguardi della cellulosa, di cui questo vegetale è particolarmente ricco.

# Il cetriolo in Bioterapia Nutrizionale®

## *Associazioni nutrizionali*

Le 2 associazioni bionutrizionali che seguono sono finalizzate al dimagrimento e prevedono l'impiego del cetriolo, ma differiscono fra di loro, in quanto la prima ha un maggiore effetto anticellulite rispetto alla seconda.

- Il primo pasto prevede 180 g di pesce lesso o in padella, 2 cetrioli conditi e 150 g di fragole.
- Il secondo pasto è composto da 140 g di petto di tacchino al pompelmo, 2 cetrioli conditi e un quarto di ananas.

Nel primo caso la stimolazione tiroidea è molto più marcata, in virtù dello iodio contenuto nel pesce e nelle fragole; per questa ragione, e per l'assenza di purine animali, all'effetto diuretico si aggiunge una vera e propria facilitazione della funzione renale (soprattutto se il pesce sarà impiegato lesso, quindi privo della quota di sali dispersi nell'acqua di bollitura), che contribuirà a ridurre l'imbibizione tessutale (e quindi le zone di cellulite), anche per l'aumento della velocità di circolo indotta dall'azione degli ormoni tiroidei.
L'altra associazione alimentare svolge anch'essa un effetto dimagrante, ma si dimostra meno efficace a livello della microcircolazione, in quanto agisce più a livello epatico (per lo stimolo della proteina animale, dell'acidità e della vitamina C del pompelmo) che tiroideo.

Nei soggetti affetti da priapismo, più numerosi di quanto si possa ritenere in base alle statistiche cliniche, il cetriolo svolge un ruolo molto importante nel ridurre l'appetenza sessuale e la frequenza delle erezioni dolorose.
Un pasto finalizzato a questo scopo potrà essere composto da 50 g di riso e lattuga, 2 cetrioli conditi e mezzo melone.
Circa le modalità di preparazione e gli effetti sedativi e soporiferi del riso e lattuga si è detto nei relativi capitoli; i cetrioli svolgeranno la loro azione anafrodisiaca, accertata empiricamente in seguito all'esperienza clinica, ma ancora non conosciuta nei suoi precisi meccanismi biochimici e ormonali. Infine, il melone potenzia gli effetti sedativi del pasto (in virtù del suo contenuto in zuccheri), esercita un'azione fluidificante, che facilita la diuresi e riduce il dolore conseguente al turgore doloroso del pene e, al pari del cetriolo, sembra essere dotato anch'esso di una certa azione anafrodisiaca.

Ecco 3 esempi di associazioni dimagranti, da utilizzare rigorosamente solo a pranzo:

- 180 g di pesce al sale, 2 cetrioli con sale e olio extravergine di oliva, 2 kiwi;
- 160 g di straccetti (carne tagliata a carpaccio saltata in padella), 2 cetrioli, un quarto di ananas;
- 250 g di yogurt, 2 cetrioli, mezzo melone.

# FRUTTA FRESCA E SECCA

# La mela

Originario dell'Asia orientale, il melo (*Pirus malus*) fu conosciuto e coltivato in Egitto lungo le vallate del Nilo; da qui la coltura arrivò poi in Grecia (nel IV secolo a.C. Erodoto ne descrive la tecnica dell'innesto) e, successivamente, a Roma.

La mela è protagonista di numerose leggende e miti dell'antichità: nella sua undicesima fatica, Ercole riuscì a impossessarsi dei pomi d'oro che crescevano nel Giardino delle Esperidi; quando gli dèi dell'Olimpo invecchiavano, mordevano una mela per recuperare la gioventù; fu a causa di una mela (donata da Paride a Venere) che scoppiò la guerra di Troia.

Se in epoca romana, come ricorda Plinio, venivano menzionate una ventina di varietà, oggi se ne conoscono circa 7000; purtroppo il numero di quelle disponibili sul mercato si riduce sempre di più, in quanto la produzione agricola intensiva e specializzata nella coltura di poche specie fa perdere (in molti casi per sempre) la ricchezza bionutrizionale che la natura mette a disposizione degli esseri umani.

In Italia la produzione è concentrata nel Settentrione; l'80% del raccolto nazionale, infatti, proviene da 3 regioni del Nord: Trentino-Alto Adige (46%), Emilia-Romagna (17%) e Veneto (14%).
Altre aree di una certa importanza sono Piemonte, Lombardia e Campania.

Le mele italiane sono disponibili sul mercato praticamente tutto l'anno, con varietà estive, come *Royal Gala*, *Ozark Gold*, e autunnali, quali *Golden Delicious*, *Imperatore*, *Jonathan*, *Renetta del Canada*, *Granny Smith* e *Starkrimson*. Tra le invernali, le più diffuse sono le mele *Annurca*, coltivate soprattutto in Campania (da dove proviene oltre il 90% della produzione italiana) e *Stayman*.

| Mela cruda, senza buccia | |
|---|---|
| *Composizione per 100 g di parte edibile* | |
| Parte edibile | 79% |
| Acqua | 82.5 g |
| Carboidrati | **13.7** g |
| Amidi | tracce |
| Proteine | 0.3 g |
| Lipidi | 0.1 g |
| Ferro | 0.3 mg |
| Calcio | 7 mg |
| Sodio | **2** mg |
| Potassio | **125** mg |
| Fosforo | **12** mg |
| Tiamina | 0.02 mg |
| Riboflavina | 0.02 mg |
| Niacina | 0.10 mg |
| Vit. A ret. eq. | **8** mcg |
| Vitamina C | **6** mg |

*Fonte:* Tabelle di Composizione degli Alimenti, Istituto Nazionale della Nutrizione, 1998.

# Composizione e caratteristiche nutrizionali

Dal punto di vista nutrizionale, la mela rappresenta un frutto genuino, salutare, adatto a qualsiasi età, economico, facile da reperire e da consumare. Contiene una buona quantità di zuccheri semplici (fruttosio), pectine, sali minerali, acido malico e citrico. Facilmente digeribile, la mela svolge un'azione organica rinfrescante, disintossicante, diuretica, uricolitica e miorilassante; inoltre fa aumentare la secrezione salivare, ha un effetto stimolante e decongestionante sul fegato e aiuta a regolare la flora intestinale.

In fitocosmesi il succo è tonificante e rassodante, mentre con la polpa cotta si ottiene una maschera che ammorbidisce la pelle. La mela si conserva a temperature basse, variabili tra 0 e 2 °C a seconda delle varietà. Oltre che per il tradizionale consumo fresco, la mela può essere utilizzata per la produzione di succhi, marmellate, sciroppi, dolci, sidro oppure essiccata.

Nell'impiego alimentare quotidiano, la mela è sicuramente uno dei frutti più utilizzati; in molte diete dimagranti viene prescritta come alimento sostitutivo del pasto, spesso associata ad altri frutti nella preparazione di macedonie. In linea generale si può dire che l'uso continuo di associazioni di frutta nello stesso pasto è, invece, uno dei fattori principali dell'aumento di peso. La frutta, infatti, è qualcosa di più della semplice associazione di acqua, vitamine, sali minerali e fruttosio; essa è un fortissimo messaggio energetico per tutto l'organismo e, per analogia, è simile al contenuto nutrizionale dell'uovo, che è predisposto dalla natura per nutrire l'embrione fecondato. La frutta rappresenta il *quantum* informativo e nutrizionale che deve sostenere lo sviluppo e la crescita iniziale del seme che racchiude.
Ogni frutto è realmente una bomba energetica, tanto che la persona anoressica non rischia realmente di morire fin tanto che riesce a mangiare anche una sola mela il giorno (come succede spesso e per tempi prolungati in questa difficile patologia).
L'impiego alimentare della mela non presenta controindicazioni particolari; senza dubbio, nel trattamento del diabete, la mela cruda può essere prescritta con moderazione, bilanciando l'equilibrio glicemico mediante gli altri componenti del pasto. La mela cotta non è, invece, indicata a causa della trasformazione del fruttosio in glucosio, operata dal calore. A proposito dell'azione della mela sul transito intestinale esistono dei luoghi comuni: si ritiene, infatti, che la mela cruda sia antidiarroica, mentre quella cotta sia lassativa. In realtà, purché mangiata assieme a tutta la buccia, la mela cruda facilita e accelera il transito intestinale (per azione di massa da parte della fibra e della cellulosa contenuta nella buccia), mentre la mela disidratata (cotta a secco, in forno o racchiusa nella carta argentata) svolge un'azione di freno della peristalsi intestinale e di assorbimento dei liquidi in eccesso. Dell'effetto sedativo e soporifero dei bromuri contenuti nella buccia di mela si parlerà a proposito delle preparazioni bionutrizionali.

# La mela in Bioterapia Nutrizionale®

## *Mela chiodata*

Questa preparazione bionutrizionale era utilizzata nella tradizione popolare nei casi di carenza organica di ferro, quando i preparati farmacologici a base di ferro non erano ancora conosciuti. In Bioterapia Nutrizionale® si utilizza questo rimedio semplicissimo ed efficace, anche in considerazione dei numerosi effetti collaterali provocati dai farmaci contenenti il suddetto ione. Nel volume di questa collana *Bioterapia Nutrizionale®* (Red Edizioni, Milano, 2004) è stato ampiamente trattato il tema della gestione nutrizionale del ferro. In questa sede ricordiamo che l'emoglobina è il trasportatore per eccellenza non solo di ossigeno, ma anche di tutti i metaboliti e cataboliti; una carenza cronica di ferro provoca uno scarso assorbimento delle sostanze alimentari per difetto di trasporto e una detossicazione organica insufficiente: si considerino i sintomi di un soggetto anemico, con tutte le sue problematiche. La somministrazione di farmaci contenenti ferro esercita un effetto inibitorio, se non addirittura un blocco, sulla residua capacità fisiologica di assorbimento intestinale di questo ione.

La mela chiodata si prepara con un comune chiodo di ferro da carpenteria, che viene lavato accuratamente con detergenti (per eliminare gli oli minerali usati durante la lavorazione); è sufficiente impiegare 1 solo chiodo, in quanto l'assorbimento massimo giornaliero in un individuo adulto è di circa 1 mg di ferro il giorno. Il chiodo si infila totalmente in 1 mela, e qui viene lasciato per 24 ore. Il rischio di contaminazione, paventato da qualche paziente, è in realtà inesistente, poiché l'acido malico della mela, oltre a rendere il ferro biodisponibile, esplica un'azione di inibizione sullo sviluppo della flora batterica.
La mela va consumata di mattina, e comunque sempre a digiuno, affinché il ferro reso biodisponibile si trovi a contatto con una mucosa intestinale libera dalla presenza di altri componenti alimentari. Lo stesso chiodo deve essere infilato, appena liberato dalla prima mela, direttamente in un'altra mela, e non va lavato, altrimenti l'acqua provocherebbe una ossidazione non necessaria.
Dopo qualche giorno il chiodo perde la zincatura (molto utile sarà anche la piccola quota di zinco assorbito quotidianamente) e assume gradualmente un colore bruno: solo a questo punto la cessione del ferro diventa quantitativamente significativa e l'accelerato metabolismo della serie rossa migliorerà ulteriormente la capacità di assorbimento e di utilizzazione organica.
La mela chiodata è priva di effetti collaterali e viene prescritta in tutte le sideropenie primarie o secondarie a parassitosi intestinale, sindromi da malassorbimento, gravidanza, allattamento, trattamenti chemioterapici, eccetera; i risultati si manifestano dopo 2 settimane circa e a distanza di 1-2 mesi di cura le riserve organiche di ferro rientrano solitamente nei valori normali, a meno di gravi patologie della serie rossa.

## *Tisana di buccia di mela*

Per il contenuto in bromuri della buccia di mela, questa tisana ha un'azione soporifera superiore a quella della lattuga; pertanto va usata solo in individui che non abbiano semplice difficoltà di induzione al sonno (stress lavorativo, con conseguente difficoltà di rilassamento) e in particolare in soggetti che abbiano una vera e propria irritabilità del sistema nervoso, comprese tutte le forme di isteria. In ogni caso, questa tisana è indicata nelle forme gravi, quando non si riesce più a gestire l'equilibrio neuropsichico.

Si prepara iniziando a lavare accuratamente una mela, utilizzando acqua e sapone (possibilmente sapone di Marsiglia perché privo di complessi additivi chimici). Questo accorgimento è necessario in quanto, nel circuito di

conservazione e distribuzione delle mele, vengono utilizzati additivi e antimicotici per impedire il raggrinzimento del prodotto, per bloccare la maturazione e per inibire lo sviluppo di muffe patogene.
Dopo il lavaggio si asciuga la mela con un canovaccio (non con carta da cucina, che rilascerebbe le sostanze chimiche di cui è composta), si sbuccia la mela e si fa bollire la buccia in una tazza d'acqua per 3-4 minuti; la tisana così ottenuta, dolcificata con zucchero o miele, va bevuta prima di addormentarsi.

## *Tisana antibiotica*

Una preparazione da utilizzare di sera nelle forme influenzali consiste nel far bollire per 7-8 minuti, in 1 tazza di acqua, 0,5 cm di cannella in stecca (mai in polvere, la cui genuinità è sempre dubbia), 3-4 chiodi di garofano, la buccia di mezzo limone e 1 mela tagliata a fettine insieme con la buccia.
La funzione è quella di sedare il sistema nervoso e il metabolismo nei pazienti affetti da sindrome influenzale (o altre forme virali), con insonnia iniziale per la dolenzia osteoarticolare diffusa.
In questa tisana i principi attivi della cannella e dei chiodi di garofano agiscono in senso antibatterico e antivirale, mentre l'acido citrico e la vitamina C della buccia di limone (dotato anch'esso di attività antimicrobica) attivano il ciclo ossidoriduttivo di Krebs, stimolando le difese cellulari e il sistema immunitario.

## *Mela cotta*

Una variante della precedente preparazione bionutrizionale consiste nel porre i citati componenti in un padellino, sostituendo l'acqua con mezza tazza da tè di vino rosso e 1 cucchiaio da tè di zucchero. Cuocere a fuoco vivace, finché i pezzi di mela non diventino caramellati; la mela può essere consumata ancora tiepida o anche fredda.
Utilizzando tale variante (molto più gradita dai bambini) si sfruttano anche le proprietà antibiotiche del vino rosso, unitamente all'azione sedativa indotta dal suo contenuto in tannino.
La maggiore quantità di zuccheri biodisponibili fornisce al fegato energia sufficiente per svolgere le sue funzioni metaboliche di detossicazione e di modulazione di tutti i meccanismi difensivi dell'organismo. Gli stessi zuccheri reintegrano le riserve di glicogeno muscolare depauperate dal consumo energetico messo in atto contro l'invasione virale, riducendo in tal modo anche gli accumuli di acido lattico responsabili dell'astenia e della dolenzia diffusa, tipiche di tutte le affezioni virali.

# La pera

La coltivazione del pero (*Pyrus communis L.*) è antichissima: il poeta Omero ricorda le piantagioni di Alcinoo e Laerte, mentre la mitologia greca attribuisce alla pera il significato di frutto sano e gustoso, prediletto da divinità ed eroi. Dalla Magna Grecia la coltivazione del pero giunse a Roma, dove ebbe ampia diffusione e grandi estimatori: da un lato Catone e Plinio perfezionarono le tecniche di coltivazione, dall'altro lato Pompeo e Nerone ne furono entusiasti consumatori. Dopo il declino medioevale, questa coltura si diffuse in Messico e California a opera dei missionari spagnoli e, a partire dal XVIII secolo, anche in Europa (specie in Belgio e Francia).

In Italia la produzione è concentrata nel Settentrione, con l'Emilia-Romagna che fornisce da sola oltre il 50% del totale nazionale. Le pere di produzione italiana sono disponibili sul mercato praticamente tutto l'anno, con varietà estive come *William*, *Coscia*, *Guyot*, *Santa Maria* e *Max Red Bartlett*, e autunnali, quali *Abate Fetel*, *Decana del Comizio*, *Conference*, *Rosada*, *Packam's* e *Kaiser*. La

**Pera**

*Composizione per 100 g di parte edibile*

| | |
|---|---|
| Parte edibile | 84% |
| Acqua | 87.4 g |
| Carboidrati | **8.8** g |
| Proteine | 0.3 g |
| Lipidi | 0.1 g |
| Ferro | **0.3** mg |
| Calcio | 6 mg |
| Sodio | 2 mg |
| Potassio | **127** mg |
| Fosforo | **11** mg |
| Tiamina | 0.01 mg |
| Riboflavina | 0.03 mg |
| Niacina | **0.10** mg |
| Vit. A ret. eq. | tracce |
| Vitamina C | **4** mg |

*Fonte:* Tabelle di Composizione degli Alimenti, Istituto Nazionale della Nutrizione, 1998.

varietà invernale *Passacrassana* ha subìto un notevole declino e oggi occupa una posizione marginale.

## Composizione e caratteristiche nutrizionali

La pera contiene una buona quantità di zuccheri semplici (fruttosio di rapida assimilazione), pectine, tannino, sali minerali, acido malico (120 mg%) e citrico (70 mg%), oltre che composti fenolici ad azione antiossidante. Di grande digeribilità, essa svolge un'azione diuretica per il suo modesto contenuto in sodio (2 mg%), stomachica, rinfrescante e lassativa; nello stesso tempo, per la varietà dei suoi sali minerali (in particolare zolfo, cloro e fluoro), è particolarmente indicata nell'alimentazione di giovani e anziani. Concrezioni di pentosani e sali di calcio si formano spesso nella buccia, che diventa difficile da masticare, ma è molto utile nei soggetti che necessitino dell'apporto di integratori.
Facendo bollire 1 pera in 1 l d'acqua per 1 ora, si ottiene una gradevole bevanda ad azione diuretica e dissetante.

La pera si conserva a basse temperature; per gustarla in tutta la sua fragranza è consigliabile tenerla 4-5 giorni a temperatura ambiente prima del consumo. Se una leggera pressione attorno al picciolo evidenzia una polpa tenera, è il momento migliore per mangiarla. Oltre al tradizionale consumo fresco, la pera si presta a molte utilizzazioni: dal succo allo sciroppo, dalle confetture alle bevande fermentate e alcoliche. In cucina trova largo impiego come ingrediente per dolci, macedonie e pietanze oppure si gusta al naturale, accompagnata a formaggi piccanti, dei quali la pera contrasta la tendenza a provocare stitichezza, in virtù del suo contenuto in pectina e altre fibre alimentari, quali la cellulosa, l'emicellulosa e la lignina (2,8 mg%).

A prescindere dalle numerose varietà di pere, in questa sede daremo maggiore importanza ai principi nutrizionali generali e soprattutto alle indicazioni terapeutiche e nutrizionali di tale frutto.
La pera si caratterizza per il contenuto in tannino, zuccheri, iodio e sali minerali. Il tannino ha un effetto frenante il transito intestinale, per cui la pera ancora relativamente acerba non deve essere usata nel trattamento nutrizionale della stipsi. Invece, quando diventa matura, la quota in tannino si riduce e diventa secondaria rispetto alla funzione lassativa operata sia dall'eccitazione tiroidea a carico della muscolatura liscia dell'intestino sia dalla pectina e dai granuli presenti nella sua polpa.
Per il suo contenuto in cobalto, la pera è indicata nel trattamento delle anemie e quando debba essere favorita la sintesi di vitamina $B_{12}$, oltre che nei casi clinici nei quali si renda necessaria un'azione di riequilibrio del sistema nervoso neurovegetativo.
Per il contenuto in sali minerali, la pera non deve essere associata ad altri alimenti ricchi di questa categoria di nutrienti, altrimenti diventerebbe un frutto controindicato nell'ipertensione arteriosa, nelle patologie renali e nei soggetti che abbiano tessuti imbibiti da liquidi in eccesso. Non è adatta nelle gastriti, a meno che non venga cotta; la cottura, infatti, abbatte la sua notevole acidità, che provoca gonfiore dello stomaco per l'immediata fermentazione del fruttosio. Tra i frutti che è possibile impiegare nell'alimentazione di mantenimento di un diabetico, la pera non è la scelta migliore; infatti, durante il processo di maturazione, il suo fruttosio si trasforma in glucosio (come avviene a opera del calore quando un frutto viene cotto), con un più rapido aumento dei valori glicemici.

Premesse tutte queste controindicazioni, l'impiego bionutrizionale della pera diventa importante: per i bambini da 1 a 5 anni, che ne dimostrano una spontanea appetenza; per i giovani in crescita; dopo una dieta altamente diuretica o dopo disidratazione eccessiva per uso di farmaci diuretici; per gli anziani sani, nei quali c'è una tendenza fisiologica alla perdita dei liquidi biologici; nel trattamento dell'osteoporosi della donna in menopausa, a condizione che non coesista uno stato prediabetico e una tendenza all'ipertensione arteriosa; dopo fratture, per ricalcificare il callo osseo; per gli atleti in allenamento, data la contemporanea presenza di sali e di zuccheri; dopo sudorazioni profuse per febbri elevate e prolungate; in seguito a diarree con notevoli perdite elettrolitiche; infine, come stimolante endocrino.

Da notare: se un bimbo piccolo rifiuta la pera non si deve insistere, ma accertarsi che non abbia una familiarità diabetica.

## La pera in Bioterapia Nutrizionale®

Un esempio pratico di composizioni alimentari che prevedano l'impiego della pera può essere quello di 2 pasti indicati nel trattamento di una donna in menopausa.

- *Pranzo*: 200 g di ricotta, 150 g di cavolo cappuccio ripassato in aglio, olio e peperoncino e 1 pera.
- *Cena*: 50 g di spaghetti alle vongole, 1 finocchio e mezzo melone.

La ricotta apporterà il necessario contenuto in calcio (dai 166 mg in quella di pecora ai 340 mg in quella di bufala), insieme con una quota proteica (9,5-10,5 g%), con scarse scorie azotate, controindicate nel periodo menopausale, quando reni e surreni subiscono l'effetto delle variazioni ormonali. Il cavolo cappuccio, in virtù del suo contenuto in iodio (2 mg%), stimolerà la tiroide, che in menopausa tende a ridurre la sua attività, creando quella plica antiestetica nella regione del basso ventre delle donne; la cottura in olio, aglio e peperoncino stimolerà il metabolismo, velocizzando gli scambi di membrana. La pera, infine, per le citate proprietà nutrizionali, arricchirà di sali minerali l'apparato scheletrico senza creare ritenzione idrica (essendo povera in sodio e correttamente associata agli altri componenti).

Nel pasto serale gli spaghetti con le vongole forniranno un'altra quota di calcio associato allo iodio. Quest'ultimo riattiverà ulteriormente la tiroide, ma la funzione neurosedativa del calcio impedirà una eccitazione del sistema nervoso centrale. Il finocchio avrà un'azione diuretica potenziata dal melone che, in virtù dello iodio contenuto (2 mg%) e della funzione fluidificante dell'adenosina, aumenteranno il drenaggio dei liquidi interstiziali extracellulari.

# La fragola

Originaria delle regioni alpine, la fragola (*Fragaria vesca*) venne chiamata *fragrans* dai Romani, in omaggio al suo intenso profumo. Sulle tavole dell'antica Roma questo frutto compariva regolarmente in occasione delle feste in onore di Adone; la leggenda narra anche che, dopo la sua morte, Venere pianse copiose lacrime che giunte sulla terra si trasformarono in piccoli cuori rossi: le fragole.

Fino al XVII secolo, in Europa venivano coltivate piante di specie selvatiche autoctone (*Fragaria vesca, Fragaria viridis, Fragaria moschata*) e altre introdotte dall'America del Nord (*Fragaria virginiano*); attualmente i maggiori produttori sono Stati Uniti, Polonia, Giappone, Spagna, Italia, Russia e Corea. In Italia questa coltura viene effettuata soprattutto in Campania, da dove proviene il 32% del raccolto nazionale; seguono Emilia-Romagna (15%), Basilicata (15%), Veneto (12%), Piemonte (10%) e Lazio (7%).

La fragola fa aumentare la riserva alcalina e possiede proprietà dissetanti, rinfrescanti, diuretiche, antiuricemiche e depurative. In fitocosmesi si utilizza la polpa dei frutti per preparare maschere ad azione rassodante per pelli rugose; il succo, oltre a lenire le scottature solari, viene usato come ingrediente di composti ad azione schiarente, emolliente e rivitalizzante.

Oltre al tradizionale consumo fresco, le fragole possono essere utilizzate in cucina per preparare succhi, sciroppi, sorbetti, creme, marmellate e confetture. La conservabilità delle fragole è molto scarsa ed è quindi consigliabile consumarle appena acquistate o comunque tenerle in frigorifero (al massimo per 2-3 giorni) chiuse in un contenitore. Circa l'impiego alimentare delle fragole di serra (sempre trattate con antiparassitari e ormoni) si consiglia di lavarle, a scopo preventivo, con vino rosso, o aceto, prima di strappare il loro picciuolo (la cui rimozione apre una cavità

| Fragola | |
|---|---|
| *Composizione per 100 g di parte edibile* | |
| Parte edibile | 94% |
| Acqua | 90.5 g |
| Carboidrati | **5.3** g |
| Amidi | 0 |
| Proteine | 0.9 g |
| Lipidi | 0.4 g |
| Ferro | **0.8** mg |
| Calcio | 35 mg |
| Sodio | 2 mg |
| Potassio | **160** mg |
| Fosforo | **28** mg |
| Tiamina | 0.02 mg |
| Riboflavina | 0.04 mg |
| Niacina | **0.50** mg |
| Vit. A ret. eq. | tracce |
| Vitamina C | **54** mg |

*Fonte:* Tabelle di Composizione degli Alimenti, Istituto Nazionale della Nutrizione, 1998.

profonda fino al centro del frutto stesso). Questa procedura è importante in quanto, essendo le fragole idrovore, il semplice lavaggio con acqua toglierebbe soltanto la polvere in superficie, lasciando assorbire dal frutto tutti gli antiparassitari e i conservanti usati nel corso della produzione e dello stoccaggio. Per la loro liposolubilità, tali sostanze vengono rimosse solo dai citati solventi acidi o alcolici.

# Composizione e caratteristiche nutrizionali

La fragola è un frutto acidulo e poco zuccherino (5 g% di fruttosio quasi puro) ideale per pazienti con disturbi epatici, in quanto il suo grado di acidità induce il fegato ad aumentare la sua attività, utilizzando al massimo gli zuccheri circolanti. La fragola può essere impiegata anche nell'alimentazione dei diabetici, in virtù della ridotta quantità di zuccheri compensata dallo iodio in essa contenuto; quest'ultimo provoca, infatti, un aumento dell'attività tiroidea, sempre utile per stimolare un pancreas ipofunzionante.

La fragola contiene calcio (35 mg%) in notevole quantità, il che la rende utilissima per i bambini in fase di accrescimento, per le donne in gravidanza, in allattamento e in menopausa.
Grazie alla concomitante presenza di iodio e bromo, questo frutto diventa praticamente fondamentale nelle donne in menopausa in quanto capace sia di contrastare la riduzione funzionale dell'attività tiroidea (tipica di tale periodo della vita femminile), sia di sedare l'irritabilità secondaria agli squilibri ormonali, facilitando così l'induzione del sonno. Questa seconda azione fisiologica viene sostenuta anche dalla discreta quantità di magnesio che la fragola contiene; il magnesio, infatti, contribuisce a sedare l'ansia, le turbe psichiche e nervose, nonché l'ipereccitabilità che spesso si manifestano durante la gravidanza. Grazie alle sue proprietà sedative, la fragola rappresenta un frutto ideale anche per quei bambini particolarmente reattivi che manifestino sintomi di ipereccitabilità e ipercinesia da alterato equilibrio degli ioni magnesio-calcio; una conferma proviene proprio dalla particolare appetenza dei bambini verso tale alimento. Inoltre, l'abbondante presenza di vitamina C (50-85 mg%), nonché il contenuto in acido chinico e acido salicilico (1 mg%, Valnet), rendono la fragola un alimento-farmaco provvisto di azione simile a quella dell'aspirina, ma con il vantaggio della totale assenza di controindicazioni ed effetti collaterali tipici di quest'ultima (per esempio gastriti, ulcere, allergie, piastrinopenie); pertanto trova valido impiego non solo nelle malattie da raffreddamento e nelle forme reumatiche o infiammatorie, ma anche nei casi in cui si desidera ottenere un effetto inibente l'aggregazione piastrinica; uniche controindicazioni sono le allergie respiratorie o l'orticaria reattiva alla fragola.

Grazie alla grande quantità di acido citrico (0,67 mg%), acido tartarico (1,37 mg%) e acido malico (0,11 mg%), la fragola risulta particolarmente attiva nei confronti di virus e bat-

teri, mentre la ricchezza in polifenoli e antociani, associata alla capacità di inibire la formazione di nitrosamine nello stomaco, la rendono un importantissimo e attivo alimento anticancro.
Diversi studi hanno, infine, dimostrato che la fragola, oltre a possedere un'azione cardiotonica, ipotensiva e diuretica (E. Gley), trova valido impiego in tutte quelle condizioni caratterizzate da fragilità dei capelli e delle unghie. La spiegazione di ciò risiede nella contemporanea presenza di silicio e magnesio in tale alimento.

A causa della sua acidità, la fragola è controindicata nei soggetti affetti da ulcera gastroduodenale ed enterocolite. In individui predisposti, essa può indurre risposte allergiche; in questo caso l'associazione con il vino rosso, alimento con notevoli proprietà antiallergiche, può permetterne egualmente l'impiego.

## La fragola in Bioterapia Nutrizionale®

### *Fragole e basilico*

Nei soggetti con predisposizione all'ipertiroidismo o con manifesta patologia tiroidea potrebbe essere necessario impiegare le fragole per altri scopi terapeutici, quali una induzione della diuresi nell'ipertensione arteriosa, o un apporto di vitamina C nelle sindromi da raffreddamento.
Un modo per bilanciare l'eventuale eccesso di stimolo tiroideo da parte dello iodio contenuto nelle fragole è quello di prepararle in macedonia, aggiungendo basilico tritato (a mano, altrimenti diventa amaro), delle gocce di succo di limone e una spolverata di zucchero; si ottiene una preparazione dal sapore particolarmente gradevole, nella quale il potassio e le altre sostanze sedative del basilico antagonizzano l'effetto eccitante delle fragole.

### *Fragola, brodo di pollo e vin brûlé*

Nelle sindromi influenzali in soggetti non allergici né asmatici e, soprattutto, nelle forme da raffreddamento proprie dei primi cambiamenti di temperatura, la fragola diventa terapeutica quando viene associata ad altri alimenti o preparazioni che abbiano il medesimo scopo terapeutico.

Una possibilità è quella di comporre un pasto con minestrina in brodo di pollo, 150 g di cavolfiore ripassato in aglio, olio e peperoncino, 200 g di fragole e 1 tazza di vin brûlé.
Il brodo rappresenta l'apporto proteico indispensabile nel momento critico della forma influenzale da raffreddamento; il cavolfiore (59 mg% di vitamina C) aumenta l'apporto vitaminico della fragola, insieme con l'attività antibatterica e antivirale dell'aglio, indispensabile all'organismo per difendersi da questo tipo di affezioni; il peperoncino velocizza gli scambi di membrana ed esplica, a opera della capsaicina, una decongestione dei seni paranasali (per la sua azione revulsiva), con effetto terapeutico sulle secrezioni catarrali attraverso la fluidificazione del muco e la sua espulsione dall'albero bronchiale; le fragole, infine, per il loro contenuto in acido salicilico (oltre che per l'apporto in vitamina C particolarmente biodisponibile), rappresenteranno l'alimento-farmaco antipiretico e antinfiammatorio richiesto in queste patologie. Per l'azione del vin brûlé si rimanda al relativo capitolo.

### *Associazioni nutrizionali*

Nel trattamento dei disturbi della menopausa, quando la sintomatologia si orienta verso stati depressivi secondari a carenza ormonale, le fragole (comunque utili per il loro apporto in calcio) possono essere variamente associate con altri alimenti.

Per esempio, si può proporre un pasto con 200 g di pesce in padella, 2 patate fritte e 200 g di fragole.

Il pesce in padella si prepara cuocendolo direttamente in una padella nella quale vanno posti olio extravergine di oliva, aglio, poco succo di limone e prezzemolo tritato, senza alcuna aggiunta di acqua. Dal pesce si otterrà, in virtù dello iodio di cui è dotato, la necessaria stimolazione tiroidea per aumentare il tono nervoso; dell'aglio si sfrutterà l'azione antidepressiva; il prezzemolo, con il suo apporto in ferro, sarà il *carrier* degli altri nutrienti e, per il contenuto di vitamina C, rappresenterà il componente antiossidante per ridurre i radicali liberi circolanti, caratteristici dei processi di senescenza già avviati dai deficit ormonali e, comunque, sempre notevolmente presenti in tutti gli stati depressivi del sistema nervoso. Il limone, infine, favorirà l'attivazione metabolica per il suo contenuto in acido citrico che agisce sul ciclo di Krebs.

Le patate fritte, per la modalità di cottura, stimoleranno il fegato nella metabolizzazione degli ormoni residui; avranno azione riequilibrante il sistema nervoso a opera degli amidi di cui sono ricchissime; saranno miorilassanti sulla muscolatura contratta dalla continua tensione, in virtù del potassio che in esse abbonda, mentre il triptofano che contengono, essendo un precursore della serotonina, faciliterà l'induzione al sonno.

Il magnesio e il bromo delle fragole, infine, con l'aggiunta dello zucchero e del limone, contribuiranno all'azione sedativa di un pasto che si propone di sollecitare il metabolismo generale, contrastare la sindrome depressiva con un aumento del tono nervoso, senza rischiare un eccesso di eccitabilità per lo iodio del pesce e delle stesse fragole.

# La prugna e la susina

Originarie dell'Eurasia e del Nord America, la prugna (*Prunus domestica*) e la susina furono introdotte in Europa circa 20 000 anni fa. Le prime testimonianze della loro presenza in Italia risalgono al I secolo d.C., quando Plinio il Vecchio le citò nella sua *Naturalis Historia.* Attualmente i principali produttori mondiali sono Cina, Russia e Stati Uniti, mentre le aree produttive più importanti nel nostro Paese sono concentrate in Emilia-Romagna e Campania. Le prugne e le susine italiane sono disponibili da giugno a dicembre, con varietà come *Sorriso di Primavera, Goccia d'oro, Black Gold, President, Angeleno* e *Santa Rosa.*

Composta per l'87,5% di acqua, la prugna è un frutto particolarmente dissetante e aiuta a recuperare i liquidi persi con la sudorazione. Grazie alla buona presenza di elementi minerali, quali potassio, calcio e fosforo, svolge anche un'importante azione depurativa sull'organismo. L'elevato contenuto di zuccheri, magnesio e fibra stimola la motilità intestinale e rende questo frutto un ottimo regolatore dell'intestino; secondo la tradizione popolare, inoltre, la prugna è indicata per chi soffre di uricemia, astenia e anemia. L'azione lassativa delle prugne sembra essere dovuta alla presenza di un particolare zucchero che interagisce con il magnesio, sotto forma di magnesio-ammonio-fosfato. Forse l'azione chelante dei sali di magnesio crea una sinergia con altre sostanze presenti nel frutto, tanto da provocare un aumento della quota idrica nel lume intestinale, con conseguente ammorbidimento della massa fecale (M.S. Masri).

Nelle prugne e nelle susine sono presenti anche gli acidi malico, succinico, tartarico e citrico, nonché tannino, enzimi come la ossidasi, polifenoli e flavonoidi, tra i quali la quercitina, importantissima per la sua azione antitumorale. In virtù dei componenti summenzionati, la prugna è uno stimolante ner-

voso, ha un'azione disintossicante ed è utile nell'arteriosclerosi. Oltre che per il tradizionale consumo fresco, la prugna e la susina possono essere essiccate o utilizzate per preparare succhi, confetture, marmellate, sciroppi, bevande fermentate e distillati.
Anche il succo di prugna centrifugato ha azione lassativa, come dimostrato dal ricercatore americano J. Corse, del Ministero dell'Agricoltura degli Stati Uniti. Secondo il dottor P. Carton, le prugne rappresentano «un regolatore ideale del transito intestinale e dell'appetito e agiscono come deodorante delle feci; inoltre sono un potente decongestionante epatico e disintossicante degli umori».

Le prugne secche (quelle in commercio sono in massima parte di origine californiana) sono disponibili tutto l'anno, ma presentano una serie di controindicazioni in caso di diabete, obesità, ulcera gastroduodenale, enterocolite e calcoli renali ossalici e xantinici.
A una temperatura compresa tra -0.5 e 1 °C e un'umidità relativa pari all'85%, alcune varietà si possono conservare fresche per un periodo massimo di 3-4 settimane.
La prugna si differenzia dalla susina per la sua forma ovale; in Bioterapia Nutrizionale®, a seconda delle indicazioni terapeutiche, si distinguono 2 varietà principali di prugne: una di colore violaceo, per la presenza di antociani, l'altra di colore verde o giallo, per il prevalere di sostanze della famiglia dei flavonoidi e dei betacaroteni. L'azione lassativa si esplica sia mangiando il frutto fresco (nella quantità di 4-5 frutti), sia consumando il frutto secco.
Di forma tondeggiante sono, invece, le susine, di cui esiste una varietà di colore vinaccia e una varietà biondo chiaro. Anche in questo secondo caso il colore è indicativo della presenza di antociani (in quella di colore vinaccia) e di flavonoidi (in quella biondo chiaro).
La prugna e la susina sono ricche in sali e zuccheri ma, a differenza della pera o della nespola, il disturbo sulla funzione renale e pancreatica è molto limitato; per tale motivo si possono utilizzare nell'alimentazione del diabetico compensato o in un paziente con lieve difficoltà renale, tenendo conto del fatto che le prugne contengono una scarsa quantità di acido ossalico (10 mg% contro i 24 mg% dell'arancia e i 18 mg% della mora di rovo), che non inibisce l'assorbimento del calcio (13 mg%). Mentre le varietà chiare, ricche di vitamina A, possono essere controindicate nelle epatopatie severe, le varietà scure ben mature possono essere di aiuto nel trattamento bionutrizionale delle malattie del fegato; alla ricchezza in fruttosio (in buona parte trasformato in glucosio dal processo di maturazione) si associa il miglioramento del transito intestinale, con svuotamento ed eliminazione delle sostanze nocive, condizione indispensabile per facilitare il lavoro epatico di detossicazione. Per il minore impegno epatico degli antociani, risultano più lassative le varietà scure rispetto a quelle chiare.
Esistono delle differenze nutrizionali tra prugna e susina; la prugna ha un'azione lassativa più marcata, con maggiore stimolazione metabolica per la presenza di clorofilla (soprattutto nella varietà di colore verde); la susina ha un più alto contenuto in fruttosio e ferro ed è più diuretica.

**Prugna**

*Composizione per 100 g di parte edibile*

| | |
|---|---|
| Parte edibile | 89% |
| Acqua | 87.5 g |
| Carboidrati | **10.5** g |
| Proteine | 0.5 g |
| Lipidi | 0.1 g |
| Ferro | **0.2** mg |
| Calcio | 13 mg |
| Sodio | 2 mg |
| Potassio | **190** mg |
| Fosforo | **14** mg |
| Tiamina | 0.08 mg |
| Riboflavina | 0.05 mg |
| Niacina | **0.50** mg |
| Vit. A ret. eq. | **16** mcg |
| Vitamina C | **5** mg |

*Fonte:* Tabelle di Composizione degli Alimenti, Istituto Nazionale della Nutrizione, 1998.

# La prugna in Bioterapia Nutrizionale®

Nelle stipsi di lunga durata possono essere indicate le seguenti associazioni bionutrizionali, suddivise tra il pranzo e la cena.

- *Pranzo*: 160 g di pesce lesso, 1 sedano in pinzimonio e 5 prugne fresche.
- *Cena*: 150 g di carne di maiale cotto con 5 prugne secche e vino rosso, 1 insalata mista e 2 kiwi.

Il pesce apporterà la quota proteica meno costipante per l'intestino; il sedano (oltre all'acqua di vegetazione indispensabile per i processi di riassorbimento idrico del lume intestinale) fornirà lo stimolo alla motilità tramite la cellulosa e la sedanina; infine le prugne contribuiranno allo stesso scopo terapeutico con i citati sali di magnesio e con la pectina in esse contenuta.

La carne di maiale, anch'essa povera in sostanze azotate, cotta con le prugne diventerà una associazione alimentare che potenzia lo stimolo al transito intestinale, unitamente alla cellulosa dell'insalata mista e all'azione antiossidante della vitamina C del kiwi, che contribuisce alla degradazione delle tossine digestive.

# Il cachi o loto

Originario della Cina, dove oggi ne vengono coltivati oltre 2000 cultivar, il cachi (*Diospiros kaki L.*) è conosciuto anche come *Diospiro* o *Loto*. Già all'epoca dell'antica Roma, Plinio, nei suoi scritti, parlava delle piante di loto, ma la prima testimonianza bibliografica della parola *kaki* è rappresentata da un documento del 918 ritrovato in Giappone, dove questa specie vegetale ha incontrato grande popolarità. In Europa si iniziò a mostrare interesse per il cachi attorno alla metà del XIX secolo, prima in Francia, poi in Italia; le regioni in cui si coltiva maggiormente questo frutto sono la Campania, da cui proviene circa il 50% del prodotto nazionale, e l'Emilia-Romagna (38%). Le numerose varietà coltivate possono essere classificate in base alle caratteristiche della polpa dei frutti al momento della raccolta; si distinguono i frutti costanti e quelli variabili alla fecondazione.
I frutti costanti alla fecondazione presentano le medesime caratteristiche, sia nei cachi fecondati, sia in quelli non fecondati. Alcune varietà (*Fuyu*, *Suruga*, *Hana Fuyu* e *Kawabata*) possono già essere commestibili al momento della raccolta, in quanto non sono astringenti, mentre altre varietà (*Hachiya*, *Fugi* e *Lycopersicon*) richiedono un periodo di maturazione della polpa prima del consumo. I frutti variabili alla fecondazione presentano polpa scura, non astringente e possono, quindi, essere consumati immediatamente. I frutti non fecondati, invece, possiedono polpa chiara, astringente e non sono immediatamente commestibili. Appartengono a questo secondo gruppo le varietà *Kaki Tipo*, *Vainiglia*, *Amankaki* e *Aizumishirazu*.
Ricchi di vitamine, sali minerali e zuccheri, quando sono raccolti al giusto grado di maturazione i cachi possiedono un elevato potere nutritivo; possono essere consumati freschi oppure utilizzati per la preparazione di marmellate, salse, focacce e dolci. Per fermentazione e distillazione si può ottenere anche

un'ottima acquavite. A una temperatura di 5 °C, questi frutti possono essere conservati per un periodo di circa 2 mesi.
Le varietà costanti alla maturazione sono astringenti se mangiate mature (il tannino viene avvertito sgradevolmente dalla mucosa della bocca), mentre quando sono troppo mature diventano estremamente dolci, molli e lassative. Le varietà *Vainiglia*, nonostante la ricchezza in zuccheri, sono astringenti anche in piena maturazione per la maggiore percentuale di tannini.
Per il grande contenuto in vitamina A (237 mcg), entrambe le varietà sono controindicate in tutte le epatopatie; la presenza di fruttosio (che si trasforma quasi completamente in glucosio nel frutto troppo maturo), rende i cachi dei frutti proibiti in tutti i soggetti a rischio iperglicemico, mentre non si hanno effetti negativi a carico della funzione renale, a meno che quest'ultima non sia compromessa dalla malattia diabetica.
A carico dell'apparato gastroenterico, il loto aumenta l'irritabilità in uno stomaco già infiammato, inoltre provoca meteorismo e flatulenza intestinale sia per l'aggravamento epatico sia per la fermentazione della cellulosa e degli zuccheri complessi.
Fatte salve le varie controindicazioni, l'utilità nutrizionale dei cachi si evidenzia in quelle situazioni fisiologiche o patologiche che necessitino di alimenti altamente energizzanti. Se ne possono giovare i bambini che svolgono attività fisica (purché non abbiano una ereditarietà diabetica) e gli atleti impegnati in una prestazione seguita da dolenzia muscolare diffusa per accumulo di acido lattico; in questi casi i cachi (per la presenza contemporanea degli elettroliti e della vitamina A, che accelerano gli scambi di membrana) reintegrano rapidamente i depositi muscolari di zucchero e costituiscono anche un sostegno nutrizionale del sistema nervoso.

**Cachi o loto**

*Composizione per 100 g di parte edibile*

| | |
|---|---|
| Parte edibile | 97% |
| Acqua | 82.0 g |
| Carboidrati | **16.0** g |
| Proteine | 0.6 g |
| Lipidi | 0.3 g |
| Ferro | **0.3** mg |
| Calcio | 8 mg |
| Sodio | 4 mg |
| Potassio | **170** mg |
| Fosforo | **16** mg |
| Tiamina | 0.02 mg |
| Riboflavina | 0.03 mg |
| Niacina | **0.30** mg |
| Vit. A ret. eq. | **237** mcg |
| Vitamina C | **23** mg |

*Fonte:* Tabelle di Composizione degli Alimenti, Istituto Nazionale della Nutrizione, 1998.

## Il cachi in Bioterapia Nutrizionale®

Nei soggetti affetti da stipsi cronica il cachi può essere impiegato per la sua funzione lassativa, associandolo agli altri alimenti nel seguente modo.

- *Pranzo*: 150 g di hamburger, 150 g di lenticchie e 1 cachi maturo.
- *Cena*: 50 g di tagliatelle al burro e parmigiano reggiano, 1 melanzana ai ferri e 2 kiwi.

L'azione sinergica delle lenticchie, con il loro apporto di fibre solubili (mucillagini, pectine, gomme ed emicellulosa) e di quelle insolubili (cellulosa, alcune emicellulose e lignine) e del cachi, con le menzionate proprietà lassative, favorirà lo svutamento gastrico, accelererà il transito delle scorie, diminuirà la tensione delle pareti del colon, aumenterà la massa fecale, fra l'altro, riducendo i radicali liberi nel lume intestinale.
Le tagliatelle al burro e parmigiano forniranno fibre solubili derivate dal frumento ma arricchite dalle proteine dell'uovo e, contemporaneamente, stimoleranno l'attività epatica con l'azione sinergica del burro e del parmigiano.
La melanzana potenzierà la peristalsi intestinale a opera della lignina, della cellulosa e dell'emicellulosa; infine il kiwi esplicherà il suo effetto lassativo in virtù dell'apporto di fibre e di pectine, nonché per l'azione della notevole percentuale di vitamina C, che contrasta anche la formazione dei radicali liberi.

# Il kiwi

Originaria della Cina meridionale, dove cresce come pianta spontanea, l'actinidia (*Actinidia chinensis*) ha trovato un ambiente particolarmente favorevole alla sua coltivazione in Nuova Zelanda, dove è stata introdotta all'inizio del XX secolo. Il frutto di questa pianta è stato denominato 'kiwi', come l'uccello dalle piume sottili e dal lungo becco, emblema del Paese australe. Successivamente, questa specie frutticola si è diffusa in Inghilterra, Stati Uniti (California), Francia e, soltanto verso la fine degli anni Sessanta, in Italia. Il kiwi è presente su quasi tutto il territorio nazionale, ma circa l'80% della superficie coltivata è concentrata in sole 4 regioni: Lazio, Emilia-Romagna, Piemonte e Puglia.

Il kiwi svolge un'azione dissetante, rinfrescante, diuretica e depurativa; inoltre, grazie all'elevato contenuto di vitamina C, favorisce le difese naturali dell'organismo e protegge la parete vascolare. Oltre che per il tradizionale consumo fresco, il kiwi può essere utilizzato in cucina nella preparazione di succhi, sciroppi, macedonie, torte, conserve e marmellate.
Per quanto riguarda la conservazione dei frutti, le condizioni ottimali si realizzano in celle frigorifere a una temperatura di 0 °C e a un'umidità relativa del 90-95%.

Per quanto concerne il contenuto in vitamina C e potassio, deve essere fatta una distinzione fra i kiwi di taglia grande (varietà *Hayward*, che degradano la vitamina C da 80-150 mg% alla raccolta a 50 mg% dopo 5 mesi di conservazione in frigorifero) e quelli di taglia piccola (varietà *Bruno*, che passano da 150-300 mg% alla raccolta a 100 mg% di vitamina C dopo 150 giorni di conservazione); questi ultimi, rispetto a quelli grandi, contengono molto più potassio (circa 400 mg per 100 g di prodotto) e una maggiore quantità di vitamina C (da 150 a 300 mg% nei piccoli, rispetto ai 70-130 mg% nei grandi).

| Kiwi | |
|---|---|
| *Composizione per 100 g di parte edibile* | |
| Parte edibile | 87% |
| Acqua | 84.6 g |
| Carboidrati | **9.0** g |
| Proteine | **1.2** g |
| Lipidi | 0.6 g |
| Ferro | **0.5** mg |
| Calcio | **25** mg |
| Sodio | 5 mg |
| Potassio | **400** mg |
| Fosforo | **70** mg |
| Tiamina | 0.02 mg |
| Riboflavina | 0.05 mg |
| Niacina | **0.40** mg |
| Vitamina C | **85** mg |

*Fonte:* Tabelle di Composizione degli Alimenti, Istituto Nazionale della Nutrizione, 1998.

Le 2 varietà di kiwi si distinguono fra di loro anche per la forma: i grandi hanno forma ovoidale schiacciata, i piccoli sono più tondi e conservano la vitamina C per un tempo più lungo in forma biologicamente attiva.

## Funzione e utilizzo nutrizionale

La grande quantità di vitamina C e potassio del kiwi, unitamente a una ridotta percentuale di zuccheri (9,0 g%) e a una notevole acidità relativa, lo rendono particolarmente indicato in Bioterapia Nutrizionale® per il trattamento di svariate patologie.
Nei pazienti oncologici, che manifestino nausea e stipsi durante i trattamenti chemioterapici, il kiwi costituisce un vero e proprio farmaco: la sua acidità elimina il senso di nausea, migliorando l'appetito e la capacità funzionale dello stomaco; la sua azione lassativa permette di eliminare le scorie tossiche dal materiale fecale trattenuto; la sua notevole quantità di vitamina C funziona, in questi casi, da antiossidante, con conseguente riduzione dei pericolosi radicali liberi circolanti.
Nei casi di alcalosi urinaria, il kiwi consente di riportare il pH su valori acidi; questo effetto è secondario alla già citata capacità antiossidante. È noto che, in alcune condizioni cliniche, l'eccesso di radicali acidi nel sangue circolante abbassa il pH ematico al di sotto del fisiologico valore di 7,4; quando l'organismo non riesce più a rendere idrosolubili questi cataboliti e a eliminarli nelle urine, il pH urinario si manterrà su valori piuttosto alcalini (pH oscillante tra 6,5 e 8). Il kiwi accelera il metabolismo dei radicali acidi, in quanto attiva il ciclo di Krebs e tutta la catena biochimica delle ossidoriduzioni.

Nel trattamento bionutrizionale del diabete, il kiwi può essere impiegato nell'alimentazione quotidiana del paziente, in quanto la sua percentuale di fruttosio è inferiore a quella di molti altri frutti; lo stimolo metabolico indotto dall'acidità e dalla vitamina C si ripercuote positivamente sull'attività pancreatica, la quale si gioverà anche del notevole quantitativo di potassio. Come rimedio di emergenza, il kiwi viene prescritto fuori pasto quando il paziente presenta, nelle analisi dell'urina, una chetonuria elevata; in questo caso l'immediato aumento dell'attività epatica, conseguente all'assunzione di questo frutto, provoca una scissione del glicogeno di riserva con liberazione in circolo di glucosio e conseguente inibizione del meccanismo patologico di scissione degli acidi grassi e produzione di corpi chetonici.

Più di altri alimenti ricchi in vitamina C, il kiwi è utile per potenziare le difese dell'organismo nelle sindromi influenzali e nei raffreddamenti, contrastando la replicazione endocellulare dei virus; questo frutto costituisce un potente antianemico e antinfettivo naturale grazie all'azione sinergica di 3 suoi componenti: rame, ferro e vitamina C. Inoltre contribuisce efficacemente alla fissazione del calcio nelle ossa, per il suo apporto di fosforo, magnesio e calcio. Per la fisiologica attivazione dei processi coagulativi, operati dalla vitamina C estremamente biodisponibile del kiwi, questo frutto sarà indicato in tutte le condizioni cliniche di ipocoagulabilità ematica. Per la stessa ragione il kiwi sarà controindicato quando esiste un aumento della viscosità ematica, nelle piastrinosi e, in particolare, nelle poliglobulie con piastrine superiori ai valori di riferimento o in fase premestruale, quando non è richiesta una inibizione della fisiologica tendenza emorragica; non di rado, l'impiego occasionale del kiwi nei giorni precedenti l'arrivo del ciclo mestruale può provocarne l'arresto o condizionare un flusso ematico con presenza di coaguli.

L'effetto lassativo del kiwi si verifica per lo stimolo epatico esercitato dalla vitamina C, per l'azione miorilassante del potassio e, soprattutto, per la notevole quantità di cellulosa e di pectine del suo stroma.
Nei soggetti affetti da stipsi cronica e inveterata, insieme con altri presidi bionutrizionali, si impiega il kiwi prima dei pasti principali; in questo modo, il suo effetto-massa nel lume intestinale precede l'arrivo degli altri alimenti, facilitandone il transito. Nel trattamento di questo disturbo del transito bisogna valutare le condizioni organiche del fegato, relativamente alla sua implicazione nella maturazione dei megacariociti: se le piastrine circolanti sono superiori ai valori di riferimento e coesiste aumento della viscosità ematica (per aumento della parte corpuscolata a discapito di quella liquida, per ipercolesterolemia o per emoconcentrazione dopo sudorazioni profuse), al kiwi si deve preferire l'impiego di altri alimenti ad azione lassativa, quali il sedano, la melanzana, la verza, l'uva o i fichi. Talvolta invece la stipsi dovuta a disfunzione epatica si risolve utilizzando patate fritte, zucchine dorate fritte o in pastella, carciofi in pastella o altre verdura con la stessa modalità di cottura, per la loro azione di stimolo sull'epatocita, e perfino banane, per il loro contenuto in potassio ad azione miorilassante sull'intestino.

Una attenzione particolare deve essere riservata all'impiego del kiwi nei soggetti allergici. Normalmente, nel trattamento bionutrizionale delle allergie, il kiwi viene impiegato senza controindicazioni. Tuttavia esistono soggetti che manifestano una reattività allergica molto intensa dopo aver assunto il kiwi, tanto da sviluppare edema della glottide o crisi asmatica acuta con difficoltà respiratoria. È presumibile ritenere che questa reazione sia dovuta a intolleranza individuale rispetto a qualche componente nutrizionale del kiwi. In ogni caso, la soglia di allergenicità viene notevolmente ridotta dalla eccitazione biologica provocata dalla vitamina C del kiwi; infatti, a differenza della vitamina C sintetica, rispetto alla quale l'organismo pone in atto dei meccanismi di difesa (il sistema biologico la considera comunque sostanza estranea), quella biodisponibile del kiwi esplica la sua azione con rapidità e intensità.
In conclusione, nei pazienti allergici o con ereditarietà disreattiva che non hanno mai mangiato il kiwi, questo frutto deve essere proposto inizialmente in piccolissima quantità; se dopo qualche minuto non si verifica alcuna reazione di tipo allergico, si potrà inserirlo nel programma alimentare per tutti i suoi importanti effetti terapeutici e nutrizionali.

# L'anguria o cocomero

L'anguria (*Citrullus vulgaris*) è un frutto tipicamente estivo, fra i più ricchi in vitamine e acqua di vegetazione. Contiene anche molti sali minerali (solo il sodio è presente in quantità modeste), ed è resa disponibile dalla saggezza della natura nel periodo di maggior calore, quando la traspirazione e la sudorazione provocano una perdita di acqua e di elettroliti.

Può essere sfruttato in Bioterapia Nutrizionale® come efficace attivatore della diuresi, in quanto agisce attraverso un meccanismo iperglicemico (in virtù del fruttosio presente in notevole percentuale) e per la grande quantità di acqua di vegetazione, nella quale c'è poco sodio e molto potassio. Ha un'azione antiossidante e antitumorale, mediata dagli antociani, dalla vitamina C e da una modesta quota di vitamina E (quest'ultima è presente in percentuale significativa nella buccia, molto meno nella polpa rossa).

L'anguria è un frutto che si può associare con molta facilità a quasi tutti gli altri alimenti. Una incompatibilità di azione metabolica si ha con il pomodoro; quest'ultimo è ricco in acqua di vegetazione, è rosso (vitamina A e carotenoidi), matura nello stesso periodo dell'anno e, soprattutto, contiene una notevole quantità di sali. Questi 2 alimenti, utilizzati insieme nello stesso pasto, finiscono per creare un meccanismo di inibizione delle rispettive funzioni nutrizionali e metaboliche.

## L'anguria in Bioterapia Nutrizionale®

Per le citate caratteristiche, l'anguria sarà proposta come frutta (nella quantità media di 300 g senza la buccia) soprattutto a pranzo, in modo da avere aumento della diuresi nelle ore pomeridiane, e non di notte.

| Anguria | |
|---|---|
| *Composizione per 100 g di parte edibile* | |
| Parte edibile | 52.0% |
| Acqua | 95.3 g |
| Carboidrati | **3.7** g |
| Amidi | 0 |
| Proteine | 0.4 g |
| Lipidi | tracce |
| Ferro | 0.2 mg |
| Calcio | 7 mg |
| Sodio | 3 mg |
| Potassio | **280** mg |
| Fosforo | 2.0 mg |
| Tiamina | 0.02 mg |
| Riboflavina | 0.02 mg |
| Niacina | 0.10 mg |
| Vit. A ret. eq. | **37** mcg |
| Vitamina C | **8** mg |

*Fonte:* Tabelle di Composizione degli Alimenti, Istituto Nazionale della Nutrizione, 1998.

Nei pazienti con patologie renali aumenta il filtrato glomerulare e la quantità di acqua eliminata, senza impoverire l'equilibrio elettrolitico del liquido interstiziale. L'anguria ha il vantaggio di non contenere un eccesso di fosforo, per cui nei dializzati (attenzione a una eventuale iperpotassiemia!) può essere utilizzata per aumentare la residua capacità renale. Pur non potendosi considerare un alimento che riduce significativamente l'imbibizione dei tessuti e del cervello, l'anguria migliora la vigilanza e lo stato di lucidità mentale nei pazienti con iperazotemia, in quanto aiuta il fegato e il rene a metabolizzare ed eliminare rapidamente l'eccesso di scorie azotate dal sangue.

Vantaggiosa nei soggetti che hanno una normale funzionalità epatica, può non essere indicata in alcune patologie epatiche. Infatti, mentre se ne giova un paziente affetto da epatite virale, o intossicato da sostanze esogene o endogene (in questi casi il fegato ha bisogno di zuccheri, sali e molta acqua di vegetazione), l'anguria non è sopportata da chi ha disturbi della colecisti. In questo secondo caso il paziente riferisce pesantezza digestiva, ristagno gastrico e rigurgiti acidi dopo averla consumata.

Sulla funzionalità cardiocircolatoria, l'anguria influisce in senso positivo. Infatti la massa liquida viene rapidamente eliminata dal rene in quantità superiore a quella ingerita; inoltre il fruttosio è utile al cuore, essendo uno zucchero a rapida utilizzazione per le fibre muscolari miocardiche, che si giovano anche della quantità di sali minerali, fra i quali non è presente molto sodio. Anche a carico delle vie respiratorie l'anguria svolge un'azione decongestionante, che può essere sfruttata nella fase produttiva della tosse.
Alimento prima proibito ai diabetici, l'anguria può essere proposta, ma con moderazione, in tutti i soggetti che abbiano una funzionalità pancreatica a rischio e una regolazione non ottimale della glicemia, o addirittura siano diabetici, in quanto la sua componente dolce è rappresentata soprattutto da ciclamato di sodio più che da fruttosio.

Grazie al contenuto di vitamine e alla proprietà diuretica, l'anguria può essere vantaggiosamente associata alla carne rossa o al pesce (in questo secondo caso, per la sua ridotta percentuale di sodio e fosforo). Per quanto riguarda l'associazione con il pesce, mentre è molto utile nei soggetti con tendenza all'ipotiroidismo, negli eutiroidei (o negli individui che hanno una tiroide tendente all'iperfunzione) si può invece verificare un vero e proprio effetto collaterale, dovuto alla sollecitazione funzionale contemporanea del pancreas (per l'eccesso di zuccheri dell'anguria) e della tiroide (per lo iodio del pesce). Il disturbo si può tradurre in un danno, in quanto il pancreas si troverà sollecitato da 2 meccanismi diversi: dall'iperglicemia secondaria all'aumento degli zuccheri nel sangue e dalla aumentata funzionalità della tiroide per lo iodio e i sali del pesce. Il risultato clinico di questo meccanismo metabolico 'forzato' dipenderà dallo stato funzionale e organico del pancreas. In alcuni casi si potrà avere una risposta corrispondente all'intensità dello stimolo, con produzione eccessiva di insulina e conseguente ipoglicemia a breve distanza dal pasto (in molti pazienti affetti da crisi di panico, l'etiopatogenesi è da attribuire a questo meccanismo). In altri casi, si potrà verificare una inibizione funzionale per incapacità di risposta, soprattutto se il paziente ha già un disturbo pancreatico latente nella gestione degli zuccheri (o presenta, all'anamnesi, una ereditarietà diabetica). Come in tutte le funzioni organiche, la fisiologia insegna che un eccesso di stimolo si può tradurre facilmente nel suo opposto.

Con i fagiolini (anch'essi costituiscono funzionalmente un frutto ricco in potassio e poverissimo in sodio), l'anguria potenzia l'azione diuretica: l'insieme costituisce un'associazione che riduce l'imbibizione organica e stimola il metabolismo, per cui è utilizzabile nelle diete dimagranti.

# Il melone

Originario dell'Asia centrale e occidentale, il melone (*Cucumis melo*) si diffuse inizialmente in India e Cina, e successivamente nel bacino del Mediterraneo. Come attestano alcuni dipinti rinvenuti a Ercolano, l'introduzione di questa coltura nel nostro Paese risale all'Era cristiana. Il primo autore che menzionò tale succoso frutto fu Plinio il Vecchio, il quale raccontava che «il melone piaceva moltissimo all'imperatore Tiberio». I meloni *Cantalupo*, considerati i più saporiti e profumati, sono chiamati così perché furono portati, nel XV secolo, da missionari provenienti da lontani Paesi asiatici a Cantalupo, castello pontificio situato presso Roma. In Italia, la coltivazione del melone viene praticata soprattutto in Sicilia, Emilia-Romagna, Lombardia e Lazio.

I meloni coltivati in Italia si possono sostanzialmente suddividere in 3 gruppi.

- *Cantaloupensis*: sono i cosiddetti *Cantalupo*, caratterizzati da frutti di media grandezza e superficie liscia, che si conservano per brevi periodi.
- *Inodorus*: anche detti *Meloni d'inverno*, possono essere conservati per un tempo più lungo che, a volte, va oltre il periodo invernale.
- *Reticulatus*: a questo gruppo appartengono varietà come *Topmark*, *Stratos* e *Chando*. I frutti sono di media grandezza e presentano la superficie attraversata da una fitta rete: per tale motivo sono detti *Meloni retati* o *Americani*.

## Composizione e caratteristiche nutrizionali

Il melone svolge un'azione dissetante, diuretica e rinfrescante. Le tisane ottenute dai semi dei frutti lasciati in infusione possiedono

**Melone estivo**

*Composizione per 100 g di parte edibile*

| | |
|---|---|
| Parte edibile | 47% |
| Acqua | **90.1** g |
| Carboidrati | **7.4** g |
| Amidi | 0 |
| Proteine | 0.8 g |
| Lipidi | 0.2 g |
| Ferro | 0.3 mg |
| Calcio | 19 mg |
| Sodio | 8 mg |
| Potassio | **333** mg |
| Fosforo | 13 mg |
| Tiamina | 0.05 mg |
| Riboflavina | 0.04 mg |
| Niacina | **0.60** mg |
| Vit. A ret. eq. | **189** mcg |
| Vitamina C | **32** mg |

*Fonte:* Tabelle di Composizione degli Alimenti, Istituto Nazionale della Nutrizione, 1998.

proprietà emollienti e sedative della tosse. In fitocosmesi si utilizza la polpa per preparare maschere che tonificano la pelle, rendendola vellutata. Oltre a essere consumato allo stato naturale, da solo o con prosciutto crudo, il frutto del melone viene anche impiegato in cucina per la preparazione di marmellate, macedonie, dolci, gelati e frullati. Durante la conservazione, la temperatura non dovrebbe mai scendere al di sotto dei 5 °C; ciò consente di evitare la formazione, diffusa o settorializzata, di quelle macchie rossastre che fanno assumere al melone riportato a temperatura ambiente una consistenza molle.

Il melone è un frutto totalmente diverso dall'anguria. Il primo è ricco di flavonoidi che, associati alla notevole quantità di vitamina A (189 mcg%), aggravano la funzionalità epatica, mentre il secondo ha un elevato contenuto di antociani, sostanze cioè che non interferiscono con l'attività del fegato.
In questa sede ci occuperemo delle proprietà nutrizionali delle varietà di melone giallo e di quello bianco. La prima varietà, disponibili nei mesi estivi, per i motivi già citati, può creare una sintomatologia da affaticamento epatico; invece la varietà bianca, tipica della stagione invernale, non solo non disturba il fegato (grazie al suo scarso contenuto in vitamina A), ma addirittura agevola il lavoro epatico in virtù dell'elevata quantità di zuccheri.

Per la sua abbondante acqua di vegetazione e per la presenza di iodio e di zuccheri, il melone possiede una notevole azione diuretica che si realizza sia per diretta sollecitazione renale, sia per stimolazione metabolica della tiroide e attivazione pancreatica (con increzione di insulina). Questo effetto fisiologico del melone si attua solamente se il paziente in trattamento ha una funzionalità epatica efficiente; in caso contrario, l'epatocita messo in difficoltà (dal betacarotene e dagli altri flavonoidi contenuti nel melone) trattiene i liquidi, impedendone l'eliminazione renale. La mancata attivazione della diuresi, dopo ingestione del melone da parte di un soggetto sano, può essere indicativa di insufficienza epatica asintomatica e può fornire al medico una preziosa informazione diagnostica. La funzione renale, dopo l'impiego alimentare del melone, viene ulteriormente facilitata dalla presenza in questo frutto dell'adenosina, una

**Melone invernale**

*Composizione per 100 g di parte edibile*

| | |
|---|---|
| Parte edibile | 51% |
| Acqua | **94.1** g |
| Carboidrati | **4.9** g |
| Amidi | 0 |
| Proteine | 0.5 g |
| Lipidi | 0.2 g |
| Ferro | 0.3 mg |
| Calcio | **21** mg |
| Fosforo | 16 mg |
| Tiamina | 0.01 mg |
| Riboflavina | 0.02 mg |
| Niacina | **0.50** mg |
| Vit. A ret. eq. | 5 mcg |
| Vitamina C | **12** mg |

*Fonte:* Tabelle di Composizione degli Alimenti, Istituto Nazionale della Nutrizione, 1998.

sostanza ad azione fluidificante il sangue. A dimostrazione dell'armonia con la quale la natura mette a disposizione degli esseri umani alimenti perfettamente bilanciati, il melone contiene anche una discreta quantità di vitamina K, che è indispensabile per il corretto svolgersi dei processi coagulativi; sembra quasi che ci voglia proteggere da un eventuale pericolo emorragico messo in atto dall'adenosina. Di fatto, l'impiego terapeutico della vitamina K del melone è impedito dalla sua liposolubilità.

Nei pazienti affetti da patologie renali, il melone può essere impiegato senza particolari problemi, a condizione che tali patologie non siano secondarie al diabete; infatti una controindicazione assoluta all'uso del melone sono i disturbi della glicemia, in quanto il suo contenuto in fruttosio è superiore a quello dell'anguria.

Alcuni soggetti avvertono pesantezza gastrica e rigurgiti dopo ingestione del melone; questi disturbi possono essere attenuati aggiungendo un pizzico di sale, che non altera la gradevolezza dell'alimento e migliora gli scambi di membrana, nonché la secrezione dei succhi gastrici, facilitandone la digeribilità. Per tale motivo è diventata comune la consuetudine di mangiare il melone assieme al prosciutto crudo, il quale apporta le proteine non denaturate della carne cruda e il sale utilizzato per la salatura: l'insieme costituisce una associazione digeribile e completa dal punto di vista nutrizionale.

Sul transito intestinale il melone non interviene in maniera significativa, per cui può essere impiegato indifferentemente nel trattamento della stipsi e della diarrea (a meno che la diarrea non sia secondaria a una patologia del pancreas).

Nel contesto di una dieta dimagrante il melone agevola l'eliminazione dei liquidi organici in eccesso e aumenta il metabolismo attraverso la stimolazione tiroidea provocata dal suo iodio; perde la sua utilità solo se il paziente ha disturbi organici o funzionali del sistema epatobiliare.

Durante il ciclo mestruale femminile, il melone esplica il massimo potere nutrizionale in fase premestruale, quando cioè sono richiesti la fluidificazione del sangue, un aumento della diuresi e un apporto di zuccheri che aiutino il fegato a gestire il passaggio dalla precedente fase progestinica alla successiva fase estrogenica. La minore importanza dell'azione fluidificante e la maggiore necessità diuretica in fase ovulatoria rendono il melone meno indicato, rispetto all'anguria, in questo periodo del ciclo.

Per l'azione rinfrescante e diuretica, il melone è utile nelle sindromi cliniche caratterizzate da oliguria, gotta e reumatismi articolari. Controindicato nei diabetici e in chi soffre di dispepsie gastriche, il melone svolge una efficace azione anticoagulante, a opera del suo contenuto in adenosina; per questa ragione sarà utilizzato nelle piastrinosi e per la prevenzione dell'infarto e dell'ictus. La significativa presenza del betacarotene (soprattutto in quello giallo) lo rende indicato come antineoplastico, in particolare nel caso di tumori del polmone (Carper).

# Il melone in Bioterapia Nutrizionale®

Un esempio di utilizzo del melone in una dieta dimagrante può essere il seguente.

- *Pranzo*: 150 g di pesce in padella, 1 indivia riccia e mezzo melone.
- *Cena*: 150 g di tortellini al pomodoro, 2 indivie belghe ai ferri e 2 kiwi.

Il pesce attiverà i processi metabolici attraverso lo stimolo tiroideo indotto dallo iodio, apportando, nello stesso tempo, un tipo di proteina che non ostacola il funzionamento emuntoriale del rene. L'indivia riccia, per il suo contenuto in ferro e la consistente quota di acqua di vegetazione, favorirà i processi di escrezione insieme con l'azione diuretica del melone; il contenuto in iodio di quest'ultimo si unirà a quello del pesce per agire sulla tiroide, mentre l'azione fluidificante dell'adenosina favorirà la formazione del filtrato glomerulare del rene.

Nel pasto serale, i tortellini rappresenteranno la quota di idrati di carbonio, potenziati dall'impasto interno a base proteica, mentre il pomodoro stimolerà la funzione epatica. Le 2 belghe ai ferri apporteranno il ferro indispensabile a velocizzare lo smaltimento metabolico dei nutrienti e l'eliminazione delle tossine. Infine i 2 kiwi provvederanno alla riduzione dei radicali liberi che si formano ogni volta che si induce un aumento del metabolismo e, per l'azione lassativa, contribuiranno all'eliminazione delle scorie intestinali.

## *Altre associazioni dimagranti*

- *Pranzo*: 150 g di hamburger, 1 insalata mista, mezzo melone.
- *Cena*: 50 g di riso al pomodoro, 150 g di radicchio ai ferri, 1 pesca.
- *Pranzo*: 70 g di prosciutto crudo, 1 insalata verde, mezzo melone.
- *Cena*: 2 patate fritte, 2 indivie belghe ai ferri, 2 kiwi.
- *Pranzo*: 1 petto di pollo alla piastra, 1 pomodoro, mezzo melone.
- *Cena*: 50 g di spaghetti aglio, olio e peperoncino, 150 g di cavolfiore, 1 mela.

# Il mango

Il mango (*Mangifera indica*) è un frutto tropicale coltivato nel subcontinente indiano da migliaia di anni, molto ricco in oli essenziali, che gli conferiscono il suo caratteristico odore e sapore (con un aroma che ricorda vagamente la trementina). Il frutto è una drupa dalla forma molto varia (rotondo, ovale, a pera, oppure lungo e sottile), con un peso oscillante dai 200 ai 700 g.
Contiene zuccheri altamente biodisponibili, molti enzimi digestivi e microelementi (che hanno la capacità di attivare il metabolismo) ma, soprattutto, una notevole quantità di vitamina A (300 mcg%) e di vitamina C (32 mg%): per questo motivo, pur essendo molto dolce (14,7 g% di carboidrati), è controindicato nelle epatopatie.

È un frutto poverissimo di grassi vegetali, ma contiene potassio, calcio, magnesio zolfo e poco fosforo, per cui è indicato nelle forme depressive, nelle astenie, e soprattutto nelle patologie della pelle; ha proprietà anticancerogene per la sua ricchezza in retinoidi, e per

| **Mango** | |
|---|---|
| *Composizione per 100 g di parte edibile* | |
| Parte edibile | 73% |
| Acqua | 82.8 g |
| Carboidrati | **14.7** g |
| Amidi | tracce |
| Proteine | 1.0 g |
| Lipidi | 0.2 g |
| Ferro | 0.5 mg |
| Calcio | 7.0 mg |
| Sodio | 11 mg |
| Potassio | **250** mg |
| Fosforo | 11 mg |
| Tiamina | 0.02 mg |
| Riboflavina | 0.04 mg |
| Niacina | **0.60** mg |
| Vit. A ret. eq. | **300** mcg |
| Vitamina C | **32** mg |

*Fonte:* Tabelle di Composizione degli Alimenti, Istituto Nazionale della Nutrizione, 1998.

lo stesso motivo è utile alla vista. È diuretico e leggermente lassativo. Aumenta la montata lattea.

## Funzioni nutrizionali

Per la presenza di enzimi digestivi, è utile nei soggetti con ipocloridria gastrica, atonia della muscolatura liscia dello stomaco, digestione lenta e laboriosa. Per la stessa ragione, deve essere evitato nei pazienti affetti da gastrite con iperacidità e pirosi, nonché in ogni forma di infiammazione acuta delle mucose gastrointestinali.
Nei pazienti con disturbi della funzionalità renale (o nei soggetti in dieta dimagrante con difficoltà renali) è molto indicato per la sua azione leggermente diuretica, la notevole percentuale di acqua di vegetazione, la quasi totale assenza di proteine vegetali e di sodio. Per il contenuto in microelementi, zuccheri e oli essenziali, è di sostegno nelle atonie generalizzate e negli astenici.

# La papaia

Molto simile al melone, la papaia (*Carica papaya*) viene coltivata in Brasile, Africa e India. La caratteristica nutrizionale principale della papaia è il suo contenuto in papaina, enzima dalla documentata azione terapeutica a livello della mucosa gastrica e intestinale, che ha la capacità di degradare le proteine in peptidi. La sua attività, resa possibile dal pH del bolo gastrico (azione massima a pH neutro o alcalino), è particolarmente evidente dopo i pasti frettolosi e abbondanti. Gli enzimi proteolitici, se usati a digiuno, esercitano effetti antinfiammatori largamente utilizzati in traumatologia, ortopedia e chirurgia.

## Funzioni nutrizionali

Dal sapore molto dolce (in questo simile al mango), la papaia si può usare in tutti i disturbi dello stomaco (dalle gastriti alle ulcere gastriche e duodenali). Leggermente lassativa, soprattutto quando è ben matura, deve essere usata con attenzione nel diabetico e nei soggetti affetti da patologie epatobiliari.

In linea generale, la papaia deve essere proibita nel trattamento bionutrizionale del diabete; tuttavia, qualora fosse necessario sfruttare l'azione farmacologica della papaina, gli zuccheri presenti, molto disponibili e di veloce assimilazione, devono essere opportunamente bilanciati dagli altri alimenti che compongono il pasto. Per quanto riguarda i pazienti affetti da disturbi epatobiliari, l'unico componente nutrizionale che può provocare sintomi di affaticamento metabolico dell'epatocita è la vitamina A, presente in notevole quantità, insieme con altri carotenoidi.
A livello sperimentale è stata documentata l'azione farmacologica della carpaina (sostanza presente nella papaia, che accelera alcune rea-

**Papaia**

*Composizione per 100 g di parte edibile*

| | |
|---|---|
| Parte edibile | 70% |
| Acqua | 89.3 g |
| Carboidrati | **6.9** g |
| Amidi | 0 |
| Proteine | 0.4 g |
| Lipidi | 0.1 g |
| Ferro | 0.5 mg |
| Calcio | 28 mg |
| Sodio | 7 mg |
| Potassio | **140** mg |
| Fosforo | 16 mg |
| Tiamina | 0.03 mg |
| Riboflavina | 0.03 mg |
| Niacina | **0.30** mg |
| Vit. A ret. eq. | **265** mcg |
| Vitamina C | **60** mg |

*Fonte:* Tabelle di Composizione degli Alimenti, Istituto Nazionale della Nutrizione, 1998.

zioni biochimiche endocellulari) nella riduzione dell'ittero sperimentale, con diminuzione della bilirubina e della fosfatasi alcalina.

La papaina inoltre ha azione antinfiammatoria sulle gastriti, ma soprattutto, secondo recenti studi, sembra avere un'azione importante di stimolo delle difese immunitarie, utilissima quindi anche nel combattere l'HIV.

Per l'azione proteolitica dei suoi enzimi, la papaia può essere indicata nelle diete dimagranti, facendo attenzione a non associare altri alimenti ricchi in vitamina A, in modo da non rallentare il lavoro metabolico del fegato. Nell'ambito di questo tipo di impiego, è consuetudine praticare impacchi di papaia frullata nelle zone cutanee interessate da accumuli di cellulite.

# L'avocado

Frutto esotico, l'avocado (*Persea gratissima*), o *Aguacate*, secondo l'antica lingua azteca, è originario dell'America centrale. Oggi viene coltivato in Brasile, Perù, California, Florida, ma anche in Indonesia, Australia e Sud Africa: di conseguenza, è disponibile nei mercati durante tutto l'anno. Il frutto è formato da una drupa carnosa, di colore variabile dal verde al bruno, contenente un grosso seme e una polpa molle, giallognola, non molto dolce e di sapore gradevole.

Viene venduto leggermente immaturo, in quanto quello maturo (a temperatura ambiente, in 3-5 giorni arriva a maturazione) è facilmente deteriorabile e cede sotto la pressione delle dita. Per il contenuto in vitamina C, le fette tagliate si ossidano rapidamente, assumendo un colore scuro e sgradevole: fenomeno che si previene aggiungendo del succo di limone.
L'avocado ha la caratteristica di contenere proteine con molti aminoacidi essenziali, con una composizione abbastanza simile a quella delle carni rosse (senza le scorie azotate che disturbano la funzione renale). Notevole è la percentuale di lipidi, la maggior parte dei quali sono monoinsaturi e polinsaturi, con un equilibrio nutrizionale paragonabile a quello del latte umano. L'avocado contiene molto potassio e poco sodio, una discreta quantità di vitamina C, di niacina, di carotenoidi e una scarsa quota di zuccheri.

## L'avocado in Bioterapia Nutrizionale®

Se la forma degli alimenti può avere un significato 'funzionale', allora si può senz'altro dire che l'avocado presenta una struttura molto simile a quella dell'utero, compresa una cavità interna nella quale dimora il seme. Di fatto, nelle antiche civiltà andine e centroame-

**Avocado**

*Composizione per 100 g di parte edibile*

| | |
|---|---|
| Parte edibile | 76% |
| Acqua | 64.0 g |
| Carboidrati | 1.8 g |
| Amidi | tracce |
| Proteine | **4.4** g |
| Lipidi | **23.0** g |
| Ferro | **0.6** mg |
| Calcio | 13 mg |
| Sodio | 2 mg |
| Potassio | **450** mg |
| Fosforo | 44 mg |
| Tiamina | 0.09 mg |
| Riboflavina | 0.12 mg |
| Niacina | **0.10** mg |
| Vit. A ret. eq. | **14** mcg |
| Vitamina C | **18** mg |
| Grassi saturi | 2.48 mg |
| Grassi monoinsat. | **18.33** mg |
| Grassi polinsaturi | **1.45** mg |

*Fonte:* Tabelle di Composizione degli Alimenti, Istituto Nazionale della Nutrizione, 1998.

ricane, l'avocado era utilizzato soprattutto per l'alimentazione dei bambini e degli anziani. Infatti, nei primi mesi di vita del neonato si può proporre diluito con acqua, costituendo un ottimo sostituto del latte umano.

Pur essendo un frutto, in realtà viene usato nelle insalate o in varie associazioni alimentari che non hanno le caratteristiche nutrizionali e organolettiche della frutta. Quando è ben maturo, si presenta quasi sotto forma di crema, con la quale si arricchisce il potere nutritivo delle insalate.
Si può mangiare da solo, condito con sale e pepe, o associato al pesce (per esempio, gamberi con crema di avocado e maionese).

Nei diabetici può essere impiegato senza provocare picchi iperglicemici, in quanto i suoi zuccheri sono proposti all'organismo insieme con la quota proteica e con una notevole quantità di lipidi. I pazienti affetti da patologie renali si giovano delle sue proteine e di tutti gli altri nutrienti, nessuno dei quali mette in difficoltà la complessa e delicata fisiologia del rene.

Molto indicato nei pazienti affetti da gastrite e negli individui defedati, l'impiego alimentare dell'avocado è utile nei pazienti che non sono in grado di alimentarsi in modo sufficiente (a causa di patologie gastroenteriche, malattie neoplastiche in trattamento chemioterapico, tumori dell'esofago, difficoltà alla deglutizione e alla progressione del bolo), nei quali si cercherà di fornire alimenti completi dal punto di vista dei nutrienti, ma che non siano di difficile digestione; da questo punto di vista si può dire che l'avocado è moderatamente dolce (e quindi non provoca fermentazione intestinale), non è troppo salato, ha una consistenza molle, si può associare a tutti gli altri alimenti e ha un sapore gradevole.

# La castagna

La castagna (*Castanea sativa*) è probabilmente il più umile dei frutti, ma oggi tra i più costosi, e forse quello che maggiormente stimola i ricordi, legati alle caldarroste, ai venditori, oggi quasi scomparsi, di castagne arrostite sulla *brasche* e di castagnaccio. Il castagno è una grande pianta probabilmente originaria del bacino del Mediterraneo, quasi certamente della Libia; pregiato anche per il suo legno, in Europa cresce dai 200 ai 1000 m di altitudine, con una fascia ottimale tra i 400 e i 900 m.

Le castagne si distinguono in 2 gruppi: il marrone e la castagna vera e propria. Mentre il primo sta da solo dentro il riccio, la seconda è presente in numero di 2 o più. Per una conservazione limitata nel tempo, il frigorifero è il luogo migliore, dopo aver racchiuso le castagne in sacchetti di plastica. In campagna sono spesso conservate sbucciate, distribuite su un pavimento, in una zona asciutta, buia e fresca della casa. Qualcuno, dopo averle raccolte, le tiene a bagno per 8 giorni in acqua pulita, affinché muoiano le larve che potreb-

| **Castagna fresca** | |
|---|---|
| *Composizione per 100 g di parte edibile* | |
| Parte edibile | 82% |
| Acqua | 51.9 g |
| Carboidrati | 33.1 g |
| Amidi | 22.3 g |
| Proteine | 3.2 g |
| Lipidi | 1.8 g |
| Ferro | **1** mg |
| Calcio | 30 mg |
| Sodio | 9 mg |
| Potassio | **395** mg |
| Fosforo | 70 mg |
| Tiamina | 0.08 mg |
| Riboflavina | **0.28** mg |
| Niacina | **1.11** mg |
| Vit. A ret. eq. | 0 |
| Vitamina C | 0 |

*Fonte:* Tabelle di Composizione degli Alimenti, Istituto Nazionale della Nutrizione, 1998.

bero essere presenti; una volta asciutte, vengono chiuse in sacchetti di tela stretta, con aggiunta di peperoncini rossi, che allontanano insetti e parassiti.

Come la patata, la castagna ha un'azione disintossicante sull'organismo, in quanto riduce la formazione di acidi nei tessuti. È un frutto capace di apportare energia e minerali, per cui è consigliata nelle convalescenze, nei casi di astenia, nelle condizioni di stress, nelle anemie. I frutti, le foglie e la corteccia della pianta e dei rami contengono tannini e fitosterine che possiedono un'azione astringente a livello sia della cute sia dell'intestino, con effetto sedativo nei confronti della tosse.

- Ricca in carboidrati sia fresca (33,1 g%, il 30% dei quali è rappresentato da amidi e il resto da zuccheri, che ne fanno un alimento proibito ai diabetici), sia secca (80,9 g% di carboidrati di cui 59 g% di amidi e 15,4 g% di zuccheri), la castagna contiene:
  – potassio (395 mg% da fresca, 930 mg% da secca);
  – fosforo (70 mg% da fresca, 90 mg% da secca);
  – calcio (30 mg% da fresca, 52 mg% da secca);
  – sodio (9 mg% da fresca, 18,7 mg% da secca);
  – ferro (1 mg% da fresca, 2 mg% da secca).
- Il contenuto in vitamina PP (1,4 mg% da fresca, 2,3 mg% da secca) ne fa il frutto più ricco di questa vitamina preziosa come equilibratore del sistema nervoso, particolarmente indicata nella demenza senile, nelle sindromi depressive e psicotiche, perfino nelle schizofrenie (A. Hoffer).
- La castagna è utile nelle dermatiti, nei disturbi circolatori, nelle congiuntiviti e nei disturbi del circolo venoso, per il consistente contenuto in vitamina $B_2$ (0,22 mg%), che presiede alla salute della pelle, del fegato, degli occhi e, in generale, al nutrimento di tutte le cellule.

## La castagna in Bioterapia Nutrizionale®

Nelle donne gravide con tendenza alla formazione di varici e lieve stato depressivo può essere molto indicato un pasto composto nel seguente modo: 150 g di sogliola alle mandorle, 150 g di valerianella (soncino), 15 castagne arrostite o bollite.
La sogliola alle mandorle si prepara facendo cuocere il pesce direttamente in un tegame dove è stato fatto sciogliere del burro. A cottura ultimata, si spella la sogliola e la si adagia nel grasso residuo, al quale vengono aggiunte 15 mandorle tritate e 1 piccola noce di burro, cuocendo ancora per 2-3 minuti.

Il pesce costituirà il motore dell'attivazione metabolica sia per il contenuto proteico sia per l'apporto in iodio, per di più arricchito dall'equilibrio dei vari sali minerali. Le mandorle, con la loro quota in vitamina $B_1$ (0,30 mg%), $B_2$ (0,44 mg%) e PP (2,1 mg%), regolano il sistema nervoso, il metabolismo dei carboidrati, la respirazione cellulare e il metabolismo delle proteine e dei grassi; il loro equilibrato rapporto tra calcio (263 mg%) e fosforo (508 mg%) e l'importante apporto di magnesio (che contribuisce al mantenimento dell'equilibrio acido-base, ai fenomeni di ossidoriduzione, al nutrimento cellulare e alla eliminazione dei rifiuti metabolici aumentati nella condizione di gravidanza) le rendono un energetico nervino e un ottimo equilibratore del sistema nervoso. Il ferro (4,6 mg%) e lo zinco (3,1 mg%), che le mandorle forniscono all'organismo, rendono ancora più efficace questa preparazione farmaco-alimentare.
La valerianella (o dolcetta, o soncino), con l'apporto dei sali, delle vitamine e del bromo, sederà ulteriormente l'eccitabilità neurologica tipica della condizione gravidica, senza deprimere il tono dell'umore. Infine, le castagne costituiranno un valido supporto all'attività epatica, per la loro ricchezza in glicidi e vitamina $B_2$; per il loro contenuto in vita-

mina PP avranno una funzione di riequilibrio del sistema nervoso e di quello circolatorio (contrastando la tendenza alla formazione di varici), mentre l'importante quantità di potassio di cui sono dotate, per l'azione miorilassante, consentirà di ridurre ogni tensione residua.

Al contrario, per uno studente prima di una sessione d'esami si richiede un apporto energetico senza appesantire gli organi digestivi e senza ridurre lo stato di vigilanza. Potrà essere utile un pasto composto nel seguente modo: 70 g di salmone affumicato, 1 sedano in pinzimonio e 15 castagne arrostite o bollite.
Il salmone avrà la stessa funzione della sogliola, potenziata dalla concentrazione dei nutrienti del pesce essiccato.
Il sedano, con la sua quota in sedanina (Dupont e Charbot), è un tonico nervino e uno stimolante delle ghiandole surrenali.
Le castagne, infine, rappresenteranno l'elemento equilibratore di un sistema nervoso sollecitato a lavorare intensamente.

# La ciliegia

Le ciliege sono il frutto di 2 specie di alberi della famiglia delle Rosacee, la stessa cui appartengono le rose.
Dalla specie *Prunus avium* nascono le ciliege dolci, sia quelle a polpa tenera (*tenerine*), sia quelle a polpa dura (*duracine*). Dalla specie *Prunus cerasus* nascono invece le amarene e le marasche (*si veda* il capitolo successivo) che, per il loro sapore acidulo, non sono molto apprezzate come frutta fresca, ma vengono impiegate soprattutto per produrre sciroppi, marmellate e liquori quali il maraschino, il *cherry brandy* e il ratafià.

Il ciliegio, albero noto anche per la compattezza del legno (ricercato per la produzione di mobili e per i lavori di ebanisteria), costituisce sicuramente uno dei simboli della primavera, insieme con le altre piante appartenenti alla famiglia delle Rosacee, in particolare quelle che i botanici raggruppano nel genere *Prunus*, caratterizzate da frutti con un solo nocciolo (drupe) e da fiori di vari colori e tonalità (dal bianco, al rosaceo, al rosso), che annunciano la fine dell'inverno e l'inizio della primavera. Esse sono: l'albicocco (*Prunus armeniaca*), il pesco (*Prunus persica*) e il susino o pruno (*Prunus domestica*).
Il fascino di questi alberi non è circoscritto al solo periodo primaverile, ma prosegue con l'arrivo dell'estate, quando essi si caricano di frutti dal giallo al rosso (talora tanto scuro da sembrare nero in alcune varietà di ciliege), al rosso violaceo, al giallo verdastro o al blu scuro dei susini. Sia il *Prunus avium*, che è il ciliegio dolce, sia il *Prunus cerasus*, detto anche *Agriotto* o *Visciolo*, hanno la loro origine nei territori occidentali dell'Asia. Attualmente, le regioni italiane che ne producono le maggiori quantità sono la Campania, l'Emilia-Romagna, il Veneto e il Piemonte.
Le ciliege sono un frutto particolarmente prelibato, reperibile solo durante un breve periodo dell'anno, che va da giugno a fine lu-

| **Ciliegia** | |
|---|---|
| *Composizione per 100 g di parte edibile* | |
| Parte edibile | 86% |
| Acqua | 86.2 g |
| Carboidrati | **9.0** g |
| Amidi | 0 |
| Proteine | 0.8 g |
| Lipidi | 0.1 g |
| Ferro | **0.6** mg |
| Sodio | 3 mg |
| Potassio | **229** mg |
| Calcio | **30** mg |
| Fosforo | 18 mg |
| Tiamina | 0.03 mg |
| Riboflavina | 0.03 mg |
| Niacina | **0.50** mg |
| Vit. A ret. eq. | **19** mcg |
| Vitamina C | **11** mg |

*Fonte:* Tabelle di Composizione degli Alimenti, Istituto Nazionale della Nutrizione, 1998.

glio; in agosto è ancora possibile trovarne, ma le loro caratteristiche organolettiche e nutrizionali si riducono.
Le ciliege migliori sono quelle con la polpa soda e la buccia lucida, senza ammaccature, con il picciuolo di un verde vivo e intenso.
Devono essere conservate in luogo fresco e asciutto (in un sacchetto di carta paglia, mai nella plastica) e, per la loro sensibilità al freddo, è bene non tenerle in frigorifero a temperature troppo basse.

# Funzioni nutrizionali

Le ciliege, oltre a essere ricche di vitamine A, C, $B_1$ e $B_2$, contengono anche proteine, zucchero, sali minerali di potassio, calcio, magnesio, ferro, fosforo, numerosi oligoelementi e acidi organici, che contribuiscono a ridurre la tendenza acidificante del sangue, tipica dei soggetti anziani. Le ciliege sono anche uno dei frutti preferiti dai bambini, il cui vivace metabolismo si giova dell'effetto *carrier* del ferro, dello stimolo epatico indotto dall'acidità e dell'energia fornita dal loro contenuto in fruttosio.

Non secondaria è l'azione sedativa (ma non depressiva) sul sistema nervoso, a opera dei micronutrienti, del calcio (30 mg%) e degli oligoelementi (manganese, cobalto, zinco e rame) presenti nelle ciliege, in soggetti tendenzialmente ipercinetici, quali i bambini sani. In particolare, gli oligoelementi (manganese e cobalto) sono utili quando i rapidi metabolismi organici producono notevoli quantità di cataboliti, la cui eliminazione richiede efficienti meccanismi di drenaggio. Per questa ragione, tutti i fattori che impegnano o aggravano la funzionalità epatica e renale dei bambini (abuso di terapie farmacologiche, vaccinazioni, alimentazione impropria) disturbano i normali processi di accrescimento e di maturazione neurologica, immunologica e ormonale, provocando il documentato aumento statistico delle patologie allergiche, dei disturbi del sistema nervoso e dei disordini ormonali del periodo adolescenziale.

A differenza delle amarene, le ciliege non possiedono azione diuretica; non così il picciuolo, ricco di tannino e di sali di potassio. Infatti, in fitoterapia è conosciuta e sfruttata questa proprietà: preparando un infuso con 10 g di picciuoli in 250 cc di acqua bollente e dolcificando con 1 cucchiaino di miele, si ottiene una bevanda disintossicante e notevolmente diuretica. Un'azione della ciliegia sfruttata in Bioterapia Nutrizionale® è quella antiurica, terapeuticamente utile nei pazienti affetti da iperuricemia e da gotta; l'acido urico viene trasformato in acido ippurico, metabolita eliminato con maggiore facilità e dotato di un discreto effetto lassativo. L'azione di stimolo del transito intestinale (violento se il soggetto assume a digiuno notevoli quantità di ciliege) viene indotto dall'acidità e dal ferro delle ciliege, che eccitano la funzionalità epatobiliare e irritano le mucose gastroenteriche.

Per la caratteristica bionutrizionale piuttosto aggressiva, non è consigliabile proporre una dieta disintossicante di 2-3 giorni esclusivamente a base di ciliege, come può essere realizzato con l'uva. La ricchezza in micronutrienti, l'azione irritante del ferro reso molto biodisponibile dalla contemporanea presenza di oligoelementi e catalizzatori, l'iperglicemia non supportata da un marcato effetto diuretico, quale quello indotto dall'uva, tende a intasare gli emuntori, aggravando lo stato generale dell'organismo.

Consumate crude, le ciliege sono indicate nei soggetti affetti da disturbi della colecisti, negli obesi e possono essere inserite in associazioni alimentari adatte per il trattamento bionutrizionale del diabete, in quanto il loro contenuto in levulosio e lo stimolo metabolico, mediato dal ferro e dalla loro notevole acidità, fa aumentare il consumo di zuccheri da parte del fegato, riducendo il tasso di glucosio circolante nel sangue; unico rischio da parte del soggetto diabetico è quello di aumentarne istintivamente la quantità consumata che, invece, deve mantenersi intorno ai 150 g.

Vanno bandite tutte le bevande alcoliche a base di ciliege, in quanto l'alcol inibisce gran parte dell'azione energetica e vitale di questi frutti. In particolare, viene annullata la loro azione tonica a carico della parete dei capillari e delle venule e si perde la loro capacità di migliorare il trofismo della cute e delle mucose.

Le ciliege sono controindicate nei pazienti affetti da patologie gastriche, da ulcere duodenali e da colonopatie ipercinetiche e spastiche, nonché nei soggetti ipertesi.

## Le ciliege in Bioterapia Nutrizionale®

Cotte per circa 20 minuti in 150 cc di vino rosso non pastorizzato e cosparse di zucchero, le ciliege (nella quantità media di circa 150 g) sono raccomandate ai convalescenti, ai soggetti defedati, a quelli prostrati dal punto di vista neurologico e a tutti coloro che hanno bisogno di un buon tonico per risollevarsi sia fisicamente sia psichicamente. Infatti i numerosi sali e micronutrienti contribuiscono a rigenerare il tessuto nervoso, migliorandone la funzione senza aumentare l'eccitabilità. La depurazione del sangue indotta dalle ciliege, i numerosi principi nutrizionali del vino rosso e gli zuccheri, resi più biodisponibili dalla cottura, rendono questa preparazione adatta in tutte le situazioni cliniche nelle quali l'effetto tonificante ed energetico deve essere associato a quello depurativo.

Prima di una gara sportiva o di un importante impegno fisico si può proporre la seguente associazione nutrizionale: 70 g di pasta ai quattro formaggi (fontina, gorgonzola, mozzarella e parmigiano reggiano), 120 g di filetto, 1 pomodoro condito e 200 g di ciliege.
La pasta costituirà la necessaria quota di idrati di carbonio a più lento rilascio, che i formaggi arricchiranno di sali immediatamente biodisponibili e di proteine ad alto valore biologico, perché ricche di acido glutammico (5570 mg%), leucina (2513 mg%), prolina (2309 mg%), lisina (1967 mg%), valina (1730 mg%) e tirosina (1233 mg%); il filetto fornirà la quota proteica a più rapida utilizzazione e meno ricca di scorie azotate; il pomodoro apporterà una cospicua quantità di sali, integrati da quelli delle ciliege, il cui effetto antidiuretico ne impedirà la perdita, sia per via renale sia attraverso la traspirazione cutanea.

Un'altra associazione che prevede l'impiego delle ciliege è la seguente: 150 g di ravioli, 2 zucchine marinate e 200 g di ciliege.
Il calcio della ricotta, il triptofano della pasta, unitamente al potassio della zucchina, rendono questo pasto sedativo del sistema nervoso; nello stesso tempo, le ciliege apporteranno elettroliti e micronutrienti con azione tonica a carico della cellula nervosa e stimoleranno i metabolismi organici per favorire le necessarie operazioni cataboliche notturne. Questa composizione bionutrizionale è parti-

colarmente indicata nei soggetti in trattamento farmacologico, nella fase di svezzamento e disintossicazione degli accumuli tessutali degli psicofarmaci.

Durante un trattamento dimagrante, la dose di 150 g di ciliege può essere proposta insieme con 150 g di straccetti di manzo e 1 melanzana ai ferri.
Si verificherà una attivazione tiroidea ed epatica per lo iodio e la proteina animale contenuti, rispettivamente, nella melanzana e nella carne rossa. Nello stesso tempo, il ferro presente nei 3 alimenti svolgerà una intensa azione di stimolo metabolico generale e avrà una funzione lassativa, sempre utile in una dieta dimagrante, quando esista una ridotta motilità intestinale. Se al pasto si aggiunge 1 insalata mista con cipolla (che faciliterà l'eliminazione renale dei cataboliti prodotti dall'aumentato metabolismo), si otterrà una composizione bionutrizionale proponibile a un diabetico obeso.

In corso di trattamento del diabete, le ciliege si potranno proporre anche insieme con 150 g di arrosto di maiale (o 1 salsiccia), 1 peperone arrosto e 150 g di cavolo cappuccio crudo.

Una associazione depurativa renale, dotata di effetto antiuricemico e antireumatico, potrà essere costituita da 200 g di ciliege, 2 patate lesse e 150 g di cicoria ripassata in padella.
L'effetto terapeutico si verificherà per l'aumento della diuresi indotta dalla cicoria, dotata anche di azione depurativa del sangue (potenziato dalle ciliege); le patate lesse forniranno il potassio che rilascia la muscolatura liscia e l'amido come fonte energetica per potenziare il lavoro catabolico del fegato.

# L'amarena

L'amarena (*Prunus cerasus*) è un frutto ricco di acido malico (320 mg% ), citrico (180 mg%), ossalico (150 mg%), oltre che di acido tartarico e succinico, ma è carente di calcio, poco biodisponibile anche a causa della presenza contemporanea dell'acido ossalico che ne impedisce la completa utilizzazione. Anche la vitamina A (24 mcg%) e gli zuccheri (10,2 g%) sono ben rappresentati.

L'equilibrio tra calcio (15 mg%), potassio (114 mg%), fosforo (17 mg%), sodio (2 mg%), ferro (0,4 mg%) e magnesio, insieme con importanti oligoelementi contenuti in tracce (cobalto, manganese, rame e zinco), ne fanno un frutto dotato di caratteristiche particolari. L'amarena, infatti, costituisce un potente depurativo del sangue (quasi come la cicoria), dotata di azione disintossicante e antigottosa, leggermente diuretica e lassativa, utile anche ai diabetici, in quanto i suoi zuccheri sono quasi totalmente rappresentati dal levulosio.

Secondo autorevoli studiosi, le proprietà indicate sono dovute anche a un gruppo di sostanze molto interessanti, i polifenoli, il cui approfondimento delle proprietà chimiche e terapeutiche ha avuto in questi anni un grande impulso.

Tra le proprietà meno conosciute dell'amarena, i cui frutti gradevolissimi sono tra l'altro iscritti nelle *Farmacopee*, c'è quella diuretica dei peduncoli, cioè del gambo dei frutti. Ciò conferma l'uso tradizionale che si è fatto di questa pianta fin dai tempi più remoti. È bene ricordare che dell'amarena sono talvolta usate tutte le parti della pianta a eccezione dei noccioli (semi) che sono considerati tossici. L'amarena esplica una certa stimolazione tiroidea, meno intensa rispetto a quella della ciliegia. Essa è utile nei soggetti che necessitino di un apporto in ferro metabolicamente non troppo impegnativo per il fegato e per il rene. Infatti, una quota ec-

| Amarena | |
|---|---|
| *Composizione per 100 g di parte edibile* | |
| Parte edibile | 85% |
| Acqua | 84.2 g |
| Carboidrati | **10.2** g |
| Amidi | 0 |
| Proteine | 0.8 g |
| Lipidi | tracce |
| Ferro | **0.4** mg |
| Calcio | 15 mg |
| Potassio | **114** mg |
| Fosforo | 17 mg |
| Tiamina | 0.03 mg |
| Riboflavina | 0.05 mg |
| Niacina | **0.40** mg |
| Vit. A ret. eq. | **24** mcg |
| Vitamina C | **7** mg |

*Fonte:* Tabelle di Composizione degli Alimenti, Istituto Nazionale della Nutrizione, 1998.

cessiva di ferro biodisponibile (quale quella apportata dalle ciliege) può causare fenomeni di emolisi in soggetti predisposti, a causa dell'aumento di tensione della membrana eritrocitaria; per questa ragione può essere aggravato uno stato ipertensivo per l'intasamento dei glomeruli renali, a opera dei detriti dei globuli rossi lisi.
Da segnalare anche l'azione lassativa dell'amarena, intensa ma non violenta per le mucose intestinali come quella svolta dalla ciliegia; quest'ultima agisce unicamente per lo stimolo irritativo dell'eccesso di ferro, soprattutto nei soggetti che lo metabolizzino con difficoltà.

L'amarena, sotto forma di decotto, svolge azione mucolitica e sedativa della reattività bronchiale in caso di tosse produttiva e ha un effetto antipiretico; il decotto si prepara facendo bollire per 7-8 minuti 50 g di amarene in 1 tazza d'acqua, da assumere soprattutto di sera prima di dormire.
Nei soggetti diabetici l'amarena può essere proposta come frutta, in quanto esplica un effetto ipoglicemizzante simile a quello dei frutti di bosco, anche se normalmente non è molto gradita dalla maggior parte delle persone, per il suo sapore moderatamente acre. Per questa ragione, in Bioterapia Nutrizionale® questo frutto ha una indicazione esclusivamente terapeutica, sotto forma sia di frutta fresca, sia di marmellata, di composta o di decotto.

## L'amarena in Bioterapia Nutrizionale®

Per l'azione diuretica delle amarene, nei pazienti sofferenti di gotta può essere proposto un pasto di questo tipo: 70 g di riso condito con solo parmigiano reggiano, 150 g di pesce bollito, 2 cipolle bollite, 200 g di amarene.
Il riso è la quota di idrato di carbonio privo di glutine per essere meno aggravante per il rene, ma addizionato di parmigiano per frenare l'eccesso di diuresi che l'associazione alimentare potrebbe scatenare; il pesce bollito rappresenterà la quota proteica indispensabile ai metabolismi generali, che non aggraverà la funzione renale del gottoso già compromessa dalla presenza eccessiva di acido urico; le cipolle bollite avranno un'azione diuretica e di drenaggio dei glomeruli, con eliminazione dei residui di renella caratteristici della gotta; infine le amarene, per le proprietà sopra descritte, apporteranno un enorme beneficio alla sofferenza del gottoso, soprattutto se utilizzate con assiduità.

### *Composta di amarene*

La composta di amarene, preparata come una marmellata, ma con una minima quantità di zucchero (circa 100 g per 1 kg di frutta), può essere impiegata sugli arrosti o su altri alimenti complessi per agevolarne la digeribilità.
Nei pazienti diabetici può essere proposta il mattino sul pane imburrato, in virtù della sua azione ipoglicemizzante.

# Gli agrumi

Appartenenti al genere *Citrus*, della famiglia delle Rutacee, gli agrumi sono originari dell'Asia orientale, dell'India e della Cina, a eccezione del pompelmo. Queste piante, di cui le specie più diffuse sono l'arancio amaro, l'arancio dolce, il limone, il mandarino, la clementina, il cedro e il bergamotto, venivano coltivate dai cinesi già nel V secolo a.C.; successivamente, furono portate dalle truppe di Alessandro Magno a Babilonia, e da qui si diffusero nei Paesi europei in epoche diverse. Il pompelmo, invece, è originario dell'America, ed è coltivato negli Stati Uniti, in Israele e in Italia, soprattutto in Sicilia.

Gli agrumi sono piante molto sensibili alle variazioni climatiche, non sopportano le gelate e il vento, crescono rigogliose nei giardini, dove hanno bisogno di frequenti irrigazioni; inoltre risentono particolarmente della carenza nella composizione del terreno di magnesio e di microelementi, quali zinco, rame e manganese. Tutti gli agrumi, in percentuali variabili a seconda delle specie, si caratterizzano per la presenza di una serie di sostanze, fra le quali acido citrico (soprattutto nel limone, che è molto ricco anche di acido malico); zuccheri (particolarmente nel mandarino e nell'arancia); acido ascorbico o vitamina C (52 mg% nel limone, 50 mg% nell'arancia, 45 mg% nel pompelmo e 40 mg% nel mandarino); nonché diverse vitamine del gruppo B e la vitamina P.

Gli agrumi sono ampiamente utilizzati dall'industria alimentare, sia come prodotti freschi, sia per la produzione di marmellate, succhi, sciroppi e per la preparazione di scorze candite; da queste ultime, soprattutto quelle del limone e del bergamotto, si estrae la pectina, impiegata come addensante per alimenti e cosmetici. Il tipico frutto degli agrumi è una bacca chiamata esperidio, che si può distinguere in 3 parti: epicarpo, mesocarpo ed endocarpo.

- L'*epicarpo* è colorato e profumato, per la presenza delle ghiandole oleifere contenenti numerosi oli essenziali ad azione eupeptica, neurostimolante, antibiotica e disinfettante.
- Il *mesocarpo* è membranoso e bianco, e corrisponde alla parte chiara e amarognola, presente al di sotto della buccia.
- L'*endocarpo*, o polpa, è membranoso e pieno di cellule succulenti che contengono una notevole quantità di acqua di vegetazione, sali minerali, vitamine, oligoelementi e fruttosio.

Nel corso dei secoli, mediante incroci fra specie diverse, sono state selezionate piante più produttive, più resistenti ai parassiti (e, quindi, alle malattie da essi causate), nonché al freddo, alla siccità e, addirittura, in grado di prelevare più azoto dall'atmosfera, permettendo così di utilizzare una minore quantità di concimi chimici.

## Caratteristiche nutrizionali

Nonostante il loro grado di acidità, gli agrumi non sono controindicati nelle ulcere, ma possono aggravare il quadro clinico nelle gastriti e nelle esofagiti da reflusso, in quanto la loro quota in zuccheri fermenta, provocando una ipersecrezione acida che aumenta il gonfiore gastrico e facilita il reflusso gastroesofageo. Fanno eccezione il pompelmo e, soprattutto, il limone, i quali contengono scarse quantità di zuccheri, per cui la loro informazione acida tampona in alcalino l'ambiente gastrico, bloccando la produzione endogena di acido cloridrico, senza provocare la fermentazione zuccherina, tipica dell'arancia e dei mandarini.

Gli agrumi sono indicati in tutte le patologie del sistema genitourinario e nelle patologie articolari, in virtù dell'effetto diuretico della loro acqua di vegetazione, dell'acido citrico e dell'azione antiossidante dovuta al loro contenuto in vitamina C.

L'acidità costituisce un fattore di stimolo della funzionalità pancreatica e, soprattutto, epatica; il fegato viene sostenuto dalla quota in zuccheri altamente biodisponibili e dalla cellulosa presente nel mesocarpo, che in parte viene digerita e trasformata in glicidi, in parte rimane integra e stimola la peristalsi intestinale, facilitando l'avanzamento e l'espulsione della massa fecale. Il mancato riassorbimento di sostanze tossiche dall'intestino rende più agevole il lavoro metabolico del fegato. Per questa ragione, in Bioterapia Nutrizionale® si preferisce sempre proporre il consumo dell'alimento *in toto*, rispetto al succo ottenuto per spremitura (salvo particolari necessità terapeutiche e nutrizionali). Il lavoro dell'epatocita è sostenuto anche dalla quota in sali minerali, presenti in quantità significativa in alcune specie di agrumi, quali il pompelmo e l'arancia. Il contenuto in sali può essere utile in tutte le forme di osteoporosi e nelle patologie traumatiche dell'osso, come le fratture; in questo caso, all'arancia, tagliata a fettine molto sottili con tutta la buccia, si aggiunge olio e un pizzico di sale, realizzando una preparazione bionutrizionale dotata anche di potere antibatterico e antivirale (per l'acido citrico e gli oli essenziali contenuti nella buccia), da impiegare nelle sindromi da raffreddamento, nelle forme influenzali virali e nelle disbiosi intestinali, in quanto viene impedita la replicazione locale dei batteri opportunisti, senza influire sui normali ceppi saprofiti. In diverse condizioni cliniche, caratterizzate da compromissione della funzionalità epatica, bisognerà valutare il notevole impegno metabolico conseguente all'impiego degli agrumi contenenti maggiori quantità di betacarotene e vitamina A, in particolare l'arancia.

Fra tutti gli agrumi, il pompelmo è quello dotato di maggiore tropismo per la funzione renale, facilitando l'eliminazione dei detriti derivanti dalla distruzione dei globuli rossi anomali, tanto da essere stato considerato un alimento ad azione anemizzante. Nella nostra esperienza, esso può essere impiegato senza problemi nei pazienti anemici, in quanto non e-

splica nessuna azione emolitica a carico degli eritrociti sani.
Il pompelmo è ricco non solo di vitamina C, ma anche di sali e costituisce un frutto altamente energizzante, in quanto il suo modesto contenuto in zuccheri non provoca, come può avvenire per l'arancia, un notevole rialzo glicemico, con successiva caduta degli zuccheri ematici.

### *Spremuta di limone, arancia e pompelmo*

Fra le associazioni energizzanti, utili nelle sindromi influenzali o quando esistano deficit della coagulazione compensati dal notevole quantitativo di vitamina C, in Bioterapia Nutrizionale® viene spesso proposta la spremuta di arancia, limone e pompelmo.
L'effetto sinergico del succo dei 3 frutti è superiore a quello di uno solo dei 3 assunto in pari quantità; infatti, nel caso di una metrorragia imponente, di una gengivorragia o di una emottisi, la somministrazione della spremuta di 1 solo agrume rallenta in modo parziale la perdita ematica. Probabilmente lo stimolo acido a carico del fegato, operato soprattutto dal limone e dal pompelmo, nonché il loro contenuto in vitamina C, associato a una piccola quota di vitamina K, facilitano la produzione epatica dei fattori della coagulazione, mentre l'arancia fornisce soprattutto quella quota di zuccheri necessaria per supportare il lavoro metabolico dell'epatocita.

# Il limone

Il limone (*Citrus limonum*) è una pianta originaria dell'Estremo Oriente (India e Cina), dove cresce allo stato spontaneo. In epoche remote fu importata e coltivata in Mesopotamia e in Palestina. Con l'avvento dell'Impero Romano in Oriente, la coltivazione fu introdotta anche a Roma. A questo proposito, per lungo tempo si è ritenuto che gli antichi Romani non conoscessero questo frutto, ma nel 1951 vi fu una scoperta archeologica decisiva: nel corso di scavi effettuati a Pompei, venne alla luce una casa, denominata la 'Casa del frutteto', sulle cui pareti vi erano magnifici dipinti di piante, tra le quali il limone.
Le prime chiare descrizioni dell'impiego del limone a scopo terapeutico risalgono alle opere di Teofrasto, allievo di Aristotele, che viene considerato il fondatore della fitoterapia. Anche Plinio parlò del limone nei suoi trattati e lo prescrisse, tra l'altro, come antidoto contro diversi veleni. I Romani lo consideravano un frutto ricercato e prezioso e, quando l'Impero Romano crollò, la coltivazione dei limoni fu abbandonata. Furono gli Arabi, a partire dall'VIII secolo d.C., a impiantare nuovamente i limoni nel Sahara, in Andalusia e in Sicilia (che ne è ancora la maggiore produttrice). Tuttavia, la coltura del limone si diffuse in Italia solo nel IX secolo e, nel Medio Evo, raggiunse la Francia e la Spagna.
Nel XV secolo si scoprì casualmente che il succo di limone curava e preveniva lo scorbuto, malattia diffusa tra i naviganti che si cibavano per lunghi periodi solamente di farine e alimenti conservati. Si iniziò così a impiegare i limoni in grande quantità a bordo delle navi, il che ne favorì la diffusione anche nei Paesi del Nord Europa. Le navi che arrivavano nel Mediterraneo si rifornivano dei limoni, pagandoli con merci pregiate o addirittura in oro; i frutti acquistati venivano rivenduti a prezzi altissimi nei Paesi del Nord, dove il limone era considerato un prodotto molto pre-

| Limone | |
|---|---|
| *Composizione per 100 g di parte edibile* | |
| Vitamina C | **50** mg |
| Vitamina B1 | 0.04 mg |
| Vitamina B2 | 0.01 mg |
| Vitamina PP | 0.3 mg |
| Acido citrico | **6** g |
| Ferro | 0.1 mg |
| Calcio | **14** mg |
| Potassio | 11 mg |

*Fonte:* 'Citta Nuova', Anno XLI, n. 10, 1997.

giato. In America il limone e gli altri agrumi furono portati dagli spagnoli e dai missionari, dopo la scoperta di Cristoforo Colombo. Tuttavia, solamente in epoca recente (XVIII secolo) il limone iniziò a essere impiegato in cucina per aromatizzare alcuni cibi.

La pianta del limone è sensibile alle escursioni termiche e all'umidità, per cui le zone più adatte alla coltivazione sono le aree costiere a clima caldo secco. Esso ha la proprietà di fiorire in continuazione e può, pertanto, presentare contemporaneamente fiori e frutti immaturi e maturi; si presenta come una pianta molto vigorosa, con rami generalmente lunghi, provvisti di spine, mentre le foglie, di colore verde pallido, sono lanceolate e dotate di un picciolo corto. Dalle fioriture, che si susseguono nei vari periodi dell'anno, derivano diversi tipi di frutti: i *Marzani*, i limoni *Invernali* e i *Maiolini* o *Bianchetti*, derivanti dalle fioriture di fine inverno-primavera; i *Verdelli*, prodotti dalla fioritura estiva; infine, i *Bastardi*, che si sviluppano da eventuali fioriture autunno-invernali.

I frutti hanno forma generalmente sfusata e, all'apice, presentano un umbone più o meno pronunciato. Il numero dei semi varia in rapporto alle varietà colturali e in funzione del periodo di fioritura. Il limone è disponibile sul mercato durante tutto l'anno. L'abbondanza di acido citrico ne condiziona il gusto e ne fa un ottimo rinfrescante e dissetante, oltre che un gustoso condimento per numerose preparazioni culinarie. A una temperatura variabile da 5 a 9 °C e un'umidità relativa dell'85-90%, i limoni si possono conservare per 5-6 settimane.
Tra le varietà più diffuse in Italia, ricordiamo: *Femminello*, *Monachello*, *Lunario*, *Interdonato*, *Limone di Sorrento* e *Limone di Procida*.

## Proprietà nutrizionali

Sono tante le straordinarie proprietà medicamentose e nutrizionali del limone, alcune delle quali erano conosciute fin dai tempi più antichi, mentre altre sono state riscoperte alla luce delle moderne conoscenze scientifiche. Il componente più noto di questo frutto è sicuramente la vitamina C, di cui sono universalmente note le importanti proprietà, ma notevole è anche la percentuale di acqua e di acido citrico, a fronte di un ridotto contenuto di zuccheri, che lo rendono, in assoluto, il frutto meno calorico (11 calorie ogni 100 g di parte edibile).
Contrariamente alla maggior parte dei frutti, che a causa della ricchezza in glucidi sono vie-

| Limone | |
|---|---|
| *Composizione per 100 g di parte edibile* | |
| Parte edibile | 64% |
| Acqua | 89.5 g |
| Carboidrati | 2.3 g |
| Proteine | 0.6 g |
| Lipidi | 0 |
| Ferro | 0.1 mg |
| Calcio | 14 mg |
| Sodio | 2 mg |
| Potassio | **140** mg |
| Fosforo | **11** mg |
| Tiamina | 0.04 mg |
| Riboflavina | 0.01 mg |
| Niacina | **0.30** mg |
| Vit. A ret. eq. | 0 |
| Vitamina C | **50** mg |

*Fonte:* Tabelle di Composizione degli Alimenti, Istituto Nazionale della Nutrizione, 1998.

| **Limone, succo** | |
|---|---|
| *Composizione per 100 g di parte edibile* | |
| Parte edibile | 100% |
| Acqua | 92.1 g |
| Carboidrati | 1.4 g |
| Proteine | 0.2 g |
| Lipidi | 0 |
| Ferro | 0.2 mg |
| Calcio | 14 mg |
| Sodio | 2 mg |
| Potassio | **140** mg |
| Fosforo | **10** mg |
| Tiamina | 0.02 mg |
| Riboflavina | 0.02 mg |
| Niacina | **0.20** mg |
| Vit. A ret. eq. | 0 |
| Vitamina C | **43** mg |

*Fonte:* Tabelle di Composizione degli Alimenti, Istituto Nazionale della Nutrizione, 1998.

tati ai soggetti diabetici, il limone ha invece proprietà utili nel trattamento del diabete (Parturier). A questo frutto è poi attribuita anche una funzione ipotensiva, antiuricemica e antireumatica, nonché quella di prevenire l'arteriosclerosi e di migliorare la fluidità del sangue. Per questa ragione, svolge una discreta azione diuretica, utile per eliminare le scorie azotate.
Una cura naturale dei reumatismi e delle artriti, da intraprendere sotto controllo medico, è quella che sarà citata nel paragrafo riguardante il trattamento delle oligospermie; essa consiste nell'assunzione progressiva del succo di un certo numero di limoni, per ritornare a una fase di mantenimento di circa due limoni al giorno.

## *Azione antibatterica e antivirale del limone*

Nel mondo antico al limone veniva preferito il cedro, per scopi prevalentemente ornamentali, ma nel corso del Medio Evo si scoprirono le virtù medicinali del limone. Il medico Avicenna lo raccomandava contro le palpitazioni, santa Ildegarda lo consigliava come rimedio negli stati febbrili e dalla medicina popolare veniva utilizzato contro la gotta e la peste (si dava, infatti, agli appestati il limone confettato), contro i geloni e la caduta dei capelli. Il cedro era ritenuto un valido antidoto contro i veleni e, durante le epidemie di peste e di colera che colpirono l'Italia nel XVII secolo, limoni e cedri erano molto ricercati, tanto che un detto popolare recitava: «*Nec Malum, nec Medicum*» (né malattia, né medico), giocando sul nome botanico *Malus medica.*
Nella scorza sono presenti numerosi oli essenziali, fra i quali il limonene, il terpene, il canfene, il fellandrene e il pinene, dotati di azione antisettica, battericida, antimicotica, antifebbrile, eupeptica, sedativa del sistema nervoso e stimolante il sistema immunitario.
L'azione battericida della buccia di limone è efficace contro il vibrione del colera, il meningococco, gli stafilococchi, il gonococco e numerosi bacilli, fra i quali quelli del tifo, della tubercolosi e della difterite (Kobert, Cavel, Morel, Tecca, Sangiorgi, Catosi, Cadéac e Meunier). Non ci sembrerà strano, quindi, che la memoria di queste proprietà del limone si sia conservata fino ai nostri tempi: molti ricorderanno che a Napoli, durante il colera del 1973, venne prescritto l'impiego dei limoni a scopo preventivo e curativo. Anche il succo di limone costituisce un antisettico e un battericida naturale tra i più potenti; giova nelle otiti e nel raffreddore (basta metterne qualche goccia nelle orecchie e nel naso, alcune volte al giorno) e ha una certa efficacia nella cura delle infiammazioni della gola, delle afte della bocca, delle gengiviti e delle infiammazioni della lingua. I gargarismi con succo di limone migliorano il trofismo della mucosa orale e delle gengive, in virtù della sua funzione astringente, disinfettante e antibatterica.
Nelle lesioni cutanee e in tutte le forme eczematose, l'azione cicatrizzante, antibatterica e astringente del limone viene sfruttata in Bioterapia Nutrizionale®, preparando una emulsione di succo di limone e olio extravergine d'oliva al 50% da applicare sulle zone lese. A-

gli effetti terapeutici del limone si aggiungono quelli emollienti dell'olio, che protegge la cute formando un film lipidico di superficie e apporta la vitamina E.
L'impiego antinfluenzale e antipiretico della tisana di aglio e limone produce buoni risultati.
Infine, questo frutto è anche un buon tarmicida naturale: basta appendere negli armadi qualche sacchetto di tela contenente scorze secche di limone per tenere lontani questi insetti.

## *Limone e funzionalità gastrica*

Molti hanno l'idea che il succo di limone sia acidificante, invece esso è alcalinizzante e antiacido gastrico, utile anche nel trattamento bionutrizionale delle ulcere. Il succo di limone facilita nel nostro intestino la formazione di carbonati di potassio e di calcio, che mantengono l'alcalinità naturale del sangue (Rancoule e Labbè). Inoltre, l'acido citrico naturale contribuisce all'assorbimento del calcio nel duodeno, mentre la citrina (flavonoide), contenuta nella scorza, esplica un'azione tonica a carico dell'endotelio capillare, tanto da essere utile nella terapia dell'ascite secondaria alla cirrosi epatica (Binet, Tanret, Laederich e Benoit).

Nella nausea da ipo- o da iperacidità, il succo di limone si comporta come un regolatore dell'ambiente gastrico, in quanto capace di tamponare gli eccessi o i difetti di produzione di acido cloridrico. A titolo di esempio, possiamo dire che il bruciore gastrico si manifesta solo in caso di presenza di una qualche lesione a livello della parete dello stomaco o quando la mucosa è diffusamente iperemica e irritata; questo organo, infatti, tollera bene anche un pH intracavitario estremamente acido. Invece, un eccesso di acido cloridrico, che stazioni troppo a lungo nella cavità gastrica, può attivare la sensazione di nausea e può provocare un vomito dall'odore francamente acido.

In Bioterapia Nutrizionale® si ricorre ai limoni per ottenere un effetto antiacido molto netto e immediato in situazioni acute, oppure per risolvere alcune condizioni cliniche caratterizzate da pirosi gastrica e/o reflusso esofageo, con o senza nausea. Nel primo caso si fa assumere una piccola quantità (in media 1 cucchiaino da caffè) di succo di limone o si fa mangiare direttamente una fetta sottile del frutto, con arresto immediato della sintomatologia gastrica. Nel secondo caso si valuta la possibilità di far assumere un certo numero di limoni al giorno, da associare all'opportuno trattamento bionutrizionale.

La fetta di limone, questa volta intrisa sui 2 lati con zucchero, è molto efficace nel trattamento della nausea gravidica, che è sempre provocata da tossine endogene. In tale condizione, l'apporto di zucchero è indispensabile per fornire energia al fegato e facilitarne l'azione detossicante; nello stesso tempo, l'acidità del limone contrasta la fastidiosa sensazione di nausea, per le ragioni precedentemente esposte.
La nausea gravidica costituisce un disturbo dei primi mesi di gravidanza molto frequente nella pratica clinica, in quanto l'organismo della madre ha sempre una qualche difficoltà ad adattarsi alla nuova condizione psicofisica. A tal proposito, è stato osservato che, quanto più una gravidanza è desiderata e accettata dalla donna, tanto più rara è la comparsa di questo disturbo. A prescindere da queste ultime osservazioni, l'organismo materno dovrà, in ogni caso, metabolizzare e detossicare per se stesso e per il feto, soprattutto verso il secondo-terzo mese; se la funzione epatica materna non si adatta con facilità alle nuove esigenze, la difficoltà si manifesta con una nausea che, normalmente, scompare verso il quarto-quinto mese. In caso di persistenza del sintomo, si dovranno effettuare indagini approfondite, in quanto potrebbe sottolineare una patologia fetale importante. Infine, se la nausea fosse dovuta soprattutto a una preesistente anomalia nella secrezione dei succhi gastrici, si dovran-

no impiegare anche altri alimenti acidi, quali i carciofini sott'olio, i cetriolini sott'olio e l'insalata di riso con sottaceti.
La fetta di limone con lo zucchero costituisce anche un efficace presidio bionutrizionale in tutte le situazioni fisiopatologiche simili a quella della nausea gravidica. In particolare, nelle cefalee su base epatica (per mancata metabolizzazione delle neurotossine), associate a una nausea più o meno intensa.
Nelle difficoltà digestive si sfruttano le proprietà eupeptiche della scorza di limone, facendo assumere, dopo un pasto troppo abbondante, 1 tazzina da caffè di tisana di buccia di limone ( canarino). Quest'ultima si prepara facendo bollire la buccia di un quarto circa di limone in mezza tazza d'acqua per 5 minuti, fino a ottenere un liquido color canarino che deve essere assunto molto caldo, in modo da avere un effetto digestivo, indotto sia dal calore del liquido, sia dai principi attivi presenti nella scorza bollita.

## *Limone e transito intestinale*

Esiste molta confusione circa l'effetto del limone sul transito intestinale. Nelle popolazioni mediterranee, soggette a un clima caldo che facilita l'aumento della carica batterica negli alimenti e, quindi, frequentemente affette da gastroenteriti acute (soprattutto quando il frigorifero non esisteva o non aveva l'attuale diffusione), permane la radicata convinzione circa l'azione astringente e antidissenterica del limone. Viceversa, nelle popolazioni residenti in zone dal clima più freddo, è conosciuto e sfruttato l'effetto lassativo di questo frutto, tanto che diversi individui riferiscono di aver risolto la loro stipsi cronica mediante l'assunzione mattutina di succo di limone.
In realtà, la quota liquida, l'azione irritante sulle mucose della vitamina C e l'acido citrico (che stimola la produzione dei bicarbonati pancreatici e facilita la secrezione della bile) rendono il limone un alimento che sollecita intensamente il transito intestinale. In Bioterapia Nutrizionale® viene prescritta al mattino la spremuta di 1 limone con aggiunta di acqua e miele (anch'esso dotato di effetto lassativo) nel trattamento della stipsi inveterata.
Tuttavia, le popolazioni mediterranee non hanno torto, in quanto il limone risolve tutte le forme dissenteriche batteriche o virali, in quanto la sua azione germicida e viricida contribuisce a eliminare la causa che scatena e sostiene la manifestazione morbosa.
Anche in una associazione alimentare composta da riso, uovo sodo, parmigiano e succo di limone, quest'ultimo contribuisce ad addensare i nutrienti, rendendoli più adeguati a frenare un transito intestinale patologico, come quello che si manifesta nella rettocolite ulcerosa.

## *Limone e oligospermia*

Lo schema prevede l'assunzione di 1 limone al primo giorno, di 2 al secondo, di 3 al terzo, fino a raggiungere il numero di 10 al decimo giorno. Nei successivi 10 giorni la dose verrà ridotta in maniera direttamente proporzionale all'incremento. Dopo questo periodo, verrà effettuata una terapia di mantenimento a base di 1-2 limoni al giorno, da integrare con tutti gli altri accorgimenti bionutrizionali (fruttosio, zinco, stimolazione della produzione di testosterone e del corticosurrene). Per esempio, saranno impiegati tutti gli alimenti che vivacizzino, nutrendoli, gli spermatozoi, quali la bottarga (uova di pesce altamente energizzanti), le ostriche, i gamberi, i latterini, la neonata, l'agnello, il tartufo bianco e nero, il sedano, eccetera.

Un pasto conforme a queste indicazioni potrebbe essere il seguente: 50 g di linguine alla bottarga, 150 g di neonata bollita e condita con olio, prezzemolo, semi di zucca e limone, 150 g di sedano in pinzimonio e 150 g di fragole con limone e zucchero.
Le linguine alla bottarga vengono preparate con burro fuso a bagnomaria (per non rendere saturi i lipidi), nel quale viene stemperato

1 cucchiaio di bottarga grattugiata, che non deve cuocere, in quanto la temperatura elevata ne annullerebbe il potere terapeutico. La neonata, dotata del potere di aumentare la vitalità degli spermatozoi, viene addizionata di succo di limone, fra le cui proprietà risulta utile anche quella sterilizzante, data la frequenza di processi infettivi cronici, come le prostatiti, quale causa etiologica delle oligospermie (per esempio, *Clamidia*); semi di zucca, il cui zinco è indispensabile per il metabolismo degli spermatozoi; prezzemolo, utile per il suo contenuto in ferro e vitamina C; infine olio extravergine d'oliva, la cui vitamina E viene considerata fondamentale per sostenere e aumentare la fertilità e la vitalità. Del sedano si è ampiamente discusso nel relativo capitolo di questo libro, mentre le fragole, in virtù della loro azione fluidificante del sangue e della linfa (oltre che del contenuto in vitamina C, iodio, ferro e fruttosio), contribuiranno ad aumentare la motilità degli spermatozoi.

# Il pompelmo

Quasi sicuramente originario delle Indie occidentali, il pompelmo (*Citrus decumana* o *paradisi*) viene attualmente coltivato in America, Sud Africa e Medio Oriente. I frutti sono singoli o riuniti a grappolo, di forma sferica, con buccia liscia e aderente a una polpa (costituita da 10-12 spicchi) molto succosa, dolce ma con retrogusto amaro, a causa della presenza di naringina.

## Funzioni nutrizionali

Esistono due varietà di pompelmo: a polpa gialla, con un gusto più amarognolo; a polpa rosata, con un gusto più delicato e dolce. Quest'ultimo contiene una percentuale di licopene (un isomero del carotene, presente soprattutto nel pomodoro) che lo rende utile nelle patologie oncologiche. Il pompelmo è ricco in acidi organici, citrico e malico, ed è ricchissimo in vitamina P (citrina e rutina), anche se, in realtà, la quota vitaminica più importante, responsabile del colore giallo e arancione dei frutti, è rappresentata dai flavoni e dai flavonoidi. Questi, agendo sinergicamente con la vitamina C, svolgono una serie di effetti fisiologici: hanno un'azione antiemorragica, in quanto tonificano le pareti dei capillari e dei vasi sanguigni, proteggendo i tessuti dalle ecchimosi; riducono gli *spotting* da IUD (spirale) e possono essere sfruttati per la prevenzione del rischio di aborto; svolgono un'azione antiossidante; infine, sono utili nei soggetti affetti da vene varicose e da emorroidi (T. Muller). Le proprietà antiossidanti e antiradicali liberi del pompelmo sono state segnalate da numerosi studi internazionali; alcuni autori olandesi ne hanno sottolineato l'importanza nella prevenzione del cancro dello stomaco e del pancreas, mentre in Giappone sono stati effettuati studi che hanno dimostrato l'azione antimutagena degli oli aromatici terpenici e carotenoidi presenti nella buccia (osservazioni confermate dall'americano Carper); per questa ragione, il pompelmo andrebbe consumato a fette con tutta la buccia, dopo averla lavata accuratamente.

Per la presenza di acidi organici e per la ridotta percentuale di vitamina A e di ferro, il pompelmo è un frutto che giova al fegato dal punto di vista sia organico sia funzionale. La pellicola bianca, che ricopre lo spicchio, è ricca di bioflavonoidi (tangeretina, nobiletina e sinensetina); quindi, per utilizzare tutte le sue potenzialità nutrizionali e terapeutiche, il pompelmo andrebbe consumato a spicchi e non spremuto. Tra l'altro, la nobiletina, secondo R.C. Robbins, avrebbe un'azione simile all'eparina prodotta dal fegato, contrastando l'ipercoagulabilità ematica e il pericolo della formazione di trombi. Queste azioni apparentemente antitetiche (antiemorragica dello spicchio e antitrombotica della pellicola esterna) fanno del pompelmo un prezioso presidio bioterapeutico in tutte quelle situazioni in cui gli equilibri coagulativi sono precari; esso, infatti, apporta all'organismo quei fattori carenti e indispensabili al ripristino di una normale condizione fisiologica. Secondo recenti studi, la pectina, di cui il pompelmo è ricco, ha la capacità di prevenire il rischio di patologie cardiache, in quanto riduce il colesterolo circolante con un meccanismo d'azione simile a quello della colestiramina (farmaco ipocolesterolemizzante di uso comune), con diminuzione della frazione LDL a favore di quella HDL; si ritiene che l'acido galatturonico, di cui il pompelmo è ricco, inibisca la sintesi del colesterolo LDL, mentre la pectina agisce sulle placche ateromatose della parete arteriosa, facendole regredire (J. Cerda, Florida University): la dose prescritta sarebbe quella di 1 frutto e mezzo al giorno (circa 15 g di pectina) per un periodo di 4-5 mesi.

La consuetudine dell'impiego del pompelmo nelle diete dimagranti viene fatta risalire alla sua capacità di ridurre l'assorbimento intestinale dei cibi, nonché all'azione farmacologica della fenilalanina contenuta nel frutto; essa è un aminoacido naturale strutturalmente molto simile ai farmaci simpatico-mimetici usati come anoressizzanti ed esercita 3 effetti ben precisi: incrementa la sintesi dell'adrenalina, inibisce l'enzima tirosina-idrossilasi e stimola i centri della sazietà, comportando una riduzione 'naturale' del senso dell'appetito.

Il pompelmo contiene una quota significativa di vitamina C, di potassio (230 mg%) e di zuccheri (6,2 mg%), una percentuale discreta di calcio, ferro e fosforo, è povero in sodio (1 mg%) e vitamina A (presente in tracce), mentre i lipidi sono totalmente assenti.

**Pompelmo**

*Composizione per 100 g di parte edibile*

| | |
|---|---|
| Parte edibile | 70% |
| Acqua | 91.2 g |
| Carboidrati | **6.2** g |
| Amidi | 0 |
| Proteine | 0.6 g |
| Lipidi | 0 |
| Ferro | 0.3 mg |
| Calcio | 17 mg |
| Sodio | 1 mg |
| Potassio | **230** mg |
| Fosforo | 16 mg |
| Tiamina | 0.05 mg |
| Riboflavina | 0.03 mg |
| Niacina | 0.20 mg |
| Vit. A ret. eq. | tracce |
| Vitamina C | **40** mg |

*Fonte:* Tabelle di Composizione degli Alimenti, Istituto Nazionale della Nutrizione, 1998.

## Il pompelmo in Bioterapia Nutrizionale®

Negli *spotting* intermestruali o nelle perdite prolungate di sangue dopo il ciclo mestruale, una soluzione bionutrizionale adeguata può essere rappresentata da 50 g di penne all'arrabbiata, 120 g di straccetti cotti in aglio, olio extravergine d'oliva e peperoncino, 1 peperone arrosto e 1 pompelmo.

Il peperoncino della pasta rappresenta il primo fattore cicatrizzante utilizzabile; gli strac-

cetti (carne rossa tagliata sottile e fatta rosolare per pochi minuti in olio extravergine d'oliva bollente con aglio e rosmarino) forniscono la quota proteica indispensabile per tutti i processi riparativi; il peperone arrosto, con il suo apporto di vitamina K e vitamina C, costituirà la struttura di base con cui opererà in sinergia la vitamina P del pompelmo. Se poi fosse necessaria un'azione più incisiva, basterà aggiungere al pompelmo 1 arancia e 1 limone, per ottenere un risultato veramente eclatante.
Il pompelmo, inoltre, viene impiegato, come coadiuvante tradizionale, quando esista la necessità di diminuire la sensazione di fame (per esempio, nelle diete dimagranti) o nei soggetti che presentino cellulite e obesità; in quest'ultimo caso, il pompelmo va associato al pesce e a una verdura ad azione drenante. A titolo di esempio, si potranno utilizzare 250 g di sogliola bollita o in padella, 150 g di insalata verde e 1 pompelmo.
L'attivazione metabolica sostenuta dal pesce è coadiuvata dai sali minerali dell'insalata e dall'acido citrico del pompelmo, che funziona come stimolante intracellulare; l'effetto consisterà in una perdita di peso con incremento della diuresi.

Un'altra associazione ottimale potrebbe essere rappresentata dalla proteina del pesce e da una verdura cruda ricca in ferro: per esempio, 180 g di merluzzo bollito condito con olio extravergine d'oliva, aglio, prezzemolo, peperoncino e limone, 150 g di spinaci crudi (o indivia belga o indivia riccia) e 1 pompelmo.
Il risultato finale consisterà in una maggiore fluidità del sangue, con un apporto più rapido delle sostanze nutritive.

Il pompelmo è anche utile per migliorare l'elasticità delle pareti vasali, contribuendo ad aumentarne la capacità di vasocostrizione; infatti, il suo consumo determina un miglioramento delle varici, delle teleangectasie e degli angiomi. Inoltre, solo il pompelmo a polpa gialla è in grado di tamponare il pH gastrico nei soggetti con ipercloridria; ciò non si verifica con la varietà a polpa rosa, a causa della sua maggiore ricchezza in zuccheri.
Associato a banana e arancia, questo alimento è indicato in caso di squilibri elettrolitici, ma è utile anche per gli atleti durante le prestazioni sportive, in quanto rende disponibili sali e zuccheri senza mezzi lipidici che ne ritarderebbero l'assimilazione. In questo caso: l'acido citrico dell'arancia e del pompelmo incrementa la capacità biochimica di sintesi dell'ATP, il che fornisce l'energia intracellulare per una migliore eliminazione dei cataboliti prodotti dallo sforzo muscolare e dall'ansia da prestazione; la banana si rivela utile per il contemporaneo effetto sul sistema nervoso in virtù degli zuccheri e del triptofano, oltre che del potassio.

Uno dei tropismi organici d'elezione del pompelmo è quello cardiaco; per esempio, in caso di cardiopatia valvolare, una soluzione nutrizionale potrebbe essere la seguente.

- *Pranzo*: 150 g di lombata di vitello o petto di tacchino, 15 asparagi e mezzo pompelmo.
- *Cena*: 2 patate lesse, 250 g di piselli o di ceci e mezzo melone o un quarto di ananas.

La carne bianca ha la funzione di mantenere l'efficienza del muscolo cardiaco senza aggravare la funzione renale; gli asparagi sostengono il tono cardiaco grazie all'acido aspartico (che svolge un'azione di sostegno del tono muscolare) e riducono la portata attivando la diuresi; il pompelmo ha una moderata azione diuretica, sinergica a quella degli asparagi e fornisce energia per l'attivazione del ciclo di Krebs.
Poiché il pranzo ha attivato il metabolismo, la cena deve moderare l'eccitabilità del sistema nervoso che aumenta dopo ogni stimolazione metabolica. Nella composizione del pasto serale, le patate lesse e i piselli cotti con cipolla esplicano un effetto sedativo e miorilassante mediato dallo zucchero associato al potassio (senza dimenticare la necessità di un sostegno

apportato dal ferro e dalle proteine vegetali dei piselli); l'eventuale eccesso di ossalati (presenti sia nei piselli sia negli asparagi consumati a pranzo) sarà eliminato per via renale, in virtù dell'azione litica e diuretica della cipolla. Nel caso della scelta delle patate lesse associate ai ceci, prevale la funzione di sostegno della fibrocellula muscolare cardiaca (mediante il calcio dei ceci), quando si teme che il miorilassamento indotto dal potassio possa diminuire l'efficienza contrattile del cuore.
In entrambi i casi, uno dei rischi maggiori in un soggetto cardiopatico è costituito dall'ipercoagulabilità ematica (il calcio è l'elemento che più di ogni altro tende a far coagulare); per tale motivo, l'impiego del melone serve per sfruttare l'azione fluidificante dell'adenosina in esso contenuta, mentre i suoi zuccheri sostengono il fegato (per i necessari processi di disintossicazione) e il cuore (reintegrando le sue riserve di glicogeno). Il melone, infine, ha anche una importante azione diuretica e previene i rischi di ipertensione notturna, che può essere molto pericolosa in un paziente cardiopatico, in quanto gli infarti che si verificano durante la notte hanno una prognosi statisticamente peggiore; inoltre, l'adenosina contenuta nel melone permette una maggiore fluidificazione ematica, agendo come antiaggregante piastrinico e ha anche un effetto ipnotico (antagonizzato dalla caffeina e dalla teofillina, che ne bloccano i recettori neuronali) e induce un rilassamento delle fibrocellule muscolari (comprese quelle cardiache).
L'utilizzo dell'ananas è, invece, legato alla sua capacità di agevolare la digestione, ricordando che questo frutto, per la sua intensa azione fluidificante del sangue, non può essere impiegato nei pazienti sottoposti a terapia con anticoagulanti, in quanto potenzierebbe pericolosamente il loro effetto farmacologico.
L'ananas può essere impiegato per effettuare una diagnosi differenziale di fronte a un dolore epigastrico intenso: nel caso di gastrite primitiva, la sua azione irritante sulle mucose infiammate determinerà un immediato incremento della sintomatologia dolorosa; invece, quando questo aggravamento non si verifica, è ragionevole pensare a un'origine cardiaca del dolore, per cui il paziente deve essere indirizzato verso il centro cardiologico più vicino.

# L'arancia

Originario della Cina, dell'Indocina e di altri Paesi del Sud-Est asiatico, dove è coltivato da molti secoli, l'arancio (*Citrus aurantium*) si diffuse nel bacino del Mediterraneo in tempi remoti e fu poi introdotto in America da Cristoforo Colombo, alla fine del XV secolo. Oltre che nel bacino del Mediterraneo, l'arancio è coltivato nel continente americano, in Sud Africa e in Australia. I maggiori produttori di arance sono il Brasile e gli Stati Uniti, che coprono circa i due terzi della produzione mondiale, seguiti da Messico, Spagna e Italia. Per quanto riguarda il nostro Paese, la regione che fornisce la maggiore produzione è la Sicilia, con circa il 67% del raccolto nazionale, seguita dalla Calabria con il 19%, quindi da Basilicata, Sardegna e Campania, ognuna con una quota pari a circa il 3%. Le arance italiane sono disponibili sul mercato da novembre a maggio, con varietà pigmentate come *Moro, Tarocco* e *Sanguinello,* e altre a polpa bionda, quali *Washington Navel, Valencia* e *Ovale.*

Le arance si possono distinguere in base a vari fattori, quali le caratteristiche della scorza, la presenza o meno dei semi o la consistenza e il colore della polpa. Per il tipo di scorza si distingue l'arancia 'da tavola', con albedo grosso e di facile sbucciatura, dall'arancia 'da spremuta', con scorza più sottile e non adatta a essere sbucciata. In base alla consistenza e al colore della polpa si distinguono 2 grandi gruppi: le arance bionde e quelle sanguigne. Infatti, le mutazioni genetiche naturali e gli incroci effettuati dall'uomo, a partire dalle varietà originarie a polpa bionda, hanno prodotto le arance a polpa rossa, tipiche di una ristretta fascia della Sicilia centrorientale, note come Tarocco, Moro e Sanguinello, dotate di caratteristiche organolettiche (gusto, aroma e colore) e qualitative eccezionali. Oltre alle naturali proprietà energetiche tipiche degli agrumi, le arance rosse contengono dei particolari pigmenti detti 'antociani', che conferiscono al succo la caratteristica colorazione rossa. Tali pigmenti svolgono un'azione protettiva sulle pareti dei vasi sanguigni ed esplicano un effetto immunostimolante e un'attività antiossidante contro i radicali liberi, rendendo il succo d'arancia particolarmente indicato nella prevenzione antitumorale, tanto da indurre le massime autorità oncologiche a raccomandarne il consumo nell'alimentazione quotidiana.

In cucina, oltre che per il tradizionale consumo fresco, l'arancia può essere utilizzata per la preparazione di succhi, marmellate, insalate, salse e liquori. La buccia, da cui si ottengono ottimi canditi, può essere impiegata nella preparazione di salse e dolci (grattugiata) e marmellate (tagliata a pezzi). La conservabilità del prodotto varia a seconda delle cultivar e delle temperature: si va da un minimo di 60 giorni per Tarocco e Moro (con temperature di 8-10 °C e umidità relativa dell'85-90%) a un massimo di 120 giorni per Ovale e Valencia (con temperature di 5-6 °C e umidità relativa dell'85-90%).

Per ostacolare lo sviluppo di muffe e funghi, le arance sono spesso trattate superficialmente con sostanze fungicide, come il tiabendazolo e il difenile. Il trattamento effettuato deve essere evidenziato sulla carta che avvolge i frutti o con un marchio sopra ogni frutto trattato. La buccia delle arance non trattate può essere utilizzata dal punto di vista bionutrizionale, in quanto contiene, in misura maggiore rispetto alla polpa, numerosi oli essenziali, acido citrico (980 mg%) e vitamina P o rutina. L'acido citrico è un potente astringente, dotato della proprietà di far precipitare le sostanze proteiche in forma di albuminati; questi ultimi, a contatto delle pareti intestinali, formano una membrana protettiva della mucosa, riducendo sia le secrezioni sia la peristalsi. Inoltre l'acido citrico rende più attivi i principi antibiotici contenuti negli alimenti, ha azione fluidificante del sangue, oltre che ipoglicemizzante e potenzia il lavoro degli enzimi digestivi. La vitamina P facilita l'assimilazione della vitamina C, contenuta sia nello spicchio sia nella buccia, mentre la cellulosa viene impiegata anche dall'industria alimentare, che estrae un'essenza a base di limonene, per la preparazione di bibite e liquori. L'infuso della scorza possiede proprietà aperitive, digestive e spasmolitiche, in quanto contiene altre sostanze, quali il betacarotene, la vitamina E (390 mg%), l'acido malico (100 mg%) e gli acidi tartarico, ossalico, linoleico, oleico e palmitico, nonché i terpeni che sono stimolanti gastrici, pancreatici, ortosimpatici e svolgono azione antielmintica, disinfettante e antispasmodica. Inoltre nella scorza sono presenti i terpeni, sostanze dotate di azione anticancerogena, per cui sarebbe utile nutrirsi delle fette di arancia senza togliere la buccia, a condizione che se ne conosca la provenienza e si sia certi che non contengano pesticidi o altri inquinanti.

In cosmesi la polpa dei frutti viene utilizzata per ottenere una maschera che aiuta a prevenire l'avvizzimento precoce della pelle e la formazione di rughe. Il succo costituisce, invece, un importante ingrediente di lozioni astringenti e tonificanti.

**Arancia**

*Composizione per 100 g di parte edibile*

| | |
|---|---|
| Parte edibile | 80% |
| Acqua | 87.2 g |
| Carboidrati | **7.8** g |
| Amidi | 0 |
| Proteine | 0.7 g |
| Lipidi | 0.2 g |
| Ferro | 0.2 mg |
| Sodio | 3 mg |
| Potassio | **200** mg |
| Calcio | **49** mg |
| Fosforo | 22 mg |
| Tiamina | 0.06 mg |
| Riboflavina | 0.05 mg |
| Niacina | **0.20** mg |
| Vit. A ret. eq. | **71** mcg |
| Vitamina C | **50** mg |

*Fonte:* Tabelle di Composizione degli Alimenti, Istituto Nazionale della Nutrizione, 1998.

| Arancia, succo | |
|---|---|
| *Composizione per 100 g di parte edibile* | |
| Parte edibile | 100% |
| Acqua | 89.3 g |
| Carboidrati | **8.2** g |
| Amidi | 0 |
| Proteine | 0.5 g |
| Lipidi | tracce |
| Ferro | 0.2 mg |
| Calcio | 15 mg |
| Fosforo | 1 mg |
| Tiamina | 0.05 mg |
| Riboflavina | 0.03 mg |
| Niacina | **0.40** mg |
| Vit. A ret. eq. | **38** mcg |
| Vitamina C | **44** mg |

*Fonte:* Tabelle di Composizione degli Alimenti, Istituto Nazionale della Nutrizione, 1998.

# Caratteristiche e funzioni nutrizionali

Grazie alla buona percentuale di vitamine C e A, alla presenza di flavoni, caroteni e, nelle varietà rosse, anche di antocianine, l'arancia aumenta le difese naturali dell'organismo, protegge la parete vascolare, è antiemorragica e interviene nell'adattamento della vista nelle ore crepuscolari; inoltre possiede un'azione disintossicante e favorisce le normali funzioni di fegato e reni. In virtù del suo contenuto di inositolo, svolge un'azione ipocolesterolemizzante e si rivela efficace nel trattamento della steatosi epatica.

L'arancia è un frutto che favorisce le secrezioni gastriche, è un tonico muscolare e nervino, protegge dalle malattie da raffreddamento; la sua vitamina C, disponibile quasi tutto l'anno, neutralizza nello stomaco le pericolosissime nitrosammine, notoriamente cancerogene (come hanno sostenuto presso il National Cancer Institute, USA). Unica avvertenza, deve essere proibita nelle ulcere gastriche e nelle enterocoliti. Per il suo contenuto in sali minerali, fra cui il calcio, l'arancia è un frutto prezioso da utilizzare come rimineralizzante e negli squilibri elettrolitici, per esempio in molte cardiopatie o in seguito all'impiego improprio di alcuni farmaci diuretici.
L'arancia è un frutto dotato di importanti proprietà bionutrizionali, in quanto contiene una notevole quantità di zuccheri per 100 g di parte edibile, che costituiscono il 'carburante' della macchina umana per il loro alto potere energetico; il calcio, che serve all'organismo come sostanza di impalcatura e di sostegno, nonché per la coagulabilità ematica e la trasmissione neurologica; il cloro, indispensabile al mantenimento della pressione osmotica nei liquidi interstiziali; il ferro, componente essenziale del protoplasma degli esseri viventi e prezioso rigeneratore dei globuli rossi del sangue; il fosforo, necessario per regolare la funzione secretiva delle ghiandole; il magnesio, che svolge una funzione equilibrante del sistema nervoso, attiva i movimenti digestivi dello stomaco ed è anche utile nella lotta contro il cancro; il potassio, che stimola le funzioni intestinali, è un tonico del cuore e di tutta la muscolatura volontaria, oltre a essere un buon diuretico; la vitamina A, importante per il trofismo della cute e delle mucose e dotata di azione preventiva contro l'insorgenza di neoplasie; le vitamine del gruppo B, stimolanti il metabolismo e il rinnovo tessutale; infine, la vitamina C, che agisce da eccitante biologico e antiossidante.
Per queste ragioni, l'arancia è dotata di un effetto ipocolesterolemizzante e previene l'invecchiamento cutaneo, tanto da essere considerata l'antirughe per eccellenza.

## *Arancia e diabete*

Per il suo contenuto in zuccheri, l'arancia non può essere impiegata con disinvoltura nel trattamento bionutrizionale della patologia diabetica. Tuttavia, in un certo numero di pazienti diabetici in condizioni di marcata iperglicemia, l'arancia può contribuire a ridurre rapidamente il tasso glicemico; per questa ragione, viene impiegata come presidio di emergenza, facendola assumere da sola e lontano dai pasti. Questa azione terapeutica (da mettere in atto sotto stretto controllo medico) viene indotta prima dall'azione ipoglicemizzante dell'acido citrico e poi dal fatto che l'impegno epatico che l'arancia comporta per il suo contenuto in betacarotene costringe il fegato a un notevole lavoro, con conseguente consumo di zuccheri circolanti. Contemporaneamente, la stimolazione del ciclo di Krebs a opera dell'acido citrico aumenta la velocità di tutte le reazioni metaboliche e, quindi, il consumo energetico dell'organismo.

L'effetto ipoglicemizzante dell'arancia è totalmente assente nel mandarino, che contiene una maggiore percentuale di fruttosio e di sali minerali (questi ultimi tendono a impegnare la funzionalità renale sempre a rischio nella malattia diabetica); nello stesso tempo, la minore quantità di acido citrico e la presenza del bromo provocano un rallentamento metabolico, con conseguente riduzione del consumo di glucosio.

### *Arancia e informazione energetica*

Un detto popolare recita che «l'arancia è oro al mattino, argento a mezzogiorno e piombo di sera». Effettivamente, molti individui manifestano difficoltà digestiva nei riguardi di questo frutto, se lo consumano nelle ore serali, a causa del notevole impegno epatico provocato dal suo contenuto in betacarotene, ma anche per la complessità della sua informazione energetica. Infatti ogni prodotto che la natura ci fornisce veicola sempre una molteplicità di informazioni, di cui la più evidente è quella quantitativa, che viene calcolata in base al numero dei componenti nutrizionali e al contenuto calorico; tuttavia, esiste un fattore non meno importante, costituito dal suo impatto energetico, direttamente dipendente dalla sua struttura, dalla sua integrità naturale e dall'armonia, sempre presente in tutto ciò che la natura ci dona per sopravvivere e conservare la salute. Per esempio, il significato energetico (e quindi gli effetti metabolici) di una radice commestibile è totalmente diverso da quello di una foglia, di un fiore o di un frutto. Sul filo di queste considerazioni, assume importanza fondamentale anche il concetto di 'unità'; per esempio, quando si utilizza 1 zucchina, 1 melanzana, 1 mela, l'informazione dell'alimento *in toto*, per l'organismo, è più determinante della sua valenza calorica.

Tornando all'arancia, questo frutto è in realtà multiplo, poiché ogni spicchio è un frutto completo con il suo seme e, pertanto, costituisce un'unità energetica veicolante l'informazione nella sua totalità. Se ne deduce che l'insieme degli spicchi costituisce una molteplicità di messaggi (come se il paziente mangiasse tanti frutti nello stesso tempo), che possono essere sopportati con difficoltà, di sera, da parte dei soggetti con funzione epatica insufficiente. Il momento migliore per giovarsi di questa molteplicità informativa è sicuramente costituito dalle ore mattutine, quando l'organismo è digiuno dalla sera precedente e si trova in una condizione metabolica che richiede un notevole apporto energetico.

Nelle forme influenzali o nelle malattie da raffreddamento, 2 bicchieri di spremuta d'arancia con miele possono contribuire a bloccare il raffreddore.

### *Fetta di arancia con olio e sale*

Si tratta di un presidio farmacologico facilissimo da reperire e da utilizzare nelle improvvise astenie, soprattutto nelle persone anziane e defedate. Inoltre, si rivela utile: negli squilibri elettrolitici da compensare rapidamente; dopo forme influenzali debilitanti; nelle inappetenze successive a trattamenti chemioterapici; nella fase di recupero di atleti che abbiano avuto un dispendio energetico tale da indurre inappetenza immediata, quasi con senso di nausea; infine, durante un'ipoglicemia, caratterizzata da tremori e sudorazione (mentre nell'iperglicemia l'arancia deve essere impiegata al naturale).

## *Associazioni nutrizionali*

Vengono proposte due associazioni bionutrizionali che prevedono l'impiego dell'arancia.

- La prima è composta da 80 g di spaghetti alle vongole, 180 g di pesce ai ferri, 1 arancia condita con olio extravergine d'oliva e sale, e mezzo melone.
- La seconda è costituita da 180 g di filetto ai ferri, 1 melanzana ai ferri e 1 arancia.

La prima associazione è adatta a una donna in menopausa, in quanto le vongole e l'arancia condita forniscono il calcio e sali minerali; l'olio extravergine d'oliva apporta vitamina E e acidi grassi monoinsaturi (73%), quali l'acido oleico, ben rappresentato nel nostro corpo, e l'acido linoleico, nella proporzione simile a quella del latte umano (ideale quindi per essere assimilato e utilizzato); il sale, aggiunto come condimento dell'arancia, velocizza tutti gli scambi, agendo come mediatore chimico dei processi metabolici e sulla pompa sodio-potassio; lo iodio delle vongole, del pesce e del melone attiva la tiroide, solitamente rallentata durante il periodo menopausale, mentre l'adenosina, contenuta nel melone, permette una maggiore fluidificazione ematica, agendo come antiaggregante piastrinico.

La seconda associazione, invece, sarà conveniente in una dieta dimagrante, dal momento che il filetto attiva i processi del metabolismo tiroideo, supportati dalla presenza dello iodio contenuto nella melanzana; quest'ultima stimola la peristalsi intestinale, in modo da liberare più velocemente l'intestino dai prodotti di rifiuto; l'arancia, oltre ad aggiungere tutti i suoi fattori nutrizionali, mantiene l'equilibrio salino, che potrebbe essere turbato da un'eccessiva stimolazione della tiroide operata dalle proteine della carne, dallo iodio contenuto nell'aglio, nonché dalla vitamina C e dal ferro, presenti nel prezzemolo usato per condire la melanzana.

Un'associazione bionutrizionale particolarmente indicata in caso di patologia tumorale potrebbe essere la seguente: 80 g di tagliatelle ai funghi, 180 g di pesce in padella, 150 g di broccoletti affogati e 1 arancia.

In questo caso, le tagliatelle rappresenteranno l'apporto glicidico potenziato dall'uovo che, tra l'altro, è la proteina più idonea alle riparazioni secondarie ai danni tessutali oncologici; i funghi, notoriamente dotati di azione antineoplastica, apporteranno i loro principi attivi; il pesce stimolerà i processi metabolici, arricchendo l'organismo degli acidi grassi omega 3, ad azione antiossidante; i broccoletti (della famiglia delle Crucifere, ormai universalmente riconosciute come alimenti antineoplastici) avranno il compito di accelerare ulteriormente i processi metabolici, che hanno come fine l'eliminazione dei cataboliti; infine l'arancia, con i suoi complessi meccanismi nutrizionali e in virtù della ricchezza in vitamina C, terpeni, antociani e flavonoidi, agirà direttamente sulle nitrosammine e stimolerà la peristalsi, liberando l'intestino dalle scorie, sempre pericolose se ristagnano eccessivamente.

# Il mandarino

Della famiglia delle Rutacee, il mandarino comune (*Citrus aurantium,* var. *nobilis*) è stato introdotto nelle regioni del Mediterraneo in epoca piuttosto recente. Originario della Cina, dove risulta coltivato da tempi assai remoti, fu importato in Europa dai Portoghesi nel XIX secolo.

La pianta del mandarino è più piccola di quella dell'arancio e i frutti si presentano schiacciati sui poli, con buccia sottile e profumata e albedo quasi inesistente. L'interno del mandarino è diviso in 8-15 spicchi, succosi e ricchi di semi, racchiusi da una spessa membrana, quasi del tutto staccata dall'endocarpo e molto aromatica per la presenza di abbondanti tasche oleifere ricche di essenze, quali limonene, pinene, linalolo, nerolo; la polpa, contenuta negli spicchi, è succosa, gialliccia, di sapore dolce-acidulo, molto gradevole e aromatica.

Le colture più estese si trovano in Algeria e in Sicilia; per questo è conosciuto, appunto, come 'mandarino di Algeria o di Sicilia'. È un agrume di facile coltivazione e senz'altro più

| **Mandarino** | |
|---|---|
| *Composizione per 100 g di parte edibile* | |
| Parte edibile | 80% |
| Acqua | 81.4 g |
| Carboidrati | **17.6** g |
| Amidi | 0 |
| Proteine | 0.9 g |
| Lipidi | 0.3 g |
| Ferro | 0.3 mg |
| Sodio | 1 mg |
| Potassio | **210** mg |
| Calcio | 32 mg |
| Fosforo | 18 mg |
| Tiamina | 0.08 mg |
| Riboflavina | 0.07 mg |
| Niacina | **0.30** mg |
| Vit. A ret. eq. | **18** mcg |
| Vitamina C | **42** mg |

*Fonte:* Tabelle di Composizione degli Alimenti, Istituto Nazionale della Nutrizione, 1998.

rustico rispetto al limone o all'arancio, che sono maggiormente sensibili ai fattori ambientali sfavorevoli, in particolare ai venti freddi e alle gelate. Si può coltivare in piena aria lungo le coste del Mediterraneo, in luoghi caldi e soleggiati.
I mandarini sono eccellenti agrumi da mensa; se ben maturi e freschi, sono saporiti e fragranti, ricchi di vitamine, acidi organici e zuccheri. Dalla scorza, o dai frutti interi, si ricava l'essenza di mandarino, impiegata nell'industria dei liquori e in profumeria. I frutti maturano nella stagione invernale e vanno colti gradualmente, quando la scorza ha un bel colore arancio intenso.

## Funzioni e indicazioni nutrizionali

Dal punto di vista bionutrizionale, il mandarino deve essere considerato un frutto diuretico e iperglicemizzante, dotato della capacità di stimolare la tiroide, in virtù del suo contenuto in iodio, ma anche sedativo del sistema nervoso per i suoi bromuri. L'azione diuretica è facilitata dalla minima percentuale di sodio (che lo rende un frutto ipotensivo) e indotta dalla stimolazione metabolica e tiroidea, con aumento della perfusione renale per accelerazione della velocità di circolo e della frequenza cardiaca. Nello stesso tempo, il bromo e il potassio (210 mg%) esercitano un'azione miorilassante anche a carico della rete vascolare del nefrone, con aumento del filtrato glomerulare, sostenuto dal notevole apporto di acqua di vegetazione. La quasi assenza di grassi e l'azione fluidificante dei lipidi ne fanno un ottimo alimento contro l'arteriosclerosi e l'obesità. Inoltre la percentuale di fibre indigeribili, come la cellulosa, lo rende efficace nella stipsi, senza avere l'aggressività di un lassativo. Oltre alla capacità mineralizzante e di ausilio delle difese organiche, il mandarino agevola il deflusso della bile (a opera dei suoi acidi organici), aumentando, inoltre, la secrezione dei succhi gastrici.

Per la sua azione miorilassante e sedativa, il mandarino costituisce un agrume adatto a sostenere la stimolazione tiroidea anche nel pasto serale, senza rischiare un aumento della eccitabilità neurologica e il disturbo del sonno. La buccia del mandarino è ricca di oli essenziali, quali il limonene, il pinene, il linalolo, alcuni carotenoidi e numerosi flavonoidi, nonché pectine e acido chinico; tutti questi principi attivi sono dotati di potere antimutageno e perciò antineoplastico. Se non esistesse il problema degli additivi e dei conservanti impiegati per la commercializzazione del mandarino, sarebbe molto utile mangiarne la buccia, anche in considerazione del fatto che nelle varietà originarie di questo frutto essa era molto sottile e delicata (simile a quella del mandarinetto cinese che, normalmente, viene consumato con la scorza).

Per il contenuto in acido fitico (116 mg%), chimicamente acido inositol-esafosforico, il mandarino può essere considerato, a tutti gli effetti, un alimento anticancerogeno, in particolare per i tumori del colon-retto. Infatti, l'acido fitico ha la proprietà di legarsi ai minerali presenti negli alimenti (calcio, zinco, fosforo e magnesio), riducendone l'assorbimento intestinale, e facilita l'eliminazione fecale dei residui indigeriti delle proteine e della cellulosa, riducendo notevolmente la formazione delle nitrosammine, di cui è riconosciuta la cancerogenicità a carico della mucosa intestinale.
La stessa azione di inibizione dell'assorbimento, svolta a carico di diversi tipi di amidi e zuccheri complessi, presenti negli alimenti che compongono un pasto, permette di impiegare il mandarino nel trattamento bionutrizionale di alcuni soggetti diabetici, a condizione di proporlo a conclusione del pranzo. Lo stesso frutto, proposto da solo negli intervalli fra i pasti, farebbe drammaticamente elevare i livelli ematici del glucosio, in quanto l'acido fitico non avrebbe il potere di frenare l'assorbimento degli zuccheri diluiti nell'acqua di vegetazione.

I flavonoidi e i flavoni (noti come vitamina P), agendo sinergicamente con la vitamina C, hanno azione antiscorbutica e antiemorragica. Per questa ragione, il mandarino è indicato per ridurre, senza bloccarlo, un flusso mestruale abbondante. Aumentando il tono dei capillari e accrescendo la resistenza dell'endotelio, queste vitamine sono utili in tutti gli individui che presentino patologie della coagulabilità ematica, con rischio di ecchimosi e petecchie (Muller). In una donna gravida, affetta da gestosi gravidica e, perciò, impossibilitata ad assumere la necessaria quota proteica, nel suo ruolo di sostegno e di ristrutturazione delle pareti vasali, i flavonoidi esercitano un effetto protettivo e tonico, prevenendo il rischio di emorragie; nello stesso tempo, l'azione diuretica del mandarino contrasterà la tendenza ipertensiva, tipica di questa sindrome, mentre l'adenosina (antiaggregante piastrinico), fluidificando il tessuto ematico, contrasterà la tendenza trombotica. Ancora una volta la natura dimostra la perfetta armonia dei suoi prodotti; infatti l'azione antiemorragica dei flavoni è bilanciata da quella fluidificante dell'adenosina. Per questa ragione, i mandarini possono essere impiegati nella fase premestruale per facilitare l'induzione di un flusso ematico senza coaguli e, nello stesso tempo, possono contribuire a ridurre una metrorragia per l'azione tonica sulla parte vasale, da parte della vitamina C e dei flavoni.

### *Succo di mandarino*

La spremuta di mandarino non costituisce una modalità ottimale di impiego di questo frutto, in quanto vengono persi tutti i nutrienti contenuti nella parte stromale dei singoli spicchi. Può essere prescritta unicamente, in sostituzione dell'acqua, a individui assetati e disidratati, il cui organismo necessiti di liquidi e di sali minerali, ma anche di un effetto diuretico che, in caso di eccesso, faciliti l'eliminazione. In questi casi, soprattutto se si tratta di individui tendenzialmente ipertesi, l'ingestione di semplice acqua può provocare una pericolosa imbibizione tessutale con aumento della volemia e, conseguentemente, dei valori pressori. La ridotta percentuale di sodio presente nel succo di mandarino o di pompelmo (non dell'arancia), insieme con l'acqua di vegetazione ricca di zuccheri e di acidi organici, costituisce la migliore soluzione bionutrizionale in queste situazioni contingenti, ai limiti degli equilibri fisiologici.

## *Associazioni nutrizionali*

Il mandarino può essere agevolmente inserito nelle diete dimagranti, in associazione con altri alimenti. Un esempio di pasto potrebbe essere il seguente: 180 g di petto di pollo in padella, 2 indivie belghe crude e 4 mandarini. In questa associazione, proponibile a una donna nei primi giorni del ciclo mestruale, esiste la possibilità di rispettare gli equilibri ormonali, di attivare il metabolismo e la diuresi, e di non eccitare il sistema nervoso (qualora il pasto fosse consumato di sera). Infatti, gli estrogeni presenti nel petto di pollo costituiranno un sostegno esterno alla ripresa della produzione ovarica endogena di questi ormoni, mentre le proteine svolgeranno un ruolo di acidificazione organica e, perciò, di stimolo metabolico, nonché di reintegrazione delle perdite proteiche avvenute durante la mestruazione. Le indivie belghe crude esplicheranno un effetto stimolante per il loro contenuto in ferro; inoltre, essendo diuretiche e drenanti renali (come tutte le verdure appartenenti alla famiglia delle cicorie), contribuiranno alla eliminazione delle scorie tossiche. Infine, i mandarini, per le ragioni esposte precedentemente, potenzieranno la diuresi, favoriranno la fine del flusso mestruale e aumenteranno la produzione degli ormoni tiroidei, senza disturbare il sonno.

Un'altra associazione proponibile nel pasto serale in individui che richiedano una marcata stimolazione tiroidea (modulando lo stimolo per non indurre insonnia e agitazione) potrà essere rappresentata da 180 g di pesce al sale, 1 finocchio crudo condito e 5 mandarini. La presenza contemporanea dello iodio contenuto nel pesce e, in quantità più ridotta, nel finocchio e nei mandarini indurrà un'intensa attivazione del metabolismo, con produzione di molti cataboliti; per questa ragione, allo scopo di non provocare imbibizione tessutale (rischio presente ogni volta che si accelera il metabolismo), bisognerà agevolare al massimo la diuresi. Infatti la proteina del pesce non contiene scorie azotate che impegnerebbero troppo il rene; a loro volta, il finocchio e i mandarini sono alimenti che agiscono in sinergia, potenziando le rispettive azioni diuretica e drenante.

# La clementina

La clementina (*Citrus reticulata,* variante *clementine*) costituisce una varietà del mandarino, molto zuccherina e priva di semi, anch'essa caratterizzata dal contenuto in sali di bromo ma, per l'assenza dei fastidiosissimi semi, di cui i mandarini sono dotati, e per la minore asprezza del frutto, è molto più gradita dai bambini, per i quali rappresenta un blando sedativo del sistema nervoso, capace di conciliare il sonno, soprattutto se proposta di sera. Spesso anche gli adulti la preferiscono al mandarino, proprio per l'assenza dei semi. La selezione botanica della clementina si deve a un frate algerino, padre Clemente da Orano, all'inizio del secolo scorso.

La clementina presenta un epicarpo (scorza) liscio, di colore arancio scuro, dotato di numerose ghiandole oleifere; se priva di pesticidi (in tal caso lo si può lavare con sapone di Marsiglia, sciacquandolo molto attentamente), può essere utilmente consumata, in quanto è ricca di limonene, pinene, linalolo, nerolo, flavonoidi, vitamina C (150 mg% circa), vitamina A, pectine e acido chinico. La clementina ha forma sferoidale, lievemente schiacciata ai poli, con una circonferenza del diametro minimo di 16-18 mm; inoltre possiede una polpa molto succosa e aromatica, di colore arancione. Come criterio di distinzione, è importante sottolineare la pressoché totale assenza di semi.

Molto spesso la clementina viene confusa con un ibrido, il mandarancio; quest'ultimo, risultato dell'interfecondazione tra mandarino e arancio, si distingue dalla clementina per il fatto di presentare una buccia simile all'arancia, ma di avere dimensioni e forma che ricordano il mandarino, tranne che nel colore. In Bioterapia Nutrizionale®, il mandarancio non viene utilizzato, anzi viene accuratamente escluso, in quanto è totalmente privo del potere diuretico, caratteristico del mandarino e delle clementine, pur conservando la stessa ricchezza in zuccheri e sali minerali. Di conseguenza, risulta iperglicemizzante, ma senza il vantaggio del potere diuretico.

## Funzioni e indicazioni nutrizionali

Fra i principi attivi contenuti nella scorza della clementina (e del mandarino) deve essere segnalata la nobiletina, un flavonoide dimostratosi più attivo dell'eparina, prodotta dal fegato, nel neutralizzare i coaguli ematici e prevenire le trombosi. Altri flavonoidi presenti nello stroma biancastro che avvolge gli spicchi sono la tangeretina, la sinensetina e la stessa nobiletina. Essi sono antiemorragici (per azione sulla parete vasale), antitumorali, ma, contemporaneamente, fluidificanti (per azione diretta sul tessuto ematico).
Rispetto al mandarino, la clementina è più diuretica, essendo quasi del tutto priva di sodio e dotata di un contenuto in sali, presenti in una forma particolare (infatti sono legati a idrati di carbonio e questo ne riduce l'azione antidiuretica); inoltre può essere impiegata con maggiore disinvoltura nei soggetti diabetici, sia perché è meno ricca di zuccheri, sia perché veicola una diversa informazione energetica, che condiziona una minore biodisponibilità del suo contenuto zuccherino.

### *Associazioni nutrizionali*

A un diabetico si potrà somministrare la clementina, componendo il seguente pasto: 50 g di pane, un quarto di pollo arrosto, 150 g di cavolfiore ripassato, 1 insalata mista con cipolla e 3 clementine.
In questa associazione, il pane, in quantità ridotta, fornirà il necessario apporto in idrati di carbonio e zuccheri (ai quali si sommeranno quelli delle clementine), indispensabili per non costringere l'organismo ad attingere alla riserva lipidica per i suoi bisogni energetici; la proteina e i lipidi del pollo rallenteranno gli assorbimenti intestinali, rendendo graduale l'incremento ematico del tasso del glucosio; il cavolfiore stimolerà la tiroide, in virtù del suo contenuto in iodio, mentre l'insalata mista apporterà vitamine, sali minerali, acqua di vegetazione e oligoelementi, che potenzieranno il metabolismo e il consumo tessutale di glucosio; infine, le clementine, in virtù del loro contenuto in acido fitico, rallenteranno ulteriormente l'assorbimento intestinale degli zuccheri contenuti negli altri alimenti, agevoleranno la funzione renale (sempre a rischio nei diabetici) e tonificheranno l'endotelio capillare danneggiato dalla condizione di iperglicemia.

A un soggetto anziano, che sia stato affetto da una forma influenzale debilitante, si potranno prescrivere 50 g di riso all'arrabbiata, 1 uovo al piatto, 1 carciofo bollito e 4 clementine. La funzione di questo pasto sarà quella di agevolare il lavoro di smaltimento dei cataboliti prodotti dalla patologia in un organismo, quale quello dell'anziano, i cui sistemi emuntoriali non hanno più il massimo dell'efficienza; per questa ragione, si preferirà il riso alla pasta, in quanto i suoi zuccheri sono maggiormente biodisponibili. L'uovo avrà il compito di facilitare la contrattilità colecistica e apportare un'informazione energetica, con proteine che non aggravino la funzione emuntoriale del rene. Il carciofo lesso sarà meno aggressivo di quello crudo o trifolato (per la perdita di una percentuale di ferro nell'acqua), con un potenziamento della sua quota zuccherina, resa più assimilabile dalla bollitura. Infine, le clementine serviranno a reintegrare le perdite di sali minerali, a sostenere il sistema nervoso senza eccitarlo e ad apportare acqua di vegetazione e zuccheri, oltre che a fluidificare il sangue, spesso tendente all'ipercoagulabilità e all'*ispissatio sanguinis* nella tarda età.

# La banana

La banana (*Musa sapientium*) è il frutto del banano, una pianta estesamente coltivata in tutta la fascia tropicale. I frutti sono bacche oblunghe, disposte in grappoli, detti caschi (oltre 200 per casco), rivestite da una buccia giallastra o tigrata, che racchiude una polpa zuccherina di colore giallo avorio, contenente piccolissimi semi scuri. Allo stato refrigerato, le banane vengono trasportate mediante apposite navi bananiere; per questa ragione, non esistono banane biologiche dato che, per evitarne il deterioramento, vengono raccolte molto verdi e si fanno maturare con mezzi artificiali. Le varietà principali sono *Musa sapientium*, *Musa Cavendishii* e *Musa paradisiaca*; le prime 2 sono ricche di zuccheri e si mangiano crude, la terza, più ricca di amido, viene cucinata o fatta essiccare per ricavarne una farina.

Le banane si trovano nei nostri mercati in tutti i periodi dell'anno; esse arrivano soprattutto dai Paesi dell'America Centrale, anche se sono originarie delle giungle del

| **Banana** | |
|---|---|
| *Composizione per 100 g di parte edibile* | |
| Parte edibile | 65% |
| Acqua | 76.8 g |
| Carboidrati | **15.4** g |
| Amidi | **2.4** g |
| Proteine | **1.2** g |
| Lipidi | 0.3 g |
| Ferro | **0.8** mg |
| Sodio | 1 mg |
| Potassio | **350** mg |
| Calcio | 7 mg |
| Fosforo | **28** mg |
| Tiamina | 0.06 mg |
| Riboflavina | 0.06 mg |
| Niacina | **1.70** mg |
| Vit. A ret. eq. | **45** mcg |
| Vitamina C | **16** mg |

*Fonte:* Tabelle di Composizione degli Alimenti, Istituto Nazionale della Nutrizione, 1998.

Sud-Est asiatico. Si ritiene che provengano dalla penisola malese, dove è tutt'ora presente la maggior parte delle varietà. Circa 2500 anni fa erano già coltivate nella penisola indiana, dove il grande condottiero Alessandro Magno le poté assaggiare 300 anni prima di Cristo. Dall'India si diffusero in Africa, per raggiungere le isole Canarie e le Indie Occidentali. In America pare che siano arrivate nel XVI secolo, grazie a un frate spagnolo, Tomas de Berlanga, che portò con sé le prime radici di banana e le piantò nel fertile suolo dei Caraibi.
Se le banane acquistate sono troppo acerbe si possono far maturare mettendole in un sacchetto di carta paglia: se si aggiunge 1 pomodoro o 1 mela, matureranno ancora più in fretta.

## Funzioni nutrizionali

La banana contiene una notevole percentuale di carboidrati, insieme con 2,4 g% di amidi nel frutto verde, che raggiungono i 12 g% nella forma matura, tanto da poter ottenere una farina commestibile, come avviene presso numerose popolazioni africane.
Fra le altre proprietà nutrizionali della banana, significativa è la sua percentuale di potassio, fosforo, niacina, vitamine A e C, acido malico (400 mg%) e acido citrico (9 mg%). Per la presenza dell'acido ossalico (6,4 mg%) che, nell'intestino, forma composti insolubili e non assorbibili con il calcio (presente nella scarsa quantità di 7 mg%), la banana non può essere considerata un frutto indicato nelle ipocalcemie o quando è necessario potenziare l'assorbimento intestinale del calcio.
Nella forma molto matura, la struttura del frutto diventa quasi gelatinosa, a espressione della trasformazione degli zuccheri complessi in zuccheri semplici; per questa ragione, la banana molto matura è controindicata nei soggetti diabetici o quando il paziente manifesti un'alterata gestione metabolica degli zuccheri. Viceversa, per la sua percentuale di potassio e per la capacità di alcalinizzare il sangue, in Bioterapia Nutrizionale® viene impiegata come presidio di emergenza negli stati di acidosi metabolica di un diabetico scompensato. In questa situazione clinica, si comporranno dei pasti togliendo la pasta e aggiungendo mezza banana non molto matura alle proteine della carne o del pesce, alla verdura cruda e a quella cotta.
Quando viene prescritta nella sua forma non troppo matura, la polpa della banana ha la capacità di stimolare le cellule della mucosa gastrica, aumentando la secrezione di fattori protettivi contro l'acido cloridrico e la pepsina. Viceversa, la trasformazione dei suoi zuccheri in amidi annulla questa azione terapeutica e la rende inutilizzabile nelle gastriti ipersecretive (A.K. Sanyal, Benares University e R. Best, Aston University, Gran Bretagna). A carico della mucosa gastrica, la banana svolge anche una funzione protettiva rispetto ai farmaci gastrolesivi, quali l'aspirina, con un meccanismo d'azione simile al prodotto farmaceutico di sintesi carbenossalone, senza doverne patire gli inevitabili effetti collaterali. Esistono condizioni cliniche nelle quali l'impiego della banana provoca gonfiore gastrico; questo disturbo si verifica nei pazienti che abbiano un deficit di enzimi necessari per la digestione della cellulosa, di cui la banana è ricca.
Grazie al suo contenuto di potassio, la banana svolge un'azione miorilassante e sedativa, quindi può essere associata ad alimenti che, secondo specifiche modalità, stimolano la tiroide, con lo scopo di modularne o frenarne una risposta eccessiva.
Nella polpa della banana è presente serotonina in notevole quantità (2,8 mg%) che, agendo sulle cellule nervose e sul cuore e in concomitanza con alcuni aspetti antidiuretici della banana stessa (in particolare eccesso di potassio e carenza di calcio), può provocare rialzi pressori. Tuttavia, è sufficiente creare un'associazione bionutrizionale che riequilibri il rapporto calcio-potassio, per in-

durre un notevole incremento della diuresi, con riduzione dei valori pressori. In pratica, si compongono dei pasti associando 3 banane a mezzo litro di latte (che fornisce proteine prive di scorie azotate, zuccheri e, soprattutto, calcio e liquidi), da far assumere durante una crisi ipertensiva. Questa soluzione di emergenza è controindicata nei soggetti con deficit pancreatico o francamente diabetici, nel qual caso l'iperglicemia potrebbe aggravare la funzione renale e inibire la diuresi.

Per la presenza di numerose altre amine vasoattive, quali la dopamina (800 mg%), la tiramina (700 mg%) e, soprattutto, la noradrenalina (200 mg%), la banana costituisce un alimento adatto ai pazienti affetti da morbo di Alzheimer, mentre è controindicata in tutti i soggetti affetti da sindrome cefalalgica; infatti, lo stato di imbibizione cerebrale che caratterizza tutte le forme di cefalea sarebbe aggravato dall'effetto antidiuretico della banana e peggiorato dalla presenza delle citate amine vasoattive. Queste ultime possono essere responsabili di fibrosi del miocardio e di ipertiroidismo, di aggressività e ipereccitabilità neurologica se si eccede nell'uso di questo frutto, come avviene spesso nei bambini, ai quali spesso vengono proposte con eccessiva frequenza e facilità.

L'impiego bionutrizionale della banana è utile nelle diarree infantili e nel tifo addominale; inoltre, per il suo notevole contenuto di zuccheri, sali e vitamine, questo frutto costituisce un alimento da impiegare nei soggetti defedati e convalescenti. Grazie al suo contenuto in potassio svolge anche un effetto di modulazione negli ipertiroidismi con tendenza al dimagrimento e alla poliuria; infine, per il suo elevato tenore di pectine (superiori a quelle presenti nella mela), può contribuire a ridurre il tasso ematico di colesterolo ed essere inserita nelle diete ipocolesterolemizzanti, dopo aver valutato le sue controindicazioni.

## La banana in Bioterapia Nutrizionale®

L'impiego bionutrizionale della banana dipenderà dalle indicazioni e controindicazioni esposte nel paragrafo precedente. In diverse condizioni cliniche, essa può essere impiegata anche come ricostituente, se consumata al mattino, schiacciata, con l'aggiunta di miele; quest'ultimo fornisce numerosi altri nutrienti ma, soprattutto, esercita un effetto lassativo che contrasta quello potenzialmente astringente della banana.

Conosciuta come un alimento 'ingrassante', in realtà è possibile inserire la banana in diverse associazioni alimentari dimagranti; per esempio, un pasto composto da 250 g di yogurt intero, 2 banane e 150 g di fragole può essere una valida associazione alimentare dimagrante, in un soggetto affetto da inappetenza e gastralgia per aver usato aspirina durante una sindrome influenzale.
In questo caso, lo yogurt ripristina la normale flora batterica intestinale alterata dalla patologia pregressa e costituisce un valido apporto nutrizionale che non impegna eccessivamente le funzioni digestive; le banane, scelte fra quelle meno mature, proteggono la mucosa infiammata dello stomaco, difendendola dall'azione irritante dell'acido cloridrico; infine, le fragole stimolano il metabolismo per il loro contenuto di ferro, iodio e vitamina C, ma, essendo dotate anche di una certa percentuale di acido salicilico, malico, tartarico e chinico, sostituiranno l'effetto antipiretico e antinfiammatorio dell'aspirina.

Quando il giorno precedente si sia ecceduto con una cena molto disordinata e abbondante, il pasto di mezzogiorno costituito da 3 banane e 250 g di fragole risulta notevolmente dimagrante. In realtà, si forniranno una sufficiente quantità di zuccheri a rapido rilascio, apportati sia dalle banane sia dalle fragole; una quota importante di cellulosa che si ritrasformerà in zuccheri a lento rilascio; un valido apporto di iodio e ferro, assicurato dalle fragole, che stimoleranno la tiroide ad attivare i processi metabolici rallentati dal pasto eccessivo del giorno precedente.

L'associazione di 3 banane e mezzo litro di latte per un solo pasto è un ottimo diuretico da utilizzare non più di 2 volte al mese; mentre consumare 6 banane e 1 litro e mezzo di latte, distribuendoli durante tutto l'arco della giornata, rappresenta una soluzione ottimale da utilizzare, non più di 1 volta al mese e solamente dopo una serie di pasti troppo abbondanti, per eliminare il peso accumulato in eccesso.

# L'albicocca

L'albicocca (*Prunus armeniaca*) è uno dei frutti più pregiati, sia per il suo aspetto (che ricorda il magnifico colore dell'alba nascente), sia per il gradevole e delicato aroma, sia per la sua gustosa e succulenta polpa.
La pianta dell'albicocco, appartenente alla famiglia delle *Rosacee*, veniva coltivata in Cina già 3000 anni fa. Dalla Cina si diffuse sempre più a Ovest, finché arrivò in Armenia, dove fu molto apprezzata dagli invasori Romani che, 2000 anni fa, la introdussero in Europa, attribuendole il nome *armeniacum*, che significa 'mela armena'.
Attualmente, il maggior produttore mondiale è la California. I frutti sono drupe globose oppure oblunghe, con un tipico solco longitudinale; la buccia, ricoperta da una vellutata lanugine, è di colore giallo-aranciato macchiettato di scuro (per la presenza degli antociani) e protegge una polpa dolce e profumata del medesimo colore. Tra le varietà principali sono da ricordare: la *Reale d'Imola*, con frutto grosso e polpa aromatica e profumata; la *Canino*, dal frutto medio; la *Boc-*

**Albicocca fresca**

*Composizione per 100 g di parte edibile*

| | |
|---|---|
| Parte edibile | 94% |
| Acqua | 86.3 g |
| Carboidrati | **6.8** g |
| Amidi | 0 |
| Proteine | 0.4 g |
| Lipidi | 0.1 g |
| Ferro | **0.5** mg |
| Sodio | 1 mg |
| Potassio | **320** mg |
| Calcio | 16 mg |
| Fosforo | 16 mg |
| Tiamina | 0.03 mg |
| Riboflavina | 0.03 mg |
| Niacina | **1.70** mg |
| Vit. A ret. eq. | **360** mcg |
| Vitamina C | **13** mg |

*Fonte:* Tabelle di Composizione degli Alimenti, Istituto Nazionale della Nutrizione, 1998.

*cuccia* e la *Cafona*. Esiste anche una varietà che proviene dai Paesi della Penisola iberica, più grande e dal colore molto chiaro, a espressione della minore percentuale di ferro e betacarotene e del maggiore quantitativo di zuccheri.

L'albicocca è un frutto estivo disponibile da maggio a luglio, deliziosamente profumata e classificata tra la frutta semiacida, dato che la sua composizione chimica è caratterizzata dalla equilibrata presenza di acidi organici e di zuccheri. Le albicocche migliori sono quelle con la buccia di un bel colore giallo-arancio carico e polpa soda, senza ammaccature. In frigorifero si conservano da 5 a 12 giorni.

## Funzioni nutrizionali

L'albicocca costituisce uno dei frutti più ricchi di vitamine, infatti contiene in abbondanza le vitamine A, B e C, nonché zuccheri, sali minerali e oligoelementi essenziali per uno sviluppo sano ed equilibrato dell'organismo umano. Tutte queste vitamine sono molto utili per aumentare le reazioni naturali di difesa e svolgere una funzione vitalizzante e protettiva rispetto agli insulti ambientali. La vitamina A, contenuta in numerosi ortaggi e frutti di colore giallo o verde, nelle albicocche è presente sotto forma di una sostanza denominata provitamina A, o betacarotene, in una percentuale variabile da 360 a 870 mcg% (a seconda delle varietà e del grado di maturazione del frutto), che il nostro organismo trasforma in vitamina attiva. L'albicocca è fornita di una buona percentuale di potassio (320 mg%) che, insieme con il magnesio e con il bromo, ne fanno un alimento prezioso per gli individui ansiosi e depressi. Il fosforo, il ferro, il cobalto (che regola il sistema vagosimpatico, è antianemico e favorisce la formazione di vitamina $B_{12}$), il fluoro, il calcio e lo zolfo la rendono un valido alimento per bambini o anziani che manifestano insufficienze psicofisiche o depressione. Nello stesso tempo, il manganese, contenuto in quantità significativa nell'albicocca, esercita una funzione antidiabetica, migliora lo scambio lipidico, scioglie le placche sclerotiche e previene lo sviluppo dell'infarto; inoltre, diminuisce il contenuto di acido piruvico, attiva la produzione del sangue, rafforza le difese immunitarie, migliora il funzionamento dell'apparato muscoloscheletrico, delle ghiandole sessuali, del sistema nervoso, del pancreas ed è un vagotonico.
Nelle malattie dismetaboliche, l'impiego dell'albicocca è utile per ridurre i valori ematici del colesterolo, in quanto contiene pochissimi lipidi e una scarsa quantità di sodio.

A parte le sue proprietà nutritive, l'albicocca è molto utile anche per il sistema nervoso, essendo un equilibrante neurologico, da impiegare nella cura dei soggetti affetti da sindromi depressive. I benefici che conseguono al suo consumo investono l'intero organismo, che migliora in quanto a forza, vitalità, resistenza alle malattie, visione notturna e capacità digestiva. Al contrario, l'albicocca è sconsigliata nei soggetti con gravi problemi di metabolismo degli zuccheri (contenuti nella quantità di 6,8 g% nel frutto fresco e 66,5% in quello secco), in quanto il manganese presente in questo frutto riesce a gestire solo lievi squilibri glicemici; nei pazienti con calcoli ai reni, a causa delle rilevanti quantità di acido ossalico, presente nella quantità di 14 mg%. Per quest'ultima ragione, l'albicocca non è indicata nelle donne in menopausa o nelle condizioni cliniche che richiedono un maggiore assorbimento intestinale di calcio, in quanto gli ossalati formano, nel lume intestinale, composti di calcio insolubili e non assorbibili.

Il contenuto in ferro dell'albicocca fresca e, soprattutto, di quella secca, per la sua particolare biodisponibilità, così come l'alto contenuto in betacarotene, può disturbare gli individui con funzionalità epatica compromessa o con elevati valori di ferritinemia. Invece, nei soggetti sani, questo effetto lievemente irritativo a carico dell'epatocita (insieme con lo stimolo della vitamina A e dell'acidità dell'albicocca) si traduce in una netta azione lassativa, più marcata con le albicocche secche e utile in caso di stipsi cronica. A tal proposito, va sottolineato che l'albicocca secca ha una importante azione lassativa, essendo ricca in fibre (24 g%), molto di più della crusca.

L'albicocca è un utile presidio terapeutico contro l'afonia e le laringiti, così come per le affezioni della pelle e per le malattie degli occhi, in virtù della provitamina A, che si rivela anche un efficace antiossidante, utile contro i danni dei radicali liberi e quindi contro i processi di senescenza precoce (per esempio, la malattia di Alzheimer) e le patologie tumorali, soprattutto del tumore del polmone degli ex fumatori (M. Menkes). Su 'The Lancet', R. Shekelle ha pubblicato uno studio sul betacarotene come antitumorale, confermato dalla ricerca di R.G. Ziegker del National Cancer Institute. Altri studi hanno ipotizzato l'efficacia dell'uso costante delle albicocche nei tumori della laringe, della prostata, della vescica e del collo dell'utero, mentre esperimenti di laboratorio, secondo Carper, sembrano confermare una sua azione sul tumore del fegato indotto nelle cavie. Secondo le popolazioni che abitano la regione hymalaiana, l'albicocca è un frutto che facilita la longevità e la vitalità.

## L'albicocca in Bioterapia Nutrizionale®

Nei soggetti anergici e defedati, in Bioterapia Nutrizionale® vengono prescritte 3-4 albicocche secche durante l'arco della giornata (sfruttando la concentrazione dei nutrienti nel frutto secco), da assumere come caramelle, avendo l'accortezza di mangiarne una per volta e ben distanziate l'una dall'altra, proprio per evitare l'effetto marcatamente lassativo che le contraddistingue. Anche dopo malattie lunghe e invalidanti, viene sfruttata l'azione energizzante dell'albicocca, a condizione che non coesista una compromissione epatica con tesaurismosi di ferritina e di vitamina A. Tranne che in presenza di queste controindicazioni, un semplice pasto, composto da 300 g di yogurt intero e 5 albicocche fresche, riesce a sopperire alle necessità energetiche e ristrutturanti di un soggetto in dieta dimagrante o che debba nutrirsi in modo frugale e veloce.

Nelle stipsi secondarie a deficit della funzione epatica in soggetti senza danni organici dell'epatocita, l'indicazione è quella di consumare 4-5 albicocche secche, a digiuno, durante la giornata. Se il transito intestinale non si attiva o si manifesta un peggioramento delle funzioni digestive, l'informazione diagnostica che il medico dovrà raccogliere, dopo l'impiego di questo alimento, sarà quella di un danno epatico più severo, per incapacità del fegato e della colecisti di rispondere alla marcata sollecitazione funzionale.

In una dieta dimagrante, l'albicocca costituisce un frutto da impiegare con particolare attenzione, in virtù del suo notevole apporto energetico e nutrizionale. Sarà utilizzabile solamente nei soggetti che, avendo praticato delle diete carenziali, necessitino di alimenti capaci di reintegrare le perdite elettrolitiche, senza apportare significative quote lipidiche. Sarà indicata anche nelle donne che presentino sideropenia dovuta a metrorragia, imponenti emorragie, diete prolungate prive di carne e a base di alimenti poveri di ferro e vitamine.

### *Associazioni nutrizionali*

Sfruttando il potere antidiuretico dell'albicocca, si può comporre un pasto adatto a un paziente ipertiroideo, indebolito e demineralizzato, in quanto soggetto a frequenti crisi di poliuria e sudorazione. Si proporranno 80 g di spaghetti alla carbonara, 120 g di scaloppina alla 'provatura', 1 carciofo trifolato e 4-5 albicocche.

Gli spaghetti alla carbonara (conditi con pancetta trifolata, uovo e parmigiano) freneranno, a opera dei lipidi, dei sali del parmigiano e dell'azione antidiuretica dell'uovo (che agisce a livello surrenalico con aumento del cortisolo endogeno), l'eliminazione dei liquidi organici, reintegrando contemporaneamente i minerali persi a causa della poliuria e delle sudorazioni. La scaloppina alla 'provatura' fornirà un'ulteriore quota di sali presenti nel formaggio; quest'ultimo limiterà l'eventuale eccesso di stimolo sulla tiroide, indotto dalle proteine della carne. Il carciofo trifolato aiuterà il fegato a eliminare le tossine risultanti dall'eccessiva attivazione dei metabolismi tiroidei; le albicocche, in virtù dei nutrienti di cui sono dotate, reintegreranno le perdite subite e ripristineranno gli equilibri elettrolitici e minerali.

# Il mirtillo

Il mirtillo (*Vaccinum myrtillus*) cresce nei nostri boschi montani. Il suo frutto è una bacca globosa, ombelicata, piccola, a 4 logge, contenente molti semi minuti. La pianta si presenta sotto forma di un arbusto molto ramoso, alto 50-70 cm (a seconda delle località nelle quali vegeta), con rami angolosi a foglie alterne, ovali, finemente dentate e glabre; i fiori sono bianco-rosei, ascellari, solitari o geminati, peduncolati e penduli, a corolla verdiccia. I frutti, di 4-5 mm di diametro, sono quasi tondeggianti o appena schiacciati all'apice, dove è presente una caratteristica cicatrice a forma di anello. Il mirtillo si distingue con difficoltà dal *mirtillo uliginoso* o mirtillo blu (*Vaccinium uliginosum*), che cresce nel medesimo habitat, ma ha rametti cilindrici, foglie a margine intero e frutti tondeggianti o leggermente ovoidali, di colore nettamente bluastro.

La raccolta di questi frutti spontanei del sottobosco ha tradizioni antichissime; infatti, il mirtillo nero veniva consigliato da Dioscoride (I secolo d.C.) per curare la dissenteria e da secoli ha rappresentato una fonte di alimento e di medicamento. Esso è diffuso nelle zone submontane e montane dell'Italia settentrionale e centrale, dall'Abruzzo ai pascoli alpini. Il consumo del mirtillo è tipico della cultura settentrionale, tanto che in Irlanda e in Scozia si celebra la 'domenica del mirtillo', dedicata a raccogliere le deliziose bacche, successivamente impiegate nella preparazione di crostate, confetture e sciroppi. In Scandinavia, Francia (soprattutto sui Vosgi) e Germania, ingenti quantitativi di mirtilli di bosco vengono consumati localmente freschi o trasformati in acqueviti, sciroppi, salse e gelatine, esportate nel resto d'Europa. Nel Nord America essi erano parte della dieta degli Indiani, che li consumavano freschi in estate e secchi in inverno. Le bacche, soprattutto del mirtillo rosso, erano considerate simbolo di pace dagli Indiani Delaware e

| Mirtillo | |
|---|---|
| *Composizione per 100 g di parte edibile* | |
| Parte edibile | 100% |
| Acqua | 85.0 g |
| Carboidrati | **5.1** g |
| Amidi | 0 |
| Proteine | 0.9 g |
| Lipidi | 0.2 g |
| Ferro | **0.7** mg |
| Sodio | 2 mg |
| Potassio | 160 mg |
| Calcio | **41** mg |
| Fosforo | 31 mg |
| Tiamina | 0.02 mg |
| Riboflavina | 0.05 mg |
| Niacina | **1.50** mg |
| Vit. A ret. eq. | **13** mcg |
| Vitamina C | **15** mg |

*Fonte:* Tabelle di Composizione degli Alimenti, Istituto Nazionale della Nutrizione, 1998.

venivano mangiate e utilizzate anche per tingere corpi e tappeti.

La varietà di mirtillo più conosciuta e più comune è il mirtillo nero, ma ne esiste anche una varietà rossa (*Vaccinium vitis idaea*), che si differenzia non solo per il colore e il sapore dei frutti, ma anche per la consistenza delle foglie, coriacee, lucenti e persistenti. Il mirtillo rosso è abbastanza diffuso in molte regioni europee e anche in Italia, in località collinari e montane, sulle Alpi e sugli Appennini settentrionali, soprattutto nel sottobosco rado, nei prati o nelle brughiere in posizioni soleggiate o parzialmente ombrose, sempre su terreni umiferi. I frutti sono saporiti, piuttosto aciduli o anche amarognoli; essi vengono impiegati soprattutto per la preparazione di marmellate e hanno ottime proprietà aperitive.
L'interesse per queste bacche che maturano nel bosco non si limita al loro valore nutrizionale e terapeutico, in quanto esse sono apprezzate anche per il gusto squisito, con l'aggiunta di un po' di succo di limone e zucchero, magari in compagnia di more e lamponi. In alcune località alpine, dai mirtilli si ottiene una speciale grappa, ad alto tenore alcolico, dal sapore delicato e dall'aroma intenso.

# Funzioni nutrizionali

Le bacche di mirtillo contengono numerosi principi attivi, fra cui le vitamine A e C, l'acido citrico e quello malico, la neomirtillina, dotata di spiccato effetto antidiabetico e capillaroprotettore (Rothery), il fosforo, il calcio, il manganese e sostanze come l'arbutina, gli antociani, i tannini e l'acido chinico. Per l'industria farmaceutica moderna, le bacche di mirtillo si sono rivelate utili in preparati contro le forme diarroiche, come componenti di antibiotici e per la preparazione di farmaci oftalmologici.
Nella letteratura scientifica si ritrovano molti studi riguardanti gli effetti terapeutici dei numerosi principi attivi e dei pigmenti antocianici del mirtillo (antocianosidi). In particolare, si sono evidenziate alcune azioni vitalizzanti e protettive dei sistemi biologici cellulari e tessutali: protezione della tunica vasale arteriosa e venosa; aumento della resistenza capillare; azione antiaggregante piastrinica e antiaterosclerotica; effetto antinfiammatorio e cicatrizzante a carico delle mucose ulcerate; effetto rigenerante a carico della porpora visiva.
L'azione vasoprotettiva, ritenuta vitamina P-simile, si esplica specialmente a livello della microcircolazione ed è, per diversi aspetti, paragonabile a quella dei bioflavonoidi (che costituiscono appunto il complesso vitaminico P).
Gli antocianosidi, principi attivi la cui importanza biologica viene studiata con sempre maggiore interesse, costituiscono un gruppo polimorfo di sostanze, fra le quali le più importanti sembrano essere i glicosidi di delfinidina, cianidina, petunidina e malvidina. Esse rinforzano il tessuto connettivo che sostiene i vasi sanguigni, migliorandone così l'elasticità; inoltre, hanno azione antiemorragica e di protezione dei danni da radicali libe-

ri o da dislipidemie, con aumento della tonicità delle vene, diminuzione della permeabilità capillare e prevenzione delle microemorragie, particolarmente pericolose a livello della retina. Altra importante funzione di queste molecole è quella di intervenire sui meccanismi della visione, con miglioramento della capacità visiva, specie notturna. Quindi, il consumo delle bacche di mirtillo costituisce un efficace coadiuvante nei problemi di circolazione venosa, di teleangectasie (dilatazioni dei vasi cutanei, evidenti soprattutto a livello degli arti inferiori, denominate impropriamente capillari), di couperose ed emorroidi, nonché nella prevenzione e nel trattamento dei disturbi della vista di qualsiasi origine.
L'insieme degli effetti sopraelencati è difficilmente imputabile a un unico meccanismo d'azione, per cui si ritiene che il mirtillo sia capace di influenzare le strutture e le funzioni delle membrane cellulari, mediante interazione con i fosfolipidi, gli enzimi e le pompe ioniche di membrana; stimolare la sintesi dei mucopolisaccaridi; controllare la sintesi endoteliale di sostanze prostaciclinosimili.
Recentemente sono stati indagati specifici meccanismi d'azione, spesso in comune con altri derivati polifenolici, quali i tannini (presenti nel mirtillo in quantità significativa). Fra questi meccanismi, estremamente interessante è l'attività *scavenger* (letteralmente: spazzino) nei confronti dell'anione superossido, ritenuto responsabile di diversi processi patologici (in particolare danni da ischemia, cataratta, diabete e senescenza precoce); tale attività viene espletata dai derivati flavonici, antocianici e tannici. Altro effetto documentato del mirtillo (condiviso con la vite rossa) è l'azione inibitrice della elastasi, enzima proteolitico capace di degradare il tessuto connettivo e le fibre elastiche, tipici fenomeni implicati nei processi infiammatori e degenerativi.
Infine, gli antocianosidi del mirtillo hanno recentemente dimostrato una notevole capacità di inibire l'enzima aldoso-reduttasi (diffuso ubiquitariamente nell'organismo), che catalizza la riduzione del glucosio in sorbitolo, causando, nei soggetti iperglicemici (diabetici, obesi, eccetera), un accumulo di sorbitolo nel cristallino, nei nervi, nella retina e nei reni, responsabile di una serie di complicazioni in tali distretti, quali cataratta, neuropatie, retinopatie e nefropatie.
L'arbutina, principio attivo presente nel mirtillo, svolge un'azione diuretica e disinfettante in tutte le infezioni delle vie urinarie; essa, metabolizzata ed eliminata dai reni, libera idrochinone, sostanza astringente e battericida.

## *Associazioni nutrizionali*

Nei pazienti diabetici, il mirtillo può essere usato con molta disinvoltura in quanto, all'effetto terapeutico ipoglicemizzante e capillaroprotettore, aggiunge quello psicologico di gratificazione in chi è costretto a privarsi della maggior parte della frutta nell'alimentazione giornaliera.
Un esempio di trattamento bionutrizionale limitato a 1 giorno potrebbe essere il seguente.

- *Colazione*: pane, burro e marmellata di mirtilli.
- *Pranzo*: 180 g di arrosto di maiale, un piatto di caponata e 150 g di mirtilli freschi.
- *Cena*: 50 g di spaghetti con aglio, olio extravergine di oliva e peperoncino, 150 g di cavolfiore ripassato in padella, 120 g di carpaccio e 1 finocchio o 1 indivia belga.

La caponata è una associazione molto utile nel diabetico, preparata facendo friggere in olio extravergine di oliva e aglio 1 melanzana; a metà cottura si aggiunge 1 peperone e, subito dopo, 1 zucchina. Nel pasto serale l'equilibrio glicemico sarà controllato dalla quota di carboidrati a lento rilascio degli spaghetti e dalla proteina della carne, mentre lo stimolo pancreatico sarà sostenuto dallo iodio e dalla vitamina C del cavolfiore, nonché da quello del finocchio o dal ferro dell'indivia belga.

In una patologia neoplastica si potrà proporre questo esempio di alimentazione.

- *Colazione*: la stessa del caso precedente, ma evitando l'impiego del burro, che potrebbe complicare la funzionalità digestiva, spesso precaria, in questi pazienti.
- *Pranzo*: si forniranno i principi antitumorali delle Crucifere proponendo le orecchiette con i broccoli, insieme con il sostegno di 130 g di carne in pizzaiola e 150 g di mirtilli.
- *Cena*: si potranno prescrivere 80 g di tagliatelle ai funghi (o saltate in 150 g di cavolfiore quando l'azione dei funghi potrebbe peggiorare la funzionalità epatica), con 1 radicchio ai ferri e 2 kiwi, per avere una intensa azione antiossidante e di stimolo bionutrizionale del metabolismo.

# La mora

La mora di rovo (*Rubus fructicosus*) è un arbusto spinoso spontaneo dei climi temperati; i frutti, tipicamente estivi, sono inizialmente verdi ma, con la maturazione, diventano dapprima rossi e successivamente assumono un colore viola molto scuro.

Modesti quantitativi di more sono destinati al consumo fresco, mentre la maggior parte viene surgelata per il successivo impiego nell'industria alimentare, che le usa per preparare torte, gelati, yogurt, sciroppi e gelatine. Le industrie cosmetica e farmaceutica ne assorbono una piccola parte per estrarre coloranti e aromi naturali. Le foglie, ricche in tannini, sono utilizzate per la preparazione di infusi con effetti astringenti e calmanti.

La conservabilità delle more fresche è limitata a pochi giorni, ma può protrarsi se vengono tenute in frigorifero. Confetture e gelatine conservano colore, profumo e aroma del frutto fresco, mentre i frutti interi allo sciroppo e all'alcol non sono sempre apprezzati per l'eccessiva grandezza dei semi.

**Mora di rovo**

*Composizione per 100 g di parte edibile*

| | |
|---|---|
| Parte edibile | 100% |
| Acqua | 85.0 g |
| Carboidrati | **8.1** g |
| Amidi | 0 |
| Proteine | 1.3 g |
| Lipidi | tracce |
| Ferro | **1.6** mg |
| Sodio | 2 mg |
| Potassio | **260** mg |
| Calcio | **36** mg |
| Fosforo | **48** mg |
| Tiamina | 0.03 mg |
| Riboflavina | 0.05 mg |
| Niacina | **0.07** mg |
| Vit. A ret. eq. | 2 mcg |
| Vitamina C | **19** mg |

*Fonte:* Tabelle di Composizione degli Alimenti, Istituto Nazionale della Nutrizione, 1998.

Dal sapore dolce, leggermente acidulo, la mora di rovo è un concentrato di micronutrienti, quali: fruttosio, calcio, ferro, vitamine, acidi organici (salicilico, malico, citrico, ossalico), pectine e tannini.

## Funzioni nutrizionali

Le principali proprietà bionutrizionali di questi frutti sono le seguenti: antinfiammatoria, diuretica, capillaro-protettrice, di stimolo del transito intestinale e ipoglicemizzante. Infatti, nonostante abbia un maggiore contenuto in zuccheri rispetto ad altri frutti di bosco, la mora può essere impiegata nel trattamento bionutrizionale del diabete, sia per il suo specifico effetto ipoglicemizzante, sia per il miglioramento della microcircolazione capillare (complicanza specifica e costante della malattia diabetica). Insieme con altri presidi bionutrizionali, la mora risulta molto utile nel trattamento dell'artrosi e del reumatismo degenerativo cronico, nei casi di osteoporosi, nonché in tutti i disturbi del sistema circolatorio e nei soggetti ipertesi.

Nelle forme catarrali del sistema respiratorio, la mora (analogamente al lampone) svolge un caratteristico effetto decongestionante, antinfiammatorio e tonico a livello bronchiale e alveolare. Da questo punto di vista, è significativa la somiglianza morfologica tra la forma di questi frutti e quella a grappolo dell'alveolo polmonare, il che conferma ulteriormente le analogie che è possibile riscontrare tra la forma e la funzione di numerosi alimenti.
La mora, come altri frutti di bosco similari, somiglia anche allo stadio embrionale di una blastula, intesa come un organismo in accrescimento 'ordinato', rispetto alla crescita 'disorganizzata' delle cellule tumorali. Guarda caso, questi frutti contengono tannini, antociani, flavonoidi, vitamine e altri principi antiossidanti e antitumorali, che ne spiegano i documentati effetti antimutageni e antineoplastici.

# Il lampone

Il lampone (*Rubus idaeus L.*) è un arbusto spontaneo a cespuglio, che cresce nell'Europa centrale e settentrionale e può misurare da 30 cm a 1 m d'altezza; in Italia si trova sui pendii degli Appennini e delle Alpi e si rinviene nelle radure e nei boschi, dalle pianure fino a 2000 m di altitudine.

È una pianta appartenente alla famiglia delle *Rosacee*, con un fusto flessuoso e cosparso di spine; fiorisce da maggio a giugno e dal suo ceppo spuntano ogni anno nuovi fusti che porteranno i frutti solo l'anno successivo alla nascita. Le foglie sono ovali e solcate da evidenti nervature, impropriamente composte da foglioline, che vanno da un numero minimo di 3 a un massimo di 7, di colore verde chiaro nella parte superiore e bianco-tomentoso sotto; quella terminale è sempre più grande delle altre. I fiori sono bianchi, riuniti in grappoli e fioriscono in estate. Il frutto, quasi sferico, è rosso-feltroso e si stacca facilmente dal peduncolo, lasciando sullo stesso la sua parte centrale; è formato da tante piccole drupe, che assomigliano, come forma, alla mora (frutto del *Rubus fructicosus*). Per la prima volta, il nome del lampone appare nel *De Materia Medica* scritto da Dioscoride. L'etimologia della parola *Rubus idaeus* è data da Mattioli, il quale scrisse che il lampone fu chiamato *Idaeo* perché era diffuso sul monte Ida.

## Composizione e funzioni nutrizionali

Allo stato spontaneo, i frutti sono assai ricercati perché molto saporiti, di gusto gradevole e rinfrescante; vengono richiesti in quantità per la fabbricazione di marmellate, sciroppi e gelatine. Per uso medicinale, si raccolgono foglie, giovani germogli, fiori e radici, in quanto sono dotati di potere astringente, tonico, diuretico e depurativo.

| Lampone | |
|---|---|
| *Composizione per 100 g di parte edibile* | |
| Parte edibile | 100% |
| Acqua | 86.4 g |
| Carboidrati | **6.5** g |
| Amidi | 0 |
| Proteine | 1 g |
| Lipidi | 0.6 g |
| Ferro | **1.0** mg |
| Sodio | 3 mg |
| Potassio | **220** mg |
| Calcio | **49** mg |
| Fosforo | 52 mg |
| Tiamina | 0.05 mg |
| Riboflavina | 0.02 mg |
| Niacina | **0.50** mg |
| Vit. A ret. eq. | **13** mcg |
| Vitamina C | **25** mg |

*Fonte:* Tabelle di Composizione degli Alimenti, Istituto Nazionale della Nutrizione, 1998.

Molto conosciuto è l'impiego fitoterapico del lampone, del quale si possono usare le foglie (che sono da raccogliere quando la pianta è in piena fioritura), i fiori e gli stessi frutti. In realtà, vengono sfruttate molto le proprietà medicinali delle giovani gemme, con le quali si prepara un macerato glicerico, che esercita un'azione inibente sul lobo anteriore dell'ipofisi e agisce su diversi disturbi dell'apparato genitale femminile, quali la dismenorrea, le metriti e le vaginiti, le algie pelviche, le sindromi iperfollicoliniche, gli stati imfiammatori conseguenti a fibroma uterino. La fragarina, principio attivo contenuto nel *Rubus idaeus*, induce un rilassamento della muscolatura uterina, riducendone la contrattilità. Nelle patologie infiammatorie di qualsiasi origine e localizzazione, si associa al macerato di *Ribes nigrum*. I preparati di foglie di lampone, particolarmente ricche di tannini, sono astringenti per uso esterno e interno. Per quest'ultimo impiego, sono prescritte come lenitive e detergenti in caso di emorroidi, ragadi e stati infiammatori della gola e della bocca.

Il lampone è ricco di oli essenziali, acido citrico e malico, zuccheri, antociani, vitamine A, B e C, tannini, calcio, ferro e pectine con azione lassativa. Pertanto, i frutti sono non solo un alimento energetico e dissetante, ma anche una buone sorgente di vitamine; inoltre, sono impiegati nel settore liquoristico, delle bevande, dei prodotti dolciari e nel settore farmaceutico, come correttivi dell'odore e del sapore.
Dal punto di vista bionutrizionale, il lampone svolge un effetto ipoglicemizzate, dotato di caratteristiche simili a quelle della fragola e della mora. Per questa ragione, può essere impiegato nel trattamento del diabete.

I polifenoli presenti conferiscono ai frutti ottime proprietà generali antinfiammatorie e protettrici dei capillari sanguigni, effetti terapeutici che si rivelano utili in tutte le patologie caratterizzate da deficit della microcircolazione; inoltre, la ricchezza in chetoni, alcoli e acidi organici, quali il citrico, l'acetico, il malico, il succinico e, soprattutto, il salicilico, ne fanno un presidio farmacologico utile come febbrifugo, sudorifero e antinfluenzale.

## Il lampone in Bioterapia Nutrizionale®

### *Associazioni nutrizionali*

Nelle influenze estive, caratterizzate da compromissione bronchiale, è proponibile una soluzione bionutrizionale composta da 1 minestrina d'aglio, 130 g di straccetti cotti con prezzemolo, aglio, olio extravergine di oliva e peperoncino, 150 g di verza ripassata in aglio, olio extravergine di oliva e peperoncino e 150 g di lamponi.
La minestrina d'aglio, presidio terapeutico antibatterico e antivirale, opererà in sinergia con i lamponi, la cui azione antinfluenzale e febbrifuga sarà ulteriormente potenziata dal peperoncino, presente sia negli straccetti, sia nella verza (ambedue cotti con l'aglio, anch'esso dotato di azione antivirale e antibatterica). Questa combinazione alimentare è capace di

ridurre la carica infettante con una velocità sorprendente ma, soprattutto, priva di effetti collaterali e debilitanti.

Un secondo tipo di associazione, dotata di una specifica azione terapeutica rispetto alla classica forma influenzale, con febbre, dolori muscoloscheletrici, senso di profonda astenia, lieve inappetenza, è la seguente: brodo di pollo con pastina, pollo bollito, condito con olio extravergine di oliva e aceto, 150 g di cavolfiore ripassato in aglio, olio extravergine di oliva e peperoncino e 150 g di lamponi.
In questa condizione clinica, è più facile gradire il brodo di pollo con pastina, al quale si aggiungerà 1 cucchiaio di vino rosso e una piccolissima quantità di peperoncino, il cui potere terapeutico è stato ripetutamente e ampiamente descritto; la quota proteica, addizionata alle sostanze rivitalizzanti dell'olio extravergine d'oliva e al potere antibatterico e antivirale dell'aceto, unitamente alle proteine disciolte nel brodo, serviranno a stimolare i processi metabolici, che l'effetto revulsivo del brodo caldo e del peperoncino renderanno più vivaci. Il cavolfiore, ricco in sali e acidi organici, riequilibrerà la possibile disidratazione realizzata dalla sudorazione indotta dal brodo caldo e dall'acido salicilico presente nei lamponi.

# Il gelso

Il gelso (*Morus alba* e *nigra*) costituisce la varietà più importante della famiglia delle Moracee, la quale appartiene all'ordine degli Urticali e comprende circa 70 generi, molti dei quali hanno una notevole importanza nutrizionale per l'uomo.

Il gelso, che può essere *bianco* (*Morus alba*) o *nero* (*Morus nigra*), è una pianta arborea, le cui due specie sono state spesso confuse fra di loro e chiamate gelso o moro. La sua origine è molto discussa; esso viene ritenuto spontaneo nell'Estremo Oriente, dato che in Cina era conosciuto da migliaia di anni e veniva utilizzato per l'allevamento del baco da seta, che si nutre delle sue foglie. Nel VI secolo fu introdotto da alcuni monaci a Costantinopoli, insieme con l'allevamento del baco da seta.

Il gelso bianco è un albero che può raggiungere l'altezza di 20 m, con chioma arrotondata, globosa, foglie cuoriformi, dentate, di colore verde chiaro, glabre e con frutti piccoli, riuniti in infruttescenze dette more di gelso o sorosi, di colore biancastro o rossastro, molto succulente. I fiori del gelso possono essere ermafroditi oppure a sessi separati con perianzio di 4 elementi; infiorescenze maschili in amenti cilindrici; femminili in amenti ovali, grandi circa 1 cm. La fioritura avviene di solito a maggio.

Il gelso nero è, invece, una pianta legnosa originaria dell'Iran, più robusta, ma di dimensioni ridotte rispetto alla precedente, dalla quale si differenzia anche per le foglie, che sono scabre, di colore verde scuro, con la pagina inferiore tomentosa. Anche le foglie di questa seconda specie servono all'alimentazione del filugello, ma sono meno adatte di quelle del gelso bianco.
I frutti del gelso nero sono commestibili e piuttosto dolci a completa maturazione; es-

si contengono 12 g% di zucchero e sono ricchi in pectine, che li rende leggermente lassativi; inoltre, contengono vitamina C (12 mg%), vitamina A (10 mcg%), calcio (36 mg%), fosforo (35 mg%), tannino e acido succinico. I frutti del gelso nero vengono utilizzati per preparare marmellate, sciroppi (leggermente lassativi), gelatine e bevande rinfrescanti.
Dalla loro fermentazione si può ricavare anche una specie di vino, usato in passato per ravvivare il colore dei vini rossi un po' sbiaditi, in virtù del loro contenuto in ciannino, che costituisce un potente colorante naturale.

La coltivazione del gelso fu molto diffusa nelle nostre campagne, fino alla comparsa delle fibre tessili artificiali, che provocò la crisi dell'allevamento del baco da seta. Le piante del gelso vegetano bene nei climi temperati su terreni asciutti e calcarei e la foglia viene usata anche come foraggio.
Purtroppo, sono in via d'estinzione nelle campagne, ma forse la richiesta di mercato sta nuovamente incentivandone la produzione.
Infatti, fino a qualche anno fa, il gelso era di difficile reperimento; da qualche tempo, invece, se ne è ripresa la coltivazione e, durante il periodo estivo, è commercializzato presso quasi tutti i supermercati.

## Funzioni nutrizionali

In Bioterapia Nutrizionale® il gelso ha indicazioni simili a quelle di altri frutti appartenenti alla famiglia delle Moracee ma, soprattutto, viene utilizzato per la blanda azione lassativa e per l'apporto in calcio, utile nelle osteoporosi della menopausa, nelle crisi di accrescimento dei bambini (che lo mangiano molto volentieri) e nelle fratture ossee, anche di soggetti diabetici, non essendo un frutto troppo ricco di zuccheri biodisponibili.
Per un bambino con difficoltà di crescita si può proporre il seguente pasto: 40 g di rigatoni ai quattro formaggi, 1 uovo al piatto, 1 patata fritta e 150 g di gelsi.
Gli idrati di carbonio della pasta veicoleranno 4 tipi di formaggi con biodisponibilità diverse (fontina, mozzarella, groviera e parmigiano; negli adulti la groviera può essere sostituita dal gorgonzola, che i bambini non amano); l'uovo sarà la proteina indifferenziata con destinazione ubiquitaria; la patata fritta, attraverso l'impegno epatico e la ricchezza in zuccheri, avrà una funzione sedativa a carico del sistema nervoso, che potrebbe essere sovraeccitato dall'azione dei formaggi e dell'uovo; infine, il gelso, con il suo apporto in calcio mediato dal fruttosio, avrà una funzione di neuromodulazione e contribuirà all'accrescimento organico delle ossa.

# Il ribes nero e rosso

Il ribes (*Ribes nigrum* e *Ribes rubrum*) è un arbusto con foglie glandolose, in special modo nella parte inferiore della pianta, con lamina che può raggiungere i 10 cm, più larga che lunga. I fiori sono verdi, con screziature di rosso, raggruppati in racemi pendenti. Le bacche, di forma globosa e disposte a grappoli, come dice il nome stesso della pianta, sono di colore nero o rossiccio-violaceo, a seconda della varietà; la loro polpa è acidula e contiene molti semi di piccole dimensioni.

Le varietà principali di ribes sono 3: il *ribes rosso* (*Ribes rubrum*), dalle bacche rosse, bianche o giallastre; il *ribes nero* (*Ribes nigrum*), dalle bacche nere; l'*uva spina* (*Ribes grossularia*), dalle bacche giallo-verdastre o bianche. In Italia si coltiva soprattutto il ribes rosso, mentre nei Paesi dell'Europa centrosettentrionale è più diffuso il ribes nero. Sulle Alpi si trova anche l'uva spina.

Il ribes è un frutto tipicamente estivo, con una stagione brevissima, limitata ad appena un paio di settimane; originario dei Paesi settentrionali, è conosciuto e apprezzato anche nel resto dell'Europa fin dal Medio Evo. Il ribes migliore è quello che si presenta con grappoli di bacche lucide, gonfie e sode. Tenuto in frigorifero, conserva più a lungo il sapore, il succo e il suo notevole contenuto vitaminico.
Il ribes è usato nell'industria alimentare per correggere i sapori, mentre la fitoterapia lo impiega come gemmoderivato (macerato glicerico), mettendo a macerare le gemme della pianta in una miscela alla pari di alcol, acqua e glicerolo. Nella tradizione fitoterapica, al ribes vengono riconosciute proprietà antinfiammatorie e antiallergiche, in quanto i principi contenuti in queste gemme avrebbero un effetto cortisonesimile e sono contenuti soprattutto nel tessuto meristematico (giovane) della pianta. Per avere queste proprietà,

**Ribes**

*Composizione per 100 g di parte edibile*

| | |
|---|---|
| Parte edibile | 98% |
| Acqua | 77.4 g |
| Carboidrati | **6.6** g |
| Amidi | 0 |
| Proteine | 0.9 g |
| Lipidi | tracce |
| Ferro | **1.3** mg |
| Sodio | 3 mg |
| Potassio | **370** mg |
| Calcio | **60** mg |
| Fosforo | **43** mg |
| Tiamina | 0.03 mg |
| Riboflavina | 0.06 mg |
| Niacina | **0.30** mg |
| Vit. A ret. eq. | **90** mcg |
| Vitamina C | **200** mg |

*Fonte:* Tabelle di Composizione degli Alimenti, Istituto Nazionale della Nutrizione, 1998.

le gemme devono essere messe in macerazione subito dopo il raccolto, in modo da impedire qualsiasi ossidazione o degradazione enzimatica.

Il *Ribes nigrum* è il rimedio dell'allergia acuta, degli stati gottosi cronici e dell'insufficienza renale con iperazotemia. Ogni sindrome adinamica acuta che richieda una aumentata sintesi di ormoni corticosurrenalici si può giovare delle proprietà terapeutiche di questa bacca. La sua azione si rivela efficace in tutti gli stati infiammatori, quando la velocità di sedimentazione è molto accelerata e nelle sindromi allergiche di qualsiasi tipo: riniti, bronchiti, asma, orticaria, edema di Quincke e reumatismo allergico.

# Proprietà e funzioni nutrizionali

Fra le numerose sostanze isolate dal ribes, risalta la grande quantità di vitamina C (200 mg%), totalmente biodisponibile. Di questa vitamina si esalta soprattutto il potere antiossidante, ma non sono trascurabili una lunga serie di azioni fisiologiche: contribuisce a migliorare l'assorbimento del ferro e di quasi tutte le altre vitamine; interviene nella formazione delle cartilagini ossee, dei denti e della pelle; è dotata di azione antiemorragica e antinfettiva; è indispensabile per il trofismo dei muscoli, dei capillari, del tessuto connettivo e degli organi genitali. Contrariamente a quanto avviene negli altri frutti, il degrado della vitamina C nel ribes è molto ridotto anche dopo lungo tempo, forse in virtù delle caratteristiche della buccia, ricca di pigmenti scuri (che proteggono l'interno dalla luce) e notevolmente acida. Infatti, anche dopo diversi mesi dalla raccolta, il contenuto di vitamina C si riduce al massimo del 15%, rispetto al valore di partenza.

Per la ricchezza di vitamina A (90 mcg%) e di numerosi acidi organici (citrico, malico, tartarico, ossalico e succinico), il ribes stimola l'appetito, favorisce la peristalsi intestinale, ma è dotato anche di azione antireumatica, e sedativa nervina. I suddetti acidi organici costituiscono, dal punto di vista biochimico, degli acidi deboli, per cui tendono facilmente all'ossidazione, formando citrati e bicarbonati alcalini, che fluidificano il tessuto ematico, ne aumentano il contenuto minerale e riportano il pH verso l'alcalinità. Questa azione alcalinizzante costituisce una difesa contro la tendenza acidificante degli alimenti proteici, quali carne, formaggi, pesce e uova, tanto che in Bioterapia Nutrizionale® viene sfruttata terapeuticamente nel trattamento del diabete, quando si instauri una tendenza verso l'acidosi metabolica. Inoltre, l'alcalinità indotta da diversi frutti facilita l'ossidazione degli zuccheri, rendendo più sensibile l'organismo all'azione dell'insulina (Abderhalden e Wertheimer).

La buccia del ribes è ricchissima di antociani, sostanze antagoniste per eccellenza dei radicali liberi, dotate di azione antinfiammatoria e protettiva nei confronti dei vasi sanguigni, rispetto ai danni provocati dal colesterolo. I pigmenti anticianosidi uccidono molti batteri responsabili di infezioni intestinali (come quelle da *Escherichia coli*); inoltre, sono dotati di un'azione cicatrizzante e antineoplastica. Per la ricchezza in acidi organici e in antociani, infine, il ribes, sia nero sia rosso, svolge una funzione terapeutica negli avvelenamenti da piombo e cadmio, nelle piaghe da decubito e per la cicatrizzazione delle ferite, nella prevenzione del cancro della vescica e in tutti gli stati spastici con crampi dolorosi.

Riassumendo, il ribes si dimostra dotato dei seguenti effetti:

- effetto antiradicali liberi;
- azione regolarizzante la pressione arteriosa;
- azione antinfiammatoria;
- azione antidiabetica;
- inibizione della lipo-perossidazione;
- rigenerazione della porpora retinica;
- protezione del microcircolo (effetti capillaro-protettivi);
- azione antineoplastica.

L'attuale ricerca scientifica sta compiendo ulteriori sforzi per allargare le applicazioni terapeutiche e cosmetiche di questo prezioso frutto del sottobosco. In Svezia, per esempio, alcuni ricercatori hanno messo a punto un vero e proprio farmaco contro la diarrea, utilizzando la buccia, soprattutto del ribes nero, molto ricca di antocianosidi.

## *Associazioni nutrizionali*

Un esempio dei molteplici impieghi del ribes in Bioterapia Nutrizionale® è quello di comporre un'associazione adatta a un soggetto di sesso maschile, in andropausa e con riduzione della libido.

- *Pranzo*: si potrà proporre un pasto composto da 6 ostriche, 150 g di gamberi, mezzo avocado e 150 g di ribes fresco.
- *Cena*: si potrà insistere nella stimolazione degli ormoni maschili e della libido con 60 g di spaghetti alla bottarga, mezzo sedano in pinzimonio, 150 g di cavolo cappuccio rosso in insalata con olio extravergine di oliva e aglio tritato crudo, 150 g di gamberi con maionese e mezzo ananas.

Per le caratteristiche dei vari componenti nutrizionali, in direzione degli effetti terapeutici ricercati, si rimanda ai rispettivi capitoli.

# La sorba

La sorba (*Sorbus domestica*) costituisce il frutto selvatico di una pianta da giardino, il cui utilizzo in alimentazione umana si è molto ridotto negli ultimi decenni, a causa di problematiche dipendenti dalla difficoltà di commercializzazione.

## Funzioni nutrizionali

Contrariamente ad altri frutti dotati di potere astringente a carico dell'intestino (per esempio, la pera o il cachi), la sorba esprime al massimo il suo contenuto in tannino (1,76 g%) solo quando viene consumata nel pieno della maturazione. Questa sostanza svolge un'azione di sedazione a carico del sistema nervoso centrale, è dotata di una riconosciuta funzione antineoplastica e rallenta il transito intestinale, tanto da rendere controindicato il consumo della sorba da parte degli individui con tendenza alla stipsi; il suo abuso negli individui sani può provocare addirittura costipazione.

Nella pratica clinica, la sorba molto matura viene impiegata nelle forme dissenteriche resistenti ai trattamenti farmacologici e a quelli di altri presidi bionutrizionali, ma anche quando necessita un'azione di induzione del sonno e un rilassamento generale, con vantaggio, fra l'altro, sulla irritabilità delle mucose e della muscolatura liscia intestinale. Per la ricchezza di acidi organici, quali l'acido citrico, tartarico, malico e sorbico (quest'ultimo usato come conservante alimentare, in quanto capace di inibire la fermentazione), nonché di pectine, sorbitolo e vitamina C, la sorba si dimostra efficace nei disturbi della circolazione capillare e venosa, tanto da poter essere utilizzata in caso di disturbi circolatori, esiti di flebiti, pletora venosa, pesantezza ed edemi degli arti inferiori.

## *Associazioni nutrizionali*

In un individuo affetto da una forma dissenterica particolarmente severa, le sorbe potranno essere inserite in diverse associazioni bionutrizionali.
Per esempio, si potranno prescrivere 60 g di riso con olio e limone, 1 uovo sodo, 40 g di parmigiano reggiano e 6 sorbe.
L'azione addensante del riso viene potenziata dal limone, che agisce perché disinfetta e sterilizza la mucosa intestinale, sede di facili processi flogistici responsabili dello stato irritativo-infiammatorio; l'olio extravergine di oliva, in virtù dei suoi lipidi insaturi e del suo contenuto in vitamina E, svolge una funzione lenitiva e riparativa; l'uovo sodo fornisce la quota proteica necessaria per avviare i processi di riparazione e, consumato in questa forma, esplica una netta azione addensante il materiale fecale; il parmigiano sarà indispensabile per ripristinare il *pool* elettrolitico perso con le scariche ripetute, per apportare il calcio necessario a migliorare i processi coagulatori (qualora nel materiale fecale espulso sia presente anche il sangue) e per la presenza degli originari enzimi del caglio, che contribuiscono a coagulare le sostanze disperse in mezzo liquido nel lume intestinale; infine, le sorbe forniranno una notevole percentuale di tannino e rafforzeranno il circolo venoso congestionato della mucosa intestinale.

Un altro pasto, dotato della stessa finalità terapeutica, potrebbe essere il seguente: 170 g di filetto ai ferri, 2 carote tagliate a fettine sottili e fritte in olio extravergine di oliva e 8 sorbe.
In questo caso, viene scelto un percorso terapeutico differente. Le proteine della carne ai ferri (la cui denaturazione, a opera del calore, viene ridotta al minimo dalla rapidità di cottura) apporteranno una notevole quota di ferro e di elementi ricostruttivi per un tessuto gravemente danneggiato; le 2 carote, ricche di vitamina K ad azione antiemorragica e di zuccheri per agevolare il lavoro epatico, saranno proposte fritte (essendo la vitamina K liposolubile) e saranno tagliate a fettine sottili, in modo da abbattere in gran parte lo stimolo lassativo della loro cellulosa; le sorbe, aumentate di numero, rispetto al caso precedente, svolgeranno le citate funzioni.

Infine, nei casi più severi, una associazione efficace sarà costituita da 2 toast con prosciutto crudo e formaggio, 200 g di yogurt intero e 10 sorbe.
Circa il ruolo delle proteine del prosciutto e dei principi nutrizionali del formaggio, nonché dell'azione delle sorbe, si è detto precedentemente; la minima quantità di pane sarà proposta dopo averla tostata, in modo da rendere gli zuccheri facilmente assimilabili e, soprattutto, per abbattere quella quota di lievito in eccesso (presente nella mollica), che attiverebbe rapidamente i processi di fermentazione intestinale, con aumento dell'irritabilità e delle scariche; lo yogurt costituisce un alimento privo di scorie, facilmente digeribile e dotato di lattobacilli vivi, che regolarizzeranno la flora batterica intestinale, notevolmente compromessa dallo stato patologico; inoltre, apporteranno proteine e calcio, contribuendo alla stessa funzione terapeutica svolta dal formaggio.

# La melagrana

Il melograno (*Punica granatum*) è originario della Persia, ed è uno degli alberi che l'uomo coltiva da più tempo. Esso fiorisce in autunno e il suo frutto, la melagrana, è reperibile durante i mesi invernali. Si presenta come un frutto globoso, con scorza coriacea di colore bruno, tendente al giallo; all'interno si possono osservare delle logge separate da setti membranosi, che contengono semi polposi (granelli), dal sapore acidulo e aromatico. Le melagrane più dolci e succose sono quelle i cui chicchi hanno un bel colore rosso rubino intenso, attraverso cui traspare a malapena il semino contenuto al loro interno.

## Funzioni nutrizionali

Per sfruttarne tutte le preziose proprietà terapeutiche, la melagrana si consuma fresca, ma può anche essere impiegata sotto forma di succo o di sciroppo. Ricca di vitamina A e C, per il suo ridotto contenuto di fosforo e sodio, la melagrana ha un'azione diuretica e drenante tessutale, e ha un effetto cardiotonico; tuttavia, le sue principali azioni terapeutiche riguardano la microcircolazione generale, in particolare quella renale, cardiaca e cerebrale. Inoltre, essendo dotata di una funzione ipoglicemizzante e ipocolesterolemizzante (basterebbero 50 ml di succo al giorno per assicurare un effetto protettivo, secondo F. Muller, dell'Università di Francoforte), costituisce uno dei frutti indicati nel trattamento della malattia diabetica; infatti, quest'ultima si caratterizza per i danni vascolari a carico dei parenchimi nobili e per le alterazioni del metabolismo lipidico.

Nell'esperienza clinica della Bioterapia Nutrizionale®, la melagrana si rivela utile anche nelle anemie sideropeniche e nelle piastrinopenie, in virtù della grande disponibilità del suo ferro e dell'attivazione del midollo eri-

**Melagrana**

*Composizione per 100 g di parte edibile*

| | |
|---|---|
| Parte edibile | 59% |
| Acqua | 80.5 g |
| Carboidrati | **15.9** g |
| Amidi | 0 |
| Proteine | 0.5 g |
| Lipidi | 0.2 g |
| Ferro | **0.3** mg |
| Sodio | 7 mg |
| Potassio | **290** mg |
| Calcio | tracce |
| Fosforo | 10 mg |
| Tiamina | 0.09 mg |
| Riboflavina | 0.09 mg |
| Niacina | **0.20** mg |
| Vit. A ret. eq. | **15** mcg |
| Vitamina C | **8** mg |

*Fonte:* Tabelle di Composizione degli Alimenti, Istituto Nazionale della Nutrizione, 1998.

tropoietico. Infatti, viene impiegata con successo per sostenere il tono generale dell'organismo, e per contrastare i danni al microcircolo e alla produzione degli elementi corpuscolari del sangue, nei pazienti affetti da forme leucemiche, in trattamento con farmaci antiblastici.

In queste situazioni estreme, la melagrana, proposta in grande quantità sotto forma di succo (non potendo far assumere 15-20 frutti interi al giorno), si è dimostrata capace di sorreggere la vitalità di un organismo profondamente minato dalla malattia e, ancor di più, dagli effetti collaterali delle terapie.

Anche nelle patologie degenerative del sistema nervoso centrale la melagrana si rivela estremamente efficace. Infatti, nelle demenze senili e nel morbo di Alzheimer, il suo impiego quotidiano contribuisce alla ripresa della funzionalità neuronale, migliorando la capacità mnemonica e il controllo neuromuscolare.

Nel periodo invernale, l'apporto di ferro, elettroliti e vitamine A e C da parte della melagrana costituisce una valida difesa contro le malattie da raffreddamento e per il sostegno energetico dell'organismo. Infine, essa è dotata di un'azione terapeutica nelle parassitosi, grazie al contenuto in pelletierina, sostanza altamente tossica per la tenia e altri vermi intestinali.

# La nespola

Le nespole comuni (*Eriobotrya japonica* e *Mespilus germanica*) sono il frutto del nespolo, un arbusto che appartiene alla stessa famiglia delle rose. Ci sono 2 diverse qualità di nespole, quella *comune* (*Mespilus germanica*) e la *nespola del Giappone* (*Eriobotrya japonica*). La nespola comune è originaria del Caucaso, mentre quella del Giappone nasce da un piccolo albero orginario dell'Estremo Oriente, da dove fu importata in Europa verso la metà del Settecento. Il frutto è costituito da una drupa di forma globosa, colorata di giallo aranciato, di sapore dolciastro o agrodolce, e cresce bene vicino al mare, dove il clima mite permette una migliore fruttificazione. Le nespole, piccole e rotonde, con pelle sottile e polpa tenera e dolce, si consumano fresche, ma se ne possono fare anche squisite confetture.

In Europa il nespolo è poco coltivato, e cresce, per lo più spontaneamente, nell'Europa centrale e meridionale. I frutti vengono raccolti verso la fine di ottobre, quando sono ancora immaturi e aciduli; poi vengono fatti maturare nella paglia, finché la loro polpa diventa dolce e tenera. Le nespole migliori sono quelle con la buccia dal colore più carico, senza ammaccature o macchie. In frigorifero si conservano da 5 a 12 giorni.

## Funzioni nutrizionali

La nespola è controindicata in tutte le stipsi secondarie a epatopatie, per il notevole contenuto in tannino e per la presenza di betacarotene (che, impegnando metabolicamente l'epatocita, tende a rallentare ulteriormente il transito intestinale); invece, si rivela utile negli stati carenziali di vitamina A soprattutto la varietà giapponese, che ne contiene circa 27mcg%. La nespola è ricca, inoltre, di acidi organici, tra cui l'acido formico e l'acido acetico; per questa ragione, si dimostra efficace nelle inappetenze, nell'emottisi tuberco-

| Nespola | |
|---|---|
| *Composizione per 100 g di parte edibile* | |
| Parte edibile | 66% |
| Acqua | 85.3 g |
| Carboidrati | **6.1** g |
| Amidi | 0 |
| Proteine | 0.4 g |
| Lipidi | 0.4 g |
| Ferro | **0.3** mg |
| Sodio | 6 mg |
| Potassio | **250** mg |
| Calcio | 16 mg |
| Fosforo | 11 mg |
| Tiamina | 0.04 mg |
| Riboflavina | 0.05 mg |
| Niacina | **0.40** mg |
| Vit. A ret. eq. | **27** mcg |
| Vitamina C | 1 mg |

*Fonte:* Tabelle di Composizione degli Alimenti, Istituto Nazionale della Nutrizione, 1998.

lare, nelle leucorree e nei catarri. Per l'associazione tannino-pectine, ha un'azione emolliente e astringente sulle mucose digestive, che la rendono indicata nelle dissenterie.

La grande quantità di acqua di vegetazione, gli zuccheri e i sali della nespola non permettono il suo impiego alimentare nel diabete, nell'ipertensione, nelle malattie renali e nelle patologie caratterizzate dalla tendenza all'edema e all'imbibizione tessutale.
Le indicazioni bioterapiche della nespola sono limitate alle patologie che provocano diarrea con perdita di liquidi e di sali, oppure tutte le condizioni cliniche che necessitino di un apporto minerale e zuccherino: i bambini in crescita, gli anziani, gli atleti e i convalescenti, a condizione che non si abbiano deficit accertati del pancreas, del rene e del fegato.

Per le stesse motivazioni fisiopatologiche trattate nel capitolo che tratta della pera, la nespola è indicata nelle forme tubercolari polmonari, quando si manifestino le classiche e profuse sudorazioni notturne. In queste situazioni cliniche, caratterizzate da un catabolismo organico distruttivo, sono controindicati tutti gli alimenti ricchi di iodio, in quanto provocherebbero una attivazione tiroidea che peggiorerebbe il quadro clinico; per esempio, il melone, nonostante la sua ricchezza in zuccheri, acqua di vegetazione e discreta quantità di sali (comunque inferiore a quella della pera e della nespola), è un frutto da escludere nell'alimentazione dei pazienti affetti da patologie con distruzioni tessutali.

## *Associazioni nutrizionali*

In un individuo affetto da dissenteria, una associazione alimentare ad azione astringente, che preveda l'impiego delle nespole, potrebbe essere la seguente: 50 g di riso con fontina, 1 uovo sodo condito con olio e sale, 2 carote bollite e 5 nespole.
Il riso eserciterà la sua azione astringente, insieme con quella del calcio contenuto nel formaggio; l'uovo sodo avrà la funzione di apportare una quota proteica per ristrutturare i danni della mucosa infiammata e per addensare la massa fecale; le 2 carote, proposte lesse per ridurre al minimo la quota di cellulosa indigeribile, forniranno vitamina K e sali minerali, insieme con quelli delle nespole; queste ultime svolgeranno un'azione antidiarroica per il loro contenuto in pectine, tannini e acidi organici.
Per le ragioni citate precedentemente, le nespole possono essere impiegate nella dieta di pazienti affetti da tubercolosi polmonare. Per esempio, si può comporre un pasto con 50 g di tagliatelle al prosciutto crudo, che non deve cuocere ma essere aggiunto dopo aver condito la pasta con sugo di pomodoro fresco appena scottato nell'olio extravergine di oliva, 150 g di lombata di maiale alla piastra, 150 g di cavolfiore ripassato in aglio, olio extravergine di oliva e peperoncino e 6 nespole.
L'apporto di sali minerali e vitamine sarà garantito dal pomodoro, dal prosciutto crudo, dalle nespole e dal cavolfiore; la carne di maiale, proposta in quantità significativa, risponderà a un'esigenza di ristrutturazione del tessuto polmonare leso e apporterà, tramite la sua componente lipidica, delle sostanze in grado di migliorare la *compliance* respiratoria.

# Il fico

Appartenente alla famiglia delle Moracee, genere *Ficus*, il fico (*Ficus carica*) è originario dell'Asia Minore, da dove si è diffuso in svariate regioni tropicali e temperate del pianeta. Il fico è uno degli alberi da frutto più antichi, citato già nel *Vecchio Testamento* come simbolo dell'abbondanza e della Terra Promessa; il profeta Isaia, con cataplasmi di fichi, guarì Ezechiele dall'erisipela. Un altro popolo che conosceva questa pianta e i suoi frutti erano gli Egizi; infatti essi lo usavano per curare una malattia che si pensa fosse lo scorbuto, da loro chiamata 'Mangiatrice di sangue'. Il nome *Ficus*, quasi sicuramente, deriva dal greco *Sycon*, riferito alla varietà *Sycomorus*.

La pianta di fico può raggiungere anche 8 m d'altezza ed è caratterizzata da una corteccia liscia e grigia, e da foglie decidue e alterne, notevolmente lobate, ruvide sulla pagina superiore e lanuginose su quella inferiore. I minuscoli fiori crescono racchiusi all'interno di una struttura carnosa, chiamata ricettacolo, da cui in seguito si sviluppa il frutto. Alcune specie di fico non hanno fiori maschili e quindi non producono polline. Il frutto di alcune specie si sviluppa anche senza che i fiori siano stati impollinati, mentre in altri casi sono necessari interventi di impollinazione artificiale; una delle tecniche utilizzate prende il nome di caprificazione, poiché tra i rami degli alberi coltivati vengono appesi rami fioriferi di una specie spontanea, chiamata caprifico.

Il frutto del fico, denominato siconio, in realtà è un ricettacolo derivante dal fiore e racchiudente moltissimi granellini duri, che costituiscono i veri e propri frutti. Il siconio ha una buccia di colore verde chiaro (che può arrivare al violaceo in alcune varietà), al cui interno si evidenzia una polpa bianca con sfumature rosate. Esistono 2 specie principali di

| Fico | |
|---|---|
| *Composizione per 100 g di parte edibile* | |
| Parte edibile | 75% |
| Acqua | 81.9 g |
| Carboidrati | **11.2** g |
| Amidi | 0 |
| Proteine | **0.9** g |
| Lipidi | 0.2 g |
| Ferro | **0.5** mg |
| Sodio | 2 mg |
| Potassio | **270** mg |
| Calcio | **43** mg |
| Fosforo | **25** mg |
| Tiamina | 0.03 mg |
| Riboflavina | 0.04 mg |
| Niacina | **0.40** mg |
| Vit. A ret. eq. | **15** mcg |
| Vitamina C | **7** mg |

*Fonte:* Tabelle di Composizione degli Alimenti, Istituto Nazionale della Nutrizione, 1998.

fichi reperibili in commercio: i *Fioroni*, che fruttificano 2 volte in estate con frutti grossi, verdi e meno saporiti; i *Settembrini*, che vanno in maturazione verso l'autunno. Il frutto è veramente maturo quando, nella sua parte inferiore, compare una goccia vischiosa e traslucida, simile al miele. L'Italia è uno dei maggiori produttori mondiali di fichi, impiegati sia allo stato fresco, sia essiccati.

| Fico secco | |
|---|---|
| *Composizione per 100 g di parte edibile* | |
| Parte edibile | 100% |
| Acqua | 19.4 g |
| Carboidrati | **58.0** g |
| Amidi | 0 |
| Proteine | **3.5** g |
| Lipidi | **2.7** g |
| Ferro | **3.0** mg |
| Sodio | **87** mg |
| Potassio | **1010** mg |
| Calcio | **186** mg |
| Fosforo | **111** mg |
| Tiamina | 0.14 mg |
| Riboflavina | 0.10 mg |
| Niacina | **0.60** mg |
| Vit. A ret. eq. | **8** mcg |
| Vitamina C | 0 |

*Fonte:* Tabelle di Composizione degli Alimenti, Istituto Nazionale della Nutrizione, 1998.

# Funzioni nutrizionali

I fichi possono essere consumati freschi o secchi, con una notevole differenza in termini di concentrazione dei nutrienti, dipendente dal processo di disidratazione che caratterizza i secondi. In particolare, per 100 g di prodotto edibile, nei fichi secchi si hanno notevoli percentuali di proteine, zuccheri, ferro, potassio, calcio, fosforo e sodio, mentre si riduce il contenuto di vitamina A e C. Questi dati spiegano la controindicazione all'impiego di questo alimento nei pazienti affetti da difficoltà o patologie dell'apparato urinario, nei diabetici, negli ipertesi e nei cardiopatici.

L'indicazione bionutrizionale specifica dei fichi freschi o secchi riguarda individui debilitati, disidratati, anemici e chiunque debba affrontare fatiche sia fisiche sia mentali, a condizione che siano salvaguardate le condizioni e la funzionalità degli organi principali (pancreas, fegato e rene). Per le citate caratteristiche, i fichi non sono frutti facilmente prescrivibili a individui malati.

In alcune zone costiere dell'Italia meridionale, i fichi secchi vengono arricchiti da 1 mandorla inserita nel loro interno (a volta sostituita da 1 noce), in modo da avere un alimento dotato di un grande patrimonio nutrizionale, ma di dimensioni ridotte; probabilmente, questa associazione era particolarmente utile a coloro che, dovendo viaggiare a piedi o a cavallo, non potevano portare con sé grandi quantità di viveri. In tempi attuali, i fichi con le mandorle (non con le noci che, in alta montagna, potrebbero provocare una pericolosa stimolazione cardiaca) sono riservati agli alpinisti o agli escursionisti nel periodo estivo, in quanto essi, oltre al notevole dispendio energetico, sono soggetti a profuse sudorazioni, dovute alle elevate temperature.

I fichi freschi hanno un'azione lassativa, in virtù del loro contenuto in fibre e per la presenza del lattice, che può provocare disturbi a carico della mucosa gastrica; la sua azione erosiva è in grado di ridurre le verruche, i porri, i calli, le lentiggini e le macchie della pelle. Anche il frutto intero può essere usato, sotto forma di impacco, sugli ascessi, i foruncoli e le tumefazioni di natura infiammatoria.

### *Tisana di fichi secchi*

Grazie al loro contenuto in mucillagini, i fichi possono essere utili nelle affezioni respiratorie catarrali e per la tosse mattutina dei fumatori. Infatti, nella medicina popolare, la tisana di fichi secchi è impiegata per fluidificare il muco presente nell'albero bronchiale, ma anche per apportare il ferro e i sali minerali, allo scopo di facilitare la funzionalità respiratoria. Essa può essere proposta facilmente anche ai bambini (a eccezione di quelli diabetici), dato il suo sapore dolciastro e aromatico.
Questa tisana, che si prepara facendo bollire, per 15 minuti, 5 fichi secchi in mezzo litro d'acqua, va bevuta gradualmente durante la giornata; è possibile aggiungere del miele di eucalipto o di corbezzolo, dotati di specifico tropismo per l'apparato respiratorio.

## *Associazioni nutrizionali*

Uno dei possibili impieghi bionutrizionali dei fichi riguarda i soggetti anoressici, ai quali si possono prescrivere 100 g di prosciutto crudo (anche senza pane) e 5 fichi freschi.
Questi ultimi, svolgendo un'azione positiva sul fegato, in virtù della loro quota in zuccheri, facilitano la digestione delle proteine e dei grassi del prosciutto; l'insieme apporta quanto necessario alle esigenze nutrizionali dell'organismo e non provoca aumento di peso. Infatti, in soggetti sani in dieta dimagrante, basterà aggiungere 1 insalata mista, per realizzare un pasto molto gradevole, leggero e dotato anche del necessario patrimonio vitaminico e di acqua di vegetazione, presente nella verdura cruda. Se all'insalata mista si sostituisce 1 melanzana ai ferri, si ottiene una maggiore azione lassativa e dimagrante, per le caratteristiche bionutrizionali di quest'ultima.

# Il fico d'India

La pianta del fico d'India (*Opuntia ficus indica*) è originaria dei Paesi dell'America tropicale, forse del Messico. È arrivata in Europa nel XVI secolo e, successivamente, si è ambientata in maniera ottimale nel bacino del Mediterraneo, al punto da diventare diffusissima lungo le sue coste. Il fico d'India viene coltivato per realizzare delle siepi fortificate, con le quali delimitare le proprietà, e anche per i suoi frutti, che contengono una polpa zuccherina commestibile e molto saporita.

A un primo esame, la pianta potrebbe apparire priva di foglie, ma in effetti esse si sono modificate in spine. Tutte le strutture fotosintetiche sono state trasferite nei fusti carnosi, che appaiono conformati a forma di pale e sono definiti scientificamente cladodi. I fusti assumono una forma appiattita, che in qualche modo ricorda una foglia, per meglio esplicare la fotosintesi clorofilliana; inoltre, possono svolgere una funzione di riserva idrica, da sfruttare nei periodi più aridi. In aprile, sulla sommità dei cladodi e lungo i

| **Fico d'India** | |
|---|---|
| *Composizione per 100 g di parte edibile* | |
| Parte edibile | 64% |
| Acqua | 83.2 g |
| Carboidrati | **13.0** g |
| Amidi | 0 |
| Proteine | **0.8** g |
| Lipidi | 0.1 g |
| Ferro | 0.4 mg |
| Sodio | 1 mg |
| Potassio | **190** mg |
| Calcio | **30** mg |
| Fosforo | **25** mg |
| Tiamina | 0.02 mg |
| Riboflavina | 0.04 mg |
| Niacina | **0.40** mg |
| Vit. A ret. eq. | **10** mcg |
| Vitamina C | **18** mg |

*Fonte:* Tabelle di Composizione degli Alimenti, Istituto Nazionale della Nutrizione, 1998.

margini, spuntano meravigliosi fiori di colore giallo-oro, sostenuti da sepali e squame; la fioritura dura a lungo, da aprile a tutto luglio e, mentre i fiori ricevono le visite sponsali, sotto di loro, lentamente, si sviluppano frutti ovoidali, anch'essi difesi da spinette sottili a ciuffi. Il fiore si spegne quando i frutti raggiungono la maturazione, e in questa fase essi assumono una colorazione gialla, porporina o rossa, sono molto zuccherini e risultano racchiusi da una scorza curiosa, di color rosso-arancio, cosparsa di spine. La polpa, di colore rosso, ha sapore acidulo se consumata acerba, mentre è decisamente dolce a maturazione completa. All'interno vi sono alcuni semi lignei non commestibili che possono essere scartati.

## Funzioni nutrizionali

I fichi d'India contengono una discreta quantità di zuccheri, calcio e fosforo, ma il loro apporto principale è quello vitaminico. Infatti, dal punto di vista bionutrizionale, essi devono essere considerati frutti polivitaminici, come l'anguria. Tuttavia, a differenza di quest'ultima, non svolgono un'azione diuretica diretta, in quanto contengono una ridotta percentuale di acqua di vegetazione. Per questa ragione, non possono essere impiegati come reidratanti negli atleti, in quanto potrebbero provocare una imbibizione tessutale per accumulo di sali in eccesso. Negli individui affetti da stitichezza, i fichi d'India possono essere prescritti, a condizione di non bere, contemporaneamente, né acqua né vino. Infatti, i semi contenuti nel frutto si conglomererebbero, provocando un peggioramento della stipsi; per questa ragione, sono sempre controindicati in caso di diverticolosi del colon.
I fichi d'India, nella quantità media di 4-5 unità, sono utili nei soggetti defedati, disidratati e tutte le volte che sia richiesto un apporto polivitaminico; per esempio, in previsione di malattie da raffreddamento durante i mesi invernali.
Anche nei pazienti anoressici o bulimici (a condizione che non siano diabetici), questo frutto riesce a dare un senso di sazietà, svolgendo un ruolo nutritivo ed energetico, senza indurre aumento di peso. In virtù del contenuto di vitamine, zuccheri e sali minerali, i fichi d'India sono utili per il trofismo del sistema nervoso e possono essere indicati nelle patologie cardiovascolari.

## *Associazioni nutrizionali*

In una paziente affetta da bulimia si potrà proporre un pasto composto da 160 g di straccetti in padella, 200 g di cavolo cappuccio crudo in insalata e 5 fichi d'India.
Con questa associazione si determina un effetto dimagrante e diuretico attraverso lo stimolo metabolico, indotto dalle proteine della carne rossa, dallo iodio e dalla vitamina C del cavolo cappuccio, e mediante l'iperglicemia provocata dai fichi d'India. Nello stesso tempo, si ottiene un'azione ristrutturante tessutale e, soprattutto, si gratifica la paziente per il senso di sazietà dovuto alla massa dei 5 frutti.

In una dieta dimagrante i fichi d'India possono essere associati a 1 finocchio condito e 180 g di pesce in padella. In questo caso il pasto attiva il metabolismo attraverso lo iodio contenuto nel pesce e nel finocchio; contribuisce a eliminare i liquidi in eccesso; integra il patrimonio vitaminico dell'organismo; assicura un piacevole senso di sazietà.

# La pesca

Le pesche (*Prunus persica*) sono state coltivate da tempi remoti. Le prime conoscenze di questo frutto risalgono alla civiltà cinese, dove erano considerate un simbolo di lunga vita e di immortalità, tanto da essere rappresentate in pitture, decorazioni su porcellana e anche ricordate in opere poetiche. Dalla Cina, il pesco arrivò in Persia, da dove gli antichi Romani, credendo che il frutto fosse di quel Paese, lo chiamarono *Prunus persica*.
Le varietà di pesca sono moltissime e si possono classificare in base a diversi criteri; per la qualità della buccia, si distinguono in vellutate (tomentose) o lisce; per la polpa, sono dette duracine quelle varietà la cui polpa è aderente al nocciolo, e spiccagnole quelle pesche in cui essa si stacca facilmente; infine, per il colore della polpa, esistono pesche a pasta gialla e a pasta bianca.

Quando è matura, la pesca è una bella sfera piena di profumo, con la buccia sottile e vellutata che ricopre una polpa dolce e succosa. I frutti sono drupe carnose, tondeggianti, ri-

| **Pesca fresca** | |
|---|---|
| *Composizione per 100 g di parte edibile* | |
| Parte edibile | 91% |
| Acqua | 90.7 g |
| Carboidrati | **6.1** g |
| Amidi | 0 |
| Proteine | 0.8 g |
| Lipidi | 0.1 g |
| Ferro | **0.4** mg |
| Sodio | 3 mg |
| Potassio | **260** mg |
| Calcio | **4** mg |
| Fosforo | **20** mg |
| Tiamina | 0.01 mg |
| Riboflavina | 0.03 mg |
| Niacina | **0.50** mg |
| Vit. A ret. eq. | **27** mcg |
| Vitamina C | **4** mg |

*Fonte:* Tabelle di Composizione degli Alimenti, Istituto Nazionale della Nutrizione, 1998.

| Pesca secca | |
|---|---|
| *Composizione per 100 g di parte edibile* | |
| Parte edibile | 100% |
| Acqua | 25.0 g |
| Carboidrati | **68.3** g |
| Amidi | 0 |
| Proteine | **3.1** g |
| Lipidi | 0.7 g |
| Ferro | **6.0** mg |
| Sodio | 16 mg |
| Potassio | **950** mg |
| Calcio | **48** mg |
| Fosforo | **117** mg |
| Tiamina | 0.01 mg |
| Riboflavina | 0.19 mg |
| Niacina | **5.30** mg |
| Vit. A ret. eq. | **390** mcg |
| Vitamina C | **18** mg |

*Fonte:* Tabelle di Composizione degli Alimenti, Istituto Nazionale della Nutrizione, 1998.

coperte da una buccia vellutata o glabra. La polpa è succulenta, acidulo-zuccherina, bianca o gialla, piuttosto compatta; essa racchiude un grosso nocciolo legnoso, ovoidale, appuntito, dalla superficie fortemente incisa, racchiudente una mandorla non commestibile. Una buona maturazione di questo frutto si può realizzare anche in casa, mettendo alcune pesche in un sacchetto di carta scura, a temperatura ambiente, per 2-3 giorni; le pesche saranno mature quando risulteranno morbide al tatto e profumate. In realtà, durante la conservazione, esse producono l'etilene, un gas naturale che è fondamentale per la loro maturazione. Il sacchetto di carta è da preferirsi a quello di plastica, in quanto permette al frutto di traspirare e quindi mantiene l'ambiente giusto per la maturazione.

## Funzioni nutrizionali

Priva di grassi e povera in sodio (3 mg%), la pesca è uno dei frutti meno zuccherini (solo 6,1 g%) e contiene molta acqua di vegetazione, una discreta quantità di iodio, vitamine A e C e solo tracce di ferro e di fluoro. Nella pesca secca questi nutrienti risultano molto più concentrati, a causa della disidratazione. Dal punto di vista bionutrizionale, in questo capitolo si tratterà quasi esclusivamente delle 2 varietà di pesche a pasta bianca (con la buccia chiara uniforme e con la buccia macchiettata di rosso), in quanto il quantitativo di vitamina A di quella a pasta gialla ne limita l'impiego in tutti i soggetti che presentino difficoltà della funzione epatica.

A parte la precedente osservazione, non esistono controindicazioni all'impiego della pesca, in quanto il drenaggio epatico e l'effetto diuretico costituiscono 2 fattori terapeuticamente positivi nella maggior parte delle patologie. Tuttavia, esistono individui che manifestano una sintomatologia allergica, se vengono a contatto con la buccia vellutata della pesca. Questa manifestazione patologica si verifica quasi esclusivamente negli individui neurolabili, soggetti a rapidi cambiamenti di umore e di reattività nervosa. L'osservazione clinica di questi pazienti ha evidenziato anche una suscettibilità dell'apparato respiratorio e una facilità alla comparsa di brividi cutanei, senza cause esteriori significative. Queste osservazioni fanno riflettere sui legami profondi del nostro organismo, inserito nella complessità del macrocosmo; infatti, questi individui sono reattivi a livello del sistema nervoso e della pelle (entrambi derivanti embriologicamente dall'ectoderma) e reagiscono a contatto con la parte più esterna della pesca, ricoperta da minuscoli peli, simili ai dendriti delle cellule nervose.

Nell'ipotiroidismo la pesca si rivela efficace sia per lo stimolo diretto del suo contenuto in iodio, sia per la stimolazione secondaria all'aumento della diuresi. Non per niente, i soggetti con tiroide ipofunzionante sono imbibiti e metabolicamente rallentati.

Il paziente diabetico deve impiegare la pesca con moderazione, scegliendo quella a pasta bianca con più acqua di vegetazione, una maggiore quantità di iodio e meno ricca di zuccheri. Sarà meno indicata quella con la buccia macchiettata di rosso e deve essere esclusa, senza eccezioni, la pesca a pasta gialla.

## *Pesca e funzione epatica*

La pesca a pasta bianca costituisce uno dei presidi bionutrizionali più efficaci, quando il quadro clinico e sintomatologico del paziente richiede un drenaggio del fegato. La ragione di questo tropismo dipende da molteplici fattori. In primo luogo, la pesca a pasta bianca (sia quella con la buccia chiara e uniforme, sia quella che presenta delle variazioni di colore) contiene una minore quantità di vitamina A e carotenoidi, rispetto a quella a pasta gialla; queste sostanze possono essere responsabili di un aggravamento metabolico dell'epatocita, in quanto sono molecole complesse che richiedono un notevole impegno biochimico e tendono a essere accumulate nel citoplasma cellulare, riducendo la parte biologicamente attiva della cellula epatica. In secondo luogo, la pesca agisce sul fegato indirettamente, in virtù di una primitiva stimolazione della tiroide, operata dal suo contenuto in iodio; questo stimolo induce una maggiore produzione di ormoni tiroidei, che accelerano il funzionamento di tutti i sistemi biologici; inoltre, l'epatocita si giova dell'apporto energetico degli zuccheri disciolti in mezzo acquoso e, perciò, facilmente biodisponibili. In questo caso, la non eccessiva quota zuccherina della pesca (rispetto ad altri frutti ricchi di iodio) costituisce un vantaggio; infatti, la modesta ma prolungata iperglicemia, secondaria all'assunzione di questo frutto, non è seguita da una repentina ipoglicemia, che lascerebbe il fegato in difficoltà energetica. Se a queste considerazioni si aggiunge quella del contenuto non eccessivo di ferro e dell'azione diuretica della sua acqua di vegetazione (povera di sodio, il che agevola l'eliminazione dei cataboliti), si comprende la facilità di impiego della pesca a pasta bianca nelle patologie epatiche.

## *Pesca e dolori midollari*

Il particolare equilibrio dei sali minerali contenuti nella pesca permette l'impiego di questo frutto nei casi clinici che richiedano un'azione terapeutica nelle patologie dolorose del midollo osseo emopoietico. Nella nostra esperienza, la pesca, tagliata a fettine e con aggiunta di una piccola quantità di sale, si rivela efficace nei dolori acuti alle ossa, secondari a stimolazione intensa del midollo rosso. Questa situazione clinica si può verificare dopo severe emorragie, dopo trattamenti chemioterapici che richiedano la somministrazione farmacologica di fattori di crescita, nelle anemie acute, nei tumori liquidi del sangue e nelle metastasi ossee. Nella maggior parte dei casi, il dolore si riduce in maniera significativa dopo pochi minuti dall'assunzione di questa preparazione bionutrizionale di emergenza.

## *Pesca e cefalea*

Altra efficace azione bionutrizionale della pesca è quella che si realizza nelle sindromi cefalalgiche. In parte, questo effetto terapeutico è secondario al drenaggio epatico effettuato da questo frutto estivo, ma la rapidità di azione è da ricondurre all'aumento della diuresi, che decongestiona il microcircolo cerebrale imbibito e dolorante. Nella crisi cefalalgica acuta si alimenta il paziente esclusivamente con le pesche bianche, facendone assumere un chilogrammo come pasto unico. Nella maggior parte dei casi, il soggetto, inappetente per la vaga sensazione di nausea e di pienezza digestiva, vede ritornare il senso del sano appetito nelle ore successive al trattamento acuto, a espressione della risoluzione del quadro clinico. È interessante rilevare come la crisi cefalalgica si giovi di un alimento che interviene sui 2 organi emuntoriali principali (fegato e rene), attivandoli anche tramite una stimolazione tiroidea.

Viceversa, le crisi emicraniche possono avere cause diverse e si giovano maggiormente di un altro presidio bionutrizionale, costituito dalla fetta di limone con lo zucchero. In questo caso, l'azione farmacologica principale non è quella a carico del fegato (comunque age-

volato dallo zucchero), ma dipende dalla variazione del pH ematico indotto dall'acidità del limone e, soprattutto, dall'attivazione mitocondriale del ciclo di Krebs, a opera dell'acido citrico.
Per completezza di esposizione, la nausea associata alla vertigine e al senso di ottundimento cerebrale dipende da uno squilibrio elettrolitico, che viene risolto efficamente con pane, olio e sale, o pane, burro e alici.

## *Associazioni nutrizionali*

Nel trattamento bionutrizionale dei pazienti affetti da epatite virale, la pesca costituisce uno degli alimenti più indicati.

Un esempio di pasto da proporre dopo l'iniziale inappetenza seguita da una ripresa del senso di fame è il seguente: 50 g di riso condito solo con olio extravergine di oliva e pomodoro crudo; 140 g di filetto ai ferri; mezzo sedano in pinzimonio e 2 pesche.
Gli amidi del riso costituiranno l'apporto energetico di zuccheri semplici, a cui si aggiunge il potere drenante del pomodoro crudo (da cotto avrebbe un effetto stimolante che il fegato non sarebbe in grado di sopportare in questa fase della malattia) e quello antiossidante dell'olio non sottoposto a cottura; le proteine del filetto ai ferri (denaturate il meno possibile, in virtù della rapidità di esposizione al calore) costituiranno il materiale indispensabile per avviare la ristrutturazione degli epatociti lesi dal virus; il sedano servirà come stimolante tiroideo ma, soprattutto, per favorire il transito intestinale e permettere l'eliminazione dei ristagni che sarebbero riassorbiti, aggravando in primo luogo il fegato stesso; infine, la pesca svolgerà le citate funzioni drenanti e permetterà l'eliminazione renale delle scorie tossiche risultanti dal processo patologico in atto.

Una associazione molto equilibrata, in un paziente cardiopatico, sarà quella di 300 g di yogurt intero e 3 pesche.
Agli elettroliti, in proporzioni bilanciate dal calcio dello yogurt, si aggiungono gli zuccheri a immediata biodisponibilità della pesca e quelli a più lento rilascio presenti nello yogurt; entrambi gli alimenti facilitano la diuresi, in modo da ridurre la volemia e le resistenze periferiche; infine, ed è il fattore più importante in questo contesto clinico, non si verifica nessuna congestione addominale, che potrebbe sequestrare una quota notevole di sangue in ambito splancnico (togliendola alla circolazione coronarica) e potrebbe provocare un pericoloso gonfiore addominale.

In una dieta dimagrante, quando coesiste un rallentamento del transito intestinale, si potrà proporre un pasto composto da 150 g di filetto ai ferri, 1 melanzana ai ferri e 2 pesche.
In questo contesto, il filetto svolgerà un'azione di stimolo del metabolismo, come avviene per tutti gli alimenti iperproteici ma, essendo povero di fibre, potrebbe rallentare ulteriormente il transito intestinale; la melanzana, dotata di azione lassativa, compenserà il citato inconveniente e, in virtù del suo quantitativo di iodio e ferro, stimolerà il metabolismo agendo sulla tiroide; infine, la pesca drenerà il fegato costretto a un lavoro improprio e faciliterà l'eliminazione dei cataboliti prodotti.

Nei soggetti francamente ipotiroidei, obesi e imbibiti, un pasto dotato di un potente effetto diuretico sarà quello composto da 180 g di pesce ai ferri, 1 sedano condito e 2 pesche.
L'incremento della diuresi prodotta da questa associazione è tanto marcato da risultare pericoloso negli individui sani, potendo provocare un tremore intenso per deplezione elettrolitica e difficoltà paratiroidea, secondaria alla perdita di calcio. Infatti, alla ridotta percentuale di zuccheri (che mette in difficoltà il fegato, il cuore e il cervello) si associa l'azione irritante neurologica della sedanina, l'effetto lassativo del sedano (che provocherà una ulteriore perdita di liquidi e di sali) e la stimolazione tiroidea, operata dallo iodio con-

tenuto in tutti i componenti del pasto. In altre associazioni ricche di iodio si potrebbe ottenere un blocco funzionale della ghiandola, ma in questo caso la diuresi profusa e la perdita di elettroliti e calcio instaurerebbe un circolo vizioso, con attivazione secondaria della tiroide, innescando un *feedback* francamente patologico.

Lo stesso pasto precedentemente descritto, modificato con la semplice sostituzione del finocchio al posto del sedano, realizzerebbe comunque un insieme di alimenti diuretici e dotati di un contenuto in iodio, ma sarebbe molto più agevole da controllare e più equilibrato dal punto di vista nutrizionale. Infatti il finocchio apporterebbe una maggiore percentuale di zuccheri, non avrebbe una netta azione lassativa ma, soprattutto, sarebbe dotato di un effetto sedativo, che mitigherebbe la funzione eccitante del pesce e delle pesche.

# L'ananas

L'ananas (*Ananas sativa*) è originario dell'America centrale, anche se attualmente viene coltivata in tutte le regioni calde del pianeta, in quanto se ne è diffuso l'impiego nutrizionale e se ne ricavano principi attivi per la preparazione di alcuni farmaci; esso è un frutto esotico che giunse in Europa dopo la scoperta del Nuovo Mondo; a quel tempo era chiamata *nana* dagli indigeni del Sud America, mentre il termine 'ananas' fu coniato successivamente da un esploratore di nome Adamson.

La pianta raggiunge il metro di altezza, con fusti brevi e piccioli formanti una rosetta di foglie lunghe e spinose. Alla base della pianta, l'insieme di queste foglie forma un serbatoio per la raccolta dell'acqua, che viene assorbita attraverso radici avventizie o peli fogliari. Le foglie, dure e coriacee, marginate e spesso spinose sulla punta, formano una rosetta al centro della quale è localizzata l'infiorescenza. L'embrione contenuto nel seme può essere centrale o laterale; nel primo caso, è circondato da un'abbondante materia farinosa. Le Bromeliacee che dispongono di serbatoi per raccogliere l'acqua hanno sviluppato relazioni complesse con altri organismi. All'interno di questi serbatoi si trovano, infatti, diverse specie viventi, da alghe e protozoi a piante acquatiche, a insetti, granchi, rane. Da questi organismi, le Bromeliacee ricavano sostanze nutritive che rendono il loro apparato radicale non assolutamente indispensabile.
Più che essere una unità strutturale, l'ananas è in realtà formato da un insieme di frutti, che si combinano tra di loro fino a formare un frutto multiplo. La sua forma richiama alla mente una grossa pigna, risultante dall'insieme di più unità vitali saldate tra loro con le brattee; in effetti, quello che viene mangiato è il falso frutto, chiamato sincarpo. La polpa, di colore giallo pallido e sapore acidulo-zuccherino, presenta un torsolo fibroso centrale non commestibile.

| Ananas | |
|---|---|
| *Composizione per 100 g di parte edibile* | |
| Parte edibile | 57% |
| Acqua | 86.4 g |
| Carboidrati | **10.0** g |
| Amidi | 0 |
| Proteine | 0.5 g |
| Lipidi | 0 |
| Ferro | **0.5** mg |
| Sodio | 2 mg |
| Potassio | **250** mg |
| Calcio | 17 mg |
| Fosforo | 8 mg |
| Tiamina | 0.05 mg |
| Riboflavina | 0.01 mg |
| Niacina | **0.20** mg |
| Vit. A ret. eq. | **7** mcg |
| Vitamina C | **17** mg |

*Fonte:* Tabelle di Composizione degli Alimenti, Istituto Nazionale della Nutrizione, 1998.

Circa un terzo dell'intera produzione mondiale di frutti freschi e il 60% di quelli in scatola provengono attualmente dalle piantagioni hawaiane; altri produttori sono la Cina, il Brasile, la Malesia e il Messico.

# La bromelina

La bromelina è un enzima sulfidrilico particolarmente attivo nella digestione delle proteine (azione proteolitica), presente in quantità significativa nell'ananas. Trattando il succo di questo frutto con acetone o solfuro di ammonio, si ottiene la bromelina grezza, costituita da una miscela di 5 enzimi capaci di scindere l'emoglobina, la caseina e altri substrati polipeptidici naturali o sintetici. La bromelina viene utilizzata per preparare idrolisati proteici e, nell'industria alimentare, per intenerire la carne.
Studi scientifici hanno dimostrato che nell'uomo la bromelina è in grado di svolgere un'azione antinfiammatoria, di ridurre gli edemi post-traumatici e di accelerare il riassorbimento degli stravasi emorragici. Per questa ragione, è indicata negli stati infiammatori dei tessuti molli, nelle infiammazioni localizzate e quando bisogna fluidificare e facilitare gli scambi tra le cellule e il tessuto interstiziale (per esempio, nel trattamento bionutrizionale della cellulite). In virtù della sua azione digestiva a carico delle molecole proteiche, l'ananas può essere impiegato per predigerire la carne, aggiungendone il succo durante la cottura in padella o facendola macerare nelle ore precedenti (dopo averla messa in un piatto coperta da 1 fetta di questo frutto). Questa proprietà viene sfruttata in Bioterapia Nutrizionale® in tutti i soggetti dispeptici, per ridotta secrezione di acido cloridrico e pepsina. Per la stessa ragione, l'ananas sarà controindicato negli individui con infiammazione delle mucose digestive, sulle quali esso avrebbe un effetto irritante, contribuendo a peggiorare la sintomatologia.

# Funzioni nutrizionali

In rapporto agli altri frutti, l'ananas dispone di una media quantità di glicidi e di calcio, ma si distingue per un effetto diuretico, per una netta azione fluidificante sul sangue e, soprattutto, per una spiccata azione antinfiammatoria, in virtù della citata bromelina; quest'ultima viene utilizzata anche dall'industria farmaceutica per produrre un farmaco antinfiammatorio non steroideo. Per sfruttare al massimo l'azione antinfiammatoria dell'ananas, va consumato circa un quarto del frutto intero, a pranzo o a cena. In particolari circostanze potrà essere prescritto anche al mattino, al momento della prima colazione.
Dal punto di vista bionutrizionale, questo frutto potrà essere impiegato quando si renda necessaria un'azione fluidificante sul sangue (riducendo o abolendo l'assunzione di aspirina da parte dei soggetti con patologie cardiovascolari) e in tutte le patologie infiammatorie (a eccezione delle gastroduodeniti), a condizione che non si tratti di pazienti che abbiano problemi di ipocoagulabilità, o che assumano farmaci anticoagulanti. Per esempio, il succo

di ananas potrà essere impiegato in corso di ischemia miocardica, purché il paziente non assuma farmaci gastrolesivi o sia affetto da una concomitante gastrite; in questi casi, si potrebbe verificare un peggioramento della sintomatologia (possibile un sanguinamento della mucosa dello stomaco), con inevitabile ripercussione negativa sulla patologia cardiaca. Di immediato effetto nei casi di donne dismenorroiche, con flusso mestruale denso e con coaguli, questo frutto sarà da evitare nei flussi troppo abbondanti o che si protraggono per un tempo superiore al normale.
L'ananas è un frutto molto indicato quando le esigenze terapeutiche richiedano un tropismo elettivo a carico della funzionalità epatica e renale o pancreatica e renale. Nel primo caso, l'apporto in zuccheri e acidi organici sarà di sostegno e di stimolo per il fegato, che si gioverà anche dell'azione fluidificante e diuretica, con più rapida eliminazione dei cataboliti prodotti dal suo lavoro metabolico. Nel secondo caso, l'ananas stimolerà il pancreas, sia per la maggiore fluidità del sangue che perfonde questa ghiandola, sia per azione diretta a carico della tiroide. Invece, quando la disfunzione patologica interessa l'asse fegato-pancreas, questo frutto presenta delle controindicazioni. Infatti, la sua forte impronta zuccherina lo rende vantaggioso per il fegato (grazie anche al suo grado di acidità e a una certa ricchezza in sali), ma la contemporanea iperglicemia che ne deriva può aggravare una funzionalità pancreatica non ottimale, inducendo un picco iperinsulinemico, con secondaria ipoglicemia; quest'ultima metterà in difficoltà il fegato, che sarà privato dell'energia necessaria per funzionare adeguatamente. Questo inconveniente potrà rendere controindicato l'ananas in patologie epatiche come la sindrome di Gilbert, una epatite virale misconosciuta, una steatosi epatica severa, una grave difficoltà dell'epatocita, secondaria ad assunzione di pillola anticoncezionale, oppure il fegato di un soggetto che abbia il sistema nervoso particolarmente irritabile.
L'azione diuretica dell'ananas non è mai così intensa come quella dell'asparago; lo può diventare quando viene associato ad altri alimenti che hanno la stessa funzione. Per esempio, un pasto composto da pesce, insalata mista e ananas è un pasto notevolmente diuretico, per il minimo impegno renale della proteina del pesce, per il suo contenuto di iodio e per l'acqua di vegetazione presente nell'insalata mista e nell'ananas; l'effetto fluidificante e iperglicemizzante di quest'ultimo faciliterà la perfusione glomerulare, aumentandone il filtrato. Invece, l'associazione di carne, insalata mista e ananas è molto meno diuretica, perché lo zucchero dell'ananas viene utilizzato soprattutto dal fegato, impegnato nella digestione della più complessa proteina della carne.

Molto importante è l'azione di riduzione della ipercoagulabilità ematica dell'ananas; in diverse condizioni cliniche, questo effetto contribuirà a migliorare la perfusione tessutale, con più rapido apporto dei principi nutrizionali. Per esempio, questo frutto sarà indicato per aumentare la funzionalità respiratoria, dopo una patologia bronchiale o in un polmone con tendenza alla fibrosi.

Esistono altre controindicazioni all'impiego terapeutico dell'ananas, oltre a quelle già segnalate. La più importante riguarda quelle condizioni cliniche caratterizzate da un rischio emorragico o quando, come in gravidanza, questo rischio si può tradurre in aborto spontaneo. Nelle stesse patologie renali, l'impiego dell'ananas deve essere sempre valutato attentamente, considerando i benefici e i rischi; infatti, potrebbe aggravare una microematuria per lesioni misconosciute a carico del bacinetto renale o delle vie escretrici (conseguenza di calcolosi o di renella), con possibilità di infezione, sostenuta dal carico di zuccheri presenti in questo alimento. Per questa ragione, tutte le volte che nell'analisi dell'urina compare la presenza di emoglobina, è preferibile evitare l'impiego dell'ananas.

# L'ananas in Bioterapia Nutrizionale®

## *Associazioni nutrizionali*

Un pasto adatto a una donna in dodicesima giornata del ciclo mestruale potrà essere composto da 180 g di calamari fritti, 1 insalata mista con cipolla e un quarto di ananas.
Questa associazione apporta il colesterolo dei calamari, necessario per avviare la produzione ovarica di progesterone, ma è dotata anche di un effetto dimagrante, fluidificante e diuretico, in virtù dell'acqua di vegetazione dell'insalata mista e delle specifiche proprietà dell'ananas.

Un pasto dimagrante e ristrutturante, dopo diete fortemente carenziali, potrebbe essere il seguente: 160 g di petto di tacchino, cotto in olio extravergine di oliva, aglio, prezzemolo, sale e peperoncino (se il paziente ha una suscettibilità neurologica con tendenza alla depressione), oppure al pompelmo (qualora necessiti una più diretta azione di stimolo epatico e metabolico), con 1 indivia belga cruda e un quarto di ananas. Lo stimolo metabolico della proteina povera in lipidi e scorie azotate del tacchino sarà potenziato dal ferro dell'indivia belga e dalla piccola percentuale di iodio dell'ananas, mentre l'acqua di vegetazione contenuta nella verdura e nel frutto favorirà l'eliminazione dei liquidi in eccesso.

In soggetti che necessitino di un apporto in calcio, ma che non debbano aumentare di peso, si potranno proporre 200 g di mozzarella, 2 carciofi trifolati e un quarto di ananas.
L'impegno epatobiliare della mozzarella e la tendenza ad aumentare la densità del tessuto ematico del suo calcio e dei suoi lipidi saturi saranno contrastati dallo stimolo epatico dei carciofi trifolati e dall'azione fluidificante e diuretica dell'ananas.

# L'uva

La vite (*Vitis vinifera*) è una pianta originaria del Mar Caspio, coltivata dagli Egizi già 4000 anni prima di Cristo e oggi diffusa in tutto il Mediterraneo, nell'Europa centrale e nell'America del Nord. Il frutto si presenta sotto forma di grappoli di forma diversa, costituiti da un raspo o racemo, che rappresenta l'intelaiatura, sulla quale si inseriscono gli acini (bacche) di vario colore, contenenti semi (vinaccioli), dai quali si può anche estrarre un olio per uso alimentare, dotato di spiccata azione ipocolesterolemizzante.

La maggior parte del raccolto di uva è destinato alla vinificazione (circa il 90%), ma esistono delle varietà selezionate, che sono prodotte e vendute come uva da tavola, prive del potere terapeutico dell'uva da vino. In Bioterapia Nutrizionale® si impiega esclusivamente quest'ultima, riservando l'uso delle uve da tavola solo come apporto di zuccheri, sali e acqua di vegetazione.

Definita dagli antichi Greci 'nettare degli dèi', l'uva da vino possiede principi nutritivi di

| **Uva** | |
|---|---|
| *Composizione per 100 g di parte edibile* | |
| Parte edibile | 94% |
| Acqua | 80.3 g |
| Carboidrati | **15.6** g |
| Amidi | 0 |
| Proteine | 0.5 g |
| Lipidi | 0.1 g |
| Ferro | **0.4** mg |
| Sodio | 1 mg |
| Potassio | **192** mg |
| Calcio | 27 mg |
| Fosforo | 4 mg |
| Tiamina | 0.03 mg |
| Riboflavina | 0.03 mg |
| Niacina | **0.40** mg |
| Vit. A ret. eq. | **4** mcg |
| Vitamina C | **6** mg |

*Fonte:* Tabelle di Composizione degli Alimenti, Istituto Nazionale della Nutrizione, 1998.

grande importanza, tanto che pane e uva potrebbero nutrire qualsiasi individuo, senza bisogno di altri alimenti. «Le virtù dell'uva sono leggendarie», dice il professor Rollat nel suo libro *Le Medicine Parallele.* «Il suo valore nutrizionale, riconosciuto da tutti i dietologi, la rende molto simile al latte di donna (con il vantaggio di contenere anche ferro), facendone un alimento consigliabile ai bambini in crescita, ma anche agli sportivi, agli anziani, agli anemici, ai depressi, alle persone nervose, agli intellettuali e, comunque, a chiunque debba sottoporsi a uno sforzo fisico.» Per le sue proprietà, essa costituisce un rimedio ideale contro le malattie di cuore, l'ipertensione, l'arteriosclerosi, l'obesità, le nefriti, la stitichezza, la gotta, i reumatismi, i disturbi del fegato, dell'apparato urinario e della pelle. Per godere in pieno delle tante proprietà di questo frutto, lo si dovrebbe consumare con i semi e i vinaccioli, masticando con cura.

## Composizione e funzioni nutrizionali

Ricchissima in zuccheri (fruttosio, glucosio, levulosio e mannosio naturale), l'uva da vino contiene molti sali minerali, quali manganese, calcio, magnesio, sodio, potassio, ferro, cloro, fosforo, iodio (2 mcg%) e arsenico, oltre ad acido tartarico (ad azione antineoplastica) e tannino, presenti nella buccia. Per la ricchezza in acido fosforico (17 mg%), silicio (2,2 mg%) e vitamine $B_1$, $B_2$ e PP, essa può essere considerata un ricostituente del sistema nervoso, della pelle e dei capelli.
Ricca in acido tannico e fenolo, l'uva svolge un'attività antibatterica e antivirale (J.Konowalchuk, J.I. Speirs), mentre l'acido caffeico, l'acido cinnamico, le antocianine, i flavoni e le catechine, contenute nella buccia, ne fanno un importante antitumorale (A.C. Hulme, J. Kanner, L.W. Wattenberg). Da questo punto di vista, il principio attivo più interessante e promettente è il resveratrolo, anch'esso contenuto nella buccia, ma solo dell'uva nera (J. Pezzuto, Università dell'Illinois, Chicago). Tutte queste caratteristiche terapeutiche si riferiscono esclusivamente all'uva da vino e non a quella da tavola. Per il contenuto salino e vitaminico, oltre a favorire l'attività cardiaca, l'uva stimola la contrattilità della colecisti e la produzione dei succhi pancreatici, migliorando le funzioni digestive. Il tannino modera l'effetto troppo lassativo degli zuccheri, così come l'enocianina contribuisce a tonificare tutti i distretti organici. L'uva è diuretica e facilita l'eliminazione dell'acido urico e della renella, per cui è indicata nei pazienti sofferenti di gotta e di litiasi renale, ma risulta utile anche per gli individui affetti da dermatosi, eczemi, patologie degenerative osteoarticolari e in molte forme infettive (H. Leclerc).

Nelle stipsi di vecchia data, l'impiego dell'uva è molto efficace, sia come frutto, sia sotto forma di spremuta, da bere al mattino a digiuno; nelle stipsi croniche, che di solito rispondono in maniera brillante a questo stimolo, si può aggiungere 1 cucchiaio di miele, che nutre e ne aumenta l'effetto terapeutico. Rispetto al frutto intero (che stimola la peristalsi intestinale anche per il contenuto in fibra e cellulosa della buccia), il succo ha un'azione più fisiologica e meno intensa, simile a un blando lassativo, che rende più liquida la massa fecale addensata. Per esempio, in caso di sospetto di subocclusione intestinale, sarà da preferire la scelta del succo d'uva, rispetto al pericolo di una stimolazione peristaltica incontrollata.

Il succo d'uva fresco, alla dose di 700-1500 cc al giorno, è indicato anche nelle disbiosi intestinali, ricordando che, come tutti i succhi di frutta, anche questo si ossida rapidamente all'aria, per cui deve essere consumato in breve tempo. Per l'azione lassativa, diuretica e drenante, esso si rivela efficace negli avvelenamenti e nelle intossicazioni croniche da metalli pesanti, quali piombo e mercurio.
Negli squilibri elettrolitici con manifestazioni neurologiche, l'uva offre il vantaggio dei

suoi sali e degli zuccheri utilizzabili con estrema rapidità dal cervello, senza correre il rischio di una imbibizione del tessuto nervoso, che potrebbe provocare una cefalea o un peggioramento dei sintomi da compressione endocranica, in caso di tumori del cervello.

## *Controindicazioni dell'uva*

Nei pazienti imbibiti, o quando la tendenza fisiologica è quella di trattenere i liquidi (come in fase ovulatoria o premestruale), l'eccessivo apporto di acqua da parte dell'uva può peggiorare il quadro clinico, in quanto l'escrezione urinaria è inibita dal particolare equilibrio ormonale.

L'uva non deve essere associata alla bietola, in quanto si verificherebbe un eccessivo apporto di sali minerali, che provochebbe una ritenzione di liquidi a livello tessutale. Per la stessa ragione, il prosciutto crudo, la melanzana (che potrebbe potenziare l'azione lassativa dell'uva e provocare una dissenteria), o altri alimenti particolarmente ricchi in elettroliti e sali minerali non si prestano a essere impiegati insieme con l'uva, a meno che le esigenze terapeutiche non richiedano espressamente un carico di sali in soggetti disidradati e demineralizzati.

Assieme ai funghi o ai peperoni (che, per la loro struttura scivolosa, non sono facilmente aggredibili da parte dei succhi digestivi, soprattutto quando coesistono problemi di masticazione), l'uva potrebbe slatentizzare una gastralgia latente o una tendenza dissenterica.

Anche le verdure appartenenti alla vasta famiglia delle Crucifere non possono essere inserite in associazioni alimentari che prevedano l'impiego dell'uva, in quanto la loro quota in zolfo e fosforo interagisce negativamente con la complessità strutturale di questo frutto, provocando un blocco della diuresi. Infatti, l'azione diuretica della maggior parte delle Crucifere non è diretta, ma secondaria alla stimolazione tiroidea; per esempio, un pasto composto da salsiccia di maiale, broccoli e mela (ma anche kiwi, melone o ananas) è dotato di una buona capacità diuretica, mentre la sostituzione della mela con l'uva provocherebbe immediatamente una imbibizione tessutale.

In associazione con il pesce bianco, l'uva viene normalmente digerita senza difficoltà, mentre potrebbe provocare irritazione della mucosa gastrica, quando viene proposta insieme con i mitili e i crostacei.

Infatti, un pasto realizzato con 50 g di spaghetti alle vongole, 1 finocchio e 200 g di uva provocherebbe una pesantezza e un gonfiore digestivo, ma anche la comparsa di pirosi gastrica o la riacutizzazione di una gastralgia latente.

Come regola generale, l'uva deve essere associata solamente con verdure crude, quali l'indivia belga, il radicchio, la scarola, l'indivia riccia e le puntarelle. Con la cicoria cotta si potrebbe creare un eccesso di stimolo diuretico che rischia di mettere in difficoltà il rene e provocare un blocco della filtrazione glomerulare.

Nella macedonia di frutta, l'uva può essere utile solo se bisogna potenziarne l'apporto in sali, zuccheri ed elettroliti, in individui disidratati e demineralizzati, mentre riduce la capacità diuretica degli altri frutti e provoca un aumento di peso.
Anche la consuetudine di impiegare solo l'uva come pasto serale non risponde alle esigenze organiche, in previsione del riposo notturno. Infatti, il primo rischio è quello di una iperglicemia patologica durante le ore notturne, con un riposo disturbato dalla frequenza delle minzioni; in secondo luogo, la deplezione idrica viene prontamente reintegrata il giorno successivo, senza un reale effetto dimagrante e con tutta la sintomatologia (astenia, vertigini e malessere) di uno squilibrio elettrolitico, simile a quello che si verifica dopo una profusa sudorazione. Diversa è la condizione della ampeloterapia, di cui si dirà nel paragrafo suc-

cessivo, in quanto il paziente assume l'uva fin dal mattino, in modo da perdere i liquidi molto gradulamente e durante il giorno; nello stesso tempo, il suo appetito si riduce notevolmente di sera, per cui consuma una quantità di uva di gran lunga inferiore a quella richiesta per sostituire un pasto completo.

### *Ampeloterapia*

Si è detto precedentemente dell'impiego terapeutico dell'uva da vino, distinguendola da quella da tavola; mentre la prima può essere considerata un vero e proprio farmaco, la seconda può essere impiegata solamente a scopo nutrizionale, per il suo apporto di liquidi, sali e vitamine, ma non può sostituire quella da vino per trattamenti, quali l'ampeloterapia. Questa terapia a base di uva da vino si può effettuare a condizione che non si abbia un paziente affetto da ulcera gastroduodenale, da rettocolite ulcerosa o morbo di Crohn (o manifesti una tendenza alla dissenteria) e non sia diabetico. In virtù del potere e della completezza nutrizionale dell'uva, la cura consiste nell'alimentare il paziente per 6-7 giorni esclusivamente a base di uva, nella quantità di 4-5 kg al giorno. Si realizzanno così una intensa attivazione metabolica e un marcato effetto diuretico, mediato dall'acqua di vegetazione, dalla iperglicemia e dallo stimolo tiroideo.
L'eccesso glicemico supera l'eventuale azione di inibizione renale, operata dalla ricchezza in sali di questo frutto. Il paziente avverte un piacevole senso di sazietà e, in qualche caso, un vago senso di euforia. Se si impiega l'uva da vino rossa, si potrà verificare un rallentamento del transito intestinale, a causa del suo elevato contenuto in tannini; al contrario, l'uva da vino bianca accentua il potere lassativo di questo alimento. L'ampeloterapia svolge un ruolo benefico, quando è richiesta una depurazione e disintossicazione organica (B. Shackleton), a opera degli acidi glicolico, malico, citrico e tartarico, che riducono i processi infiammatori tessutali, favorendo l'alcalinità dei liquidi biologici, quando vengono metabolizzati e trasformati in sali.
Dell'ampeloterapia si possono giovare gli obesi pletorici e non diabetici, che abbiano bisogno di perdere rapidamente peso; i soggetti disidratati e demineralizzati, che recuperano i liquidi e i sali, eliminando gli eventuali eccessi; i pazienti intossicati, che si giovano della funzione drenante dell'uva a carico del fegato e del rene; gli individui affetti da artrite reumatoide o altre forme di artritismo. Nei giorni di trattamento, il controllo del paziente deve essere accurato e continuo, in quanto esiste il rischio di una crisi pancreatica, con oscillazioni patologiche del tasso glicemico e comparsa, per esempio, di crisi di panico, per gli effetti della ipoglicemia a livello cerebrale.
Dopo i giorni di cura, la ripresa di un'alimentazione normale deve essere graduale, senza proporre dei pasti molto complessi ed elaborati che richiederebbero un impegno digestivo lungo e laborioso.

## L'uva in Bioterapia Nutrizionale®

### *Associazioni nutrizionali*

In pazienti soggetti a formazione di renella, con frequenti episodi di colica renale, un pasto terapeuticamente efficace potrà essere composto da 1 patata bollita, 1 uovo alla coque, 2 cipolle bollite e 300 g di uva da vino rossa. La patata avrà la doppia funzione di supportare l'attività epatica e di miorilassare tutte le strutture muscolari coinvolte nello spasmo della colica (rispettivamente, per la quota di amidi e in virtù del suo contenuto in potassio); l'uovo darà l'indispensabile apporto proteico, necessario alla tonicità dei tessuti sofferenti per lo spasmo; le cipolle concorreranno a sciogliere i calcoli, responsabili della colica e a eliminare la renella, attraverso l'azione diuretica; infine, l'uva, con la sua funzione antinfiammatoria, antibatterica e diuretica, completerà l'azione terapeutica dell'associazione bionutrizionale, disinfettando la sede dell'affezione, eliminando le scorie e sedando il dolore, a opera del magnesio e del potassio di cui è ampiamente dotata.

Anche in caso di litiasi biliare, l'uva potrà far parte di una associazione che faciliti la risoluzione del quadro clinico.
Per esempio, si potrà comporre un pasto con 120 g di riso con solo parmigiano e 400 g di uva da vino rossa.
In questo caso, l'amido contenuto nel riso agisce direttamente sul fegato, aiutandolo a drenare le tossine prodotte dalla patologia; le proteine del parmigiano ne sostengono l'azione, mentre i sali contenuti in questo alimento contribuiranno a riequilibrare gli elettroliti e a ridurre la tendenza spastica della muscolatura liscia; nello stesso tempo, l'uva da vino provvederà, come sopra, a svolgere una funzione antinfiammatoria, disinfettante, di drenaggio renale e di sedazione del dolore.

Per la completezza del suo patrimonio nutrizionale, l'uva può essere impiegata in associazioni alimentari durante tutto il ciclo mestruale femminile, in quanto la sua informazione energetica si adatta sia alla fase costruttiva estrogenica, sia a quella catabolica della seconda metà del ciclo.
Se ben associata, l'uva si può considerare un alimento ad azione dimagrante, per esempio con 70 g di salmone affumicato e 1 sedano in pinzimonio.
Questo pasto sarà adatto per una donna in sovrappeso nella prima metà del ciclo ormonale, quando la necessità di colesterolo e acidi grassi omega 3 del salmone avrà la funzione di potenziare la produzione ormonale. I sali del pesce saranno veicolati da una proteina (priva di scorie azotate e non denaturata dalla cottura) che non ostacola la funzionalità renale. Il sedano contribuirà a potenziare la diuresi, faciliterà il transito intestinale e stimolerà la tiroide, in virtù del suo contenuto in iodio; infine, l'acqua di vegetazione dell'uva, insieme con l'iperglicemia provocata dai suoi zuccheri, eliminerà i liquidi in eccesso, riducendo la fisiologica tendenza all'imbibizione pre-ovulatoria.

In fase premestruale si potrà impiegare lo stesso pasto indicato precedentemente in caso di litiasi biliare, con una differente finalità terapeutica. Infatti, in questo caso gli amidi del riso forniranno energia per metabolizzare e ridurre il picco progestinico, in modo da favorire l'arrivo del flusso mestruale; i 400 g di uva apporteranno ulteriori zuccheri per il fegato e avranno un effetto diuretico, bilanciato dal loro contenuto in sali disciolti nell'acqua di vegetazione. A differenza della macedonia di frutta, che viene spesso associata al riso per avere una disimbibizione tessutale e per realizzare un apporto polivitaminico, l'uva agisce prevalentemente attraverso l'iperglicemia, prolungata dalla presenza di una discreta quota proteica, che si somma a quella del parmigiano.

Una associazione dell'uva con la carne potrebbe essere la seguente: 180 g di petto di pollo al limone, 150 g di spinaci crudi e 200 g di uva. La funzione bionutrizionale di questo pasto può essere quella dimagrante, ma si rivela adatta anche nella fase premestruale di una donna con iposideremia. Il petto di pollo costituisce una proteina che non aggrava la funzione renale, allo stesso modo degli spinaci, che apportano una quota di ferro biodisponibile, ma vengono proposti crudi per non renderli antidiuretici (per la formazione di ossalati insolubili); infine, l'uva fornirà altro ferro e faciliterà l'eliminazione dei sali e dei liquidi in eccesso.

# La macedonia di frutta

La macedonia costituisce una associazione di frutti diversi, con funzione polivitaminica e polisalina. La ricchezza in zuccheri e acqua di vegetazione la rende indicata negli individui astenici e disidradati, quando necessita aumentare le difese organiche dopo patologie invalidanti, intensa attività fisica, febbre prolungata, scarsa difesa rispetto alle infezioni o in caso di sindrome influenzale.

## Funzioni nutrizionali

In dieta dimagrante, la macedonia di frutta non costituisce una associazione ottimale, in quanto due o più alimenti simili per struttura e composizione impegnano gli stessi meccanismi digestivi nello stesso tempo; ne consegue che l'organismo utilizzerà prioritariamente quelli che riuscirà a digerire prima o che contengono i nutrienti di cui ha più bisogno, mentre gli altri entreranno a far parte delle riserve organiche inutilizzate.

Tuttavia, in alcuni casi la macedonia di frutta si potrà impiegare anche in dieta dimagrante, associandola a riso bollito, condito solo con parmigiano e senza aggiunta di nessun altro tipo di grasso o proteina. Gli amidi del riso supporteranno la funzione metabolica del fegato, stimolato dalla quota proteica e minerale del parmigiano, indispensabile per eccitare il metabolismo; la funzione renale verrà agevolata dal riso (che, rispetto alla pasta, non contiene glutine) e dall'assenza di scorie azotate nelle proteine del formaggio; infine, la macedonia rappresenterà una composizione in cui l'acqua di vegetazione è alla massima espressione, sono presenti tutte le vitamine e si verifica un effetto iperglicemizzante, che provoca una secrezione di insulina da parte del pancreas, con secondaria stimolazione tiroidea e incremento della diuresi.

La simultaneità d'azione a carico di fegato, pancreas, rene e tiroide, la ridotta percentuale di nutrienti complessi e di scorie metaboliche e, non ultimo, il sostegno dato dalle vitamine e dai sali disciolti nell'acqua di vegetazione rendono questa associazione utile per ridurre il peso corporeo in caso di imbibizione tessutale o quando i liquidi sono trattenuti per l'elevata percentuale di cataboliti tossici organici.

La scelta dei frutti da impiegare per la preparazione della macedonia dipenderà da quelle che sono le indicazioni bionutrizionali, dalla costituzione del paziente e dall'equilibrio ormonale del momento.

# Il gelato

Il gelato, pur tenendo conto delle infinite varietà possibili, deve essere considerato come un vero e proprio alimento, in quanto solitamente contiene tutti i principi nutrizionali sufficienti per le esigenze dell'organismo.

Quando la sua base è il latte, la crema o l'uovo, il gelato apporta una notevole quantità di zuccheri, proteine e lipidi, nonché di vitamine e sali minerali. Se la produzione è artigianale, la genuinità dei suoi componenti è maggiore, a condizione che siano salvaguardate le necessarie norme di igiene dell'ambiente di lavoro. Per questa ragione, fra un gelato artigianale di dubbia manifattura e uno industriale, igienicamente sicuro, è preferibile scegliere quest'ultimo.

In Bioterapia Nutrizionale® il gelato viene normalmente prescritto in diverse situazioni cliniche. Per esempio, per la citata ricchezza di nutrienti, può essere impiegato nei pazienti affetti da carcinoma del cavo orale o dell'esofago e in tutti gli individui che, per le più varie ragioni, manifestino una difficoltà di masticazione o di deglutizione. Unica controindicazione assoluta la presenza di candidosi. Essendo un alimento a bassa temperatura, ha una funzione terapeutica in tutte quelle condizioni patologiche caratterizzate da infiammazione ed edema, a patto che non si trascuri l'effetto di rimbalzo, che si può verificare dopo la decongestione. In particolare, il suo impiego risulta molto utile durante un'affezione tonsillare (che, solitamente, causa edema della gola); tuttavia, dopo circa 15 minuti, è buona norma assumere una bevanda tiepida (come la camomilla, dotata di azione lenitiva ed emolliente), in modo da frenare il fisiologico rimbalzo che fa seguito all'abbassamento di temperatura, operato dal gelato. Questa sequenza caratterizzata da congestione patologica, decongestione e ricongestione, frenata dalla bevanda tiepida, ser-

**Gelato al fior di latte**

| *Composizione per 100 g di parte edibile* | |
|---|---|
| Parte edibile | 100% |
| Acqua | 60.6 g |
| Carboidrati | **20.7** g |
| Amidi | 0 |
| Proteine | **4.2** g |
| Lipidi | **13.7** g |
| Ferro | 0.4 mg |
| Calcio | 85 mg |
| Fosforo | **165** mg |

*Fonte:* Tabelle di Composizione degli Alimenti, Istituto Nazionale della Nutrizione, 1998.

virà ai tessuti sede dell'infiammazione per liberarsi dell'agente patogeno e dei detriti prodotti dalla flogosi.

## *Associazioni nutrizionali*

In pazienti affetti da ulcera gastrica, il gelato può essere fatto consumare nelle ore pomeridiane, dopo un pasto di mezzogiorno costituito da 40 g di riso al pomodoro, 120 g di filetto ai ferri, 1 finocchio lesso e 1 banana non troppo matura.
La modesta quantità di riso al pomodoro dipende dall'esigenza di non provocare una fermentazione degli zuccheri in una cavità gastrica infiammata e lesa; le proteine della carne, necessarie per ristrutturare i tessuti distrutti, saranno proposte ai ferri o sotto forma di carpaccio (carne cruda tagliata a fettine sottilissime e condita con olio extravergine di oliva e poche gocce di succo di limone), in modo da essere facilmente digerite dalla pepsina. Il finocchio lesso avrà una funzione antimeteorica e lenitiva della mucosa irritata, con una cellulosa destrutturata dalla cottura. Infine, la banana non troppo matura svolgerà un ruolo protettivo sulla parete dello stomaco, in quanto nella sua polpa sono presenti sostanze in grado di attivare i processi di cicatrizzazione; tale effetto viene annullato nella banana matura, poiché la maggiore quota di amido la rende controindicata nelle gastriti ipersecretive.

Il gelato, consumato nelle ore pomeridiane, avrà una funzione nutritiva, lenitiva della mucosa e servirà a impegnare i succhi acidi nell'intervallo fra pranzo e cena, periodo durante il quale il lume gastrico rimarrebbe vuoto. A cena si potranno prescrivere 50 g di rigatoni all'arrabbiata, 200 g di verza lessa e ripassata in olio extravergine di oliva bollente e 1 mela cotta. Per quanto riguarda la pasta, valgono le stesse considerazioni fatte precedentemente a proposito del riso; la verza, impiegata lessa per evitare il meteorismo indotto dalla cellulosa di cui è composta la sua fibra, sarà utile per il suo contenuto in gefarnato, principio attivo dotato di un documentato potere terapeutico nelle patologie gastriche. Infine, la mela fornirà zuccheri biodisponibili e sarà proposta cotta, in modo da abbattere la sua acidità.

Contrariamente a quanto si potrebbe pensare, il gelato può essere impiegato anche nel corso di una dieta dimagrante, a condizione che lo si proponga da solo a pranzo, nella quantità di 200-250 g, e che lo si consumi di nuovo dopo circa 4 ore, verso le 17.00, ma rigorosamente a distanza di 3 ore dalla cena. L'iper-

**Sorbetto al limone**

| *Composizione per 100 g di parte edibile* | |
|---|---|
| Parte edibile | 100% |
| Acqua | 64.9 g |
| Carboidrati | **34.2** g |
| Amidi | 0 |
| Proteine | **0.9** g |
| Lipidi | tracce |
| Ferro | tracce |
| Sodio | 18 mg |
| Potassio | 42 mg |
| Calcio | 2 mg |
| Fosforo | 5 mg |
| Tiamina | tracce |
| Riboflavina | 0.04 mg |
| Niacina | tracce |
| Vit. A ret. eq. | 0 |
| Vitamina C | tracce |

*Fonte:* Tabelle di Composizione degli Alimenti, Istituto Nazionale della Nutrizione, 1998.

glicemia indotta dalla notevole quota zuccherina del gelato attiva l'insulina pancreatica e provoca un notevole incremento della diuresi. Questa soluzione nutrizionale è controindicata, ovviamente, nei pazienti diabetici, ma anche in tutti gli individui potenzialmente a rischio di diabete; in ogni caso, non deve essere mai proposta a cena, in quanto non è possibile prevedere il comportamento del tasso glicemico durante la notte.

Il pasto serale dovrà compensare le carenze nutrizionali del gelato, in particolare quelle proteiche. Una soluzione potrà essere quella di impiegare mezzo pollo arrosto (o 200 g di pesce alla griglia), 200 g di cavolo cappuccio crudo e 1 banana.
La proteina della carne o del pesce servirà per attivare i processi metabolici, potenziati dalla stimolazione tiroidea, secondaria all'apporto di iodio del cavolo cappuccio (e del pesce), che sarà proposto crudo, per aumentarne il potere diuretico. Infine, la banana fornirà gli zuccheri e la quota di potassio indispensabili per sedare il sistema nervoso e rilassare i muscoli, in previsione del riposo notturno.

# L'uva passa (Sultanina o Zibibbo)

Le varietà più comuni e conosciute di uva passa reperibili in commercio sono l'uva *Sultanina*, lo *Zibibbo* e il *Moscato*; quantitativamente, le percentuali dei nutrienti possono variare, anche se le caratteristiche bionutrizionali generali sono del tutto sovrapponibili.
Ricchissima in zuccheri quasi quanto il miele, l'uva passa è indicata nella cura del catarro e nelle malattie da raffreddamento, in virtù del suo potere energizzante e dell'azione lenitiva, emolliente ed espettorante. Come l'uva fresca, è dotata di attività leggermente lassativa e condivide con quest'ultima le stesse indicazioni terapeutiche, a eccezione della possibilità di impiegarla per l'ampeloterapia.

## Funzioni nutrizionali

Essendo a basso contenuto in proteine e lipidi, l'uva passa è facilmente digeribile. Essa costituisce un alimento altamente energizzante, per il contenuto in potassio (763-864 mg%), fosforo (29-110 mg%), calcio (62-78 mg%), sodio (52-57 mg%), ferro (3,3-4,1 mg%) e vitamina A (3-20 mcg%), oltre che in zuccheri. Per la ricchezza in tiamina, riboflavina e niacina, nonché di triptofano, esplica una efficace azione di sedazione del sistema nervoso, potenziata dall'alto contenuto in zuccheri ed è indicata per aumentare la produzione di progesterone ovarico nella seconda metà del ciclo mestruale.
Per le citate caratteristiche bionutrizionali, l'uva passa costituisce un alimento da inserire nelle diete per gli individui che praticano attività muscolari intense, quali gli escursionisti, i maratoneti, i ciclisti in gara, e tutti quegli sportivi che, dovendo sostenere uno sforzo prolungato, non possano appesantirsi né per la digestione, né per l'equipaggiamento. Unico inconveniente potrebbe essere quello della sete, indotta dalla concentrazione dei suoi nutrienti e dalla ridotta percentuale di acqua.

**Uva secca**

*Composizione per 100 g di parte edibile*

| | |
|---|---|
| Parte edibile | 100% |
| Acqua | 17.1 g |
| Carboidrati | **72.0** g |
| Amidi | 0 |
| Proteine | **1.9** g |
| Lipidi | 0.6 g |
| Ferro | **4.1** mg |
| Sodio | **57** mg |
| Potassio | **864** mg |
| Calcio | **78** mg |
| Fosforo | 110 mg |
| Tiamina | 0.12 mg |
| Riboflavina | 0.08 mg |
| Niacina | **0.30** mg |
| Vit. A ret. eq. | **20** mcg |
| Vitamina C | 0 |

*Fonte:* Tabelle di Composizione degli Alimenti, Istituto Nazionale della Nutrizione, 1998.

Prima di consumarla, è buona norma lavarla molto bene (se possibile in acqua tiepida), per depurarla dell'anidride solforosa e della paraffina che, spesso, le vengono addizionate per la conservazione.

## *Associazioni nutrizionali*

Un atleta in attività può tenere in tasca qualche manciata di uva sultanina e utilizzarla a mano a mano che procede con il suo sforzo. Invece, se il pasto viene proposto dopo l'attività agonistica, può essere così articolato: 80 g di penne all'arrabbiata, 180 g di pesce ai ferri, 2 zucchine trifolate addizionate di uva sultanina (da aggiungere a fine cottura) e 1 banana sminuzzata, con aggiunta di uva sultanina.

La pasta fornirà i carboidrati necessari per aiutare il lavoro epatico e per ripristinare i depositi di glicogeno, impoveriti dalle esigenze energetiche conseguenti al lavoro muscolare; il pomodoro stimolerà il fegato, mentre l'aglio eserciterà una funzione di sedazione di un sistema nervoso eccitato dallo stress agonistico; il pesce apporterà lo iodio necessario ad aumentare la produzione di ormoni tiroidei e svolgerà la sua funzione ristrutturante, con proteine che non impegnano il rene, essendo prive di scorie azotate; le zucchine e la banana avranno il compito di fornire una notevole quantità di potassio, per miorilassare i muscoli contratti ed evitare l'eccesso di stimolo tiroideo da parte del pesce; infine, l'uva passa costituirà un energizzante che non appesantisce la funzione digestiva e contribuirà a ripristinare l'equilibrio elettrolitico alterato dalla traspirazione e dalla fatica fisica.

Un'altra associazione ideale per soggetti nervosi o depressi è la seguente.

- *Pranzo*: 180 g di petto di tacchino al pompelmo (burro nella padella, quando è bollente deporre il petto di tacchino su cui versare il succo di mezzo pompelmo spremuto, aggiustare di sale e utilizzare quando è caramellato), 150 g di valeriana condita con olio, sale e 1 cucchiaio di pinoli, 1 banana.
- *Cena*: 50 g di tagliatelle al pesto, 2 belghe ai ferri, 150 g di macedonia condita con poco zucchero, qualche goccia di limone, 1 cucchiaio di pinoli, 6 mandorle e 1 cucchiaio di uva sultanina.

# La noce di cocco

Reperibile tutto l'anno, si ritiene che la noce di cocco (*Cocos nucifera*) sia originaria dell'Asia, in particolare dell'arcipelago della Malesia; da qui, portata dalle correnti marine e dall'uomo, sarebbe approdata sulle coste degli altri Paesi tropicali, dove si è diffusa.

| **Cocco fresco** | |
|---|---|
| *Composizione per 100 g di parte edibile* | |
| Parte edibile | 52% |
| Acqua | 50.9 g |
| Carboidrati | **9.4** g |
| Amidi | 0 |
| Proteine | **3.5** g |
| Lipidi | **35.0** g |
| Ferro | **1.7** mg |
| Sodio | 23 mg |
| Potassio | **256** mg |
| Calcio | 13 mg |
| Fosforo | **95** mg |
| Tiamina | 0.05 mg |
| Riboflavina | 0.02 mg |
| Niacina | **0.50** mg |
| Vit. A ret. eq. | 0 |
| Vitamina C | **3** mg |

*Fonte:* Tabelle di Composizione degli Alimenti, Istituto Nazionale della Nutrizione, 1998.

Attualmente, la palma da cocco è coltivata in quasi tutti i Paesi tropicali, dall'Asia, all'Africa, fino all'America centromeridionale.

Ogni palma produce tra le 5 e le 10 noci, ognuna delle quali arriva a pesare fino a 2 kg. All'interno del guscio, particolarmente duro, si trova un grosso seme, la cui polpa bianca, soda e carnosa costituisce la parte commestibile. Nel seme è presente un succo, il latte di cocco, dal sapore dolce e mandorlato, molto dissetante, mentre dalla polpa essiccata al sole, detta copra, si ricava l'olio di cocco. Una volta aperto il seme, la polpa del cocco tende ad asciugarsi, per cui si può conservare solamente mantenendola umida e al fresco.

## Funzioni nutrizionali

Per il suo notevole contenuto in lipidi, proteine, ferro e potassio, la noce di cocco costituisce un frutto molto nutriente, ma poco utilizzabile in Bioterapia Nutrizionale®, in quanto i malati necessitano sempre di un apporto di vitamine e micronutrienti di cui questo frutto tropicale è carente. Se si considera l'impegno digestivo dovuto alla loro elevata percentuale di lipidi, si comprende la difficoltà di inserirlo nella maggior parte delle composizioni bionutrizionali.

La sua utilità è riservata ai bambini diabetici, i quali possono consumarlo negli intervalli dei pasti, senza correre il rischio di alterazioni patologiche del tasso ematico di glucosio.

# La mandorla

Il nocciolo costituisce la parte commestibile di questa pianta (*Amygdalus communis*) simile al pesco, che cresce, sin dai tempi antichi, nel bacino del Mediterraneo e in Asia Minore. Se ne conoscono 2 varietà principali: la *Mandorla dolce*, che è più importante dal punto di vista nutrizionale, impiegata intera, tritata, tostata o spezzettata, e la *Mandorla amara*, che contiene acido prussico e perciò non è commestibile, ma serve per estrarre una forte essenza aromatica, come quella prodotta dai noccioli di pesca o di altri frutti simili, usata per insaporire i dolci.
Nell'Europa meridionale, in Medio Oriente e nell'Africa del Nord questi semi aromatizzano pietanze salate, come minestre, pesce, carne e riso, o vengono impiegati come confetti, ricoprendo con lo zucchero il seme sgusciato. Nell'Italia meridionale (in particolare in Calabria e Sicilia) la mandorla costituisce tradizionalmente uno degli ingredienti indispensabili per numerose preparazioni alimentari di uso quotidiano: biscotti, condimenti e bevande (latte di mandorla); infatti, il suo effetto sedativo e riequilibrante il sistema nervoso antagonizza l'azione eccitante dello iodio marino e del frequente consumo di pesce da parte di queste popolazioni costiere.

## Funzioni nutrizionali

Povera in vitamina A, con grassi quasi tutti insaturi (perciò scarsamente ossidabili) e dotata dell'enzima emulsina che agevola la digestione degli amidacei, questo gradevolissimo e prezioso seme dovrebbe rappresentare un valido alimento per i pazienti con patologie del fegato.
In realtà, però, la sua ricchezza in ferro potrebbe rappresentare un problema per la funzionalità epatica di quei soggetti nei quali l'epatocita si trovi in una condizione di difficoltà

| Mandorle dolci, secche | |
|---|---|
| *Composizione per 100 g di parte edibile* | |
| Parte edibile | 24% |
| Acqua | 5.1 g |
| Carboidrati | **4.6** g |
| Amidi | 0.8 g |
| Proteine | **22.0** g |
| Lipidi | **55.3** g |
| Ferro | **3.0** mg |
| Calcio | **240** mg |
| Sodio | 14 mg |
| Potassio | **780** mg |
| Fosforo | **550** mg |
| Tiamina | **0.23** mg |
| Riboflavina | **0.40** mg |
| Niacina | **3.0** mg |
| Vit. A ret. eq. | 0 |
| Vitamina C | 0 |
| Grassi saturi | **4.59** g |
| Grassi monoinsat. | **39.4** g |
| Grassi polinsat. | **10.8** g |
| Selenio | **1.5** mcg |
| Zinco | **2.5** mg |
| Magnesio | **264** mg |
| Rame | **0.92** mg |

*Fonte:* Tabelle di Composizione degli Alimenti, Istituto Nazionale della Nutrizione, 1998.

funzionale per la ferritina stoccata (condizione che rappresenta già uno stato di avanzata patologia epatica). Ricca in litio, rame e vitamina F, la mandorla contiene la minore percentuale di lipidi rispetto agli altri frutti oleosi utilizzati nell'alimentazione umana; la sua ridotta percentuale di idrati di carbonio biodisponibili, la ricchezza in potassio, fosforo, calcio, magnesio, ferro, zinco e proteine, nonché la presenza di significative percentuali di vitamine $B_1$, $B_2$, PP ed E, la rendono un alimento particolarmente adatto per riequilibrare strutturalmente il tessuto nervoso e reintegrare le carenze nutrizionali secondarie a malattie invalidanti.

Il notevole contenuto di calcio, potassio e magnesio ne permette l'impiego bionutrizionale nelle patologie caratterizzate da spasticità, nell'epilessia, nell'insonnia secondaria a contrattura della muscolatura striata, nell'ipereccitabilità neurologica per squilibri elettrolitici; in quest'ultimo caso, un'azione specifica sul metabolismo dei neuroni viene svolta dal litio contenuto nella pellicola scura che avvolge la mandorla sgusciata.

Per il contenuto in rame e zinco, la mandorla è attiva in una serie di meccanismi biochimici del corpo: incrementa la sintesi di insulina da parte del pancreas, aumentando la risposta tessutale periferica, per cui viene impiegata nel trattamento del diabete quando le continue oscillazioni glicemiche provocano uno stato di 'allarme' biologico, con irritabilità e disturbi del sonno; è utile nelle anemie, per il contemporaneo apporto di ferro; aumenta le difese immunitarie cellulo-mediate (incremento dei linfociti *helper* e *killer* circolanti), per cui è indicata come supporto terapeutico nella tubercolosi polmonare e nelle immunodeficienze acquisite; viene impiegata in Bioterapia Nutrizionale® nel trattamento delle prostatiti, dell'impotenza e delle astenospermie, in quanto lo zinco costituisce un oligoelemento fondamentale del liquido seminale.

| Mandorle dolci, secche | |
|---|---|
| *Composizione in aminoacidi (mg per 100 g di parte edibile)* | |
| Proteine | 22.0% |
| Arginina | **2171** |
| Lisina | 484 |
| Istidina | 647 |
| Serina | **1047** |
| Ac. aspartico | **2453** |
| Treonina | 565 |
| Glicina | **1263** |
| Ac. glutammico | **5377** |
| Prolina | **1058** |
| Valina | **1041** |
| Alanina | 913 |
| Cistina | 290 |
| Leucina | **1450** |
| Metionina | 194 |
| Isoleucina | **843** |
| Tirosina | 618 |
| Fenilalanina | **1063** |
| Triptofano | **394** |

*Fonte:* Tabelle di Composizione degli Alimenti, Istituto Nazionale della Nutrizione, 1998.

Per la concentrazione e la ricchezza di tutti i suoi nutrienti, la mandorla aumenta la forza vitale e il vigore generale dell'organismo (azione simpaticotonica, secondaria ad aumento della produzione di adrenalina, serotonina e dopamina); essa stimola la produzione di acido succinico e quindi aumenta la durata della vita, combatte la sindrome da stanchezza cronica, e può essere utilizzata nell'alimentazione dei pazienti oncologici.

## La mandorla in Bioterapia Nutrizionale®

### *Associazioni nutrizionali*

Nel trattamento dell'oligospermia e dell'astenia sessuale, la mandorla può essere utilmente associata con altri alimenti indicati per queste patologie. Per esempio, si possono comporre i 2 pasti giornalieri nel modo seguente.

- *Pranzo*: 70 g di linguine alla bottarga, 150 g di gamberi al pomodoro, 100 g di lattuga e 1 melagrana.
- *Cena*: 70 g di spaghetti alle vongole, 150 g di sogliola alle mandorle, 100 g di soncino o valeriana e 150 g di macedonia addizionata con 15 mandorle.

La bottarga, come condimento della pasta, non deve essere cotta, ma grattata nel burro fuso per non distruggerne il patrimonio nutrizionale (per 70 g di pasta ne occorre 1 cucchiaio da minestra colmo). Questo concentrato di uova di pesce è ricchissimo di fosforo, di acidi grassi essenziali, di omega 3, di tiramina e di proteine nobili, oltre a rappresentare un potenziale energetico eccezionale come informazione vitale derivante da ciascuna delle singole microscopiche uova essiccate, destinate in origine ad accendere una nuova vita. Le linguine, in virtù del loro graduale assorbimento intestinale, veicoleranno lentamente questi nutrienti, fornendo la quota in zuccheri indispensabile per la vitalità dei nemaspermi. I gamberi apporteranno il colesterolo necessario alla formazione della cascata ormonale. La lattuga fornirà la vitamina E utile per aumentare la vitalità degli spermatozoi, mentre la sua azione sedativa frena la suscettibilità del sistema nervoso che la bottarga potrebbe stimolare. Il melograno, infine, agevolerà il microcircolo locale e generale. Il pasto serale, pur continuando a perseguire il medesimo programma terapeutico, dovrà tenere conto della necessità di non ipereccitare il soggetto in previsione del riposo notturno.

Gli spaghetti, di per sé ricchi in triptofano a lento rilascio, saranno conditi con le vongole, che sono ricchissime in calcio (minerale ad azione sedativa sul sistema nervoso) e dotate di un'informazione multipla di vitalità. La sogliola, cotta nel burro addizionato di mandorle tritate, apporterà, fra gli altri nutrienti, anche il selenio che, come componente dell'enzima glutatione-perossidasi, è un potente antiossidante; questo microelemento, riducendo l'ossidazione degli acidi grassi, rende i tessuti più elastici, ritardandone l'invecchiamento (per la preparazione si rimanda al paragrafo 'La castagna in Bioterapia Nutrizionale®', nel capitolo relativo). Le mandorle sederanno il sistema nervoso a opera del litio, rivitalizzando gli spermatozoi a opera dello zinco. Il soncino o valeriana, infine, favorirà l'induzione al sonno, potenziata dalla macedonia arricchita con altre 15 mandorle.

# La noce

La parte commestibile di questo frutto costituisce il nocciolo di una pianta (*Juglans regia*) coltivata in tutta l'Europa, nel Medio Oriente e in California. Nei tempi antichi le venivano attribuite proprietà salutari e magiche e, secondo Ovidio, durante le cerimonie nuziali gli sposi gettavano delle noci ai bambini presenti, per simboleggiare il passaggio dall'adolescenza alla vita adulta.

La noce è un aroma comune nella preparazione di molti dolciumi, si può mettere in conserva, aggiungere a insalate e verdure e utilizzare nei liquori; in Medio Oriente costituisce un ingrediente fondamentale per salse e ripieni a base di pesce, carne o pollo.

La noce contiene numerosi sali minerali, oligoelementi ed elettroliti, fra i quali: fosforo, potassio, magnesio, calcio, rame, zinco e ferro, nonché vitamina F (acidi grassi omega 3), con una ridotta percentuale di sodio sia nel frutto fresco sia in quello secco; in quest'ultimo è contenuta una maggiore quantità di grassi e una minore percentuale di proteine.
La noce esercita una notevole azione cardiotonica e rappresenta un valido presidio terapeutico in tutte quelle condizioni che provocano affaticamento intellettuale. È un tonico del sistema nervoso e possiede proprietà antianemiche, antispastiche, sedative e antinfiammatorie; previene lo sviluppo dell'infarto del miocardio, ha azione energetica, attiva la velocità del flusso sanguigno, dell'emopoiesi, nonché delle secrezioni gastrica e pancreatica (per questo può essere usata dai diabetici).
La noce migliora l'ossigenazione dei tessuti e la funzione del sistema immunitario; inoltre, svolge una lieve azione coagulante e può essere utile nella terapia della sideropenia.
Alcune delle più importanti funzioni fisiologiche della noce sono dovute al suo contenuto in rame e zinco. Il rame è necessario per

| Noce secca | |
|---|---|
| *Composizione per 100 g di parte edibile* | |
| Parte edibile | 39% |
| Acqua | 3.5 g |
| Carboidrati | **5.1** g |
| Amidi | 1.8 g |
| Proteine | **14.3** g |
| Lipidi | **68.1** g |
| Ferro | **2.1** mg |
| Calcio | **83** mg |
| Sodio | 2 mg |
| Potassio | **368** mg |
| Fosforo | **380** mg |
| Tiamina | **0.45** mg |
| Riboflavina | 0.10 mg |
| Niacina | 0.90 mg |
| Vit. A ret. eq. | 8 mcg |
| Vitamina C | tracce |
| Grassi saturi | **5.57** g |
| Grassi monoinsat. | **9.54** g |
| Grassi polinsat. | **40-66** g |
| Selenio | **3.1** mcg |
| Zinco | **2.70** mg |
| Magnesio | **131** mg |
| Rame | **1.50** mg |

*Fonte:* Tabelle di Composizione degli Alimenti, Istituto Nazionale della Nutrizione, 1998.

la sintesi dell'emoglobina e per la produzione di alcuni ormoni: esso riduce il livello di adrenalina nel sangue, fa aumentare l'insulinemia per attivazione della glicolisi e contribuisce allo smaltimento dell'acido lattico accumulato nei muscoli degli atleti. Il rame, inoltre, aumenta la soglia del dolore, svolge un'azione antispastica, anticonvulsiva e antinfiammatoria ed è utile nella cura dei tumori, nelle immunodeficienze, nell'impotenza, nelle prostatiti, nella tubercolosi polmonare e nell'epilessia.

| Noce fresca | |
|---|---|
| *Composizione per 100 g di parte edibile* | |
| Parte edibile | 58% |
| Acqua | 19.2 g |
| Carboidrati | **5.5** g |
| Amidi | 1.9 g |
| Proteine | **10.5** g |
| Lipidi | **57.7** g |
| Ferro | **2.6** mg |
| Calcio | **131** mg |
| Sodio | 3 mg |
| Fosforo | **238** mg |
| Tiamina | **0.48** mg |
| Riboflavina | 0.17 mg |
| Niacina | 0.80 mg |
| Vit. A ret. eq. | 6 mcg |
| Vitamina C | tracce |

*Fonte:* Tabelle di Composizione degli Alimenti, Istituto Nazionale della Nutrizione, 1998.

Lo zinco è anch'esso dotato di importanti funzioni fisiologiche: agisce come anticoagulante e immunomodulatore, in quanto attiva la produzione dei linfociti *helper* e *killer* da parte del timo e degli altri organi linfatici; esplica un'azione di stimolo della forza vitale (per questa ragione la noce è un alimento indicato nella sindrome da stanchezza cronica), con miglioramento dell'attività sessuale e della vitalità degli spermatozoi; svolge un'azione antianemica e antidiabetica, in quanto facilita la produzione di insulina da parte del pancreas; infine, può essere impiegato nel trattamento dei pazienti epilettici e di quelli affetti da malattie della pelle, come la neurodermite.

Il tropismo cardiaco della noce dipende dal suo equilibrio in elettroliti e, soprattutto, dalla sua azione sul tono muscolare ed elastico dei vasi, favorendo la circolazione arteriosa; infatti, se viene assunta in dosi superiori alle 2-3 unità, può diventare addirittura ipertensiva.

Nei pazienti che manifestino una evidente difficoltà del ritorno venoso, come si verifica in caso di congestione del circolo, varici, patologie epatiche (la tonicità e il trofismo della parete capillare e venosa dipendono dal buon funzionamento del fegato), la noce è controindicata. La spiegazione risiede nel fatto che tale alimento, sostenendo il tono arterioso, aggrava l'edema e l'imbibizione dei tessuti. Questo aspetto assume particolare importanza nelle patologie polmonari, così come nei semplici casi di cellulite diffusa in donne che presentino un'alterata funzionalità epatica.

**Noce secca**

*Composizione in aminoacidi*
*(mg per 100 g di parte edibile)*

| | |
|---|---|
| Proteine | 14.3% |
| Arginina | **2003** |
| Lisina | 389 |
| Istidina | 345 |
| Serina | 734 |
| Ac. aspartico | **1409** |
| Treonina | 448 |
| Glicina | 698 |
| Ac. glutammico | **2800** |
| Prolina | 645 |
| Valina | 745 |
| Alanina | 618 |
| Cistina | 217 |
| Leucina | **1011** |
| Metionina | **275** |
| Isoleucina | **623** |
| Tirosina | 453 |
| Fenilalanina | 642 |
| Triptofano | 104 |

*Fonte:* Tabelle di Composizione degli Alimenti, Istituto Nazionale della Nutrizione, 1998.

# La noce in Bioterapia Nutrizionale®

Nella dose di 2-3 al giorno, le noci esplicano un'efficace azione cardiotonica; infatti il magnesio, contenuto in percentuale significativa rispetto ad altri alimenti, svolge un'azione antistress, antinfiammatoria, antidolorifica, sedativa e antiedemigena. Numerosi studi effettuati sui soggetti infartuati hanno evidenziato una carenza organica di magnesio nel cuore e nel cervello, anche se non è stato possibile chiarire se questo deficit costituisce una causa o un effetto dell'evento patologico.

Se consumate fresche, le noci sono in grado di apportare all'organismo una quota importante di acidi grassi della serie omega 3; questa caratteristica nutrizionale viene condivisa anche dalle nocciole e dalle mandorle fresche. Rispetto agli altri tipi di noci, la varietà brasiliana risulta molto utile nel morbo di Parkinson, in virtù del suo contenuto in dopamina, e rappresenta un prezioso agente antitumorale grazie alla sua ricchezza in selenio. Prima di mangiare le noci bisogna sempre prestare attenzione all'irrancidimento dei grassi nel frutto secco che, per questa ragione, può diventare tossico per l'organismo.

## *Associazioni nutrizionali*

Un esempio di utilizzo bionutrizionale delle noci può essere quello del trattamento delle oligospermie, per le quali può essere indicata la seguente alimentazione giornaliera.

- *Pranzo*: 50 g di spaghetti alle vongole, 150 g di pesce in padella, 1 indivia belga e 150 g di macedonia di frutta con 3 noci.
- *Cena*: 50 g di linguine alla bottarga, 1 patata fritta, 150 g di spinaci crudi in insalata con 3 noci e 1 mela cotta.

Gli spaghetti alle vongole attiveranno la tiroide in virtù dello iodio in esse contenuto e dell'aglio che si impiega per la loro cottura; tale attivazione (sostenuta anche dallo iodio presente nel pesce in padella) non si tradurrà in una sollecitazione impropria del sistema nervoso, in quanto il calcio delle vongole, nella sua funzione di neuromodulatore, frenerà l'eccitabilità neuronale, aiutato dalla specifica azione antidepressiva dell'aglio (usato anche per la preparazione del pesce in padella).
L'indivia belga faciliterà l'assorbimento e l'utilizzo dei nutrienti, a opera del ferro biodisponibile e dell'acqua di vegetazione in essa contenuti; infine, la macedonia contribuirà ulteriormente a sedare il sistema nervoso, mentre le 3 noci, per il loro contenuto in rame e zinco, aumenteranno la vitalità degli spermatozoi.
Nel pasto serale, le linguine alla bottarga svolgeranno la stessa funzione degli spaghetti alle vongole del pranzo, potenziata dal fatto che la bottarga costituisce un concentrato di oligoelementi, compresi lo iodio, il fosforo e il calcio. La patata fritta sarà prescritta come stimolante la funzione epatica (per la modalità

frittura) e come sedativo serale del sistema nervoso eccitato dai sali minerali (per la funzione miorilassante del potassio in essa contenuto). Gli spinaci crudi rappresenteranno il necessario alimento ricco di ferro, indispensabile per veicolare il rame e lo zinco contenuti nelle 3 noci; nello stesso tempo, la vitamina E e gli acidi grassi insaturi contenuti nell'olio extravergine d'oliva miglioreranno le proprietà biologiche del liquido seminale. Infine, la mela cotta avrà un effetto soporifero, che contrasterà l'eventuale disturbo del sonno indotto dall'intenso stimolo tiroideo e surrenalico della bottarga.

# Il pinolo

Tra i semi oleosi, il pinolo (*Pinus pinea*) è uno dei più aromatici, per la notevole quantità di residui resinosi, ed è quello che contiene la maggiore quantità di proteine e lipidi; inoltre, è ricchissimo di potassio (888 mg%), fosforo, calcio, magnesio (100 mg%) e ferro.

Nella sua ricchezza in vitamina $B_1$ (0,39 mg%), vitamina $B_2$ (0,25 mg%) e PP (2,7 mg%) risiede la proprietà di essere un tonico del sistema nervoso.

Il pinolo costituisce un alimento indicato nei pazienti anemici, nei soggetti in fase di accrescimento e nella donna in gravidanza. È utile nelle patologie delle vie respiratorie, sia per i residui resinosi balsamici, sia per l'aumento delle difese organiche in virtù del suo contenuto in magnesio; i principi attivi del pinolo stimolano la fagocitosi e hanno azione antinfiammatoria, antibatterica e antivirale (Neveu).

## Il pinolo in Bioterapia Nutrizionale®

Nell'anemia adolescenziale, in gravidanza o in soggetti reduci da patologie croniche e invalidanti, un pasto complesso, dalle molteplici funzioni bionutrizionali è il seguente: 70 g di pasta alla crudaiola, 130 g di filetto ai ferri, 100 g di spinaci crudi con 20 g di pinoli e 5 olive, 150 g di macedonia con 5 datteri e 6 mandorle.

Il condimento della pasta alla crudaiola (di cui si è fatto cenno nel capitolo dedicato alla pasta) è formato da 5 pomodorini tritati, 1 cucchiaio di pinoli pestati, 1 cucchiaio di parmigiano reggiano, mezzo spicchio d'aglio tritato, 1 ciuffo di prezzemolo e basilico tritati, 1 cucchiaio da portata di olio extravergine di oliva, 4 mandorle tritate, 1 ombra di peperoncino.

Al contenuto di carboidrati della pasta si associano il patrimonio nutrizionale dei pomo-

**Pinolo**

*Composizione per 100 g di parte edibile*

| | |
|---|---|
| Parte edibile | 29% |
| Acqua | 4.3 g |
| Carboidrati | **4.0** g |
| Amidi | 0 |
| Proteine | **31.9** g |
| Lipidi | **50.3** g |
| Ferro | **2.0** mg |
| Calcio | **40** mg |
| Fosforo | **466** mg |
| Tiamina | **0.39** mg |
| Riboflavina | **0.25** mg |
| Niacina | **2.70** mg |
| Vit. A ret. eq. | **9** mcg |
| Vitamina C | 0 |

*Fonte:* Tabelle di Composizione degli Alimenti, Istituto Nazionale della Nutrizione, 1998.

dorini; l'apporto proteico e di sali minerali del formaggio; la vitamina C (162 mg%), il potassio (670 mg%), il calcio (220 mg%) e il ferro (4,2 mg%) del prezzemolo; il linalolo, l'estragolo, il cimolo e la canfora del basilico, notoriamente sedativi; i grassi insaturi e il ferro dei pinoli; infine, la ricchezza in micronutrienti delle mandorle (potassio 860 mg%, fosforo 508 mg%, calcio 236 mg%, ferro 4,6 mg%, tiamina 0,3 mg%, riboflavina 0,44 mg%, niacina 2,1 mg%). Delle proprietà nutrizionali e terapeutiche dell'olio extravergine di oliva, dell'aglio e del peperoncino si parla in numerosi capitoli di questo libro, così come della capacità ristrutturante del filetto di manzo ai ferri. Gli spinaci, ricchi in ferro, verranno potenziati sia dai pinoli sia dalle olive (3,5 mg% di ferro). Infine, la macedonia con l'aggiunta di datteri (ferro 2,7 mg%) e mandorle (ferro 4,6 mg%) farà di questa associazione bionutrizionale un ottimo presidio terapeutico senza i disturbi che solitamente accompagnano la terapia farmacologica dell'anemia.
Unica controindicazione di questo insieme di associazioni alimentari è quella di pazienti con severe difficoltà epatiche o con elevati valori di ferritina (pur avendo una sideremia particolarmente bassa), come spesso si riscontra nelle forme tumorali complicate da metastasi epatiche.

Nei pazienti che presentino una sintomatologia neuropsichica, con agitazione, ansia e ipereccitabilità neurologica, i pinoli possono essere terapeuticamente efficaci, se inseriti in un'associazione alimentare di questo tipo: 70 g di fusilli conditi con pinoli, burro crudo, menta fresca e panna, e parmigiano reggiano.
La menta esplicherà il suo effetto specifico di sedazione dell'irritabilità neuronale, insieme con i carboidrati a lento rilascio dei fusilli; il burro e la panna forniranno l'indispensabile quota di lipidi insaturi, necessari per veicolare gli altri nutrienti verso il tessuto nervoso, svolgendo, contemporaneamente, una funzione ristrutturante. Infine, i pinoli aggiungeranno una notevole quantità di calcio, di magnesio, di grassi insaturi e di proteine, che, unitamente ai nutrienti del parmigiano reggiano, favoriranno gli scambi elettrolitici e regoleranno al meglio la neurotrasmissione.

I pinoli si possono impiegare anche quando si vuole ridurre l'eccitabilità neurologica di alimenti come il formaggio, qualora il calcio in esso contenuto fosse necessario nel trattamento dell'osteoporosi o per la formazione del callo osseo dopo una frattura, o addirittura nel mieloma multiplo. In pratica, dopo aver versato il miele, possibilmente non industriale, su 1 fetta di formaggio fresco (caciotta dolce, primo sale, fontina, eccetera) si ricopre quest'ultima di pinoli. L'azione sedativa dei pinoli, insieme con il fruttosio e gli altri nutrienti del miele, antagonizza l'irritabilità neurologica tipicamente indotta dal formaggio. L'associazione è bilanciata, digeribile, di ottimo sapore e altamente nutriente.

# La nocciola

Il nocciolo (*Corylus avellana*) è una pianta molto antica e ricca di storia. Infatti nel passato quest'albero fu considerato simbolo del matrimonio, della felicità familiare e della salute, ma gli furono anche attribuiti poteri curativi. Il nocciolo cresce sulle colline, tra i sentieri, vicino ai ruscelli e può spingersi fino a 1200 m di altitudine. Esso può raggiungere l'altezza di 3-5 m, è dotato di tronco robusto e di foglie dalla forma tondeggiante.
Il nocciolo ha una curiosa caratteristica: appartiene a una specie ermafrodita, dal momento che possiede fiori maschili e femminili. La pianta è originaria del bacino del Mediterraneo, e oggi il maggiore produttore mondiale è la Turchia. Il nome scientifico del nocciolo è *Corylus avellana*; il primo termine deriva dal greco *koris* (elmo), alla cui forma riporta l'involucro che ricopre il frutto, mentre *avellana* ricorda la zona dell'Irpinia nella quale le nocciole, nei tempi antichi, furono particolarmente apprezzate per la loro bontà. Esse, prima della maturazione, sono avvolte in un involucro fogliaceo e hanno un rivestimento piuttosto duro, al cui interno si trova il seme, ossia la nocciola vera e propria, di cui esistono numerose varietà; le più comuni sono *Mortarella*, *San Giovanni*, *Tonda rossa*, *Ordu*, *Tarragona*, *Akcakoca*. La raccolta di questo frutto avviene nei mesi di agosto e settembre e, generalmente, si preferisce aspettare che esse cadano a terra, piuttosto che prenderle direttamente dall'albero, così da essere certi che la loro maturazione sia definitivamente completata. Successivamente, le nocciole vengono accuratamente lavate e fatte essiccare al sole per qualche giorno o con l'impiego di forni appositi.

## Funzioni nutrizionali

La nocciola è un frutto ad alto contenuto calorico, poiché ha una notevole percentuale di

**Nocciola secca**

*Composizione per 100 g di parte edibile*

| | |
|---|---|
| Parte edibile | 42% |
| Acqua | 4.5 g |
| Carboidrati | **6.1** g |
| Amidi | 1.8 g |
| Proteine | **13.8** g |
| Lipidi | **64.1** g |
| Ferro | **3.3** mg |
| Sodio | 11 mg |
| Potassio | **466** mg |
| Calcio | **150** mg |
| Fosforo | **322** mg |
| Tiamina | **0.51** mg |
| Riboflavina | 0.10 mg |
| Niacina | **2.80** mg |
| Vit. A ret. eq. | **30** mcg |
| Vitamina C | **4** mg |
| Magnesio | **160** mg |
| Rame | **1.30** mg |
| Zinco | **2.00** mg |
| Selenio | **2.00** mcg |

*Fonte:* Tabelle di Composizione degli Alimenti, Istituto Nazionale della Nutrizione, 1998.

grassi (64,1 g%, con un valore alimentare paragonabile a quello del burro naturale), nonché di proteine e carboidrati. Oltre ad avere proprietà altamente nutritive, la nocciola è anche un eccellente rimineralizzante e vermifugo; facilmente digeribile, può essere impiegata nei diabetici, in virtù dell'elevato contenuto lipidico e proteico, a fronte del più modesto quantitativo di zuccheri. Essa è dotata di un leggero effetto lassativo, tanto che, per sfruttare tale proprietà, può essere data, alla dose di 2-3 frutti dopo i pasti, ai bambini sofferenti di stitichezza. In Bioterapia Nutrizionale®, la nocciola è considerata un frutto fortificante, utile agli anziani, alle donne in gravidanza, ai magri, agli astenici, agli sportivi e agli adolescenti ipoevoluti.

Ricchissima di ferro, nonché di potassio, calcio e fosforo, ma anche di oligoelementi, quali il selenio, lo zinco, il magnesio e il rame, la nocciola ha un'azione antisclerotica e contribuisce alla ristrutturazione del parenchima epatico, tanto da essere considerata un alimento indicato nella cirrosi, nell'arteriosclerosi e nelle arteriti periferiche. Per la stessa ragione, è utile nell'enfisema polmonare (perdita di elasticità del tessuto polmonare), in quanto contribuisce a ridare tonicità ai tessuti e alla muscolatura liscia dei bronchioli; inoltre, ha un'azione antiuricemica, ipocoagulante globale (in quanto normalizza la trombofilia totale media) e stimola l'eritropoiesi e la granulopoiesi.
Tuttavia, l'impiego bionutrizionale più frequente della nocciola è quello delle patologie degenerative del sistema nervoso centrale. Per la sua ricchezza in grassi insaturi (in assoluto, costituisce il frutto più grasso) e per la sua quota di elettroliti (molto fosforo, calcio, potassio, magnesio e poco sodio), essa costituisce un vero e proprio presidio terapeutico nelle demenze senili e nel morbo di Alzheimer. Probabilmente, i suoi grassi insaturi fluidificano il sangue e favoriscono il microcircolo cerebrale, facilitando l'ossigenazione del cervello e l'arrivo di elettroliti indispensabili per la trasmissione neurologica; inoltre, la nocciola contiene più ferro della noce o della mandorla, ma esso è veicolato in modo tale da non disturbare il fegato.
Tutti gli individui che manifestano una appetenza verso la nocciola, in realtà ricercano un aumento generale del tono e della vivacità dell'attività cerebrale, compresa la capacità di formulare le idee e di concentrarsi nello studio e nella ricerca. La nocciola, quindi, è uno stimolante delle attività mentali, non un sedativo come la mandorla; infatti, pur disponendo di una notevole quota di calcio, potassio e magnesio (ad azione sedativa e miorilassante), contiene molto fosforo ed è priva del litio, nel suo ruolo di riequilibrante del sistema nervoso.
In conclusione, la nocciola può essere annoverata fra tutti quegli alimenti che, in virtù del loro contenuto in acidi grassi insaturi e/o in elettroliti, svolgono una funzione tonica e stimolante di tutto l'organismo, compresi il sistema neuroimmunoendocrino ed emopoie-

tico. Data l'importanza bionutrizionale e terapeutica, non ci sembra ripetitivo riportarne il seguente elenco: mandorle, noci, nocciole, fiori di zucca, crostacei crudi, cozze, vongole, ostriche, burro fuso e tutti gli altri alimenti ricchi di vitamina E.

## *Associazioni nutrizionali*

Un esempio di composizione bionutrizionale che preveda l'impiego delle nocciole in un paziente affetto da demenza senile può essere il seguente: 50 g di tagliatelle ai frutti di mare, 6 ostriche, 1 sedano in pinzimonio e 100 g di macedonia con 100 g di nocciole tritate.
I frutti di mare e le ostriche apporteranno il quantitivo di calcio e iodio; il calcio faciliterà la trasmissione neurologica e contribuirà a sedare la tendenza all'agitazione e all'aggressività, tipiche di questi malati; il secondo stimolerà la funzionalità neuronale e il metabolismo generale, tramite l'aumento dell'attività tiroidea. Sia i frutti di mare sia le ostriche apporteranno oligoelementi e acidi grassi omega 3, che miglioreranno le capacità mnemoniche. Da parte sua, il sedano ecciterà il sistema nervoso, in virtù dell'azione irritante della sedanina, faciliterà il transito intestinale, sempre rallentato negli individui affetti da questo tipo di patologie e aumenterà la diuresi, con effetto decongestionante sul circolo cerebrale. La quantità equilibrata di macedonia e di nocciole tritate fornirà elettroliti e acidi grassi insaturi, ma anche zuccheri immediatamente biodisponibili, seguiti da quelli a più lento rilascio delle tagliatelle all'uovo, in modo tale da sostenere per un tempo sufficiente tutti gli organi vitali dell'organismo, cervello compreso.

Per uno sportivo, dopo una faticosa attività agonistica, si potrà comporre un pasto con 70 g di tagliatelle alla nocciola, 160 g di pesce in padella, 150 g di radicchio ai ferri e 150 g di macedonia con gelato alla nocciola.
Le tagliatelle alla nocciola si preparano cuocendo la pasta, e, dopo averla condita con burro e parmigiano reggiano, si aggiungono 50 g di nocciole tritate e 1 ombra di noce moscata; quest'ultima avrà una funzione antibatterica e antivirale, per proteggere l'atleta dal rischio di virosi tessutali, secondarie alla lisi delle fibrocellule muscolari dopo lo sforzo fisico.
Il pesce apporterà una proteina nobile, che non impegna la funzione renale, già in difficoltà per l'eliminazione delle scorie tossiche prodotte dalla fatica fisica; il radicchio ai ferri fornirà quella quota di ferro necessaria per velocizzare i processi di disintossicazione e di ristrutturazione organica; il gelato, aggiunto alla macedonia, apporterà il patrimonio energetico ed elettrolitico delle nocciole tritate, ma anche i lipidi e le proteine (presenti nell'uovo e nella panna), che rallenteranno e prolungheranno l'assorbimento degli zuccheri, in modo da permettere al fegato di reintegrare le perdite di glicogeno muscolare e metabolizzare gli accumuli di acido lattico.

# L'oliva

L'olivo (*Olea europaea L.*) appartiene al genere *Olea* e, insieme con i generi *Fraxinus*, *Phillirea*, *Ligustrum*, fa parte della famiglia delle *Oleaceae*. Esso costituisce una delle specie vegetali caratteristiche dell'area mediterranea, tanto che la sua forma selvatica, l'oleastro, è perfettamente inserito nella macchia di queste zone costiere. Da secoli, presso i popoli mediterranei, l'olivo è considerato un simbolo augurale di pace e prosperità. L'etimologia del nome latino del genere deriva dal greco *elàia* (olivo).

Le due piante presenti in Italia, l'olivo coltivato e la pianta selvatica, sono due varietà della stessa specie. Più precisamente, la varietà coltivata prende il nome di *Olea europea L.* variante *europaea*. La forma dell'olivo coltivato è il risultato del millenario interesse dell'uomo, che è intervenuto su questa pianta fin dal Neolitico. Alto anche fino al 10 m, ma più spesso, almeno nelle forme selvatiche, un arbusto con corteccia grigia e rami giovani striati, l'olivo è una pianta sempreverde molto longeva e pollonante, con tronco irregolare e u-

**Oliva nera**

*Composizione per 100 g di parte edibile*

| | |
|---|---|
| Parte edibile | 74% |
| Acqua | 68.6 g |
| Carboidrati | 0.8 g |
| Amidi | 0 |
| Proteine | **1.6** g |
| Lipidi | **25.1** g |
| Ferro | **1.6** mg |
| Sodio | **54** mg |
| Potassio | **432** mg |
| Calcio | **62** mg |
| Fosforo | 18 mg |
| Tiamina | 0.10 mg |
| Riboflavina | 0.10 mg |
| Niacina | **1.00** mg |
| Vit. A ret. eq. | **15** mcg |
| Vitamina C | tracce |

*Fonte:* Tabelle di Composizione degli Alimenti, Istituto Nazionale della Nutrizione, 1998.

| Oliva verde | |
|---|---|
| *Composizione per 100 g di parte edibile* | |
| Parte edibile | 84% |
| Acqua | 76.8 g |
| Carboidrati | 1.0 g |
| Amidi | 0 |
| Proteine | 0.8 g |
| Lipidi | **15** g |
| Ferro | **1.6** mg |
| Calcio | **64** mg |
| Fosforo | 14 mg |
| Tiamina | 0.03 mg |
| Riboflavina | 0.08 mg |
| Niacina | **0.50** mg |
| Vit. A ret. eq. | **48** mcg |
| Vitamina C | tracce |

*Fonte:* Tabelle di Composizione degli Alimenti, Istituto Nazionale della Nutrizione, 1998.

na chioma rada di forma ovale-allungata. Le foglie sono opposte, lanceolate, acuminate all'apice, coriacee e a margine intero. I fiori sono riuniti in piccole pannocchie ascellari alle foglie e presentano una corolla imbutiforme di colore bianco. Non trascurabile è l'uso dei frutti, soprattutto dell'olio che ne deriva, che costituisce il miglior olio vegetale alimentare, tanto che, per le sue caratteristiche chimiche, è utilizzato anche come medicinale. L'olivo predilige i climi temperato-caldi, con inverni miti e precipitazioni non troppo abbondanti. Per quanto riguarda il terreno, l'olivo è una pianta notoriamente poco esigente e con larga adattabilità, a condizione che sia ben drenato.

## Funzioni nutrizionali

Le olive da tavola, nelle 2 varietà principali, quella verde e quella scura, rappresentano uno degli alimenti più ricchi di lipidi vegetali insaturi. L'oliva verde è più ricca di vitamina E e K rispetto a quella nera che, invece, contiene una maggiore quantità di polifenoli e di grassi insaturi. Entrambe dispongono di una quota proteica e di numerosi sali minerali, quali il fosforo, lo zolfo, il potassio, il magnesio, il calcio, il cloro, il ferro e il rame. A proposito di quest'ultimo importante oligoelemento, che interviene come catalizzatore in svariate reazioni biochimiche dell'organismo, va detto che l'oliva, insieme con il pesce, costituisce uno dei pochi alimenti che lo contiene in una forma altamente biodisponibile. Per il ridotto contenuto di carboidrati, l'oliva è molto indicata nei pazienti diabetici; blandamente lassativa, essa è utile nelle insufficienze epatiche e biliari, in quanto favorisce la secrezione dei sali biliari, accelerando il transito intestinale negli individui sofferenti di stipsi. Inoltre, stimola i processi digestivi, per cui è adatta in caso di inappetenza e nelle ipocloridrie gastriche.
Per la sua completezza nutrizionale, un pasto, realizzato unicamente con 100 g di pane e olio e 150 g di olive, è sufficiente a coprire tutte le esigenze di un organismo adulto e l'utilizzo può essere esteso anche ai pazienti diabetici, a differenza di pane e uva, altra associazione alimentare completa che ai diabetici è proibita.

In virtù dei suoi nutrienti, l'oliva si può considerare uno degli alimenti dotato di effetti terapeutici nelle ipercolesterolemie e nelle malattie caratterizzate da alterazioni del metabolismo lipidico. Questa azione terapeutica la rende indicata nei trattamenti bionutrizionali dell'arteriosclerosi, dell'ipertensione arteriosa e dei disturbi del microcircolo per aumento della viscosità ematica. Per queste proprietà, e per l'apporto di vitamina E in funzione antiossidante, l'oliva contribuisce a migliorare l'irrorazione del circolo cerebrale, nei pazienti affetti da patologie neuropsichiche.

### *Effetti antiossidanti delle olive*

Alcuni biochimici e farmacologi delle Università di Milano e di Firenze hanno effettuato una ricerca sui fenoli contenuti nelle olive. L'azione antiossidante di questi micronutrienti protegge l'olio di oliva, alimento largamente consumato nel nostro Paese, dall'irrancidimento, permettendogli così di mantenere le sue proprietà organolettiche. I fenoli sono sostanze fotosensibili, per cui sono protetti all'interno della buccia verde o nera dell'oliva; non così per l'olio, che deve essere conservato al buio e in recipienti di vetro scuro. Lo scopo della ricerca era quello di verificare se i fenoli possiedano azione antiossidante anche nel corpo umano, in quanto essi sono in grado di mantenere questa proprietà sia in ambiente lipidico, sia in ambiente acquoso.

La ricerca, effettuata somministrando ad alcuni soggetti costanti quantità di olio di oliva e di olive da tavola, con diverso contenuto di fenoli, ha dimostrato una effettiva correlazione tra i fenoli ingeriti e quelli espulsi attraverso le urine, a dimostrazione dell'avvenuto assorbimento. I risultati della ricerca, quindi, sono la prova che questo gruppo di sostanze, contenute nelle olive, giocano un importante ruolo nella prevenzione delle malattie cardiovascolari e di tutte le malattie degenerative, comprese quelle del sistema nervoso centrale.

## *Associazioni nutrizionali*

Nei bambini diabetici si potrà proporre pane e olive (nella quantità, rispettivamente, di 30 e 60 g), da consumarsi come merenda mattutina o pomeridiana, quando la discesa dei valori glicemici del sangue potrebbe mettere in difficoltà il metabolismo energetico generale del paziente diabetico.

Invece, un pasto da impiegare in uno sportivo in difficoltà energetica e con un depauperamento organico complicato da tossine endogene (prodotte dal lavoro muscolare), sarà il seguente: 80 g di tagliatelle condite con pomodori Pachino, olive snocciolate, origano e olio extravergine di oliva; 150 g di scaloppina (o piccatina) al limone; 1 indivia riccia ripassata in padella con olio extravergine di oliva, aglio, prezzemolo, peperoncino, olive e capperi; 1 pera ben matura.
La composizione del pasto e la modalità di preparazione degli alimenti hanno lo scopo di ottenere una serie di effetti nutrizionali e terapeutici. In primo luogo, facilitare il drenaggio epatico, a opera della pasta, dei pomodorini, della farina impiegata per preparare la scaloppina e del limone; tale azione viene agevolata dall'apporto in fruttosio, sali, iodio e acqua di vegetazione, da parte della pera (che svolge anche un'azione lassativa). Il ferro, contenuto nella carne, nel prezzemolo e nell'indivia riccia, velocizzerà l'assorbimento e l'utilizzazione degli altri nutrienti, mentre lo iodio dei capperi e della pera aumenterà l'attività della tiroide. Infine, l'olio extravergine d'oliva e le olive avranno azione antiossidante e reintegreranno la riserva lipidica. L'insieme del pasto fornisce una quantità sufficiente ed equilibrata di elettroliti (necessari per compensare le perdite avvenute tramite la sudorazione), senza disturbare gli organi maggiori nel loro lavoro di disintossicazione e di ristrutturazione organica.
In un contesto diverso, lo stesso apporto di sali minerali si potrebbe realizzare rapidamente tramite l'impiego del parmigiano reggiano; questa soluzione sarebbe adatta se la traspirazione fosse stata tanto profusa da creare malessere per deplezione elettrolitica acuta, ma non potrebbe svolgere tutti i compiti richiesti al pasto precedentemente descritto.

# SPEZIE E MICRONUTRIENTI

# Il peperoncino

Il peperoncino (*Capsicum frutescens*) è forse la spezia più conosciuta nel mondo e, probabilmente, è una delle più antiche; infatti se ne sono ritrovate tracce nei reperti archeologici delle civiltà azteca e maya.
Nel XVI secolo, i mercanti spagnoli e portoghesi la introdussero in Europa: da allora viene coltivata e utilizzata in tutti i continenti.
È singolare il fatto che la maggior parte degli alimenti vegetali importati in Europa dal Nuovo Mondo facciano parte della famiglia delle Solanacee (patate, pomodori, tabacco, peperoni e peperoncino).
Dal punto di vista nutrizionale, il peperoncino è il frutto di alcune varietà piccanti del genere *Capsicum*. A questa famiglia, che non va confusa con quella del *Piper nigrum* (da cui derivano il pepe bianco e quello nero), appartengono anche i *peperoncini dolci*, la *paprika* e il *pepe di Cayenna*.
*Capsicum frutescens* è una pianta perenne, che cresce fino a 2 metri; ha foglie piccole e lucide e presenta minuscoli fiori bianchi. Le parti commestibili, i frutti, sono simili a bacche, con la buccia liscia e una polpa contenente file di piccoli semi bianchi.

Esistono numerose varietà di peperoncino, ciascuna delle quali è considerata la migliore nel Paese d'origine. Per esempio, in Messico esiste l'*Ancho*, molto scuro e abbastanza dolce, usato generalmente essiccato; il *Mulato*, che è più piccante e di colore marrone; il *Serrano*, piccolo e verde, molto piccante, che viene usato fresco. Le varietà più piccanti sono il *Santaka* e l'*Hontaka* (provenienti dal Giappone), nonché il *Pequin* e il *Tabasco*, coltivati soprattutto in America del Nord.
In commercio, i peperoncini sono reperibili freschi, essiccati, in scatola o in conserva. Bisogna fare attenzione quando si maneggiano e lavarsi sempre le mani, soprattutto dopo aver toccato i semi; questi ultimi, più degli altri componenti del frutto, possono provoca-

re una intensa sensazione di bruciore sulla pelle, in particolare nelle zone più sensibili, quali bocca, occhi e viso. È preferibile comprare frutti freschi o secchi interi, piuttosto che quelli in polvere, in quanto quest'ultima può essere adulterata in vario modo e perdere le caratteristiche organolettiche e nutrizionali tipiche del peperoncino.

## Peperoncino e funzioni organiche

*Capsicum* (dal latino *capsa*, cioè 'scatola', riferito probabilmente alla bacca che contiene i semi) riscosse, al ritorno di Cristoforo Colombo, un immediato successo nel Vecchio Continente per il suo gusto intenso e piccante, così simile a quello del pepe, ricercatissima e costosa spezia importata dall'Oriente. Già Diego Alvarez Chanca, il medico spagnolo che accompagnò Colombo nella seconda spedizione, si accorse che il peperoncino, oltre a essere un gradevole condimento, era molto utile per preservare i cibi. Oggi conosciamo il notevole potere antiossidante, antifermentativo e disinfettante del peperoncino, ma a quei tempi mantenere intatti nel tempo carni e pesci non era certo impresa facile.

**Peperoncino fresco**

*Composizione per 100 g di parte edibile*

| | |
|---|---|
| Parte edibile | 89% |
| Acqua | 87.8 g |
| Carboidrati | 3.8 g |
| Amidi | 2.1 g |
| Proteine | **1.8** g |
| Lipidi | 0.5 g |
| Ferro | 0.5 mg |
| Calcio | 18 mg |
| Sodio | 7 mg |
| Potassio | **230** mg |
| Fosforo | 18 mg |
| Tiamina | 0.09 mg |
| Riboflavina | **0.23** mg |
| Niacina | **3.0** mg |
| Vit. A ret. eq. | **824** mcg |
| Vitamina C | **229** mg |

*Fonte:* Tabelle di Composizione degli Alimenti, Istituto Nazionale della Nutrizione, 1998.

La sostanza che conferisce il gusto piccante al peperoncino è l'alcaloide capsaicina, di cui si tratterà ampiamente nel paragrafo successivo. Tuttavia, il peperoncino è un vero e proprio concentrato di principi vitali utili al nostro organismo e sfruttati in Bioterapia Nutrizionale® nel trattamento di numerose patologie. Infatti esso contiene: vitamina C in notevole quantità; vitamine A, $B_2$, E e K; fra i minerali, una quota significativa di rame e potassio. Altre sostanze contenute nel peperoncino sono: la pectina, gli acidi grassi, la lecitina, il capsicolo e l'olio resina capsicina.

**Attenzione**: essendo il peperoncino ricchissimo di sostanze azotate, deve essere utilizzato con prudenza nelle patologie renali, ed escluso quasi totalmente nelle ipertensioni, di cui può essere anche il solo responsabile.

Il peperoncino è una spezia totalmente diversa dal pepe; quest'ultimo, infatti, stimola il fegato in modo abbastanza intenso, attraverso un'azione irritativa ai limiti della tossicità. Quindi, il suo uso non mirato è sicuramente dannoso in caso di disfunzione del fegato; lo stesso effetto negativo si verifica in un soggetto che presenta emorroidi, insonnia e irritabilità su base epatica. Il peperoncino, invece, non ha nessuna controindicazione, ed è rarissimo trovare individui che manifestino irritabilità o intolleranza dopo il suo impiego alimentare; infatti, viene usato a scopo terapeutico in situazioni cliniche come diarree, rettocoliti ulcerose, gastriti, eccetera. Esso agisce in quanto è disinfettante, cicatrizzante, antinfiammatorio e soprattutto perché è un 'velocizzante', nel senso che accelera notevolmente il flusso di liquidi e di sostanze attraverso le membrane cellulari. Per sfruttare al meglio le sue numerose azioni terapeutiche, il peperoncino viene fatto utilizzare crudo, in modo da non perdere parte dei componenti sensibili al calore o ad altre forme di manipolazione. Il peperoncino conservato nell'olio manda in soluzione solamente le sostanze ad azione revulsiva e irritante, mentre buona parte dei principi attivi più importanti rimangono nella polpa e soprattutto nei semi. Per utilizzare al massimo tutte le potenzialità del peperoncino, i semi dovrebbero essere frantumati, altrimenti superano la barriera gastrica e vengono eliminati intatti. L'involucro del seme, infatti, ha la funzione di proteggere il contenuto dall'attacco dell'acido cloridrico dello stomaco. La stessa operazione deve essere effettuata con i peperoni, i cui semi devono essere tritati per liberare la grande quantità di vitamina C che si trova all'interno.

## Meccanismo d'azione della capsaicina

La capsaicina è la molecola che rende i peperoncini piccanti e brucianti; il recettore di questo alcaloide è stato identificato, rilevando come esso venga attivato dall'aumento della temperatura (Claphan E. David). La capsaicina è soltanto una delle sostanze nell'arsenale della 'guerra chimica' dei vegetali e, presumibilmente, è stata designata per proteggere le piante dall'essere mangiate (gli uomini, naturalmente, hanno ignorato il cortese avvertimento). La sua azione è così potente, che i suoi effetti sono calibrati dall'industria delle spezie secondo una sorta di scala Richter del sapore (Unità di calore Scoville), che va dal peperone Bell, al jalapeno, all'habanero, alla capsaicina pura. Nel 1912 Wilbur Scoville tradusse in scala la potenza del peperoncino, estraendo il capsico contenuto nell'alcol e diluendolo fino a che si potesse avvertire il gusto piccante, versandone una sola goccia sulla lingua.

Utilizzando una nuova strategia di clonazione, Julius e i suoi collaboratori hanno isolato il DNA complementare, codificando la proteina che lega la capsaicina. Si è rilevato come la proteina recettore sia presente nelle cellule neuronali, le cui fibre trasportano la sensazione di dolore dalla periferia (per esempio, dalla lingua) alle radici dorsali del midollo spinale. Il recettore diretto della capsaicina mostra le stesse proprietà del recettore capsaicina dei sensori neuronali: è un canale ionico relativamente calcioselettivo.
È interessante notare che la capsaicina è liposolubile (quindi viene trattenuta negli strati lipidici delle membrane cellulari) e potrebbe aprire il canale ionico sia dall'esterno sia dall'interno della cellula. In condizioni fisiologiche, l'apertura del canale non solo avvierà gli impulsi nervosi, depolarizzando il potenziale della membrana, ma innalzerà considerevolmente anche i livelli di calcio intracellulare.
Inoltre, la sua affinità con il grasso spiega perché, bevendo acqua dopo aver assunto il peperoncino, la sensazione di bruciore aumenta e si diffonde tutt'intorno, mentre è più efficace spegnere il sapore piccante con il cibo.
Si pensa anche che il rapido aumento della temperatura a livelli che inducono dolore (caldo nocivo) sia percepito dai recettori della capsaicina nei neuroni, fornendo una plausibile spiegazione molecolare del perché i cibi contenenti capsaicina sembrino caldi. Dopo un'ora dall'ingestione di peperoncino, i livelli plasmatici di corticosteroidi possono raggiungere il triplo del loro valore abituale; per questa ragione, un'alimentazione costantemente ricca in peperoncino contribuisce a sostenere il tono generale dell'organismo e a conferire maggiore resistenza alla fatica e allo stress.
Numerosi studi confermano la capacità di questa spezia di ridurre il numero delle piastrine circolanti nel sangue (Glatzel). Ne consegue una controindicazione bionutrizionale nelle piastrinopenie e una sua azione terapeutica nelle piastrinosi e in tutti i pazienti con rischio trombotico o di infarto. Altri autori (Dember e Warm) segnalano una migliore capacità di concentrazione e di vigilanza neuropsichica nei soggetti che fanno uso abituale di peperoncino.

# Il peperoncino in Bioterapia Nutrizionale®

Il peperoncino disinfetta, aumenta la vascolarizzazione periferica e il passaggio attraverso le membrane, è un antifermentativo intestinale, accelera i processi metabolici e decongestiona. Indispensabile nel trattamento di alcune patologie gravi, quale la rettocolite ulcerosa in fase acuta, il suo impiego all'inizio è problematico in quanto può aumentare il dolore, gli spasmi e quindi le scariche. In tal caso si è portati a evitarlo o a ridurlo, per poi incrementarne l'uso con gradualità.
Questa decisione è accettabile, ma allunga i tempi di risposta del trattamento, in quanto mantiene il ritmo della patologia per un tempo più lungo. Molto più utile sarebbe sopportare l'iniziale incremento della sintomatologia, poiché l'aumento delle scariche (conseguente a un uso insistente del peperoncino) non esprime aumento dell'infiammazione e dell'emorragia, ma solo incremento dei processi di pulizia della mucosa, indispensabili per poter avviare la ricostruzione. In questo secondo caso si procede in modo terapeuticamente corretto, in quanto ci si inserisce nel ritmo della patologia per poterne assumere il controllo, portarla al massimo della sua espressione (acme o crisi) e poi gestirne la fase di esaurimento o lisi.
Questa condotta terapeutica dovrebbe essere seguita in tutte le patologie, a eccezione di quelle nelle quali il momento di crisi o acme potrebbe mettere in pericolo la vita del paziente. Anche nel trattamento bionutrizionale del morbo di Crohn il peperoncino è un alimento indispensabile; la sua azione cicatrizzante, revulsiva, disinfettante, antiemorragica (per il contenuto di vitamina K) e antivirale diventa fondamentale per attivare i processi di guarigione in un distretto anatomico dell'intestino difficile da raggiungere e sottoposto al transito di materiale fecale tossico e irritante. Mentre disinfetta, il peperoncino, iperemizzando, facilita l'arrivo dei fattori ematici necessari per avviare tutti i processi di cicatrizzazione. I meccanismi d'azione sono 2: da contatto e interno. Il peperoncino ingerito viene a contatto diretto con la mucosa intestinale; quello assorbito viene riproposto alla zona ammalata per via ematica. L'azione antifermentativa e mummificante (per cui le feci non esercitano dilatazione dolorosa del tratto digerente malato) e la capacità di accelerare il transito intestinale (le feci vengono meno a contatto con la mucosa infiammata) fanno di questa spezia il farmaco risolutivo in tale patologia.

In Bioterapia Nutrizionale® l'impiego terapeutico del peperoncino è molto frequente nel trattamento di numerose malattie. Partendo dal concetto fisiologico che l'organismo si ammala quando le sue funzioni rallentano al di sotto di determinati limiti (il 'ristagno', in senso biochimico ed energetico, è fonte di malattia), lo scopo del medico nutrizionista sarà quello di proporre al paziente quegli alimenti o quelle associazioni alimentari che possano riportare dinamismo e vitalità negli organi ammalati. Da questo punto di vista, il peperoncino svolge un ruolo indispensabile per le sue numerose proprietà, fra le quali la citata azione a livello delle membrane cellulari, con apertura dei canali del calcio e aumento degli scambi tra l'interno e l'esterno della cellula.
Le uniche controindicazioni all'impiego nutrizionale del peperoncino sono costituite da stomatiti e infiammazioni del tratto esofageo superiore e inferiore (cardias) e da insufficienza renale grave con azotemia e creatininemia al di sopra dei valori di riferimento. Nel primo caso l'iperemia e il bruciore provocati dal peperoncino potrebbero peggiorare inizialmente la possibilità di deglutizione e di transito del bolo; pertanto, bisognerà proporre questo alimento con estrema gradualità, finché il paziente non riuscirà a giovarsi dei suoi effetti positivi. Nel secondo caso, invece, il peperoncino è controindicato, in quanto la sua quota di proteine vegetali (che diventa consistente quando viene utilizzato il peperoncino essiccato) tende ad aggravare ulteriormente la funzionalità renale.

# Il pepe

Fra tutte le spezie, il pepe (*Piper nigrum*) è sicuramente quella più importante dal punto di vista storico, avendo dominato il commercio di spezie europeo fin dai tempi del Medio Evo; esso costituì uno degli stimoli più importanti che spinse alla ricerca di nuove rotte verso l'Oriente. Tuttavia, queste bacche erano apprezzate già nell'antica Roma e divennero una merce di scambio e una modalità di pagamento preziosa quanto l'oro. Dopo la caduta dell'Impero bizantino, Venezia divenne il centro della distribuzione delle spezie in Europa e il punto di raccolta dell'oro mandato in Oriente come pagamento. L'eccezionale valore attribuito al pepe in quei tempi deve essere considerato alla luce della storia. Nel Medio Evo la cottura dei cibi avveniva in un unico pentolone posto sul fuoco, mescolando insieme i sapori dolci e salati; l'aggiunta del pepe conferiva un gradevole gusto piccante, che presto soppiantò quello meno marcato della cannella e dei chiodi di garofano. Probabilmente, per le ragioni esposte nel paragrafo successivo, si notò empiricamente una maggiore digeribilità dei cibi ai quali era stato aggiunto il pepe.
Attualmente, l'India è al primo posto nel mondo per la produzione di pepe, seguita dalla Malesia e dal Brasile; le bacche vengono colte ed essiccate, costituendo l'unica forma in cui si conserva nel tempo il vero sapore e aroma di questa spezia. Le bacche essiccate variano per grandezza e qualità, ma devono essere della stessa dimensione e dello stesso colore, dure e prive di polvere; una volta macinato, il pepe perde rapidamente le sue qualità organolettiche.

Esistono in commercio diverse varietà di pepe, che si distinguono per colore, grandezza, forma e caratteristiche aromatiche. La varietà più comune, il *Pepe nero*, deriva da bacche verdi o acerbe, fatte essiccare al sole per 7-10 giorni, fino ad assumere un colore molto scuro. Il

*Pepe bianco* deriva da bacche rossastre, quasi mature, immerse in acqua fino a perdere la pellicola esterna prima di essere essiccate; sono più piccole di quelle nere, hanno un sapore meno intenso e si trovano intere o macinate. Il *Pepe lungo* consiste di piccoli frutti neri, di forma conica, lunghi circa 1,5 cm; è comune in India e in Estremo Oriente e ha un gusto intenso, ma abbastanza dolce. Il *Pepe verde* si ottiene conservando in salamoia o sotto aceto delle bacche ancora acerbe; ha un gusto fresco, non troppo piccante, ma molto aromatico. Infine, il *Pepe rosa* è la bacca di un albero dell'America del Sud (*Schinus terebinthifolius*), che si trova in commercio essiccata o conservata in salamoia; ha un sapore molto aromatico, ma in alcuni individui può causare sintomi dovuti a epatotossicità.

**Pepe nero**

*Composizione per 100 g di parte edibile*

| | |
|---|---|
| Parte edibile | 100% |
| Acqua | 10.5 g |
| Carboidrati | 0 |
| Amidi | tracce |
| Proteine | **10.9** g |
| Lipidi | **3.3** g |
| Ferro | **11.2** mg |
| Sodio | 44 mg |
| Potassio | **1260** mg |
| Calcio | **430** mg |
| Fosforo | **170** mg |
| Tiamina | 0.11 mg |
| Riboflavina | 0.24 mg |
| Niacina | **1.10** mg |
| Vit. A ret. eq. | **19** mcg |
| Vitamina C | 0 |

*Fonte:* Tabelle di Composizione degli Alimenti, Istituto Nazionale della Nutrizione, 1998.

# Funzioni nutrizionali

Il pepe è una spezia che stimola la funzionalità epatica per un meccanismo irritativo ai limiti della tossicità; infatti si riscontra spesso come elemento di disturbo nell'anamnesi di pazienti sofferenti di emorroidi. L'impiego bionutrizionale del pepe è riservato a quei casi in cui si vuole stimolare la mucosa gastrica o esercitare una intensa sollecitazione della funzionalità epatica, per agevolare la digeribilità di alimenti complessi o preparati in modo laborioso, a condizione che il fegato sia esente da patologie manifeste. Oppure, quando un individuo sano lamenti uno stato di congestione epatobiliare secondaria ad abusi alimentari; in questo caso, il pepe agirà attraverso una specie di aggressione funzionale dell'epatocita, provocando uno stato di iperattività che permetterà di superare la difficoltà digestiva. Nell'utilizzo di carni con struttura più compatta, dal sapore molto intenso e perciò più difficili da digerire, quali quelle di cacciagione, l'impiego del pepe in grani, aggiunto durante la cottura, costituirà una modalità di stimolo della funzione epatica e della mucosa gastrica, che agevolerà i processi digestivi.

Lo stesso impiego del pepe in grani nella preparazione dei salumi risponde a esigenze antibatteriche, ma anche nutrizionali e di digeribilità presso le popolazioni che risiedono nelle zone montane, dove la temperatura ambientale più fredda evita la tendenza putrefattiva delle carni insaccate; invece le popolazioni che vivono nelle regioni costiere sostituiscono il pepe con il peperoncino, in virtù della più netta azione antibatterica e antiputrefattiva di quest'ultimo. Nella pratica clinicoterapeutica, il pepe trova rare occasioni di impiego nei soggetti malati, soprattutto quando siano presenti difficoltà o disturbi della funzionalità epatica o sintomi quali insonnia, irritabilità, tremori e ansia.

# Il pepe in Bioterapia Nutrizionale®

## *Impepata di cozze*

L'impepata di cozze costituisce una tipica associazione ad altissimo valore nutrizionale, che esplica una funzione di stimolo tiroideo e gastrico, rispettivamente per il contenuto di iodio e per quello proteico (le proteine della cozza svolgono un effetto irritativo a carico della mucosa dello stomaco); l'informazione energetica e vitalizzante, nonché il colesterolo contenuto nei mitili utilizzati, impegna notevolmente sia l'epatocita sia la mucosa gastrica, per cui l'aggiunta del pepe ha lo scopo specifico di sollecitarne le funzioni. Si pongono le cozze ben raschiate in una padella con aglio schiacciato, olio extravergine di oliva, pepe in abbondanza (mezzo cucchiaino ogni kg di cozze), senza aggiungere sale. Le cozze si apriranno a mano a mano che la temperatura aumenterà, tenendo la padella incoperchiata e mescolando di tanto in tanto. La cottura deve essere brevissima, non più di 10-15 minuti, per conservare al massimo il potere nutrizionale dei mitili.

## *Pollo alla diavola*

Quando si vuole esercitare una intensa stimolazione epatica, senza impegnare troppo la funzionalità colecistica per la presenza di lipidi di diversa provenienza biologica, si può proporre il pollo alla diavola, la cui preparazione prevede la sola aggiunta di pepe e sale come condimento. Il pollo intero viene aperto e posto su una piastra, ricoprendolo di pepe e aggiungendo il sale quanto basta, con esclusione assoluta di qualunque tipo di grasso, compreso quello dell'olio extravergine di oliva. Durante la cottura, che durerà circa 30 minuti da un lato e 40 dall'altro, si eserciterà sul pollo una pressione utilizzando, per esempio, una pentola piena d'acqua.

# Il caffè

L'origine della pianta del caffè si perde nella storia, avvolta nel mistero di affascinanti leggende. Una delle più famose ci proviene dal monastero di Cheodet, nello Yemen, secondo la quale i religiosi facevano uso di una «bevanda ricavata da certe bacche» per prolungare le veglie di meditazione e di preghiera. La prima descrizione della pianta risale al 1592, negli scritti botanici del medico Prospero Alpino, che in Egitto ebbe occasione di conoscere la «bevanda di colore nero e di sapore amaro simile alla cicoria». Nella seconda metà del XVI secolo, soprattutto a opera dei mercanti veneziani, grosse derrate di caffè cominciarono ad affluire ai porti di Alessandria e Smirne, per essere poi introdotte in Europa. Di fronte alle crescenti richieste, si cominciò a pensare di coltivare la pianta in altre parti del mondo. Gli olandesi nel XVII secolo impiantarono estese coltivazioni a Giava, dove ottennero eccellenti risultati, come i francesi in Martinica e nelle Antille; in seguito gli inglesi, gli spagnoli e i portoghesi le impiantarono in Africa, Asia e America. L'introduzione della pianta in Brasile (oggi uno dei maggiori produttori di caffè) viene fatta risalire al 1727, a opera di un ufficiale brasiliano che avrebbe ricevuto furtivamente la pianta dalla moglie del governatore della Guyana francese. Dall'inizio del XIX secolo, la coltivazione cominciò a svilupparsi, fino a divenire la principale risorsa economica del Paese.

Le prime caffetterie vennero aperte a Costantinopoli nel 1554, a Marsiglia nel 1659 e ad Amburgo nel 1679. A Venezia, in piazza San Marco, nel 1615 fu aperta la prima Bottega del Caffè. La nuova usanza dilagò ben presto in tutta Italia: a Torino, Genova, Milano, Firenze e Roma sorsero celebri Caffè, divenuti poi importanti centri culturali. Il caffè fu celebrato da Rousseau nella commedia *Il caffè*, da Goldoni ne *La bottega del caffè* e da Bach nella *Cantata del caffè*, op. 211.

Dalla metà del Settecento, in Europa e in America si beve caffè: da allora esso non è solo una bevanda unica e inimitabile, ma un vero e proprio rito che si compie quotidianamente.

## *Dalla pianta al chicco tostato*

I chicchi di caffè sono i semi di una pianta sempreverde, appartenente alla famiglia delle Rubiacee, genere *Coffea*. Sono circa 80 le specie che fanno parte del genere *Coffea*, ma le più importanti, dal punto di vista commerciale, sono 2: *Coffea arabica*, detta *Arabica*, e *Coffea canephora*, detta *Robusta*. Lasciata crescere spontaneamente, la pianta è un piccolo albero che può raggiungere anche 8-9 m di altezza; ordinariamente, nelle coltivazioni, viene potato in modo che non superi i 2-3 m.
Le foglie sono opposte con breve picciolo, la lamina è lanceolata con apice acuminato e margini leggermente ondulati, molto simili a quelle dell'alloro. I fiori sono bianchi, nascono a grappolo ascellare e hanno un profumo intenso simile a quello del gelsomino. I fiori, nella specie Arabica, hanno 5 petali e sono in grado di autoimpollinarsi, mentre nella specie Robusta ne hanno 6 e necessitano dell'aiuto degli insetti per l'impollinazione. Il frutto, comunemente chiamato ciliegia, è una drupa di forma ovoidale che, dopo 6-7 mesi, maturando, da verde diventa rossa. Esso è costituito da una pellicola esterna (esocarpo) che racchiude la polpa (mesocarpo), composta in massima parte da sostanze zuccherine. All'interno della polpa sono contenuti 2 noccioli (solo di rado 3), di forma piano-convessa, le cui facce piane, attraversate dal caratteristico solco longitudinale, sono disposte parallelamente una di fronte all'altra. Dentro ciascun nocciolo si trova 1 seme, avvolto in un sottilissimo tegumento, detto pellicola argentea, e più esternamente protetto dal pergamino, una pellicola di colore giallo-dorato. Il chicco della specie Arabica è di colore verde o verde-azzurro, di forma ovale, mentre quello della specie Robusta è più rotondo e di colore giallo o giallo-marrone.

Le operazioni per la preparazione dei grani del caffè iniziano subito dopo la raccolta dei frutti, per evitare che la polpa fermenti e deteriori il prodotto. Esistono 2 metodi per la preparazione del prodotto: il metodo a secco e il metodo a umido.

- *Metodo a secco.* Con questo procedimento, già usato nell'antichità dagli arabi, le ciliege vengono lasciate seccare al sole per circa 20 giorni (2 o 3 in appositi essiccatoi), finché pericarpo e mesocarpo non si sono rattrappiti; quindi, le bacche così essiccate passano attraverso macchine sgusciatrici per la decorticatura e in questo modo si liberano i semi. Il caffè ottenuto col procedimento a secco viene detto 'naturale'.
- *Metodo a umido.* Questo metodo fu messo a punto dagli olandesi nel 1740. I frutti vengono lavati e spolpati con apposite macchine e successivamente messi a macerare per circa 36 ore nell'acqua. Dopo un altro abbondante lavaggio, i chicchi vengono seccati al sole e passati poi alle decorticatrici che, eliminando la membrana pergamenacea, trasformano il caffè pergamino in caffè nudo. Il caffè ottenuto con questo trattamento viene detto 'lavato'.

In generale, si può dire che la maggior parte dei caffè Robusta sono naturali, mentre gli Arabica sono lavati, fatta eccezione per il caffè brasiliano che viene sempre lavorato con metodo a secco. A questo punto hanno inizio le operazioni di beneficiamento, che consistono principalmente nella stagionatura, ripulitura e setacciamento dei semi, con crivelli di diametro diverso, per ripulire il caffè da eventuali altre impurità e per suddividerlo in partite di grani di eguale grandezza.
Prima di poter essere utilizzati per la preparazione della bevanda, i grani devono subire la torrefazione, che consiste nel sottoporli a una temperatura di 200-220 °C, agitandoli continuamente per il tempo necessario. Esistono diversi gradi di tostatura, a seconda dei gusti e dei costumi dei consumatori: da quello *light roast* all'americana, a quello *full roast* all'ita-

**Caffè tostato**

*Composizione per 100 g di parte edibile*

| | |
|---|---|
| Parte edibile | 100% |
| Acqua | 4.1 g |
| Carboidrati | **28.5** g |
| Proteine | **10.4** g |
| Lipidi | **15.4** g |
| Ferro | **4.1** mg |
| Calcio | **130** mg |
| Sodio | 74 mg |
| Potassio | **2020** mg |
| Fosforo | 160 mg |
| Riboflavina | 0.20 mg |
| Niacina | 10.0 mg |

**Nota**: Il caffè tostato contiene, a seconda della miscela (*Arabica* o *Robusta*), da 1 a 2 g% di caffeina. Una tazzina di caffè, preparata con circa 6 g di polvere, a seconda del metodo di preparazione (espresso o moka), contiene mediamente da 50 a 120 mg di caffeina.

*Fonte:* Tabelle di Composizione degli Alimenti, Istituto Nazionale della Nutrizione, 1998.

liana. Tutto questo implica l'impiego di apparecchiature sempre più sofisticate, nelle quali i chicchi entrano solo dopo essere stati prescelti da selezionatrici ottiche. Il grado e il tempo di tostatura sono preventivamente stabiliti su campioni di caffè con l'aiuto di speciali colorimetri. Nel corso della torrefazione le sostanze componenti il caffè subiscono delle trasformazioni chimiche; per esempio, il cambiamento di colore è legato alla caramellizzazione degli zuccheri, alla carbonizzazione della cellulosa e alla formazione di composti volatili, ai quali è dovuto il particolare aroma del caffè tostato.

Una parte della caffeina volatilizza nella fuliggine e un'altra piccola quota si decompone, riducendosi in tutto del 20%, e non subendo, pertanto, alterazioni notevoli. Il caffè torrefatto ha gusto amaro e aumenta la sua solubilità in acqua, diviene più friabile e più facilmente riducibile in polvere e per questo più adatto all'infusione.
Il caffè decaffeinato, invece, è dannoso per l'organismo, in quanto la tecnica di estrazione della caffeina richiede l'utilizzo di sostanze altamente tossiche. L'illusione che una minore percentuale di caffeina possa rendere l'uso del caffè meno dannoso alla salute (o che possa permettere di assumerne impunemente una maggiore quantità) ha favorito la diffusione di questa manipolazione dell'alimento. In realtà la caffeina, in dosi ragionevoli, ha azioni farmacologiche molto utili, quando non esistano specifiche patologie che ne sconsiglino l'impiego.

Un mito da sfatare è quello della maggiore 'leggerezza' del caffè fatto in casa. In effetti, la percentuale di caffeina nella bevanda finale è tanto più significativa quanto più lungo è il tempo di estrazione. Di conseguenza c'è molta più caffeina nel caffè fatto in casa, rispetto a quello espresso che, in virtù dall'alta pressione del vapore acqueo, viene estratto in pochi secondi. Ecco perché, nei soggetti che sono più sensibili all'azione farmacologica della caffeina, bisogna consigliare una riduzione nell'uso del caffè, preferendo quello espresso.

Un'altra differenza tra i 2 tipi di preparazione del caffè è rappresentato dal maggiore contenuto in alcaloidi diversi dalla caffeina, in sostanze aromatiche e in lipidi saturi nel caffè espresso (queste sostanze passano nella tazzina per la maggiore temperatura e pressione dell'acqua). Per l'azione irritante dei lipidi saturi e per la maggiore quantità di alcaloidi diversi dalla caffeina, alcuni soggetti (in particolare quelli con tendenza a iperattività surrenalica) riferiscono comparsa di tremori e nervosismo in seguito all'assunzione del caffè del bar, sintomi che sono molto più contenuti quando bevono il caffè fatto in casa.

## Caffeina e funzioni organiche

L'alcaloide naturale caffeina è sicuramente la droga stimolante più largamente usata nel mondo; essa è contenuta non solo nel caffè, del quale costituisce il principale ingrediente attivo, ma anche nei frutti e nei semi di altre piante. Normalmente, in queste ultime sono presenti anche la teobromina e la teofillina, 2 sostanze con caratteristiche ed effetti molto simili a quelli della caffeina. Piante che contengono questo alcaloide sono: *Thea sinensis*, nella quale i principi attivi sono contenuti nelle foglie; *Theobroma cacao*, di cui si usano i semi; *Cola acuminata*, pianta utilizzata per i suoi frutti. Prodotti alimentari ottenuti dalla caffeina sono il caffè (dai frutti della *Coffea arabica*), il tè (dalle foglie di *Thea sinensis*), il cacao e la cioccolata (dai semi della *Theobroma cacao*), una nota bevanda (con estratti della *Cola acuminata*). Studi e ricerche sul caffè si sono susseguiti con sempre maggiore frequenza negli ultimi decenni, fino a raggiungere risultati atti a dimostrare le molteplici azioni che il caffè provoca sull'organismo umano.

## *Effetti biologici della caffeina*

Una volta ingerita, dopo essere stata assorbita dallo stomaco e dall'intestino, la caffeina giunge nel sangue (il massimo livello ematico si raggiunge dopo circa 1 ora dall'ingestione) e influenza numerosi parametri biologici. È ben noto l'effetto stimolante della caffeina sul sistema nervoso centrale, ma vi sono anche altre azioni fisiologiche. Si ha anzitutto un aumento della pressione arteriosa e del numero di pulsazioni cardiache; in secondo luogo, la caffeina determina un aumento della secrezione acida dello stomaco e una mobilizzazione dei depositi di grassi. Questi effetti fisiologici possono persistere da qualche ora fino a un massimo di 12 ore, a seconda della tolleranza individuale e della quantità di caffeina che viene assunta quotidianamente. La mobilizzazione dei depositi lipidici (i quali costituiscono, dopo il glicogeno, il principale carburante per il lavoro muscolare) fa sì che nell'esercizio fisico protratto i muscoli si trovino a poter utilizzare anche i grassi: ciò consente, com'è comprensibile, di prolungare ulteriormente lo sforzo fisico.

Dal punto di vista nutrizionale, il caffè non è un alimento indispensabile per il nostro organismo. Tuttavia, le sue azioni metaboliche e farmacologiche lo rendono utilizzabile in Bioterapia Nutrizionale® secondo precise indicazioni.

## *Caffè, tiroide e sistema nervoso*

In senso molto generale, il caffè si può considerare una sostanza nervina, in quanto agisce da stimolo sui centri nervosi. Tale stimolazione è provocata soprattutto dalla caffeina, in combinazione con l'acido caffettanico (miscela di vari acidi, tra cui l'acido clorogenico e l'acido caffeico). La caffeina, alcaloide che Runge scoprì nel 1820, svolge i seguenti effetti: induce un aumento delle facoltà mentali; riduce la sonnolenza, la noia, la stanchezza (anche quella psichica) e gli stati depressivi; potenzia le capacità della memoria, dell'apprendimento, dell'intuizione e della concentrazione; facilita la percezione degli stimoli sensoriali; attenua alcuni tipi di cefalea e di emicrania. Gli effetti positivi della caffeina sull'attività dei centri nervosi superiori è stata sperimentata con la tecnica dei riflessi condizionati: somministrata in dosi terapeutiche, si è osservato che aumenta la rapidità dei riflessi condizionati, mentre riduce il loro periodo di latenza.

In un soggetto sano, 3 caffè al giorno sono una dose normalmente ben sopportata, che permette di sfruttare gli effetti positivi dei suoi componenti. Al mattino, farà aumentare il tono adrenergico, necessario per affrontare gli impegni della giornata; dopo pranzo, contrasterà la tendenza alla riduzione della vigilanza, tipica dei pazienti con digestione lenta o particolarmente laboriosa. Questi sono i 2 momenti della giornata nei quali l'assunzione del caffè esplica al meglio tutta la sua azione stimolante. Un terzo caffè può essere assunto a metà pomeriggio, soprattutto negli individui che abbiano bisogno di sostenere il tono nervoso fino a sera. Paradossalmente, esistono soggetti nei quali il caffè di sera funziona come induttore del sonno. In effetti, se l'attività surrenalica e il sistema nervoso non sono particolarmente reattivi, l'organismo si giova dell'effetto sedativo dei tannini presenti nel caffè.

Per l'azione diuretica e di attivazione di tutti i metabolismi organici, il caffè si può considerare un alimento dimagrante. L'aumento dell'adrenergia e la conseguente stimolazione tiroidea inducono un maggiore consumo di glucosio, aumentano il metabolismo basale e provocano il catabolismo dei lipidi di deposito.

## *Caffè e funzioni digestive*

Per azione simpaticotonica e stimolazione dei nervi vasomotori, il caffè facilita la digestione, favorendo la secrezione dei succhi gastrici e lo svuotamento dello stomaco. In questa funzione ha sostituito, nel tempo, l'uso di una piccola quantità di formaggio secco a fine pasto. Particolarmente indicato nelle forme di atonia e ipocloridria dello stomaco, negli individui con spasmi e discinesie della muscolatura liscia intestinale deve invece essere usato con moderazione, potendo aggravare la sintomatologia dolorosa per aumento dell'adrenergia e del tono ortosimpatico.
Si è detto ampiamente che buona parte delle azioni eccitanti del caffè sul surrene e sulla tiroide si traducono, secondariamente, in un aumento della funzionalità epatica. Poiché l'epatocita necessita di glucosio per il proprio metabolismo energetico, in Bioterapia Nutrizionale® si fa assumere il caffè sempre ben zuccherato, ritenendo antifisiologico stimolare una funzione organica senza fornire contemporaneamente l'energia necessaria per svolgere il lavoro richiesto. Solo in casi particolari, e come soluzione di emergenza, si impiega il caffè amaro in pazienti in buone condizioni epatiche, che possono sopportare senza danno uno stimolo metabolico intenso. Quando sono presenti segni e sintomi di disfunzione epatobiliare, è necessario valutare clinicamente l'opportunità di impiegare il caffè nell'alimentazione quotidiana. Si gioveranno di questo alimento i soggetti con un fegato sano, ipofunzionante per motivi non legati a patologie organiche. Essi avranno un miglioramento del tono generale dell'organismo, un aumento della resistenza alla fatica e una maggiore lucidità mentale (per azione diretta della caffeina e per l'eliminazione delle sostanze neurotossiche).
Nelle patologie del fegato, caratterizzate da compromissione dell'epatocita, l'impiego del caffè tende a far peggiorare il quadro clinico in quanto l'organo, impropriamente sollecitato, non è in grado di rispondere adeguatamente. Il caso più eclatante e significativo è il rifiuto netto della tazza di caffè da parte dei pazienti con ferritina alta. Il loro organismo segnala il pericolo con fastidio e sensazione di nausea al solo odore del caffè. In questi casi (come dopo trattamenti chemioterapici, intossicazioni acute, infezioni virali in atto, uso prolungato di contraccettivi orali) l'epatocita, limitato nelle sue capacità funzionali, lavora soprattutto per disintossicare se stesso. Per questo motivo, il caffè non deve essere assunto dai soggetti affetti da emorroidi, varici esofagee, patologie venose degli arti inferiori o altri disturbi importanti del circolo venoso.

## *Caffè e cefalea*

Per quanto riguarda le molteplici azioni metaboliche del caffè nelle sindromi cefalalgiche, esistono 2 opposte categorie di pazienti: alcuni riferiscono un netto miglioramento della sintomatologia dolorosa dopo l'assunzione di una tazza di caffè; altri, invece, peggiorano notevolmente. Nei pazienti del primo tipo la cefalea è causata da una perturbazione vasomotoria della circolazione endocranica, con aumento pressorio e imbibizione del tessuto nervoso. In questi casi, l'azione vasotonica e diuretica del caffè riduce i liquidi trattenuti e migliora il quadro clinico.

Nei pazienti del secondo tipo, il meccanismo che scatena o peggiora la cefalea è di tipo epatico. Come già detto nel relativo paragrafo, se il fegato non è in grado di rispondere allo stimolo metabolico del caffè, viene ulteriormente inibito nella sua funzione detossicante, per cui l'aumento dei cataboliti in grado di attraversare la barriera ematoencefalica è responsabile del peggioramento clinico. In questo caso, l'azione diuretica del caffè viene invalidata dalla necessità di liquidi da parte del fegato, che li trattiene per diluire e metabolizzare le sostanze tossiche.
Nei rari casi di pazienti cefalalgici, la cui sintomatologia sia indifferente all'assunzione o all'astensione dal caffè, deve essere presa in considerazione l'ipotesi di una origine ormonale della malattia. In particolare, nella donna sarà significativa la comparsa delle crisi in concomitanza della fase ovulatoria o premestruale del ciclo.

## *Caffè e sistema cardiorespiratorio*

L'azione farmacologica della caffeina si ripercuote direttamente sul cuore. Tuttavia, questa azione è del tutto secondaria se si fa un uso moderato del caffè, tanto da non essere rilevabile nelle dosi usuali di 2-3 tazzine al giorno. Ciò vale soprattutto per quelle che possono essere considerate azioni negative, come la tachicardia e le extrasistoli. Inoltre, la caffeina sostiene il tono arterioso e migliora la circolazione delle coronarie, senza alterare significativamente la pressione nel soggetto sano. Anche i polmoni beneficiano dell'azione stimolante della tazzina di caffè, che determina dilatazione dei bronchi e potenziamento della ventilazione polmonare.
In un cardiopatico, il caffè può essere utile nelle situazioni cliniche di bradicardia e ipotensione, che ridurrebbero pericolosamente l'irrorazione del muscolo cardiaco. L'azione cardiotonica del caffè può essere sfruttata, sotto controllo cardiologico, in tutte quelle situazioni infracliniche nelle quali la riduzione della capacità di lavoro del cuore crea una ridotta perfusione periferica, con ristagno venoso e imbibizione dei tessuti.

## *Caffè e anemia*

Un'osservazione clinica frequente è l'appetenza verso i chicchi di caffè tostato da parte di soggetti con anemia da carenza di ferro, secondaria a patologie gastroenteriche con microemorragie croniche. Questi pazienti cercano istintivamente tutti gli alimenti ricchi di ferro, ma la loro mucosa infiammata non potrebbe sopportare l'azione irritativa di quello presente in alimenti quali il radicchio, la melanzana, la rucola, il prezzemolo. Probabilmente, il ferro presente in quantità notevole nel chicco di caffè viene liberato con maggiore gradualità e in tratti più distali dell'intestino, a causa del procedimento di tostatura che avviene con utilizzo di sostanze grasse, come l'olio di ricino o la vasellina. Infatti il chicco tostato si presenta lucido e brillante in quanto la sua superficie assorbe e trattiene una parte dei lipidi. Questi ultimi vengono in parte bruciati durante la macinatura del chicco di caffè; ciò spiega la ragione per cui i pazienti preferiscono masticare direttamente il chicco e non assumere, per esempio, 1 cucchiaino di polvere di caffè.

## *Caffè e funzione renale*

Altri effetti positivi del caffè si riflettono sui reni, nei quali determina dilatazione arteriosa, con il conseguente potenziamento della diuresi. Esistono delle crisi ipertensive per le quali è vantaggiosa l'assunzione di un caffè senza zucchero. La sua azione si esplica a livello renale, per una attivazione della velocità di circolo. Se assunto amaro, il caffè agisce rapidamente anche a livello tiroideo, inducendo la ghiandola a liberare in circolo i suoi ormoni allo scopo di accelerare tutti i metabolismi e liberare l'organismo dalla presenza di un alcaloide come la caffeina, potenzialmente pe-

ricoloso. A riprova di questa azione ormonale, chi assume una quantità di caffè superiore alla sua soglia di tolleranza riferisce sensazione di arsura alla gola, fini tremori periferici, tachicardia o extrasistoli, a volte senso di costrizione nella zona tiroidea.
Un paziente affetto da patologie renali si può giovare del caffè, a condizione di non superare la quantità di 2 tazzine al giorno. Quando il danno renale è in atto, il medico deve valutare l'utilità o meno di uno stimolo funzionale che costringerebbe l'organo ad aumentare il suo lavoro. Per esempio, in un diabetico con compromissione renale, documentata dal quadro sintomatologico e dalla presenza di sangue e albumina nell'urina sottoposta a ripetute analisi, il caffè deve essere evitato, in quanto aggraverebbe le condizioni di un organo già in difficoltà. In questi casi, per gratificare un paziente abituato a prendere il suo caffè quotidiano, potrà essere impiegato il caffè d'orzo.

## *Caffè e diabete*

Escluse le già citate situazioni cliniche di compromissione renale (peraltro molto frequenti, in quanto il rene è il primo organo bersaglio della malattia diabetica), il caffè può essere concesso al paziente in trattamento bionutrizionale per diabete. Nelle crisi iperglicemiche di pazienti senza danno renale, si può usare 1 caffè amaro per ridurre velocemente il glucosio nel sangue. In questo caso: il rene viene sollecitato a eliminare il glucosio in eccesso; l'aumento del metabolismo induce il pancreas ad aumentare la produzione di insulina e il consumo periferico degli zuccheri; ma soprattutto si ha una intensa stimolazione dell'epatocita, al quale non si fornisce zucchero dall'esterno, costringendolo a utilizzare quello circolante in eccesso nel sangue.

## *Caffè e attività sportiva*

A livello della muscolatura volontaria, il caffè potenzia la capacità di contrazione muscolare, riduce la stanchezza, migliora il coordinamento dei movimenti e il rendimento sportivo. Per questa sua azione tonica sulla muscolatura, il caffè è indicato negli sportivi, in quanto allevia la stanchezza, specialmente nelle attività agonistiche di lunga durata, quando la fatica si fa sentire e i movimenti tendono a farsi pesanti.
Questo effetto tonico ha, però, il suo prezzo. Infatti, il miglioramento del rendimento fisico avviene in virtù di una forzatura metabolica, che provoca un notevole aumento del catabolismo (con maggiore produzione di acido lattico per attivazione della lipolisi), una perdita di riserve energetiche e una eccitazione neurologica protratta nel tempo.

## *Azione antalgica del caffè*

Per la presenza dei suoi numerosi alcaloidi, il caffè può svolgere un'azione antalgica in caso di dolori sordi e profondi, intensi e vagamente pulsanti. Nella nostra esperienza, 1 caffè amaro può contribuire alla riduzione o alla risoluzione di tali dolori, dopo circa 30-40 minuti dall'assunzione.

# Il tè

Il tè (*Camellia sinensis L.*) figura fra le bevande di impiego più comune; esso condivide con il caffè e il cacao alcune sostanze dotate di azioni farmacologiche similari. In particolare, queste piante contengono, in diversa proporzione, gli stessi alcaloidi (nell'ordine, teina, caffeina e teobromina), per cui posseggono caratteristiche e funzioni simili.
Pianta della famiglia delle *Theaceae*, il tè cresce nell'Asia sudorientale ed è diffuso in Cina, Birmania e Assam. A seconda del luogo di crescita, si presenta come un arbusto sempreverde, di altezza variabile tra i 3 e i 15 m, anche se viene potato a 1,5 m per facilitarne la raccolta. In commercio si trovano numerose varietà di tè, spesso aromatizzato con altre piante o essenze; in questa sede distingueremo il tè nero da quello verde, in base alla concentrazione di tannino, presente in maggiore quantità nel secondo tipo. Il tè nero non viene fermentato e proviene da Cina, Giappone e Indocina, mentre quello verde è ottenuto tramite un processo di appassimento per 18 ore a 30 °C in debole corrente d'aria, seguito da una fermentazione in ambiente umido, con successivo essiccamento a 70-90 °C. In questo modo, le foglie perdono il sapore acre dovuto ai tannini, alle gomme e alle resine.
La foglia secca del tè contiene: albumindioli, amido, clorofilla, resine, cera, tannini, teina (caffeina) e oli essenziali. L'impiego del tè come bevanda è iniziato in Cina nel 700-800 a.C., quando veniva ottenuto da piante spontanee. La coltivazione vera e propria, invece, è cominciata nel 600 d.C. in Cina e nell'800 d.C. in Giappone. Furono gli olandesi a importarlo in Europa nel XVII secolo e a diffonderne l'uso; successivamente gli europei ne diffusero la coltivazione nelle colonie americane.
L'effetto di questa bevanda dipende essenzialmente dalla durata dell'infusione. Mentre nei primi 2 minuti viene estratta soprattutto la teina, che conferisce al tè le sue proprietà

| Tè, foglie secche | |
|---|---|
| *Composizione per 100 g di parte edibile* | |
| Parte edibile | 100% |
| Acqua | 9.3 g |
| Carboidrati | 3.0 g |
| Proteine | **19.6** g |
| Lipidi | **2.0** g |
| Ferro | **15.2** mg |
| Calcio | **30** mg |
| Sodio | **45** mg |
| Potassio | **2160** mg |
| Fosforo | **630** mg |
| *Fonte:* Tabelle di Composizione degli Alimenti, Istituto Nazionale della Nutrizione, 1998. | |

eccitanti, a partire dal secondo minuto in poi, l'acqua calda estrae dalle foglie anche l'acido tannico che si lega chimicamente con la teina e impartisce al tè un gusto amaro, trasformandolo da bevanda eccitante in bevanda sedativa del sistema nervoso. Per poterne sviluppare compiutamente l'aroma occorre usare acqua piuttosto dolce, possibilmente sotto i 5-7 °F.

# Composizione e funzioni nutrizionali

Il tè contiene alcaloidi quali la teina, la teobromina (con azione diuretica e moderatamente stimolante il sistema nervoso) e la teofillina, utile nelle forme asmatiche e nelle broncopneumopatie costrittive reversibili; essa sembra inibire la replicazione del virus dell'herpes simplex, ma il suo effetto viene ostacolato dal fumo di tabacco, che ne riduce sensibilmente l'emivita.
Il te è un anticarie, grazie al suo alto tenore in fluoro (fa diminuire il rischio del 50-70%: S. Kashet, Forsyth Dental Center of Boston), ma contiene anche potassio (2160 mg%), ferro (15,2 mg%), fosforo, calcio, vitamina A, PP e $B_2$, nonché adenina, oli eterei, saponine, fitosteroli, aminoacidi, flavonoidi, ossalato di calcio (il consumo del tè è controindicato nei soggetti affetti da calcolosi renale) e acido cinnamico. I flavonoidi svolgono un'azione antipertensiva e antiossidante, comportandosi come antagonisti dei radicali liberi.
È significativa la percentuale di tannini presenti nel tè (soprattutto in quello verde), i quali, oltre alla specifica azione di freno del transito intestinale (proprietà sfruttata nel trattamento delle dissenterie), esplicano un effetto sedativo a carico del sistema nervoso, capace di bilanciare l'azione eccitante della teina e di ridurre il colesterolo ematico.
Il tannino epigallo-catechin-tannato è un potente antineoplastico, in quanto contrasta la formazione delle pericolose nitrosammine, in sinergia con l'azione antiossidante e anticancro dei fenoli del tè.

Il tè è eupeptico, diuretico, ipoglicemizzante, sudorifero, ricchissimo di sali alcalini e oligoelementi; esso, usato leggero, ha azione eccitante sul sistema nervoso in quanto, a contatto con l'acqua bollente che viene versata sulle foglie, rilascia immediatamente gli alcaloidi che contiene. Quando il contatto con l'acqua bollente si prolunga per più di qualche minuto, le foglie rilasciano tutto il tannino di cui sono ricche, dando luogo a una bevanda di colore marrone scuro: il tè viene allora definito forte ma, in realtà, ha azione sedativa sul sistema nervoso ed è fortemente astringente.

L'aggiunta di latte nel tè leggero abbatte in parte l'eccitabilità degli alcaloidi, a opera dei sali di calcio altamente biodisponibili contenuti nel latte e del triptofano, un precursore della serotonina che entra a far parte dei meccanismi di induzione del sonno. Invece, il tè forte miscelato con il latte, in virtù della tirosina contenuta in quest'ultimo, diventa una bevanda più equilibrata, in quanto viene ridotta l'azione fortemente astringente dei tannini, ma non quella sedativa.

Il tè favorisce la perdita di peso agendo sulle riserve di grassi dell'organismo. Per la sua ricchezza di tannini catechici stimola la secrezione di adrenalina, in modo da aumentare la combustione dei grassi di riserva. Inoltre, il tè vergine aumenta la durata d'azione dell'adrenalina perché i suoi tannini inibiscono l'enzima responsabile della sua degradazione. Grazie al contenuto in caffeina, il tè è una bevanda che potenzia la resistenza alla fatica fisica e mentale; inoltre, gli effetti negativi della caffeina sono ridotti al minimo, in quanto essa è legata ai polifenoli e viene liberata progressivamente nel sangue.

Adatto per curare alcune forme di diarrea, il tè ha un effetto cardiotonico (indicazione per la quale non deve essere superata la dose di 2 tazze al giorno); infatti, facilita la circolazione del sangue, in quanto agisce come vasodilatatore, soprattutto a livello del circolo coronarico. Per questa ragione, indirettamente funziona da diuretico e gli si attribuiscono proprietà antinvecchiamento per il miglioramento del circolo cerebrale secondario al suo impiego quotidiano. L'azione diuretica è più marcata se il tè viene assunto al mattino (1 grossa tazza), sia per l'acqua che è diuretica quando viene assunta a digiuno, sia per le sostanze proprie della pianta.
Nelle disidratazioni provocate da profuse sudorazioni o da dissenteria prolungata, il tè reintegra le perdite sia di acqua sia quelle di elettroliti: in questi casi è utile prescriverlo unito al miele, a eccezione dei soggetti diabetici.
Il decotto è utile nelle scottature della pelle (azione astringente dei tannini), conseguenti a un'eccessiva esposizione al sole; si ottiene facendo bollire 3-4 cucchiaini di tè in poca acqua (1 tazza) per 20 minuti, si lascia raffreddare e si imbevono di liquido garze o telini, che poi saranno messi sulla pelle scottata, sostituendoli ogni mezz'ora. Per la stessa azione astringente il decotto di tè è indicato nella cura dell'orzaiolo, mentre per la presenza dei tannini può nascondere i capelli bianchi, se usato in modo corretto dopo lo shampoo.

Il tè è senz'altro utile quando si debba affrontare la necessità di un recupero delle energie fisiche, ma non va dimenticato che un buon numero di persone è molto sensibile ai suoi effetti eccitanti, che possono essere causa di insonnia se la bevanda viene assunta nelle ore serali.
L'infuso di tè andrebbe preparato seguendo la tradizionale ricetta inglese, che indica di scaldare la teiera con acqua bollente per circa 1 minuto, buttare l'acqua, versare 1 cucchiaino di tè a persona, più 1 per la teiera, aggiungere poca acqua bollente e lasciare in infusione per 3 minuti almeno: si ottiene un tè molto forte, al quale si aggiunge altra acqua bollente, fino a raggiungere la quantità voluta.

L'aggiunta nel tè di limone, latte o panna non riduce gli effetti della caffeina, ma solamente quelli astringenti dei tannini. Il latte, che è utile nei pazienti affetti da ulcera gastrica, in quanto riduce la secrezione di acido cloridrico attivata dal tè, non deve essere bollente; infatti il calore eccessivo provoca la formazione di tannato di albumina, che rende la bevanda indigesta; inoltre, il latte troppo caldo potrebbe neutralizzare l'attività anticarie dei fluoruri del tè e quella antineoplastica dei tannini (Bogovsky).

# Il chiodo di garofano

Della famiglia delle *Myrtacee*, il chiodo di garofano (*Eugenia caryophyllus*) è una pianta sempreverde tropicale, che può raggiungere un'altezza fino a 14 m circa. Ha foglie lucide, di colore verde scuro e piccoli fiori cremisi con petali gialli. Nei Paesi in cui cresce vicino al mare, il suo inebriante profumo viene percepito dai naviganti ancor prima che la terra sia visibile. La droga è costituita dai boccioli essiccati, di circa 12-16 mm, che sono rosa *in vivo*, ma quando vengono essiccati assumono un tipico colore marrone-rossiccio.
Già noto ai cinesi nel III secolo a.C., il chiodo di garofano è una spezia molto antica, la cui popolarità in Europa risale al Medio Evo, quando fu usata in cucina, ma anche come antisettico e deodorante di ambiente.

In commercio si possono trovare i boccioli essiccati, interi o in polvere; in effetti, è preferibile acquistarli interi e poi macinarli all'occorrenza, in quanto la polvere tende a diventare rancida, perdendo tutte le molecole volatili.

## Funzioni nutrizionali

Il chiodo di garofano contiene numerose sostanze, quali la cariofillina, il furfurolo, il salicitato di metile, l'orotato di manganese, la vanillina, l'eugenolo. Quest'ultimo, in particolare, ha un'azione antiossidante più attiva di quella della vitamina C. Quest'azione protegge gli alimenti dall'irrancidimento e difende l'organismo dai radicali liberi. L'eugenolo viene usato dai medici dentisti come disinfettante e analgesico dentale.
Il chiodo di garofano eccita l'appetito e la digestione, è antifermentativo e antiputrefattivo, antisettico più del fenolo (Cavel) e disinfettante (Koscik). Vermifugo e antielmintico (Cavier e Debelmas), protegge le vie respira-

torie, ravviva e rinforza la memoria. È riconosciuta una sua azione tonica sulla muscolatura uterina, per cui può essere impiegato in alcuni disturbi ginecologici e in gravidanza. Se usato in eccesso provoca irritazione dei reni e delle vie urinarie.

I chiodi di garofano vengono impiegati in Bioterapia Nutrizionale® quando è necessario neutralizzare una carica batterica che si teme possa essere presente in qualche alimento; quando si vuole aumentare il potere antibiotico di una preparazione bionutrizionale, oppure quando bisogna aiutare un soggetto affetto da patologie virali.
Una delle modalità di utilizzo dei chiodi di garofano è quella di aggiungerne alcuni durante la cottura di un arrosto, quando si abbia il sospetto che la carne sia stata troppo frollata e possa contenere dei batteri in replicazione. Nella preparazione del brodo di pollo, impiegato nelle forme infettive di origine virale o batterica, si inseriscono 3-4 chiodi di garofano nella cipolla che si mette a cuocere nel brodo, in modo da aumentare la capacità terapeutica di questa associazione.
I chiodi di garofano possono essere molto utili in tutti gli impieghi bionutrizionali della coppa di maiale. Quest'ultima, costituita dalle cotiche, dal muso, dallo zampetto e dalle orecchie, è una carne a basso contenuto lipidico (per la pressatura subita appena dopo la bollitura), con un'altissima percentuale di collagene, che serve in tutte le malattie del tessuto connettivo e della pelle. Nella cottura della coppa si associano la cipolla e i chiodi di garofano, per garantire la sterilità di questo piatto, durante il periodo di consumo da parte del paziente. Tuttavia, il vero e proprio impiego terapeutico di questa spezia avviene con le tisane, come quella preparata facendo bollire, per 7-8 minuti circa, 1 mela, un pezzetto di cannella, 3-4 chiodi di garofano e la buccia di mezzo limone (*si veda* il capitolo sulla mela); in questo caso ogni componente ha una sua specifica azione, al fine di ottenere un rimedio polivalente nelle forme infettive di natura virale e/o batterica.
Nelle forme influenzali in fase iniziale, un'azione antivirale specifica è quella del vin brûlé, la cui preparazione prevede l'impiego di chiodi di garofano, cannella, buccia di limone con l'aggiunta finale di 1 cucchiaio di zucchero, prima di bruciare la parte alcolica del vino.

# La cannella

Originaria dello Sri Lanka, la cannella (*Cynnamomum zeylanicum*) cresce oggi nelle regioni a clima tropicale dell'India, del Brasile e delle isole dell'Oceano Indiano. La pianta è un albero simile all'alloro, che cresce fino a 3 m di altezza, con foglie lunghe e lucide, piccoli fiori bianchi e bacche nero-porpora; la droga è costituita da strisce sottilissime di corteccia seccata, di colore marrone chiaro, avvolte su se stesse a formare dei bastoncini cilindrici detti stecche.

Nei tempi antichi, la cannella era una spezia rara e costosa. Venne custodita gelosamente, come fosse un prezioso tesoro, da re Salomone, che l'aveva ricevuta in dono dalla regina di Saba. Fu una delle spezie con cui Mosè unse l'Arca dell'Alleanza. Sebbene nell'Europa medioevale fosse ancora una spezia piuttosto costosa, divenne un ingrediente basilare, insieme con lo zenzero, dei piatti unici a base di carne e frutta, tipici di quel tempo.

In commercio si può trovare in stecche o in polvere; è preferibile comprarla in stecche o, se in polvere, in piccole quantità perché conservi aroma e sapore.

La cannella contiene cineolo, eugenolo, fenolo (olio essenziale); quest'ultimo è un potente disinfettante naturale di gran lunga superiore, come potere sterilizzante e antibatterico, all'acido fenico. Dotata di un'azione antiossidante più potente di quella della vitamina C, la cannella ha anche funzione tonificante, antispasmodica, digestiva, antiputrefattiva intestinale e vermifuga. Utilizzata in Bioterapia Nutrizionale® soprattutto come antinfluenzale, in realtà la cannella è utile come cardiocinetico (accelera i battiti) e come tonico della funzione respiratoria (F. Debuigne), quando viene proposta all'interno della composizione del vin brûlé.

Agendo sui centri vasomotori come vasocostrittore (Brissemont et al.) e come stimolante generale in senso lato (Cadéac e Meurier), la

cannella può essere molto utile nelle più svariate situazioni cliniche; per le stesse ragioni, il suo impiego eccessivo è sconsigliabile nei soggetti con tendenza alle convulsioni, in chi ha disturbi del ritmo cardiaco con tendenza all'aumento della frequenza e negli stati di agitazione (in quest'ultimo caso può indurre prima un aumento della sintomatologia clinica e poi una condizione di sonnolenza e di depressione).
Per la sua documentata azione estrogenica e uterotonica, deve essere usata con prudenza in gravidanza, soprattutto nei casi di minaccia d'aborto (Vignes, Mittensweig e Lewin).

## La cannella in Bioterapia Nutrizionale®

Con la stessa funzione del chiodo di garofano, la cannella può essere usata negli arrosti e in tutti quei piatti che, non venendo consumati appena pronti, possono sviluppare una carica batterica o virale.

Nei pazienti affetti da patologie polmonari con tosse produttiva, la cannella si presta per utili presidi bioterapeutici, fra i quali 1 tisana contenente anche latte e buccia di limone.

### *Tisana alla cannella*

Si prepara facendo bollire per 3-4 minuti 1 tazza di latte con 1 stecca di cannella e la buccia ben lavata di circa mezzo limone; si assume di sera, dolcificando preferibilmente con miele.
La funzione è fluidificante ed emolliente sui catarri, sedativa della tosse e disinfettante delle alte vie respiratorie.

# Lo zafferano

Della famiglia delle Iridacee, lo zafferano (*Crocus sativus*) è una delle spezie più pregiate e costose per l'enorme numero di fiori di croco (circa 500 000) necessari a produrre 1 kg di prodotto. Di colore rosso, lo zafferano puro diventa giallo a contatto con l'acqua dei cibi; la produzione mondiale è concentrata nei Paesi caldi del Mediterraneo e del Medio Oriente. Per il suo alto costo, lo zafferano si presta a molte sofisticazioni: dall'uso del cartamo (*Carthamonus tinctorius*) a quello della curcuma; a sua volta, viene utilizzato per adulterare altri alimenti, come la colorazione del burro rifuso, o la verniciatura della pasta.

Il componente principale dello zafferano è un olio etereo (contenuto nella droga nella proporzione dello 0,08%), la cui frazione più importante è costituita dalla picrocrocina; quest'ultima, responsabile del colore giallo, è un eteroside amaro, la cui parte agluconica, in seguito alla scissione idrolitica dell'eteroside e alla formazione di un secondo doppio legame, si trasforma nell'aldeide safrenale (Kuhn & Winterstein). Lo zafferano contiene anche il glucoside crocina che, in presenza di acidi, si scinde in crocetina (sostanza che, insieme con la picrocrocina, conferisce al prodotto il caratteristico colore giallo-rossiccio) e in crocosio, uno zucchero che mitiga il sapore amaro della picrocrocina. Oltre alle sopracitate sostanze, è stata accertata la presenza di piccole quantità di licopina, di beta- e gamma-carotina, nonché di olio grasso (ca 5%), amido (ca 13%) e sostanze azotate (ca 12%)

Essendo parte del pistillo di un fiore (con tutta la valenza energetica e informativa che hanno tutti i fiori), lo zafferano ha una riconosciuta funzione organica rigenerante e di sostegno; nei Paesi produttori è consuetudine consumare fresco l'intero pistillo, lasciandolo ammorbidire in acqua, mentre in Iran si usa strofinare il pistillo della pianta con 1 zol-

letta di zucchero, che viene sciolta in acqua e poi bevuta.
Potendosi considerare a tutti gli effetti una pappa reale vegetale, lo zafferano ha azione terapeutica in tutti gli individui defedati, nei soggetti atonici, negli studenti prima di un esame, in chi deve essere vigile durante un lavoro notturno. Esso ha azione stimolante, tonica ed emmenagoga, anche se, opportunamente associato al riso o alla pasta, esplica una funzione sedativa e ipnotica. Ha grande influenza sugli organi genitali femminili e in particolare sulla contrattilità dell'utero durante il parto (Leclerc), ma può essere molto utile anche nel trattamento delle dismenorree.
Possono giovarsi dell'impiego dello zafferano i pazienti affetti da bronchite cronica (Liegeois), nonché quelli con bronchiectasia da fumo di tabacco.

# Lo zafferano in Bioterapia Nutrizionale®

Lo zafferano può essere usato sulla pasta o sul riso, modulando la scelta e la modalità di preparazione, a seconda dello scopo terapeutico richiesto.
Per ottenere un'azione energizzante e ristrutturante, si useranno le tagliatelle condite con burro, parmigiano reggiano e zafferano sciolto in crema di latte bollente; mentre il riso condito con burro, parmigiano reggiano e zafferano sciolto in crema di latte bollente sarà indicato nel pasto serale in soggetti che necessitino di zuccheri a più rapido assorbimento e utilizzazione, quali quelli del riso. Nel pasto di mezzogiorno, o nella dieta dimagrante, si potrà impiegare lo zafferano versandolo sulle carni, dopo averlo fatto sciogliere in 1 tazzina di brodo.

# La salvia

La salvia (*Salvia officinalis*) è un suffrutice alto fino a 1 m, con fusto quadrangolare, in parte legnoso, e lunghi rami semiverticali al centro della pianta, ascendenti all'esterno. Le sue foglie, che costituiscono la parte utilizzata in Bioterapia Nutrizionale®, sono ovali-lanceolate, di colore verde-grigiastro, con il bordo fornito di piccolissimi denti e la superficie ricoperta da una fine peluria.
Osservando al microscopio una foglia, si notano gli stomi, comuni a tutte le piante facenti parte della famiglia delle Labiate, insieme con peli ghiandolari piccoli, peduncolati e monocellulari, oppure sessili e grandi. I peli protettori sono molto numerosi e formati da 2 cellule, di cui quella superiore è appuntita e piegata a forma di flagello.
Anticamente, la salvia veniva tenuta in altissima considerazione per le sue proprietà medicinali, tanto da essere chiamata 'Erba sacra'. Essa cresce allo stato subspontaneo in tutto il mezzogiorno dell'Europa. In genere, trova terreni favorevoli sui pendii aridi e nei luoghi assolati e sassosi. La parte della pianta destinata a uso officinale è generalmente costituita solo dalle foglie, che vengono raccolte preferibilmente da aprile a luglio (periodo nel quale si ha la maggiore produzione di olio essenziale e di altri principi attivi), messe a seccare all'ombra e, infine, conservate in scatole o in cartoni, in modo da preservarle dalla luce, dall'umidità, dagli insetti e dal caldo eccessivo.

Come si può osservare nella Tabella dell'Istituto Nazionale della Nutrizione, le foglie contengono una notevole quantità di calcio, di potassio, di vitamina A e di sostanze lipidiche. Queste ultime sono le più importanti per spiegare le numerose azioni organiche della salvia. Infatti, oltre all'olio essenziale, sono presenti: 2 mg% di acido ursolico; 0,2-0,5 mg% di acido oleanolico (fino ad arrivare al 4,5% nelle foglie raccolte alla fine dell'esta-

| Salvia | |
|---|---|
| *Composizione per 100 g di parte edibile* | |
| Parte edibile | 100% |
| Acqua | 66.4 g |
| Carboidrati | 15.6 g |
| Proteine | 3.9 g |
| Lipidi | **4.6** g |
| Calcio | **600** mg |
| Sodio | 4 mg |
| Potassio | **390** mg |
| Fosforo | 33 mg |
| Tiamina | 0.11 mg |
| Vit. A ret. eq. | **215** mcg |
| Vitamina C | tracce |

*Fonte:* Tabelle di Composizione degli Alimenti, Istituto Nazionale della Nutrizione, 1998.

te); beta-sitosterolo; 5 mg% di tannino (dotato di azione sedativa del sistema nervoso); acidi fumarico, clorogenico, caffeico, nicotinico e glicolico; fitoncidi, con proprietà batteriostatiche e battericide; sostanze estrogenosimili, con attività pari a 6000 UI di estrone per kg di droga secca; infine, borneolo, tuione e salviolo, che le conferiscono quel vago sapore di canfora, amaro e aspro.

# Salvia e funzioni organiche

La lunghissima tradizione nell'impiego popolare di questa pianta ha evidenziato la sua principale caratteristica terapeutica, che consiste nel bilanciare, in senso lato, la funzionalità dei vari organi, con azione di stimolo per quelli in ipofunzione e di sedazione nei casi di eccessiva attività funzionale.

A carico dell'apparato gastroenterico, l'impiego alimentare della salvia ha un effetto tonico e stimolante, sia nelle varie associazioni con altri alimenti, sia come aperitivo-ricostituente prima dei pasti, sotto forma di vino di salvia, di cui si dirà nel paragrafo successivo. Per l'azione tonica sulla muscolatura liscia dello stomaco, sarà indicata nei casi di atonia gastrica con lentezza e pesantezza digestiva e, per la sua azione eupeptica, nei soggetti inappetenti. Nelle atonie della vescica biliare, il deflusso della bile può essere raddoppiato o anche triplicato entro i primi 30 minuti successivi al consumo di salvia, in virtù della sua provata attività colagoga (Chabrol & coll.).

L'effetto biologico stimolante della salvia si ripercuote in modo clinicamente evidente su diversi organi e funzioni fisiologiche. Il tono nervoso viene sostenuto senza provocare eccitazione e irritabilità, per la concomitante modulazione dell'attività surrenalica (come si dirà a proposito delle funzioni ormonali della salvia); per l'azione secretagoga e antispasmodica, la salvia agisce terapeuticamente nelle bronchiti croniche e nelle patologie polmonari associate a spasmo della muscolatura liscia (Riolan & Roques); un effetto febbrifugo viene segnalato da diversi autori, soprattutto nelle febbri intermittenti e in quelle di tipo tifoide (Trousseau e Pidoux, Antonelli, Delphaut & coll.).

Gli studi di numerosi autori segnalano una serie di azioni fisiologiche della salvia, fra le quali quelle antisettica, antispasmodica, antisudorifera (Van Swietten), diuretica, coleretica, emmenagoga ad attività ormonale simile a quella della follicolina (Kroszcynski), ipoglicemizzante e ipertensivante (Cayoulle e Cazal). La salvia può provocare crisi epilettiche (Cadéac e Meurier) se usata per lungo tempo e in dosi eccessive nei soggetti a rischio; inoltre, può ridurre o arrestare il flusso del latte nelle nutrici (con un meccanismo d'azione simile a quello del carciofo), mentre nei lattanti esplica un'azione antidiarroica (Cazin).

# Attività ormonale della salvia

Solo con la nascita e lo sviluppo della chimica e della biochimica è stato possibile dimostrare scientificamente l'esattezza dell'impiego empirico della salvia nelle patologie endocrine femminili.

Oggi si conoscono numerose sostanze con azione estrogenosimile, contenute nelle foglie di salvia, molte delle quali sono ancora sco-

nosciute. Furono scoperte da S. Kroszcynski e M. Bychowska nel 1938 e la loro azione venne considerata simile a quella della follicolina.
L'apporto estrogenico della salvia viene usato terapeuticamente in Bioterapia Nutrizionale® solo come informazione in quei casi clinici caratterizzati da una carenza ormonale estrogenica, in quanto l'utilizzo frequente sarebbe sostitutivo dell'attività ovarica, con inibizione della produzione fisiologica.
L'impiego degli alimenti ad azione estrogenica, in particolare della salvia, deve essere molto mirato durante un trattamento bionutrizionale per patologie endocrine, dal momento che un consumo eccessivo nella prima metà del ciclo mestruale finirebbe per essere sovrapponibile all'uso degli estroprogestinici di sintesi, con il risultato di inibire la produzione endogena di questi ormoni. Quindi, uno stimolo lieve e non frequente agevola e potenzia le funzioni estrogeniche, mentre uno stimolo troppo intenso finirebbe per provocare una inibizione.
In una donna con disturbi notevoli del ciclo, a causa di uno squilibrio ormonale in senso androgenico, il medico dovrà valutare i dosaggi ematici dei vari ormoni e usare intensivamente la salvia, per un breve periodo, solo se i livelli di estrogeni sono molto bassi. Ottenuta la ripresa del ciclo mestruale, bisognerà aiutare la produzione estrogenica, fornendo gli elementi nutrizionali che aumentino i precursori degli estrogeni (che, in ultima analisi, sono i progestinici).
Se l'impiego più frequente della salvia in Bioterapia Nutrizionale® è quello nei disturbi ormonali femminili, non mancano indicazioni anche in alcune patologie maschili, tra cui i tumori della prostata e del testicolo. L'azione estrogenica, infatti, può essere sfruttata efficacemente per antagonizzare il testosterone nelle neoplasie degli organi genitali maschili. Più frequente e usuale è l'impiego della salvia nell'iperfunzione surrenalica del maschio o della donna in menopausa, quando insorge ipertensione arteriosa o stato di eretismo neuropsichico per ipersurrenalismo.

## La salvia in Bioterapia Nutrizionale®

### *Tortellini burro e salvia*

Questa preparazione si utilizza in fase premestruale, nelle donne con flusso ridotto per carenza proteica o con una storia di ritardi mestruali per insufficiente attività ovarica.
Si prepara nel seguente modo: si fonde in una padella il burro a bassa temperatura, mettendo 2-3 foglioline di salvia sminuzzate quando il burro è ancora solido; dopo che i tortellini sono stati lessati e scolati, si versano nella padella che contiene il burro e la salvia, mantecando per 2-3 minuti. Per liberare le sostanze lipidiche, fra cui esistono quelle con azione estrogenica, è necessario rompere la struttura protettiva delle foglie di salvia.
I tortellini forniscono la necessaria quota proteica, insieme con i carboidrati della pasta, mentre la salvia costituisce uno stimolo estrogenico sufficiente ad attivare un meccanismo ormonale lento.

Il pasto può essere completato con un ulteriore apporto proteico, per esempio 180 g di lombata di maiale con burro e salvia e un quarto di ananas come fluidificante del sangue.
La funzione di questo pasto è quella di fornire la materia sulla quale gli ormoni dovranno agire e di somministrare degli estrogeni esterni, come aiuto momentaneo. Infatti, la stessa associazione iperproteica ed estrogenica sarebbe sostitutiva dell'attività ovarica endogena, se proposta in seconda-terza giornata del ciclo mestruale.

### *Involtini alla salvia*

L'involtino si prepara mettendo 1 pezzetto di formaggio fondente (fontina o mozzarella) su 1 fettina di carne che poi si arrotola, chiudendola a fagottino con uno stecchino, e si fa cuocere in padella con olio e salvia.
Questo piatto si utilizza quando la paziente ha un flusso mestruale troppo fluido per deficit

coagulatorio. Il formaggio aumenta immediatamente la coagulabilità ematica e la salvia sostiene l'azione ormonale.

## *Saltimbocca alla romana*

Piatto tipico della tradizione regionale italiana, consiste nel preparare la carne adagiandovi sopra 1 fetta di prosciutto crudo e 1 foglia di salvia (fermando il tutto con uno stuzzicadenti), facendo rosolare in padella prima dal lato del prosciutto e della salvia, senza aggiungere sale, e poi dal lato opposto.
La funzione di questa preparazione è simile a quella descritta a proposito dei tortellini burro e salvia.

## *Petto di tacchino con burro e salvia*

Nei pazienti ai quali possano giovare le molteplici azioni della salvia, si può proporre il petto di tacchino cotto con burro e salvia, laddove il tipo di proteina del tacchino serve solo da supporto all'azione richiesta della salvia.
Nel carcinoma della prostata, invece, può essere preferibile utilizzare come supporto proteico il petto di pollo, cotto con burro e salvia, sfruttando l'adulterazione commerciale del pollo, cui vengono somministrati estrogeni di sintesi per aumentarne rapidamente il peso.

## *Gnocchi burro e salvia*

In una paziente con ritardo mestruale per carenza estrogenica, può essere necessario dare uno stimolo in questa direzione verso il 21° giorno del ciclo, quando la produzione di progesterone è già terminata e l'ovaio deve avviare quella degli estrogeni per creare le condizioni fisiologiche del ciclo successivo. In questa situazione clinica non è ragionevole associare la salvia alle proteine, ma bisognerà integrarla con alimenti che sostengano i progestinici, ancora indispensabili per la preparazione dell'endometrio allo sfaldamento mestruale. Questi alimenti possono essere i carboidrati (per il loro contenuto in triptofano, come si è ampiamente discusso nel capitolo dedicato alla pasta).
Sarà allora razionale proporre la salvia tritata cruda sulla pasta al pomodoro, o usare gli gnocchi di patata conditi con burro e salvia.

## *Fagioli alla salvia*

I fagioli vengono cotti con alloro, salvia, pomodoro e aglio. In questa preparazione: l'alloro stimola i succhi gastrici e funziona da antifermentativo intestinale; l'aglio, soffritto nell'olio prima della cottura, insieme con il pomodoro, aiuta il fegato durante il processo digestivo; la salvia, oltre alla sua funzione ormonale, ha un'azione sedativa sulla peristalsi intestinale, che i fagioli potrebbero attivare in modo improprio.
Per la ricchezza in triptofano e altri precursori progestinici, l'associazione dei fagioli con la salvia ha le stesse indicazioni terapeutiche degli gnocchi. Il vantaggio consiste in un'azione più graduale e prolungata, per la presenza della quota proteica dei fagioli, con una stimolazione metabolica mediata dalla presenza del ferro (utile in previsione della perdita ematica mestruale).

## *Vino alla salvia*

Il vino medicato alla salvia si prepara facendo macerare 50 g di foglie di questa pianta in 1 litro di vino rosso per 10 giorni in estate e 15 giorni in inverno. A seconda degli effetti terapeutici richiesti, nella quantità di 1-3 cucchiai da minestra *pro dose*, si utilizzerà dopo i pasti nei disturbi della funzione digestiva, oppure di sera per l'azione sedativa della tosse, per l'azione estrogenica o per quella febbrifuga.
In questa preparazione, il potere terapeutico della salvia deve essere ben gestito, in quanto l'alcol estrae dalle foglie tutti i principi liposolubili e ne permette il rapido assorbimento attraverso le mucose gastrointestinali.

## *Salvia e zucchina*

Fra le associazioni alimentari controindicate, la salvia non deve essere proposta nello stesso pasto insieme con la zucchina; l'azione sedativa di quest'ultima a carico del sistema nervoso centrale interferisce negativamente con l'effetto miorilassante periferico della salvia: la somma di 2 azioni fisiologiche dello stesso tipo produce un risultato opposto, vale a dire uno stato di contrattura. Questo meccanismo, comune a molte sostanze, è descritto innumerevoli volte nei trattati di fisiologia umana, nei quali viene definito «effetto paradosso».

# L'alloro

Originario dei Paesi dell'Europa meridionale e dell'Asia Minore, l'alloro (*Laurus nobilis*) è una pianta sempreverde che raggiunge i 5-6 m di altezza, ma si presta anche per realizzare siepi molto fitte, se viene potata annualmente all'altezza desiderata.
Il suo gusto forte e aromatico e le sue proprietà terapeutiche erano conosciute già nel periodo greco-romano, quando l'alloro veniva usato in cucina e per preparare le corone destinate ai poeti e ai condottieri trionfatori. Infatti, dal termine latino *Bacca laureus* sono derivati il vocabolo inglese *bachelor* e quello francese *baccalauréat*, indicanti gli onori accademici e la laurea finale.
Dell'alloro si utilizzano le foglie e le bacche, che contengono pinene, eugenolo, terpeni, geraniolo e acido cianidrico; quest'ultimo, presente in maggiore quantità nelle foglie giovani, è responsabile del tipico scoppiettio che si produce quando l'alloro viene bruciato. A causa della notevole tossicità dell'acido cianidrico, le foglie da utilizzare in Bioterapia Nutrizionale® dovranno essere quelle adulte di almeno 1 anno.

All'alloro vengono riconosciute diverse azioni terapeutiche: esso è stomachico, stimolante, carminativo (limita ed espelle i gas dal tubo digerente), diuretico, sudorifero, antispastico. Le bacche (seccate e grattugiate come la noce moscata) sono toniche, stimolanti, utili nelle bronchiti e nelle dispepsie, in virtù delle loro proprietà antisettiche.

## L'alloro in Bioterapia Nutrizionale®

### *Tisana di alloro*

Si prepara facendo bollire 2-3 foglie di alloro in 1 tazza d'acqua per 4-5 minuti, quindi si aggiunge zucchero. Si beve in caso di dolori

addominali caratterizzati da meteorismo e gonfiore delle anse intestinali.
In soluzione passano le sostanze idrosolubili che hanno un potere adsorbente sui gas, simile a quello del carbone vegetale, ma sono prive dell'effetto irritativo provocato da quest'ultimo sulle cellule della mucosa. A differenza della tisana di alloro, quella di camomilla è antispastica, per cui funziona nelle contratture dolorose della muscolatura liscia intestinale, ma non ha effetto sulla dilatazione meteorica delle anse.

### *Arrosto di maiale con alloro*

Nella cultura contadina è consuetudine cuocere la carne di maiale insieme con alcune foglie di alloro. Ciò permette una migliore digeribilità di questa carne ricca di grassi: l'alloro, infatti, stimola l'escrezione pancreatica delle lipasi, aumenta la peristalsi gastrica, riduce i fenomeni fermentativi.

### *Spiedini con alloro*

Quando gli spiedini vengono preparati con carni di origine diversa, l'alloro diventa indispensabile negli individui con digestione lenta e laboriosa, peggiorata dall'impiego di carni con differenti tempi di cottura e specifiche caratteristiche nutrizionali e digestive. Per la stessa ragione, è utile per la digestione di un alimento complesso come il fegato in padella o le carni di animali di alta montagna (cervi e caprioli), di cui l'alloro facilita la digestione della struttura muscolare particolarmente coriacea e mitiga l'odore di selvatico.

# L'aglio

All'aglio, utilizzato fin da tempi remoti, si è sempre attribuita una doppia valenza: alimentare e terapeutica. Quest'ultima è stata riconosciuta negli ultimi anni anche dall'Organizzazione Mondiale della Sanità (OMS), per cui si sono moltiplicati gli studi scientifici miranti a dimostrare le numerose virtù curative a esso attribuite da tutte le medicine etno-tradizionali. Purtroppo, la moderna ricerca scientifica si ostina a ragionare in termini di singoli principi attivi (o al massimo di estratti parziali e manipolati), trascurando il fatto che la migliore modalità di impiego di un alimento è quella *in toto*, possibilmente evitando la cottura, in quanto tutti i principi attivi vengono proposti dalla natura in una forma armonica ed equilibrata. A titolo di esempio, riportiamo 2 studi abbastanza recenti miranti a dimostrare la mancanza di efficacia dell'aglio nelle patologie dell'apparato cardiovascolare e nelle ipercolesterolemie.

«È un luogo comune che l'uso dell'aglio abbassi la pressione arteriosa e, secondo alcuni, possa anche ridurre i livelli ematici di colesterolo e trigliceridi; tuttavia, studi a conferma di questa credenza non erano stati ancora condotti. Tale lacuna è stata colmata da Heiner K. Berthold, dell'Università di Bonn (Germania). L'équipe tedesca ha selezionato 25 pazienti con colesterolemia e trigliceridemia abbastanza elevate (il valore medio del colesterolo totale era pari a 290 mg/dl; la trigliceridemia si attestava intorno a 127 mg/dl). A un gruppo di questi pazienti è stata somministrata, per 12 settimane, una preparazione a base di estratto di aglio (equivalente al consumo giornaliero di 4-5 g di aglio fresco); agli altri, invece, è stato somministrato un placebo. Alla fine dello studio, in seguito a una nuova determinazione dei livelli ematici di colesterolo totale, colesterolo HDL e colesterolo LDL, non è emersa alcuna differenza, in termini di riduzione di tali parametri ema-

tologici, tra il gruppo di pazienti trattati con estratti d'aglio e quelli del gruppo placebo. In conclusione, i pazienti affetti da dislipidemia (cioè con livello anormale di grassi nel sangue) faranno bene a rivolgersi a una terapia dietetica più aggressiva e, se del caso, a preparati farmacologici meno naturali ma senz'altro più efficaci.» ('JAMA' 1998; 279:1900-1902.)
«L'allicina, uno dei principi attivi liposolubili più importanti dell'aglio, non è biodisponibile; infatti, dopo ingestione di 25 g di polvere di aglio grezzo, contenente una significativa quantità di questo principio attivo, non è stato possibile ritrovarlo nel sangue o nelle urine, il che pone seri dubbi sulla sua eventuale azione benefica.» (L. Lawson et al. in 'Thrombosis Research', 65(1992)1411.)
Riguardo al primo studio, sembra che all'autore interessi non tanto dimostrare la virtù terapeutica dell'aglio, quanto invogliare all'uso di «preparati farmacologici meno naturali ma senz'altro più efficaci» (sic!) Di fatto, per riscontrare effetti terapeutici oggettivi è stata impiegata una quantità di aglio del tutto insufficiente: 4-5 g corrispondono a malapena a 1 spicchio al giorno, peraltro sotto forma di estratto non meglio identificato! Molto dubbia è anche la correttezza scientifica del secondo studio, soprattutto in considerazione del fatto che l'autore, in una precedente pubblicazione dello stesso anno (L. Lawson et al. in 'Planta med.', 58-1992-93451) precisava: «L'allicina, derivante dall'aminoacido inodore alliina quando le cellule dell'aglio vengono distrutte, è una sostanza altamente instabile, che si decompone rapidamente in una serie di molecole irritanti e fortemente volatili, quali allilsolfuri e vinilditiini».
La logica avrebbe dovuto suggerire la ricerca di questi composti nel volume espiratorio del paziente, non certo nel sangue o nell'urina!

**Aglio**

*Composizione per 100 g di parte edibile*

| | |
|---|---|
| Parte edibile | 75% |
| Acqua | 80.0 g |
| Carboidrati | **8.4** g |
| Amidi | 0 |
| Proteine | 0.9 g |
| Lipidi | 0.6 g |
| Ferro | **1.5** mg |
| Calcio | 14 mg |
| Sodio | 3 mg |
| Potassio | **600** mg |
| Fosforo | **63** mg |
| Tiamina | 0.14 mg |
| Riboflavina | 0.02 mg |
| Niacina | **1.30** mg |
| Vit. A ret. eq. | 5 mcg |
| Vitamina C | **5** mg |

*Fonte:* Tabelle di Composizione degli Alimenti, Istituto Nazionale della Nutrizione, 1998.

# Composizione e caratteristiche nutrizionali

Originario dell'Asia centrale, l'aglio è una pianta erbacea la cui epoca di raccolta è compresa tra marzo e luglio, a seconda delle zone climatiche di coltivazione. La sua disponibilità sul mercato è estesa a tutto l'anno, in quanto il bulbo, corrispondente alla parte commestibile, può essere conservato a lungo in luoghi areati e freschi.
Le testimonianze storiche riguardanti le proprietà medicinali dell'aglio sono numerose. Il papiro di Ebers (1550 a.C.) elenca almeno 20 impieghi terapeutici di questo prodotto della natura. Gli atleti greci, prima dei Giochi olimpici, ne masticavano gli spicchi e, nel periodo tardo-romanico, i cantanti solevano schiarirsi la voce bevendo un miscuglio di miele e succo d'aglio, pratica ancora in uso da parte di molti tenori.
La composizione biochimica dell'aglio è piuttosto complessa: oltre alle sostanze elencate nella tabella, in base ai dati dell'Istituto Nazionale della Nutrizione (alle quali andrebbero aggiunte discrete quantità di zolfo, iodio e silicio, come riportato da diverse altre fonti), i composti caratteristici e importanti dal punto di vista terapeutico sono quelli solforati, distinti in idrosolubili e liposolubili.

I primi, inodori, non irritanti e chimicamente stabili, derivano dall'aminoacido cistina; essi sono la S-allilcistina (SAC), la S-allilmercaptocistina (SAMC), la S-metilcistina e il gruppo delle gamma-glutamilcisteine.
I secondi, invece, sono estremamente instabili, irritanti e volatili. Derivano dall'aminoacido inodore alliina, che si trasforma in allicina quando l'aglio viene schiacciato e manipolato in maniera da determinare la distruzione delle cellule. Dall'allicina originano poi i veri solfuri, come il diallilsolfuro (DAS), il diallilsolfato (DADS), il dialliltrisolfuro, eccetera.
Il diallilsolfuro e la tioformaldeide si sono dimostrati antibatterici più potenti dei sulfamidici e della penicillina, in particolare contro streptococchi, vibrioni del colera, bacilli di tifo, salmonella e shigella (Masquelier). Se l'aglio viene impiegato crudo e fresco, queste sostanze hanno un notevole potere battericida e viricida, soprattutto nei riguardi del *Virus parainfluenzae* tipo 3 e *Rhinovirus* umano tipo 2 (Scheibe).

In virtù del suo potere antibiotico naturale, l'aglio trova innumerevoli indicazioni terapeutiche in Bioterapia Nutrizionale®: previene l'insorgenza della sindrome influenzale (questo spiega perché sia possibile curare un raffreddore al primo insorgere impiegando, per esempio, la tisana di limone e aglio o la minestrina d'aglio); è curativo nelle bronchiti, grazie alla sua azione antibatterica e fluidificante sulle secrezioni bronchiali (in presenza di vitamina C, l'alliina viene trasformata in una molecola chimicamente affine alla s-carbossimetil-cistina, principio attivo mucolitico presente in molti prodotti commerciali); si dimostra terapeuticamente efficace in altre malattie polmonari, compresi la tubercolosi e il pneumotorace spontaneo (*si veda* l'impiego del battuto di lardo); è in grado di regolare la flora batterica intestinale nei casi di dismicrobismo (non a caso, in aree geografiche dove le gastroenteriti sono endemiche, quali il Medio Oriente e il Nord Africa, l'uso dell'aglio è ubiquitario nell'alimentazione, e la coltivazione di questa liliacea è estremamente diffusa).
Diverse osservazioni epidemiologiche e vari studi clinici lasciano supporre la possibilità di sfruttare il potere terapeutico dell'aglio in modo più mirato. Per esempio, l'aglio è terapeutico ad alte dosi per l'ipertiroidismo, a piccole dosi per l'ipotiroidismo (Rhe Yun); il propil-disolfuro svolge un'azione nelle disfunzioni tiroidee con gozzo (Cowan & Sagir); nelle aree geografiche dove l'aglio viene consumato quotidianamente, gli epidemiologi hanno riscontrato una minore incidenza di malattie neoplastiche.
La presenza di allili idro- e liposolubili, zolfo, arsenico, iodio e silicio spiega molti degli effetti terapeutici dell'aglio: da quelli cardiocinetici a quelli di regolarizzazione della pressione sanguigna, da quelli antibiotici e antivirali a quelli antidepressivi. Esistono numerosi aspetti ancora da studiare per comprendere l'azione antineoplastica, immunostimolante, ipoglicemizzante ed epatoprotettiva dell'aglio, che si evidenzia in seguito all'impiego clinico-terapeutico di questo alimento.

Molto importante è l'attività farmacologica dell'apoene, sostanza che si distrugge con la cottura e l'essiccamento, mentre è attiva nell'aglio crudo. Essa svolge le seguenti azioni: agisce come vasodilatatore di arteriole e capillari, riducendo la pressione arteriosa sistolica solo quando i valori sono superiori a quelli fisiologici, senza influire (come accade per molti farmaci) sulla pressione sanguigna dei soggetti normotesi; fa diminuire i livelli ematici del colesterolo; fluidifica il sangue e combatte i radicali liberi nelle cellule; aumenta la produzione di serotonina (*si veda* l'uso delle zucchine marinate per agevolare il sonno) e rafforza le difese immunitarie. Anche l'ajoene, sostanza derivante dall'allicina, è attivo solo nell'alimento fresco; esso previene l'aggregazione piastrinica, in quanto svolge un'azione antitrombotica per inibizione dei recettori del fibrinogeno.

Oltre a quelle antibiotica e antipertensiva, una delle proprietà dell'aglio maggiormente sfruttate in Bioterapia Nutrizionale® è l'azione sedativa sul sistema nervoso centrale, particolarmente in chi vive nelle zone costiere; l'azione continua dello iodio marino, nebulizzato nell'atmosfera, rende ipereccitabili e insonni i soggetti predisposti, con alternanza di irritabilità neurologica e successiva depressione. In questi casi, l'aglio è un efficace regolatore del tono nervoso: elimina la paura, l'insicurezza, la depressione e diminuisce l'insonnia. Il principio attivo di questa azione terapeutica è l'aminoacido volatile alliina, che agisce anche attraverso l'inalazione dell'aria di un ambiente confinato in cui sia presente l'aglio; infatti, nelle popolazioni contadine era consuetudine tenere appese alle pareti delle trecce realizzate con le piante intere di aglio, sia allo scopo di conservarlo per i mesi invernali, sia in virtù dell'osservazione empirica in base a cui la sua presenza migliorava il tono dell'umore.

Esistono delle controindicazioni all'impiego alimentare dell'aglio: se usato crudo, aggrava la sintomatologia nelle gastriti, con ipersecrezione di acido cloridrico, e nelle ulcere gastroduodenali; nelle forme tubercolari, quando c'è il rischio di episodi di emottisi, un consumo esagerato di aglio crudo può facilitare il sanguinamento; infine, consumato in quantità relativa (100 mg/kg *pro die*) produce un aumento degli spermatozoi e diminuisce le forme anomale, mentre assunto in grandi dosi riduce la congestione dei testicoli e il numero di spermatozoi, per interferenza con l'acido sialico prodotto dalle vescicole seminali.
Uno degli inconvenienti secondari all'impiego dell'aglio è costituito dall'odore, dovuto alle numerose sostanze volatili emesse attraverso la pelle, l'urina o il respiro. Quando è necessario assumere l'aglio crudo, per ridurre al minimo questo sgradevole effetto 'collaterale' bisognerebbe iniziare con dosi minime, aumentandole gradualmente; in tal modo, all'organismo viene dato il tempo necessario per mettere in atto quei processi biochimici in grado di metabolizzare le molecole volatili. Si è osservato, inoltre, che nelle persone maggiormente esposte a questo inconveniente esiste una carenza di vitamina A. Per eliminare l'odore di aglio dalla bocca, è sufficiente masticare 1 gambo di prezzemolo o qualche chicco di caffè.

# L'aglio in Bioterapia Nutrizionale®

## *Minestrina all'aglio*

Si schiaccia 1 spicchio d'aglio, senza tagliarlo, e lo si mette a friggere in olio extravergine di oliva; quando diventa dorato, si aggiunge l'acqua, mantenendo alta la temperatura, in modo che si formi una vera e propria emulsione (si nota la presenza di schiuma) arricchita dai principi dell'aglio, che penetrano durante la cottura nella struttura della pasta, che va aggiunta, quando l'acqua riprende a bollire. Questa preparazione svolge un'azione antibatterica e antivirale, utile nelle sindromi influenzali da raffreddamento e in tutte le forme infettive caratterizzate da iperpiressia.

## *Tisana di aglio e limone*

Questa tisana non è semplicemente un presidio valido per gli stati febbrili intensi, ma svolge anche un'azione antibiotica e antivirale ad ampio spettro, in virtù del contenuto specifico dell'aglio e del limone. Si prepara lavando accuratamente 1 limone servendosi di uno spazzolino con acqua e sapone (possibilmente di Marsiglia); poi si asciuga la buccia con carta paglia o con un canovaccio pulito e si lo mette intero in un pentolino stretto e alto, in modo che il limone risulti immerso in meno di 1 tazza di acqua. Si aggiunge 1 spicchio d'aglio intero vestito (nel senso che non si toglie la pellicina) e si pone il pentolino sul fuoco. Dal momento in cui l'acqua inizia a bollire, si fanno trascorrere esattamente 7 minuti e si spegne il fuoco. La tisana, che va bevuta possibilmente senza zucchero (in modo da non fornire energia e nutrimento ai germi patogeni), produce un sollievo immediato della sintomatologia febbrile. Di solito, questa tisana è gradita anche dai bambini, in quanto prevalgono il sapore e l'odore del limone. È importante il tempo di bollitura necessario a formare un presidio antibiotico-antivirale: oltre tale tempo la tisana si degrada assolvendo meno bene la sua funzione terapeutica.

Il meccanismo d'azione di questa tisana si attua per il passaggio in soluzione di sostanze antivirali e antinfiammatorie biologiche che, come avviene per tutti i rimedi naturali, non indeboliscono le difese organiche e non provocano effetti collaterali.

In base all'esperienza pratica si è osservato che questa tisana è particolarmente efficace nelle febbri che si manifestano dopo raffreddamenti intensi, con picco rapido e violento, congestione e dolenzia muscolare e articolare.

### *Aglio crudo e patata lessa*

Nelle forme infettive acute e croniche, quando l'organismo è metabolicamente impegnato nella difesa contro l'agente estraneo, è indicata l'associazione di 1 patata lessa condita con aglio crudo tritato, olio extravergine di oliva e sale. La finalità terapeutica è quella di sfruttare tutti i principi attivi ad azione antivirale e antibatterica dell'aglio crudo, fornendo al fegato l'amido della patata ricco in potassio; in tal modo si sostiene l'epatocita nel suo lavoro di detossicazione e di produzione di fattori biologici difensivi. Si tratta di un presidio bionutrizionale da utilizzare nelle situazioni acute o riacutizzate, in pazienti particolarmente defedati (o nella fase di astenia in una forma infettiva occasionale batterica o virale), quando l'organismo non è in grado di rispondere adeguatamente ad altre soluzioni terapeutiche.

### *Aglio e yogurt*

L'aglio è attivo anche contro funghi patogeni come *Candida albicans*. Nelle infezioni genitali femminili, in mancanza di presidi farmacologici o in caso di intolleranza ai farmaci, si possono praticare delle applicazioni topiche di yogurt mescolato ad aglio schiacciato. Anche la candidosi orale, frequente conseguenza di trattamenti chemioterapici ripetuti o di protocolli farmacologici molto aggressivi, può essere trattata mediante l'assunzione di purea d'aglio crudo mescolata allo yogurt.

## *Aglio come anticancerogeno*

Per la prevenzione del cancro nelle persone sottoposte a stress fisico, in chi fuma o ha fumato per molto tempo, negli individui che hanno familiari o ascendenti con malattie neoplastiche e in tutti i soggetti che siano a rischio ambientale, è consigliabile una dose di 3-5 spicchi d'aglio al giorno. Quando possibile, si può impiegare la pianta verde, che deve essere mangiata intera (bulbo e foglie verdi) in insalata; la cottura distruggerebbe totalmente i principi attivi antineoplastici.

Altra modalità è quella di utilizzare i bulbi crudi, schiacciati e conditi con olio e prezzemolo, in abbondante insalata mista.

### *Ricetta tibetana a base di aglio*

Nel 1971 una spedizione dell'UNESCO scoprì, tra i ruderi di un monastero tibetano, un'antica ricetta, incisa su tavolette di terracotta, che tramandava un medicamento, a base di aglio, utilizzato come rimedio contro la senescenza e i problemi a essa correlati. Si raccomandava di non ripetere questo rimedio prima che fossero trascorsi 5 anni da ogni assunzione!

La preparazione, descritta nei minimi dettagli, consiste nel pulire bene e lavare 300 g di aglio; schiacciarlo con un pestello di legno o di terracotta (quindi, non di metallo); addizionarlo a 300 g di alcol puro a 96° e chiuderlo ermeticamente a macerare in un recipiente di coccio o di vetro, posto in luogo fresco e al riparo dalla luce (praticamente al buio o avvolto in modo che non sia esposto alla luce). Tra-

scorsi 10 giorni, filtrare con una garza molto fitta e lasciar riposare altri 3 giorni.
Il medicamento si utilizza iniziando con 1 goccia diluita in 50 g di latte, precedentemente bollito e poi lasciato raffreddare a temperatura ambiente, aumentando le gocce in modo progressivo, con 3 somministrazioni al giorno prima dei 3 pasti principali, fino a raggiungere le 15 gocce alla fine del quinto giorno. Dal sesto giorno, si inizia con 15 gocce e si diminuisce di 1 goccia a ogni assunzione, fino ad arrivare a 1 sola goccia la sera del decimo giorno. Dall'undicesimo giorno in poi, le gocce della somministrazione, fin dal mattino, saranno sempre 25 per 3 volte al giorno; questa sarà la massima quantità che si continuerà ad assumere fino alla totale utilizzazione del medicamento.
Attenendosi scrupolosamente alle indicazioni, questo trattamento dovrebbe ringiovanire e rinvigorire l'organismo. Le funzioni dovrebbero essere quelle di liberare i tessuti dai depositi di grasso e di calcio, aiutando il metabolismo e l'elasticità dei vasi sanguigni; difendere dall'infarto, dalla sclerosi e dall'invecchiamento cardiaco; prevenire la formazione di tumori; evitare le crisi epilettiche; migliorare la vista.

**Schema di assunzione (in gocce)**

| Giorno | 1 | 2 | 3 | 4 | 5 | 6 | 7 | 8 | 9 | 10 | 11 |
|---|---|---|---|---|---|---|---|---|---|---|---|
| Colazione | **1** | **4** | **7** | **10** | **13** | **15** | **12** | **9** | **6** | **3** | **25** |
| Pranzo | **2** | **5** | **8** | **11** | **14** | **14** | **11** | **8** | **5** | **2** | **25** |
| Cena | **3** | **6** | **9** | **12** | **15** | **13** | **10** | **7** | **4** | **1** | **25** |

# La cipolla

Appartenente alla famiglia botanica delle *Liliaceae*, la cipolla (*Allium cepa bulbus*) è conosciuta nelle varie regioni italiane con nomi popolari quali, per esempio, *siola*, *sciolla*, *zeola*, *cipuja*, *ziodda* e *chibudda*. La parte edibile è costituita dal bulbo, che si raccoglie da maggio ad agosto quando la parte aerea è quasi secca; non vengono raccolti i bulbi prodotti da piante che hanno fiorito, in quanto sono quasi completamente svuotati dei loro principi attivi.
Originaria delle zone montane della Turchia, dell'Iran e dell'India, la cipolla è conosciuta da tempi remoti. Le prime notizie circa il suo impiego alimentare risalgono ai Caldei, 4000 anni fa; coltivata dagli Egizi e dai Greci, la cipolla era considerata tanto preziosa da costituire parte del salario dei soldati. Si tramanda che la buona salute dei popoli mediterranei fosse dovuta all'impiego alimentare quotidiano della cipolla; considerata alimento adatto agli intellettuali, ne vennero decantate le proprietà di stimolo del lavoro mentale (forse perché contiene molto fosforo). Plinio il Vecchio la descrisse, a ragione, come un potente diuretico se consumata cruda, utile per l'eliminazione dei cloruri. Se cotta, invece, diventa lassativa.
Oltre al contenuto nutrizionale riportato nella tabella dell'Istituto Nazionale della Nutrizione, sono noti altri principi attivi della cipolla e in particolare i disolfuri allilici, i fruttosani e i bioflavonoidi.

Secondo gli studiosi moderni, tra cui il premio Nobel finlandese Virtamen, oltre alle vitamine A, $B_1$ $B_2$, PP, C, E, a numerosi sali minerali (tra cui fosforo e magnesio), a 2 enzimi digestivi (ossidasi e diastasi, presenti solo nella cipolla cruda) e a vari oli essenziali, la cipolla contiene ben 150 sostanze attive di cui molte ancora non conosciute nei loro effetti farmacologici. Insieme con l'aglio, è uno degli ortaggi più utilizzati in Bioterapia Nutrizionale® per le sue proprietà nutritive e terapeutiche.

# Composizione e caratteristiche nutrizionali

La cipolla ha una spiccata azione antisettica (antibiotica) su un'ampia gamma di microrganismi patogeni; questa attività, associata a quella espettorante, rende il suddetto alimento un utile rimedio per bronchiti e raffreddori. È ben conosciuta, infatti, la sua azione terapeutica nelle infiammazioni catarrali delle mucose, e in particolare nei casi in cui sia presente un aumento della secrezione, bruciore alle palpebre, starnuti, corizza con rinorrea profusa, febbre da fieno e respiro affannoso.

In uno studio presentato da ricercatori dell'Università di Monaco è stato dimostrato che, nelle patologie infiammatorie, la cipolla esplica la sua azione terapeutica attraverso una diminuzione della reattività istaminergica mediata da meccanismi biochimici che inducono una inibizione della chemiotassi e della liberazione di istamina. I principi attivi ad attività antinfiammatoria sembrerebbero essere soprattutto gli estratti etanolici (per quanto riguarda l'azione antiflogistica e antiallergica) e i tiosulfinati (per la broncodilatazione attraverso il blocco delle PAF e la liberazione di istamina).
È stato anche rilevato che l'azione antiflogistica dei tiosulfinati, così come dei cepaeni, è secondaria a una inibizione della ciclossigenasi e della 5-lipossigenasi.

**Cipolla**

*Composizione per 100 g di parte edibile*

| | |
|---|---|
| Parte edibile | 83% |
| Acqua | 92.1 g |
| Carboidrati | **5.7** g |
| Amidi | 0 |
| Proteine | 1.0 g |
| Lipidi | 0.1 g |
| Ferro | 0.4 mg |
| Calcio | 25 mg |
| Sodio | 10 mg |
| Potassio | **140** mg |
| Fosforo | **35** mg |
| Tiamina | 0.02 mg |
| Riboflavina | 0.03 mg |
| Niacina | **1.50** mg |
| Vitamina C | **5** mg |

*Fonte:* Tabelle di Composizione degli Alimenti, Istituto Nazionale della Nutrizione, 1998.

La cipolla è particolarmente efficace nei casi di aumento della pressione arteriosa diastolica; tale proprietà viene attribuita all'intensa azione drenante e diuretica dell'alimento stesso. La cipolla, inoltre, si è dimostrata in grado di prevenire l'infarto miocardico: i motivi risiedono nella sua capacità di fluidificare il sangue (in virtù dell'adenosina contenuta in percentuale significativa) e di ridurre il tasso ematico di colesterolo e trigliceridi, migliorando il microcircolo. Altra caratteristica importante della cipolla è la sua azione fibrinolitica (mediata dalla cicloallina, sostanza che blocca la produzione piastrinica di una prostaglandina A-trombossano) che impedisce la formazione di coaguli o li dissolve ove sono presenti.
È stato infine osservato che anche gli oli essenziali di questo prezioso e benefico bulbo neutralizzano l'attività degli enzimi necessari a sintetizzare la prostaglandina A.

Consumata cruda, la cipolla è un potente ipoglicemizzante grazie al contenuto in glucochinino e difenilalanina che riducono il tasso glicemico nel sangue con effetto simile a quello degli ipoglicemizzanti orali. Se impiegata costantemente (nella quantità media di 50 g al giorno), può ridurre notevolmente i picchi iperglicemici, con un fabbisogno d'insulina inferiore al 50% rispetto alla somministrazione abituale.

La cipolla, soprattutto se associata alle vitamine C ed E, con le quali agisce in sinergia, per il suo contenuto in selenio, aminoacidi solforati (metionina e cistina), nonché magnesio e zinco, può essere considerata un vero e proprio presidio terapeutico nel ritardare l'invecchia-

mento cellulare. Inoltre, contribuisce al buon funzionamento tiroideo, in quanto il cobalto che essa contiene è indispensabile per la sintesi della triodotironina (D. Behnet).
Stimolante generale del sistema nervoso, in Bioterapia Nutrizionale® la cipolla viene utilizzata nelle astenie, nelle convalescenze e dopo intensa attività, soprattutto di tipo intellettuale.
Infine, si moltiplicano gli studi internazionali comprovanti una indiscutibile azione preventiva della cipolla nei riguardi di molte forme tumorali; la spiegazione risiede non solo nel suo contenuto in terpeni, in flavonoide quercitina e in numerosi composti sulfidrilici, che inibiscono la sintesi intestinale delle pericolosissime nitrosammine, ma anche per la sua azione drenante le scorie organiche tossiche.

Come per tutti gli alimenti, le proprietà nutritive e terapeutiche della cipolla vengono ridotte dalla cottura e dall'impiego di estratti; quindi, il miglior utilizzo è quello crudo, con l'unica controindicazione delle patologie gastriche. Infatti la cipolla, aumentando fortemente l'acidità dello stomaco, risulta utile in chi mangia molta carne e dannosa nei soggetti con iperacidità gastrica a digiuno.
Esiste una rara anemia provocata dalla cipolla, secondo meccanismi fisiopatologici simili a quelli del favismo; il propil-disulfide, olio volatile aromatico altamente tossico, sembrerebbe interferire con l'enzima glucosio-6-fosfato-deidrogenasi presente nei globuli rossi di soggetti predisposti, rompendone le membrane e alterandone l'emoglobina. Per uso esterno, la cipolla esplica una valida azione antisettica e stimola la circolazione periferica. Il succo è utile per neutralizzare le punture di insetti e ragni; l'effetto terapeutico si ottiene applicando qualche goccia sulla parte corporea interessata.
La ricchezza in composti solforati vitalizzanti il cuoio capelluto rende, infine, la cipolla un mezzo curativo anche in quelle condizioni in cui si vuole rinforzare il bulbo pilifero e ritardare la caduta dei capelli.

# La cipolla in Bioterapia Nutrizionale®

## *Cipolla cruda*

Tagliata a fette, si condisce e si consuma fresca nelle insalate (chi non sopporta l'odore la può condire con olio e limone, lasciandola riposare per alcune ore prima di consumarla).
Per limitare la lacrimazione indotta dai suoi componenti volatili, basta tagliarla dopo averla tenuta al freddo. Questa modalità di impiego sfrutta tutte le proprietà della cipolla; in particolare, viene utilizzata nel trattamento bionutrizionale di diabete, ipertensione e calcolosi renale, nonché nei pazienti con depositi calcarei tessutali.

## *Cipolla gratinata*

Si tagliano in 2 delle cipolle crude e si mettono in una teglia, coprendole con pane grattugiato, aglio, prezzemolo, olio e qualche cucchiaio di vino rosso. Questa preparazione è gradevole al gusto ed esplica un'azione antibiotica (per la contemporanea presenza dell'aglio e del vino rosso) ed energizzante.
Questa e altre modalità di impiego della cipolla cotta sono indicate in tutte le patologie nelle quali le proprietà di questo vegetale svolgono azione terapeutica. Unica eccezione è il diabete, in quanto l'effetto ipoglicemizzante della cipolla viene totalmente annullato dalla trasformazione del fruttosio in glucosio: con la cottura, infatti, la cipolla assume un sapore dolciastro, che manca quando viene assunta cruda.

## *Cipolla rosolata*

La cipolla, tagliata a fettine sottili, viene messa in padella con olio; si lascia rosolare per poco tempo, si aggiunge acqua e si chiude con un coperchio. A fuoco lento si lascia asciugare l'acqua finché la cipolla non diventa quasi una crema che si può ulteriormente frullare e usare sul pane tostato. Questa preparazione svolge una doppia azione, sia sul fegato sia sul rene, in quanto il pane tostato agevola la funzione epatica (per i carboidrati resi più disponibili dalla tostatura), mentre la cipolla aiuta il rene a eliminare i cataboliti prodotti dal lavoro metabolico del fegato. Il pane tostato, imbibito dalla cipolla, inizia a rifermentare svolgendo un lavoro di dilatazione delle anse intestinali, utile nei casi di atonia della muscolatura liscia viscerale. Questa preparazione è ben conosciuta dalla cucina tradizionale regionale sotto il nome di 'cipollata': «Si taglino delle cipolle a fette, si facciano soffriggere molto lentamente, ovviamente in olio di oliva rigorosamente extravergine, con peperoncino, sale, prezzemolo a piacere e vino bianco. Se il soffritto si asciuga troppo, si aggiunga acqua, oppure acqua e vino bianco, oppure solo vino bianco. Si utilizzi la cipollata calda con pane casereccio».

### *Anelli di cipolla dorati*

Versare la farina in una terrina, mescolarvi 2 cucchiai di olio extravergine di oliva e 2 dl di acqua fredda, salare e amalgamare bene. Lasciare riposare per mezz'ora. Nel frattempo tagliare le cipolle a fette spesse e tenerle immerse in acqua fredda, in modo da smorzare il loro sapore acre. Al momento di cuocerle, sgocciolarle e asciugarle molto bene.

Montare gli albumi a neve ben ferma e incorporarli alla pastella. Immergervi gli anelli di cipolla, sollevarli a uno a uno con la forchetta e friggerli, pochi alla volta, in olio extravergine di oliva ben caldo. Quando saranno dorati, sgocciolarli bene e servirli caldissimi, spolverizzati di sale. Questa modalità di impiego della cipolla è molto gradevole ed è accettata dai bambini, i quali hanno sempre una certa riluttanza a consumare la cipolla cruda o cotta in altri modi.

### *Cipolla in umido*

Si fa rosolare la cipolla con olio extravergine di oliva, poi si aggiunge pomodoro, acqua e sale, e si mantiene in cottura per 15 minuti circa. L'azione tonica ed energizzante di questa preparazione (per la stessa cipolla e per i sali e gli zuccheri del pomodoro) può essere sfruttata anche in soggetti a rischio ipertensivo o con calcolosi renale. La cipolla, infatti, drena l'eventuale eccesso di minerali e di ossalati del pomodoro.

### *Cipolla in brodo*

Si fanno bollire 2 cipolle, si scolano e si condiscono con olio extravergine di oliva, prezzemolo e sale. Possono essere consumate in questo modo, oppure si può passare il tutto, in modo da renderlo omogeneo, e utilizzarlo per condire la pasta o il riso.

La cipolla in brodo è utile tutte le volte che bisogna sostenere la diuresi, oppure pulire e disinfettare le vie urinarie, come in caso di cistopieliti. In questa evenienza sarà indispensabile ridurre drasticamente l'apporto di zuccheri e carboidrati allo scopo di non facilitare la moltiplicazione dei batteri. Una delle associazioni possibili può essere quella con l'uovo al piatto (quindi un apporto proteico che non disturba la funzione renale), con l'aggiunta di 1 arancia condita con olio e sale o di 1 pompelmo, in funzione di acidificanti delle vie urinarie.

### *Acqua di cipolla*

Si trita molto finemente 1 cipolla intera, la si pone di sera in 1 bicchiere, aggiungendo acqua oligominerale quel tanto che basta a coprirla. Si lascia riposare per tutta la notte e al mattino si cola e si beve a digiuno. Durante la notte gli elementi volatili della cipolla hanno il tempo di evaporare, per cui il sapore di quest'acqua non è sgradevole. In ogni caso si potrà utilizzare la cipolla di Tropea, che ha una minore concentrazione di sostanze aromatiche.

In questa preparazione bionutrizionale si sfrutta l'azione diuretica e litica della cipolla. Il suo uso costante per qualche settimana svolge un'azione di pulizia e di disinfezione delle vie

urinarie. In presenza di renella, una indagine strumentale effettuata dopo 1 mese di trattamento ha fatto rilevare quasi sempre la scomparsa della stessa, spesso una riduzione volumetrica di eventuali calcoli presenti, molte volte la totale scomparsa.
Per l'azione diuretica e protettrice delle vie urinarie, tipica della cipolla, sarà indispensabile utilizzare questa preparazione nelle iperuricemie e soprattutto in presenza di alti valori pressori diastolici, naturalmente insieme con altri accorgimenti dietoterapici generali. La gotta e soprattutto i dolori articolari da acidi urici si giovano di questo presidio.

### *Zucchero e cipolla*

Si prende 1 cipolla (preferibilmente quella più dolce di Tropea) e si crea in essa un incavo profondo, nel quale si mette dello zucchero. Dopo circa 2 ore, lo zucchero si sarà sciolto fino a formare un liquido mieloso, che viene preso con un cucchiaino e somministrato al soggetto con febbre alta. La stessa cipolla può essere riusata, aggiungendo ogni volta altro zucchero.
L'azione diuretica della cipolla viene esercitata sul rene, mentre lo zucchero ha un'azione diretta sul pancreas; di conseguenza, mentre lo zucchero fornisce un apporto energetico di immediata utilizzazione, senza appesantire i metabolismi (cosa che sarebbe controproducente durante uno stato febbrile), la cipolla esplica un'azione antibatterica e antivirale, favorendo contemporaneamente la traspirazione.

### *Sciroppo di cipolla*

Tagliare a fettine 1 cipolla, stenderla su un piatto e cospargerla di miele; poi preparare un altro strato di cipolla, ricoprirlo di miele e così via, realizzando una specie di piccola torta di cipolla e miele. Lasciare riposare 24 ore, raccogliere il miele che percola ai lati della composizione e usarlo a cucchiaini nei raffreddori e nelle bronchiti.

### *Salsa di cipolla e yogurt*

Tagliare 1 cipolla rossa di Tropea a fettine sottili, metterla a bagno in acqua per almeno un paio d'ore, poi scolarla, tritarla e mischiarla a dei cetriolini tritati, 1 uovo sodo, dello yogurt naturale e 1 cucchiaio di maionese. Questa preparazione può essere usata in dieta dimagrante o quando bisogna proporre all'organismo un insieme nutrizionale che abbia una funzione drenante e disintossicante.

### *Cataplasmi di cipolla cruda tritata*

Tritare 2 cipolle finemente e avvolgerle in una panno di cotone, che viene applicato esternamente nelle zone infiammate e dolenti; questo semplicissimo rimedio naturale svolge azione decongestionante e lenitiva nelle infiammazioni colecistiche, oppure negli ascessi o nelle otiti (applicata esternamente all'orecchio).

### *Sale di cipolla*

Si svuota 1 cipolla e si riempie di sale, lasciandola macerare per qualche ora. Il liquido che ne deriva si applica direttamente sulla pelle, lasciandolo *in situ* per qualche minuto e lavando poi con acqua e sapone naturale di Marsiglia.
L'azione litica, drenante e disinfettante della cipolla, unita a quella astringente del sale, permette una efficace pulizia della pelle senza il rischio di reazioni allergiche, frequenti con l'impiego di analoghe preparazioni chimiche. È perciò utile in tutte le asperità cutanee, nella psoriasi, nelle desquamazioni e perfino nei soggetti che presentino forfora al cuoio capelluto. Utilissimo nelle verruche, sulle quali si applica 2 volte al giorno.

# Il basilico

Della famiglia botanica delle Labiate, il basilico (*Ocimum basilicum*) è probabilmente originario dell'India, dove, sebbene fosse usato raramente in cucina, era considerato un'erba sacra.
*Ocimum* deriva da *okimon*, nome greco della specie di piante a cui appartiene il basilico, mentre *basilicum* significa 'regale'; la nobiltà di questa pianta era sottolineata dai rituali che ne regolavano la raccolta presso i Greci. In Egitto, il basilico fu uno dei componenti del balsamo usato per la mummificazione, ma ebbe successo anche come condimento. Presso i Romani, oltre a essere simbolo degli innamorati, esso figurava già tra gli odori utilizzati in cucina. Oggi è tradizionalmente impiegato dalla cucina mediterranea in Francia meridionale e in Italia (sulla costa ligure in particolare). Alta da 10 a 40 cm, la pianta annuale ha fusti verdi, a sezione quadrangolare, ramosi specialmente in alto; le foglie sono opposte, ovali oblunghe o lanceolate, di colore verde vivace o molto scuro, lucenti, ampiamente bollose sulla pagina superiore, seghettate al margine. I fiori bianchi o rosati sono formati da 1 calice tubolare con un labbro superiore ampio e uno inferiore diviso in 4 piccoli denti. I frutti sono 4 acheni ovali, di colore bruno scuro o quasi nero, racchiusi nel calice. Il basilico cresce bene nei terreni leggeri, ben drenati, in posizione soleggiata, ed emana un piacevole, caratteristico profumo; può essere coltivato con successo anche nei vasi sui davanzali delle finestre. Le foglie fresche possono essere raccolte da maggio fino a settembre e vanno sminuzzate con le dita, in quanto tendono facilmente a ossidarsi quando vengono tagliate con il coltello.

Il basilico contiene numerosi oli essenziali, potassio, calcio, ferro, vitamina A e vitamina C. Va segnalato il grave pericolo, per la salute umana, rappresentato dal basilico essiccato (che si trova in commercio sotto forma

di foglie essiccate e tritate), in quanto contiene 3,8 mg di estragolo per g, potentissimo cancerogeno, il cui indice di rischio, misurato in rapporto alla dose cancerogena per i roditori, è 25 volte superiore a quella del benzene (B.N. Ames *Science Cancer and Diet-Letters*, 1984). Il rischio non esiste in seguito all'impiego alimentare delle foglie fresche, in quanto è stata dimostrata la presenza di un fattore di inibizione dell'estragolo, che si disattiva quando si essicca il prodotto. Pertanto, uno stesso alimento può essere innocuo se usato al naturale (con tutti i suoi cofattori), ma diventare pericoloso se consumato sotto forma essiccata. Per questa ragione, tutti gli alimenti devono essere impiegati quanto più possibile nelle condizioni in cui madre natura li produce, limitandone la manipolazione solo per fini ben precisi e non per fantasie culinarie o mode occasionali.
Per poter utilizzare il basilico senza il rischio appena citato, si può comprare la pianta fresca e poi congelarla oppure conservarla sott'olio.

**Basilico**

*Composizione per 100 g di parte edibile*

| | |
|---|---|
| Parte edibile | 100% |
| Acqua | 92.3 g |
| Carboidrati | 5.1 g |
| Amidi | tracce |
| Proteine | 3.1 g |
| Lipidi | 0.8 g |
| Ferro | **5.5** mg |
| Calcio | **250** mg |
| Sodio | 9 mg |
| Potassio | **300** mg |
| Fosforo | 37 mg |
| Tiamina | 0.08 mg |
| Riboflavina | **0.31** mg |
| Niacina | **1.10** mg |
| Vit. A ret. eq. | **658** mcg |
| Vitamina C | **26** mg |

*Fonte:* Tabelle di Composizione degli Alimenti, Istituto Nazionale della Nutrizione, 1998.

# Il basilico in Bioterapia Nutrizionale®

L'impiego alimentare del basilico in Bioterapia Nutrizionale® è limitato alla pianta fresca o conservata secondo le modalità descritte prima; viene utilizzato sulla pasta al pomodoro, nella pasta o nel riso alla crudaiola, a volte come componente dell'insalata mista o per la preparazione della pasta al pesto.
L'azione sedativa del basilico è universalmente riconosciuta; essa si esplica anche a carico delle mucose dell'apparato digerente, sulle quali agisce in modo blando sotto forma di tisana, in quanto le sostanze attive sono liposolubili e non passano in soluzione acquosa. Più frequentemente il basilico viene proposto nelle situazioni cliniche di irritabilità nervosa su base epatica o quando fattori esterni stressanti rendono il soggetto ipereccitabile, con ripercussione sulla funzionalità del fegato; quest'ultimo si può considerare un regolatore di tutto il sistema nervoso, in quanto influisce direttamente sull'equilibrio dei neurorecettori deputati alla trasmissione dell'impulso nervoso. Diminuendo l'eccitabilità generale, si attenua l'irritabilità dell'organo. L'uso popolare del basilico in popolazioni esposte a un clima marino ricco di iodio (come la Liguria e le zone meridionali della Francia) risponde a quell'esigenza di sedazione di cui si è parlato prima. L'alimentazione regionale, infatti, è frutto di osservazioni empiriche di secoli; per esempio, il pesto è un alimento tipico dei liguri che non solo vivono prevalentemente in costiera, ma subiscono il vento che viene dalle Alpi, il *phön*: secondo precisi studi statistici, è stato accertato che esso determina un peggioramento dello stato nervoso nelle persone predisposte, con aumento dei casi di depressione e di suicidi.

## *Pesto*

Il basilico costituisce l'ingrediente fondamentale di 2 famose preparazioni della cucina mediterranea: il pesto alla genovese e il *pistou* provenzale. Il primo si prepara pestando in un mortaio con un pestello di legno un buon nu-

mero di foglie di basilico, 1 manciata di pinoli, 1 spicchio d'aglio, formaggio pecorino e olio extravergine di oliva, sino a ottenere una crema liquida ma non troppo. La scelta del pecorino (non del parmigiano o del grana, troppo ricchi di potassio e amidi), per la sua azione eccitante, ha la funzione di impedire un eventuale eccesso di sedazione da parte degli altri componenti della preparazione.
Il *pistou* provenzale vede invertite le proporzioni fra aglio e basilico; inoltre, come formaggio viene usato il parmigiano reggiano. Per il resto il procedimento è uguale a quello del pesto.

### *Pasta e riso al pesto*

La pasta al pesto si realizza cuocendo la pasta con patate a pezzetti e fagiolini, condendola poi con il pesto. Il riso o gli gnocchi al pesto, invece, non richiedendo un'ulteriore quota di potassio (contenuto già nel riso e negli gnocchi di patate), si condiscono semplicemente con il pesto.
Questi piatti a base di pesto saranno scelti a seconda delle necessità terapeutiche. Il riso e gli gnocchi hanno una maggiore azione sedativa e miorilassante, da sfruttare di sera nei soggetti ipereccitabili e insonni, con l'unica controindicazione del rischio diabetico; in questo caso si può valutare l'impiego di una quantità ridotta (intorno ai 50 g), tenendo conto del fatto che l'olio e l'aglio hanno azione ipoglicemizzante. La pasta o le tagliatelle al pesto sono adatte quando il paziente necessiti di una sedazione anche nel pasto di mezzogiorno oppure quando, nel pasto serale, non si voglia una riduzione importante e rapida della vigilanza.

### *Infuso di basilico*

Un pizzico di foglie di basilico in 1 tazza di acqua bollente zuccherata serve a preparare un ottimo energetico. Un infuso ottenuto con 5 g di basilico fresco in 1 tazza d'acqua bollente, con succo di limone e zucchero, serve a calmare gli spasmi gastrici.

### *Olio al basilico*

L'olio al basilico si prepara mettendo le foglie fresche spezzettate in olio extravergine di oliva e lasciando macerare per 50-60 giorni, in modo da provocare il passaggio in soluzione oleosa dei principi liposolubili del basilico. Lo stesso tipo di procedimento può essere impiegato per conservare le foglie fresche (in questo caso senza spezzettarle) per il periodo invernale.

# Il prezzemolo

Prezzemolo (*Petrosilium hortense*) significa in greco 'sedano di roccia' ed è infatti in prossimità di rocce e muri che questa pianta cresce allo stato selvatico. Tuttavia, fin dai tempi dei Romani, quando si cominciarono ad apprezzare le sue qualità aromatiche e benefiche, il prezzemolo è diventato una pianta da orto, oggi coltivata praticamente in tutta Italia.
Il prezzemolo da orto può essere alto dai 30 ai 90 cm e ha la radice robusta come quella della carota. Le foglie hanno dentellature e incisioni lungo il margine, sono lucide e di colore verde vivace: basta strofinarle con le mani per sentirne l'aroma. I fiori, con corolla bianco-giallastra, sono riuniti in ombrelli vistosi, mentre i frutti sono quasi rotondi, con 2 piccoli uncini alla punta. Il periodo di fioritura è tipicamente primaverile, nei mesi di maggio e giugno.
Il prezzemolo cresce anche allo stato spontaneo nei luoghi erbosi, generalmente in prossimità di rocce e muri, in tutt'Italia tranne che in Sicilia. La varietà selvatica (*Petrosilium crispum*) è un'ombrellifera dalle foglie verdi e lucide, presenta fusti alti 20-45 cm ed è molto simile alla pianta coltivata, anche se le sue foglie sono meno arricciate e increspate di quelle del prezzemolo da orto. Fiorisce da maggio ad agosto ed essendo molto simile alla cicuta maggiore e alla cicutaria, piante molto velenose, è facile confonderlo con esse, per cui è opportuno stare molto attenti nella sua raccolta allo stato selvatico. Comunque, la cicuta ha la particolare caratteristica di avere sui fusti delle macchie viola e di emanare un cattivo odore; mentre la cicutaria cresce vicino a corsi d'acqua o lagune e ha fiori bianchi con stami porpora o viola. Più difficile è invece distinguerlo dal falso prezzemolo (*Aethusa cynapium*), pianta anch'essa altamente velenosa e dalle caratteristiche estetiche molto simili a quelle del prezzemolo. Tuttavia, si può riconoscere dai fiori biancastri posti sempre all'estremità di un ramo e opposti a una foglia.

**Prezzemolo**

*Composizione per 100 g di parte edibile*

| | |
|---|---|
| Parte edibile | 80% |
| Acqua | 87.2 g |
| Carboidrati | tracce |
| Amidi | 0 |
| Proteine | 3.7 g |
| Lipidi | 0.6 g |
| Ferro | **4.2** mg |
| Calcio | **220** mg |
| Sodio | 20 mg |
| Potassio | **670** mg |
| Fosforo | 75 mg |
| Tiamina | 0.10 mg |
| Riboflavina | **0.21** mg |
| Niacina | **0.60** mg |
| Vit. A ret. eq. | **943** mcg |
| Vitamina C | **162** mg |

*Fonte:* Tabelle di Composizione degli Alimenti, Istituto Nazionale della Nutrizione, 1998.

# Funzioni nutrizionali

Il prezzemolo è un'ottima fonte di vitamina C (1 cucchiaio di foglie di prezzemolo sminuzzate fornisce i due terzi della quantità di vitamina C giornaliera raccomandata). È particolarmente ricco anche di vitamine A e B, nonché di sali minerali, fra i quali una notevole quantità di ferro altamente biodisponibile, di potassio e di calcio.
In Bioterapia Nutrizionale® il prezzemolo viene aggiunto alle varie preparazioni alimentari, in quanto costituisce uno stimolo metabolico (soprattutto per la vitamina C) e, in virtù del suo apporto di ferro, funziona come un vero e proprio 'veicolo', in grado di velocizzare il trasporto dei principi nutritivi contenuti negli altri alimenti.
Il prezzemolo contiene una sostanza potenzialmente tossica che si chiama apiolo, la cui tossicità si verifica solo per consumi di gran lunga superiori a quelli ordinari. In quantità normali, l'apiolo svolge un ruolo metabolicamente utile, in quanto funziona da catalizzatore di numerose reazioni organiche.
Per l'azione fluidificante del sangue, il prezzemolo è controindicato in modo assoluto ai nefritici e alle donne gravide, nelle quali può facilitare o provocare l'aborto. In generale, il suo impiego sarà evitato o limitato in tutte le situazioni cliniche caratterizzate da una ridotta coagulabilità ematica: malattie emolitiche, sindromi emorragiche di qualsiasi tipo, ematuria e metrorragie. Per la ragione opposta, in Bioterapia Nutrizionale® viene usato nel trattamento delle sindromi caratterizzate da aumento della viscosità del sangue e nelle poliglobulie.
Esistono in commercio numerosi preparati fitoterapici a base di prezzemolo, compreso l'olio essenziale, i quali possono causare intossicazioni e avvelenamenti anche mortali, come si verificava in passato nelle donne gravide, che assumevano grandi quantità di prezzemolo a scopo abortivo.

# Il rosmarino

Pianta originaria del bacino mediterraneo, utilizzata fin dall'antichità, il rosmarino (*Rosmarinus officinalis*) ha un aroma forte e gradevole, cresce bene nei climi caldi, in particolare sulle colline del Mediterraneo e specialmente in luoghi rocciosi vicino al mare.

Come molte altre erbe aromatiche provenienti da climi caldi e asciutti, se viene coltivato in regioni più fredde tende a perdere un po' del suo sapore, in quanto si riduce il contenuto dei suoi oli essenziali. Allo stato selvatico, il rosmarino ha un aroma intenso, vagamente simile a quello del pino e un gusto forte che ricorda quello della canfora.
Si presenta come un arbusto sempreverde (spesso utilizzato per formare delle vere e proprie siepi), con un'altezza che varia dai 50 cm ai 2 m circa; le foglie sono opposte, sessili, lineari, coriacee, pungenti, a margini revoluti, di colore verde cupo nella parte superiore e bianco-tomentose al di sotto. Le foglie conservano molto del loro sapore anche quando vengono essiccate ma, in Bioterapia Nutrizionale®, non ne viene consigliato il consumo (anche se ridotte in polvere), in quanto sono scarsamente digeribili e possono sviluppare un gusto acre e amaro.

## Funzioni nutrizionali

Il rosmarino agisce a livello della microcircolazione, ma migliora più la permeabilità venosa che quella arteriosa. Ricco in pinene, canfene, cineolo e carnasolo (antiossidante molto utile per la conservazione alimentare), esso è tonico e stimolante generale, esplica una efficace azione antisettica polmonare, è coleretico e colagogo.
Diuretico, pur sostenendo la pressione, il rosmarino è cardiotonico e stimolante corticosurrenale; grazie ai suoi chinoni, svolge una importante azione anticancerogena ed è un

potente antisettico (più dell'acido fenico), se usato come olio essenziale, ricordando che in questa modalità di impiego può rivelarsi pericoloso nei pazienti epilettici, in quanto potrebbe indurre la comparsa di crisi comiziali. In alcuni individui privi di specifici enzimi digestivi, il rosmarino provoca dei disturbi addominali conseguenti a intolleranza specifica. In tutti gli altri soggetti, l'effetto predominante sulla muscolatura liscia è quello antispastico, utile anche in corso di colica renale.

Il rosmarino è usato comunemente per insaporire le carni arrosto di ogni genere, ma specialmente quelle ovine; in questo caso, si ha un effetto antifermentativo diverso da quello dell'aglio o del peperoncino: questi ultimi tendono a mummificare, mentre il rosmarino agisce in virtù dell'azione antibatterica dei suoi oli essenziali. Il suo marcato effetto miorilassante è utile in soggetti con spasmi intestinali o colite ipertonica.

**Rosmarino**

*Composizione per 100 g di parte edibile*

| | |
|---|---|
| Parte edibile | 100% |
| Acqua | 72.5 g |
| Carboidrati | **13.5** g |
| Amidi | 0 |
| Proteine | 1.4 g |
| Lipidi | **4.4** g |
| Ferro | **8.5** mg |
| Calcio | **370** mg |
| Fosforo | 20 mg |
| Sodio | 15 mg |
| Potassio | **280** mg |
| Tiamina | 0.10 mg |
| Vit. A ret. eq. | **92** mcg |
| Vitamina C | **29** mg |

*Fonte:* Tabelle di Composizione degli Alimenti, Istituto Nazionale della Nutrizione, 1998.

# La malva

La malva (*Malva silvestris*) è una pianta erbacea annuale della famiglia delle Malvacee, dal fusto eretto, ramoso fin dalla base; alta da 20 a 60 cm, la malva possiede foglie sparse, lungamente picciuolate, con diversi lobi crenati al margine. È comunissima nei luoghi incolti, nei prati, ai margini dei boschi, lungo le siepi, le strade e perfino presso i ruderi e gli abitati di campagna, dove fiorisce da maggio a ottobre. Reperibile nei mercati ortofrutticoli e nei supermercati, la malva contiene un olio essenziale dotato di un effetto antifermentativo, antiputrefattivo, antibiotico e disinfettante (tanto da essere impiegata per trattare gli ascessi dentari, facendo mettere 1 foglia a contatto con la gengiva infiammata per tutta la notte).

## Funzioni nutrizionali

L'azione bionutrizionale più marcata della malva è quella sedativa e lenitiva a carico delle mucose dell'apparato digerente, ma risulta efficace anche nei soggetti sofferenti di meteorismo o di fenomeni putrefattivi. Le foglie di malva più tenere e fresche possono essere consumate crude nelle insalate, oppure bollite e condite con olio e limone, inserendole in associazioni alimentari create per curare i disturbi addominali suddetti. Per aumentare la digeribilità e ridurre il rischio di fenomeni putrefattivi conseguenti al consumo della carne, le foglie di malva, lessate e sminuzzate, possono essere aggiunte all'impasto delle polpette di carne.

Nei dolori addominali dei bambini, quando siano escluse patologie organiche o disfunzionali gravi, è possibile impiegare l'infuso di foglie di malva, che si prepara immergendo per 10 minuti 2-3 foglie in 250 cc di acqua bollente: dopo averlo filtrato, se ne fanno bere 3-4 tazzine al giorno (con aggiunta di miele se il bambino soffre di stipsi).

# Il cappero

Il cappero (*Capparis spinosa*) costituisce il bocciolo, a forma di cuore, di un arbusto perenne tipico della flora spontanea del clima mediterraneo, molto resistente alla siccità; si presenta come una piantina alta mediamente 30-50 cm, con i rami parzialmente penduli e striscianti. I suoi fiori bianchi e rosa hanno vita brevissima: si schiudono al mattino, e a mezzogiorno sono già appassiti; questa caratteristica ha suggerito a uno scrittore l'idea che possano essere i fiori a cui fa riferimento la *Bibbia*: «Il fiore appassirà, la bellezza svanirà». Tra la fine di maggio e la metà di agosto di ogni anno si raccolgono i bottoni floreali di questa pianta, che costituiscono la parte commestibile. I boccioli vanno colti ogni mattina, non appena raggiungono la misura desiderata, e vengono messi subito sotto sale, dove si lasciano immersi per 7-9 giorni; poi vengono lavati, risalati e lasciati riposare per altri 10 giorni. Prima di essere confezionati, vengono suddivisi secondo la grandezza (calibratura), per le diverse destinazioni culinarie: i piccoli sono adatti per gli antipasti e i contorni; i più grossi per i primi e i secondi piatti. La conservazione sotto sale dei capperi non fa perdere le loro qualità, anzi esalta il loro gusto acido e conferisce un tocco appetitoso e stimolante a un'ampia gamma di piatti e salse; per l'uso, occorre lavarli sotto l'acqua corrente in modo da eliminare l'eccesso di sale e, dopo una leggera strizzata, sono pronti all'impiego.

## Il cappero in Bioterapia Nutrizionale®

I capperi vengono utilizzati in Bioterapia Nutrizionale® per la loro ricchezza in iodio, calcio e sali minerali in percentuale equilibrata; sono di solito impiegati in associazioni alimentari energizzanti e di stimolo per la funzionalità neurologica.

La stimolazione tiroidea, a opera del loro contenuto di iodio, contribuisce ad aumentare la velocità metabolica e la perfusione renale, con conseguente incremento della diuresi; questa funzione contribuisce a eliminare i sali minerali in eccesso e, quindi, il rischio di una iperfunzione surrenalica, con conseguente ipereccitabilità neurologica e incremento dei valori pressori. La stessa stimolazione tiroidea è bilanciata dal contenuto di calcio che agisce sia a livello delle paratiroidi sia come sedativo a carico del sistema nervoso. Il pregio nutrizionale dei capperi consiste nella loro azione tonica e stimolante sul metabolismo organico e nella funzione di riequilibrio elettrolitico, con potenziamento della neuroconduzione, senza comportare un aumento indesiderato dell'eccitabilità neurologica. Per questa ragione, essi vengono associati ad altri alimenti, potenziandone l'aspetto bioterapico specifico e limitandone le controindicazioni.

### *Capperi e alici*

Costituiscono una associazione tipica della tradizione regionale siciliana, che ha la funzione di inibire la produzione di ormoni tiroidei, in quanto l'eccesso di iodio (contenuto sia nei capperi sia nelle alici) provoca un blocco funzionale della ghiandola. La ricerca di una simile inibizione è facilmente intuibile da parte di una popolazione che è sempre a rischio di ipertiroidismo per la vicinanza del mare (e quindi dello iodio nebulizzato nell'atmosfera) e per un'alimentazione in cui predomina l'impiego del pesce. Il calcio, contenuto in quantità significativa nelle alici e negli stessi capperi, provvederà a ridurre l'ipereccitabilità neurologica su base surrenalica, che potrebbe verificarsi per la notevole presenza di sali.

## *Associazioni nutrizionali*

Un pasto costituito da capperi e salmone affumicato, con finocchio crudo condito (sedano condito o 1 insalata mista composta da verdure che non contengano quote eccessive di ferro), ha una funzione di riequilibrio elettrolitico neurologico senza comportare il rischio di una contemporanea iperfunzione tiroidea; il salmone affumicato apporterà una notevole quota di acidi grassi omega 3, indispensabili per contrastare i livelli eccessivi di colesterolo ematico e per ristrutturare il tessuto nervoso. I capperi, associati a carni bianche, a verdure ricche di ferro e a frutti fluidificanti e/o diuretici (quali l'ananas, il melone o i mandarini), esercitano un'azione di stimolo del metabolismo con funzione dimagrante.

In soggetti particolarmente anergici, un pasto tonico ed energizzante, ma dotato di effetto sedativo, potrà essere composto da 70 g di pasta condita con capperi, origano, pinoli, pomodoro crudo, basilico, prezzemolo e olio extravergine d'oliva; a questo piatto si aggiungerà 1 mela cotta, ricca di fruttosio trasformato in glucosio dal calore, se il paziente manifesterà una difficoltà prevalentemente epatica; 1 banana, se la sintomatologia predominante sarà quella ipertiroidea, in virtù della quota di potassio contenuto in questo frutto; oppure, in un soggetto cardiopatico, sarà necessario impiegare 1 frutto fluidificante e ricco di acqua di vegetazione, come mezzo melone o un quarto di ananas.

### *Petto di tacchino con capperi e cognac*

Dopo una giornata particolarmente faticosa dal punto di vista fisico e mentale, che provoca astenia e deficit energetico marcati (espressione di usura neurologica e muscolare, compresa la sollecitazione cardiaca, con conseguente stanchezza su un fondo di ipereccitabilità), l'aumento del tono ortosimpatico e dell'adrenergia può rendere difficile l'induzione del sonno e il rilassamento. In questi casi, una cena sedativa prevalentemente a base di idrati di carbonio è controproducente, in quanto la conseguente iperglicemia (in un soggetto non diabetico) sarebbe seguita da una fase notturna di ipoglicemia per iperinsulinismo, con sofferenza dei neuroni e della fibrocellula muscolare cardiaca. Le necessità organiche del suddetto quadro clinico-metabolico richiedono: una reintegrazione energetica stabile, una ristrutturazione delle cellule nervose e della memoria e un drenaggio con eliminazione dei radicali acidi e degli altri cataboliti prodotti dalla fatica.

Il petto di tacchino con capperi e cognac costituisce una preparazione bionutrizionale studiata per rendere assimilabile e biodisponibile tutta la tiamina contenuta in questo tipo di carne. Si utilizza il petto intero del volatile, senza tagliarlo in fettine sottili (peso medio 800-1200 g), facendolo rosolare nell'olio extravergine di oliva in una casseruola (non in padella, in quanto quest'ultima farebbe disidratare l'alimento per rapida evaporazione dell'acqua), con aggiunta di sale e pepe; a rosolatura avvenuta, si aggiungono circa 50 g di capperi e 250 cc di cognac o brandy e si lascia cuocere a fuoco lento (con la casseruola coperta), fino ad assorbimento totale dell'alcol; il piatto così ottenuto potrà essere conservato in frigorifero e consumato per diversi giorni, alternandolo con altre associazioni alimentari, in quanto l'organismo non si giova mai di uno stesso alimento consumato a intervalli ravvicinati.

L'impiego del superalcolico (raramente utilizzato in Bioterapia Nutrizionale®) in sostituzione del vino è giustificato da una serie di ragioni: il vino è un alimento troppo complesso e strutturato, per cui finirebbe per modificare le indicazioni specifiche di questa preparazione alimentare, in quanto apporterebbe una serie di oligoelementi non richiesti dalla situazione clinico-metabolica del paziente; la sua quota alcolica fisserebbe i lipidi presenti nella carne, ma sarebbe insufficiente per la tiamina; infine, la maggiore semplicità del superalcolico agevola l'assorbimento dei suoi zuccheri da parte della struttura della carne, aumentandone la quota in glicidi. I capperi, in virtù del loro contenuto in iodio ed elettroliti, svolgono un'azione di stimolo e di supporto nei riguardi di un sistema nervoso affaticato; il loro eventuale effetto eccitante viene mascherato dalla sedazione operata dagli zuccheri presenti nell'insieme della preparazione alimentare, mentre la ridotta percentuale di sostanze azotate della carne bianca non impedisce al rene di eliminare i sali in eccesso.

Un pasto serale che risponda a tutte le richieste dell'organismo può essere costituito da 180 g di petto di tacchino con capperi e cognac, 2 zucchine in pastella e 4-5 fichi d'India. All'azione sedativa e di ristrutturazione elettrolitica e proteica del tacchino si somma quella polivitaminica e zuccherina dei fichi d'India, nonché quella miorilassante del potassio contenuto nelle zucchine. La farina della pastella fornirà ulteriori carboidrati per l'attività epatica, stimolata dalla modalità di cottura in olio bollente; infatti, lo stimolo epatico della frittura e quello lievemente irritativo del pepe obbligano il fegato a metabolizzare le scorie neurotossiche, con migliore induzione del sonno. In questa associazione alimentare si può evitare anche l'impiego del pane, in quanto la quota sufficiente di zuccheri e idrati di carbonio viene assicurata dal cognac (la cui parte alcolica evapora totalmente e si trasforma in glucosio), dalla pastella e dagli zuccheri presenti nella carne di tacchino, nella zucchina e nei fichi d'India.

Associando il petto di tacchino con capperi e cognac a 1 sedano in pinzimonio e a 3 mandarini si realizzerà un pasto ad azione dimagrante in una donna che debba recuperare energie dopo una mattinata di lavoro intenso, conservando capacità di concentrazione ed efficienza fisica per il resto della giornata. Ai citati effetti bionutrizionali del petto di tacchino si aggiungono lo stimolo metabolico (per il contenuto di iodio) e l'azione antiedemigena cerebrale (per il potere diuretico) del sedano. I mandarini fluidificheranno il sangue per la loro adenosina, agevolando gli scambi di membrana e, per la quota in fruttosio a rapida utilizzazione, contribuiranno ad aumentare l'energia fisica.

# La menta

La funzione principale della menta (*Mentha spicata*) è quella di sedazione e di freno dell'irritabilità neurologica (è ricercata dai cocainomani, per il suo effetto neurolettico, durante le fasi di astinenza dalla droga). In Bioterapia Nutrizionale® viene associata a numerosi alimenti, sia per potenziarne l'effetto sedativo (per esempio nella zucchina alla scapece), sia per frenarne un eventuale effetto collaterale eccitante: per esempio, assieme al carciofo quando il ferro di quest'ultimo potrebbe favorire una irritabilità neurologica di origine epatica o insieme con il kiwi per ridurne l'effetto di eccitabilità a carico del sistema nervoso.

## La menta in Bioterapia Nutrizionale®

### *Pasta alla menta*

Nei pasti serali di soggetti insonni si può impiegare la pasta alla menta, preparata nel seguente modo: si fa scaldare per 3-4 minuti a 45-50 °C la menta tritata nella crema di latte, perché rilasci nel mezzo lipidico i suoi nutrienti e oli essenziali liposolubili, e si versa molto calda sulla pasta condita con burro e parmigiano reggiano. Questa preparazione ridurrà l'eccitazione neurologica (soprattutto quando si manifesta sotto forma di irrequietezza neuromuscolare) e indurrà il sonno. Con l'aggiunta di 30 g di pinoli, in virtù della loro quota di calcio, si potenzierà l'aspetto soporifero e miorilassante. L'impiego del riso al posto della pasta provocherebbe uno stato iperglicemico seguito da una ipoglicemia notturna che farebbe risvegliare il paziente per uno stato di allarme biologico ben conosciuto dai pazienti diabetici.

La pasta alla menta può essere impiegata in patologie degenerative del sistema nervoso caratterizzate, come il morbo di Alzheimer, da fasi di insonnia e agitazione. La sedazione operata dalla menta supererà l'effetto legger-

**Menta**

*Composizione per 100 g di parte edibile*

| | |
|---|---|
| Parte edibile | 100% |
| Acqua | 86.4 g |
| Carboidrati | 5.3 g |
| Proteine | 3.8 g |
| Lipidi | 0.7 g |
| Ferro | **9.5** mg |
| Calcio | **210** mg |
| Sodio | 15 mg |
| Potassio | **260** mg |
| Fosforo | **75** mg |
| Tiamina | 0.12 mg |
| Riboflavina | 0.33 mg |
| Niacina | **1.10** mg |
| Vit. A ret. eq. | **123** mcg |
| Vitamina C | **31** mg |

*Fonte:* Tabelle di Composizione degli Alimenti, Istituto Nazionale della Nutrizione, 1998.

mente eccitante a carico del tessuto nervoso, svolto dal glutine e da altre sostanze contenute nella pasta; infatti, alcuni componenti dei cereali esercitano un'azione di tipo irritativo a carico del sistema nervoso, che può si tradurre in aggressività nei soggetti affetti da malattie neurologiche, quali l'epilessia, la schizofrenia e il morbo di Alzheimer. In questi pazienti sarebbe più indicato l'orzo perlato, il farro o il riso, quest'ultimo meno ricco di proteine vegetali impegnative per la funzione renale, a condizione di proporlo e di associarlo in modo tale da evitare il picco iperglicemico (per esempio, riso all'arrabbiata) e da impedire la sua azione di freno del transito intestinale (per esempio, riso e lenticchie e 2 kiwi).

### *Tisana di menta*

In Bioterapia Nutrizionale® la tisana di menta viene proposta raramente, a causa della sua scarsa gradevolezza organolettica e, soprattutto, perché l'effetto sedativo è di breve durata e viene seguito da una ripresa dello stato di eccitazione e di irritabilità, in quanto nell'acqua di bollitura non si liberano le sostanze aromatiche liposolubili responsabili degli effetti terapeutici della menta. L'utilizzazione più pratica è per sfruttarne l'effetto digestivo o quello antispastico sullo stomaco. Più frequente è l'osservazione del consumo continuo di caramelle alla menta da parte di soggetti ansiosi o ipereccitabili, al contrario degli individui con sistema nervoso equilibrato, che normalmente le rifiutano.

Per queste ragioni, la menta viene impiegata prevalentemente all'interno di associazioni alimentari che ne modulano e ne prolungano l'azione nel tempo, esclusivamente in base alle citate indicazioni.

## *Associazioni nutrizionali*

Un'associazione altamente energetica, ma non eccitante per il sistema nervoso, è la seguente: 70 g di fusilli alla menta, 150 g di baccalà con cipolla, pomodoro e zibibbo, 150 g di macedonia con 6 mandorle.

La pasta alla menta è condita semplicemente con burro e parmigiano reggiano, a cui si aggiungono, dopo averle stemperate in mezza tazzina da caffè di crema di latte, 5 foglie di menta tritata. La pasta fornisce l'apporto di carboidrati che verranno potenziati dai molteplici fattori nutrizionali del burro e del parmigiano (non dimentichiamo che il parmigiano ha un notevole potere energizzante), mentre la menta sarà l'elemento stimolante, ma dotato di un potere riequilibrante la funzionalità neurologica, in virtù del suo contenuto in mentolo, mentile e mentone; inoltre, essendo un ottimo digestivo, agevolerà la digestione di tutti gli altri componenti del pasto. Il baccalà è la proteina addizionale ricca in iodio, fosforo, potassio e sodio (per via della salatura) a cui, per impedire una eventuale ritenzione idrica (facilitata anche dai sali del pomodoro e dallo zibibbo), vengono aggiunte le cipolle, ad azione diuretica, drenante e litica. Infine, con l'insieme delle vitamine che la compongono e con il supporto dell'attività sedativa delle 6 mandorle, la macedonia provvederà a modulare la funzione del sistema nervoso, nel senso di un sostegno alla vivacità e alla vigilanza, senza provocare ipereccitabilità.

# La besciamella

## Preparazione e funzioni nutrizionali

La besciamella è un composto realizzato con burro, latte e farina; nella ricetta classica, si prepara facendo rosolare burro e farina e si mescola finché non si formi una palla dorata, di colore quasi marroncino per un processo di tostatura dei carboidrati della farina; a questo punto si aggiunge latte bollente, realizzando un prodotto cremoso che si versa sulle verdure o sulla pasta prima di passarle in forno.
Lo scopo della cottura è quello di ottenere quel sapore leggermente tostato che rende la preparazione più appetibile al palato. Questo procedimento, attuato per motivi di gradevolezza organolettica, in realtà rende la besciamella una associazione che affatica la funzione epatobiliare a causa della saturazione dei lipidi del burro e, in parte, anche di quelli del latte.

Poiché in Bioterapia Nutrizionale® si ha a che fare con soggetti malati, la migliore modalità di preparazione della besciamella è quella 'a freddo', che consiste nel fondere il burro nel latte bollente, aggiungere la farina e riscaldare senza arrivare a ebollizione, mescolando fino ad arrivare alla densità desiderata. In questo modo si evita la immediata trasformazione dei grassi del burro in lipidi saturi; la farina non viene tostata come nella modalità precedente, per cui è meno ricca di zuccheri resi più semplici e biodisponibili dal calore (e quindi risulta meno pericolosa nei diabetici); infine, le proteine del latte non subiscono un ulteriore processo di denaturazione.
Dal punto di vista bionutrizionale, con la besciamella si ha un apporto di vitamina A e D a opera del burro; di proteine, calcio e serotonina da parte del latte (con azione nutritiva, ma anche miorilassante e sedativa); inoltre, di carboidrati, glutine e triptofano contenuti nella farina.

La besciamella si può associare a molte verdure cotte per potenziarne e arricchirne il potere nutrizionale o per influire su alcuni effetti metabolici eccessivi da parte di determinati alimenti. Per esempio, i finocchi in besciamella hanno un'azione altamente soporifera, nutritiva e non costituiscono ostacolo per la funzione epatorenale. I cardi in besciamella hanno un'azione di sedazione dell'ipereccitabilità di origine epatica. Anche nel cavolfiore in besciamella viene altamente potenziata l'azione soporifera del bromuro, mentre in associazione con la zucchina viene aumentato l'effetto miorilassante. Nei broccoli, infine, viene mitigato un eventuale eccesso di stimolazione metabolica. Nei soggetti che hanno problemi di masticazione o deglutizione, queste preparazioni con verdure possono essere omogeneizzate o passate, in modo da ottenere una crema altamente nutritiva, digeribile e gradevole.

Anche nella pasta al forno, che solitamente è preparata con mozzarella, parmigiano reggiano e carne tritata (a volte anche uovo sodo), la besciamella mitiga l'impatto metabolico dovuto all'eccesso proteico e alle sostanze contenute nei formaggi, che provocano un effetto irritativo ed eccitante a carico del sistema nervoso centrale.

Un pasto che nutre, sollecitando la vitalità organica, consiste nel preparare la pasta con i carciofi in besciamella. Si usano le lasagne fresche senza lessarle, si aggiungono i carciofi trifolati con prezzemolo e aglio, tagliati a fettine molto sottili e, in una teglia, si formano degli strati sovrapposti di pasta, carciofi, besciamella e 1 spolverata di parmigiano; infine, si passa in forno per circa 30 minuti, in modo da amalgamare fra loro i vari componenti.

# La maionese

## Preparazione e funzioni nutrizionali

La maionese costituisce una preparazione alimentare a base di uovo, olio extravergine di oliva, limone e sale, impiegata per insaporire e aumentare il potere nutrizionale di altri alimenti. Si può preparare a mano, con l'aiuto di un frullatore, o con la frusta elettrica, con piccole differenze di procedimento.

Nella preparazione manuale si inizia a girare in una tazza il tuorlo di 1 uovo, al quale si aggiungono molto lentamente dei cucchiai di olio extravergine di oliva, avendo l'accortezza di far amalgamare completamente il cucchiaio precedente, prima di aggiungere quello successivo. Il senso di rotazione dovrà essere rispettato dall'inizio alla fine, altrimenti si verificherà quel fenomeno biochimico di alterazione proteica e lipidica, noto volgarmente come 'maionese impazzita'. È importante la scelta di un olio extravergine di oliva maturo, in quanto quello appena estratto ha un sapore acre che rende sgradevole il sapore finale (per questa ragione, nel prodotto industriale viene spesso impiegato l'olio di semi, con perdita di genuinità e di potere nutrizionale). Solo quando l'emulsione si addensa e diventa molto consistente, si aggiungono dei cucchiaini da caffè di succo di limone (per 1 tuorlo d'uovo, la quantità sufficiente corrisponde a 1 cucchiaio da minestra raso); si completa la preparazione salando quanto basta. L'aggiunta del succo di limone alla fine della preparazione ha lo scopo di non predigerire, denaturandole, le proteine dell'uovo, rendendo la maionese meno digeribile.

Impiegando il frullatore, la maionese si prepara mettendo insieme 1 tuorlo più 1 uovo intero, 1 pizzico di sale, 1 cucchiaio di olio extravergine d'oliva e qualche goccia di aceto.

Si accende l'apparecchio, tenendolo alla velocità più bassa, e, dal foro del tappo, si fa colare lentamente altro olio, finché il rumore di rotazione non cambia, a espressione della variazione di consistenza del prodotto. A questo punto, si aggiungono 1 cucchiaio di succo di limone e il sale quanto basta, spegnendo la macchina dopo qualche secondo.
Con la frusta si procede come con il frullatore, ponendo in una coppa 1 uovo intero insieme con 1 tuorlo d'uovo, 1 pizzico di sale, 1 cucchiaio d'olio extravergine di oliva e qualche goccia d'aceto. Si comincia a montare l'uovo aggiungendo a filo il resto dell'olio finché la consistenza della maionese sia quella di una densa crema. A quel punto si aggiunge 1 cucchiaio di limone che farà diventare più liquida la maionese, e che tornerà alla densità necessaria continuando a montarla aggiungendo altro olio.

Per le caratteristiche dei suoi vari componenti, la maionese costituisce una preparazione adatta per i malati affetti da patologie renali, epatiche e pancreatiche, nonché per soggetti defedati e astenici. Nelle patologie dell'apparato urinario, le proteine dell'uovo avranno un ruolo ristrutturante, senza aggravare il rene, per l'assenza di scorie azotate. Il diabetico si gioverà dello stimolo metabolico dell'uovo e del succo di limone, mentre la presenza dei lipidi insaturi dell'olio contribuirà a rallentare l'assorbimento intestinale degli zuccheri, presenti negli altri componenti del pasto. Infine, il fegato e la colecisti saranno stimolati dalla quota lipidica, dall'acidità del limone, nonché dalle proteine, dallo iodio e dal ferro dell'uovo.
Nella pratica bionutrizionale, la maionese viene spesso impiegata per rendere più digeribili alimenti troppo elaborati o molto denaturati dalla cottura. Per esempio, la carne lessa o le verdure lesse saranno digerite e assimilate con maggiore facilità (il meteorismo provocato dai carciofi lessi si ridurrà notevolmente). Anche l'aggiunta di maionese alle patate fritte contribuirà a migliorarne l'impatto gastrico e ad aumentare la capacità contrattile della colecisti.

# L'aceto

## Generalità e funzioni nutrizionali

L'aceto deriva dalla fermentazione acetica di vini di ottima qualità; questi ultimi, lasciati in ambiente areato e fresco all'azione di batteri e di lieviti (presenti nell'aria e nel vino stesso), si modificano in aceto, senza aggiunta di sostanza alcuna. La fermentazione avviata dai microrganismi trasforma l'alcol contenuto nel vino in acido acetico naturale; alla fine del processo, si sviluppa e si stabilizza una colonia di *Mycoderma aceti*.
Nell'alimentazione sono spesso utilizzati altri 2 tipi di aceto: quello di mele, derivato dal sidro, che ha un gusto più delicato ma non le stesse capacità terapeutiche dell'aceto di vino, e l'aceto balsamico, con caratteristiche organolettiche, eupeptiche e terapeutiche particolari, di cui si dirà nel paragrafo successivo.

Dotato di azione eupeptica e blandamente terapeutica, l'aceto inibisce la replicazione batterica ed è efficace contro il bacillo del tifo e i colibacilli.
Per questa ragione, può essere utilizzato per la conservazione di alcuni alimenti (per esempio, peperoni, cetriolini e giardiniera sott'aceto).

Dell'aceto non bisogna abusare, in quanto può provocare ipersecrezione gastrica, ulcere, gastriti, anemie e carenze di calcio. In Bioterapia Nutrizionale® l'aceto viene usato nella nausea di origine epatica, quale quella tossica, gravidica o conseguente a trattamenti chemioterapici, utilizzando 1 piccolo pezzo di pane intriso di aceto, il quale stimola la produzione dei succhi gastrici e fa riprendere la funzione digestiva. Lo stesso effetto non si verifica con il vino, in quanto la nausea verrebbe aggravata dall'alcol e dagli zuccheri.

## *Aceto balsamico*

L'aceto balsamico tradizionale è il prodotto risultante dalla fermentazione zuccherina e acetica del mosto d'uva cotto (a fuoco diretto e a cielo aperto), proveniente da uve selezionate. L'affinamento e l'invecchiamento del prodotto avviene in piccoli barili di legno di essenze diverse, come il rovere, il castagno, il ginepro, il ciliegio, e altre ancora; ognuna di tali essenze contribuisce a dare una caratteristica propria all'aceto balsamico. I barili destinati alla conservazione hanno dimensioni diverse, di solito variabili tra 10 e 75 l e sono collocati in batteria, in numero variabile, ma sempre dal più piccolo al più grande, per consentire le necessarie operazioni di travaso da un barile all'altro al sopraggiungere di ogni stagione invernale, allor quando dal barile più piccolo viene attinto il prodotto finale, destinato al consumo.
Le batterie vengono custodite nei sottotetti, ambienti ideali per l'assenza di umidità e per la notevole differenza di temperatura tra il caldo nel periodo estivo e il freddo del periodo invernale. L'aceto balsamico tradizionale si presenta con una densità apprezzabile, di colore bruno scuro, limpido e lucente; il sapore è dolce e agro, ben equilibrato; la rinomanza sovranazionale del prodotto è testimone della sua validità nutrizionale e terapeutica.

# La camomilla

Appartenente alla famiglia delle Composite o Asteracee, la camomilla (*Matricaria Chamomilla*) è una pianta erbacea annua, ramificata, caratteristicamente aromatica in ogni sua parte. Possiede foglie alterne bipennatosette, a lacinee lineari, mucronate. I fiori sono riuniti in capolini lungamente peduncolati, simili a margheritine bianche, a loro volta formanti corimbi. I fiorellini del disco centrale sono tubulosi, gialli ed ermafroditi (con stami e pistilli); quelli della raggiera sono ligulati, bianchi, alla fine riflessi, ossia incurvati all'indietro. I semi sono costituiti da piccoli acheni.
La camomilla reperibile in commercio viene spesso sofisticata con la affine camomilla bastarda (*Matricaria inodora*) o con la camomilla falsa (*Anthemis arvensis*). È abbastanza difficile riuscire a rilevare la suddetta frode, che rende l'eventuale miscuglio poco efficace dal punto di vista fitoterapico.
La camomilla comune fiorisce da maggio a settembre ed è comunissima negli erbosi incolti, ai margini di campi, strade e siepi. Impiegata anche in profumeria e cosmesi, ha potere antispastico, diaforetico, digestivo e febbrifugo (per il suo contenuto in azulene, principio attivo ad azione antinfiammatoria).

## Funzioni nutrizionali

Oltre all'azione antispastica, la camomilla può essere vantaggiosamente utilizzata, per impacchi freddi, nelle congiuntiviti allergiche e/o reattive e negli eczemi pruriginosi, facendone bollire per 3-4 minuti circa 500 g in 5 l di acqua. Questo infuso si versa nell'acqua per il bagno. Allo stesso scopo, si possono fare bagni di equiseto, di avena e di malva.

### *Tisana di camomilla*

In caso di colica biliare, renale, di dolori dismenorroici e di spasmi intestinali, un presidio efficace è la tisana di camomilla, a condizione che si conosca o sia possibile identificare la frequenza temporale di contrazione della muscolatura liscia di quel particolare distretto dell'organismo. Si farà bere 1 sorso di camomilla con un ritmo che deve essere sovrapposto a quello degli spasmi, essendo sufficiente che il malato beva quando inizia l'ondata di dolore.

Per i dolori mestruali la lunghezza d'onda oscilla dagli 8 ai 12 minuti, nella colica epatica è in media di 5 minuti, in quella renale ogni 2 minuti dall'insorgere della colica (in quanto lo spasmo inizialmente è continuo), per poi passare a una frequenza di 10 minuti circa.

Si osserverà che, a mano a mano che ci si sovrappone con il segnale decontratturante a quello spastico della muscolatura liscia, l'intensità del dolore diminuisce fino a scomparire.

## *Tisana di camomilla, limone e miele*

Ottimo presidio per la tosse, si ottiene facendo bollire per 3-4 minuti, in 250 cc di acqua, il contenuto di 1 bustina di camomilla insieme con la buccia di 1 limone intero, dopo averlo ben lavato. Filtrare il tutto e aggiungere 1 cucchiaio da minestra di miele non industriale. Non dolcificare. Bere questo sciroppo almeno 4 volte al giorno o all'insorgenza dell'insulto della tosse.

# I semi di zucca

Dal punto di vista energetico-informativo, i semi di zucca veicolano un messaggio finalizzato allo sviluppo e alla crescita. In ognuno di essi è presente un piccolissimo germe, una piastrina di 1 mm di larghezza, che costituisce una potenziale e potente carica vitale, capace di germinare, in presenza di umidità, con una forza dirompente eccezionale, per riprodurre un nuovo ciclo vitale. In Bioterapia Nutrizionale® i semi di zucca vengono prescritti in caso di oligoastenospermia, per aumentare la vitalità e la motilità degli spermatozoi. Tale effetto terapeutico è dovuto al citato germe vitale e al loro contenuto in zinco, oligoelemento fondamentale per il metabolismo delle cellule germinali maschili.

## Funzioni nutrizionali

Nei semi di zucca sono presenti anche proteine (18,7 g%), grassi (50,5 g%), ferro (8,9 mg%), fosforo, potassio e vitamine, nonché acidi grassi omega 3. Questi ultimi migliorano il trofismo delle membrane cellulari e, insieme con lo zinco, nel suo ruolo di antagonista dei radicali liberi, agiscono in sinergia con le vitamine A ed E. Bisogna fare attenzione a non superare i 160 mg di zinco al giorno (corrispondenti a circa 30 g di semi di zucca), se non si vuole rischiare l'effetto opposto, con aumento di formazione dei radicali liberi i quali, per essere eliminati, richiedono uno stoccaggio di liquidi responsabili di crisi ipertensive e di severe emicranie. Come sempre, il poco stimola, il giusto regola, l'eccesso inibisce.
Nei semi di zucca freschi sono contenuti fitosteroli e cucurbitacina, sostanze ambedue efficaci nel contrastare l'ipertrofia prostatica (R.Weiss); quando sono secchi, la loro l'efficacia in questo tipo di patologia si riduce leggermente (Debuigne).
La cucurbitacina rende i semi di zucca efficaci contro i parassiti intestinali, in quanto pa-

ralizza i muscoli dei vermi, che dovranno essere poi eliminati con un efficace purgante.

## *Associazioni nutrizionali*

In caso di oligoastenospermia, le possibilità terapeutiche della Bioterapia Nutrizionale® sono di gran lunga superiori a quelle dei trattamenti ormonali e farmacologici.
Un esempio di associazione alimentare è il seguente: 50 g di spaghetti alla bottarga; 180 g di gamberi alla griglia; 1 indivia belga in insalata; 150 g di macedonia con 10 g di semi di zucca. Gli spaghetti forniranno la giusta quota di idrati di carbonio (ulteriormente potenziati dal fruttosio della macedonia), indispensabili per la vitalità degli spermatozoi, che si gioveranno degli oligoelementi e dell'informazione vitale della bottarga; i gamberi, in virtù del loro contenuto in colesterolo, faciliteranno la sintesi del testosterone; l'indivia belga fornirà la necessaria quantità di ferro (aumentata da quello dei semi di zucca), per velocizzare tutti gli scambi cellulari; l'olio extravergine di oliva, utilizzato per condire la belga, apporterà la vitamina E, conosciuta anche come vitamina della fertilità; infine, i semi di zucca, con il loro patrimonio in zinco, aumenteranno il numero e la motilità degli spermatozoi.

Un pasto adatto per un soggetto infestato da parassiti intestinali potrà essere composto da 50 g di spaghetti, conditi con un trito di aglio crudo, prezzemolo, semi di zucca e olio; 150 g di puntarelle o indivia riccia, condite con aglio tritato, alici sott'olio sminuzzate, olio extravergine di oliva e aceto; 150 g di alici marinate; 1 melagrana.
L'insieme dell'aglio crudo, unito ai semi di zucca tritati e associato al prezzemolo e all'olio, costituirà un gradevole condimento per la pasta e svolgerà una funzione antielmintica, in virtù delle 2 azioni combinate aglio-semi di zucca. L'aceto, presente sia nell'insalata sia nelle alici marinate (anch'esse condite con aglio crudo), renderà il pasto ancora più mirato; infine, la melagrana, per il suo contenuto di pellettierina (principio attivo ad azione antielmintica), completerà il progetto terapeutico.

# L'origano

Della famiglia della maggiorana, l'origano (*Origanum vulgare*) è presente in tutta l'Europa, anche se solamente quello che cresce sulle coste del bacino mediterraneo ha un sapore forte e marcato, senza avere l'inconveniente di un retrogusto amaro. La stessa pianta, in Inghilterra, è quasi totalmente priva di aroma, così come è scadente l'origano di provenienza cilena.

Utilizzato in moltissimi piatti della cucina tradizionale italiana (dalla pizza, ai pomodori, dalle verdure, alla mozzarella), si trova in commercio in forma secca, in quanto si presta a essere essiccato, senza subire un impoverimento significativo del suo potere nutrizionale e terapeutico. L'origano è un potente antisettico, utilissimo nella conservazione dei cibi, in quanto la sua essenza aromatica è seconda solo all'azione del timo nell'inibire la proliferazione batterica e, comunque, ha una capacità 5 volte superiore a quella dell'acido fenico. Per questa ragione, l'origano è spesso presente negli alimenti cotti nell'aceto e conservati sott'olio.

## Funzioni nutrizionali

Ognuna delle erbe che viene utilizzata in Bioterapia Nutrizionale® come micronutriente ha una funzione specifica. Per esempio, l'origano è dotato di una spiccata azione drenante a carico del rene, ed esercita una funzione di stimolo sulla mucosa gastrica, in virtù della sua capacità irritativa, che lo rende controindicato in tutti i soggetti sofferenti di forme infiammatorie dello stomaco; infatti, esso migliora la digeribilità di numerosi alimenti, in quanto agisce sulla mucosa gastrica e ne aumenta la secrezione acida. Pertanto, mentre nei pazienti affetti da atonia e ipocloridria gastrica l'origano aiuta i processi digestivi, nei casi di infiammazione della mucosa si ha un peggioramento della sintomatologia. L'origano è antalgico, sedativo, antispasmodico, emmenagogo (Debuigne) e carminativo; prezioso nella tosse, perché svolge una funzione espettorante, è utile nell'asma, nelle bronchiti e nelle forme tubercolari (Leclerc). È efficace anche nelle dispepsie e aerofagie.

Una delle proprietà meno conosciute dell'origano è quella di stimolare le attività cerebrali ideative, sia perché decongestiona il tessuto nervoso (in virtù della sua funzione drenante), sia per l'apporto di oligoelementi e catalizzatori che migliorano la funzionalità neuronale.

## *Associazioni nutrizionali*

Per facilitare l'induzione di un ciclo mestruale, si potrà proporre un pasto composto da 50 g di spaghetti alle melanzane, con origano, prezzemolo, aglio crudo e olio extravergine di oliva; 150 g di fettina alla pizzaiola; 150 g di funghi trifolati con aglio e prezzemolo; un quarto di ananas.

Invece, per sostenere la vigilanza prima di un impegno intellettivo, un pasto adatto potrebbe essere il seguente: 200 g di pesce in padella con olio, aglio e origano; 1 pomodoro condito con olio extravergine di oliva, aglio e origano; 1 melagrana.

# Il cacao

L'albero del cacao (*Theobroma cacao*), allo stato spontaneo alto da 8 a 10 m, è originario delle foreste tra l'Orinoco e il Rio delle Amazzoni; dopo la scoperta dell'America, è stato diffuso e coltivato nelle zone tropicali di tutto il pianeta. Il frutto è detto carbosse, mentre i semi sono definiti fave. Esistono diverse varietà di cacao; quelle più comuni sono il criollo e il forasfero che, nel pieno della loro capacità produttiva, forniscono circa 1-1,5 kg di cacao secco all'anno, prodotti da 20-45 frutti. I semi, estratti dai frutti maturi, vengono sottoposti a fermentazione, in modo da eliminare il gusto amaro e i frammenti di polpa. In seguito, il seme viene torrefatto e macinato, ricavandone una farina composta da sostanze grasse, azotate e gommose; ciò rende il cacao più digeribile, anche se lo priva di una piccola parte del suo potere nutritivo.

Dopo la scoperta dell'America, il cacao venne subito usato come merce di scambio, tanto che i Messicani lo utilizzavano per pagare i tributi all'imperatore, e Montezuma ne aveva depositi enormi, in quanto a quel tempo costituiva un alimento di uso comune (mescolato con miele e succo di agale o bollito con mais e pepe di Cayenna). Giunto in Europa nel XVI secolo, oggi il cacao trova largo impiego nell'industria alimentare, per la preparazione di cioccolato e di dolci vari.

## Funzioni nutrizionali

Il cacao è ricco di lipidi, proteine, aminoacidi essenziali (lisina, valina e metionina), calcio e acido ossalico (450 mg%); quest'ultimo forma composti insolubili di calcio nel lume intestinale, per cui ne limita l'assorbimento. Essendo ricco in alcaloidi purinici, quali la teobromina (0,5-1,4 mg%), la caffeina (0,16-0,4 mg%), l'adenina (0,035 mg%) e la guanina (0,0017 mg%), nonché in ossalati e calcio, il cacao deve essere impiegato con prudenza nei soggetti che presentino deficit della funzione renale, nei gottosi, negli iperuricemici e quando esista una tendenza a formare calcoli di ossalato di calcio. A parte questa specifica controindicazione, la teobromina (circa 300 mg in 200 g di cioccolato caldo) e la caffeina (circa 10 mg in 200 g di cioccolato) conferiscono al cacao una funzione tonica, diuretica e, secondariamente, vasodilatatrice. Per questa ragione, pur non potendosi considerare terapeuticamente efficace, può integrare i trattamenti farmacologici dei pazienti affetti da *angina pectoris* (Capra), purché associato ad alimenti squisitamente diuretici e drenanti renali, quali: tarassaco, porro, crescione, borragine, riso, patate, orzo perlato, ananas, fragole, uva e pesche. L'azione moderatamente stimolante sul sistema nervoso e sul cuore operata dalla caffeina rende il cacao utilizzabile nelle persone convalescenti e debilitate da malattie a lungo decorso. Il cacao, essendo ricco in magnesio, può essere considerato un alimento anticancerogeno.

Numerosi autori, fra quali Bonnameraux e Goffart, hanno segnalato la capacità della teobromina e della caffeina, ambedue alcaloidi, di inibire la colinesterasi. Per la sua ricchezza in potassio, fosforo, ferro e magnesio (290 mg%), sinergico con le vitamine $B_1$, $B_6$, $B_9$, $B_{12}$, D ed E, il cacao svolge un'azione antinfiammatoria, aumenta il tono generale dell'organismo e del sistema nervoso, elimina la stanchezza ma, nello stesso tempo, ha effetto miorilassante e seda l'ipereccitabilità neurologica, in quanto contiene notevoli quantità di triptofano, precursore della serotonina. In virtù di questi effetti nutrizionali e farmacologici, molti individui manifestano un'appetenza esagerata nei riguardi del cacao e del cioccolato, in particolare le donne durante la fase progestinica del loro ciclo ormonale. Diversi individui sviluppano allergia nei confronti del cacao, che si manifesta con violente crisi emicraniche, peggiorate dal suo contenuto di metilxantina (vasocostrittore del circolo cerebrale).

**Cacao amaro in polvere**

*Composizione per 100 g di parte edibile*

| | |
|---|---|
| Parte edibile | 100% |
| Acqua | 2.5 g |
| Carboidrati | **11.5** g |
| Amidi | **10.5** g |
| Proteine | **20.4** g |
| Lipidi | **25.6** g |
| Ferro | **14.3** mg |
| Calcio | **51** mg |
| Fosforo | **685** mg |
| Tiamina | 0.08 mg |
| Riboflavina | 0.30 mg |
| Niacina | **1.70** mg |
| Vit. A ret. eq. | **7** mcg |
| Vitamina C | 0 |
| Colesterolo | 0 |

*Fonte:* Tabelle di Composizione degli Alimenti, Istituto Nazionale della Nutrizione, 1998.

Quando il cacao diventa cioccolato (con aggiunta di burro di cacao e zucchero), si trasforma in un alimento altamente energetico, da impiegare con moderazione nei bambini, in quanto i suoi ossalati riducono l'assimilazione del calcio, indispensabile per il consolidamento del loro sistema osseo. Anche gli obesi e i soggetti diabetici non dovrebbero con-

**Cioccolato fondente**

*Composizione per 100 g di parte edibile*

| | |
|---|---|
| Parte edibile | 100% |
| Acqua | 0.5 g |
| Carboidrati | **49.7** g |
| Amidi | **10.5** g |
| Proteine | **6.6** g |
| Lipidi | **33.6** g |
| Ferro | **5.0** mg |
| Potassio | **300** mg |
| Sodio | 11 mg |
| Calcio | **51** mg |
| Fosforo | **186** mg |
| Tiamina | 0.06 mg |
| Riboflavina | 0.07 mg |
| Niacina | **0.60** mg |
| Vit. A ret. eq. | **9** mcg |
| Vitamina C | 0 |

*Fonte:* Tabelle di Composizione degli Alimenti, Istituto Nazionale della Nutrizione, 1998.

sumare questo alimento, in quanto troppo ricco di lipidi (25,6 g% nella polvere di cacao e 34 g% nel burro di cacao) e di zuccheri aggiunti. Nei bambini diabetici è possibile preparare dei cioccolatini a base di cacao (la cui preparazione sarà descritta nel paragrafo successivo), in modo da gratificarli senza esporli al rischio di pericolose iperglicemie.

### *Cioccolato fondente, triptofano, serotonina*

Fra gli altri usi del cioccolato amaro e del cacao (stimolazione della fase progestinica del ciclo ormonale femminile; azione antidepressiva, eccetera) esiste anche la possibilità di favorire l'induzione del sonno. A questo scopo, il cioccolato va assunto non più tardi delle 5 del pomeriggio, per dare ai meccanismi metabolici dell'organismo la possibilità di operare la trasformazione del triptofano contenuto nel cioccolato in serotonina, che è uno dei neuromodulatori induttori del sonno. Bisogna ricordare che, nelle persone con un sistema nervoso sensibile, l'impiego di sostanze eccitanti come caffè o tè non deve mai andare oltre le 5 del pomeriggio, in quanto le xantine contenute nel cacao stimolano l'adrenalina e la noradrenalina, aumentando la pressione sanguigna. Per questo motivo, a cena o prima di dormire, potrà essere efficace chiudere il pasto con l'aggiunta di mandorle e di latte.

## Il cacao in Bioterapia Nutrizionale®

### *Cioccolatini per diabetici*

Il diabetico si può giovare del cacao o del cioccolato amaro (non di quello al latte, che, oltre a essere ricco in galattosio, prevede l'aggiunta di zuccheri), in quanto i loro idrati di carbonio non sono assorbiti con facilità dalla mucosa intestinale e vengono eliminati con le feci. La presenza di una quota significativa di lipidi rallenta e modula il rialzo glicemico, mentre lo stimolo metabolico aumenta le necessità energetiche generali, provocando il consumo del glucosio circolante nel sangue.

I cioccolatini per diabetici si preparano partendo dalla margarina vegetale, alimento ricco di lipidi, preferendola al burro (controindicato perché contenente una discreta percentuale di zuccheri derivanti dal latte). In pratica, si fanno fondere 50 g di margarina vegetale a bagnomaria e si aggiunge tanta polvere di cacao amaro, quanta ne serve per formare una pasta densa; a questo punto, per dolcificare il cacao quel tanto che basta, si utilizza il fruttosio in polvere (o liquido). A operazione conclusa, si formano delle palline che vanno spolverate con altro cacao amaro e conservate in frigorifero; questi cioccolatini possono essere offerti ai bambini diabetici negli intervalli dei pasti (merenda del mattino o del pomeriggio).

### *Associazioni nutrizionali*

Il pasto di mezzogiorno, per un atleta che ha affrontato un impegno agonistico, può essere composto da 150 g di ravioli con burro, salvia e parmigiano; 140 g di straccetti di manzo cotti in olio extravergine di oliva, aglio e rosmarino; 2 zucchine trifolate; 150 g di ricotta con cacao.
Il calcio, contenuto in notevole quantità nella ricotta (presente come tale anche nell'impasto dei ravioli), nel burro e nel parmigiano, è indispensabile per recuperare il tono muscolare e per sedare il sistema nervoso sottoposto alla tensione e allo stress di un impegno agonistico, mentre la salvia svolgerà un effetto antispasmodico, agevolando il rilassamento muscolare. La stessa azione viene svolta dall'aglio e dal rosmarino, utilizzati insieme con la proteina animale (presente negli straccetti), per la sua funzione ristrutturante.
Il potassio delle zucchine contribuisce, insieme con il calcio, a rilassare i muscoli sottoposti a uno sforzo non fisiologico e, perciò,

contratti e in condizione di acidosi lattica. I carboidrati della pasta e gli zuccheri della ricotta, del cacao e della zucchina sono indispensabili per reintegrare il debito energetico dell'organismo e favorire i processi epatici di disintossicazione tessutale.

Questo invece è uno schema alimentare giornaliero da utilizzare per uno studente che debba sostenere lo stress di un esame importante.

- *Colazione*: 50 g di pane e 50 g di cioccolato, più 1 tazza di latte.
- *Pranzo*: 50 g di spaghetti alle vongole, 180 g di pesce ai ferri, 1 sedano in pinzimonio, 150 g di fragole.
- *Merenda*: 50 g di pane e 50 g di cioccolato, con 1 tazza di tè o 1 spremuta d'arancia.
- *Cena*: 100 g di spaghetti aglio, olio e peperoncino, 120 g di filetto ai ferri, 150 g di cavolfiore ripassato in padella con aglio, olio extravergine di oliva e peperoncino, 200 g di macedonia con 100 g di pinoli.

Nella colazione del mattino viene fornito un consistente patrimonio energetico, rappresentato dal cioccolato e dal pane, a cui si aggiungono i nutrienti del latte, senza dimenticare che il cacao, oltre ad avere un effetto eccitante, contiene triptofano, sostanza che sostiene il sistema nervoso senza ipereccitarlo.
Oltre alla stimolazione tiroidea del pesce, indispensabile per sostenere la vivacità dei processi mentali, il pasto di mezzogiorno apporta una notevole quota in calcio (contenuto nelle vongole), che può essere interamente utilizzato, in quanto assunto a distanza da quello contenuto nel cioccolato del mattino; il sedano aumenterà la vigilanza mentale utile per lo studio, a opera della funzione tonico-nervina della sedanina, oltre a eliminare le scorie metaboliche e i liquidi in eccesso, in virtù del suo effetto diuretico. Le fragole continueranno a sostenere il tono energetico mediante il fruttosio, il ferro, il fosforo, lo iodio e la vitamina C, mentre il contenuto di calcio, bromo, magnesio e potassio svolgerà un effetto di modulazione sul sistema nervoso, affinché non risulti troppo eccitato. La merenda sarà simile alla colazione, con il tè o la spremuta d'arancia al posto del latte, per sostenere meglio lo sforzo mentale dello studio, impedendo un cedimento psicofisico pomeridiano.
La cena dovrà essere tale da agevolare il riposo notturno, per una buona ripresa dell'attività di studio il giorno seguente. Gli spaghetti, con l'aglio (sedativo del sistema nervoso e antidepressivo), l'olio e il peperoncino, favoriranno l'induzione del sonno, che il bromuro del cavolfiore renderà più profondo e ristoratore. La quota proteica del filetto è sempre importante negli organismi giovani in accrescimento, purché venga contrastata la sua tendenza a eccitare il metabolismo e il sistema nervoso; questo ruolo sarà svolto dal calcio e dal potassio (888 mg%) dei pinoli, con funzioni miorilassanti e di neuromodulazione.
Su questa base, utilizzando tutti i presidi della Bioterapia Nutrizionale®, nel rispetto delle necessità organiche e della costituzione del soggetto, si possono costruire molteplici associazioni alimentari che perseguano gli stessi scopi.

# Il miele

Il miele costituisce un alimento il cui impiego nutrizionale e terapeutico risale a epoche preistoriche; infatti, nell'antichità era conosciuto anche come farmaco per uso sia interno sia esterno, nonché come conservante per altri alimenti: tutte modalità di utilizzo ancora valide, compresa quella dolcificante, come si dirà a proposito dell'impiego del miele nel diabetico. Infatti, mentre lo zucchero è un dolcificante puro (essendo composto solamente dal saccarosio), il miele è un alimento completo e altamente energizzante in quanto contiene glucosio, fruttosio, polisaccaridi, acidi organici (piroglutammico, fosforico, citrico, cloridrico, acetico, gluconico, formico, butirrico, succinico, malico e lattico); ormoni (acetilcolina e sostanze della crescita); vitamine ($B_1$, $B_2$, PP, acido pantotenico, $B_6$, biotina e vitamina C); sali minerali e oligoelementi (magnesio, silicio, fosforo, zolfo, manganese, potassio, sodio, calcio, rame, ferro, cloro, cromo e zinco); enzimi (diastasi, catalasi, fosfatasi, invertasi e glucosio-ossidasi); sostanze aromatiche (aldeide isobutirrica, formaldeide, acetaldeide, acetone, diacetile e altre); aminoacidi (treonina, fenilalanina, leucina/isoleucina, alanina, arginina, lisina, serina, valina, cistina e prolina); infine inibine, che sono sostanze ad azione antibiotico-simile. Il miele costituisce un alimento prodotto dal nettare e da altre sostanze zuccherine bottinate dalle api, arricchite e trasformate con speciali elaborazioni organiche provenienti dal loro corpo e deposto nei favi a maturare. È ricco di principi vitali essenziali, il cui contenuto in zuccheri, tra cui la mannite, lo rendono blandamente lassativo; questa azione terapeutica può essere potenziata utilizzandolo quotidianamente al mattino a digiuno, dolcificando 1 bicchiere di acqua tiepida nel quale sia stato aggiunto il succo di 1 limone.

Il miele è dotato di un potere disinfettante interno ed esterno; ha azione tonico-digestiva e

**Miele**

| *Composizione per 100 g di parte edibile* | |
|---|---|
| Parte edibile | 100% |
| Acqua | 18.0 g |
| Carboidrati | **80.3** g |
| Amidi | 0 |
| Proteine | **0.6** g |
| Lipidi | 0 |
| Ferro | **0.5** mg |
| Sodio | 11 mg |
| Potassio | 51 mg |
| Calcio | **5** mg |
| Fosforo | 6 mg |
| Tiamina | tracce |
| Riboflavina | 0.04 mg |
| Niacina | **0.30** mg |
| Vit. A ret. eq. | 0 |
| Vitamina C | **1** mg |

*Fonte:* Tabelle di Composizione degli Alimenti, Istituto Nazionale della Nutrizione, 1998.

antiacida per lo stomaco; è un antibiotico naturale e, per questo motivo, ha spesso azione febbrifuga; avendo un'azione sedativa sul sistema nervoso, rilassa e distende, migliorando sia il tono psichico, sia il sonno, in quanto fa aumentare i livelli di serotonina nel cervello (Wurtman).

A opera degli zuccheri biologicamente disponibili e a lento rilascio (perché legati a oligoelementi), il miele migliora la capacità del lavoro cerebrale; è antianemico; seda la tosse e ha azione espettorante; ha lieve effetto diuretico; è un ottimo ricostituente per bambini e vecchi; inoltre, è capace di inibire la replicazione di streptococchi beta-emolitici e di stafilococchi coagulasi-positivi, così come di batteri enterici quali il *Clostridium botulinum.* Anche i soggetti asmatici si giovano del miele, come se la presenza di tracce di pollini avesse una capacità di desensibilizzare dall'allergia; essendo un ottimo presidio immunologico, può essere utilizzato con vantaggio dagli immunodepressi.

Il miele costituisce uno degli alimenti che richiedono alla natura più fatica per essere prodotti; infatti, le api visitano ben 2 milioni di fiori per produrne 1 kg. Il miele naturale non è quello pastorizzato, liquido e trasparente, reperibile in commercio e adattato per la grande distribuzione. Infatti, l'industria è costretta a miscelare moltissime qualità di mieli diversi, non sempre di buon livello, portandoli a una temperatura di 75-78 °C, in modo da poter ottenere un prodotto pastorizzato (ma che ha perso la maggior parte del suo potenziale nutritivo e vitalizzante), che sia sicuro dal punto di vista batteriologico e, soprattutto, non alteri nel tempo le specifiche caratteristiche organolettiche. Se da un lato questa procedura mette al sicuro l'azienda produttrice da inconvenienti di qualsiasi tipo, dall'altra l'alimento ne risulta impoverito e del tutto privo di potere terapeutico.

In Bioterapia Nutrizionale®, quando parliamo di miele si intende esclusivamente il miele naturale, e non quello industriale, che non è difficile da reperire, anche grezzo e a un buon prezzo; esso si riconosce dall'odore (che deve essere acre, pungente e forte) e dal sapore, ricco di sfumature, e non solo dolce, come capita spesso ai prodotti industriali o derivanti da alveari ai quali sia stata fornita una grossa quantità di zucchero. Nella maggior parte dei casi, il miele naturale ha un colore giallastro e opaco, bruno-ambra o bruno-castagno (in ogni caso non semitrasparente, ma discontinuo e simile a quello della cera d'api). Se viene riscaldato oltre i 42 °C, il miele perde le sue proprietà vitali e la capacità tipica di addensarsi e cristallizzare col trascorrere del tempo.

Le caratteristiche organolettiche, e le relative differenze terapeutiche delle numerose varietà di miele, dipendono dai fiori che sono stati bottinati dalle api. Di solito, quello che proviene da 1 solo fiore è il più ricercato, perché sapore e aroma sono considerati migliori; tuttavia, non vanno sottovalutati i prodotti comuni 'di prato', che non di rado possono essere particolarmente ricchi di virtù nutritive. Come nell'aromaterapia, le proprietà dei vari tipi di miele possono essere sfruttate in differenti condizioni patologiche. Infatti, il miele di conifere è indicato per curare le bronchiti; il rododendro per i reumatismi e per le affezioni dell'albero bronchiale; la lavanda per l'apparato genitale femminile; l'arancio per l'insonnia; il timo per il raffreddore, la mancanza di appetito e l'astenia; il tiglio per l'insonnia e l'emicrania; il rosmarino per le malattie del fegato e della gola, nonché nelle convalescenze dopo lunghe malattie; l'eucalipto per la tosse e nelle affezioni delle vie urinarie; l'acacia per le cure disintossicanti e per il diabete; infine, il miele di corbezzolo, utile nei diabetici e per le affezioni dei bronchioli, alternandolo a quello di rododendro.

## Funzioni nutrizionali

Come si è detto nella parte generale, il miele non si può considerare un semplice dolcificante, ma costituisce un alimento sotto tutti i punti di vista, tanto che mangiare pane e miele equivale all'assunzione di un pasto completo; pertanto, non è paragonabile allo zucchero, avendo, rispetto a quest'ultimo, un patrimonio nutrizionale e un destino totalmente diversi. Questo alimento, da considerare come un vero e proprio dono della natura per l'alimentazione umana, spesso è prodotto in modo forzato, foraggiando le api con zucchero sciolto nell'acqua, il che lo priva di tutti quei preziosi elementi derivati dall'operoso bottinare delle api, che scelgono i fiori secondo un millenario istinto, capace di donarci un alimento così prezioso.
In Bioterapia Nutrizionale®, il miele viene impiegato anche nelle malattie da raffreddamento, nelle affezioni respiratorie catarrali e per facilitare la cicatrizzazione di ferite e piaghe; infine, può servire dopo ingestione di quantità eccessive di bevande alcoliche, in quanto aiuta il fegato a metabolizzare i veleni endogeni ed esogeni, quali l'alcol, la nicotina e gli additivi chimici presenti negli alimenti e nei farmaci di sintesi.
I pazienti affetti da malattie renali, di solito, manifestano una scarsa appetenza per il miele, probabilmente a causa del suo notevole contenuto in proteine.

## *Propolis*

A dimostrazione dell'azione antibatterica e antivirale del miele, negli scavi di Pompei sono state rinvenute delle anfore piene di questo alimento, ancora perfettamente conservato dopo 2000 anni; del resto, basta lasciare 1 tazzina di miele esposta all'aria, alla polvere e a qualsiasi agente patogeno, e si potrà verificare il fatto che non avviene alcuna replicazione dei microrganismi. Questa proprietà terapeutica del miele dipende dal contenuto di una sostanza, detta *propolis*, che viene utilizzata anche pura, proprio in virtù delle sue spiccatissime capacità batteriostatiche e battericide. Come esprime il suo nome, *propolis* (dal greco 'difesa della città'), le api la utilizzano per sigillare le loro arnie, impedendo in questo modo tutta una serie di infestazioni e di malattie da microrganismi. Esse la prelevano dalle gemme degli alberi, i quali la producono per difendersi dagli agenti patogeni ambientali.
Nelle cistiti, nelle malattie da raffreddamento, nelle affezioni tonsillari e nelle infiammazioni con rischio di infezione, la *propolis* è utilizzabile come prodotto reperibile in commercio così come è prelevata dalle arnie, sotto forma di soluzione idroalcolica, compresse o macerato glicolico. Bisogna fare attenzione ad alcune preparazioni, che tentano di ovviare al sapore molto sgradevole del prodotto, aggiungendo menta, addensanti e altri additivi.
La *propolis* pura è una sostanza di colore marroncino, non piacevole da mangiare (a meno che non la si faccia masticare con la cera d'api come una qualsiasi gomma). Il suo unico limite consiste in una notevole capacità allergizzante, per cui bisogna sempre testarla, facendone cadere qualche goccia sulla pelle o sulla punta della lingua, soprattutto negli individui che la assumono per la prima volta; aspettando poi qualche minuto, si controllerà la comparsa o meno di ponfi o di altre manifestazioni cutanee, segno di allergia specifica.

## *Miele e diabete*

Il miele può essere impiegato nei diabetici, con una maneggevolezza che lo zucchero non potrà mai avere. In più, se il soggetto malato accetta di dolcificare blandamente con il miele, ne ricava anche tutti gli apporti nutritivi e biologicamente stimolanti di cui esso è dotato. Essendo un alimento vero e proprio, la componente zuccherina del miele necessita di un certo tempo, affinché tutto il fruttosio sia separato dagli altri nutrienti e sia trasformato in glucosio a rapida utilizzazione. Questa caratteristica costituisce un vantaggio nel diabetico, in quanto il tempo richiesto per la formazione del glucosio gioca a favore di una migliore gestione della glicemia e di un più 'morbido' impatto sulla funzionalità pancreatica. Nell'alimentazione del paziente diabetico bisognerà evitare, con la massima attenzione, l'impiego di miele non genuino, in quanto il rischio di zuccheri aggiunti è molto elevato nei prodotti industriali e potrebbe provocare delle pericolose e incontrollabili iperglicemie.

## *Miele e muscoli*

Presso l'Università di Memphis (Texas, USA), è stata condotta una ricerca che ha rivelato le importantissime proprietà terapeutiche del miele per i muscoli indolenziti e affaticati dopo una intensa attività. La ricerca, condotta su 39 sportivi sottoposti a un intenso regime di attività atletiche, ha dimostrato che esso, per il contenuto proteico, vitaminico e minerale, tonifica e ristruttura i muscoli, senza alterare i livelli ematici di glucosio e, quindi, previene i rischi di ipoglicemia, responsabile di collassi e perdite di coscienza. I risultati ottenuti sono stati accolti con grande interesse nel campo medico, tanto che si prevede uno studio su larga scala per verificare l'effettiva funzionalità del miele negli atleti praticanti diversi tipi di sport.
Utilissima nelle donne in menopausa affette da osteoporosi, e spesso con un sistema nervoso suscettibile, è l'associazione di 1 fetta di formaggio fresco ricoperta di miele e cosparsa di pinoli, nella quale il calcio del formaggio è potenziato dalla ricchezza in calcio dei pinoli che, per la loro ricchezza in oli essenziali e magnesio, bilanciano però la capacità irritativa della tiramina e della taurina contenute nel formaggio, mentre il miele apporta proteine, vitamine, micronutrienti e oligoelementi capaci di azione catalizzatrice su numerosissime reazioni e funzioni organiche.

# Lo zucchero

Lo zucchero (*saccarosio*), che viene estratto sia dalla canna sia dalle barbabietole, risponde alla fisiologica necessità dell'uomo di assumere qualcosa che dia quella gradevolissima sensazione di dolce alle papille gustative. Probabilmente, ciascuno di noi ha personalmente sperimentato, o visto fare dai bambini, il gesto di portare alla bocca, per poi suggerli, alcuni fiorellini recisi dalle piante spontanee, onde gustarne il sapore dolce.

Presso alcune popolazioni indigene, la vita viene spesso messa a repentaglio per predare dai favi delle api, posti in posizioni difficilissime da raggiungere, il miele, che viene poi barattato a carissimo prezzo, dato l'altissimo potere nutrizionale e terapeutico che per tradizione gli viene riconosciuto.
Tuttavia, da qualche tempo lo zucchero viene demonizzato, soprattutto quello bianco raffinato. In realtà, i processi di sbiancamento dello zucchero possono essere contestati, ma non più degli altri procedimenti effettuati dalle diverse industrie alimentari, quali la decaffeinizzazione del caffè, la deteinizzazione del tè, la preparazione del latte parzialmente scremato. Anzi, i processi di sbiancamento dello zucchero sono tra i meno aggressivi, per esempio rispetto allo sbiancamento della trippa venduta dai macellai o inscatolata.

## Funzioni nutrizionali

In Bioterapia Nutrizionale®, lo zucchero viene normalmente utilizzato sia per dolcificare (preferendolo certamente ai dolcificanti di sintesi o alla ormai tramontata saccarina, di cui, a distanza di anni, si sono scoperti e dimostrati sia i difetti sia i danni), sia per potenziare le funzioni di alcuni alimenti.
Per esempio, quando proponiamo come antifebbrile-antinfluenzale il vin brûlé, da assu-

**Zucchero**

*Composizione per 100 g di parte edibile*

| | |
|---|---|
| Parte edibile | 100% |
| Acqua | 0.5 g |
| Carboidrati | **104.5** g |
| Amidi | 0 |
| Proteine | 0 |
| Lipidi | 0 |
| Ferro | 0.3 mg |
| Sodio | 1 mg |
| Potassio | 2 mg |
| Calcio | 1 mg |
| Fosforo | 0 |
| Tiamina | 0 |
| Riboflavina | 0 |
| Niacina | 0 |
| Vit. A ret. eq. | 0 |
| Vitamina C | 0 |

*Fonte:* Tabelle di Composizione degli Alimenti, Istituto Nazionale della Nutrizione, 1998.

mere prima di andare a letto, non sarebbe possibile fiammeggiare il vino senza l'aggiunta dello zucchero. Questa operazione è importante in quanto permette di eliminare tutta la parte alcolica, che potrebbe disturbare diverse funzioni, non ultima quella del sistema nervoso, estremamente sensibile alla componente alcolica del vino.

Purtroppo, oggi lo zucchero è impiegato in modo improprio e subdolo, in quanto viene addizionato, spesso senza denunciarlo, a moltissimi alimenti, anche salati (per esempio la maggior parte dei salatini da aperitivo, cracker o pomodori in scatola), per renderli più gradevoli o correggerne l'asprezza. Pertanto, in questo modo lo zucchero viene assunto inconsapevolmente. Infatti, sono poche le persone che si prendono la briga di leggere quanto dichiarato sulle confezioni dei vari prodotti industriali acquistati. Spesso, tuttavia, dopo alcune precisazioni sui componenti principali, troviamo la scritta: 'Confezionato a norma di legge'. Quest'ultima prevede l'aggiunta di determinate sostanze, purché nei quantitativi previsti in percentuale. In questo modo si rischia di superare la personale soglia di tolleranza, sconfinando nella condizione diabetica, soprattutto quando esista un rischio per familiarità o di tipo iatrogeno. Non a caso, oggi si assiste a un aumento esponenziale della patologia diabetica, ormai anche nei bambini della primissima infanzia, mentre un tempo il diabete si riscontrava quasi esclusivamente negli anziani oppure in certe fasi critiche della gravidanza o della menopausa.
Per la Bioterapia Nutrizionale® lo zucchero è un alimento prezioso, sia pure elaborato dall'uomo, come del resto il vino e l'olio, con molteplici applicazioni e indicazioni, purché utilizzato nella giusta quantità.

Ma qual è la giusta quantità di zucchero che un individuo può usare? Non esiste una risposta valida per tutti a questa domanda, in quanto il limite di impiego è strettamente legato alla costituzione, alla familiarità diabetica, alla tolleranza individuale, alla comparsa di patologie virali, all'interreazione con l'assunzione di farmaci. Pertanto, ciascuno dovrà individuare da solo, o con l'aiuto del medico, quali sono le sue quantità ideali. Comunque, la dose limite più probabile, per individui che non presentino fattori di rischio o patologie, è quella di 5 cucchiaini, distribuiti nell'arco della giornata e mai consumati cumulativamente.
Un esempio di utilizzo d'emergenza dello zucchero in Bioterapia Nutrizionale® è rappresentato dalla flebo orale: si riempie 1 bicchiere di acqua *fontis*, si aggiunge 1 cucchiaio da minestra di zucchero e, dopo averlo completamente disciolto, si beve 1 sorso di questa soluzione ogni 15 minuti in caso di colica epatica. Invece, quando si deve risolvere un prurito di origine tossica, o da sali biliari, la soluzione di acqua e zucchero dovrà essere sorseggiata ogni 20 minuti. Infine, se bisogna risolvere un'emicrania di tipo epatico, l'intervallo di assunzione sarà di 30 minuti.

Nelle forme cefalalgiche da ritenzione di liquidi utilizzeremo 1 fetta di limone, tagliata con tutta la buccia (dopo aver lavato molto bene il limone per liberarlo dai trattamenti con difenile), e intrisa di zucchero da ambedue i lati. Questo presidio terapeutico, se la diagnosi è giusta, farà scomparire la sintomatologia clinica nel giro di 3-4 minuti dall'assunzione, senza gli effetti collaterali delle terapie farmacologiche, in quanto viene attivato il ciclo di Krebs (per l'acido citrico e la vitamina C presenti nel limone) che, velocizzando i processi metabolici, accelera l'eliminazione dei cataboliti responsabili della ritenzione idrica; nello stesso tempo, la brevissima iperglicemia indotta dallo zucchero provoca una glicosuria di breve durata che facilita l'eliminazione renale dei liquidi e decongestiona il circolo cerebrale.

L'aggiunta di zucchero risulta determinante anche in altri presidi bionutrizionali, per esempio, per potenziare l'effetto sedativo e antidepressivo della mela cotta.

# La maggiorana

Della famiglia delle Labiate, la maggiorana (*Origanum majorana*) è un'erba aromatica simile all'origano, ma di gusto e aroma molto più delicati, legati ai suoi contenuti in canfora, sabinene e borneolo. Originaria dell'Europa centrale, essa deriva il suo nome botanico dall'antico greco *oros*, montagna e *ganos*, gioia, bellezza; infatti, era impiegata per fare delle corone che venivano portate dagli sposi, come augurio di felicità. Nel Medio Evo, la maggiorana costituiva un'erba medicinale considerata più importante del timo, tanto da comparire nelle annotazioni di Culpeper: «L'olio di maggiorana è ottimo per riscaldare e confortare le articolazioni irrigidite, per distenderle e ammorbidirle».

## Funzioni nutrizionali

Fra le proprietà bionutrizionali della maggiorana, significativa è quella spasmolitica a carico delle vie respiratorie, che si rivela utile nelle crisi d'asma e nelle forme convulsive, sia di tipo febbrile sia di origine nervosa. Inoltre, essa è dotata di azione ipotensiva che, associata a una significativa capacità sedativa dell'ansia e dell'irritabilità del sistema nervoso, la rende molto indicata nei pazienti cardiopatici. Per un'azione simile a quella dei farmaci antistaminici, può essere sfruttata nei soggetti insonni, allo scopo di facilitare l'induzione del sonno e, per la stessa ragione, si rivela molto efficace in caso di priapismo doloroso; tuttavia, se consumata in quantità eccessiva, può provocare un effetto stupefacente e neurodislettico.
L'azione antispastica della maggiorana si estende anche ai disturbi di tipo digestivo, sia di origine nervosa sia di tipo fermentativo, svolgendo una lieve azione lassativa e facilitando l'eliminazione dei gas sviluppatisi nell'intestino.

## *Associazioni nutrizionali*

La maggiorana deve essere impiegata cruda, aggiunta agli alimenti, in modo da sfruttare tutti i suoi oli essenziali e i suoi effetti terapeutici.
In un soggetto cardiopatico, un pasto adatto per supportare il lavoro delle miocellule e per drenare i liquidi tessutali in eccesso potrà essere composto da 2 patate lesse, condite con olio, aglio, maggiorana e pochissimo sale (in quanto la maggiorana ha una sua peculiare sapidità che trasferisce alle patate), 150 g di pesce bollito, condito con olio e maggiorana, 1 finocchio crudo in pinzimonio e 150 g di fragole.
Un pasto adatto a un soggetto asmatico, per ridurre lo spasmo bronchiale ed eliminare la congestione polmonare, prevede l'impiego di 50 g di riso, condito con olio extravergine di oliva e maggiorana; 150 g di filetto ai ferri, spolverato di maggiorana; 1 finocchio lesso, condito con olio extravergine di oliva e maggiorana; un quarto di ananas.

# La noce moscata

La noce moscata (*Myristica fragrans*) è un seme, di colore marrone, racchiuso in un involucro lucido e circondato da una membrana rossastra, con una trama simile a un merletto, dalla quale si ricava il costosissimo *macis* (spezia dal sapore simile alla noce moscata, ma più delicato ed evocante il gusto della cannella). La pianta è un albero tropicale sempreverde, che cresce fino a 10 m di altezza e produce 1500-2000 frutti all'anno per circa 70 anni.
Anche se era già nota in Inghilterra ai tempi di Chaucer, la noce moscata (e poi il macis) divenne una spezia universalmente richiesta solo quando, all'inizio del XVI secolo, furono scoperte le isole delle spezie (le attuali Molucche). Il suo gusto dolce e raffinato, e il profumo di bosco che sprigiona, la rese una spezia quasi magica, così apprezzata in quel periodo che molti la portavano sempre con sé, insieme con una piccola grattugia, in modo da poterla aggiungere ai cibi, al vino caldo o a una bevanda bollente, comune a quei tempi, composta da latte cagliato e vino. Questa usanza si spiega perfettamente osservando che uno dei principi attivi di questa spezia, la miristicina, ha proprietà simili alla più nota mescalina, dotata di un potere euforizzante e, se assunta in grandi quantità, addirittura allucinatorio.

## Funzioni nutrizionali

Per la presenza di sostanze altamente aromatiche (miristicina, safrolo, pinene, canfrene) la noce moscata ha un sapore molto caratteristico, forte, dolciastro e, se usata in eccesso, leggermente piccante; essa viene utilizzata grattugiandola sugli alimenti in cottura (per esempio, nei macinati di carne per sugo), oppure addizionata su verdure già cotte o su alimenti crudi. Ha azione antisettica, antiossidante, digestiva e leggermente lassativa; inoltre, è un tonico generale, ma può diventare pericolosa se usata in eccesso, per la sua capacità di scatenare crisi convulsive (fare attenzione soprattutto nei soggetti a rischio di epilessia). Se impiegata in quantità impropria, può provocare un effetto stupefacente, a opera della citata miristicina (Cadéac e Meunier), fino a un delirio simile a quello che si verifica per ebrezza alcolica.

## *Associazioni nutrizionali*

In Bioterapia Nutrizionale® la noce moscata viene impiegata per stimolare il ciclo mestruale, sia nelle amenorree secondarie sia in quelle post-partum, oppure nel trattamento della sindrome climaterica.
Una donna che presenti amenorrea secondaria ad anoressia mentale potrebbe suddividere così i pasti.

- *Pranzo*: 160 g di pesce bollito (alimento prediletto dalle anoressiche, perché ritenuto privo di grassi); 150 g di funghi crudi, conditi con olio, prezzemolo e una spolverata di noce moscata; un quarto di ananas.
- *Cena*: 40 g di rigatoni al pomodoro, con un'ombra di noce moscata; 150 g di cavolo lesso, condito con olio e spolverato di noce moscata (per attivare il metabolismo tiroideo); 150 g di fragole, che apporteranno iodio per la tiroide e, avendo azione aspirinosimile, fluidificheranno il sangue.

Alle donne in fase menopausale con cicli ritardanti e osteoporosi proponiamo le seguenti associazioni.

- *Pranzo*: 180 g di gamberi in padella (cotti con prezzemolo, aglio, olio e limone); 150 g di spinaci bolliti, conditi con olio e 1 spolverata di noce moscata; 150 g di fragole.
- *Cena*: 150 g di ravioli di ricotta e spinaci, conditi con sugo di pomodoro, noce moscata e parmigiano reggiano; 150 g di cavolfiore, condito con olio extravergine di oliva e 1 spolverata di noce moscata; un quarto di ananas.

# Il timo

Il timo (*Thymus vulgaris*) è un'erba aromatica della famiglia delle Labiate, impiegata a scopo terapeutico fin dall'antichità, sia dagli Etruschi sia dai Greci e dai Romani. È una piantina alta 15-30 cm, a portamento cespuglioso, estremamente aromatica. Le foglie sono opposte, sessili, lineari-lanceolate e finemente punteggiate per la presenza di piccolissime ghiandole contenenti oli essenziali, mentre i fiori sono piccoli, rosei, riuniti in spicastri capituliformi.

## Funzioni nutrizionali

I composti aromatici principali del timo sono il timolo, il pinene, il carvacrolo e il cimene. Il timolo è dotato di un'azione antisettica superiore a quella dell'acido fenico e del permanganato (Meywr e Gottlieb), che spiega l'impiego del timo come disinfettante intestinale e urinario, nonché come conservante, in quanto preserva gli alimenti dalle replicazioni batteriche, consentendone un utilizzo a più lungo termine; inoltre, per la sua azione espettorante, antispastica e sedativa della tosse, è utile nelle affezioni polmonari di tipo asmatico e in tutte le malattie da raffreddamento.
A carico del sistema nervoso centrale, il timo svolge un'azione tonica e stimolante, senza arrivare allo stato di eccitazione; agevola la diuresi, ha azione vermifuga ed è emmenagogo; è capace di stimolare l'appetito e, nello stesso tempo, risolve le difficoltà gastrointestinali, in quanto è dotato di una lieve azione lassativa e antifermentativa.

### *Associazioni nutrizionali*

Per una forma febbrile, derivante da infezione delle vie respiratorie, avranno un effetto terapeutico le seguenti associazioni.

- *Pranzo*: 50 g di spaghetti aglio, olio extravergine di oliva, peperoncino e timo; 120

g di filetto, cotto con aglio e olio extravergine di oliva, a cui si aggiungerà il timo; 1 mela cotta con vino, buccia di limone, chiodo di garofano, zucchero e cannella.

- *Cena*: riso e lenticchie con timo; 2 cipolle lesse, con aggiunta di timo; 1 spremuta di arancia, pompelmo e limone; 1 tazza di vin brûlé.

Per un paziente affetto da parassitosi intestinale, i pasti adatti a contrastare l'aumento degli ospiti indesiderati saranno i seguenti.

- *Pranzo*: 40 g di spaghetti, con prezzemolo, aglio, olio extravergine di oliva e timo crudi; 130 g di filetto ai ferri, con pesto di aglio e timo crudi; 1 mela cotta con vino, buccia di limone, chiodo di garofano, zucchero e cannella (da ricordare che il chiodo di garofano ha un'azione antielmintica); 40 g di pane bruschettato, strofinato con aglio e condito con olio extravergine di oliva.
- *Cena*: brodo di pollo, con chiodo di garofano, timo e prezzemolo; pollo lesso, condito con olio extravergine di oliva, prezzemolo, timo e aglio crudi; cicorietta di campagna cruda (o indivia riccia), condita con aglio, olio extravergine di oliva e aceto; 4 prugne cotte con vino, chiodo di garofano e buccia di limone, ma senza zucchero; 40 g di pane bruschettato strofinato con aglio e condito con olio extravergine di oliva.

# BEVANDE

# L'acqua

L'acqua è un elemento indispensabile per tutti i metabolismi organici, tanto che, senza di essa, la vita sulla Terra non sarebbe possibile. Insieme con l'aria e con la quota nutrizionale degli alimenti, il *turnover* dell'acqua costituisce uno dei fattori che condizionano la sopravvivenza e la salute di tutti i sistemi biologici. Negli organismi superiori la riduzione delle riserve idriche o l'aumentata necessità metabolica di acqua viene regolata dal senso della sete, unico meccanismo deputato fisiologicamente a regolare la frequenza e la quantità dei liquidi ingeriti, a eccezione dei soggetti in stato di incoscienza o affetti da gravi patologie psichiatriche.

Il senso di sete, più o meno intenso, è direttamente collegato alle capacità metaboliche e funzionali degli organi vitali. Per esempio, una sete a insorgenza immediata subito dopo un pasto, o che provochi un risveglio notturno o che si manifesti nelle prime ore del mattino, esprime differenti necessità e/o carenze metaboliche. Si consideri che il processo digestivo avviene nello stomaco con una prima serie di elaborazioni, che continuano poi nell'intestino e, infine, nel crasso. In linea generale, la sete che insorge subito dopo il pasto indica una difficoltà a livello gastrico; invece, la sete che si manifesta a metà pomeriggio o a metà nottata esprime una difficoltà a carico dell'intestino tenue o della funzionalità epatobiliare; infine, una sete tardiva può essere la spia di alterazioni funzionali a carico dell'intestino crasso. Pertanto, come tutti gli altri segnali del corpo, anche la sete costituisce un dato che il medico deve essere in grado di decodificare.
Così come è irrazionale somministrare un antispastico a un paziente affetto da un dolore addominale di cui non si conosca la causa, è altrettanto illogico considerare salutare l'assunzione forzata di 2 l di acqua al giorno, come meccanismo detossicante valido per tutti

gli individui e in qualsiasi condizione climatica, metabolica e patologica.

L'aumento non richiesto della quota idrica costringe il rene a un lavoro non fisiologico, che può avere valenza terapeutica in caso di intossicazione acuta; quindi, normalmente, l'inutile incremento della diuresi provoca solamente una perdita di elettroliti organici in modo improprio. Infatti, tutti i pazienti in trattamento con farmaci diuretici riferiscono frequenti astenie e vertigini dopo un eccesso di diuresi. In realtà, il sistema renale di questi individui subisce una vera e propria violenza, in quanto si trova costretto a eliminare, come avviene in un processo di centrifugazione meccanica, gran parte dei liquidi interstiziali, vale a dire la nostra 'acqua primordiale'.
Queste considerazioni valgono, per esempio, in caso di ipertensione, quando si ritiene erroneamente di poterla controllare nel tempo con il semplice impiego dei diuretici, ignorando il primo compito del medico, che consiste nel comprendere il vissuto patologico del paziente attraverso lo studio e l'interpretazione dei suoi sintomi. I numerosi meccanismi di autoregolazione dell'organismo non possono essere riequilibrati attraverso modalità terapeutiche che non tengano conto della fisiologia.

Contrariamente a quanto spesso viene consigliato, l'assunzione di quantità eccessive di acqua (in media si consiglia di bere circa 2 l di acqua al giorno) è quasi sempre inutile e può essere causa di malattia, fino ad arrivare a quella che i trattati di patologia medica descrivono come 'sindrome da intossicazione da acqua', con prognosi molto severa. In realtà, la regola è quella di ascoltare il corpo e bere solo quando e quanto il senso della sete richiede. Il corpo, infatti, esprime sempre le sue necessità, tanto che potremmo rimanere più facilmente in buona salute, se non avessimo creato tutta una serie di false informazioni che confondono i bisogni naturali. L'uomo ha offuscato gli impulsi istintivi di sopravvivenza, sostituendoli con delle conoscenze fisiologiche spesso mal interpretate.
A questo proposito è necessario chiarire alcuni meccanismi fisiologici e fisiopatologici che vengono spesso ignorati quando, in presenza di sete intensa durante lo sforzo fisico, si fa bere solamente acqua (spesso fredda). Il contatto dell'acqua con la mucosa gastroduodenale provoca una immediata congestione locale, tanto più marcata quanto più l'acqua è abbondante e fredda. Questo fenomeno induce una riduzione dell'apporto ematico ai muscoli e al cervello, per cui si verifica un calo della prestazione sportiva e una riduzione della lucidità mentale e della capacità di concentrazione.

## Acqua di vegetazione

Delle varie sostanze che introduciamo nel nostro organismo attraverso il canale digerente, l'acqua minerale è quella più 'indigesta' e priva di potere nutrizionale (con l'unica eccezione della componente minerale). Del resto, l'arrivo di un liquido privo di nutrienti in un organo, come lo stomaco, predisposto all'elaborazione degli alimenti non può che creare una condizione di difficoltà. Il nostro organismo, in condizioni fisiologiche, è predisposto a reintegrare le sue perdite liquide a partire esclusivamente dall'acqua contenuta negli alimenti; quest'ultima è differente da quella 'esterna', in quanto è stata filtrata ed elaborata da un organismo vivente, tanto da potersi definire 'acqua di vegetazione', paragonabile al nostro liquido interstiziale. Se osserviamo macroscopicamente l'ecosistema terrestre, è possibile riflettere sul fatto che la distribuzione dei depositi di acqua è confinata nei mari e nei bacini idrici. L'unica quota ubiquitaria di questo elemento è quella dispersa nell'atmosfera (che assumiamo attraverso la respirazione) e quella contenuta negli esseri viventi vegetali e animali (che assumiamo attraverso l'alimentazione). In condizioni medie di temperatura, pressione e attività fisica, l'organismo umano non manifesta la necessità di un supplemento di acqua attraverso la sensazione della sete. In ogni caso, l'ingestione di acqua 'esterna' in modo forzato costituisce sempre un fattore di disturbo dei metabolismi organici e dell'attività renale.

L'acqua migliore non è la semplice $H_2O$ che possiamo attingere dalle sorgenti; infatti, quella più pura esistente in natura, peraltro dotata delle caratteristiche dei liquidi biologici, è l'acqua di vegetazione di frutta e verdura, vale a dire un'acqua nella quale è entrata in soluzione una serie di sostanze nutrizionali. Infatti, come elemento fondamentale indispensabile ai vari metabolismi, la natura ci offre l'acqua come componente di tutti gli alimenti. Per esempio, le verdure ne contengono elevate quantità: dal 76,1% dei piselli freschi, al 93,4% della cicoria; dall'81,9% dei fichi freschi, al 95,6% della lattuga da taglio; infine, il pesce e la carne non sono da meno, contenendone mediamente dal 60% all'85%. L'acqua di vegetazione è molto più pura e priva di residuo fisso rispetto a quella di qualsiasi sorgente, in quanto viene filtrata, elaborata e arricchita di nutrienti dai processi metabolici dell'organismo vegetale. I sali minerali in essa contenuti vengono assorbiti e utilizzati, mentre il loro eccesso viene eliminato, per cui si dice che acquistano un potere 'rotatorio', espressione di un dinamismo che impedisce il ristagno e l'imbibizione dei tessuti organici.

L'abbondanza di acqua contenuta negli alimenti rende ragione del fatto che la maggior parte degli individui adulti riferisce di avvertire raramente la necessità di bere. Quando questo avviene, bisogna valutare questo sintomo, che può esprimere:

- una condizione patologica, quali il diabete mellito scompensato, il diabete insipido, l'ipertiroidismo (o le disfunzioni citate precedentemente);
- un pasto improprio o a base di alimenti troppo elaborati, per cui il fegato chiede un supplemento di acqua per assolvere a più complesse funzioni;
- un dispendio energetico in condizioni di elevate temperature esterne con profusa sudorazione;
- un metabolismo fisiologicamente accelerato, quale quello dei bambini che, infatti, hanno una diuresi intensa e manifestano spesso la necessità di bere.

Pertanto, a meno che non si configuri una specifica finalità terapeutica, in Bioterapia Nutrizionale® si ritiene arbitrario e dannoso imporre il consumo di acqua a individui che, normalmente, non avvertano la necessità di bere.

## Acqua 'minerale'

Tutte le acque che non siano quelle di vegetazione degli alimenti possono essere considerate acque minerali, in quanto sono filtrate attraverso gli strati della crosta terrestre.
L'acqua più comune è quella che sgorga dai rubinetti delle nostre case. Essa è certamente potabile ma, per diventarlo, subisce una serie di processi che consistono nel suo riciclo, depurazione, deodorazione e addizione di cloro a scopo disinfettante. Malgrado tutte queste precauzioni, spesso l'acqua presenta comunque tracce di germi o di parassiti, mentre il cloro, quando in eccesso, è fonte di disturbi per il suo odore e sapore, potendo causare, nei soggetti a rischio, acidità gastrica, disturbi cardiovascolari e aggravamento delle coronaropatie. L'unico modo per eliminare il cloro dall'acqua consiste nell'evaporazione per bollitura, con il risultato di una cristallizzazione dei sali e dell'acquisizione di un sapore molto sgradevole. Inoltre, i sali, contenuti nelle acque da bere e/o impiegate per la cottura degli alimenti, non essendo inseriti in un ciclo vitale 'rotatorio', provocano un sovraccarico di elettroliti ematici che costringono il rene a un faticoso lavoro di eliminazione. Nel tempo, molti sali non vengono più eliminati rapidamente e formano degli aggregati (come le concrezioni calcaree), che sono all'origine

di diverse patologie cronico-degenerative: dalla litiasi renale e colecistica, alle calcificazioni osteoarticolari, cerebrali e polmonari; dalla calcificazione delle placche ateromasiche, alla cataratta e alla sordità (otosclerosi).

Dovendo scegliere, le migliori acque sono quelle oligominerali, tenendo conto del fatto che anche le più leggere e le più rinomate per la loro bontà sono comunque già sature di sali, in virtù della permanenza e del passaggio negli strati di roccia e di terra. Nell'acquisto dell'acqua minerale bisogna porre attenzione a una serie di fattori:

- la data delle ultime analisi effettuate dagli appositi istituti deve essere abbastanza recente;
- non deve essere stata addizionata di anidride carbonica, la quale dilata la cavità gastrica, favorisce l'acidità e, comunque, costituisce un prodotto di rifiuto dei nostri metabolismi;
- nell'acqua non devono essere presenti sostanze radioattive, non conoscendone ancora bene le conseguenze per la nostra salute;
- infine, l'acqua dev'essere oligominerale, ma con il più basso residuo fisso possibile.

In commercio è possibile reperire numerose acque, dotate di specifiche caratteristiche, spesso utili in senso terapeutico; generalmente si possono distinguere in: oligominerali e minerali.

- Le acque oligominerali sono caratterizzate da un residuo fisso compreso fra 200 e 300 mg/l, e sono meno dannose nei soggetti affetti da diatesi urica e ossalica o da flogosi croniche delle vie urinarie (che favorirebbero la precipitazione di microaggregati).
- Le acque minerali sono quelle con residuo fisso compreso tra 300 e 1000 mg/l, e si distinguono in:
  – carboniche, con azione digestiva per stimolo della secrezione gastrica e della peristalsi intestinale;
  – bicarbonato-alcalino-ferrose, che facilitano i processi digestivi: sono utili nelle ipercolesterolemie ma diventano pericolose nelle calcolosi e nelle infezioni biliari, nonché nei soggetti ipertesi con segni di insufficienza renale;
  – cloruro-sodiche, controindicate nell'ipertensione, nelle nefropatie, durante stati dissenterici e nelle gastriti iperacide, mentre risultano utili negli obesi e nei diabetici;
  – solfato-calciche, dotate di azione stimolante nelle insufficienze epatiche, nella stipsi e nelle coliti spastiche, ma controindicate nelle ipercalcemie;
  – sulfuree, utili per eliminare le scorie azotate, nella stipsi e nelle coliti, controindicate nell'ulcera gastroduodenale;
  – arsenico-ferrose, indicate nelle sideropenie, nei soggetti defedati e linfatici, pericolose nelle gastroduodeniti;
  – infine, le acque fluorurate, da consigliare nei soggetti predisposti alle carie dentarie o con disturbi dell'accrescimento osseo, con l'accortezza di non superare la quantità limite di 1 g al giorno di fluoro, oltre il quale si verifica un avvelenamento, i cui effetti si esprimono con fragilità dei denti e delle ossa (come sempre, l'eccesso inibisce).

# La Coca Cola

La Coca Cola fu inventata da John Pemberton, farmacista di Atlanta, Georgia, nel 1886. Inizialmente era uno sciroppo contro il mal di testa, a base di zucchero raffinato, caramello, caffeina, estratti naturali di foglie di coca e noci di cola, secondo una miscela segreta, in grado di conferire alla bevanda il suo inconfondibile sapore. Per anni fu venduta come farmaco galenico nella farmacia Jacob's, ad Atlanta; poi si diffuse in tutti gli USA e nel mondo. Fu portata in Italia nel 1927.

L'importanza nutrizionale della Coca Cola risiede nel suo apporto in zuccheri, caffeina e caramello, ed è limitata dal fatto che il suo impiego abituale tende a creare dipendenza. In Bioterapia Nutrizionale® un impiego occasionale della Coca Cola si può rivelare utile.

In primo luogo, si sfrutta il suo potere digestivo ed eupeptico, dovuto all'eccitazione adrenergica della caffeina, che fa aumentare la produzione di succhi gastroduodenali e stimola il transito intestinale. In caso di notevole gonfiore gastrico, la citata azione eupeptica facilita lo svuotamento dello stomaco, mentre l'anidride carbonica addizionata provoca delle eruttazioni, con emissione dei gas in eccesso.

In caso di emicrania, la Coca Cola svolge una funzione terapeutica, in quanto aumenta la soglia del dolore ma, soprattutto, stimola la diuresi, in virtù dell'azione eccitante (che fa aumentare la velocità di circolo) del suo elevato contenuto in zuccheri e della percentuale di acqua. Alcuni alcaloidi, presenti nelle foglie e nelle noci di cola, hanno un'azione antidolorifica e antifebbrile, per cui una sua moderata assunzione si rivela utile nelle sindromi influenzali come antipiretico e antinfiammatorio, soprattutto nei bambini.

La Coca Cola può liberamente essere usata durante le diete dimagranti, come piacevole intermezzo, ma è proibita ai diabetici.

# La birra

Non si sa con esattezza dove sia nata la prima birra; si ritiene che sia originaria della Mesopotamia ma, probabilmente, il fenomeno della fermentazione è stato scoperto casualmente in diverse parti del mondo più o meno nello stesso periodo. Differenti però sono stati i modi di sviluppare la bevanda. Per esempio, la Mesopotamia è stata la terra che per prima ha visto sorgere la professione del birraio, cosa che in altre società meno organizzate sarebbe stata impossibile. Il prodotto delle sue fatiche rappresentava una quota della retribuzione dei lavoratori, che dunque veniva corrisposta in birra. Già in quel periodo si distinguevano birre scure, chiare, rosse, forti, dolci e aromatiche. Inoltre, si usavano nomi diversi per indicare birre prodotte con cereali differenti: le *Sikaru* erano d'orzo, le *Kurunnu* di spelta.

Pare che fossero addirittura 20 le qualità di birra disponibili sul mercato di Babilonia, la più ricca città dell'antica Mesopotamia, anche se quelle più diffuse erano 4: *Bi-se-bar*, una comune birra d'orzo, *Bi-gig*, una birra scura normale, *Bi-gig-dug-ga*, una birra scura di elevata qualità, e *Bi-kal*, il prodotto migliore.

La birra aveva anche un significato religioso e rituale: infatti veniva bevuta durante i funerali, per celebrare le virtù del defunto e veniva offerta alla divinità per garantire un tranquillo riposo al trapassato.

Analoga importanza aveva la birra nell'antico Egitto. Infatti, fin dall'infanzia si abituavano i sudditi dei faraoni a bere questa bevanda, considerata anche alimento e medicina. Inoltre, i bambini facevano sacrifici di birra, frutta e focacce al dio della scrittura, Thout, mentre bevevano una ciotola di birra, dopo essersene bagnati gli occhi, che venivano tenuti chiusi. Anche le donne incinte ricorrevano alla birra per offrire libagioni alla dea Ernenunet, che avrebbe provvisto di abbondante latte le nutrici. Interessante era anche l'uso di somministrare ai bambini birra a bassa gra-

dazione o diluita con acqua e miele durante lo svezzamento, quando le madri non avevano latte. Di birra si parla anche nei sacri libri del popolo ebraico, come il biblico *Deuteronomio* e il *Talmud*; nella festa degli Azzimi, che ricordava la fuga dall'Egitto, si mangiava per 7 giorni il pane senza lievito e si beveva birra.
La Grecia e l'antica Roma, Paesi enonici per eccellenza, non producevano birra, ma ne consumavano soprattutto in occasione delle feste in onore di Demetra, dea delle messi, tra le quali ovviamente non poteva mancare l'orzo. Si trattava di prodotti d'importazione, per lo più fenici. Anche durante lo svolgimento dei Giochi olimpici, non essendo ammesso il vino, la bevanda alcolica per eccellenza di questa prima grande manifestazione sportiva era la birra.
Il Medio Evo vide la birra protagonista soprattutto per merito dei monasteri, che operarono un decisivo salto di qualità nella produzione della bevanda, introducendo anche alcuni nuovi ingredienti, tra i quali il luppolo. A questo proposito va detto che in tempi più remoti, per l'aromatizzazione della birra, si usavano svariati tipi di erbe, spezie o bacche, oppure si ricorreva addirittura a misture vegetali, la più famosa delle quali era il *gruit*.

**Birra chiara**

| *Composizione per 100 g di parte edibile* | |
|---|---|
| Carboidrati | **3.5** g |
| Alcol | **2.8** g |
| Proteine | 0.2 g |
| Lipidi | 0 |
| Ferro | 0 |
| Calcio | 1 mg |
| Sodio | 10 mg |
| Potassio | 35 mg |
| Fosforo | 28 mg |
| Tiamina | 0 |
| Riboflavina | 0.03 mg |
| Niacina | **0.90** mg |
| Vit. A ret. eq. | 0 |
| Vitamina C | 1 mg |

*Fonte:* Tabelle di Composizione degli Alimenti, Istituto Nazionale della Nutrizione, 1998.

Nei 3 secoli dopo la scoperta dell'America, in tutta Europa andarono sviluppandosi numerose tipologie di birra, tutte basate sull'unico sistema di fermentazione allora conosciuto. Verso la metà del XIX secolo, però, furono eseguiti studi specifici sul lievito, e il loro risultato fu la produzione della birra a bassa fermentazione, che oggi è di gran lunga la più bevuta nel mondo. Questo metodo si giova di temperature più basse per fermentare, quindi usa impianti produttivi tecnologicamente assai più avanzati che in passato. Infine viene usato un lievito diverso rispetto alle birre tradizionali, il cosiddetto *Saccharomyces carlsbergensis*, che prende il nome dalla birreria danese che per prima ne isolò il ceppo.

# Tecniche di preparazione

Oggi, nonostante le birre a bassa fermentazione siano sicuramente le più bevute, va notato che esiste anche una controtendenza di nicchie di mercato, che ricercano le birre tradizionali, le cui ricette si perdono nella notte dei tempi.
Si parte dal malto (sono poche le birrerie che preparano il proprio malto dall'orzo, perché in genere viene acquistato dalle malterie), che si ottiene dalla germinazione dell'orzo. Il malto contiene una certa quantità di amido e, mescolato con l'acqua, viene mantenuto a una temperatura molto precisa per un certo tempo. Alla fine, eliminati i grani, si ottiene il mosto; si aggiunge il luppolo e si procede alla bollitura, il cui scopo principale è quello di estrarne le sostanze che daranno alla birra il gusto amaro e il caratteristico aroma. Finita questa fase, il mosto di birra viene raffreddato e messo a fermentare con l'aggiunta del lievito; quest'ultimo produce degli enzimi che trasformano lo zucchero in alcol, anidride carbonica e altre sostanze (come gli esteri), importanti per il gusto e l'aroma. Al contrario del vino, però, solo il 60-70% degli zuccheri subisce questa trasformazione, mentre la restante parte resta biodisponibile come tale.

Senza lievito non sarebbe possibile ottenere la fermentazione del mosto di cereali, da cui si ricava la birra. A svolgere questo ruolo determinante è un fungo unicellulare che, al contrario degli altri vegetali, non ha bisogno della luce per riprodursi. Il lievito innesca la fermentazione, nutrendosi delle sostanze che trova e trasformando gli zuccheri in alcol etilico, anidride carbonica e calore. Nella birra esso svolge anche un'azione antibiotica, utile per impedire lo sviluppo di germi che potrebbero provocare delle infezioni o modificare le caratteristiche organolettiche del prodotto. Le modalità d'azione del lievito cominciarono a essere comprese nel Medio Evo, ma si dovette arrivare a Louis Pasteur (1875) per dimostrarne scientificamente la modalità d'azione. Alla fine del XIX secolo, le birre ad alta fermentazione (tipo *Ale*) erano già distinte da quelle a bassa fermentazione (tipo *Lager*), ma furono le scoperte di Pasteur a chiarire che i 2 fenomeni erano dovuti a lieviti diversi.

- *Alta fermentazione*: è quella provocata dal lievito presente anche allo stato naturale. Riproducendosi, esso arriva a galleggiare in superficie, dove si evidenzia la formazione di un'intensa schiuma. L'alta fermentazione avviene tra i 10 e i 20 °C, il che ha consentito per secoli di produrre birra in cantine fresche, dove la temperatura veniva abbassata immagazzinando la neve raccolta d'inverno. Fino a circa 200 anni fa, tutte le birre erano prodotte con lieviti ad alta fermentazione, ancor oggi usati per le *Ale* inglesi e per alcune birre speciali del Nord Europa (*Weisse*, *Alt* e *Kolsh* in Germania o le *Trappiste* e le *Bières blanches* in Belgio).
- *Bassa fermentazione*: al contrario del precedente, il lievito a bassa fermentazione, nel riprodursi, forma cellule che si separano immediatamente, senza offrire resistenza all'anidride carbonica, che sale priva di ostacoli alla superficie del mosto, mentre il lievito esaurito si deposita sul fondo della vasca di fermentazione. Grazie alla sua sedimentazione, si ottiene una birra dall'aspetto più limpido, che rientra nella definizione generica di *Lager*.

# Indicazioni e controindicazioni nutrizionali

L'impiego bionutrizionale della birra è molto limitato, pur sapendo che si tratta di una bevanda e un alimento che ha accompagnato l'evoluzione dell'uomo da millenni. Il principale inconveniente consiste nel fatto che oggi viene prodotta a livello industriale, frequentemente con fermentazione forzata e con diverse materie prime, fra le quali non sempre compaiono l'orzo e il luppolo. La forzatura e i tempi abbreviati di produzione presuppongono un impiego massiccio del lievito, che può non esaurirsi completamente nel processo e giustifica la sintomatologia clinica di molti individui, quando bevono la birra, caratterizzata da gonfiore addominale, lentezza digestiva, aumento di peso (per azione diretta del gruppo delle vitamine B e per imbibizione tessutale) e riacutizzazione di patologie allergiche latenti. La quantità fisiologicamente eccessiva di vitamine del gruppo B presenti nella birra prodotta con eccesso di lievito (similmente alla maggior parte del pane e della pasta per pizza presenti in commercio) aggrava la funzionalità epatica, con manifestazioni patologiche nei soggetti predisposti. Inoltre, le vitamine B costituiscono dei fattori di crescita e, negli individui a rischio, possono diventare una concausa per lo sviluppo di patologie tumorali.

Pur essendo moderatamente diuretica, nei soggetti sensibili e/o neurolabili la birra instaura un meccanismo di dipendenza maggiore di quello del vino, nonostante la sua percentuale di alcol sia notevolmente inferiore. Queste controindicazioni si manifestano anche con l'impiego della birra analcolica, prodotta e sponsorizzata per diffonderne l'uso da parte degli adolescenti e degli individui astenici.

Qualora fosse possibile reperire una birra prodotta in modo corretto, i suoi pregi nutrizionali si possono sfruttare nei pazienti che manifestino una carenza di vitamine del gruppo B, nei soggetti che non devono dimagrire o che necessitino di un apporto energetico dopo un periodo di intensa attività fisica. Anche le puerpere, come segnalato nei paragrafi precedenti, possono giovarsi dello stimolo alla crescita veicolato dalla birra, per aumentare la propria produzione di latte per il neonato.

# Il polisalino naturale

## Preparazione e funzioni nutrizionali

Nella civiltà moderna, caratterizzata da attività frenetiche e da abitudini alimentari alterate per ritmo, per equilibrio nutrizionale delle associazioni e per scarsa genuinità dei prodotti, si verifica una tendenza, gonfiata dalla pubblicità, verso l'assunzione di integratori alimentari o bevande arricchite di micronutrienti, vitamine e sali minerali.
Dal punto di vista bionutrizionale, la presunta genuinità di questi prodotti commerciali non può prescindere dalle esigenze di stoccaggio e distribuzione (talora procrastinate per tempi molto lunghi), con necessità di aggiungere antiossidanti, coloranti, stabilizzanti e quant'altro sia indispensabile per rendere gradevole il prodotto al palato dei consumatori.
Una delle possibilità per realizzare in modo genuino e salutare una bevanda che serva a reintegrare le riserve elettrolitiche dell'organismo, nonché quelle vitaminiche ed energetiche, consiste semplicemente nell'aggiungere a circa 500 cc di acqua la spremuta di 1 pompelmo o di 2 limoni, 3 cucchiai di miele e 1 cucchiaino da caffè raso di sale marino. Considerando quanto detto nei rispettivi capitoli dedicati a questi alimenti, il pompelmo apporterà il suo patrimonio vitaminico, i suoi zuccheri, i sali minerali e quella quota di acido citrico utile per attivare tutti i processi energetici endocellulari dipendenti dal ciclo di Krebs. La scelta del limone può essere riservata a individui che necessitino di un maggiore stimolo metabolico, di una alcalinizzazione del pH ematico e di una ridotta percentuale di zuccheri. I 3 cucchiai di miele, scelto fra quelli più genuini, renderà la bevanda gradevolmente dolce, arricchendola di tutti i principi nutrizionali e terapeutici contenuti in questo alimento, fra i quali anche una notevole quota di sali, oligoelementi, vita-

mine e proteine. Infine, l'aggiunta del sale marino servirà a fornire tutti gli elettroliti organici in percentuale fisiologica, rispetto a quelli dei liquidi interstiziali dell'organismo.
Questa bevanda, da consumarsi nel giorno stesso della sua preparazione (pena il decadimento e l'ossidazione del suo contenuto in vitamine), è riservata ai soggetti astenici, demineralizzati, disidratati, ma anche agli sportivi che debbano svolgere allenamenti o attività agonistiche in situazioni ambientali favorenti una profusa traspirazione.

# Il vino

Durante la loro storia millenaria, la vite e il vino hanno esercitato sulla cultura dell'uomo un'influenza rilevante e, sotto molteplici aspetti, superiore a quella di altri prodotti agroalimentari. Ciò è da attribuire principalmente ad alcune particolari caratteristiche di questa bevanda. All'uomo primitivo la fermentazione del mosto dovette apparire senz'altro un fenomeno misterioso, determinato da forze sovrannaturali, alle quali egli collegò anche lo stato di euforia e di ebbrezza causato dal vino. Inoltre, non è da escludere che il colore del vino, richiamando quello del sangue, abbia indotto l'uomo ad attribuirgli, già in epoche anteriori alla religione cristiana, elevati valori simbolici e in particolare la funzione di stabilire una connessione tra l'uomo e la sfera della trascendenza.

La produzione del vino è probabilmente iniziata verso la fine del Neolitico, in seguito a una casuale fermentazione dell'uva di viti spontanee, conservata in rudimentali recipienti. Presso alcuni insediamenti umani preistorici sono stati, infatti, trovati cumuli di semi di *Vitis silvestris*, che potrebbero essere i residui di primitivi processi di vinificazione, effettuati dentro buche scavate nella terra, come veniva fatto ancora nel XIX secolo in alcune località del Caucaso. In Egitto, la vite era coltivata all'inizio del III millennio, ed esistevano differenti razze di viti e diversi tipi di vino, che era consumato dai sacerdoti, dagli alti funzionari e dai faraoni.

Presso i Greci la vitivinicoltura, già nota nel Minoico medio, aveva raggiunto in epoca omerica una notevole importanza. In Italia, semi di *Vitis silvestris* sono stati trovati nelle terramare, risalenti all'Età del bronzo, situate tra il Po e le pendici dell'Appennino; nell'VIII-VII secolo a.C., la vite era molto diffusa nel Meridione, tanto che i coloni greci denominarono 'Enotria' questa terra. Anche presso gli

**Vino da pasto, rosso**

*Composizione per 100 g di parte edibile*

| | |
|---|---|
| Carboidrati | 0 |
| Alcol | **10.5** g |
| Proteine | 0 |
| Lipidi | 0 |
| Ferro | **1.0** mg |
| Calcio | 9 mg |
| Sodio | 4 mg |
| Potassio | 61 mg |
| Fosforo | 74 mg |
| Tiamina | 0.01 mg |
| Riboflavina | 0.05 mg |
| Niacina | 0 |
| Vit. A ret. eq. | 0 |
| Vitamina C | 0 |

*Fonte:* Tabelle di Composizione degli Alimenti, Istituto Nazionale della Nutrizione, 1998.

Etruschi, la coltivazione della vite raggiunse un notevole perfezionamento, favorito dalle loro evolute conoscenze tecniche e dalla disponibilità di materiale ampelografico di varia origine raccolto attraverso gli estesi rapporti commerciali di questo popolo; l'intensa attività di esportazione del vino, promossa da questo popolo, comportò il perfezionamento dei mezzi di trasporto, il miglioramento della viabilità terrestre e la produzione su vasta scala di contenitori di dimensioni idonee alla spedizione di questo prodotto. Secondo Livio, l'attrazione per questa bevanda avrebbe indotto i Celti a invadere l'Etruria nel IV secolo a.C.

Agli inizi dell'Età imperiale, la viticoltura, estremamente diffusa, era praticata anche in terreni fertili, per ottenere più elevate produzioni necessarie a soddisfare l'esportazione e l'aumento del consumo interno. Il progresso tecnico vitivinicolo venne favorito da un'ampia letteratura, arricchita dalle conoscenze e dalle esperienze di altri popoli del bacino mediterraneo, in cui erano esposti concetti biologici e direttive tecniche tuttora valide, e attuali. Notevole era anche il patrimonio varietale, suddiviso in vitigni da tavola e da vino (questi ultimi distinti in 3 classi, a seconda della qualità del vino ottenibile).

Nel III-IV secolo d.C. con la crisi dell'Impero iniziò anche il declino della viticoltura. Il latifondo, l'affidamento del lavoro agli schiavi, la crisi monetaria, le lotte interne, le invasioni dei barbari, il disordine politico e amministrativo, l'insicurezza pubblica, soprattutto nelle campagne, crearono condizioni sfavorevoli all'agricoltura e in particolare alla viticoltura. Verso la fine dell'Impero Romano d'Occidente, la superficie viticola aveva subìto una sensibile riduzione, conservandosi in prevalenza nelle aree vicine alle città e meglio collegate alle coste, dove più intensi e più facili erano gli scambi commerciali.

In Europa, tra il V e il X secolo, un importante contributo alla conservazione e al miglioramento del patrimonio vitivinicolo venne dato dai vescovi, dai monaci, dagli ordini religiosi cristiani e dalla nobiltà laica. Le proprietà agricole dei monasteri e dei vescovi, spesso notevolmente accresciute dai lasciti, divennero centri di coltivazione della vite.

Tra la fine del Basso Medio Evo e il Rinascimento iniziò lo sviluppo della viticoltura 'borghese'. I ceti arricchiti con l'artigianato e il commercio investirono le loro risorse finanziarie nella viticoltura, che risultava economicamente conveniente, anche in rapporto al crescente consumo di vino secondario all'incremento demografico, all'accentramento della popolazione nelle città e alle aumentate disponibilità economiche. Inoltre, la maggior sicurezza nelle campagne, nonché la diffusione della mezzadria e di altre forme di compartecipazione, consentivano la coltivazione di specie arboree a lungo ciclo biologico, quali la vite, che richiedono notevoli investimenti finanziari e una cura scrupolosa.

Nel XVI secolo la coltura della vite venne introdotta anche nel Nuovo Mondo: dal Messico la viticoltura si diffuse rapidamente verso il Sud dell'America e il vino divenne in breve tempo una bevanda comune, richiesta soprattutto dai conquistatori spagnoli.

Nel corso degli ultimi 2 secoli la viticoltura ha vissuto vicende molto importanti e profonde modificazioni. Nella seconda metà dell'Ottocento, 2 gravissime malattie hanno minacciato l'estinzione della *Vitis vinifera*: la prima fu il mal bianco, causato dall'oidio, il quale, osservato per la prima volta verso la metà del XIX secolo in Inghilterra, dopo pochi anni andava distruggendo tutti i vigneti europei; il secondo e forse ancor più pesante flagello fu rappresentato dalla fillossera che, comparsa in Europa nello stesso periodo, si diffuse rapidamente in molti Paesi viticoli. Inoltre, alla seconda metà del XIX secolo risalgono le prime acquisizioni nei settori della microbiologia, della chimica enologica, della nutrizione e della concimazione della vite, della biologia e dell'ampelografia, dell'entomologia e della patologia viticola, con le quali iniziò il graduale passaggio della tecnica vitivinicola dal tradizionale empirismo alla moderna impostazione su precise conoscenze scientifiche.
Nel corso degli ultimi decenni, in Europa e soprattutto in Italia è avvenuta una profonda modificazione della viticoltura, determinata dalla necessità di adeguare le strutture produttive e la tipologia dei vini ai cambiamenti verificatisi negli assetti sociali, economici, culturali e nei modelli di vita e di alimentazione di vasti strati di popolazione. Tali cambiamenti hanno determinato, nei Paesi di antica tradizione viticola, una sostanziale riduzione dei consumi individuali di vino e un continuo aumento della richiesta di prodotti garantiti dalle leggi sulla 'denominazione di origine'. È questo uno degli avvenimenti che hanno maggiormente influito sulla produzione e sul mercato del vino, modificando sensibilmente la cultura dei produttori e dei consumatori.
Attualmente, il vino è divenuto anche messaggero della storia, della cultura e della tradizione del territorio di produzione. Infatti, nessun altro prodotto della terra come il vino viene determinato e personalizzato nelle sue caratteristiche qualitative, dall'influenza dei fattori climatici del territorio, dalla tradizionale tecnica colturale, dal binomio varietà-ambiente.

Uno dei settori oggi in notevole espansione è quello che studia il rapporto tra vino e salute. Probabilmente è superfluo ricordare che l'abuso del vino esercita effetti negativi, che sono stati riconosciuti e stigmatizzati fin da epoche molto remote: nella *Bibbia* il vino venne interdetto ai sacerdoti (*Levitico*, 10,9) e a chi faceva voto di nazirato (*Numeri*, 6, 14); presso i Romani il vino era proibito alle donne («*Temetum mulier nec bibitum*») per il timore che nuocesse alla gravidanza.
D'altro canto, già nell'antichità era stato ipotizzato l'effetto benefico del consumo moderato di vino sulla salute, come emerge fra l'altro dalle numerose ricette mediche riportate nei papiri egizi, nelle tavolette dei Sumeri, o dalle prescrizioni di Ippocrate di Coo (V-IV secolo a.C.), di Celso (I secolo d.C.), di Dioscoride, di Galeno (130-201 d.C.), della Scuola Medica Salernitana e di Paracelso (1493-1541).

Gli effetti positivi esercitati sulla salute da un moderato consumo di vino sono stati chiaramente accertati da numerose recenti ricerche mediche, le quali hanno in particolare verificato la presenza in questa bevanda di un polifenolo, il resveratrolo, che riduce il rischio di cardiopatie e ischemie, diminuisce l'insorgenza di alcune forme tumorali, della stessa cirrosi epatica, del morbo di Alzheimer, potenzia la memoria, rallenta i processi dell'invecchiamento ed esercita un'azione antibatterica e antiossidante. A questo importantissimo principio attivo è dedicato un intero paragrafo nel corso di questo capitolo.

## Alcol etilico o etanolo

Il costituente che caratterizza le bevande alcoliche, l'alcol etilico o etanolo, pur possedendo un notevole potere energetico (ogni grammo fornisce circa 7 calorie), non è una sostanza indispensabile per la nutrizione. Dell'apporto calorico dell'alcol è bene tener conto in tutte le condizioni in cui sia necessario limitare l'assunzione giornaliera di energia.

Il corpo umano è in grado di far fronte all'assunzione di etanolo, senza riportarne danni, solo a patto che questa non superi una certa quantità. Infatti, l'etanolo è metabolizzato prioritariamente e quasi esclusivamente nel fegato, a ritmi tali che 1 solo bicchiere di vino da 150 ml (pari a circa 13-14 g di etanolo) impegna il fegato per circa 2 ore. Quindi, evitare o limitare il consumo di alcol presenta anche il vantaggio di non distogliere il fegato da funzioni più essenziali.
L'abuso di alcol, sia acuto sia cronico, è estremamente pericoloso in quanto, oltre a provocare dannosi squilibri nutritivi e seri rischi di malnutrizione, può creare problemi di dipendenza e di tossicità, comportare gravi complicanze (soprattutto a carico del fegato, del pancreas, del sistema cardiocircolatorio, dello stomaco e del sistema nervoso) e aumentare il rischio di sviluppare tumori.
Estremamente importanti sono anche le note interferenze fra alcol e svariati farmaci, che possono provocare reazioni indesiderate. Inoltre, queste 2 categorie di sostanze utilizzano spesso le medesime vie metaboliche, il che rallenta la loro eliminazione, con conseguenze rilevanti sui relativi livelli nel sangue e in vari tessuti.
Va ricordato, peraltro, che il vino è parte integrante della tradizione alimentare italiana e che un suo appropriato consumo, ossia in quantità moderate e durante i pasti, sembra poter esercitare qualche effetto favorevole e anche un'azione protettiva sull'apparato digerente e, particolarmente, su quello cardiovascolare. Quest'ultima azione, secondo recenti studi, sembra dovuta alla presenza di alcuni componenti minori contenuti nel vino rosso, ma anche, in quantità inferiori, nel vino bianco e nella birra.

La dose quotidiana di alcol considerata accettabile corrisponde a circa 0,6-0,7 g per 1 kg di peso corporeo. La dose-soglia quotidiana da non superare assolutamente è stata invece fissata in circa 1 g di alcol per 1 kg di peso corporeo normale. Nel caso in cui l'unica bevanda alcolica ingerita sia un vino di normale gradazione (i grammi di alcol presenti si ottengono moltiplicando il grado alcolico per 0,79), un consumo moderato e accettabile per la popolazione adulta sana è quello inferiore o uguale a 450 ml circa (più o meno 3 bicchieri di vino) al giorno per l'uomo, e a 350 ml circa (più o meno 2 bicchieri di vino) al giorno per la donna (in rapporto al suo minor peso corporeo e alla sua maggiore difficoltà a metabolizzare l'alcol), da ripartire tra pranzo e cena. Tali quantità debbono essere intese come valori oltre i quali gli effetti negativi dell'alcol cominciano a prevalere sui tanti effetti benefici del vino. Va anche tenuta presente la notevole variabilità individuale nella tolleranza all'alcol: infatti alcuni individui sono geneticamente meno capaci di metabolizzarlo, per cui dovrebbero limitarne o evitarne l'assunzione.
Nei casi in cui non si consumi solo vino, bisogna imparare a tener conto di tutte le modalità di ingestione di bevande alcoliche che si presentano nel corso della giornata: vino, birra, aperitivi, digestivi e superalcolici nelle loro varie forme. In ogni caso, bisogna fare in modo che non siano superate le capacità epatiche di metabolizzare l'alcol, che corrispondono a circa 6 g all'ora per un uomo di 70 kg di peso. Bere con moderazione, quindi, non significa soltanto assumere limitate quantità di bevande alcoliche, ma anche consumarle a intervalli non troppo brevi, permettendo in tal modo all'organismo di smaltire meglio l'etanolo.
Se il consumo di vino, entro giusti limiti, può essere considerato accettabile e utile dal punto di vista bionutrizionale, viceversa le bevande alcoliche ad alta gradazione (grappa, whisky, vodka, eccetera), che per caratteristiche e consuetudini vengono assunte fuori pasto, devono essere considerate sempre dannose anche per gli individui in buona salute e sono controindicate nei pazienti affetti da qualsiasi condizione patologica.

## Polifenoli

In tutti gli esseri umani avvengono continuamente e ubiquitariamente reazioni che portano alla formazione di radicali liberi, con possibili implicazioni patologiche. Tuttavia, generalmente non si verificano danni rilevanti, in quanto si realizza un effetto protettivo dovuto alla presenza di sostanze ad azione antiossidante che mantengono, entro certi limiti, una situazione di equilibrio. Quest'ultima può alterarsi per un aumento degli agenti pro-ossidanti o per una diminuzione delle sostanze antiossidanti. Si verifica così uno squilibrio della 'bilancia ossidativa', che conduce allo 'stress ossidativo'; questo può essere definito come una condizione nella quale l'esposizione ai radicali liberi o ad altri agenti pro-ossidanti crea un elemento di disturbo per la normale funzione della cellula o, addirittura, per la sua stessa sopravvivenza.

## *Agenti pro-ossidanti*

Gli agenti pro-ossidanti sono rappresentati dal fumo, dagli inquinanti atmosferici, dalle radiazioni ionizzanti, dai metalli quali il ferro e il rame, da alcuni farmaci, dall'attività fisica intensa e dallo stesso ossigeno atmosferico. Particolare importanza viene attribuita ai radicali dell'ossigeno, che si producono durante la sua utilizzazione metabolica a livello della catena respiratoria mitocondriale; tuttavia, i radicali liberi si formano anche durante la sintesi delle prostaglandine e nel corso di tutti i processi infiammatori e degenerativi.
Offrire un quadro completo dei processi morbosi nella cui patogenesi sia stata riconosciuta una implicazione dei radicali liberi è alquanto difficile, data la vastità del fenomeno. Citeremo, perciò, oltre al fisiologico processo di invecchiamento, solo alcune tra le manifestazioni più importanti, quali l'arteriosclerosi e le neoplasie (tralasciando altre patologie come, per esempio, le epatopatie, le nefropatie, le artropatie infiammatorie, l'enfisema polmonare, il diabete, la gotta, la psoriasi), nonché, tra le conseguenze più tipiche, la lesione endoteliale.
È bene a questo punto ricordare che lo stimolo iniziale per la formazione della placca aterosclerotica è dato da una lesione dell'endotelio. I fattori causali della lesione endoteliale possono essere chimici, meccanici o biologici e, tra questi, un elevato livello di colesterolo LDL (*Low density lipoproteins*). L'attività lesiva delle LDL non sembra però essere collegata alle LDL normali, bensì alle LDL modificate per acetilazione o per ossidazione, che divengono così citotossiche per l'endotelio. Il meccanismo perossidativo, oltre a determinare la citotossicità delle LDL, conduce alla formazione delle cellule schiumose (momento chiave per la formazione della placca) e favorisce anche un altro fattore patogenetico, quale l'aggregazione piastrinica, principalmente attraverso l'inibizione della prostaciclino-sintetasi e la riduzione dell'AMP ciclico. L'aumento del colesterolo totale non riesce infatti da solo a spiegare l'eziopatogenesi dell'aterosclerosi. Accanto al significato protettivo del colesterolo HDL, notevole importanza viene attribuita oggi al numero e all'efficienza dei recettori per le LDL, alle modificazioni ossidative del colesterolo, ma soprattutto alla ossidazione delle LDL, le cui apoproteine (apo B-100) non sono più in grado di riconoscere i normali recettori. Al contrario, le LDL ossidate riconoscono alcuni speciali recettori dei monociti (*scavenger receptor*) i quali, in questa maniera, si trasformano appunto in cellule schiumose.

## *Agenti antiossidanti*

Gli agenti antiossidanti, di cui il nostro organismo dispone, sono rappresentati da alcuni enzimi (super-ossido-dismutasi, catalasi, glutatione-perossidasi), dall'acido urico, dall'ubichinone, dalla ceruloplasmina e da alcuni aminoacidi solforati. Un'altra importante componente antiossidante è rappresentata da sostanze introdotte con l'alimentazione, quali l'alfa-tocoferolo (vitamina E), il betacarotene, l'acido ascorbico (vitamina C), alcuni carotenoidi non vitaminici e alcuni composti di natura fenolica, sui quali si sta sempre più concentrando l'attenzione degli studiosi, al punto da averli fatti definire 'nutrienti semiessenziali'.

## *Vino e polifenoli*

I polifenoli, caratterizzati chimicamente dal possedere in comune un nucleo flavinico, sono numerosissimi e ne vengono continuamente scoperti di nuovi. Essi sono naturalmente presenti nei vegetali e nella frutta, oltre che in alcuni derivati come il tè, il caffè, il vino e l'olio di oliva. Per quanto riguarda il vino, deve essere comunque puntualizzato che la loro presenza è peculiare del vino rosso, in quanto prodotto con gli acini e le bucce dell'uva. Infatti, nelle bucce, proprio perché esposte all'aria, è contenuta la maggior parte dei polifenoli, che vengono poi trasferiti alla bevanda finale. Anche per l'olio extravergine di oliva il discorso è analogo; infatti quest'olio, a differenza degli altri oli vegetali, si ricava da un frutto che contiene numerose sostanze antiossidanti, trasferite nel prodotto finale, al momento della spremitura.

### *Azioni dei polifenoli*

Oltre all'azione antiossidante, ai composti fenolici vengono attribuite altre importanti attività, e più precisamente: antiaggregante piastrinica, antinfiammatoria, antiallergica, antineoplastica, regolarizzatrice del metabolismo lipidico e inibente alcuni enzimi, tra i quali la ciclossigenasi e la lipossigenasi. Chiaramente non tutti questi composti sono dotati di ciascuna di dette attività, per cui sono oggetto di studi di tipo sperimentale, prevalentemente *in vitro*, ma anche *in vivo*.

- *Attività nei confronti delle malattie cronico-degenerative.* Numerosi studi sono stati condotti in tutto il mondo per documentare l'attività dei polifenoli e, per quanto riguarda le malattie cronico-degenerative, esistono diversi dati di ordine epidemiologico che sembrano dimostrarne l'efficacia. Tra queste ricordiamo il cosiddetto 'paradosso francese' (riportato più avanti), da cui si evince come i francesi, pur adottando un'alimentazione simile, se non peggiore di quella dei nordamericani, presentino una mortalità per malattie coronariche nettamente inferiore; ciò verrebbe attribuito all'elevato consumo di vino rosso. Analogamente, è stato dimostrato che nei popoli del bacino mediterraneo si riscontra una minore incidenza di coronaropatie (nonché di neoplasie della mammella e del colon), rispetto alle popolazioni nordamericana e nordeuropea. In questo caso, il dato favorevole verrebbe attribuito al maggior consumo di alimenti di origine vegetale, ma soprattutto all'olio extravergine di oliva, ricco di antiossidanti (alfa-tocoferolo e composti fenolici), nonché di vino.
- *Inibizione dell'ossidazione del colesterolo LDL.* Le LDL sono naturalmente protette da numerosi antiossidanti, tra i quali, in massima parte, l'alfa-tocoferolo; tuttavia, anche altri elementi contribuiscono a determinare la loro resistenza alla perossidazione. Tra questi, una notevole azione sembra svolta dalle sostanze fenoliche, in particolare dai bioflavonoidi e dalla vitamina E che, chimicamente, appartiene alla famiglia dei polifenoli. Alcuni fenoli presenti nel vino hanno dimostrato di possedere una struttura molto simile a quella degli inibitori dell'ossidazione dell'acido arachidonico e delle LDL e ciò può spiegare l'attività dimostrata anche *in vivo*. I flavonoidi, infatti, oltre a possedere proprietà antiossidanti, influenzano l'attività di numerosi enzimi e possono limitare la formazione dei radicali liberi, legando gli ioni dei metalli pesanti che catalizzano la formazione del radicale stesso; inoltre, inibendo la ciclossigenasi e la lipossigenasi, limitano la cascata prostaglandinica e quella dei leucotrieni.
- *Riduzione del colesterolo plasmatico.* Una notevole attività è stata dimostrata per l'acido ellagico e l'acido ferulico (contenuti nel vino rosso), che sembrano esercitare un'azione simile a quella dell'alfa-tocoferolo. Notevole interesse ha suscitato recentemente un altro polifenolo, il trans-resveratrolo, appartenente alla classe degli stilbe-

ni; esso, oltre a esercitare un'azione antiossidante più efficace della vitamina E, sembra anche ridurre i livelli di colesterolo plasmatico e inibire l'aggregazione piastrinica. Altri 2 penta-idrossiflavonoidi (anch'essi presenti nel vino rosso), l'epicatechina e la quercetina, avrebbero addirittura dimostrato di possedere un'attività 2 volte superiore a quella del resveratrolo.

- *Attività antiaterogena.* Recentemente, il gruppo di C. Galli di Milano, in collaborazione con il gruppo di G.F. Montedoro di Perugia, ha studiato l'azione dei fenoli contenuti nell'olio di oliva extravergine. Gli autori hanno dimostrato *in vitro* una spiccata attività antiaterogena (inibizione dell'ossidazione delle LDL e attività antiaggregante piastrinica) di 2 principi attivi: l'idrossitirisolo, polifenolo lipofilo e buon indicatore dei fenoli totali dell'olio di oliva, e l'oleoeuropeina, anch'essa lipofila, presente in notevole quantità nell'oliva e nel suo olio. Inoltre, l'oleoeuropeina ha dimostrato una notevole azione di risparmio sui livelli plasmatici di alfa-tocoferolo. L'azione di inibizione sull'ossidazione delle LDL è stata dimostrata anche per l'acido ferulico e per l'acido caffeico, contenuti in misura minore nell'olio di oliva; in particolare, per l'acido caffeico è stata evidenziata un'azione di risparmio sulla vitamina E.
- *Attività antiaggregante piastrinica.* Come già detto, l'azione favorevole antiaggregante piastrinica sarebbe da ricondursi a un'inibizione della ciclossigenasi e/o a un aumento dei livelli di AMP ciclico, ma non sono da escludersi altre ipotesi, quali un intervento durante la cosiddetta 'reazione di liberazione' della cascata prostaglandinica; sebbene al momento non sia stato del tutto chiarito il meccanismo d'azione, l'effetto protettivo dei fenoli contenuti nel vino non può essere disconosciuto. Essi, specie quelli ad alto peso molecolare come le procianidine, sembrano svolgere un'ulteriore azione protettiva sul circolo arterioso, attraverso la riduzione dei livelli plasmatici del colesterolo. Infatti, somministrando a dei volontari sottoposti a diete ipocolesterolemizzanti procianidine estratte dai vinaccioli (semi dell'uva), si è potuto documentare una riduzione del colesterolo totale e un aumento del colesterolo HDL. La spiegazione di questo effetto non è chiara e sarebbe attribuita a una limitazione dell'assorbimento intestinale del colesterolo e/o a un aumento della sua eliminazione attraverso la bile.
- *Attività antitumorale.* Oltre all'azione protettiva nelle cardiopatie ischemiche, i polifenoli sembrano agire favorevolmente anche per la prevenzione del cancro. Questa grave patologia è dipendente da numerosi fattori eziopatogenetici, sia 'promotori' sia 'induttori', fra i quali un ruolo determinante viene svolto dai processi degenerativi dovuti ai radicali liberi. In tale contesto gli antiossidanti vitaminici esercitano un'importante attività come antipromotori della carcinogenesi. La principale attività viene svolta dal betacarotene, dalla vitamina A, dalla vitamina C e, in misura minore, dalla vitamina E, che comunque agisce sinergicamente con le precedenti nel potenziarne gli effetti.
  A questo proposito, non deve essere sottovalutato l'effetto protettivo degli antiossidanti non vitaminici, soprattutto delle sostanze fenoliche. È noto che esse influenzano le attività di diversi sistemi enzimatici (alcuni dei quali implicati nella immunogenesi) e che intervengono sui segnali di trasduzione della superficie cellulare, sulla crescita tumorale e sulle metastasi.

Le attività antiossidanti e di modificazione enzimatica permettono di comprendere in parte le loro azioni farmacologiche, ma osservazioni *in vitro* e *in vivo* fanno ritenere che, oltre a potenziare gli effetti degli antiossidanti vitaminici, le sostanze fenoliche agiscano anche come 'antinduttori', attraverso l'inibizione di alcuni cancerogeni chimici, intervenendo quindi su uno o più fattori della carcinogenesi. Tale azione antimutagena e anticancerogena viene esercitata da numerosi polifenoli (alcuni contenuti anche nel vino), quali la quercetina, la miricetina e il kaemferolo. Data la complessità della patogenesi delle neoplasie, non è facile stabilire *in vivo* quanto sia dovuto all'azione dei polifenoli, poiché altri componenti della dieta, come per esempio le fibre o il grado di insaturazione degli acidi grassi, possono svolgere un'azione protettiva. Va segnalata l'esistenza di alcuni studi che tenderebbero a dimostrare una minore incidenza di tumori della mammella tra coloro che consumano prevalentemente olio di oliva e vino. Tuttavia, non è chiaro se ciò sia dovuto alla composizione acidica (contenuto in acidi grassi monoinsaturi) o alla elevata presenza di antiossidanti in questi alimenti.

A conclusione di questa disamina è opportuno affermare che non esistono dubbi sull'attività antiossidante protettiva delle sostanze fenoliche del vino. Resta però sempre aperto il problema se e quanto questi composti agiscano anche *in vivo*. In base ai dati forniti dalla letteratura scientifica sembrerebbe comunque valido il consiglio di favorire il consumo della frutta e della verdura fresca e usare come condimento l'olio di oliva extravergine, consentendo ai pasti 1 bicchiere di vino rosso.

## *Paradosso francese: vino, fumo e grassi*

Nel 1998, sulla rivista 'Stroke' veniva riportato che un moderato consumo di vino ha una funzione protettiva e preventiva nei confronti dell'infarto. Si era già osservato che 1 bicchiere di vino ai pasti riduce il rischio di malattie cardiovascolari, e che tutto ciò ha comunque un maggior valore epidemiologico nei soggetti di sesso maschile. Si cominciò a parlare di 'paradosso francese' quando ci si rese conto del fatto che in Francia la mortalità per malattia cardiovascolare risultava inferiore rispetto a quella delle altre popolazioni europee, nonostante l'abitudine del popolo francese di consumare una quantità di acidi grassi saturi di origine animale (tipo il burro, per esempio) superiore rispetto agli italiani e ad altri popoli che seguono la cosiddetta 'dieta mediterranea'. Alla base del processo di formazione della placca ateromasica c'è la perossidazione dei lipidi, per cui il fatto che in Francia si assumessero (come si assumono) grosse quantità di grassi saturi di origine animale, con una minore mortalità per malattie cardiovascolari, sembrò strano. Il paradosso apparve ancora più evidente quando si considerò il fatto che il popolo francese fuma molto e, per di più, sigarette ricche di catrame. La mortalità in Francia per malattie cardiovascolari era ed è bassa, in ogni caso più bassa rispetto a quella di altri Paesi vicini, in cui si consumano birra o distillati. Quindi, ci si chiese se la molecola protettiva non fosse contenuta proprio nel vino rosso, che è quello più consumato in Francia ed è più ricco di sostanze protettive nei confronti del rischio cardiovascolare.
L'azione protettiva è attribuibile ai flavonoidi, in piccola quantità presenti anche nei vini bianchi. Si tenga presente che il vino bianco spesso è ottenuto da uve rosse. Queste sostanze fenoliche, non presenti nella birra, sono in grado di neutralizzare le molecole tossiche, agiscono come antiossidanti e creano una minore predisposizione alla formazione della placca ateromasica. Inoltre, sono antiaggreganti, cioè si oppongono all'aggregazione delle piastrine, fenomeno che entra nella costituzione della placca ateromasica. I contenuti del vino sono però efficaci se la bevanda è consumata durante i pasti. Oltre ai flavonoidi, un altro elemento semplice e molto interessante, quasi onnipresente nella dieta mediterranea, è il licopene, un pigmento rosso contenuto nei pomodori, che ha azione preventiva, per esempio, nei confronti del tumore della prostata.

La ricerca sulle proprietà di queste molecole non è conclusa e sembra confermare una osservazione costante di tutte le medicine naturali, che segnalano come l'effetto terapeutico non è mai dipendente dal semplice principio attivo, ma dall'insieme delle sostanze che la natura ha assemblato armonicamente negli alimenti, tanto che ogni eccesso rischia di provocare l'effetto opposto a quello desiderato. Per esempio, si riteneva che un maggiore consumo di betacarotene proteggesse sempre e comunque dall'insorgenza dei tumori. In seguito, invece, i risultati di uno studio hanno dimostrato come i forti fumatori, anche se assumono grandi quantità di betacarotene, si ammalano ugualmente di cancro. In realtà, il betacarotene è un antiossidante, quindi ha un'azione positiva, se l'ossigeno è presente in bassa concentrazione, mentre diventa ossidante (cioè dannoso), se la quantità di ossigeno è elevata. Quindi, nel polmone la pressione dell'ossigeno è alta perché deve contrastare la pressione esterna, per cui in questo distretto anatomico il betacarotene è ossidante e diventa cancerogeno se viene assunto in modo esagerato.

## Resveratrolo

Con il termine resveratrolo si identifica una famiglia di composti chimici (almeno 4) che risultano in grado di ridurre l'ossidazione del colesterolo HDL a colesterolo LDL; esso è presente nelle bacche d'uva rossa ed è localizzato principalmente nella buccia; di conseguenza, è un composto abbastanza comune nei vini rossi, mentre quantità molto più modeste si ritrovano nei vini bianchi.
Scoperto casualmente nel vino dal professor Mario Fregoni dell'Università Cattolica di Piacenza e portato alla ribalta della scienza medica dal professor Pezzuto, esso funge da inibitore nei confronti di un enzima coinvolto nei processi infiammatori e tumorali, il COX-2.
Secondo alcuni scienziati, il resveratrolo e altri flavonoidi del vino sarebbero efficaci anche nella prevenzione dei tumori; ricercatori francesi, californiani e italiani hanno poi evidenziato il suo notevole potere antiossidante, antiaterogeno e ipocolesterolemizzante, che si somma a quello dei tannini, presenti soprattutto nei vini rossi: catechine, procianidine, flavonoidi. Inoltre, i tannini fanno aumentare a livello cerebrale la produzione di serotonina, dotata di un effetto sedativo e antidepressivo, per cui 1 buon bicchiere di vino rosso è l'ideale per chi è stressato.
Diversi studi epidemiologici comparati sulla mortalità per malattie cardiovascolari, condotti in oltre 20 Paesi del mondo, hanno dimostrato che il vino (ma non la birra, né altre bevande alcoliche) svolge una rilevante azione protettiva contro il rischio coronarico, a condizione che il consumo sia moderato. Per i forti bevitori le probabilità di morte aumentano nella stessa misura che per gli astemi. In base alle attuali conoscenze, si stima che le concentrazioni di resveratrolo (stilbeni idrossilati) nei vini rossi varino da alcune centinaia di mcg/l fino a valori massimi di oltre 20 mg/l. Esso è presente anche nel pino, nell'eucalipto, nei mirtilli (questi ultimi contengono significative quantità di antiossidanti e polifenoli), nonché nelle radici, nei semi, nei tralci e nella buccia dell'uva, mentre è quasi assente nel succo d'uva. Essendo un composto estremamente raro in natura, la possibilità di assunzione nella dieta umana è sostanzialmente legata al consumo di vino e di uva.

La concentrazione di resveratrolo nei vini è dovuta non solo alla qualità della materia prima, ma anche alle scelte tecnologiche effettuate nel processo di vinificazione e di affinamento dei vini stessi. È dunque possibile intervenire a livello colturale nella gestione del vigneto, per ottimizzare la composizione delle uve, ma anche a livello tecnologico nel processo di vinificazione, per 'arricchire' il vino di quei composti naturali che ne aumentano il valore, pur mantenendone intatte le qualità organolettiche. Per questa ragione, in Bioterapia Nutrizionale® l'impiego del vino è limitato a quello prodotto in modo naturale, senza sottoporlo a tecniche di pastorizzazione, che ne ridurrebbero il patrimonio di principi attivi e il potere terapeutico.

Oggi si è creato un grosso interesse commerciale e scientifico intorno al resveratrolo, studiato come anticancerogeno, antiossidante e come principio attivo ad attività estrogenica, tanto da ritenerlo in grado di rallentare i processi di invecchiamento e la comparsa di osteoporosi nella donna in menopausa.

# Funzioni nutrizionali

Per quanto riguarda l'utilizzazione bionutrizionale del vino, più che una bevanda viene sempre considerato un alimento, considerando che, in modica quantità, non fa aumentare di peso, anzi ha un effetto diuretico.
Il vino è un componente essenziale della dieta mediterranea, e da millenni contribuisce ad aumentare la qualità e la durata della vita. Recenti studi scientifici hanno confermato quello che la *vox populi* afferma da sempre: il vino, bevuto in giusta quantità e ai pasti, fa bene alla salute, mentre il consumo smodato provoca numerosi danni (del resto, qualunque alimento è dannoso, se assunto in quantità eccessive).
Come è stato esposto nel corso di tutto il capitolo, le azioni benefiche del vino sono molteplici. Come aperitivo, una modesta quantità di vino stimola l'appetito e la secrezione salivare; durante il pasto, agevola la secrezione acida dello stomaco e incrementa la produzione di prostaglandine, che proteggono la mucosa dello stomaco. Dosi moderate di vino riducono significativamente le probabilità di formazione di calcoli alla cistifellea. Inoltre, il vino incentiva la sintesi delle prostacicline, che inibiscono l'aggregazione delle piastrine, causa della formazione di trombi, e provoca una vasodilatazione periferica, migliorando la circolazione coronarica.

## *Vino bianco e vino rosso*

Come già detto, rispetto a quello bianco il vino rosso contiene una maggiore quantità di polifenoli (tra i quali gli antociani e il resveratrolo), che gli conferiscono il tipico colore rosso; essi diventano biologicamente più attivi se il vino viene invecchiato in botti di legno, impregnate di acido tartarico e pigmenti, non in quelle di vetro-resina, oggi molto diffuse per la loro praticità e la loro durata nel tempo. Nell'organismo, questi polifenoli hanno la capacità di impedire l'aggregazione piastrinica, aumentare la contrattilità arteriosa e venosa e fluidificare il tessuto ematico, diminuendo l'attività della lipoproteina A. La presenza dell'acido tartarico lo rende un anticancerogeno specifico per i tumori della prostata.
L'unica bevanda che ha una notevole somiglianza terapeutica con il vino rosso è costituita dal tè verde, usato dalle popolazioni orientali e dotato di un'azione antitumorale.
Per il fatto di essere molto strutturato, il vino rosso ha meno bisogno di mistificazioni, rispetto a quello bianco; inoltre, costituisce un vero è proprio alimento, dotato di tutte le proprietà di cui si è parlato nei paragrafi precedenti, a condizione che sia prodotto e conservato in modo genuino e corretto.
Il vino bianco, di solito, è un vino meno forte e meno 'strutturato'; per questa ragione, durante i processi di vinificazione, necessita di additivi, di conservanti e di stabilizzanti. Questo è il motivo per cui bevendo il vino bianco (se ne beve di più perché è leggero, fresco, frizzante e gradevole), si finisce per avere il classico 'cerchio alla testa', mal di stomaco e fastidi al fegato. Tuttavia, il maggiore inconveniente del vino bianco è la presenza di sostanze che facilitano la precipitazione di aggregati cristallini all'interno delle articolazioni. Perciò è controindicato in tutte le persone che soffrono di disturbi artrosici e reumatici (assieme al caffè e al pomodoro); infatti, la pratica clinica dimostra che la semplice eliminazione di queste sostanze riduce la sintomatologia di questi malati.

## *Indicazioni e controindicazioni*

L'assorbimento del vino avviene in modo immediato già attraverso la mucosa dello stomaco, che può manifestare dei disturbi di na-

tura irritativa o infiammatoria quando l'assunzione avviene ripetutamente e a digiuno. Il passaggio nel torrente ematico lo veicola direttamente al cervello, tanto che i primi effetti neurologici si manifestano pochi secondi dopo la sua assunzione. Il vino può diventare un compagno infedele, in quanto si tende ad aumentarne la quantità perché fa compagnia, rende allegri, rilassa e disinibisce per azione diretta sul sistema e sulle terminazioni nervose; inoltre, tende a creare assuefazione e dipendenza, in virtù del suo contenuto in alcaloidi.
Se il vino può essere considerato alla stregua di un medicamento, non si dimentichi mai che i medicinali vanno assunti in dose minima e sotto controllo. Questi inconvenienti pongono al medico l'obbligo di valutare attentamente la possibilità o meno dell'impiego del vino; infatti, esiste una proporzione diretta tra la massa corporea e la quantità di vino che è possibile assumere. Normalmente, per un individuo che pesa 50 kg, la quantità consentita di vino (non di alcol) è di 500 g al giorno, da distribuirsi nei 2 pasti principali.
Nonostante il suo apporto calorico, il vino può essere impiegato in dieta dimagrante, qualora le sue proprietà terapeutiche siano di giovamento al paziente; infatti, più che il calcolo delle calorie, sono fondamentali le caratteristiche specifiche degli alimenti e il modo in cui interagiscono tra loro, quando vengono associati per la composizione del pasto.

## *Vin brûlé (vino 'bruciato')*

Si tratta di una ricetta bionutrizionale conosciuta da secoli, anche se non sempre sono rispettate le giuste regole per ricavarne tutti gli effetti richiesti. Essa si rivela terapeuticamente efficace nella fase iniziale delle sindromi influenzali, caratterizzate da dolori articolari e muscolari; in tutte le forme di raffreddamento; nell'insonnia di soggetti che non abbiano disturbi importanti della funzionalità epatica; nella flatulenza per disbiosi intestinale.

La preparazione consiste nel mettere a bollire 1 tazza di vino rosso, con aggiunta la buccia di circa mezzo limone (lavato accuratamente, per eliminare la presenza di conservanti), 2 chiodi di garofano, mezzo centimetro di stecca di cannella (mai la polvere di cannella, spesso non genuina) e 1 cucchiaio di zucchero.
Appena inizia a bollire, si deve incendiare il vino, affinché si distrugga la parte alcolica, avvicinando una fiamma alla superficie del vino che bolle per provocare l'accensione del vapore alcolico.
L'eliminazione di questa componente del vino permette l'impiego bionutrizionale del presidio terapeutico anche nei bambini e negli individui a rischio di alcolismo. Rimane inalterato il potere battericida del vino che, associato alle azioni antimicrobiche degli altri componenti, forma un vero e proprio farmaco antibatterico a largo spettro. Infatti, il vino ha un suo specifico potere battericida per determinati ceppi batterici, mentre su altri agisce l'eugenolo contenuto nei chiodi di garofano, tanto che gli odontoiatri usano comunemente delle paste all'eugenolo nelle occlusioni o quando devono devitalizzare un nervo, riuscendo a ridurre efficacemente la proliferazione microbica, visto che la bocca è fisiologicamente sede di germi saprofiti e patogeni. Su altri ceppi batterici agisce la cannella, per cui il tutto è efficace anche nelle patologie infettive e infiammatorie del cavo orale e nelle malattie da raffreddamento in genere.
Questa preparazione bionutrizionale svolge anche un effetto sedativo, utile nei soggetti insonni o in stato di eccitazione, che si gioveranno degli zuccheri, della serotonina e di tutti gli altri principi attivi presenti nel vino e negli altri componenti.

# Bibliografia


F. Addeo, G. Debry, M. Paquot, P. Sachet, E. Schlimme, Y. Soustre *Le proteine del latte e derivati*, Masson, Milano, 1994.

O. Alabaster *Alimentazione e cancro*, Ferro Edizioni, Milano, 1986.

C. Alarcon et al. *Antiulcer and gastroprotective effects of quercetin: a gross and histologic study*, in 'Pharmacology', 48: 56-62, 1994.

B. Alberts *Biologia molecolare della cellula*, Zanichelli, Bologna, 2002.

American Cancer Society *Nutrition, Common Sense and Cancer*, New York, 1985.

M. Amerio, I.M. Bocciarelli *Il tonno rosso nella tradizione, nella realtà e nel futuro del Mediterraneo*, Lavoro monografico.

B.N. Ames *Dietary carcinogens and anticarginogens*, in 'Science', 221:1256-1264, 1983.

G. Arienti *Le basi molecolari della nutrizione*, Piccin, Padova, 1996.

Atti convegno *Qualità della carcassa della carne suina*, Reggio Emilia, giugno 1988.

Atti convegno nazionale *Parliamo di... Acquicoltura*, Cuneo, Fossano, ottobre 1994.

Atti convegno nazionale *Parliamo di... Carni avicole e cunicole*, Fossano, ottobre 1992.

Atti convegno nazionale *Parliamo di... Carni complementari*, Fossano, ottobre 1993.

Atti convegno nazionale *Parliamo di... Produzione e trasformazione della carne suina*, Fossano, ottobre 1991.

Atti convegno nazionale Eurocarne *Le carni avicole*, Verona, 1978.

C. Bailey, R.P. Cox *The Chilling of Beef Carcasses*, Procedure dell'Institute of Refrigeration, Gran Bretagna, 1976.

K. Bailey, H. Neurath *The Proteins*, vol. II, Academic Press, New York, 1954.

S. Barnes et al, in M. Pariza *Mutagenesis and Carcinogenesis in Diet*, Wiley-Liss, New York, 1990.

A.J. Barret *Proteinases in Mammalian Cell and Tissues*, North-Holland Publishing Co, Amsterdam, 1977.

R. Benigni, C. Capra, P.E. Cattorini *Piante*

*medicinali: chimica, farmacologia, terapia*, voll. 1-2, Inverni & Della Beffa, Milano, 1962-1964.
S. Bingham *Food components and mechanisms of interest in carcer and diet in relation to their measurement*, in 'Eur J Clin Nutr', 47, Suppl. 2: s73-s77, 1993.
P. Bjorntorp et al. *Recent Advances in Obesity Research*, III, J. Libbey & Co., Londra, 1981.
G. Block *Vitamin C and cancer prevention: the epidemiologic evidence*, in 'Am J Clin Nutr', 53:270-282, 1991.
T. Bonadonna *Il bovino da carne*, Edagricole, Bologna, 1972.
E. Bovisio *Guardiamo da vicino i pesci della Sicilia, l'isola dei sogni*, in 'Il pesce', Edizioni Pubblicità, Italia, ottobre 1999.
E. Bresnick et al. *Reduction in mammary tumorigenesis in the rat by cabbage and cabbage residue*, in 'Carcinogenesis', 11:1159-1163, 1990.
M. Bricklin, H. Rodale *Natural Healing and Nutrition. Annual 1991*, Rodale Press, Emmaus (Penn.), 1991.
P. Cappugi et al. *Capsaicina topica nel prurito e nel dolore posterpetico*, in 'G Ial Dermatol Venereol', 128:611-714, 1993.
T.L. Cleave *The Saccharine Disease*, J. Wright, Bristol, 1974.
A. Daghetta *Gli alimenti: aspetti tecnologici e nutrizionali*, Istituto Danone, Milano, 1997.
A. Davidson *Il mare in pentola*, Mondadori, Milano, 1972.
S. Davidson, R. Passmore *Human nutrition and dietetics*, Churchill Livingstone, Edimburgo, 1979.
T. De Ruggero *Sulle malattie delle donne* (conoscenze dell'antica Scuola Medica Salernitana), La Rosa, Torino, 1959.
M.R. Di Montegranaro *Curarsi con il peperoncino*, Orsa Maggiore Editrice, Milano, 1994.
R. Doll, R. Peto *The Causes of Cancer*, Oxford University Press, Oxford, 1981.
G. Donzelli *Teatro farmaceutico, dogmatico e spagirico*, Andrea Poletti Editore, Napoli, 1730.
J.D. Fernstrom *Effects of the diet on brain neurotransmitters*, in 'Metabolism', 26:207-223, 1977.
F. Franchini, C. Calzolari *L'educazione alimentare nell'età evolutiva*, Piccin, Padova, 1996.
G. Gallone *Patologia chirurgica*, Ambrosiana, Milano, 1973.
V. Gargiulo, L. Onesti *Aspetti tecnici della produzione della carne nelle regioni meridionali*, in 'Quaderni regionali', Formez, 1978.
J.S. Garrow, W. James *Human nutrition and dietetics*, Churchill Livingstone, Edimburgo, 1993.
G. Guarnieri *Dietetica e nutrizione clinica*, Masson, Milano, 1998.
A.C. Guyton *Trattato di fisiologia umana*, Piccin, Padova, 1983.
T.R. Harrison *Principi di medicina interna*, Mc Graw-Hill, Milano, 1992.
E. Hartmann *L-tryptophan: a rational hypnotic with clinical potential*, in 'Am J Psych', 366-370, 1977.
M.T. Huang, T. Ferraro *Phenolic compounds in food and cancer prevention*, in C.T. Ho, C.Y. Lee, M.T. Huang *Phenolic compounds in food*, voll. 1-2, American Chemical Society, Washington, 1992.
Istituto Nazionale della Nutrizione *Tabelle di composizione degli alimenti*, Edra, Medical Publishing & New Media, Milano, 1998.
A.K. Kain et al. *Can garlic reduce levels of serum lipids? A controlled clinical study*, in 'Am J Med', 94:632-635, 1993.
P. Kuhne *L'alimentazione del lattante*, Natura e Cultura, Alassio, 1992.
M. Kulansky *Il merluzzo*, Mondadori, Milano, 1999.
*La mia cucina*, Edipem, Novara, 1978.
R.A. Lawrie *Scienza della carne*, Edagricole, Bologna, 1983.
A.L. Lehninger *Principi di biochimica*, Zanichelli, Bologna, 1989.
L. Lewin *Le droghe. Atlante farmacologico*, Brancato Editore, Catania, 1987.
R. Lorusso *Pesce fresco, molluschi e crostacei. Controllo sanitario*, Edagricole, Bologna, 1988.
G. Maciocia *I fondamenti della Medicina Tradizionale Cinese*, CEA, Milano, 1995.
J. Mulherin *Le spezie e gli aromi naturali*, Alauda Editoriale, Milano, 1990.

M.T. Murray *Il potere curativo dei cibi*, Red Edizioni, Milano, 2003.
B.J. Muus, P. Dahlström *Guida dei pesci d'acqua dolce*, Edagricole, Bologna, 1993.
P.J. Nestel, W.E. Connor *Suppression by diets rich in fish oil of very low density lipoprotein production in man*, in 'J Clin Invest', 74(1): 82-89, 1984.
P. Parravicini *Gli alimenti conservati*, 15, Regione Lombardia, 1989.
D. Pathak et al. *Flavonoids as medicinal agents. Recent advances*, in 'Fitoterapia', 62:371-389, 1991.
G.M. Pontieri *Patologia generale*, Piccin, Padova, 1996.
F.A. Popp *Nuovi orizzonti in medicina*, Nuova Ipsa, Palermo, 1985.
Programma dimostrativo dell'UE *Verso una strategia europea per la gestione delle zone costiere*, 1997-1999.
P.J. Reay *Acquacoltura*, Edagricole, Bologna, 1988.
U. Renzenbrink *Dieta contro le allergie*, Natura e Cultura Edizioni, Alassio, 1991.
B. Ribadeau-Dumas *Progrès recents dans la biochimie des proteins du lait*, in 'Revue Laitière Francaise', 371, 1979.
C. Rugarli *Manuale di medicina interna sistematica*, Masson, Milano, 1986.
D. Senn *L'equilibrio biologico*, Nuova Ipsa, Palermo, 1985.
L.A. Scuro *Medicina interna, fisiopatologia e clinica*, Utet, Milano, 1997.
L. Spandrio *Biochimica clinica*, Sorbona, Napoli, 2000.
L. Stryer *Biochimica*, Zanichelli, Bologna, 1996.
F. Tateo *Analisi dei prodotti alimentari*, Chiriotti, Pinerolo, 1978.
S. Torre *Le magie del tonno*, Marsilio, Venezia, 1999.
U. Tosco *I pesci delle acque territoriali italiane*, Edizioni Paoline, Roma, 1992.
S.B. Vohora, P.C. Dandiya *Herbal analgesic drugs*, in 'Fitoterapia', 63:195-207, 1992.
W.C. Willet *Epidemiologic studies of diet and cancer*, in 'Med Oncol Tumor Pharmacother', 7:93-97, 1990.
S.R. Williams *Nutrition and diet therapy*, Mosby, St. Louis, 1993.
A. Zangara, E. Bianchi *Dietologia*, Piccin, Padova, 1991.
Y. Zhang et al. *A major inducer of anticarcinogenic protective enzymes from broccolis isolation and elucidation of structure*, in 'Proc Natl Acd Sci Usa', 89:2399-2403, 1992.
R.G. Ziegler *Vegetables, fruits and carotenoids, and the risk of cancer*, in 'Am J Clin Nutr', 53:251s-259s, 1991.

# Indice

Made in United States
Orlando, FL
04 November 2026

90201164R00369